Lesões Traumáticas de Nervos Periféricos

Thieme Revinter

Lesões Traumáticas de Nervos Periféricos

Mario G. Siqueira
Grupo de Cirurgia de Nervos Periféricos, Divisão de Neurocirurgia do Departamento de Neurologia do Hospital das Clínicas da Faculdade de Medicina da Universidade de São Paulo (HCFMUSP)

Roberto S. Martins
Grupo de Cirurgia de Nervos Periféricos, Divisão de Neurocirurgia do Departamento de Neurologia do Hospital das Clínicas da Faculdade de Medicina da Universidade de São Paulo (HCFMUSP)

Thieme
Rio de Janeiro • Stuttgart • New York • Delhi

Dados Internacionais de Catalogação na Publicação (CIP) de acordo com ISBD

M379l

Martins, Mario G. Siqueira Roberto S.
 Lesões Traumáticas de Nervos Periféricos/Mario G. Siqueira Roberto S. Martins. – Rio de Janeiro: Thieme Revinter Publicações Ltda, 2022.

 446 p., il.; 21 x 28 cm
 Inclui bibliografia e índice.
 ISBN 978-65-5572-140-9
 eISBN 978-65-5572-141-6

 1. Nervos periféricos - lesões. 2. Neurologia. 3. Neurocirurgia. I. Título.

CDD: 616.8
CDU: 616.8

Elaborada por Janaina Ramos – CRB-8/9166

Contato com os autores:
Mario G. Siqueira
mgsiqueira@uol.com.br
Roberto S. Martins
rsnervo@gmail.com

© 2022 Thieme. All rights reserved.

Thieme Revinter Publicações Ltda.
Rua do Matoso, 170
Rio de Janeiro, RJ
CEP 20270-135, Brasil
http://www.ThiemeRevinter.com.br

Thieme USA
http://www.thieme.com

Design de Capa: © Thieme
Créditos Imagem da Capa: Figuras 9-9a, 17-4b, 18-4b, 20-3b, 28-1 e 42-7a

Impresso no Brasil por Forma Certa Gráfica Digital Ltda.
5 4 3 2 1
ISBN 978-65-5572-140-9

Também disponível como eBook:
eISBN 978-65-5572-141-6

Nota: O conhecimento médico está em constante evolução. À medida que a pesquisa e a experiência clínica ampliam o nosso saber, pode ser necessário alterar os métodos de tratamento e medicação. Os autores e editores deste material consultaram fontes tidas como confiáveis, a fim de fornecer informações completas e de acordo com os padrões aceitos no momento da publicação. No entanto, em vista da possibilidade de erro humano por parte dos autores, dos editores ou da casa editorial que traz à luz este trabalho, ou ainda de alterações no conhecimento médico, nem os autores, nem os editores, nem a casa editorial, nem qualquer outra parte que se tenha envolvido na elaboração deste material garantem que as informações aqui contidas sejam totalmente precisas ou completas; tampouco se responsabilizam por quaisquer erros ou omissões ou pelos resultados obtidos em consequência do uso de tais informações. É aconselhável que os leitores confirmem em outras fontes as informações aqui contidas. Sugere-se, por exemplo, que verifiquem a bula de cada medicamento que pretendam administrar, a fim de certificar-se de que as informações contidas nesta publicação são precisas e de que não houve mudanças na dose recomendada ou nas contraindicações. Esta recomendação é especialmente importante no caso de medicamentos novos ou pouco utilizados. Alguns dos nomes de produtos, patentes e design a que nos referimos neste livro são, na verdade, marcas registradas ou nomes protegidos pela legislação referente à propriedade intelectual, ainda que nem sempre o texto faça menção específica a esse fato. Portanto, a ocorrência de um nome sem a designação de sua propriedade não deve ser interpretada como uma indicação, por parte da editora, de que ele se encontra em domínio público.

Todos os direitos reservados. Nenhuma parte desta publicação poderá ser reproduzida ou transmitida por nenhum meio, impresso, eletrônico ou mecânico, incluindo fotocópia, gravação ou qualquer outro tipo de sistema de armazenamento e transmissão de informação, sem prévia autorização por escrito.

DEDICATÓRIA

Este livro é dedicado a nossas famílias, nossos incansáveis apoiadores e incentivadores: A minha esposa Tei; meus filhos Daniel, Felipe e Rafael; minhas noras Nara e Glaucia e meus netos Pedro, Marina, Miguel e Gabriel.

Mario G. Siqueira

A minha esposa Pati e meus filhos Guilherme e Henrique.

Roberto S. Martins

AGRADECIMENTOS

Aos autores, pela excelência dos capítulos que compõem esta obra.
À Thieme Revinter Publicações Ltda., na pessoa da Sra. Renata Barcellos Dias, Chefe de Produção Editorial, que acreditou no nosso projeto e que o tornou realidade.
À ilustradora médica, Sra. Margareth Baldissara (margabaldissara@terra.com.br), pela alta qualidade dos desenhos que elaborou para o nosso livro.

INTRODUÇÃO

Lesões traumáticas de nervos periféricos persistem como importante causa de morbidade, invalidez e altos custos econômicos, que impactam de forma significativa na qualidade de vida do paciente. Essas lesões apresentam maior incidência em civis jovens e com boa saúde e em membros de forças militares.

Um a 3% de todos os pacientes admitidos em centros de tratamento de trauma apresentam lesão de nervo periférico. Apesar dessa frequência, o diagnóstico correto e o tratamento adequado das lesões traumáticas de nervos persistem sendo um desafio para a maioria dos cirurgiões e clínicos.

Os cirurgiões que se dedicam ao tratamento de lesões de nervos não são muitos no nosso país e talvez, por isto, muitas residências médicas não forneçam treinamento básico na área. A principal meta deste livro é fornecer aos jovens cirurgiões e clínicos os princípios do tratamento dessas lesões. Além disso, cremos que a obra também será uma fonte importante de informações para a avaliação e encaminhamento de pacientes para centros especializados, por profissionais de outras áreas.

Em uma obra com múltiplos autores é inevitável que ocorram algumas superposições de textos e mesmo divergências, quando os capítulos são comparados. Essas divergências, de pequena monta, não comprometem o propósito maior da obra que foi o de produzir um texto bastante abrangente sobre o tema que demonstra a diversidade/complexidade com que essas lesões podem se apresentar.

Esperamos que nosso livro lhes seja útil!

Mario G. Siqueira
Roberto S. Martins

PREFÁCIO

Prefaciar uma obra é sempre um desafio. E este desafio vem de duas frentes: a de não refletir a grandeza real da obra, ou, alternativamente, a de decepcionar os leitores exatamente por ir na direção contrária. Devo confessar que não tive estas duas preocupações ao prefaciar o presente livro intitulado *Lesões Traumáticas de Nervos Periféricos*, editado pelos Drs. Mario G. Siqueira e Roberto S. Martins. A razão para isto é muito simples: conheço muito bem os editores e estou acostumado a ver em seus livros e artigos, desde há muito tempo, o rigor e compromisso que refletem as suas personalidades.

De fato, *Lesões Traumáticas de Nervos Periféricos* não decepciona. Como todo médico sabe, nossos resultados dependem de vários fatores, destacando-se o conhecimento e a técnica. Entretanto, o conhecimento deve ser sistematizado para que possa ser maximizado e refletido em bons prognósticos clínicos e cirúrgicos para os nossos pacientes.

Neste livro vemos uma ampla caracterização das lesões traumáticas dos nervos periféricos. Inicialmente, a obra passeia pela profícua história da cirurgia dos nervos periféricos. Em seguida, conceitos de anatomia, fisiologia, patologia e neurorreparação são apresentados e discutidos, preparando o leitor para os próximos capítulos que tratarão de diagnóstico, mecanismos de lesão, técnicas específicas de reparo para cada nervo afetado e finalizando com a discussão das complicações, reabilitação e tratamento da dor, condição comum após as lesões traumáticas periféricas.

Considero este livro apropriado para todas as especialidades que lidam com lesões traumáticas, incluindo cirurgiões de trauma, neurocirurgiões, neurologistas, ortopedistas, cirurgiões plásticos, além de médicos fisiatras e especialistas em dor, não esquecendo os médicos residentes das respectivas especialidades. Os Drs. Mario G. Siqueira e Roberto S. Martins estão de parabéns pelo trabalho rigoroso e por reunir um soberbo time de especialistas para escrever uma obra desta magnitude.

Mais do que um duplo desafio, escrever este prefácio foi duplamente prazeroso. Como Presidente da Sociedade Brasileira de Neurocirurgia e como colega de trabalho dos editores no Hospital das Clínicas da Faculdade de Medicina da Universidade de São Paulo, recomendo este livro, que tem um enorme potencial de se transformar em uma obra definitiva sobre o tema.

Excelente leitura!

Eberval Gadelha Figueiredo
Presidente da Sociedade Brasileira de Neurocirurgia (SBN) – Gestão: 2021-2022
Professor Associado da Disciplina de Neurocirurgia da
Faculdade de Medicina da Universidade de São Paulo (FMUSP)

FOREWORD FOR A SOUTH AMERICAN COMPENDIUM ON PERIPHERAL NERVE INJURY

This book composed of 46 chapters on Nerve Injury is written by a wide array of South American authors who certainly can hold their heads high amongst the pantheon of international workers and authors in this field. The book which is in Portuguese, intended for South and Central America and parts of Europe and Asia, is skillfully edited by Mario G. Siqueira of the Peripheral Nerve Surgery Unit at Sao Paulo University Medical School in Brazil and his colleague from the same institution in this endeavor, Roberto S. Martins. The initial chapter kicks off with a historical review. There follow 5 chapters on Basic Concepts including neuroanatomy of nerve, neurophysiology, and reactions to trauma and regenerative capacity, pathology, neuroplasticity, and mechanisms and grades of injury and then another 5 chapters on Diagnostic Evaluation including, of course, electromyography but also the utility of ultrasonography and magnetic resonance. After a thorough description of various mechanisms of injury including those due to firearms there is not unexpectedly a large segment devoted to various methods of repair including the sometimes controversial end to side repair and too often neglected fibrin glue use for end to end and graft repairs. Individual chapters are devoted to repair of upper extremity nerves: radial, median, ulnar, and musculocutaneous and axillary but not brachial plexus and then lower extremity nerves: sciatic, peroneal, and tibial. A separate chapter is devoted to abdominopelvic nerves such as femoral, obturator, and inguinal and another stand-alone chapter related to nerve injuries associated with bony injuries and those specifically related to various sports. Fortunately, time and space is given to not only complications including iatrogenic injuries but a generous serving on rehabilitation efforts including use and selection of orthoses, tendon and muscle transfers and the all important management of pain not only painful neuromas but complex regional pain syndromes and the role of neuromodulation for pain.

Truly, a comprehensive tour de force! Makes me want to cease retirement but although the spirit is willing, the body is not! (I have also enjoyed retirement!)

David G. Kline MD
Boyd Professor and Emeritus Chairperson (retired)
Department of Neurosurgery
Louisiana State University Health Sciences Center
New Orleans, Louisiana, U.S.A.

COLABORADORES

ANA CAROLINE SIQUARA-DE-SOUSA
Departamento de Patologia, Faculdade de Medicina,
Universidade Federal Fluminense (UFF)

ANA LUCILA MOREIRA
CENEC – Neurofisiologia Clínica, Campinas, SP
Grupo de Cirurgia de Nervos Periféricos, Divisão de Neurocirurgia,
Departamento de Neurologia, Hospital das Clínicas,
Faculdade de Medicina, Universidade de São Paulo (USP)

ANA MARIA BLANCO MARTINEZ
Departamento de Patologia, Faculdade de Medicina,
Universidade Federal do Rio de Janeiro (UFRJ)

ARTUR NOBREGA L. R. DE MORAIS
Grupo de Cirurgia de Nervos Periféricos, Divisão de Neurocirurgia,
Departamento de Neurologia, Hospital das Clínicas,
Faculdade de Medicina, Universidade de São Paulo (HCFMUSP)

CARLOS ALBERTO DE SOUZA MOREIRA
Unidade de Nervos Periféricos, Divisão de Neurocirurgia,
Hospital Universitário Gaffrée e Guinle,
Universidade Federal do Estado do Rio de Janeiro (Unirio)

CARLOS ALBERTO RODRÍGUEZ ACEVES
Servicio de Neurocirugía, Centro Neurologico,
Centro Médico ABC – Ciudad de México, México

CARLOS OTTO HEISE
Divisão de Neurofisiologia Clínica
Grupo de Cirurgia de Nervos Periféricos, Divisão de Neurocirurgia
Departamento de Neurologia, Hospital das Clínicas,
Faculdade de Medicina, Universidade de São Paulo (HCFMUSP)

DANIEL CIAMPI DE ANDRADE
Centro Interdisciplinar de Dor, Departamento de Neurologia,
Hospital das Clínicas, Faculdade de Medicina,
Universidade de São Paulo (HCFMUSP)

DANIELA BINAGHI
Departamento de Radiología, Sección de Nervio Periférico,
Universidad Favaloro,
Fundación Favaloro
Departamento de Resonancia Magnética, Sección de Nervio
Periférico, Investigaciones Médicas
Buenos Aires, Argentina

DIEGO TOLEDO R. M. FERNANDES
Serviço de Saúde Ocupacional, Departamento de Medicina Legal,
Ética Médica e Medicina Social e do Trabalho, Faculdade de
Medicina da Universidade de São Paulo (FMUSP)

FABIO LUIZ FRANCESCHI GODINHO
Serviço de Neurocirurgia Funcional, Divisão de Neurocirurgia,
Departamento de Neurologia,
Hospital das Clínicas, Faculdade de Medicina,
Universidade de São Paulo (HCFMUSP)

FABRÍCIO VIANNA DO VALE
Serviço de Neurocirurgia Funcional, Divisão de Neurocirurgia,
Departamento de Neurologia,
Hospital das Clínicas, Faculdade de Medicina,
Universidade de São Paulo (HCFMUSP)

FERNANDA GUIMARÃES DE ANDRADE
Instituto Federal de Educação, Ciência e Tecnologia do Rio de
Janeiro, RJ

FERNANDA PONTES CARDOSO
Equipe de Terapia Ocupacional, Instituto Central, Hospital das Clínicas,
Faculdade de Medicina, Universidade de São Paulo (HCFMUSP)

FERNANDO GUEDES
Unidade de Nervos Periféricos, Divisão de Neurocirurgia,
Hospital Universitário Gaffrée e Guinle,
Universidade Federal do Estado do Rio de Janeiro (Unirio)

FERNANDO MARTÍNEZ
Servicio de Neurocirugía, Hospital de Clínicas Dr. Manuel Quintela,
Facultad de Medicina, Universidad de la República,
Montevideo, Uruguay

FERNANDO VASCONCELOS
Unidade de Nervos Periféricos, Divisão de Neurocirurgia,
Hospital Universitário Gaffrée e Guinle, Universidade Federal do
Estado do Rio de Janeiro (Unirio)

FRANCISCO TORRÃO
Unidade de Nervos Periféricos, Divisão de Neurocirurgia,
Hospital Universitário Gaffrée e Guinle, Universidade Federal do
Estado do Rio de Janeiro (Unirio)

GABRIEL ELIAS SANCHES
Unidade de Nervos Periféricos da Divisão de Neurocirurgia,
Hospital Universitário Gaffrée e Guinle, Universidade Federal do
Estado do Rio de Janeiro (Unirio)

GABRIEL TARICANI KUBOTA
Centro Interdisciplinar de Dor, Departamento de Neurologia,
Hospital das Clínicas, Faculdade de Medicina,
Universidade de São Paulo (HCFMUSP)

GILDA DI MASI
Servicio de Neurocirugía, Hospital de Clínicas José de San Martin,
Facultad de Medicina, Universidad de Buenos Aires, Argentina

COLABORADORES

GONZALO BONILLA
Servicio de Neurocirugía, Hospital de Clínicas José de San Martin, Facultad de Medicina, Universidad de Buenos Aires
Servicio de Neurocirugía, Hospital Militar Central de Buenos Aires, Argentina

HUGO STERMAN NETO
Serviço de Neurocirurgia, Instituto de Câncer do Estado de São Paulo
Grupo de Cirurgia de Nervos Periféricos, Divisão de Neurocirurgia, Departamento de Neurologia, Hospital das Clínicas, Faculdade de Medicina, Universidade de São Paulo
São Paulo (HCFMUSP)

IRINA RAICHER
Centro Interdisciplinar de Dor, Departamento de Neurologia, Hospital das Clínicas, Faculdade de Medicina, Universidade de São Paulo (HCFMUSP)

JAVIER ROBLA COSTALES
Servicio de Neurocirugía, Complejo Asistencial Universitario de León, España

JOSÉ VICENTE MARTINS
Instituto de Neurologia Deolindo Couto, Universidade Federal do Rio de Janeiro (UFRJ)

KLEBER PAIVA DUARTE
Serviço de Neurocirurgia Funcional, Divisão de Neurocirurgia, Departamento de Neurologia, Hospital das Clínicas, Faculdade de Medicina, Universidade de São Paulo (HCFMUSP)

LARISSA RODRIGUES LEITE OYAMA
Equipe de Terapia Ocupacional, Instituto Central, Hospital das Clínicas, Faculdade de Medicina, Universidade de São Paulo (HCFMUSP)

LEANDRO PRETTO FLORES
Seção de Neurocirurgia, Hospital das Forças Armadas, Brasília, DF

LUCIANO FORONI
Grupo de Cirurgia de Nervos Periféricos, Divisão de Neurocirurgia, Departamento de Neurologia, Hospital das Clínicas, Faculdade de Medicina, Universidade de São Paulo (HCFMUSP)

MANOEL JACOBSEN TEIXEIRA
Divisão de Neurocirurgia, Serviço de Neurocirurgia Funcional, Divisão de Neurocirurgia - Centro Interdisciplinar de Dor
Departamento de Neurologia, Hospital das Clínicas, Faculdade de Medicina, Universidade de São Paulo (HCFMUSP)

MARCIO DE MENDONÇA CARDOSO
Serviço de Neurocirurgia, Rede Sarah de Reabilitação, Brasília, DF

MARIANE CAMPOPIANO ABRAHÃO SILVA
Setor de Terapia Ocupacional, Centro Especializado em Reabilitação, Secretaria da Saúde, Prefeitura Municipal de Barueri, SP

MARIANO SOCOLOVSKY
Servicio de Neurocirugía, Hospital de Clínicas José de San Martin, Facultad de Medicina, Universidad de Buenos Aires, Argentina

MIGUEL DOMÍNGUEZ-PÁEZ
Servicio de Neurocirugía, Hospital Regional Universitario de Málaga, España

PABLO DEVOTO
Servicio de Neurocirugía, Hospital de Clínicas José de San Martin, Facultad de Medicina, Universidad de Buenos Aires, Argentina

RICARDO BOCCATO
Centro Interdisciplinar de Dor, Departamento de Neurologia, Hospital das Clínicas, Faculdade de Medicina, Universidade de São Paulo, (HCFMUSP)

RICARDO DE AMOREIRA GEPP
Serviço de Neurocirurgia, Rede Sarah de Reabilitação – Brasília, DF

SUZANA BLECKMANN REIS
Equipe de Terapia Ocupacional, Instituto Central, Hospital das Clínicas, Faculdade de Medicina, Universidade de São Paulo (HCFMUSP)

TELMA REGINA MARIOTTO ZAKKA
Núcleo de Estudos da Dor Pelve-Perineal, Centro Interdisciplinar de Dor, Departamento de Neurologia, Hospital das Clínicas, Faculdade de Medicina, Universidade de São Paulo (HCFMUSP)

WANDILSON DOS SANTOS RODRIGUES JUNIOR
Departamento de Fisioterapia, Universidade Salgado de Oliveira, Rio de Janeiro

WILSON FAGLIONI JUNIOR
Serviço de Neurocirurgia, Hospital da Santa Casa de Belo Horizonte
Serviço de Neurocirurgia, Hospital das Clínicas, Universidade Federal de Minas Gerais (UFMG)
Serviço de Neurocirurgia, Hospital Governador Israel Pinheiro, Instituto de Previdência Social dos Servidores do Estado de Minas Gerais –Belo Horizonte, Minas Gerais

SUMÁRIO

PARTE I
HISTÓRIA

1 HISTÓRIA DA CIRURGIA DE NERVOS PERIFÉRICOS 3
Mario G. Siqueira

PARTE II
CONCEITOS BÁSICOS

2 ANATOMIA E FISIOLOGIA DO NERVO PERIFÉRICO 27
Fernando Vasconcelos ▪ Gabriel Elias Sanches ▪ Fernando Guedes

3 REAÇÕES ÀS LESÕES TRAUMÁTICAS E CAPACIDADE DE REGENERAÇÃO DO NERVO PERIFÉRICO 31
Roberto S. Martins

4 NEUROPLASTICIDADE E REPARO DE NERVOS PERIFÉRICOS 35
Leandro Pretto Flores

5 LESÕES TRAUMÁTICAS DE NERVOS: MECANISMOS E GRAUS 47
Marcio de Mendonça Cardoso

6 PATOLOGIA DAS LESÕES TRAUMÁTICAS DE NERVOS PERIFÉRICOS 51
Ana Caroline Siquara-de-Sousa ▪ Ana Maria Blanco Martinez

PARTE III
AVALIAÇÃO DIAGNÓSTICA

7 AVALIAÇÃO DA SENSIBILIDADE EM LESÕES DE NERVOS PERIFÉRICOS 61
Hugo Sterman Neto

8 AVALIAÇÃO DA FORÇA MUSCULAR EM LESÕES DE NERVOS PERIFÉRICOS 69
Hugo Sterman Neto

9 CONTRIBUIÇÃO DA RESSONÂNCIA MAGNÉTICA PARA O DIAGNÓSTICO DAS LESÕES TRAUMÁTICAS DE NERVOS 91
Daniela Binaghi ▪ Pablo Devoto

10 CONTRIBUIÇÃO DA ULTRASSONOGRAFIA PARA O DIAGNÓSTICO DAS LESÕES TRAUMÁTICAS DE NERVOS PERIFÉRICOS ... 105
Ana Lucila Moreira

11 CONTRIBUIÇÃO DA ELETRONEUROMIOGRAFIA PARA O DIAGNÓSTICO DAS LESÕES TRAUMÁTICAS DE NERVOS 115
Carlos Otto Heise

PARTE IV
INFLUÊNCIA DO MECANISMO NO TIPO DE LESÃO

12 PECULIARIDADES DAS LESÕES DE NERVOS PERIFÉRICOS POR LACERAÇÃO, POR CONTUSÃO E POR TRAÇÃO 125
Javier Robla Costales ▪ Pablo Devoto ▪ Mariano Socolovsky

13 PECULIARIDADES DAS LESÕES DE NERVOS PERIFÉRICOS POR PROJÉTIL DE ARMA DE FOGO 129
Gilda Di Masi ▪ Gonzalo Bonilla

14 PECULIARIDADES DAS LESÕES DE NERVOS PERIFÉRICOS EM CRIANÇAS 133
Ricardo de Amoreira Gepp

PARTE V
TÉCNICAS DE REPARO

15 INDICAÇÕES DE TRATAMENTO CIRÚRGICO E MOMENTO OPERATÓRIO..................141
Carlos Alberto de Souza Moreira ▪ Gabriel Elias Sanches ▪ Fernando Guedes

16 PRINCÍPIOS GERAIS DO TRATAMENTO DE LESÕES TRAUMÁTICAS DE NERVOS PERIFÉRICOS 145
Marcio de Mendonça Cardoso ▪ Mario G. Siqueira

17 NEURÓLISE EXTERNA E INTERNA..................149
Mario G. Siqueira

18 NEURORRAFIA TERMINOTERMINAL..................155
Mario G. Siqueira ▪ Artur Nóbrega L. R. de Morais

19 NEURORRAFIA TERMINOLATERAL..................163
Leandro Pretto Flores

20 ENXERTOS DE NERVOS..................169
Mario G. Siqueira ▪ Artur Nobrega L. R. de Morais

21 TRANSFERÊNCIAS DISTAIS DE NERVOS..................183
Leandro Pretto Flores

22 TUBOS CONDUTORES DE NERVOS..................195
Mario G. Siqueira ▪ Javier Robla Costales ▪ Artur Nobrega L. R. de Morais

23 ADESIVOS TECIDUAIS..................207
Roberto S. Martins

24 MANEJO DO NEUROMA EM CONTINUIDADE..................213
Miguel Domínguez-Páez ▪ Pablo Devoto ▪ Mariano Socolovsky

25 ESTRATÉGIA CIRÚRGICA NAS LESÕES PARCIAIS DE NERVOS PERIFÉRICOS..................221
Leandro Pretto Flores

PARTE VI
CLÍNICA, TÉCNICAS DE REPARO E RESULTADOS DO TRATAMENTO DE LESÕES DE NERVOS DO MEMBRO SUPERIOR

26 NERVO MEDIANO..................231
Ricardo de Amoreira Gepp

27 NERVO RADIAL..................237
Wilson Faglioni Junior

28 NERVO ULNAR..................249
Francisco Torrão ▪ Gabriel Elias Sanches ▪ Fernando Guedes

29 NERVO AXILAR..................255
Carlos Alberto Rodríguez Aceves ▪ Pablo Devoto ▪ Mariano Socolovsky

30 LESÕES DO NERVO MUSCULOCUTÂNEO..................265
Mario G. Siqueira ▪ Luciano Foroni

PARTE VII
CLÍNICA, TÉCNICAS DE REPARO E RESULTADOS DO TRATAMENTO DE LESÕES DE NERVOS DO MEMBRO INFERIOR

31 NERVO CIÁTICO..................275
Marcio de Mendonça Cardoso

32 NERVO TIBIAL..................279
Ricardo de Amoreira Gepp

33 NERVO FIBULAR..................283
Wilson Faglioni Junior

SUMÁRIO

PARTE VIII
CLÍNICA, TÉCNICAS DE REPARO E RESULTADOS DO TRATAMENTO DE LESÕES DE NERVOS ABDOMINOPÉLVICOS

34 NERVO FEMORAL 303
Wilson Faglioni Junior

35 NERVO OBTURATÓRIO 313
Mario G. Siqueira ▪ Luciano Foroni ▪ Artur Nóbrega L. R. de Morais

36 NERVOS INGUINAIS 321
Mario G. Siqueira ▪ Luciano Foroni

PARTE IX
LESÕES ASSOCIADAS

37 MANEJO DAS LESÕES DE NERVOS PERIFÉRICOS ASSOCIADAS A LESÃO CEREBRAL TRAUMÁTICA, FRATURAS ÓSSEAS, LESÃO DE PARTES MOLES, LESÃO VISCERAL E LESÃO VASCULAR 331
Hugo Sterman Neto

38 LESÕES DE NERVOS ASSOCIADAS A PRÁTICAS ESPORTIVAS 339
Ricardo de Amoreira Gepp

PARTE X
COMPLICAÇÕES

39 COMPLICAÇÕES DAS CIRURGIAS DE NERVOS PERIFÉRICOS 345
Fernando Martínez ▪ Pablo Devoto ▪ Mariano Socolovsky ▪ Mario G. Siqueira

40 LESÕES IATROGÊNICAS DE NERVOS 351
Marcio de Mendonça Cardoso

PARTE XI
REABILITAÇÃO FUNCIONAL

41 ABORDAGEM FISIOTERAPÊUTICA ANTES E DEPOIS DA RECONSTRUÇÃO CIRÚRGICA DE NERVOS PERIFÉRICOS ... 359
José Vicente Martins ▪ Fernanda Guimarães de Andrade ▪ Wandilson dos Santos Rodrigues Junior

42 ÓRTESES: QUANDO E COMO UTILIZAR? 369
Suzana Bleckmann Reis ▪ Mariane Campopiano Abrahão Silva ▪ Fernanda Pontes Cardoso ▪ Larissa Rodrigues Leite Oyama

PARTE XII
DOR

43 NEUROPATIA DOLOROSA PÓS-TRAUMÁTICA: CARACTERIZAÇÃO E TRATAMENTO CLÍNICO 385
Gabriel Taricani Kubota ▪ Manoel Jacobsen Teixeira ▪ Daniel Ciampi de Andrade

44 NEUROPATIA DOLOROSA PÓS-TRAUMÁTICA: NEUROMODULAÇÃO 391
Fabrício Vianna do Vale ▪ Kleber Paiva Duarte ▪ Manoel Jacobsen Teixeira ▪ Fabio Luiz Franceschi Godinho

45 TRATAMENTO CIRÚRGICO DO NEUROMA DOLOROSO: QUANDO E COMO? 401
Roberto S. Martins

46 DIAGNÓSTICO E TRATAMENTO DA SÍNDROME DE DOR REGIONAL COMPLEXA 407
Diego Toledo R. M. Fernandes ▪ Irina Raicher ▪ Telma Regina Mariotto Zakka ▪ Ricardo Boccato

ÍNDICE REMISSIVO 419

Lesões Traumáticas de Nervos Periféricos

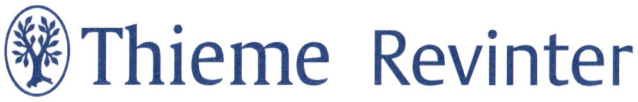

Parte I História

HISTÓRIA DA CIRURGIA DE NERVOS PERIFÉRICOS

Mario G. Siqueira

"Somente o homem que conhece exatamente a arte e a ciência do passado e do presente tem competência para colaborar para seu progresso no futuro."

Theodor Billroth (1829-1894)

INTRODUÇÃO

A história da cirurgia de nervos periféricos pode ser dividida em três fases distintas – antes do século XIX, período em que existia um conhecimento muito limitado sobre a anatomia e a fisiologia dos nervos periféricos; durante o século XIX, quando surgiram muitas opiniões sobre qual seria a melhor forma de tratar nervos lesados, mas sem estabelecer real diretriz no tratamento cirúrgico; e no século XX, período em que neurocirurgiões, ortopedistas e cirurgiões plásticos produziram avanços significativos nas técnicas de reparo cirúrgico de lesões de nervos periféricos.

Neste capítulo serão descritos não somente os avanços cirúrgicos, mas também os resultados de estudos clínicos e experimentais que formaram a base para o desenvolvimento da cirurgia de nervos periféricos. Para melhor compreensão dessa evolução, essas fases serão divididas em períodos.

TEMPOS BÍBLICOS

O primeiro relato de possível lesão aguda de nervo periférico remonta a mais de 3.500 anos atrás, conforme descrito na Bíblia Sagrada. No Livro de Gênesis (32:25-33) está escrito que Jacó lutou com Deus, representado pela figura de um anjo (Fig. 1-1):[24] "E Jacó ficou sozinho. Então veio um anjo que se pôs a lutar com ele até o amanhecer.[25] Quando o anjo viu que não poderia dominá-lo, tocou na articulação da coxa de Jacó, de forma que lhe deslocou a coxa, enquanto lutavam...[31] Ao nascer do sol atravessou Peniel, mancando por causa da coxa".[1] Essa batalha com Deus ocorreu no vau do rio Jaboque, a leste do rio Jordão, em região denominada Peniel. Literalmente, Peniel significa "a face de Deus" e a escolha deste nome por Jacó decorreu da sua afirmação de que "Tenho visto a Deus face a face, e a minha alma foi salva" (Gênesis 32:30).

Essa descrição bíblica foi interpretada como uma possível lesão do nervo ciático consequente a um deslocamento traumático do quadril, não havendo relato da evolução do caso.

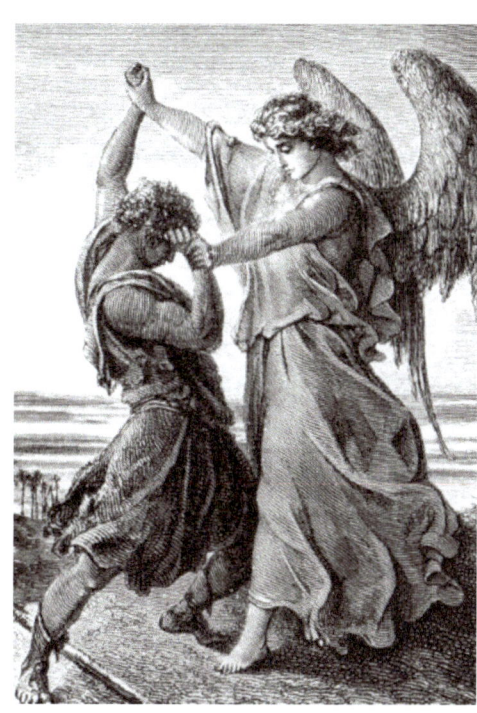

Fig. 1-1 Jacó lutando com o anjo (Genesis 32:25-33).

PERÍODO GRECO-ROMANO

Na Grécia antiga as dissecções em cadáveres eram proibidas e, por isso, o conhecimento anatômico era precário. Tendões eram confundidos com nervos, mas mesmo quando a distinção entre estes tecidos foi esclarecida por Herófilo de Alexandria (325-255 a.C.) (Fig. 1-2), com base em suas dissecções secretas, as cirurgias de nervos não eram realizadas porque não se conhecia a possibilidade da união dos tecidos.[2] No entanto, existe um relato isolado em um tratado cirúrgico datado de 1505 (*Alâim-i Cerrâhîn- Maravilhas dos Cirurgiões*), durante o período Otomano, que atribui o que talvez seja a primeira sutura de nervos a Hipócrates de Cos (460-370 a.C.), o "Pai da Medicina" (Fig. 1-3).[3] O autor, de nome Ibrahim bin Abdullah,

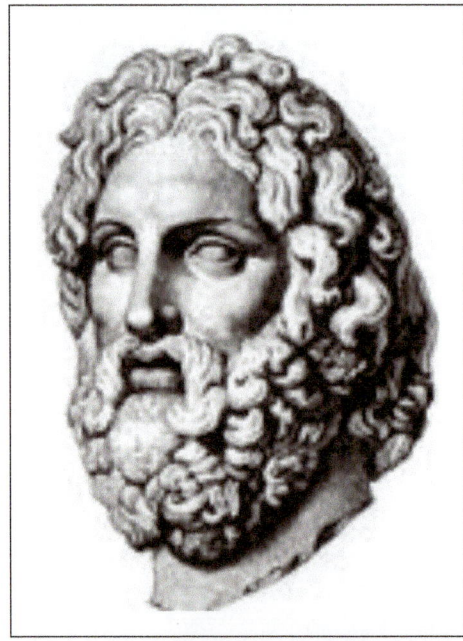

Fig. 1-2 Herófilo de Alexandria (325-255 a.C.) distinguiu tendão de nervo com base em dissecções anatômicas.

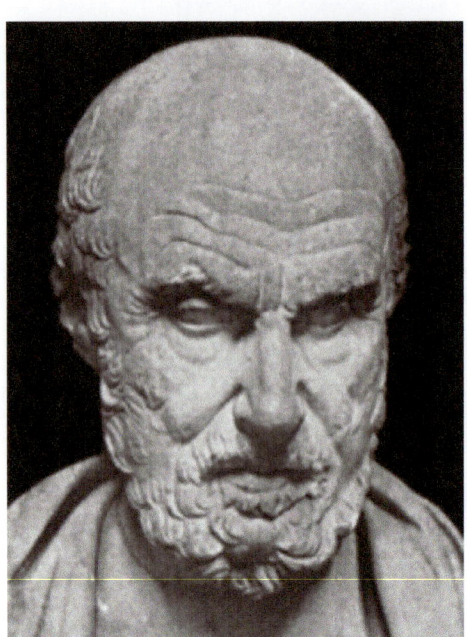

Fig. 1-3 Hipócrates de Cos (460-377 a.C.), "Pai da Medicina", que talvez tenha realizado a primeira sutura de nervo.

A primeira descrição na literatura médica de uma cirurgia de nervo periférico foi realizada no século VII pelo médico greco-bizantino Paulo de Égina (625-690) (Fig. 1-4). Recomendava o fechamento da ferida e a aproximação das terminações do nervo seccionado, mas sem reparo primário. Enfatizava que o nervo não deveria ser puncionado por agulha.[4] Mais de dois séculos depois, com o declínio do Império Romano do Oriente, a medicina árabe emergiu e alcançou seu nível de maior prestígio. Dois médicos se destacaram (Fig. 1-5): (1) Rhazes, o "Experiente (865-925), que foi o primeiro a utilizar a neuroanatotomia para localizar lesões no sistema nervoso e a correlacioná-las com sinais clínicos. Na época havia a crença de que nervos seccionados recuperavam um nível funcional, independente do tipo de tratamento. Mesmo assim, Rhazes, desafiando as críticas, suturou terminações de nervos seccionados, porém não se conhecem os resultados.[5] Esse autor também observou que nervos comprimidos, quando tratados, poderiam readquirir suas funções. Por outro lado, se o nervo fosse seccionado a função seria definitivamente perdida.[6] (2) Avicena (980-1037), conhecido como o "Príncipe dos Médicos", escreveu uma obra médica enciclopédica com 5 volumes, denominada Al-Qanun fi al-Tibb ("A Lei da Medicina"), que foi traduzida para o Latim e influenciou a medicina até o século XVI. No quarto livro existem diversas considerações sobre distúrbios dos nervos periféricos (Fig. 1-6). Preconizava que não se deveria unir nervos lesionados na fase aguda. Primeiro dever-se-ia tentar aliviar a dor e só depois de eliminá-la e controlar a inflamação é que a atenção se voltava à sutura do nervo. Avicenna descreveu achados clínicos após lesão de nervo, que, posteriormente, seriam conhecidos como Sinal de Tinel.[7]

era um cirurgião militar que durante a guerra greco-otomana, em Peloponeso (1498-1502), encontrou um livro médico escrito em sírio e grego. Voltando da guerra, traduziu o livro para a língua turca, adicionando observações e experiências próprias. Na introdução da seção "Relato de Ferimentos Agudos e seu Tratamento" existe a seguinte descrição que teria sido feita pelo próprio Hipócrates: "Quando a caravana na qual eu viajava parou à noite nas margens do rio Tigre, um ladrão tentou roubar um cavalo e o dono do animal esfaqueou-o no tornozelo, cortando um nervo. Eu limpei a ferida, aproximei os cotos do nervo e os uni usando fio de cabelo de uma mulher como material de sutura". Embora demonstrasse interesse por nervos periféricos através da descrição de sua anatomia e de suas lesões, Hipócrates nunca detalhou um reparo de nervo em seus escritos.

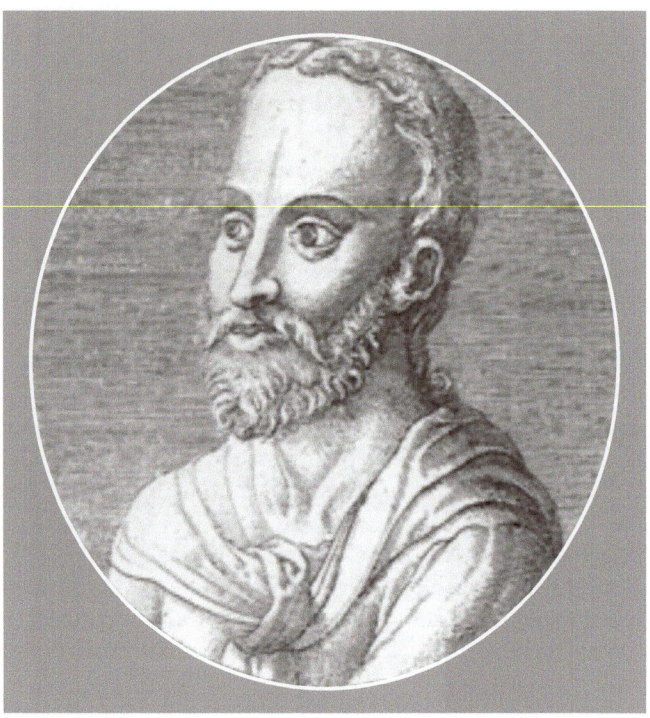

Fig. 1-4 Paulo de Égina, médico greco-bizantino, autor do primeiro relato de uma cirurgia de nervo periférico.

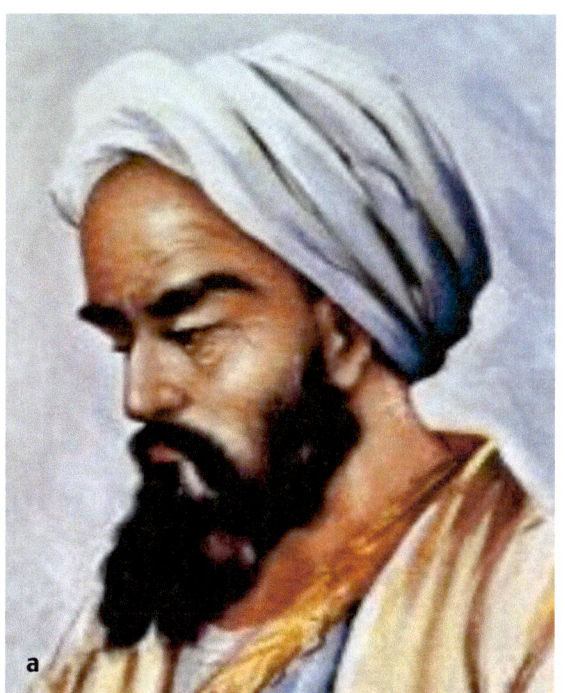
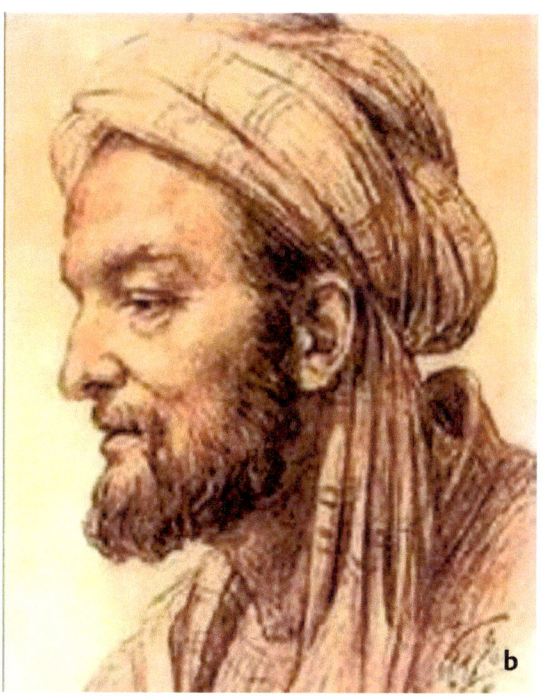

Fig. 1-5 Médicos árabes que mencionaram cirurgias de nervos em seus escritos. (a) Rhazes (850-932); (b) Avicena (980-1037).

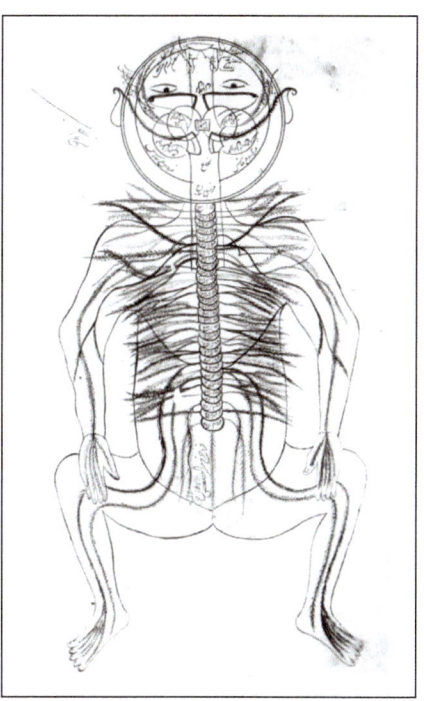

Fig. 1-6 Ilustração do tratado médico de Avicena demonstrando o sistema nervoso.[17]

IDADE MÉDIA

A Idade Média se estendeu desde a queda do império romano do ocidente, em 476, até a tomada de Constantinopla, em 1453. Nesse período as dissecções anatômicas foram proibidas por motivos religiosos, havendo retrocesso no conhecimento médico e na prática cirúrgica. No período medieval há apenas citações esporádicas de cirurgiões militares que realizaram suturas de nervos, como Rogério de Salerno (1140-1195), Guglielmo di Saliceto (1210-1277) (Fig. 1-7a) em Bolonha, e seu discípulo, Guido Lanfranchi (1250-1306) (Fig. 1-7b), fundador da escola francesa de cirurgia, e também Guy de Chauliac (1300-1368) (Fig. 1-7c), discípulo de Lanfranchi e celebrada autoridade cirúrgica do século XIV.[8,9] Posteriormente, Leonardo de Bertapaglia (1380-1463) dedicou um capítulo de sua obra *Chirurgica* ao assunto, mas sem fornecer muitos detalhes técnicos.[10]

DA RENASCENÇA AO SÉCULO XVIII

Na Renascença, que teve início em meados do século XIV e terminou no século XVI, surgiram armas mais poderosas utilizando pólvora, que provocavam lesões mais graves e de tratamento mais complexo. Existem poucas referências à cirurgia de nervos nesse período, no entanto, há um relato memorável, feito nesta época, que merece citação. Em 1596, Gabriele Ferrara (1543-1627) (Fig. 1-8), monge católico e cirurgião, forneceu a primeira descrição detalhada de uma cirurgia de nervo – "...cotos nervosos foram liberados dos tecidos adjacentes e delicadamente tracionados para serem suturados com uma agulha especial, utilizando tendão de tartaruga desfiado como fio cirúrgico, que foi previamente imerso em vinho tinto fervido com alecrim e rosas (desinfecção alcoólica?). Múltiplas suturas foram evitadas para minimizar lesão adicional ao nervo. Completado o reparo, o segmento suturado foi isolado com uma mistura de óleos (mistura quente de óleo de *hypericum*, um tipo de erva, e óleo de abeto vermelho, tipo de pinheiro) e o membro lesionado foi imobilizado".[11] Mais de 400 anos depois ainda praticamos os preceitos cirúrgicos introduzidos por esse autor. A despeito dessa impressionante descrição técnica e de outros relatos esporádicos, os cirurgiões da época não se convenceram dos possíveis benefícios da sutura de nervos e este tipo de cirurgia não apresentou evolução significativa nos séculos seguintes.

Ainda nesse período, o famoso cirurgião francês Ambroise Paré (1510-1590) (Fig. 1-9) apresentou a primeira descrição detalhada do que posteriormente seria denominada síndrome da dor complexa regional (causalgia): Henrique IX, o Rei da França,

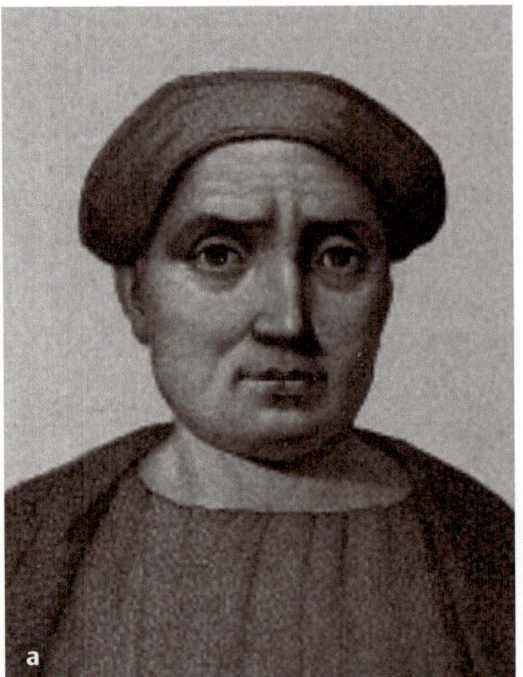
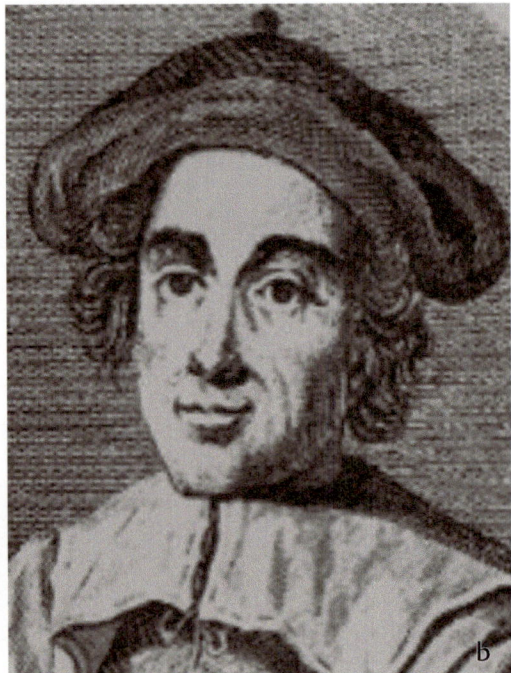
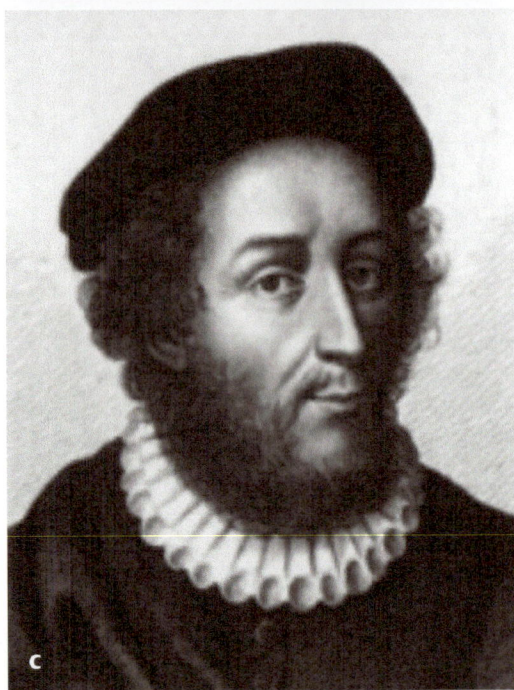

Fig. 1-7 Cirurgiões militares que realizaram suturas de nervos durante a idade média. (**a**) Guglielmo de Saliceto (1210-1277); (**b**) Guido Lanfranchi (1250-1306); (**c**) Guy de Chauliac (1300-1368).

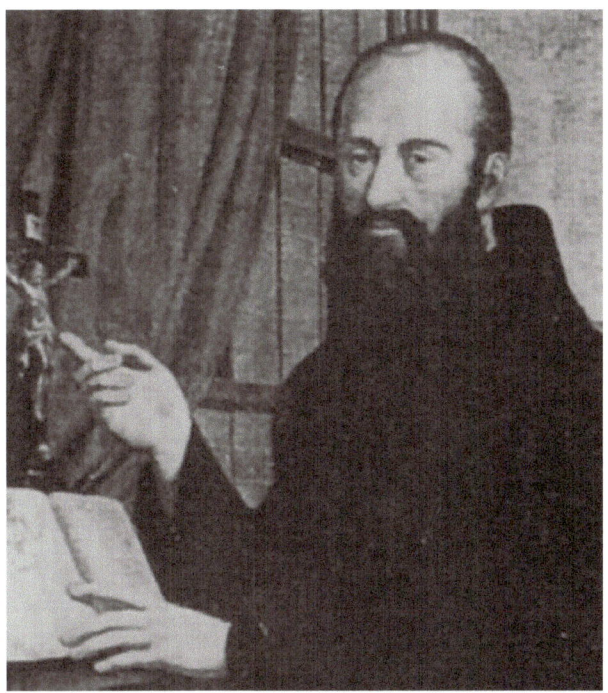

Fig. 1-8 Gabriele Ferrara (1543-1627), monge católico e cirurgião, autor da primeira descrição detalhada de uma cirurgia de nervo periférico.

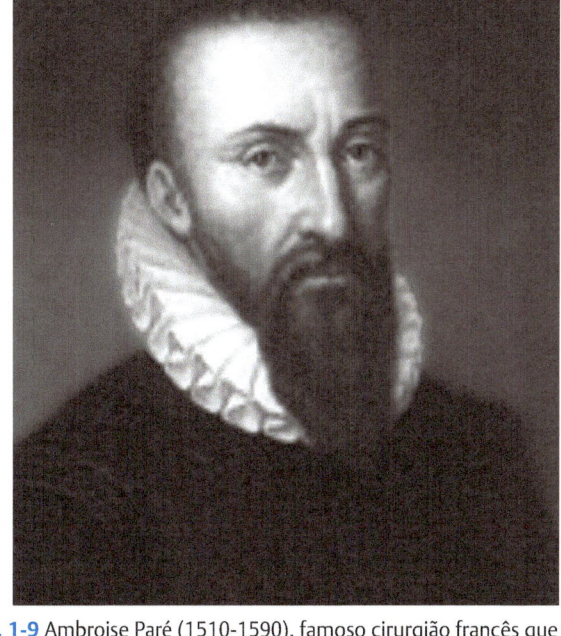

Fig. 1-9 Ambroise Paré (1510-1590), famoso cirurgião francês que descreveu os sintomas da síndrome da dor complexa regional.

contraiu quadro grave de varíola e foi submetido por Paré ao tratamento padrão da época, que consistia em acesso venoso e múltiplas sangrias. Ocorreu lesão iatrogênica de um nervo e o Rei desenvolveu dor intensa e contraturas no braço e, posteriormente, os sintomas de causalgia – dor contínua em queimação, sensibilidade ao tato ou frio, inchaço da área dolorosa.[12]

Em 1776, William Cruikshank (1745-1800) (Fig. 1-10), trabalhando no laboratório do célebre anatomista e cirurgião inglês John Hunter (1728-1793), realizou estudos experimentais sobre a regeneração espontânea de nervos. Cruikshank seccionou o nervo vago de um cão sem qualquer repercussão. Duas semanas depois seccionou o nervo vago do lado oposto e o cão morreu. No exame do local da primeira neurotomia observou uma substância branca preenchendo o intervalo entre os cotos, que interpretou como sendo um recrescimento espontâneo do nervo (Fig. 1-10).[2] Pelos conhecimentos atuais sabe-se que um período de somente 15 dias não é suficiente para que um real crescimento tenha

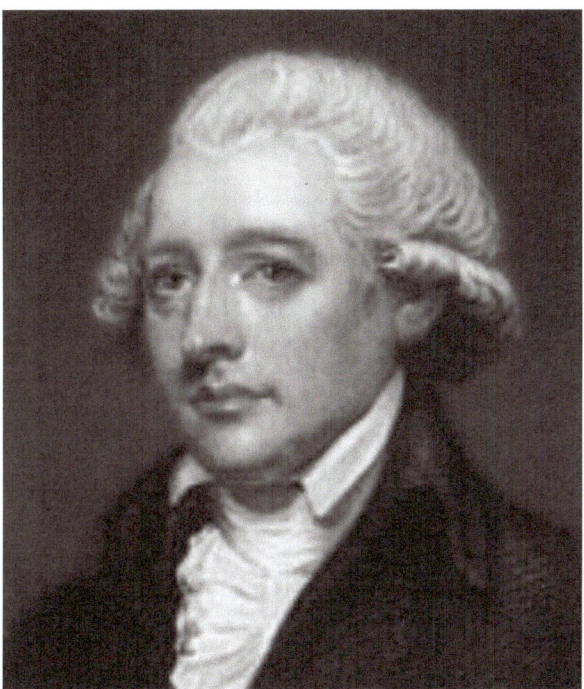
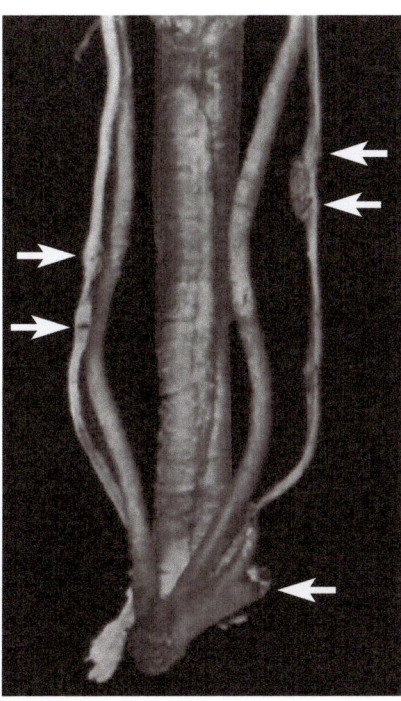

Fig. 1-10 William Cruikshank (1745-1800); realizou estudos sobre regeneração neural no nervo vago de cães.

ocorrido. Mesmo que o tecido entre os cotos do nervo fosse fibrina ou tecido cicatricial, suas observações foram completamente contrárias à teoria vigente na época. Existem especulações sobre o motivo pelo qual esse experimento não foi aceito para publicação no periódico científico Philosophical Transections of the Royal Society. Apesar da possibilidade de que a incredulidade dos editores tenha sido o motivo, acredita-se que o principal responsável tenha sido *Sir* John Pringle, Presidente da Royal Society na época, que não queria ver contestados os trabalhos de alguns de seus amigos.[13] O trabalho de Cruikshank só foi publicado em 1795, quase 20 anos depois de concluído.

Embora a descrença em relação à cirurgia de nervos tenha persistido até o século XIX, diversos estudos nesse período Renascença-Século XVIII levaram a descobertas que ampliaram o entendimento sobre a anatomia e função do nervo periférico, influenciando a evolução cirúrgica na área. Destacam-se a descrição da estrutura microscópica dos nervos por Anton van Leewenhock (1632-1723) (Fig. 1-11a), as descrições do axônio e da mielina por Felice Fontana (1730-1805) (Fig. 1-11b) e a localização da função motora nas raízes medulares ventrais por Charles Bell (1774-1842) (Fig. 1-11c), e da função sensitiva nas raízes medulares dorsais por François Magendie (1783-1855) (Fig. 1-11d).[10]

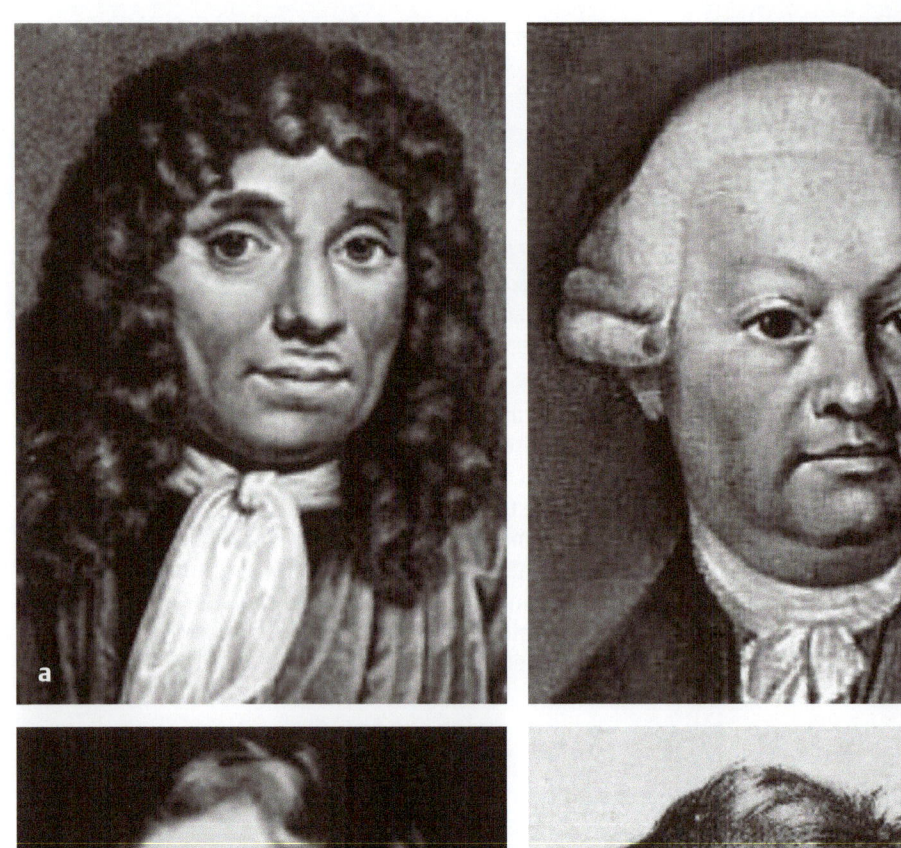
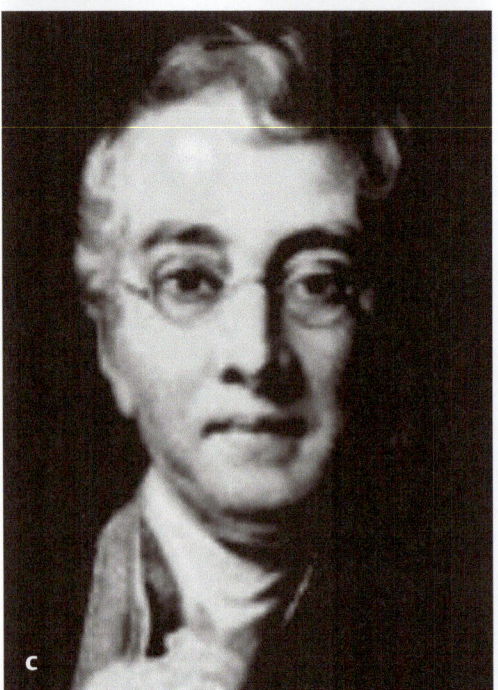
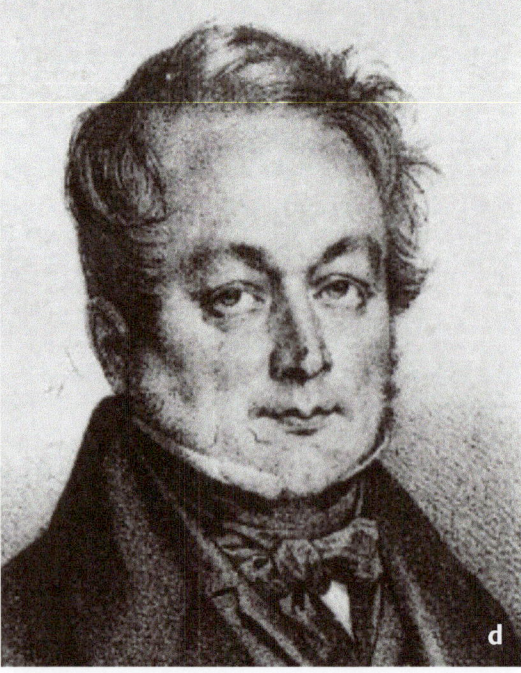

Fig. 1-11 (a) Anton van Leewenhock (1632-1723) descreveu a estrutura microscópica dos nervos; **(b)** Felice Fontana (1730-1805) fez descrições do axônio e da mielina; **(c)** Charles Bell (1774-1842) descreveu a função motora das raízes ventrais da medula espinhal e **(d)** François Magendie (1783-1855) descreveu a função sensitiva das raízes dorsais da medula espinhal.

SÉCULO XIX

No início do século XIX a conduta nas lesões parciais de nervos era ressecar a área lesionada e, nos casos de paralisia completa do membro, recomendava-se a amputação. Conforme preconizado pelos cirurgiões militares britânicos durante as guerras napoleônicas, nervos divididos não deveriam ser tratados com cirurgia.[14] Nessa época, muitos cirurgiões acreditavam na habilidade do tecido nervoso lesionado em unir-se e tornar-se funcional sem a necessidade de sutura e preconizavam o tratamento conservador. A crença nessa conduta era reforçada pelo alto índice de falha das técnicas de sutura diretas, que por vezes provocavam resultados adversos, como dor extrema.[9]

Com a experiência adquirida com o tratamento de soldados com lesões de nervos periféricos adquiridas durante a Guerra Civil Americana (1861-1865), Silas Weir Mitchell (1829-1914) (Fig. 1-12) publicou, com a coautoria de Morehouse e Keen, o livro "Gunshot Wounds and Other Injuries of Nerves" em 1864. Apesar de descrever de forma extensa as lesões de nervos produzidas por armas de fogo e por outros mecanismos, não faz menção ao tratamento cirúrgico direto dessas lesões. No capítulo sobre tratamento preconiza que o ideal seria estimulação elétrica, imobilização e repouso.[15] Determinou com precisão a evolução natural de uma lesão de nervo e estabeleceu as chances com que poderia se esperar cura ou melhora espontânea. Contrário ao pensamento da época, Mitchell concluiu, com base em sua experiência de guerra, que a aparente recuperação funcional de um membro após a secção de um nervo era causada pela superposição de áreas na recuperação sensitiva e pela ação compensatória a partir de músculos não comprometidos e não devida a uma verdadeira regeneração. Além disso, Mitchell relatou com detalhes a síndrome da dor complexa regional, que já havia sido descrita de forma mais simples por Ambroise Paré, e denominou-a causalgia. Apesar da ausência do desenvolvimento de técnicas operatórias em seus escritos, seu trabalho ampliou a compreensão das lesões de nervos e colaborou para o posterior progresso nas técnicas cirúrgicas.

As descobertas de quatro pesquisadores desse período também produziram posterior impacto na cirurgia de nervos periféricos:

1. Theodor Schwann (1810-1882) (Fig. 1-13a), um jovem fisiologista alemão, descreveu, em 1838, a célula que leva o seu nome, com sua estrutura única, sua relação com a mielina e sua resposta à lesão do nervo.[16]
2. O fisiologista inglês Augustus Waller (1816-1870) (Fig. 1-13b) descreveu importantes aspectos da degeneração/regeneração de nervos periféricos lesionados. Utilizando equipamento muito primitivo em seu laboratório caseiro, Waller observou que após seccionar os nervos glossofaríngeo e hipoglosso de sapos, as fibras nervosas distais à lesão degeneravam em toda sua extensão e que a bainha de mielina se transformava em gotículas de gordura que eram absorvidas, persistindo somente bainhas tubulares vazias formadas pelas células de Schwann. Demonstrou também que nesse processo, atualmente conhecido como "degeneração walleriana", as fibras nervosas proximais à lesão sobrevivem e podem regenerar-se pelo crescimento para o interior do segmento distal do nervo. Waller morreu em 1870 de parada cardíaca, possivelmente em razão das excessivas compressões experimentais de seu próprio nervo vago.[15]
3. O anatomista suíço Wilhelm His (1831-1904) (Fig. 1-13c), pai do famoso cardiologista que descreveu o feixe cardíaco de His, além de inventar o micrótomo, descobriu a crista neural e a origem embriológica do sistema nervoso periférico.
4. Louis-Antoine Ranvier (1835-1922) (Fig. 1-13d), clínico, patologista, anatomista e histologista francês, que descreveu os nodos de Ranvier, descontinuidades espaçadas da bainha de mielina, que ocorrem em intervalos variados ao longo da fibra nervosa.

Havia, nessa época, uma crença de que bastava a aproximação dos cotos de um nervo para que o mesmo recuperasse sua função (Teoria da Reunião). As descobertas desses quatro autores contribuíram para a constatação de que essa teoria estava errada e que a regeneração dos nervos era baseada no crescimento distal das fibras, determinada pelo corpo celular. Foram também precursores da Teoria do Neurônio que definiu que o sistema nervoso não é uma massa de células com citoplasma comum. Na realidade, cada célula nervosa e seus prolongamentos formam uma unidade independente que se comunica amplamente com outras unidades.

Infelizmente, para o progresso da cirurgia de nervos periféricos, a compreensão dos estudos desses autores não ganhou imediata ou disseminada aceitação. Com isso, diversas técnicas de reparo direto com pobre base fisiológica e, por isso, com pouca possibilidade de bom resultado foram recomendadas por cirurgiões como Vulpian, Rawa e Létiévant (Fig. 1-14).[9] Dessas vale a pena ressaltar o incrível "retalho

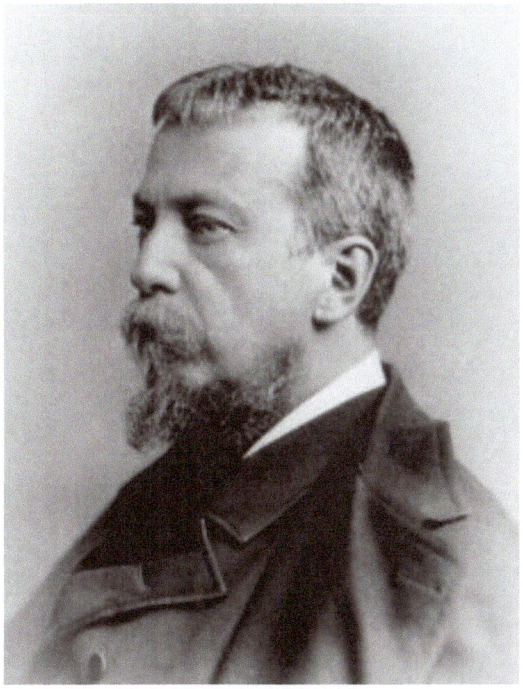

Fig. 1-12 Silas Weir Mitchell (1829-1914) estudou lesões de nervos ocorridas durante a Guerra Civil Americana e descreveu com mais detalhes os sintomas da síndrome da dor complexa regional.

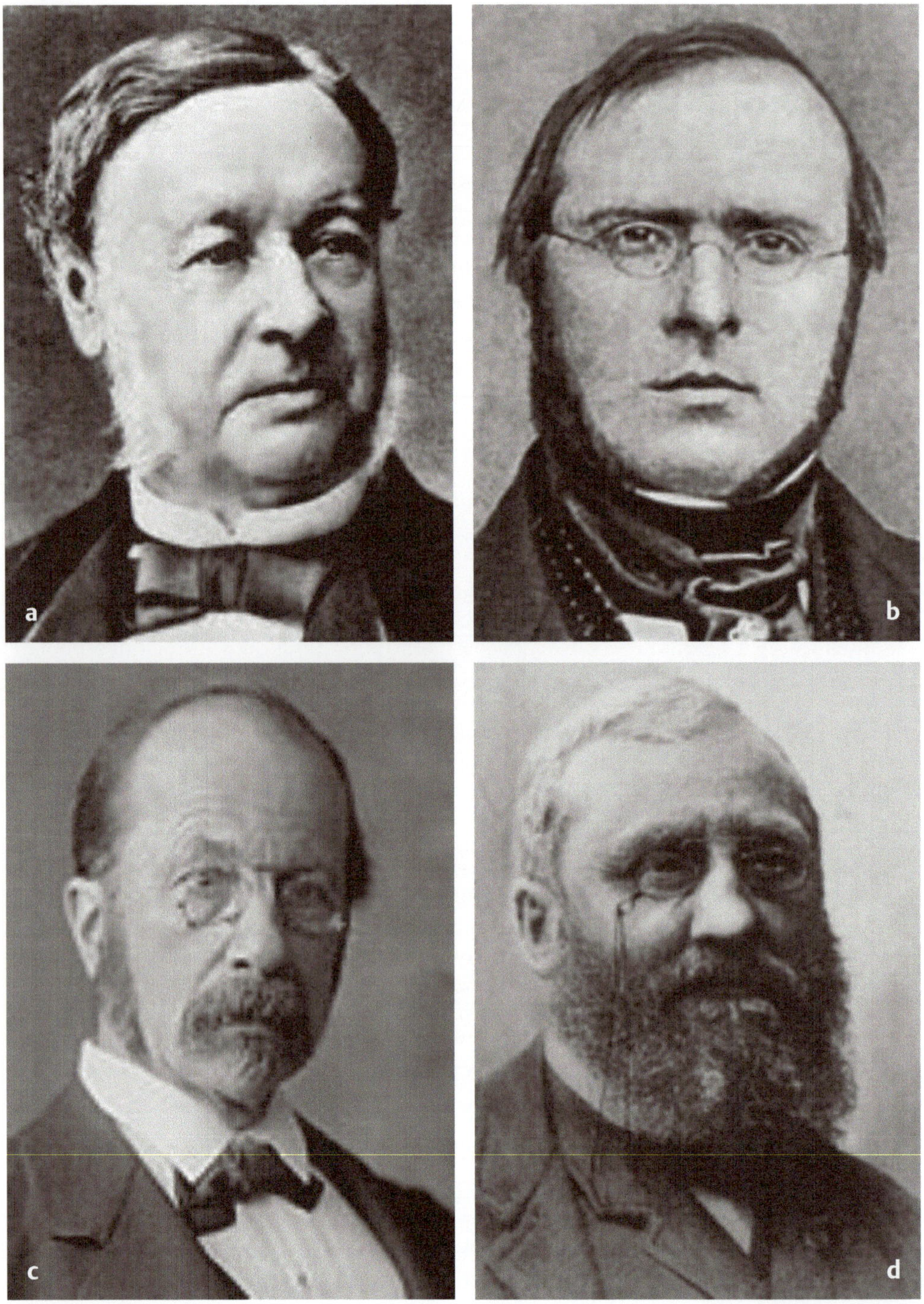

Fig. 1-13 Pesquisadores cujas descobertas em laboratório impactaram na cirurgia de nervos periféricos: (a) Theodor Schwann (1810-1882) descreveu a célula que leva seu nome; (b) Augustus Waller (1816-1870) descreveu importantes aspectos da degeneração/regeneração de nervos; (c) Wilhelm His (1831-1904) descobriu a crista neural e a origem embriológica do sistema nervoso periférico; (d) Louis-Antoine Ranvier (1835-1922) descreveu os nodos de Ranvier.

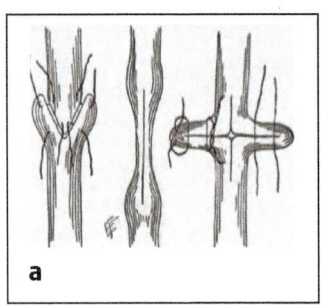 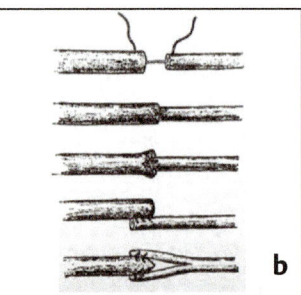 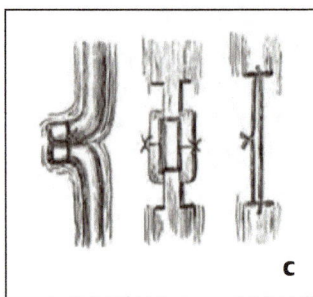 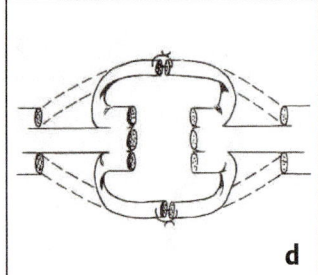

Fig. 1-14 (a-d) Técnicas de reparo direto de nervos com pouca possibilidade de bom resultado, mas que persistiram em uso até o início do século XX.

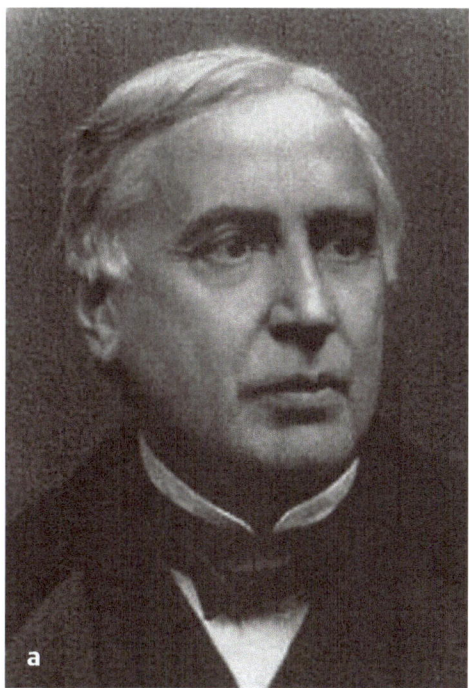
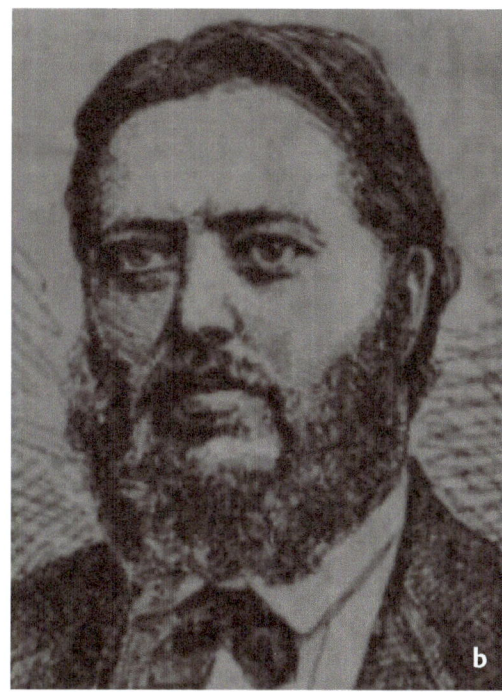

Fig. 1-15 Avanços da técnica cirúrgica na segunda metade do século XIX: (**a**) Auguste Nelaton (1807-1873) descreveu reparo secundário de nervo; (**b**) Carl Hueter (1838-1882) descreveu a sutura epineural.

duplo de nervo" descrito por Létiévant em 1873 (Fig. 1-14d). Mais impressionante que o absurdo técnico desse reparo à luz dos conhecimentos atuais, foram os resultados excelentes atribuídos ao mesmo por Mackenzie em 1909.[17] Apesar de a degeneração walleriana, que descarta a possibilidade de bom resultado com esse tipo de técnica, ter sido descrita quase 60 anos antes, essa e outras técnicas improváveis persistiram descritas em livros-textos e em uso até os primeiros anos do século XX.[18] Em paralelo a essas técnicas implausíveis, importantes avanços na técnica de reparo cirúrgico de nervos aconteceram nessa segunda metade do século XIX. Em 1864, Auguste Nelaton (1807-1873) (Fig. 1-15a) descreveu um reparo secundário de nervo com sucesso. Em 1873, Carl Hueter (1838-1882) (Fig. 1-15b) descreveu a sutura epineural de nervos.[19] Esse tipo de sutura, considerada atualmente por muitos como o reparo ideal de nervos, apresenta diversas vantagens sobre as demais técnicas: é de execução rápida e fácil, não invade o conteúdo intraneural e é aplicável tanto em reparos primários como secundários. É amplamente utilizada até hoje com comprovação de retorno funcional adequado.[10,20,21] Nessa época já se conhecia a necessidade de diminuir a tensão na região da sutura de nervos. Em 1882, Jan Miculicz-Radecki (1850-1905) utilizou suturas especiais para tal finalidade e, em 1884, Loebke advogava o encurtamento ósseo para diminuir a tensão na linha de sutura.[10] Em 1863, Jean Mary Philipeaux (1809-1892) e Alfred Vulpian (1826-1887) (Fig. 1-16) publicaram a descrição do uso de aloenxertos em cães, com resultado negativo. Em 1870, esses mesmos autores relataram uma experiência com autoenxertos. Em 7 experimentos realizados em cães foi ressecado um segmento de 2 cm do nervo hipoglosso e interposto no hiato entre os cotos um fragmento do nervo lingual. Em dois casos a estimulação galvânica do enxerto ou do coto distal realizada 45 dias após a cirurgia provocou movimentos da hemilíngua correspondente.[22]

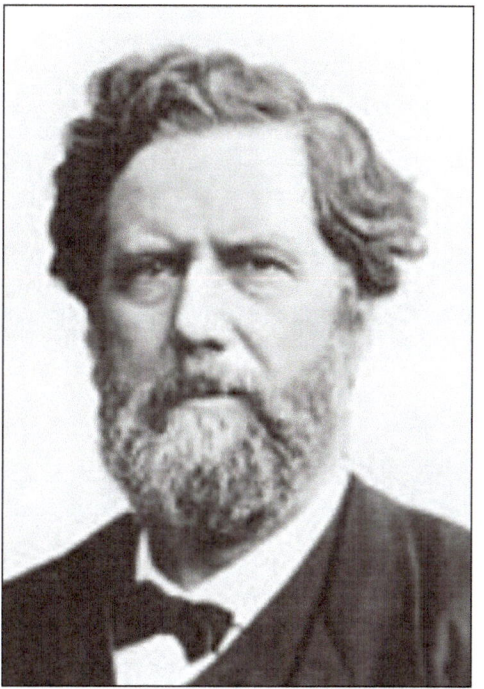

Fig. 1-16 Alfred Vulpian (1826-1887), pioneiro no emprego de enxertos nos reparos de nervos.

Em 1876, o cirurgião Eduard Albert (1841-1900) (Fig. 1-17) descreveu, pela primeira vez, o uso clínico de aloenxertos, que foram empregados em paciente portador de sarcoma recorrente que envolvia o nervo mediano. Um fragmento de nervo tibial da perna recém-amputada de outro paciente foi interposto entre os cotos do nervo mediano comprometido.[23] Em 1877 esse mesmo autor realizou o que parece ter sido o primeiro autoenxerto experimental com bom resultado, utilizando enxerto cruzado de partes do nervo ciático em cães.

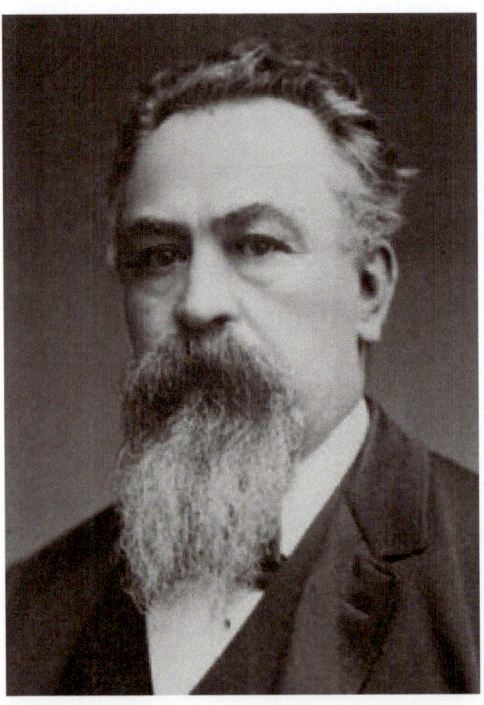

Fig. 1-17 Eduard Albert (1841-1900) descreveu o primeiro uso clínico de enxerto de nervo.

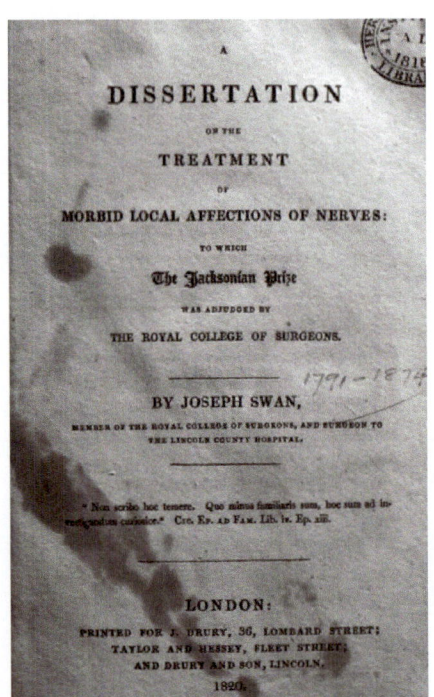

Fig. 1-18 Em 1820, Joseph Swan escreveu uma das primeiras monografias dedicadas ao tratamento cirúrgico de lesões de nervos periféricos.

Uma das primeiras monografias dedicadas ao tratamento cirúrgico de lesões de nervos periféricos foi escrita por Joseph Swan (1791-1874) e ganhou o Jacksonian Prize do Royal College of Surgeons of England do ano de 1819. No ano seguinte a monografia se transformou em livro e recebeu o título de "A Dissertation on the Treatment of Morbid Local Affections of the Nerves" (Fig. 1-18). Nela estão descritos 25 estudos de casos clínicos e 22 estudos experimentais em coelhos. Da mesma forma que Avicena, esse autor também descreveu o achado clínico que hoje é conhecido como sinal de Tinel. Com seus estudos, Swan concluiu que nervos divididos retraem e que o reparo direto do nervo é melhor que o tratamento clínico e que a amputação.[24]

Gustav Neuber (1850-1932) desenvolveu tubos ósseos descalcificados (ossos de cavalo e de boi), que usava como drenos cirúrgicos. Em 1881, Themistocles Gluck (1853-1942) (Fig. 1-19a) aproveitou a ideia e realizou reparo de lesão de nervo periférico com cotos separados, utilizando um tubo ósseo como condutor (Fig. 1-19b). A formação de cicatriz impediu a progressão dos axônios em regeneração.[25] Posteriormente foram utilizados tubos condutores construídos com artérias, veias e silicone, com resultados variáveis. Atualmente existem

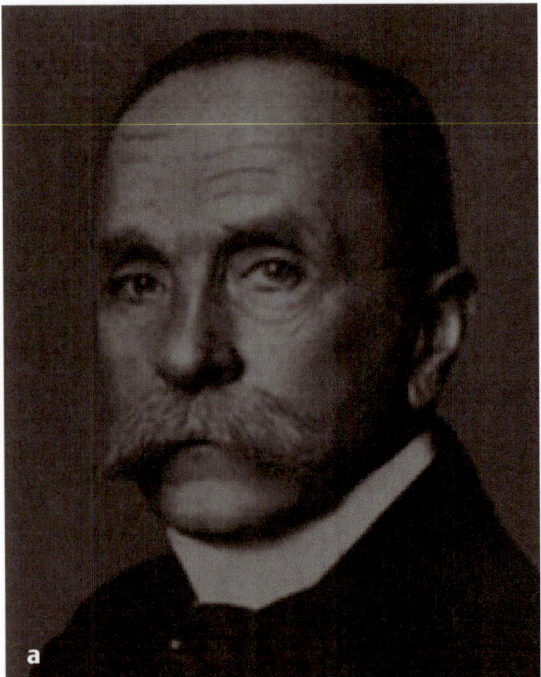

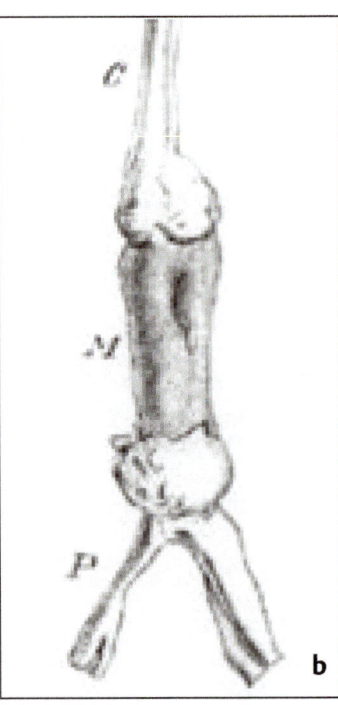

Fig. 1-19 (a) Themistocles Gluck (1853-1942) utilizou o primeiro condutor de nervo. (b) Tubo de osso descalcificado utilizado como condutor.

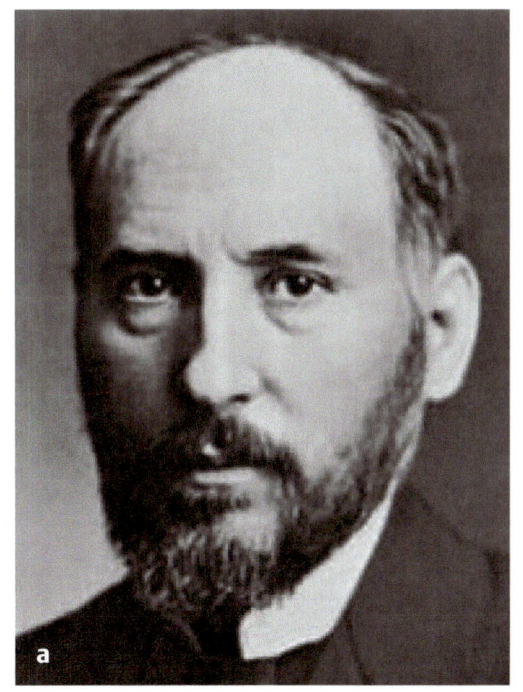

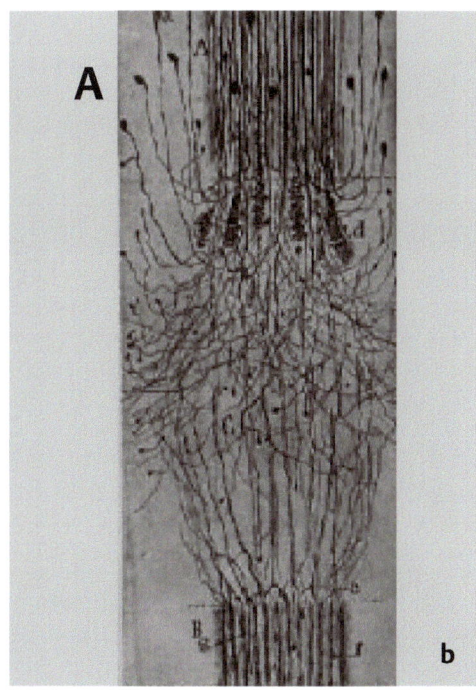

Fig. 1-20 (a) Santiago Ramon y Cajal (1853-1934) descreveu a regeneração axonal através de brotamento. (b) Lâmina histológica demonstrando crescimento axonal entre dois cotos de nervo.

três tipos de condutores de nervos bioabsorvíveis aprovados pela FDA e manufaturados a partir de colágeno, ácido poliglicólico e caprolactona.[26]

Em 1886, Anthony Bowlby (1855-1929), então jovem cirurgião em Londres, foi premiado pelo seu ensaio "The Surgical Treatment of Diseases and Injuries of Nerves", em que relatou 27 casos de sutura primária de nervos com bom resultado em 15 e resultado parcial em 8.[8]

Uma menção especial deve ser feita ao médico e neuro-histologista Santigo Ramon y Cajal (1853-1934) (Fig. 1-20a), ganhador do prêmio Nobel de Fisiologia/Medicina de 1906 que, utilizando as colorações de Camilo Golgi (1844-1926), demonstrou que os axônios em regeneração brotavam de neurônios (Fig. 1-20b) e que, se não houvesse uma grande distância entre os cotos do nervo, apresentavam crescimento em velocidade previsível, em torno de 2-3 mm por dia. Embora tenha começado a publicar seus artigos em 1890, por ser cientista espanhol, fora dos maiores centros de medicina da época, seu trabalho permaneceu em grande parte desconhecido da comunidade internacional até sua tradução para língua inglesa, em 1928.[27]

INÍCIO DO SÉCULO XX

Embora estudos experimentais e algumas séries clínicas do final do século XIX tenham aumentado o entendimento das lesões de nervos periféricos, a aceitação do tratamento cirúrgico no início do século XX não era ampla. Em vez de serem analisadas de forma sistemática, essas lesões eram mais consideradas como curiosidade médica.

Uma obra desta época merece menção especial. No famoso livro-texto de cirurgia editado por Keen, em 1911, George Woolsey (1861-1950) escreveu detalhado capítulo em que descreve diversas técnicas para a exposição do nervo proximal e distal à lesão, liberação do tecido cicatricial e reparo dos nervos, incluindo enxertos.[18] Esse autor recomendava que, após o reparo, os nervos deveriam ser envolvidos por uma membrana de Cargile, feita de peritônio de boi e popularizada em cirurgia abdominal, para evitar aderências. As descrições das técnicas de reparo por esse autor foram as mais detalhadas até aquela época e certamente forneceram bases para o desenvolvimento da moderna cirurgia dos nervos periféricos.

Outro autor desse período que merece destaque é Adolf Stoffell (1880-1937) (Fig. 1-21a), que baseado em estudos anatômicos, deu início, em 1911, às neurotomias seletivas para tratamento de espasticidade. Além disso, descreveu diversos tipos de transferências de nervos antes de 1910, incluindo a transferência de ramos do nervo radial para as cabeças longa e medial do músculo tríceps para reinervar o nervo axilar.[28] Essa transferência foi redescrita em 2003, sendo atualmente conhecida como cirurgia de Somsak.[29] Já naquela época, Stoffell identificava os fascículos doadores para as transferências com o auxílio de estimulação elétrica intraoperatória do nervo (Fig. 1-21b).

Durante sua brilhante carreira, Harvey Cushing (1869-1939) (Fig. 1-22), considerado por muitos o maior neurocirurgião do século XX, também demonstrou interesse e contribuiu para o campo da cirurgia de nervos periféricos. Sua participação nessa área ocorreu no começo de sua carreira, no início do século passado, época em que a cirurgia intracraniana era associada a altos índices de morbidade e mortalidade. Enfatizava a necessidade de manipulação delicada dos nervos, de aproximação precisa dos cotos e do emprego do menor número possível de suturas. Além disso, dava grande importância à hemostasia e à manipulação cuidadosa dos tecidos do leito cirúrgico para minimizar a formação de cicatriz.[30]

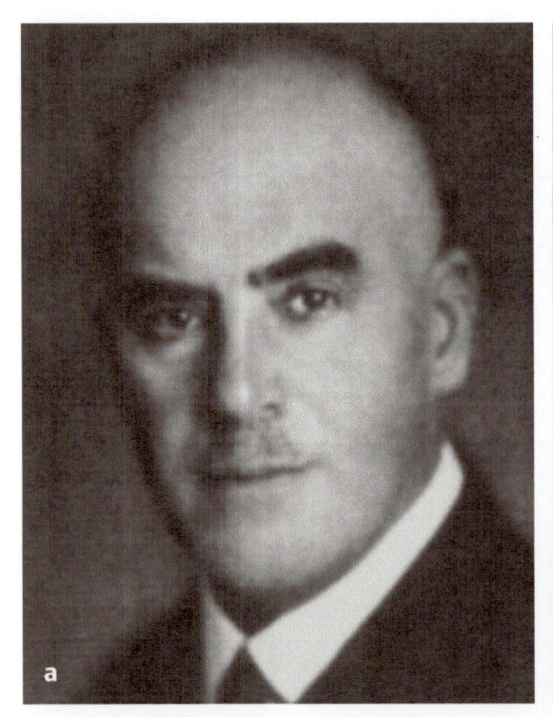

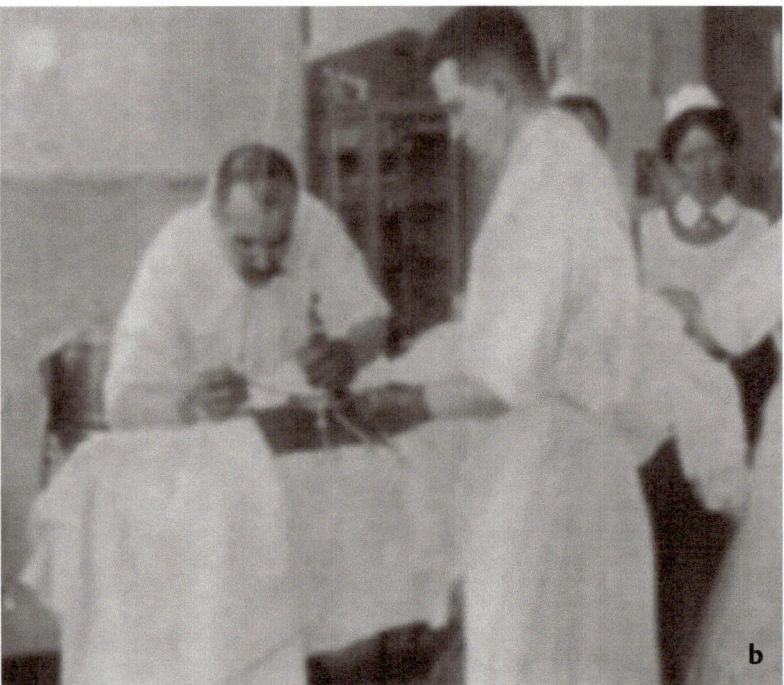

Fig. 1-21 (a) Adolf Stofell (1880-1937) idealizou as neurotomias seletivas para tratamento da espasticidade, descreveu diversas transferências de nervos e **(b)** identificava os fascículos doadores para estas transferências com o auxílio de estimulação elétrica.

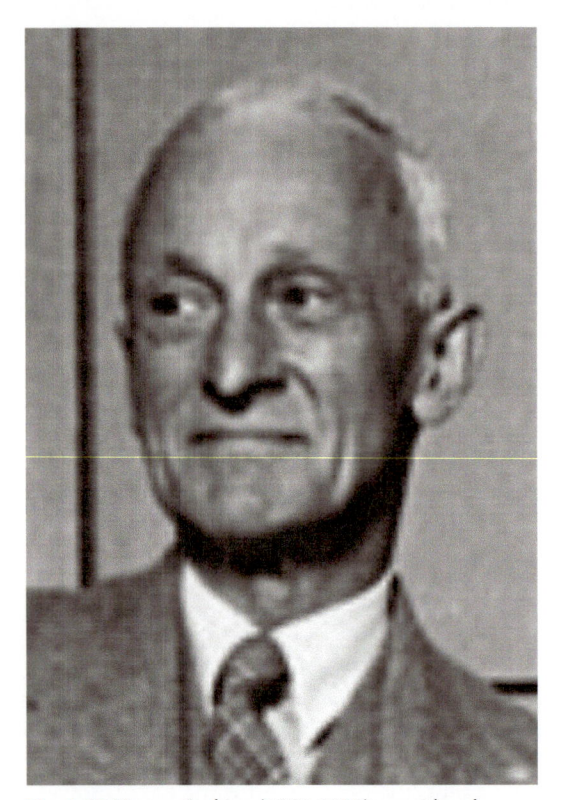

Fig. 1-22 Harvey Cushing (1869-1939), considerado por muitos o maior neurocirurgião do século XX. No início de sua carreira, numa época em que a cirurgia intracraniana era associada a altos índices de morbidade e mortalidade, demonstrou interesse pela área da cirurgia de nervos periféricos.

I GUERRA MUNDIAL

O tratamento das lesões de nervos progrediu com base em eventos de guerra. Durante a I Guerra Mundial o Serviço de Saúde Francês computou cerca de 30.000 lesões de nervos periféricos tratadas e um número semelhante de lesões teria afetado soldados britânicos até 1918. Já as forças americanas, em menor número, registraram 3.129 lesões de nervos.[31] Para cuidar desse grande número de pacientes foram criados centros em diversos países envolvidos na guerra, o que gerou uma série de publicações por cirurgiões militares.[32]

Confrontado com milhares de lesões de nervos, com o resultado precário de seu tratamento e com o desinteresse dos colegas cirurgiões, o neurologista alemão Otfrid Foerster (1873-1941) (Fig. 1-23a) tornou-se um neurocirurgião autodidata. Foerster afirmou que "Eu tinha que fazer o diagnóstico, tinha que levar o paciente ao centro cirúrgico, tinha que dizer ao cirurgião onde operar, tinha que dizer a ele o que fazer quando chegava na lesão e, então, todos os pacientes morriam... Eu decidi que não podia fazer pior". Durante o período da guerra, Foerster coordenou o atendimento de 4.748 pacientes com lesões de nervos por arma de fogo, realizando ele próprio 775 cirurgias. Sua atuação como cirurgião de guerra foi marcante. Criou técnicas de reparo, realizou neurólises e reparos sem tensão (Fig. 1-23b), foi pioneiro na realização de reparos utilizando enxertos de nervos cutâneos autólogos, realizou transferências intraplexuais e múltiplas transferências de nervos nas extremidades. Além disso, reconheceu plenamente a importância da reabilitação na recuperação da lesão de nervo periférico.[33]

Em 1915, o neurologista alemão Paul Hoffman (1880-1962) (Fig. 1-24a), com base em sua experiência em hospitais militares, descreveu a sensação de formigamento ou de pequenos choques que se irradiava por áreas anestésicas de

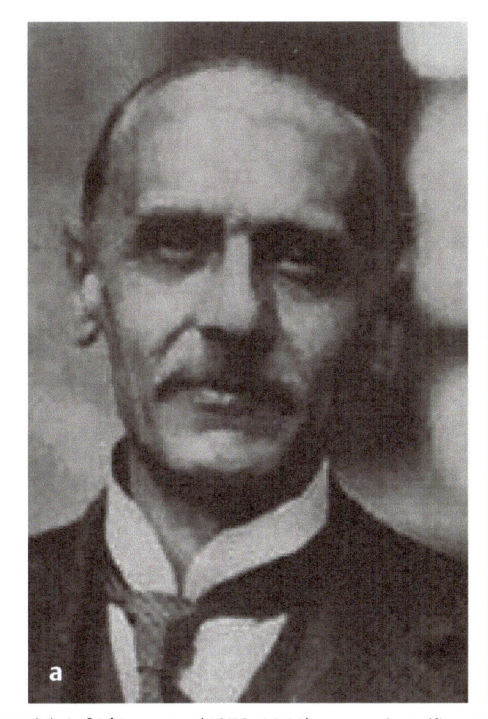

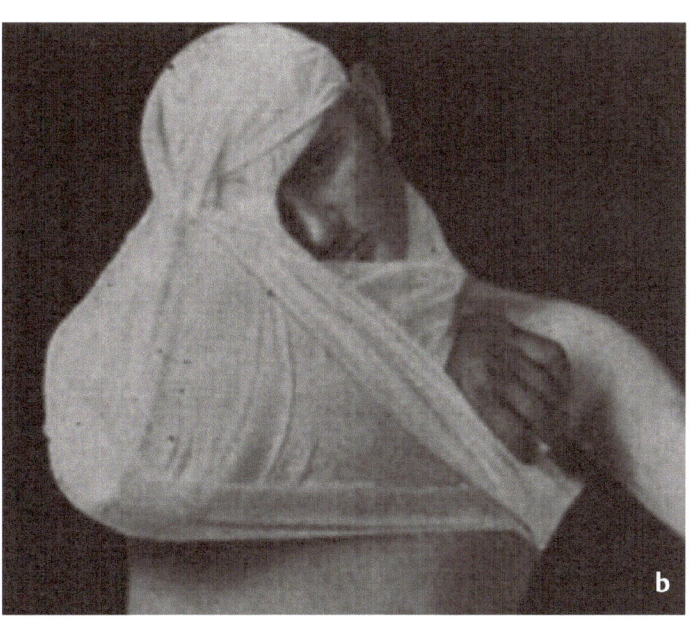

Fig. 1-23 (**a**) Otfrid Foerster (1873-1941), neurocirurgião autodidata que realizou 775 cirurgias de nervos durante a I Guerra Mundial; (**b**) paciente imobilizado após cirurgia, em posição para evitar tensão no local do reparo neural.

pele, induzida pela percussão de nervos lesionados, que foi interpretada como consequente à formação de fibras nervosas em regeneração. Do outro lado do *front*, o neurologista francês Jules Tinel (1879-1952) (Fig. 1-24b) descreveu, também em 1915, sinal semelhante, enfatizando que o curso da regeneração axonal poderia ser seguido provocando-se o sinal em avaliações clínicas seriadas. Embora a descrição feita por Hoffman tenha antecedido à do neurologista francês, o sinal clínico é mais conhecido como sinal de Tinel.[34] Além do relato do sinal, Tinel, em 1917, publicou livro com base em suas experiências durante a guerra.[35] Acreditava que as lesões de nervos periféricos apresentam bom prognóstico e, em sua experiência, 60-70% destas lesões não necessitaram de cirurgia. No capítulo de seu livro sobre tratamento cirúrgico, discute "liberação" (neurólise), sutura e enxerto de nervos. Dentre os pacientes avaliados por Tinel, em 375 casos de lesões de nervos havia indicação para tratamento cirúrgico, que foi realizado por Henri Delangénière (1858-1930).[36]

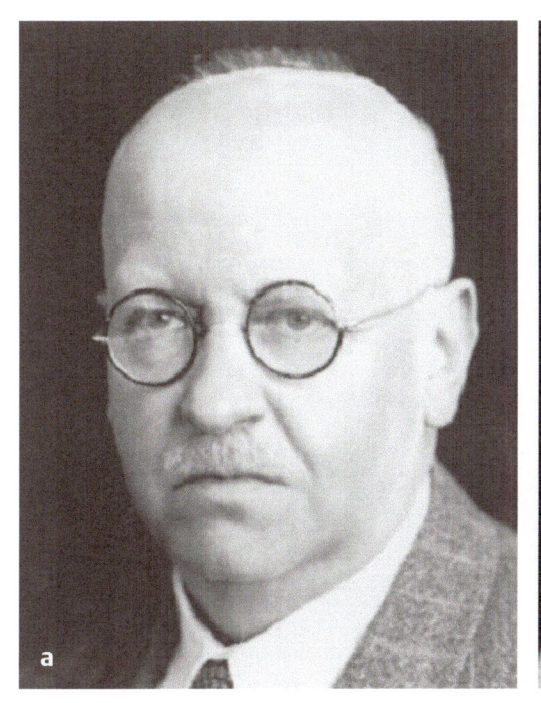

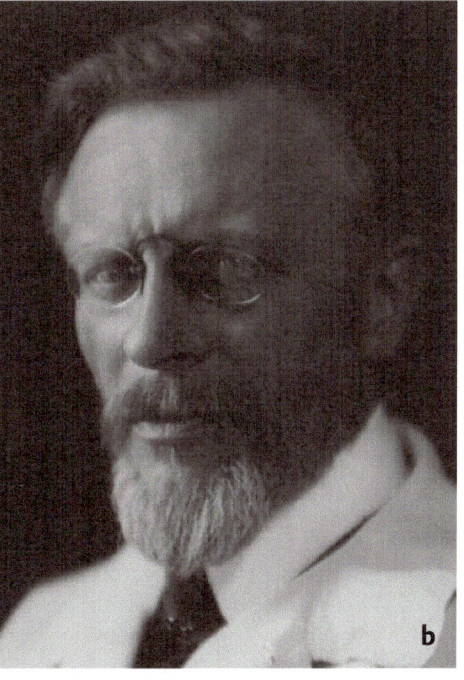

Fig. 1-24 (**a**) Paul Hoffman (1880-1962), neurologista alemão que descreveu a sensação de formigamento ou de pequenos choques que se irradiava por áreas anestésicas da pele quando um nervo lesionado era percutido. (**b**) Jules Tinel (1879-1952), neurologista francês que descreveu, de forma independente, no mesmo ano que Paul Hoffman, um sinal semelhante, atualmente conhecido como Sinal de Tinel.

Esse cirurgião observou que "a regeneração parecia ser mais rápida quando havia completa interrupção fisiológica do nervo, mas sem separação de suas terminações". Ele também presumiu, de forma acertada, que "os axônios progridem cerca de 1-2 mm por dia, dependendo da idade da lesão do nervo e da idade do homem ferido". Com base nessa observação, Delangénière preconizava que "se deve esperar por tempo suficientemente longo para que se tenha certeza de que o nervo ferido tenha exaurido todos os seus recursos e que a natureza não irá regenerá-lo".

Em 1917, com base em estudos experimentais realizados na Universidade de Cambridge, John Langley (1852-1925) (Fig. 1-25) e M. Hashimoto sugeriram a realização de suturas separadas de fascículos ou de grupos de fascículos, separando-os através da dissecção do denso epineuro interno.[37] Na época, a tentativa de aplicação clínica foi bloqueada pela insuficiência de materiais e métodos cirúrgicos e pela inexistência da magnificação cirúrgica.

Ao término da guerra, Charles Elsberg (1871-1948) proferiu importante palestra na Orthopedic Section da American Medical Association, em que, além de enfatizar o grande cuidado que se deve ter no manuseio cirúrgico de nervos, descreveu as diversas etapas da cirurgia, incluindo a identificação do nervo lesionado, a exposição ampla da área a ser tratada, os cortes transversos sequenciais dos cotos até alcançar área de fascículos normais, o cuidado para evitar a rotação dos cotos com consequente distorção do padrão fascicular e a aproximação das terminações do nervo dividido, sem tensão.[38]

Embora no início da I Guerra Mundial a prática cirúrgica, especialmente a referente ao tratamento de lesões de nervos periféricos, fosse frequentemente desconectada de princípios fisiológicos, ao término desse conflito foi possível atingir importantes conclusões a respeito das técnicas de reparo de nervos.

PÓS I GUERRA MUNDIAL

A experiência militar no tratamento de lesões de nervos periféricos adquirida durante a I Guerra Mundial só foi publicada nas décadas de 1920 e 1930. Nos Estados Unidos, Carl Huber (1865-1934) (Fig. 1-26) coordenou o tratamento de lesões de nervos periféricos do Corpo Médico do Exército Americano criando múltiplos centros de tratamento em hospitais militares e civis. Entre seus discípulos destacou-se Byron Stookey (1887-1996) (Fig. 1-27a).[21] Em 1919, Stookey publicou trabalho refutando, com evidências histológicas, a possibilidade de bom resultado com a técnica do "retalho de nervo" de Letievant.[39] Sua experiência de guerra foi a base para a publicação do livro Surgical and Mechanical Treatment of Peripheral Nerves com ilustrações bastante didáticas (Fig. 1-27b,c) que, publicado em 1922, persistiu como livro de referência no assunto por diversas décadas.[40]

Na Inglaterra, em 1919, Percy Sargent (1873-1933) e Joseph Greenfield (1884-1958) demonstraram que as suturas de nervos feitas com fio de seda produziam menor quantidade de cicatriz na linha de sutura que as suturas com categute, habitualmente utilizadas.[41] Logo os cirurgiões de nervos passaram a utilizar o fio de seda de modo rotineiro.

O conhecimento de que a aproximação dos cotos do nervo para sutura deveria ser feita sem tensão exagerada levou a soluções criativas. Infelizmente os ferimentos produzidos pela artilharia durante a I Guerra Mundial em geral criavam hiatos grandes entre os cotos do nervo. A simples liberação dos cotos geralmente não era suficiente para obter coaptação sem tensão, mas a transposição de nervos em situações selecionadas (p. ex.: ulnar no cotovelo) é utilizada até hoje para a aproximação dos cotos.

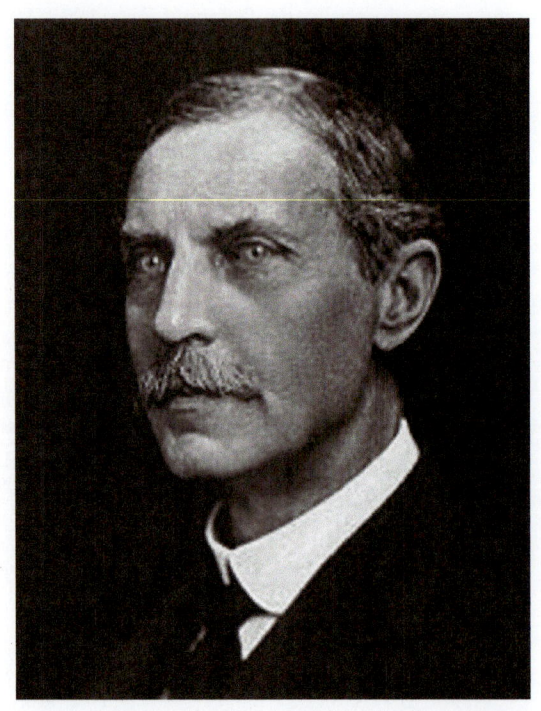

Fig. 1-25 John Langley (1852-1925), que juntamente com M. Hashimoto idealizaram a sutura perineural em 1917.

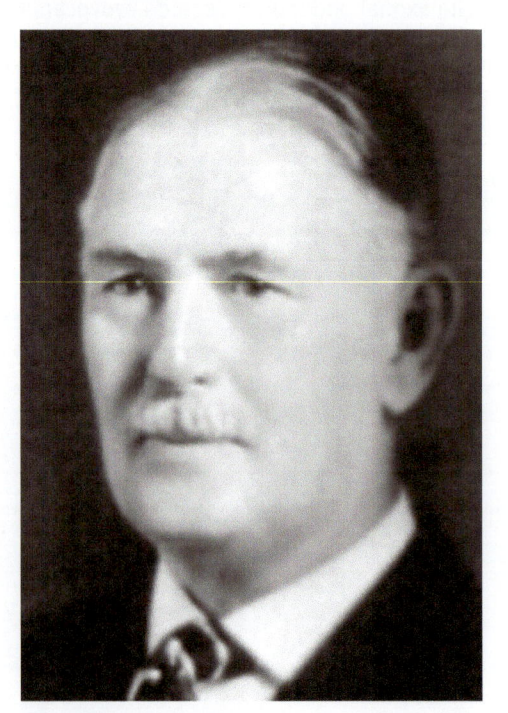

Fig. 1-26 Carl Huber (1865-1934) coordenou o tratamento das lesões de nervos periféricos ocorridas na I Guerra Mundial no Corpo Médico do Exército Americano, criando centros especializados de tratamento.

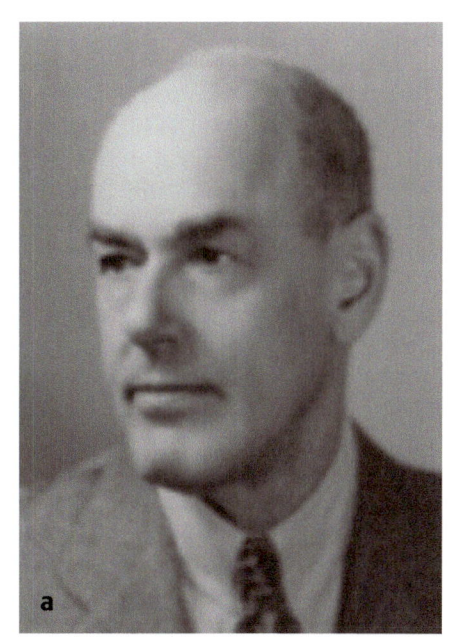

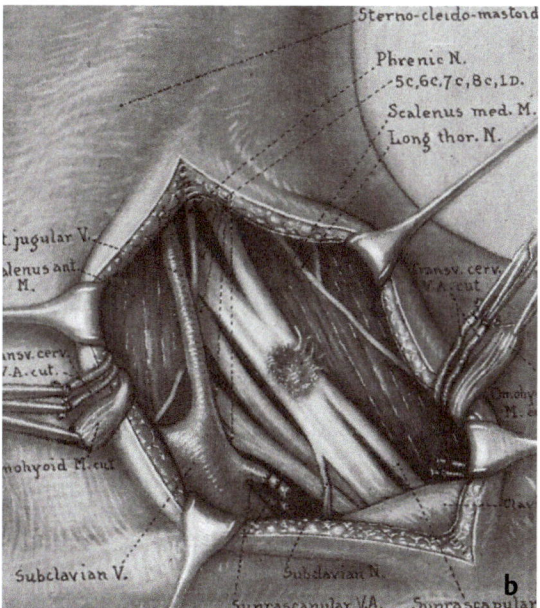

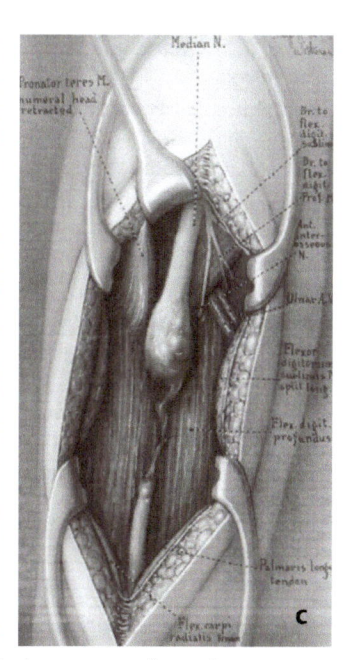

Fig. 1-27 (a) Byron Stookey (1887-1996), discípulo de Huber, publicou, em 1922, com base em sua experiência de guerra, um livro sobre tratamento de lesões de nervos periféricos, com excelentes ilustrações (b,c), que persistiu como livro de referência por diversas décadas.

William Babcock (1872-1963) (Fig. 1-28a) era um defensor da sutura terminoterminal e preconizava a utilização de imobilização gessada do membro comprometido com flexão articular para diminuir os intervalos entre os cotos do nervo. Por vezes essas flexões eram exageradas, resultando em posições verdadeiramente acrobáticas (Fig. 1-28b). Em período de meses a flexão articular era progressivamente reduzida, imobilizando o membro em posição cada vez mais estendida. Costumava dizer que "se a sutura terminoterminal é possível, para que continuar com os desnecessários e inúteis enxertos de nervos?".[42] Posteriormente, Highet e Holmes (1943) demonstraram, através de estudos histológicos de reparos com maus resultados com essa técnica, a ocorrência de massiva fibrose intraneural.[43] Existem relatos recentes, não publicados, do emprego dessa técnica com sucesso, através do estiramento mais delicado e progressivo do nervo reparado. Outra solução frequente era o encurtamento do membro por osteotomia. Os enxertos de nervos eram raramente utilizados nessa época.

Nesse período pós I Guerra Mundial merece também citação o neurocirurgião do exército americano Karl Ney, que observou que nervos primariamente motores como o nervo

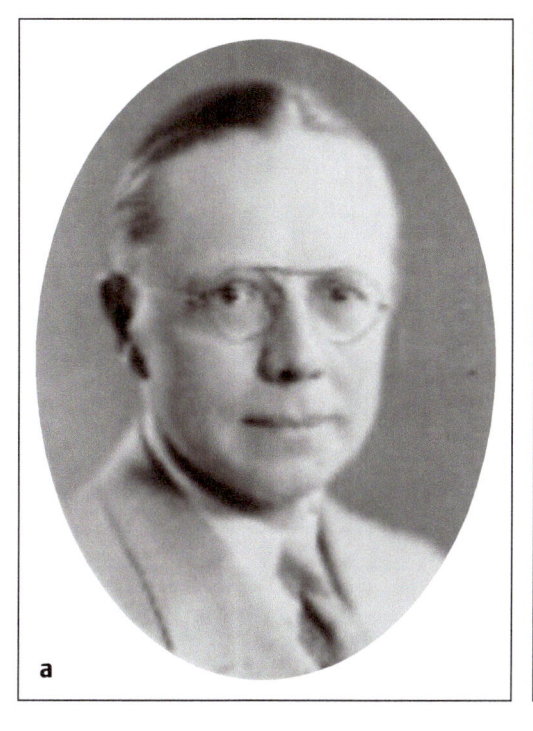

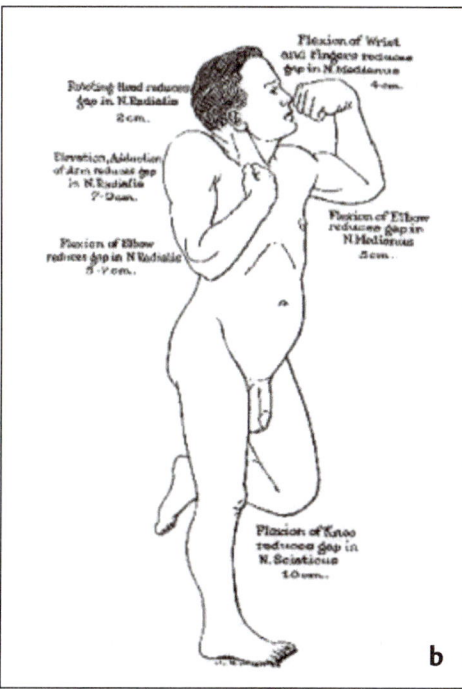

Fig. 1-28 (a) William Babcock (1872-1963) era um defensor da sutura terminoterminal; (b) preconizava a utilização de imobilização gessada com flexão articular para diminuir os intervalos entre os cotos do nervo.

radial apresentavam melhor restauração funcional pós-reparo que nervos motores e sensitivos como o nervo ulnar. Outra contribuição desse autor foi a descrição detalhada da formação dos neuromas de amputação.[44]

Era de se esperar que a experiência adquirida na I Guerra Mundial resultasse em contínua e rápida evolução nas técnicas de reparo de nervos periféricos. No entanto, salvo poucas exceções, não existem publicações de grande relevância entre as duas Guerras Mundiais, o que resultou em poucos avanços na área neste período. Infelizmente foi necessária outra guerra mundial para que ocorresse um avanço significativo no campo da cirurgia de nervos periféricos.

II GUERRA MUNDIAL

As experiências adquiridas na II Guerra Mundial impulsionaram a especialidade mais uma vez, mas como na I Guerra Mundial, o sistema médico militar não estava inicialmente preparado para o grande número de lesões de nervos produzido pelo conflito. Ao término da guerra o Army Medical Corps dos EUA havia avaliado cerca de 25.000 lesões de nervos periféricos.

Em 1944, o Surgeon General's Officer, Major General Norman T. Kirk, estabeleceu um registro para todos os casos envolvendo lesões de nervos periféricos, coordenado por Barnes Woodhal (1905-1984) (Fig. 1-29a). Com base nos dados fornecidos pelos 85 neurocirurgiões militares participantes, foram registradas 7.050 lesões de nervos em 6.336 soldados. Essa experiência de guerra foi relatada por Woodhall na reunião da Harvey Cushing Society em 1946.[45]

O número de soldados britânicos com lesões de nervos periféricos também foi muito elevado. O British Medical Research Council reuniu um comitê para estudar essas lesões, formado por renomados especialistas (clínicos e cirurgiões) e que publicaram, em 1941, um livreto muito importante denominado "War Memorandum No.7 – Aids to the Investigation of Peripheral Nerve Injuries", que descrevia uma graduação quantitativa da força muscular e apresentava um atlas demonstrando como testar os principais músculos do corpo, que foi revisado e reimpresso diversas vezes (Fig. 1-30).[46] Um importante nome nesse grupo foi Herbert Seddon (1903-1977) (Fig. 1-31), Professor de Ortopedia em Oxford, que estudou e tratou mais de 2.500 pacientes no centro estabelecido nesta Universidade para o atendimento de soldados com lesões de nervos periféricos.[47] Anteriormente, Seddon, inconformado com a incapacidade da nomenclatura da época em caracterizar as lesões de nervos periféricos, havia desenvolvido um sistema de classificação mais preciso em 3 graus: neuroapraxia, axoniotmese e neurotmese, que foi publicada em 1943 e que é amplamente utilizada até hoje.[48]

Na Austrália, desde 1941 os soldados com lesões de nervos periféricos eram transferidos para um hospital em Heidelberg, próximo a Melbourne, onde Sidney Sunderland (1910-1993) (Fig. 1-32a) organizou uma unidade especial de tratamento. Com base na experiência adquirida, publicou, em 1947, uma revisão de 339 lesões de nervos tratadas.[49]

Dois relevantes trabalhos publicados durante a II Guerra Mundial merecem destaque: no primeiro, John Young (1907-1997) e Peter Medawar (1915-1987) descreveram um método de preparo de uma cola de fibrina com 5 vezes mais força de aderência que o coágulo de soro.[50] Apesar de demonstrarem que o método era adequado para a coaptação de nervos tanto a nível experimental quanto clínico, poucos cirurgiões empregaram esta técnica que ficou esquecida até recentemente, quando os cirurgiões de nervos a redescobriram, verificando que poderia, em certas situações, substituir a coaptação com fios de sutura;[51,52] no segundo, Ludwig Guttmann (1899-1980) demonstrou que qualquer tipo de fio de sutura posicionado através do nervo, na linha de sutura, induz a formação de tecido cicatricial, que pode inibir o crescimento axonal.[53]

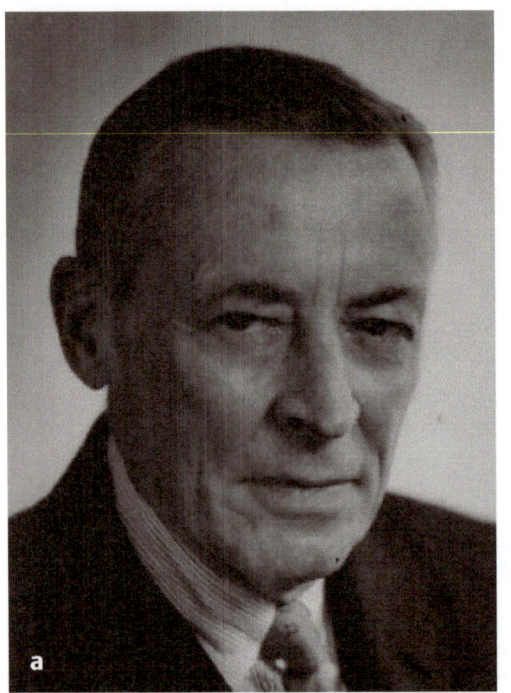

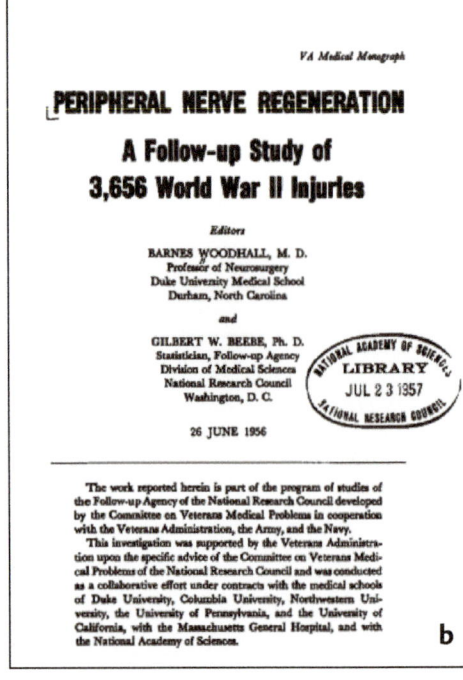

Fig. 1-29 (a) Barnes Woodhal (1905-1984) coordenou o registro dos casos de lesões de nervos periféricos do Army Medical Corps dos Estados Unidos da América, durante a II Guerra Mundial. (b) Publicação sobre o acompanhamento por 10 anos de mais de 3.000 soldados com lesões de nervos periféricos adquiridas na II Guerra Mundial.

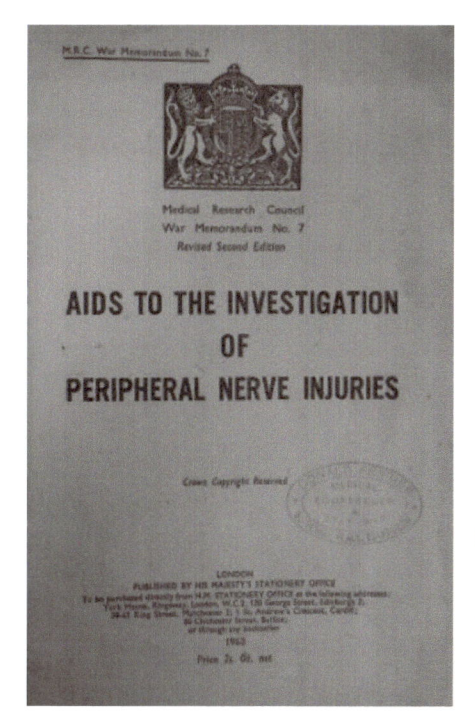

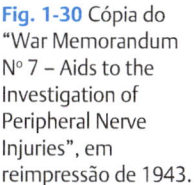

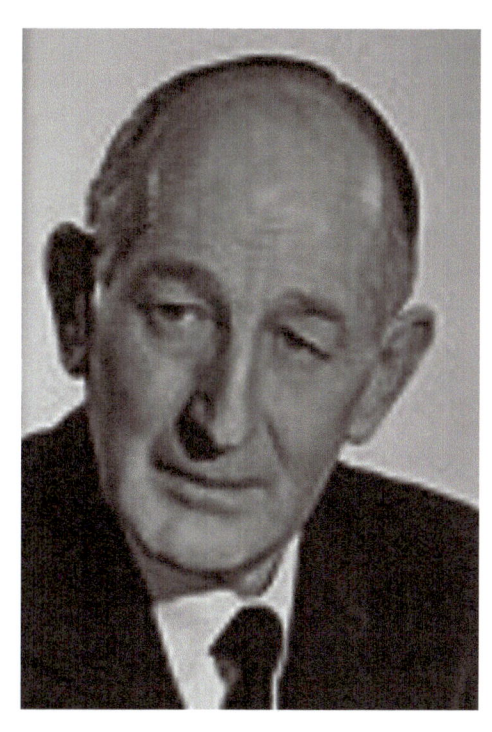

Fig. 1-30 Cópia do "War Memorandum Nº 7 – Aids to the Investigation of Peripheral Nerve Injuries", em reimpressão de 1943.

Fig. 1-31 Herbert Seddon (1903-1977) coordenou o centro na Universidade de Oxford, que tratou mais de 2.500 pacientes com lesões de nervos periféricos ocorridas na II Guerra Mundial. Um dos nomes mais importantes da história da cirurgia de nervos periféricos.

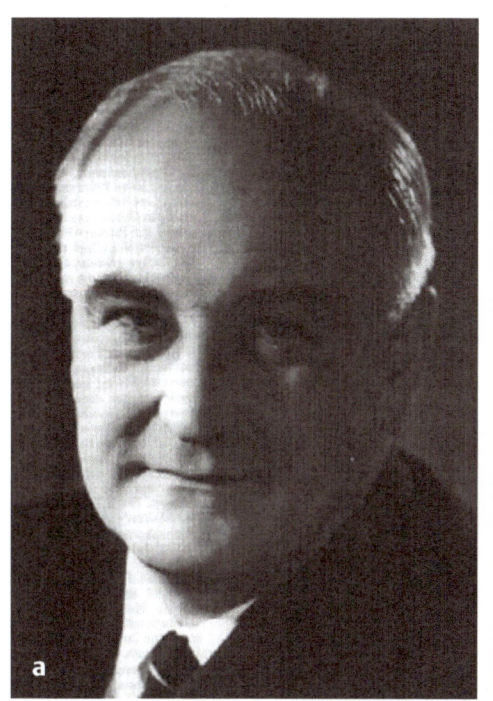

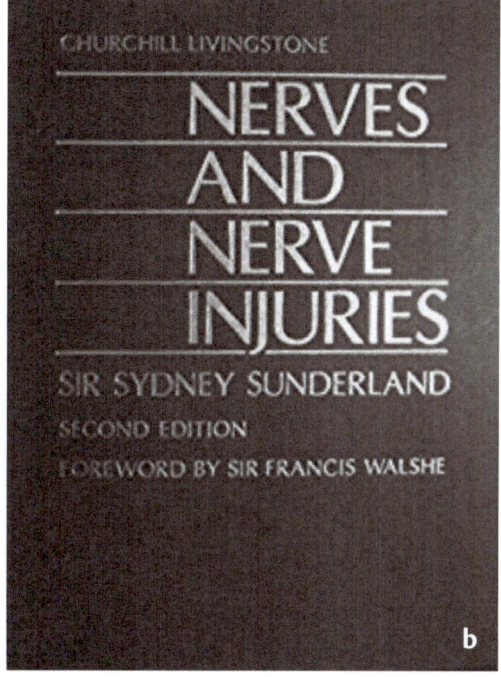

Fig. 1-32 (a) Sidney Sunderland (1910-1993) organizou unidade especial de tratamento de lesões de nervos periféricos em Heidelberg, Austrália, para feridos na II Guerra Mundial; **(b)** com base em seus extensos estudos sobre nervos periféricos, publicou, em 1968, um livro monumental intitulado "Nerves and Nerve Injuries". Capa da segunda edição, publicada em 1978.

O reconhecimento do efeito deletério do estiramento de nervos levou a uma reavaliação das técnicas de enxertos de nervos. Os enxertos heterólogos (de animais) e os homoenxertos (de cadáveres ou de membros amputados) frescos, congelados e fixados em formol foram utilizados com resultados desapontadores.[47] Com relação aos homoenxertos, desde os primeiros anos da guerra experimentos bem projetados resultaram em dados convincentes de sua eficácia no reparo de nervos em modelos animais.[54] No entanto, os resultados clínicos dos autoenxertos foram desapontadores, com exceção do relato de bons resultados de Sterling Bunnell (1882-1957) com nervos digitais. Os enxertos de nervos foram quase abandonados já no início da guerra.

PÓS II GUERRA MUNDIAL

Em 1956, Woodhall, coautorado por Gilbert Beebe (1912-2003) (epidemiologista e estatístico), publicou o seguimento por 10 anos de 3.656 lesões de nervos periféricos ocorridas durante a II Guerra Mundial, no livro intitulado Peripheral Nerve Regeneration: A Follow-Up Study of 3,656 World War II Injuries (Fig. 1-29b).[56] Esse estudo fundamental, com cerca de 900 páginas, forneceu respostas para muitas questões surgidas em razão da grande variedade de opiniões baseadas, no passado, em pequenos números de pacientes. Esse grande volume de informações formou uma sólida base para o futuro desenvolvimento da cirurgia de nervos periféricos. Na época em que esse grande número de pacientes foi tratado, os enxertos raramente eram realizados. Herbert Seddon merece o crédito pela reintrodução dos enxertos autólogos na prática cirúrgica.[47] Com base em sua grande experiência, Seddon afirmava que todos os enxertos retraem e, por isso, deviam ser cerca de 15% mais longos que a falha a ser reparada. Além disso, preconizava que o diâmetro do enxerto ou da coleção de enxertos deveria ser pelo menos igual ao do coto do nervo a ser reparado. Finalmente, esse autor imaginou que a nutrição dos enxertos seria derivada do leito tecidual circundante e, por isso, contraindicava o uso de envolvimento do local do reparo com folha de metal para reduzir a infiltração de cicatriz, recomendado por alguns cirurgiões.[57]

Terminada a guerra, Sunderland tornou-se grande autoridade na área de lesões de nervos periféricos por sua capacidade de reunir achados clínicos, anatômicos e patológicos. Embora a classificação de Seddon tenha sido um grande avanço em relação à nomenclatura utilizada até o início dos anos 1940, a denominação axoniotmética é muito ampla e não é um preditor confiável da recuperação espontânea.[21] Com base em suas observações, Sunderland idealizou classificação mais detalhada, de 5 graus, em que subdividiu a axoniotmese em três tipos: com endoneuro intacto, com endoneuro roto, mas com o perineuro intacto e com o perineuro roto. Essa classificação também é bastante utilizada até hoje. Em 1968, Sydney Sunderland publicou um livro monumental intitulado "Nerves and Nerve Injuries", que foi reeditado 10 anos depois (Fig. 1-32b). Nesse tratado sobre lesões de nervos descreveu a topografia interna dos nervos periféricos, reconhecendo que grupos de fibras nervosas (fascículos) inervam músculos ou áreas sensitivas específicas e que se comunicam em diferentes níveis do nervo. Esses conhecimentos também foram de grande importância para o desenvolvimento futuro de técnicas de reparo microcirúrgicas.[58]

Ao contrário da I Guerra Mundial, os cirurgiões que ganharam experiência com lesões de nervos periféricos durante a II Guerra Mundial continuaram a ter suas habilidades requisitadas nas próximas décadas, com as guerras da Coreia e do Vietnam, com o aumento da violência civil armada e com o aumento do número de veículos motorizados.[21] No entanto, por 10 a 15 anos após a II Guerra Mundial, a maioria das publicações importantes sobre lesões de nervos periféricos foi baseada na análise de séries da época da guerra. Os primeiros desenvolvimentos pós-guerra importantes na área só surgiram no início dos anos 1960.

ANOS 1960 E 1970

A magnificação na cirurgia de nervos foi introduzida em 1964 por três cirurgiões, de forma independente: Smith, cirurgião plástico americano; Michon, cirurgião da mão francês, e Kurze, neurocirurgião americano.[59-61] Após o início da utilização do microscópio cirúrgico foram estabelecidas técnicas refinadas de sutura direta e enxertos sem tensão. Dentre os pioneiros dessa fase microcirúrgica destacam-se o cirurgião plástico Hanno Millesi (1927-2017) (Fig. 1-33) e seus colaboradores em Viena que, por meio de evidências experimentais e clínicas fundamentaram sua conclusão de que "a regeneração axonal e a reinervação do coto distal ocorrem em grau muito mais intenso após reparo do nervo com enxertos que após sutura sob tensão, mesmo levando-se em consideração a necessidade, nos enxertos, de se cruzar duas linhas de sutura".[62,63] Seus resultados com os chamados enxertos interfasciculares eram tão superiores aos publicados anteriormente que muitos duvidaram, inicialmente, de sua precisão. O famoso cirurgião de mão sueco Erik Moberg (1905-1993), por exemplo, telefonou a Millesi desde Gotenburgo e depois viajou a Viena para examinar pessoalmente os pacientes e confirmar os resultados cirúrgicos.[33]

Com o advento da magnificação cirúrgica, o método de sutura fascicular, descrito em 1917 e preconizado por Sunderland em 1953, foi introduzido na clínica, por Sunderland e por Hakstian.[58,64,65] O princípio do método é suturar fascículos isolados para minimizar a possibilidade de perda axonal por direcionamento inadequado. No entanto, a técnica é mais trabalhosa, necessita de mais tempo e produz uma reação tecidual maior no local da sutura.[66] Uma alternativa para essa técnica é a sutura de grupos de fascículos, que pode facilitar o reparo de nervos com muitos fascículos,

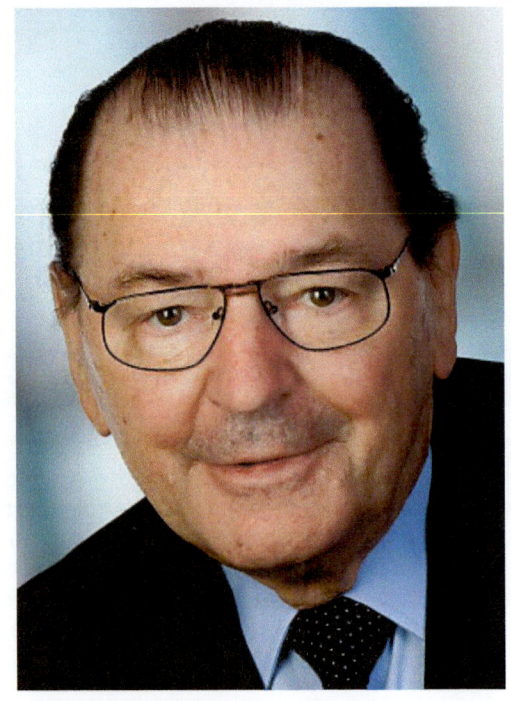

Fig. 1-33 Hanno Millesi (1927-2017), um dos pioneiros da fase microcirúrgica do reparo de nervos, que idealizou os enxertos de nervos interfasciculares.

minimizando a formação de fibrose. Essa técnica de reparo de grupos de fascículos foi descrita por Van Beek e Kleinert em 1977 e, de forma independente, por Sunderland, em 1978.[58,67] Essa técnica, utilizada com magnificação cirúrgica, permite identificação, alinhamento e reparo de grupos de fascículos correspondentes.

Mesmo após as importantes observações de Sunderland sobre a regeneração de nervos através de neuromas, persistiam dúvidas sobre a difícil decisão intraoperatória de como tratar um neuroma em continuidade.[21] No final dos anos 1960, David Kline (1934-) *et al.* (Fig. 1-34) introduziram o registro intraoperatório de potenciais de ação de nervos na prática clínica.[68] Com experimentos em primatas, Kline demonstrou que a presença de axônios mielinizados de calibre moderado ou grande cruzando o neuroma permitia que, através de estímulo proximal ao mesmo, fosse possível obter-se registro de potencial de ação a partir do coto distal. Essa resposta poderia ser obtida diversas semanas antes dos axônios em regeneração alcançarem placas motoras e a reinervação ser detectável na eletromiografia. Na clínica ficou estabelecido que na presença de um potencial de ação registrável distalmente à lesão o tratamento do neuroma em continuidade se resumia à neurólise externa. Por outro lado, na ausência desses potenciais após estimulação, a conduta deveria ser ressecção e reparo da lesão.[69] Esse método de avaliação dos neuromas em continuidade difundiu-se rapidamente entre os cirurgiões de nervos. Atualmente aposentado, Kline construiu durante sua carreira, a maior experiência neurocirúrgica no tratamento de lesões de nervos periféricos.

O material utilizado para suturar nervos variou de acordo com a época e com as preferências pessoais dos cirurgiões. Entre os materiais utilizados pode-se citar tendão de tartaruga, pelo animal e fio de cabelo humano, tendão de canguru, linho e seda, fáscia, tântalo e, mais recentemente, algodão, poliésteres e *nylon*.[41,57,70-73]

FINAL DO SÉCULO XX E INÍCIO DO SÉCULO XXI

As últimas décadas evidenciaram um refinamento no conhecimento dos princípios básicos da lesão de nervos e aumentaram o sucesso clínico do reparo, com base em melhor entendimento da biologia básica do nervo, contínua pesquisa na área de materiais de sutura e de implantes biológicos, além do surgimento de novas técnicas (p. ex.: transferências de nervos). Além disso, nesse período novos conhecimentos associados à ciência cognitiva indicam que a reorganização central ou "plasticidade cerebral" após lesão de nervo periférico é o problema principal, o que explicaria os resultados geralmente insatisfatórios após estas lesões e seu reparo.[33,74] Com os avanços obtidos, melhores resultados do tratamento cirúrgico passaram a ser observados e a natureza universalmente devastadora das lesões de nervos passou a ser progressivamente substituída por melhora funcional do paciente.

Neste período, final do século XX e início do século XXI, a cirurgia dos nervos periféricos consolidou-se como especialidade, envolvendo especialistas principalmente das áreas de Cirurgia da Mão, Cirurgia Plástica e Neurocirurgia. Um número crescente de profissionais que se dedica a essa área tem impulsionado cada vez mais seu desenvolvimento. Todos merecem nosso reconhecimento, mas não tentaremos citá-los nominalmente, pois devido ao seu grande número, certamente cometeríamos a injustiça de esquecer algum.

REFERÊNCIAS BIBLIOGRÁFICAS

1. Livro de Gênesis. In: Bíblia Sagrada. p. 25-33.
2. Battiston B, Papalia I, Tos P, Geuna S. Chapter 1: Peripheral nerve repair and regeneration research: a historical note. Internat Rev Neurobiol 2009;87:1-7.
3. Belen D, Aciduman A, Er U. History of peripheral nerve repair: may the procedure have been practiced in Hippocratic School? Surg Neurol 2009;72:190-3.
4. Aegineta P. The Seven Books of Paulus Aegineta, Vol II. London: The Sydenham Society; 1846.
5. Tubbs RS, Shoja MM, Loukas M, Oakes WJ. Abubakr Muhammad Ibn Zakaria Razi, Rhazes (865-925 AD). Child's Nervous System 2007;23:1225-6.
6. Souayah N, Greenstein JI. Insights into neurologic localization by Rhazes, a medieval Islamic physician. Neurology 2005; 65:125-8.
7. Aciduman A, Er U, Belen D. Peripheral nerve disorders and treatment strategies according to Avicenna in his medical treatise, Canon of medicine. Neurosurgery 2009;64:172-8.
8. Simpson D. From Lanfranc to Sunderland: the surgery of peripheral nerve injuries. ANZ 2009;79:930-5.
9. Walters B. History of peripheral nerve repair. In: Tubbs SR, Rizk E, Shoja MM, et al. (Eds). Nerves and Nerve Injuries, Volume 1. Amsterdam: Elsevier; 2015. p. 23-36.
10. Terzis JK, Sun DD, Thanos PK. Historical and basic science review: past, present, and future of nerve repair. J Reconstruct Mirosurg 1997;13:215-25.

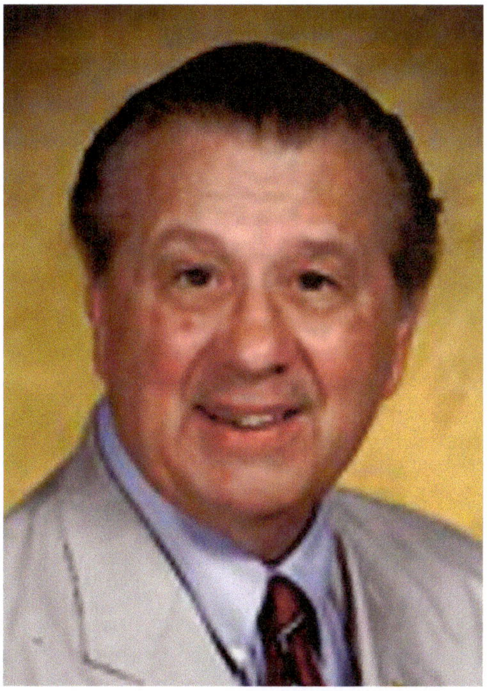

Fig. 1-34 David Kline (1934-), a maior experiência entre neurocirurgiões no tratamento de lesões de nervos periféricos. Dentre inúmeras contribuições para a área, introduziu o registro intraoperatório de potenciais de ação de nervos.

11. Artico M, Cervoni L, Nucci F, Giuffré R. Birthday of peripheral nervous system surgery: The contribution of Gabriele Ferrara (1543-1627). Neurosurgery 1996;39:380-3.
12. Goodrich JT, Kliot M. History of the peripheral and cranial nerves. In: Tubbs SR, Rizk E, Shoja MM, et al. (Eds). Nerves and Nerve Injuries, Volume 1. Amsterdam: Elsevier; 2015. p. 3-22.
13. Friedman AH. An eclectic review of the history of peripheral nerve surgery. Neurosurgery 2009;65:A3-A8.
14. Guthrie GJ. A Treatise on Gunshot Wounds, on Inflammation, Erysipelas, and Mortification, on Injuries of the Nerves, and on Wounds of the Extremities. 3rd ed. London: Burgess and Hill; 1827.
15. Muehlberger T, Homann HH, Dellon AL, et al. Waller and plastic surgery. Plastic and Reconstructive Surgery 2001;108:2080-5.
16. Boyes JH. On the Shoulders of Giants. Notable Names in Hand Surgery. Philadelphia: Lippincott; 1976.
17. Mackenzie KAJ. Resection of the sciatic nerve: neuroplasty, end results, exhibit of case. Ann Surg. 1909;50:295.
18. Woolsey G. The surgery of the nerves. In: Keen W (ed). Surgery: Its Principles and Practice. Philadelphia: WB Saunders; 1911. p. 686-758.
19. Millesi H. Microsurgery of peripheral nerves. The Hand 1973;5:157-60.
20. Daniel RK, Terzis JK. Reconstructive microsurgery. Boston: Little Brown; 1977.
21. Naff NJ, Ecklund JM. History of peripheral nerve surgery techniques. Neurosurgery Clinics of North America 2001; 12:197-209.
22. Dellon ES, Dellon AL. The first nerve graft, Vulpian, and the nineteenth century neural regeneration controversy. J Hand Surg 1993;18:369-72.
23. Schmidt G. Eduard Albert and the beginning of human nerve grafting. Acta Chirurgica Austriaca 1993;25:287-8.
24. Barton NJ, Smith BD. Joseph Swan (1791-1874): Pioneer of research on peripheral nerves. J Hand Surg (European Volume) 2008;33:252-9.
25. Ijpma FFAA, van de Graaf RC, Meek MF. The early history of tubulation in nerve repair. J Hand Surg (European Volume) 2008;33:581-6.
26. Deal DN, Griffin JW, Hogan M v. Nerve conduits for nerve repair or reconstruction. J Am Academy Orthopae Surgeons 2012;20:63-8.
27. Ramon y Cajal S. Degeneration and regeneration of the nervous system. Oxford: Clarendon Press; 1928.
28. Vulpius O, Stoffel A. Orthopädische operationslehre. Stuttgart: Verlag von Ferdinand Enke; 1913.
29. Leechavengvongs S, Witoonchart K, Uerpairojkit C, Thuvasethakul P. Nerve transfer to deltoid muscle using the nerve to the long head of the triceps, part II: a report of 7 cases. J Hand Surg 2003;28:633-8.
30. Tubbs RS, Patel N, Nahed BV, Cohen-Gadol AA, Spinner RJ. Reflections on the contributions of Harvey Cushing to the surgery of peripheral nerves. J Neurossurg 2011;114:1442-8.
31. Frazier CH. Results of peripheral nerve surgery: Incidence of peripheral nerve injuries. In: The Medical Department of the United States Army in the World War. Vol 11, section 3. Washington, DC: US Government Printing Office; 1923. p. 749.
32. Hanigan W. The development of military medical care for peripheral nerve injuries during World War I. Neurosurgical Focus 2010;28:E24.
33. Gohritz A, Dellon AL. History of peripheral nerve surgery. In: Dahlin LB, Leblebicioğlu G (eds). Current Treatment of Nerve Injuries and Disorders. Federation of European Societies for Surgery of the Hand Instructional Courses. Ankara: Palme Publications; 2013. p. 20-39.
34. Lanska DJ. Historical perspective: Neurological advances from studies of war injuries and illnesses. Ann Neurol 2009;66:444-59.
35. Tinel J. Nerve wounds: symptomatology of peripheral nerve lesions caused by war wounds. London: Baillière, Tindall and Cox; 1917.
36. Delagénière H. A contribution to the study of the surgical repair of peripheral nerves. Based on three hundred and seventy-five cases. Surg Gynecol Obstetr 1924;39:543-53.
37. Langley JN, Hashimoto M. On the suture of separate nerve bundles in a nerve trunk and on internal nerve plexuses. H Physiol 1917;51:318-46.
38. Elsberg CA. Technic of nerve suture and nerve grafting. Journal of The American Medical Association 1919;73:1422-7.
39. Stookey B. The futility of bridging nerve defects by means of nerve flaps. Surg Gynecol Obstetr 1919;29:287-311.
40. Stookey B. Surgical and mechanical treatment of peripheral nerves. WB Saunders;1922.
41. Sargent P, Greenfield JG. An experimental investigation of certain materials used for nerve suture. Br Med J 1919;2:407-10.
42. Babcock WW. A standard technique for operations on peripheral nerves with especial reference to the closure of large gaps. Surg Gynecol Obstetr 1927;45:364-78.
43. Highet WB, Holmes W. Traction injuries to the lateral popliteal nerve and traction injuries to peripheral nerves after suture. Br J Surg 1943;30:212-33.
44. Ney K. Technique of nerve surgery. In: Weed F (ed). The Medical Department of the United States Army in the World War, vol 11. Washington, DC: US Government Printing Office; 1927. p. 949.
45. Woodhall B. Peripheral nerve injuries; basic data from the peripheral nerve registry concerning 7,050 nerve sutures and 67 nerve grafts. J Neurosurg 1947;4:146-63.
46. Riddoch G, Brigadier G. Medical Research Council War Memorandum No. 7: Aids to the Investigation of Peripheral Nerve Injuries. London: Her Majesty's Stationery Office; 1952.
47. Seddon HJ. The use of autogenous grafts for the repair of large gaps in peripheral nerves. Br J Surg 1947;35:151-67.
48. Seddon HJ. Three types of nerve injury. Brain 1943;66:237-88.
49. Sunderland S. Observations on the treatment of traumatic injuries of peripheral nerves. Br J Surg 1947;35:36-42.
50. Young JZ, Medawar PB. Fibrin suture of peripheral nerves: Measurement of the rate of regeneration. Lancet 1940;236:126-8.
51. Seddon HJ, Medawar PB. Fibrin suture of human nerves. Lancet 1942;240:87-8.
52. Singer M. The combined use of fibrin film and clot in end-to-end union of nerves: An experimental study. J Neurosurg 1945;2:102-25.
53. Guttmann L. Experimental study on nerve suture with various suture materials. Br Med J 1943;30:370-5.
54. Sanders FK, Young JZ. The degeneration and re-innervation of grafted nerves. J Anatomy 1942;76:143-66.
55. Bunnell S. Surgery of the nerves of the hand. Surg Gynecol Obstetr 1927;44:145-52.
56. Woodhall B, Beebe GW. Peripheral Nerve Regeneration. A Follow-up Study of 3,656 World War II Injuries. Washington, DC: National Academic Press; 1956.
57. Spurling RG. The use of tantalum wire and foil in the repair of peripheral nerves. Surgical Clinic of North America 1943;23:1491-504.
58. Sunderland S. Nerves and Nerve Injuries. 2nd ed. Edinburgh: Churchill Livingstone; 1978
59. Kurze T. Microtechniques in neurological surgery. Clin Neurosurg 1964;11:128-37.
60. Michon J, Masse P. Le moment optimum de la suture nerveuse dans les plaies du membre supérieur. Revue de Chirurgie Orthopedique 1964;50:205.

61. Smith JW. Microsurgery of Peripheral Nerves. Plast Reconstr Surg 1964;33:317-29.
62. Millesi H, Meissl G, Berger A. The interfascicular nerve-grafting of the median and ulnar nerves. J Bone Joint Surg Am 1972;54:727-50.
63. Millesi H, Meissl G, Berger A. Further experience with interfascicular grafting of the median, ulnar, and radial nerves. J Bone Joint Surg Am 1976;58:209-18.
64. Sunderland S. Funicular suture and funicular exclusion in the repair of severed nerves. Br J Surg 1953;40:580-7.
65. Hakstian RW. Funicular orientation by direct stimulation: An aid to peripheral nerve repair. J Bone Joint Surg Am 1968;50:1178-86.
66. Hirasawa Y. Peripheral nerve suture. Journal of Orthopaedic Science 1996;1:214-29.
67. van Beek A, Kleinert HE. Practical microneurorrhaphy. The Orthopedic Clinics of North America 1977;8:377-86.
68. Kline DG, Hackett ER, May PR. Evaluation of nerve injuries by evoked potentials and electromyography. J Neurosurg 1969;31:128-36.
69. Kline DG, Nulsen FE. The neuroma in continuity. Its preoperative and operative management. Surg Clin North Am 1972;52:1189-209.
70. Bora FWJ. Peripheral nerve repair in cats. The fascicular stitch. J Bone Joint Surg Am 1967;49:659-66.
71. Verne J, Iselin M. Réflexions sur deux pièces de réparation nerveuse sur l'homme prélevées dix semaines et six mois après l'opération. Presse Médicale 1941;49:789-91.
72. Philipeaux JM, Vulpian A. Note sur des essais de greffe d'un troncon du nerf lingual entre les deux bouts du nerf hypoglosse, apres excision d'un segment de ce dernier nerf. Archives of Physiology Normal and Pathological 1870; 3:618-620.
73. Kölliker HTA. Die Verletzungen und chirurgischen Erkrankungen der peripherischen Nerven. Stuttgart: Ferdinand Enke; 1890.
74. Lundborg G. Nerve injury and repair: regeneration, reconstruction, and cortical remodeling. Elsevier/Churchill Livingstone; 2004.

Parte II Conceitos Básicos

ANATOMIA E FISIOLOGIA DO NERVO PERIFÉRICO

CAPÍTULO 2

Fernando Vasconcelos ▪ Gabriel Elias Sanches ▪ Fernando Guedes

INTRODUÇÃO

Em seu papel primordial, os nervos periféricos fornecem uma via para os axônios motores, sensoriais e vegetativos, que compõem o sistema nervoso periférico, transmitirem informações via impulsos elétricos, entre os neurônios e seus efetores periféricos em uma via de mão dupla.[1] Essa complexa anatomia é essencial para a transmissão à distância dos impulsos elétricos, assim como os mecanismos de transporte axonal são responsáveis pelo funcionamento celular normal.[2]

Os tecidos conjuntivos que compõem os nervos periféricos têm a importante função de protegê-los das tensões e dos movimentos aos quais os nervos são submetidos permanentemente. É essa intrincada organização anatômica e funcional que é capaz de fornecer o ambiente ideal para o funcionamento dos nervos.

ORGANIZAÇÃO ANATÔMICA GERAL DO NERVO PERIFÉRICO

Em seu estado maduro, as fibras nervosas, constituídas de axônios e de células de Schwann (as únicas células gliais do sistema nervoso periférico) formam os fascículos, que por sua vez são recobertos pelo perineuro (Fig. 2-1).[1,3]

Os fascículos estão contidos em um tecido conjuntivo isolante denominado *epineuro*, que contém fibroblastos, colágeno e gordura em proporções variadas. O epineuro tem papel crucial na fixação dos nervos, mas também em sua capacidade de deslizar tanto no interior do nervo (entre fascículos) como em relação a estruturas adjacentes. Além disso, o epineuro contém a rede linfática e vascular (*vasa nervorum*), que penetra o perineuro e se comunica com a rede de arteríolas e vênulas do endoneuro. O epineuro pode constituir de 30 a 70% da área seccional de um tronco nervoso.[1,3] Sua camada mais externa é denominada epineuro externo e sua parte que envolve os fascículos recebe o nome de epineuro interno (Fig. 2-1).

O *perineuro* é composto de células de origem fibroblástica, que são separadas por feixes de colágeno unidas por junções firmes (*tight junctions*). Essas células são ricas em estruturas vesiculares pinocíticas e material de fosforilação enzimática, gerando uma barreira de difusão, protegendo o conteúdo endoneural e mantendo a osmolaridade e a pressão endoneural em níveis estáveis. Tais células contêm filamentos de actina que são essenciais para a estabilização estrutural do perineuro e suas propriedades mecânicas elásticas (Fig. 2-1).[1,3]

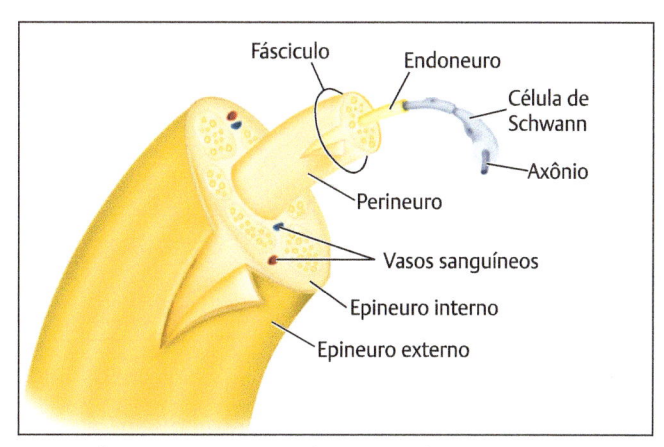

Fig. 2-1 Ilustração esquemática da anatomia de um nervo periférico.

Aproximadamente metade da superfície fascicular é ocupada por fibras. O restante é formado por tecido conjuntivo frouxo intrafascicular, denominado *endoneuro*, composto predominantemente por uma matriz de colágeno tipo I disposta ao longo dos fascículos, fluidos endoneurais, fibroblastos e raros mastócitos e macrófagos (Fig. 2-1).[1,3]

A observação da extremidade proximal dos nervos periféricos revela que o endoneuro do nervo funde-se com o da raiz, o perineuro mistura-se à dura-máter, assim como as camadas mais internas do perineuro cobrem a raiz nervosa. Na extremidade distal observa-se um estreitamento do perineuro antes de sua entrada nos órgãos sensoriais ou na junção neuromuscular.

A quantidade de fascículos presentes em um nervo pode variar de 1 a 100, havendo ampla variação entre a quantidade e a distribuição, em virtude da presença de grande número de ramos anastomóticos (Fig. 2-2). Em um nível macroscópico, essas comunicações entre diferentes nervos são frequentes, como por exemplo, entre os nervos ulnar e mediano (anastomose de Martin-Gruber).[1,3,5]

Os fascículos nervosos tendem a ser mais numerosos proximalmente, com distribuição aleatória e tendem a se fundir e a se organizar de acordo com seu direcionamento aos diferentes ramos de divisão. Os ramos divisórios proximais tendem a se posicionar mais na periferia do nervo, sendo que a quantidade de fibras destinadas a um ramo aumenta quando da proximidade da divisão e um ramo não se individualiza até pouco antes do surgimento do tronco nervoso.[1,3,5]

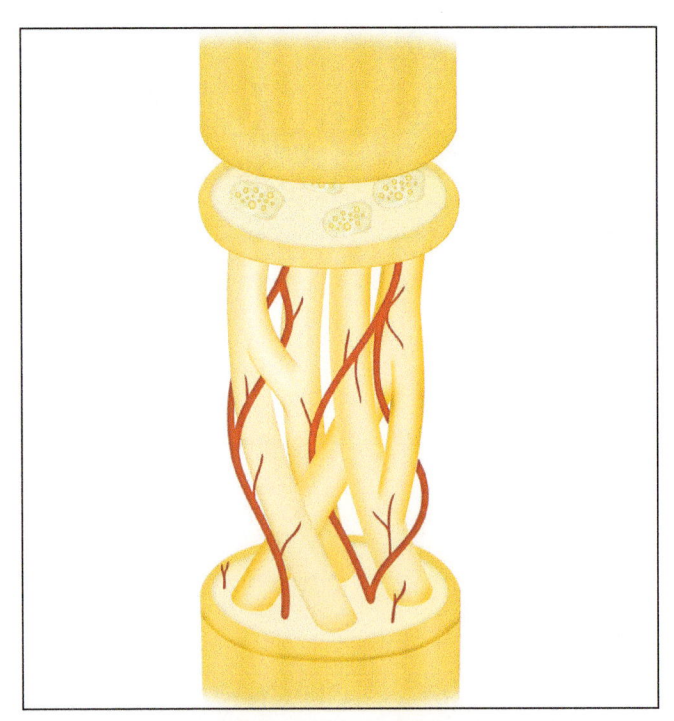

Fig. 2-2 Ilustração esquemática de trocas interfasciculares de fibras no interior de um nervo periférico.

Certo grau de elasticidade e resistência a alongamentos é observada nos nervos periféricos, em virtude da arquitetura ondulante dos fascículos e das fibras nervosas, assim como da elasticidade do perineuro.[1,3] A homeostase desse microambiente é garantida às custas de um complexo sistema vascular e por uma barreira constituída pelo perineuro, que funciona à semelhança da barreira hematoencefálica, por conta da presença de *tight junctions* entre as células capilares endoteliais que adentram o endoneuro e pela presença do perineuro.[1,3]

SUPRIMENTO VASCULAR

Os nervos periféricos possuem dois sistemas vasculares que são independentes e interligados. O sistema extrínseco é formado por artérias, arteríolas e veias, e é relacionado com o epineuro. O sistema vascular intrínseco é formado por um grupo de capilares em disposição longitudinal, localizados dentro dos fascículos e do endoneuro (Fig. 2-2).[5] A densidade capilar reflete as necessidades metabólicas do tecido nervoso. Por exemplo, os gânglios da raiz dorsal, que contêm corpos celulares neuronais e suas células de suporte, possuem densas redes capilares semelhantes à substância cinzenta da medula espinhal. Já a densidade dos capilares no espaço endoneural do nervo periférico é significativamente menor, assemelhando-se aos tratos de fibras de substância branca da medula espinhal.[2] Através de vasos que se originam no epineuro e atravessam o perineuro, é formada a anastomose entre esses dois sistemas. Esse sistema anastomótico e as características específicas desses vasos são importantes em períodos de isquemia e hipovolemia.[2,5]

Os capilares localizados ao redor da superfície externa dos fascículos nervosos são descontínuos (fenestrados) e os capilares localizados dentro dos fascículos são contínuos (não fenestrados). Os capilares endoneurais ou intrafasciculares têm diâmetro maior do que seus correspondentes em outros tecidos do corpo; entretanto, a distância entre estes capilares é maior que a de outros tecidos, como o cérebro ou os músculos, fazendo com que sejam mais vulneráveis a edemas e à pressão endoneural, o que poderia acarretar má perfusão tecidual, levando à isquemia.[5] Esses capilares endoneurais ou intrafasciculares são formados por células endoteliais circundadas por uma membrana basal contínua e por pericitos que têm prolongamentos cobrindo parcialmente capilares e vênulas. Estes pericitos participam da regeneração das membranas basais capilares, funcionando como células microgliais do sistema nervoso central, além de possuírem atividade fagocitária absorvendo substâncias na região pericapilar.

É importante levar em consideração a distribuição precisa dos capilares contínuos, que garantem o efeito da barreira "sangue-nervo". Os capilares são encontrados dentro dos fascículos, no perineuro entre as camadas perineurais, e adjacentes à superfície externa das camadas perineurais mais externas, onde são encontrados em menor proporção.

CÉLULAS DE SCHWANN E MIELINIZAÇÃO

As células de Schwann são consideradas as únicas células gliais presentes no sistema nervoso periférico. Nos nervos maduros essas células são distribuídas em cadeias longitudinais ao longo dos axônios. Observa-se uma relação direta entre a espessura da bainha de mielina e o diâmetro do axônio, assim como entre o diâmetro axonal e a distância internodal. O aumento da espessura da bainha de mielina e da distância internodal estão relacionados com o aumento do diâmetro do axônio.[1,3]

A mielinização é observada em axônios maiores que 1-1,5 µm, não sendo o calibre axonal o único determinante da mielinização. Ela acompanha a histogênese e ocorre mais tardiamente, por volta do quarto mês da vida fetal. A célula de Schwann irá mielinizar determinado segmento do axônio (Fig. 2-1) e a zona de transição que separa dois segmentos mielinizados é chamada de nodo de Ranvier. O espaço que separa dois nodos de Ranvier é chamado de espaço internodal e a bainha de mielina termina em ambos os lados de um nodo como um bulbo paranodal.[1,3,6] A mielinização leva a uma aceleração da condução nervosa. Nas fibras não mielinizadas, a condução do impulso é contínua e possui velocidade máxima de 15 m/s. Com relação às fibras amielínicas, nos nervos aferentes subcutâneos e nas raízes dorsais, aproximadamente 75% dos axônios são amielínicos; compõem também 50% das fibras nervosas para o músculo e 30% das fibras nas raízes ventrais.[1,3,6] No caso da fibras mielinizadas, a membrana excitável (onde ocorrem os fluxos de íons nos canais de sódio, cálcio e potássio) está presente apenas nos nodos de Ranvier, em virtude das propriedades isolantes da mielina. Neste caso a condução torna-se saltatória, de nodo em nodo, atingindo velocidade de até 120 m/s.[1,3,7] A capacidade de condução de impulsos destas fibras mielinizadas é bem maior, uma vez que a mielina otimiza a eficiência energética da fibra nervosa. Além desta função, a membrana basal da célula de Schwann desempenha um papel na orientação dos axônios durante o crescimento dos mesmos.[1,3,6]

ESTRUTURA E FISIOLOGIA DO AXÔNIO

O axônio consiste na extensão cilíndrica do citoplasma do neurônio, tendo como principal função a transmissão dos impulsos nervosos, sendo considerada uma unidade funcional entre o neurônio e seu alvo (Fig. 2-1). As suas integridades física e funcional estão intimamente ligadas às do corpo do neurônio e de sua estrutura aferente ou eferente, uma vez que não possui capacidade de síntese adequada de proteínas e seus constituintes são transportados do núcleo do neurônio para a periferia pelo fluxo axonal.[1,3,6]

O axoplasma (citoplasma axonal) é recoberto por uma membrana plasmática contínua (axolema), que é formada por uma bicamada lipídica, proteínas e glicolipídios (gangliosídeos). Atua como a interface axônio-meio externo, assim como também possui uma relação próxima com as células de Schwann, sendo separado destas por um espaço periaxonal de 10 a 20 micrômetros.[1-3] O axolema participa da condução de impulsos nervosos em virtude da presença de proteínas que contribuem para o movimento ativo e passivo entre os meios intra e extracelular; gerando diferenças dinâmicas de concentração iônica em ambos os lados da membrana axonal (potenciais de membrana), permitindo a condução nervosa.[1,3,6]

No axônio mielinizado, os canais de sódio estão mais concentrados nas regiões nodais e pouco nas regiões internodais; já nos axônios não mielinizados, estes são distribuídos homogeneamente e com baixa densidade. Estes canais podem ser encontrados até mesmo nas células de Schwann, enquanto os canais de potássio e cálcio estão distribuídos principalmente nas regiões inter e paranodais.[1,3,6,7]

O citoesqueleto axonal possui uma estrutura microfibrilar composta por três grupos principais de proteínas: microfilamentos, microtúbulos e filamentos intermediários, incluindo neurofilamentos.[1,3,6] Esses grupos de proteínas são importantes para a manutenção da forma e crescimento do axônio. Os neurofilamentos consistem em um conjunto de três proteínas que possuem papel fundamental na determinação do diâmetro axonal através de um processo de fosforilação. Como o diâmetro axonal está intimamente ligado à mielinização, essas proteínas se tornam um parâmetro estrutural essencial.[1,3] Os microfilamentos (conjunto de polímeros de actina globular) se localizam, principalmente, nas zonas de movimento e de ancoragem à membrana do axônio, desempenhando um papel importante na mobilidade do cone de crescimento axonal e na sinaptogênese.[1,3,6] Os heterodímeros de microtúbulos de alfa e betatubulina formarão os tubos ocos aos quais estarão ligadas muitas outras proteínas envolvidas na montagem, estabilização e interações com o resto do citoesqueleto, participando do crescimento e do fluxo axonal.[1,3]

O fluxo axonal é constante, tanto na direção anterógrada quanto retrógrada, em velocidades variáveis, a depender dos elementos transportados. Este fluxo fornece uma comunicação contínua entre o neurônio, a terminação axonal e a célula-alvo. O fluxo axonal é dividido em uma via rápida anterógrada e retrógrada, uma via anterógrada lenta e uma via mitocondrial. A via anterógrada rápida transporta estruturas vesiculares e tubulares contendo precursores de neurotransmissores e proteínas de membrana (velocidade de 200-400 mm/dia), assim como mitocôndrias e lipídios de membrana (50-100 mm/dia). O fluxo anterógrado lento (0,2-0,8 mm/dia) é responsável pelo transporte de proteínas estruturais do citoesqueleto e das macroproteínas.[1,3,6] O fluxo retrógrado rápido traz de volta rejeitos celulares, transporta enzimas, fatores de crescimento e vesículas lisossomais, participando do processo de *feedback* para o corpo celular pelo alvo neural. Os microtúbulos permitem estes processos de transporte através de proteínas motoras, principalmente a cinesina (fluxo anterógrado) e a dineína (fluxo retrógrado).[1,3,6]

Utilizando-se do exemplo de um neurônio motor periférico, é a sinapse neuromuscular que corresponde à extremidade terminal do axônio. Neste caso o sinal elétrico é transformado em sinal químico, uma vez que a chegada do impulso elétrico provoca a entrada de cálcio pela abertura de canais de cálcio voltagem-dependentes, desencadeando assim uma cascata de ativação intracelular que resulta na fusão da membrana e vesículas sinápticas contendo os neurotransmissores, que são assim liberados por exocitose na fenda sináptica.[1,3,6]

CONCLUSÃO

Dada a complexidade e a importância crucial do sistema nervoso periférico no funcionamento do nosso organismo, a compreensão da organização e funcionamento deste sistema nos permite, além de entender a interação entre o sistema nervoso central e os diversos outros sistemas de nosso corpo, inferir as respostas dos nervos periféricos às mais diversas lesões e traumas, assim como possibilitar a surgimento de técnicas de reparo destas nobres estruturas.

REFERÊNCIAS BIBLIOGRÁFICAS

1. Rigoard P, Lapierre F. Rappels sur le nerf périphérique. Neurochirurgie 2009;55:360-74
2. Rigoard P, Buffenoir K, Wager M, et al. Organisation anatomique et physiologique du nerf périphérique. Neurochirurgie 2009;55:S3-S12.
3. Topp K, Boyd BS. Peripheral nerve: from the microscopic functional unit of the axon to the biomechanically loaded macroscopic structure. J Hand Ther 2011;25:142-51.
4. King R. Microscopic anatomy: Normal Structure. In: Said G, Krarup C (Eds.). Handbook of Clinical Neurology. Amsterdam: Elsevier. 2013. p. 7-27. v. 115.
5. Tubbs RS, Rizk E, Shoja MM, et al. (Eds.) Nerves and Nerve injuries. New York: Elsevier, 2015. v. 1.
6. Hall JE. Guyton and Hall Textbook of Medical Physiology. 13th ed. Philadelphia: Saunders; 2015.
7. Carroll LS. The molecular and morphologic structures that make saltatory conduction possible in peripheral nerve. J Neuropathol Experimental Neurol 2017;76:255-7.

REAÇÕES ÀS LESÕES TRAUMÁTICAS E CAPACIDADE DE REGENERAÇÃO DO NERVO PERIFÉRICO

CAPÍTULO 3

Roberto S. Martins

INTRODUÇÃO

A regeneração no sistema nervoso periférico (SNP) é efetiva, mas depende da integração de diversas etapas interdependentes que estão relacionadas com numerosas vias celulares. Por esse motivo, a falha de qualquer dessas etapas influencia o processo como um todo, justificando alguns resultados insatisfatórios observados clinicamente.

Neste capítulo serão revistos os principais mecanismos envolvidos na fisiologia da degeneração e regeneração axonal utilizando-se como modelo a lesão por transecção completa do nervo, ou seja, a lesão grave por neurotmese. Os conceitos básicos relacionados com o processo de regeneração do SNP serão didaticamente divididos em alterações relacionadas com o corpo celular do neurônio, com o local da lesão e com os segmentos axonais situados proximal e distal à lesão. Outrossim, é importante ressaltar que esses processos estão intimamente ligados e ocorrem de forma concomitante após lesão do nervo.

MODIFICAÇÕES PRESENTES NO CORPO CELULAR

Imediatamente após a lesão uma série de modificações ocorridas no pericário ou corpo celular do axônio caracterizam a etapa da regeneração denominada cromatólise.[1] As mudanças incluem o aumento de volume do corpo celular, o alargamento nucleolar, o deslocamento do núcleo para a periferia e a dissolução dos corpúsculos de Nissl, a organela denominada também de retículo endoplasmático rugoso, envolvida na síntese proteica.[2] Essas alterações direcionam o metabolismo celular, anteriormente orientado para produção de neurotransmissores, para a formação de proteínas estruturais que são fundamentais no processo de regeneração axonal.[3,4] Essas proteínas, como a actina e a tubulina, são relacionadas com a reconstrução de membranas, a movimentação dos axônios em crescimento e a constituição de microtúbulos, organelas envolvidas no transporte intracelular. Neuroprotetores endógenos, particularmente a proteína de choque térmico extracelular 27 (*heat shock protein 27*), são também produzidos, provavelmente, como resposta positiva à manutenção da sobrevida neuronal.[3] Em decorrência do incremento da formação de ácido ribonucleico e enzimas relacionadas, o citoplasma aumenta de volume, deslocando o núcleo para periferia. Os ribossomos desprendem-se das lamelas que constituem o retículo endoplasmático rugoso e situam-se de forma dispersa no citoplasma, resultando na dissipação dos corpúsculos de Nissl. Todas essas transformações celulares implicam na alteração de toda expressão genética celular mediada por substâncias específicas. Quando o axônio, eventualmente, atinge o orgão-alvo, é necessária a modificação fenotípica do neurônio, da situação de regeneração para a de manutenção, processo que envolve a produção de sinalizadores moleculares e expressão genética específicas.[5]

MODIFICAÇÕES PRESENTES NO NERVO, PROXIMAL À LESÃO

As modificações presentes no axônio proximal à lesão dependem da localização da mesma em relação ao corpo neuronal e sua intensidade.[3] Certo grau de degeneração proximal pode ocorrer no segmento do axônio proximal à lesão, geralmente limitada ao nódulo de Ranvier mais proximal. Quando a lesão ocorre mais proximal em relação ao corpo do neurônio ou quando é intensa essa alteração pode ser significativa a ponto de atingir o corpo neuronal e ocasionar a morte celular. Em roedores, determinadas lesões de nervo resulta em perda de 20 a 40% dos neurônios no gânglio da raiz dorsal.[6] A morte neuronal retrógrada que ocorre nos gânglios da raiz dorsal (DRG) e na medula espinhal tem sido considerada como um dos fatores relacionados com resultados funcionais insatisfatórios após a reconstrução de uma lesão de nervo, uma vez que a regeneração é um processo altamente especializado e eficiente. Um número significativo de substâncias, como L-acetil-carnitina, tiroxina e N-acetilcisteína, entre outras, têm sido testadas *in vitro* e *in vivo* como neuroprotetores com o objetivo de se reduzir a extensão da morte neuronal retrógrada com resultados animadores, mas restritos a trabalhos experimentais.[7-9]

As alterações que ocorrem na extremidade proximal do axônio lesado culminam com a oclusão dessa extremidade dentro de algumas horas após a lesão. Tanto o transporte axonal anterógrado como o retrógrado continuam no coto proximal por vários dias após a lesão e, como consequência, as extremidades dos axônios aumentam de volume à medida que são preenchidos com organelas que estão impedidas de progredir distalmente em razão da descontinuidade do nervo.

A produção de fatores neurotróficos é fundamental para todo o processo de regeneração e se inicia à medida que sinais celulares atingem o DNA no núcleo da célula induzindo a produção de RNA, que está relacionado à transcrição desses fatores.[10] A ação principal dos fatores neurotróficos, produzidos principalmente pelas células de Schwann, geralmente ocorre por meio da interação com receptores tirosina-quinase que alteram a expressão genética neuronal a fim de promover a regeneração e inibem a via celular implicada na ativação das caspases que culmina com a apoptose celular.[5,6] Os fatores neurotróficos atuam no corpo celular após serem carreados via transporte axonal retrógrado ou se ligam a receptores específicos nas células de Schwann.[1,3] Um desses fatores é o NGF (*Nerve growth factor*), que tem baixa expressão no nervo normal e tem sua produção aumentada após a lesão através das células de Schwann.[3] O NGF atua no crescimento e proliferação das próprias células de Schwann e também é identificado em receptores específicos nessas células ao longo das bandas de Bungner, sendo relacionado com o neurotropismo do axônio em crescimento.[3]

A liberação desses fatores não ocorre de forma concomitante, variando temporalmente durante o processo de regeneração refletindo as diferentes atuações de cada fator de acordo com cada etapa desse processo.[1] O NGF atinge a concentração máxima 24 horas após a lesão, enquanto a produção de BDNF (*Brain-derived neurotrophic factor*) se inicia cerca de 4 dias depois e é mais eficaz em promover a sobrevida de axônios motores em crescimento.[11] O GDNF (*Glial cell-derived neurotrophic factor*) atua como fator trófico para as células precursoras das células de Schwann, sendo relacionado com a formação dos brotos axonais.[12] A administração exógena de fatores neurotróficos é capaz de reduzir a perda neuronal tanto em neurônios sensoriais como em motoneurônios. Apesar de todas as propriedades que favorecem a regeneração axonal existem restrições que dificultam a aplicação clínica dos fatores neurotróficos entre as quais se destacam a especificidade em relação às subpopulações neuronais, as interações imprevisíveis e os efeitos colaterais.[13]

MODIFICAÇÕES PRESENTES NO LOCAL DA LESÃO

Na região da lesão inicia-se sequência complexa de eventos finamente regulada cujo objetivo é retirar o tecido destruído e iniciar o processo reparativo. Macrófagos, linfócitos T e neutrófilos infiltram o local da lesão no período de 2 dias.[11,14] Existem duas populações de macrófagos no nervo após a lesão, uma residente e outra recrutada. Os macrófagos endoneurais residentes constituem aproximadamente 4% da população de células endoneurais e são ativados rapidamente após a lesão.[11] Os macrófagos recrutados atingem o nervo através da circulação sanguínea, atraídos por quimiotáticos produzidos, principalmente, pelas células de Schwann.[14]

Há proliferação de várias células do microambiente local incluindo células de Schwann, células endoteliais e os fibroblastos. Por volta de 3 a 4 dias após a lesão, células de Schwann localizadas na extremidade do coto proximal e em todo o coto distal organizam-se em colunas que recebem a denominação de bandas de Bungner, formando um arranjo típico circunscrito pela membrana basal (Fig. 3-1). Essas células têm, assim, fundamental papel na regeneração, atuando como condutores físicos que possibilitam o direcionamento dos axônios durante o crescimento em direção ao órgão-alvo, além de produzir elementos da matriz extracelular como proteinoglicanas, colágeno e fatores neurotróficos.[15,16]

A presença de lâmina basal é uma das mais importantes características que diferencia o sistema nervoso periférico (SNP) do sistema nervoso central (SNC). A lâmina basal das células de Schwann é rica em moléculas da matriz extracelular que promovem crescimento axonal, como laminina e colágeno tipo IV.[17]

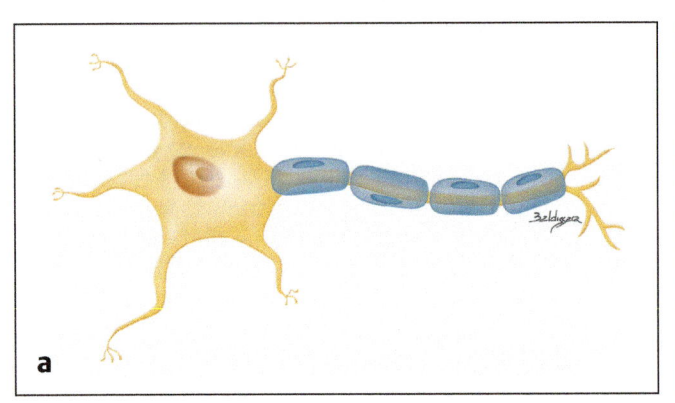

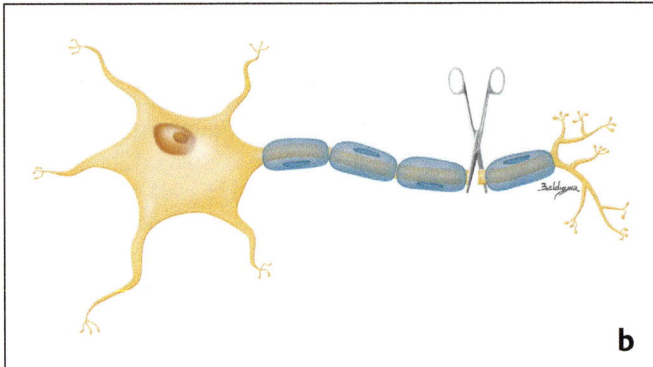

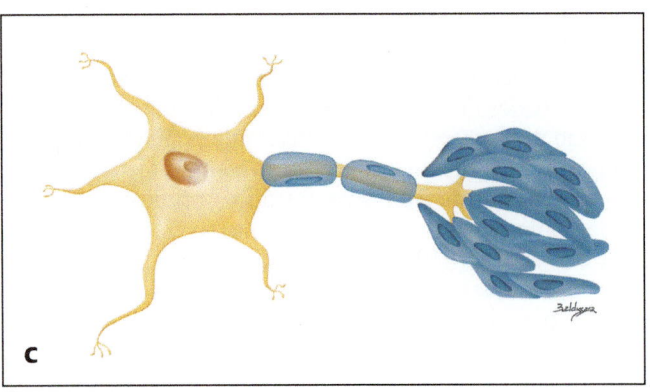

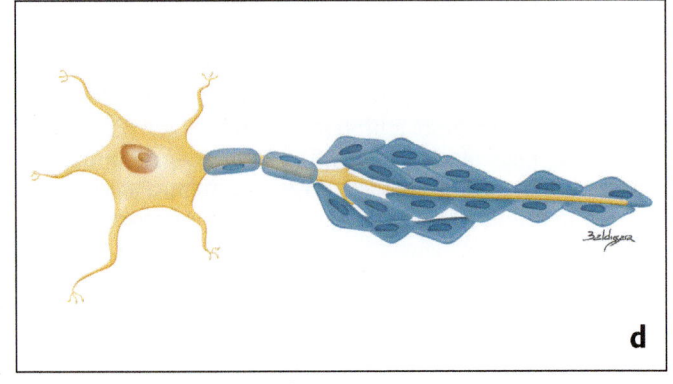

Fig. 3-1 Desenho esquemático demonstrando as etapas de regeneração após lesão. (**a**) Unidade funcional do nervo (axônio e célula de Schwann) íntegra; (**b**) unidade funcional do nervo (axônio e célula de Schwann) seccionada; (**c**) proliferação de células de Schwann no coto distal; (**d**) axônio em regeneração circundado por células de Schwann.

O processo de regeneração axonal se inicia precocemente (em questão de horas) após a lesão, mas só se configura depois de completada a degeneração walleriana, detalhada adiante.[3] Na extremidade proximal do axônio seccionado são formadas diversas protrusões denominadas brotos axonais.[9] Quando há aumento da presença de mitocôndrias e vesículas citoplasmáticas, essas estruturas passam a ser denominados cones de crescimento. Cada cone de crescimento possui uma região central, o lamelipódio, e uma série de expansões digitiformes denominadas filopódios, que apresentam receptores específicos para fibronectina e laminina da membrana basal das células de Schwann (Fig. 3-2).[9] Na periferia dos filopódios estão localizados filamentos de actina dispostos em forma de rede que, associados à presença de microtúbulos, são responsáveis pela motilidade destas estruturas em direção ao coto distal e órgão inervados. A membrana celular dos filopódios apresenta grande quantidade de receptores para moléculas de adesão celular que direcionam a retração e expansão dessas estruturas. Numa fase inicial a regeneração axonal é possível pela interação entre receptores da membrana axonal e da membrana basal, constituídos, principalmente, pelas integrinas e pela fibronectina e a laminina, respectivamente.[18] O complexo integrina-laminina promove a adesão e a motilidade do cone de crescimento pela transdução de sinal intracelular específico mediado, em parte, pela proteína-quinase C, que altera a arquitetura do citoesqueleto.[19] Dessa forma, através de interações moleculares, os filopódios direcionam o crescimento dos cones de crescimento através de substrato físico apropriado, geralmente moléculas sinalizadoras da matriz extracelular, caracterizando o neurotropismo.[3] A taxa de crescimento axonal é dependente da localização: em segmentos proximais, a taxa de crescimento é de 2 a 3 mm/dia, enquanto em segmentos distais essa taxa varia de 1 a 2 mm/dia.[3]

Para que haja a expansão do cone de crescimento e a formação da membrana pré-sináptica, é necessário que haja incorporação de proteínas na extremidade do cone por meio da fusão de vesículas com o conteúdo proteico, que são transportadas do corpo celular às extremidades dos axônios em crescimento.[20]

Os cones de crescimento dos axônios em regeneração expressam diversos receptores relacionados com as moléculas de adesão presentes na superfície interna da membrana basal e nas membranas das células de Schwann como a fibronectina, a laminina, moléculas de adesão celular neural (N-CAM) e caderinas, permitindo a conexão entre essas duas estruturas, processo fundamental para a regeneração e progressão axonal.[18] A integridade dessas células no coto distal é fundamental no desenvolvimento do cone de crescimento.

MODIFICAÇÕES PRESENTES NO NERVO, DISTAL À LESÃO

Na região distal à lesão ocorrem modificações que caracterizam a degeneração walleriana. A primeira alteração histológica observada nesse processo envolve a fragmentação da mielina e do citoesqueleto axonal, com degeneração dos neurotúbulos e neurofilamentos. A desintegração do citoesqueleto ocorre após o influxo de íons extracelulares, principalmente o cálcio e o sódio.[3] As células de Schwann desempenham papel importante no processo de degeneração.[1] Um dos fatores que permitem a regeneração do sistema nervo periférico é a sobrevivência dessas células, independente da degradação do axônio. A sobrevida das células de Schwann no coto distal do nervo pode alcançar meses e é possível pela ocorrência de sinais celulares produzidos por essas mesmas células.[21] Dessa forma, modificações fenotípicas ocorrem nessas células que se tornam semelhantes às células de Schwann precursoras presentes durante a formação embrionária do nervo.[22]

As células de Schwann e macrófagos atuam de forma conjunta, degradando a mielina e fagocitando os restos celulares. A atividade dos macrófagos se inicia 24 horas após a lesão e atinge o pico entre o 14º e o 21º dia após a mesma, sendo recrutados através de moléculas sinalizadoras como, por exemplo, a proteína MAC-2 produzida pelas células de Schwann.[3,22] Os macrófagos presentes no perineuro e endoneuro desempenham importante papel neste processo, apresentando proliferação acentuada nas duas primeiras semanas após a lesão. Essas células liberam histamina e serotonina que aumentam a permeabilidade capilar, facilitando a migração de mastócitos da corrente sanguínea que também participam do processo fagocitário. A degradação da mielina faz parte de um ciclo bioquímico de forma que uma parcela dos seus constituintes é reutilizada durante a regeneração. A hidrólise dos fosfolipídios originados da mielina ocorre, principalmente, através da atuação dos macrófagos e produz a apolipoproteína E entre outras lipoproteínas.[23] Cerca da metade desses ácidos graxos é reincorporada pelas células de Schwann como fosfolipídios e todo o colesterol originado da degradação da mielina une-se à apolipoproteína E, formando partículas lipoproteicas. Essas partículas são posteriormente utilizadas pelas células de Schwann para a formação de mielina.[3,22]

A degeneração walleriana demora de 2 a 3 semanas, mas, dependendo do nervo e do nível da lesão, como em lesões altas do nervo ciático, pode-se completar somente meses após a lesão.[24] Antes de atingir o órgão-alvo o axônio em crescimento passa pelo processo de maturação que inclui a remielinização, o aumento do diâmetro axonal e, finalmente, a reinervação funcional.[3] A maturação dos axônios regenerados somente é possível se o órgão-alvo é preservado, o que inclui

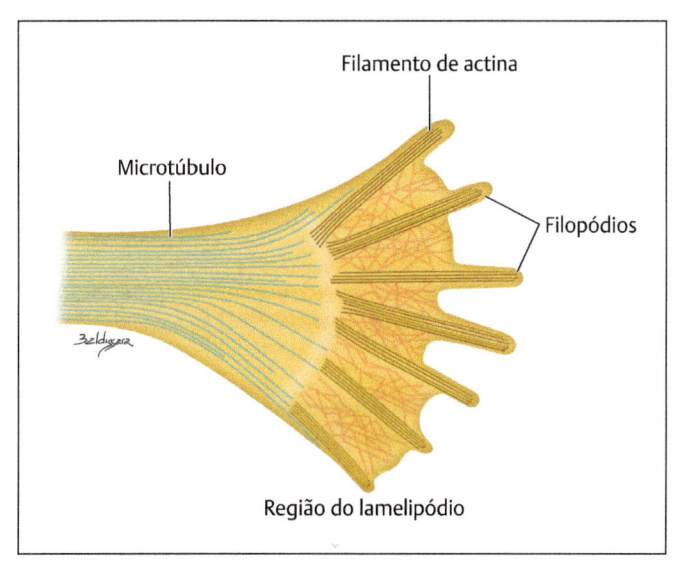

Fig. 3-2 Desenho esquemático demonstrando a extremidade de um cone de crescimento. (Adaptada de Geraldo S, et al.[18])

a estabilização da junção mioneural no caso dos motoneurônios.[5] A manutenção de axônios viáveis resulta em suporte trófico à placa terminal e a degeneração axonal prolongada leva à dispersão das vesículas de acetilcolina presentes normalmente nesta estrutura (a ausência de axônio viável reduz em 10 vezes a produção de acetilcolina). A agrinina, uma glicoproteína produzida na extremidade distal do nervo, participa de forma significativa da formação dessas vesículas.[3] Resultados de estudos experimentais sugerem que a suplementação da agrinina na região da junção mioneural pode manter a formação das vesículas de acetilcolina levando à preservação efetiva do órgão-alvo.[3]

Com a degeneração distal do segmento do nervo e, na ausência de regeneração, uma série de alterações tróficas ocorre nos órgãos-alvos, levando à atrofia muscular e fibrose. Fibras musculares passam a apresentar atrofia precocemente, cerca de 3 semanas, após desnervação, com deposição de colágeno no endomísio e perimísio. Apesar deste fato, a arquitetura estrutural do músculo e das placas terminais podem ser mantidas até 1 ano após a lesão.[3] Após 2 anos da lesão há fibrose muscular irreversível associada à degeneração muscular levando à perda permanente de função do músculo. A manutenção de órgãos terminais sensitivos, como corpúsculos de Pacini, corpúsculos de Meissner e células de Merkel pode ser observada até 2 a 3 anos da lesão de tal forma que a função sensitiva pode ser recuperada mesmo que haja perda permanente da função motora.[3]

A recuperação funcional em geral é completa nas lesões caracterizadas pela neuropraxia e axonotmese, pois as alterações morfológicas e fisiológicas são reversíveis. Em lesões mais graves onde os tubos endoneurais são rompidos, a regeneração axonal não está mais confinada às suas bainhas originais. Apesar dos avanços técnicos significativos obtidos com a cirurgia de nervos periféricos, resultados funcionais insatisfatórios são observados principalmente nos casos em que a lesão por neurotmese é predominante, como nas lacerações extensas com descontinuidade completa do nervo. As principais causas relacionadas com esses resultados são a extensão da morte neuronal que ocorre após degeneração axonal retrógrada, o direcionamento inadequado dos axônios em regeneração e as modificações de trofismo do órgão-alvo.[3] A aceleração da taxa de regeneração axonal e/ou reativação das células de Schwann do coto distal do nervo e a redução da taxa de apoptose celular são estratégias experimentais eficazes e estabelecidas para promover a regeneração axonal e recuperação funcional, mas que ainda não foram viabilizadas para uso em humanos.[13]

Em conclusão, a recuperação funcional após a lesão nervosa envolve uma complexa série de etapas, sendo que o comprometimento de cada uma pode atrasar ou prejudicar o processo de regeneração. Estratégias promissoras são atualmente desenvolvidas a nível experimental, porém, sem repercussão efetiva na aplicação clínica.

REFERÊNCIAS BIBLIOGÁFICAS

1. Jones S, Eisenberg HM, Jia X. Advances and future applications of augmented peripheral nerve regeneration. Int J Mol Sci 2016;17:1494.
2. Liuzzi FJ, Tedeschi B. Peripheral nerve regeneration. Neurosurg Clin North Am 1991;2:31-42.
3. Menorca RMG, Fussell TS, Elfar JC. Nerve physiology: Mechanisms of injury and recovery. Hand Clinics 2013;29:317-30.
4. Rigoni M, Negro S. Signals orchestrating peripheral nerve repair. Cells 2020;9:1768.
5. Girouard M-P, Bueno M, Julian V, Drake S, Byrne AB, Fournier AE. The molecular interplay between axon degeneration and regeneration. Developmental Neurobiology 2018;78:978-90.
6. Guntinas-Lichius O, Irintchev A, Streppel M, et al. Factors limiting motor recovery after facial nerve transection in the rat: Combined structural and functional analyses. Eur J Neurosci 2005;21:391-402.
7. Mohammadi R, Amini K. Topically-administered acetyl-L-carnitine increases sciatic nerve regeneration and improves functional recovery after tubulization of transected short nerve gaps. J Neurosurg Sci 2017;61:395-402.
8. Papakostas ID, Macheras GA. Thyroid hormones and peripheral nerve regeneration. J Thyroid Res 2013;2013:648395.
9. Lowery LA, van Vactor D. The trip of the tip: Understanding the growth cone machinery. Nat Rev Mol Cell Biol 2009;10:332-43.
10. Scheib J, Höke A. Advances in peripheral nerve regeneration. Nat Rev Neurol 2013;9:668-76.
11. Gordon T. The physiology of neural injury and regeneration: The role of neurotrophic factors. J Communicat Dis 2010; 43:265-73.
12. Terenghi G. Peripheral nerve regeneration and neurotrophic factors. J Anatomy 1999;194(Pt 1):1-14.
13. Panagopoulos GN, Megaloikonomos PD, Mavrogenis AF. The present and future for peripheral nerve regeneration. Orthopedics 2017;40:141-56.
14. Zigmond RE, Echevarria FD. Macrophage biology in the peripheral nervous system after injury. Progress in Neurobiology 2019;173:102-121.
15. Gordon T, Sulaiman O, Boyd JG. Experimental strategies to promote functional recovery after peripheral nerve injuries. J Peripher Nerv Syst 2003;8:236-50.
16. Min Q, Parkinson DB, Dun X-P. Migrating Schwann cells direct axon regeneration within the peripheral nerve bridge. Glia 2021;69:235-54.
17. Paetau A, Mellström K, Vaheri A, Haltia M. Distribution of a major connective tissue protein, fibronectin, in normal and neoplastic human nervous tissue. Acta Neuropathologica 1980;51:47-51.
18. Geraldo S, Gordon-Weeks PR. Cytoskeletal dynamics in growth-cone steering. J Cell Sci 2009;122:3595-604.
19. Bixby JL, Jhabvala P. Extracellular matrix molecules and cell adhesion molecules induce neurites through different mechanisms. J Cell Sci 1990;111:2725-32.
20. Evans GRD. Challenges to nerve regeneration. In: Seminars in Surgical Oncology. Wiley Online Library 2000;19:312-8.
21. Jessen KR, Mirsky R. Signals that determine Schwann cell identity. J Antomy 2002;200:367-76.
22. Torii T, Miyamoto Y, Yamauchi J. Cellular signal-regulated Schwann cell myelination and remyelination. Adv Exp Med Biol 2019;1190:3-22.
23. Rotshenker S. Microglia and macrophage activation and the regulation of complement-receptor-3 (CR3/MAC-1)-mediated myelin phagocytosis in injury and disease. J Mol Neurosci 2003;21:65-72.
24. Chaudhry V, Cornblath DR. Wallerian degeneration in human nerves: Serial electrophysiological studies. Muscle & Nerve 1992;15:687-93.

NEUROPLASTICIDADE E REPARO DE NERVOS PERIFÉRICOS

Leandro Pretto Flores

INTRODUÇÃO

Os axônios do sistema nervoso periférico caracterizam-se por reter a capacidade de regeneração mesmo após sua transecção completa e, consequentemente, as lesões que envolvem nervos podem ser reparadas cirurgicamente, fato esse que as difere daquelas que ocorrem na região do sistema nervoso central. Durante muito tempo acreditou-se que os resultados obtidos quanto à recuperação de funções neurológicas associadas a esse tipo de lesão deviam-se somente a fatores relacionados com o ato cirúrgico em si ou com a capacidade intrínseca de regeneração dos axônios lesados. Porém, com o tempo, pesquisadores e cirurgiões acabaram sendo forçados a reconhecer que uma série de mecanismos centrais também ocupa papel importante na reabilitação funcional desses pacientes, a partir do entendimento dos processos de remodelamento neuronal que ocorrem na região da medula espinhal e do cérebro. Assim, passou-se a dar maior atenção aos princípios que regem a neuroplasticidade e suas relações com as lesões dos nervos periféricos.[1]

O termo plasticidade deriva do grego "plástico", que significa moldar, ou dar forma. Assim, neuroplasticidade diz respeito à capacidade do sistema nervoso central em se reorganizar e se adaptar como consequência às mudanças do ambiente interno ou aos estímulos do ambiente externo, sempre com o objetivo de otimizar a função neurológica.[2] Essa capacidade em se adaptar às diferentes situações é tão grande e acontece com tamanha frequência, que hoje o cérebro não é mais entendido como uma estrutura estável, estanque, mas como um sistema em constantes variações e adaptações em função das necessidades do organismo em que está instalado. Essa capacidade de adaptação não é restrita apenas ao cérebro em desenvolvimento, mas é retida por praticamente toda a vida, apesar de ser mais ativa e mais bem adaptada quanto mais jovem for o indivíduo. Um bom exemplo são as lesões do plexo braquial relacionadas com o parto: a capacidade de reinervação motora e sensitiva da mão é muito maior nos recém-nascidos do que em adultos com o mesmo tipo de lesão, em especial porque os mecanismos responsáveis pela recuperação dos mapas sensoriais na região do córtex cerebral são muito mais ativos e eficientes nos primeiros.[3] Os termos "plasticidade cerebral" ou "plasticidade cortical", apesar de populares, não conseguem expressar toda a dimensão da capacidade de reorganização do sistema nervoso central (SNC), uma vez que adaptações neuronais também já foram observadas ao nível da medula espinhal, tronco cerebral, cerebelo e tálamo, e não apenas ao nível do córtex (apesar de aquelas relacionadas com esse último terem sido estudadas mais extensivamente). Exemplos bem estudados desse tipo de plasticidade subcortical dizem respeito à comprovação das modificações da representação somatotópica ao nível da medula espinhal que seguem a perda da continuidade de nervos espinhais, o que justifica o aparecimento e a manutenção dos fenômenos associados à dor neuropática;[4] ou a reorganização de mapas sensoriais ao nível do núcleo ventral posteromedial do tálamo induzida pelo bloqueio anestésico de nervos sensitivos de ratos;[5] e ainda a reorganização dos mapas somatotópicos dos núcleos cuneiformes na região do tronco cerebral de primatas, cujos nervos mediano ou ulnar foram seccionados.[6]

O objetivo final dos mecanismos de neuroplasticidade é sempre recuperar ou otimizar a função. Porém, as respostas do SNC a fim de se adaptar às alterações periféricas podem ser positivas ou negativas, ou seja, benéficas ou mal-adaptadas. Respostas benéficas são aquelas que resultam em incremento da função, enquanto as mal-adaptadas são aquelas que, apesar de objetivar recuperação, acabam por comprometer ainda mais a função perdida. Essas respostas adaptativas acabam por revelar efeitos não apenas quanto à função sensório-motora, mas também a nível cognitivo, comportamental e especialmente quanto à percepção. É justamente relativo a essa última que temos o melhor exemplo de plasticidade dita negativa: o desenvolvimento de dor neuropática que segue a lesão do sistema nervoso periférico é, em parte, explicado pela maior atividade espontânea de fibras A-beta e A-gama (dor) do que fibras C (propriocepção), ou seja, um mecanismo de plasticidade funcional, mas mal-adaptado, que ocorre ao nível medular.[7]

Apesar de ser um tema de fundamental importância a qualquer profissional que se disponha a tratar lesões neurológicas, o estudo da neuroplasticidade tem sido pouco explorado ou citado em livros-textos especializados em cirurgia de nervos periféricos. Mas, se por um lado o avanço das técnicas de reinervação foi bastante importante nas últimas duas décadas, por outro seus resultados cirúrgicos atingiram um platô e ainda não podem ser considerados consistentes. Assim, tornou-se importante a procura de outras estratégias ou formas de tratamento que permitam avançar na busca do resultado ideal. Em decorrência disso, nos últimos anos o papel da relação entre neuroplasticidade e reparo de nervos periféricos passou a ser mais intensamente pesquisada, especialmente quanto à forma de manipular esses mecanismos a favor do paciente. Interessantemente, as lesões nervosas periféricas, assim como as amputações, correspondem ao modelo ideal de pesquisa dos mecanismos de neuroplasticidade, tanto em nível de laboratório quanto clínico. Isso porque, diferente das lesões do sistema nervoso central (tais como lesões cranianas traumáticas ou eventos vasculares encefálicos), as lesões de nervos periféricos não são acompanhadas de danos intrínsecos do cérebro ou da medula, permitindo a análise do remodelamento neuronal em um órgão normal.

Além do mais, atualmente, as técnicas de transferência de nervos tornaram-se uma das principais estratégias cirúrgicas adotadas para recuperação da função de lesões traumáticas ou não de nervos periféricos[8,9] e, nesses casos, os mecanismos de plasticidade na região cortical são parte integrante e fundamental da recuperação neurológica. Seus entendimento e modulação possuem relação direta com o resultado esperado da cirurgia, pois toda técnica de transferência de nervos depende da capacidade do paciente em aprender como executar a nova função. E esse aprendizado será melhor ou pior dependendo da capacidade do cérebro em se adaptar ao novo sistema de entradas (sensitivas) e saídas (motoras) dos sinais sinápticos, coordenando-os e integrando-os de maneira mais ou menos eficiente. Assim, nessa área do conhecimento, um vasto campo de pesquisa se estende à frente daqueles que se propuserem a explorá-lo.

Os estudos a respeito da plasticidade ao nível do sistema nervoso central ganharam forte impulso nessa década, mas, apesar dos avanços obtidos, ainda estamos longe de compreender toda a extensão de sua complexidade.[8,10] Esse capítulo tem por objetivo revisar os mecanismos de adaptação funcionais e anatômicos na região do SNC que decorrem de lesões do sistema nervoso periférico. Além disso, pretende-se analisar como essas mudanças afetam a estrutura e a função do cérebro, em busca de tentar identificar elementos que possam ser modulados e que permitam o incremento da recuperação funcional desses pacientes.

ESTUDOS EXPERIMENTAIS EM ANIMAIS

Os primeiros experimentos em animais que estudaram as alterações no SNC decorrentes de lesões periféricas analisaram as alterações na região do tálamo que seguem as lesões controladas do fascículo grácil – a mesma região do núcleo ventral posterolateral do tálamo, que, anteriormente à lesão, respondia ao estímulo do fascículo grácil referente à região do membro inferior, passou a responder quando o estímulo era aplicado no membro superior, isso poucas semanas após o procedimento de ablação. Os autores concluíram que esse rápido remodelamento sináptico ocorreria a partir de colateralização axonal dos neurônios localizados no núcleo cuneiforme.[5,11] Em outro estudo, a secção do gânglio da raiz dorsal de L4 em ratos induziu ao aumento da representação de fibras aferentes intactas no núcleo do fascículo grácil, 8 meses após a lesão. Isso permitiu concluir que existem conexões silenciosas ou latentes entre neurônios e que o processo de deaferentação induz ao desmascaramento dessas conexões, que se tornam mais eficientes com o passar do tempo.[12] Esse, na verdade, é o principal mecanismo fisiológico de reintegração funcional entre as diferentes áreas do cérebro que é acionado como consequência a uma lesão periférica, ou seja, a ativação de sinapses silenciosas entre neurônios afins.

O padrão clássico de expansão de áreas do córtex sensitivo primário (S1) adjacentes a uma área deaferentada foi inicialmente comprovado em experimentos com a secção das raízes nervosas localizadas abaixo de L3 em gatos, o que provocava deaferentação de um dos seus membros inferiores: a área cortical referente a esse membro, que inicialmente não respondia a qualquer estímulo, passava a ser ativada quando estímulos táteis ou dolorosos eram aplicados em regiões de pele próximas à perna deaferentada, poucos meses após a lesão.[13] Essas observações foram posteriormente replicadas em primatas não humanos: experimentos com macacos, em que um dos dedos era amputado, demonstraram que a zona de representação deste dedo em S1 passou a ser responsiva a estímulos aplicados nos dedos adjacentes ou na palma da mão.[14]

O mesmo tipo de reorganização cortical foi comprovado em lesões de nervos periféricos. Quando o nervo mediano de animais é seccionado e não lhe é permitido regenerar, as zonas corticais de representação de nervos adjacentes (em especial a do nervo ulnar) expandem-se para a área que anteriormente representava a zona autônoma do nervo mediano. Ou seja, estímulos aplicados na região do nervo ulnar passam a ser captados na região cortical anteriormente relacionada com o nervo mediano. E mais: a velocidade desse mecanismo de expansão de córtex adjacente foi notadamente alta, pois a zona deaferentada já estava totalmente ocupada por áreas de representação de nervos adjacentes em até 22 dias após a deaferentação.[15] A rapidez com que esse mecanismo é acionado reforça a ideia de que conexões interneuronais previamente silenciosas são ativadas como consequência à perda aferente aos neurônios corticais. Essa rápida ativação sináptica decorre da desinibição GABAérgica: estudos com secção do nervo mediano e ulnar mostraram uma redução significativa da produção de GABA em todas as camadas corticais da zona deaferentada.[16] Estudos em guaxinins confirmaram que a indução química de diminuição da produção de GABA cerebral induz a uma rápida expansão das projeções de neurônios somatossensoriais e aumentam as respostas corticais ao potencial evocado somatossensitivo.

Além disso, estudos com plasticidade associada à deaferentação de grandes áreas corticais, como a representação de um membro inteiro, demonstram resultados que apontam na mesma direção: a zona de representação de um membro superior totalmente deaferentado é sistematicamente invadida por áreas responsivas à região da face;[17] também, a zona de inervação do antebraço acaba por ocupar todo o córtex representativo da mão em animais que sofreram amputações desta.[18] Essa reorganização de grandes áreas corticais demora um tempo maior para ocorrer e estudos com marcação neuronal retrógrada apontam que o brotamento colateral a partir de axônios aferentes intactos é o mecanismo fisiopatológico responsável por esse tipo de plasticidade.[19]

Conforme salientamos anteriormente, o comportamento também induz modificações funcionais na região do SNC. Em primatas, foi comprovado o aumento da responsividade e do tamanho da área BA3b dos dedos que foram treinados para perceber estímulos vibratórios que normalmente não são percebidos pelo animal. Esses achados sugerem um mecanismo de reforço sináptico como base fisiológica (Fig. 4-1).[20]

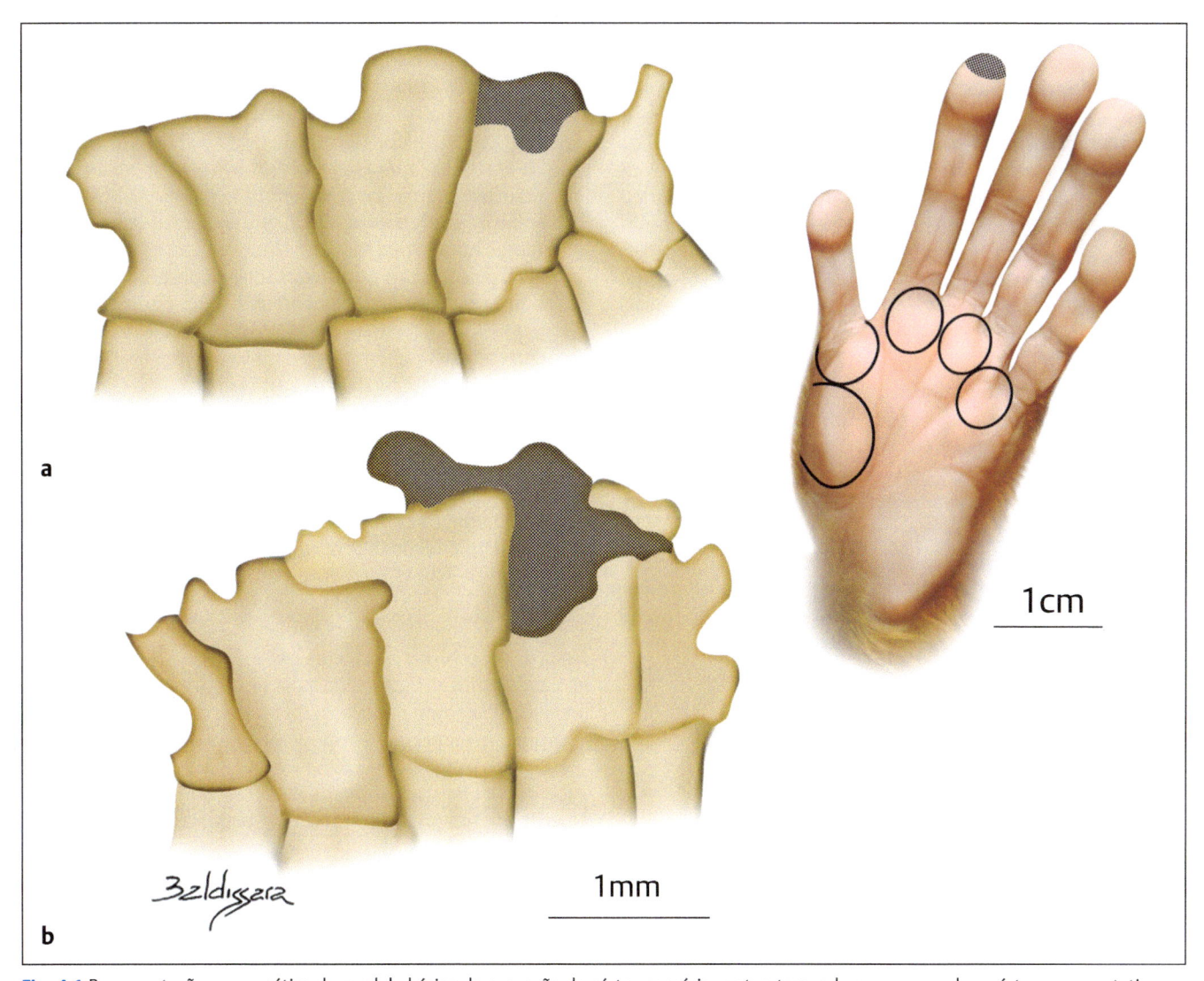

Fig. 4-1 Representação esquemática do modelo básico de expansão do córtex sensório-motor, tomando como exemplo o córtex representativo do dedo indicador de um macaco que foi treinado para executar determinada tarefa utilizando apenas esse quirodáctilo. (a) O tamanho normal da área de representação do dedo indicador do macaco no córtex cerebral. (b) Após intenso treino, a representação cortical do dedo indicador expandiu-se, dobrando o tamanho da sua área, em detrimento da área cortical de representação dos outros dedos da mão.

Além disso, em primatas que tiveram uma das mãos amputadas, a estimulação elétrica aplicada na área do córtex motor primário previamente representativo da mão acabava por ativar músculos de localização proximal ao coto de amputação (antebraço e ombro). Assim, a expansão do córtex motor também é um fenômeno que segue à denervação periférica, manifestado por aumento da área de representação dos miótomos dos nervos proximais ao nervo seccionado.[21]

MÉTODOS DE ESTUDO DA NEUROPLASTICIDADE EM HUMANOS

A plasticidade cortical em humanos tem sido analisada com técnicas não invasivas. Técnicas como estimulação magnética transcraniana (EMT), eletroencefalografia (EEG), magnetoencefalografia, ressonância nuclear magnética estrutural e funcional (fRNM) e tomografia computadorizada por emissão de pósitrons (PET-CT) já foram empregadas a fim de analisar as modificações que decorrem de múltiplas patologias que afetam tanto o sistema nervoso central quanto o periférico. Cada uma dessas técnicas oferece oportunidades de avaliar alguns diferentes aspectos relativos à neuroplasticidade e, quando somadas, tornam-se ferramentas poderosas para seu estudo em ambientes clínicos. As mais frequentemente utilizadas na prática clínica são as seguintes.

Ressonância Nuclear Magnética Estrutural

As modernas técnicas de aquisição multiplanar permitiram um avanço na análise anatômica e estrutural do sistema nervoso central, em especial quanto ao estudo das fibras da substância branca, da densidade da substância cinzenta e da espessura cortical. A técnica conhecida como *Imagiologia por Difusão de Tensor* (*Difusion Tensor Imaging – DTI*) analisa a direção da difusão da água ao redor dos axônios de fibras longas. Dessa forma, permite delinear as conexões anatômicas entre diferentes áreas corticais e também entre essas, e estruturas subcorticais, como o tálamo e o tronco cerebral. Porém, não permite diferenciar fibras aferentes de eferentes.[22] A análise do volume cerebral pode ser feita com a técnica denominada *Morfometria Baseada em Voxel* (*Voxel-Based Morphometry* – VBM). A VBM pode detectar diferenças na densidade da substância cinzenta atribuídas a uma série de doenças como psicopatias, insultos traumáticos, dor crônica, distúrbios de personalidade (neuroses) e, ainda, diferenças na dominância cerebral e aquelas que decorrem de treino sensitivo ou motor.[23] A mesma técnica permite a *Análise da Espessura Cortical* (*Cortical Thickness Analisys* – CTA), com seus resultados graduados em milímetros. Um exemplo de sua utilidade no estudo da plasticidade cortical: Taylor *et al.* demonstraram, a partir do uso de CTA, que a espessura do córtex sensitivo primário é menor em pacientes submetidos ao reparo do nervo mediano, mesmo naqueles que obtiveram recuperação sensitiva considerada satisfatória.[24]

Ressonância Nuclear Magnética Funcional (fRNM)

Trata-se de uma técnica dependente do nível do oxigênio sanguíneo, pois seus resultados baseiam-se na proporção relativa entre a oxiemoglobina e a desoxiemoglobina no sangue que circula nas diferentes regiões cerebrais. Uma redução dos níveis de desoxiemoglobina resulta da maior extração de O_2 que segue a maior atividade cerebral regional, acarretando aumento do sinal da região na fRNM. É utilizada tanto para estudo da atividade cerebral em repouso quanto durante ações comportamentais específicas. Trata-se de um excelente método para avaliar plasticidade cerebral quanto à resolução espacial das áreas envolvidas.[25]

Estimulação Magnética Transcraniana (EMT)

Utiliza o fenômeno da indução magnética para produzir um campo elétrico perpendicular à área cortical de interesse à estimulação, ativando o córtex e permitindo analisar as respostas motoras consequentes. Uma das suas principais contribuições ao estudo da neuroplasticidade diz respeito a permitir o detalhado mapeamento do córtex motor primário, com a precisa localização das representações de cada músculo. Além disso, parâmetros funcionais também podem ser estudados, tais como limiar de estimulação motora e intervalo de inibição intracortical, além da facilitação intracortical.[26]

Em termos gerais, podemos resumir que a EMT é uma técnica superior em termos de análise dos circuitos motores inibitórios e excitatórios; a fRNM oferece melhor resolução espacial quanto à localização e grau de ativação das áreas cerebrais em estudo; enquanto a RNM estrutural permite análises em termos de modificações anatômicas induzidas pela reorganização cerebral.

MECANISMOS DA PLASTICIDADE CENTRAL APÓS LESÃO DE NERVOS PERIFÉRICOS

Com base nos estudos feitos em animais, assim como a partir de ensaios clínicos em humanos (tomando como base as técnicas acima relacionadas), podemos agora analisar quais os mecanismos fisiopatológicos que o SNC utiliza a fim de alcançar uma melhora funcional em pacientes que sofreram lesões do sistema nervoso periférico.

A lesão de um nervo, qualquer que seja, acarreta, inicialmente, o aparecimento de uma zona de deaferentação no córtex sensitivo-motor primário (Fig. 4-2). Além disso, várias outras áreas cerebrais ligadas às atividades do nervo lesado também sofrem disfunção, mesmo regiões corticais de maior grau hierárquico, além de algumas áreas de associação. Por exemplo, o estudo de Lu *et al.* identificou uma desativação da área motora suplementar (M3) em pacientes com avulsões completas do plexo braquial.[27] Uma vez que essa área é responsável pela iniciativa do ato motor e da programação motora, os autores deste estudo sugerem que um dos motivos para os maus resultados obtidos relativos à reinervação da mão em lesões de plexo braquial decorrem exatamente pela disfunção dessas áreas corticais de mais alta ordem. Já o trabalho de Taylor *et al.* sugeriu que lesões do nervo mediano acarretam deaferentação em regiões do córtex da ínsula direita, região onde ocorre a associação de estímulos sensoriais com alguns impulsos relacionados com a homeostasia provenientes de regiões que regulam o comportamento social.[24]

Em seguida à deaferentação, observa-se uma rápida expansão de áreas corticais representativas dos nervos adjacentes, em detrimento daquela que perdeu sua função. Ou seja, os neurônios que antes respondiam a estímulos aplicados na zona de representatividade do nervo lesado passam a responder a estímulos aplicados na zona de inervação autônoma dos nervos adjacentes. Essa expansão do córtex sensitivo e motor é rápida, iniciando-se em poucas horas e estando completa em poucos meses após a denervação. A invasão do córtex adjacente decorre da redução de neurotransmissores inibitórios, que libera sinapses inibitórias mediadas especialmente por

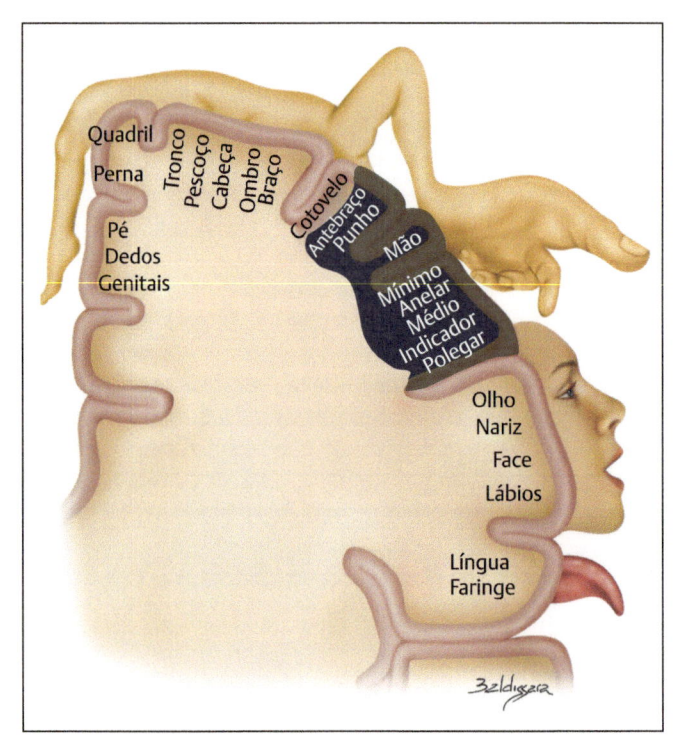

Fig. 4-2 Exemplo esquemático da possível extensão da zona de deaferentação do córtex sensório-motor primário que ocorre em pacientes com lesões do nervo mediano. (Adaptada de Socolovsky M *et al.*)[2]

GABA. Essa desinibição provocada pela denervação periférica promove a ativação de conexões previamente mascaradas ou silenciosas entre as áreas corticais adjacentes, sendo que essas conexões são mediadas a partir de interneurônios intracorticais. Esses correspondem a interneurônios que conectam neurônios sensitivos e motores primários relacionados com diferentes áreas de representação cortical, que em geral estão inibidas em situações de função plena, mas que se tornam muito ativos nos casos de deaferentação.[28,29] Já ao nível talâmico, estudos em humanos comprovaram que os neurônios associados às fibras aferentes da área desnervada passam a responder não apenas a estímulos aplicados em diferentes regiões do corpo, mas também a estímulos sensoriais diversos daqueles que respondiam anteriormente à lesão. Ainda não está claro se esta "reprogramação talâmica" corresponderia a uma resposta adaptada ou mal-adaptada, pois algumas das manifestações do fenômeno conhecido como membro fantasma decorrem, em parte, desse remodelamento sensorial na região do tálamo.[7,9]

O que ocorre na região do córtex sensitivo-motor após esse remodelamento inicial dependerá da natureza da lesão do nervo. No primeiro polo temos os casos em que não é permitida ao nervo lesado qualquer regeneração axonal, sendo que nesses a nova distribuição cortical perdurará indefinidamente. No outro polo encontram-se aquelas lesões de natureza mais benigna, com capacidade para recuperação axonal espontânea, como as neuropraxias e as axonotmeses. A característica dessas lesões é a preservação da integridade dos tubos de endoneuro e, sendo assim, os axônios em regeneração seguirão diretamente aos seus órgãos-alvo originais. O que se observa a nível cortical é uma reorganização do córtex sensitivo-motor, que recupera uma distribuição somatotópica que não é substancialmente diferente da organização original notada anteriormente ao trauma. Entre esses polos encontram-se as lesões neurotméticas (Sunderland Graus 3, 4 e 5), em que a continuidade do nervo é perdida e há necessidade de reparo cirúrgico. Nesses casos, em razão da randomização da direção do crescimento axonal, a grande maioria das áreas cutâneas e dos músculos não é reinervada pelos seus axônios originais. Isso faz com que o córtex responda, inicialmente, com uma desorganização da representação somatotópica relativa à zona de inervação do nervo reparado. À medida que o processo periférico de reinervação progride, passa-se a observar um rearranjo a nível central: a área de representação cortical do nervo reparado começa a responder tanto a estímulos no território do seu nervo original quanto a estímulos de territórios adjacentes. Nesse ponto, observam-se ilhas de córtex que respondem ao nervo original e outras responsivas aos nervos adjacentes. Quanto mais a reinervação progride, mais definida a área original volta a se estabelecer.[30] Estudos com fRNM em paciente nos quais o hálux foi transplantado para substituir o polegar amputado revelou que a recuperação funcional das áreas S1 e M1 aumenta gradativamente e eventualmente retorna ao mesmo padrão observado em controles, até 115 semanas após o transplante.[31] O mesmo padrão de remodelamento cortical foi observado em casos de transplante de mão.[32] Assim, a identificação da normalização, ou da aproximação da normalidade, referente à distribuição somatotópica da representação do nervo lesado ao nível cortical (através de estudos com fRNM e EMT) poderia representar um interessante parâmetro de confirmação de recuperação funcional de nervos periféricos reparados cirurgicamente (Fig. 4-3). Além disso, a falência do remodelamento central poderia justificar alguns maus resultados funcionais que são observados na prática clínica, mesmo quando se obtém uma adequada comprovação eletrofisiológica de reinervação. Esses exemplos demonstram que o processo de neuroplasticidade é dinâmico, com constantes expansões e retrações das áreas de representação cortical em resposta aos acontecimentos da periferia, e que aparentemente poderiam ser manipulados mesmo após longos períodos de deaferentação.

Por outro lado, estudos com RNM estrutural (VBM-CTA) de pacientes submetidos à reconstrução microcirúrgica de nervos ulnar ou mediano demonstraram uma diminuição da espessura dos seus correspondentes córtices S1 e S2, sendo que o grau dessa perda de espessura correlacionou-se diretamente com o grau de déficit funcional apresentado pelo paciente.[24] Além disso, esses estudos também observaram uma diminuição das respostas corticais em outras áreas cerebrais, como o giro do cíngulo e a ínsula, sugerindo uma relação direta entre os resultados obtidos com o reparo do nervo e o comportamento do paciente. Nesse sentido, outras linhas de pesquisas correlacionaram o tipo de personalidade e os resultados cirúrgicos, observando que pacientes com traços neuróticos, quando submetidos à reconstrução nervosa, em geral apresentam piores resultados funcionais e escores mais altos relativos à dor neuropática.[33,34] Assim, esses estudos

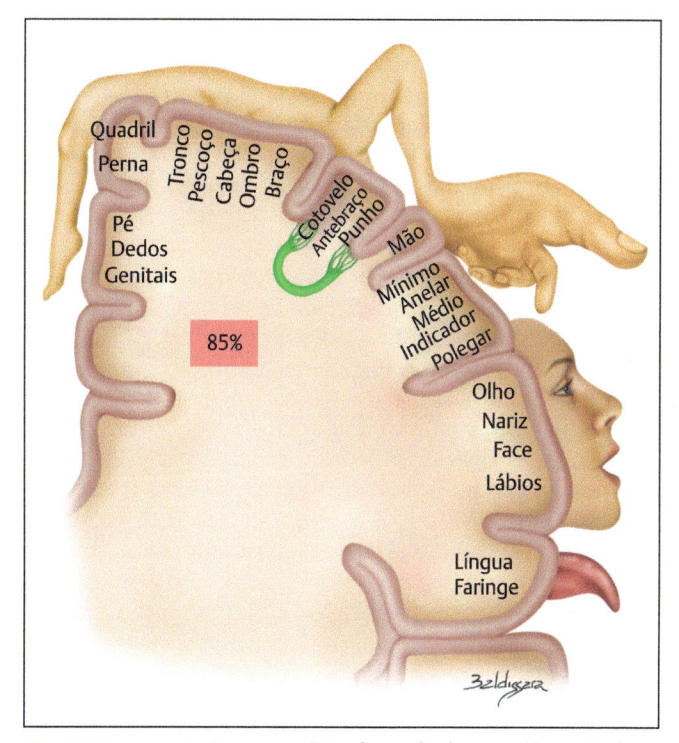

Fig. 4-3 Representação esquemática do resultado na região cortical da transferência de um fascículo motor para extensão do carpo a um ramo motor do nervo radial inervando o tríceps. A proximidade das áreas de representação dos músculos envolvidos – extensores do punho e extensores do cotovelo – e o sinergismo de suas ações podem explicar altos índices de bons resultados obtidos com a técnica – 85%. (Adaptada de Socolovsky M *et al.*)[2]

propõem que algumas características preexistentes de personalidade poderiam impactar diretamente nos resultados do reparo cirúrgico, em especial quanto ao desenvolvimento de graus mais ou menos severos de dor. Finalmente, alguns estudos também conseguiram demonstrar a reversão de alguns aspectos negativos da plasticidade sensitiva com a aplicação de métodos cirúrgicos de tratamento da dor.[35]

MECANISMOS DA PLASTICIDADE CENTRAL EM TRANSFERÊNCIA DE NERVOS

Apesar de todos os avanços recentes na cirurgia de nervos periféricos, algumas lesões complexas seguem como um desafio aos cirurgiões especializados em seu tratamento. A constante evolução do entendimento dos mecanismos de plasticidade cerebral e sua relação com a reeducação motora e sensitiva estimularam o desenvolvimento de novas técnicas de transferência de nervos cada vez mais distais, fazendo com que lesões que anteriormente só poderiam ser tratadas com a reconstrução de nervos – e que acabavam por apresentar resultados cirúrgicos muitas vezes desapontadores – passassem a ser primariamente tratadas com transferências nervosas.

Toda técnica de transferência de nervos necessita de reaprendizado motor e/ou sensitivo. Nas fases iniciais que seguem a reinervação obtida com esse tipo de técnica, o paciente precisa aprender a ativar determinado músculo (receptor) pensando de maneira consciente em contrair outro (doador). Mais tardiamente, os mecanismos de interconectividade cortical acabam fazendo com que o movimento se torne mais natural e inconsciente. Do mesmo modo, transferências entre nervos puramente sensitivos inicialmente resultam em percepção do estímulo nas áreas de inervação autônoma do nervo doador e, apenas com o passar do tempo, sensações mais bem elaboradas na região receptora tomam forma nos circuitos cerebrais. Assim, os mecanismos de neuroplasticidade precisam ser bem conhecidos pelos cirurgiões que se utilizam dessa estratégia cirúrgica, visando não apenas escolher nervos doadores e receptores cuja sutura permita um rearranjo central mais benéfico e que favoreçam os resultados cirúrgicos, mas também a fim de incrementar a reabilitação pós-operatória associada às técnicas empregadas.

O mecanismo básico de plasticidade cortical associado à transferência de nervos durante algum tempo foi motivo de debate. Nesse tipo de técnica, devem-se analisar os motivos pelos quais os alfa-neurônios motores localizados no corno anterior da medula espinhal passam a responder a conexões corticospinais diferentes das originais. Essa tese levou, inicialmente, a considerar-se que deveria ocorrer algum tipo de plasticidade na região medular. Dessa forma postulou-se que, após uma transferência de nervos motores, de alguma forma a medula criaria novas conexões entre as vias descendentes originalmente relacionadas com os músculos inervados pelo nervo doador com os alfa-neurônios motores daqueles relacionados com o nervo receptor. Porém, estudos com marcação retrógrada de neurônios, feitos em primatas, demonstraram que esse tipo de plasticidade não acontece e que os neurônios localizados na região do corno anterior seguem recebendo as mesmas conexões corticais que mantinham antes da cirurgia.[28] Dessa forma, as atenções foram dirigidas ao córtex motor primário. Como é sabido, nessa região existe a representação cortical de cada músculo do corpo, que consistentemente ocupa a mesma posição somatotópica. O que os estudos com fRNM e EMT demonstraram foi que, em humanos, os mecanismos fisiológicos que gerenciam a plasticidade relativa às transferências de nervos são os mesmos que regulam a expansão de áreas corticais observadas em casos de deaferentação. Ou seja, o princípio básico é a desinibição de interneurônios intracorticais subliminares, em decorrência de uma queda dos níveis de neurotransmissores inibitórios em suas sinapses (GABA).[36] Esses interneurônios conectam as áreas de representação motora e sensitiva dos nervos doadores e receptores. Dessa forma, o ato voluntário de funcionamento de uma determinada ação motora após reinervação exitosa por transferência de nervos seguiria o seguinte roteiro: o mecanismo de *Programação Motora Central* ativa inicialmente a área de representação dos músculos relacionada com o nervo receptor, sendo que essa área conecta-se com a área de representação do nervo doador via interneurônios intracorticais; a área cortical do nervo doador, uma vez estimulada, ativará os alfa-neurônios da medula espinhal relacionados com os músculos do nervo doador via trato corticospinal. Esses neurônios medulares acabam por ativar os músculos inervados pelo nervo receptor em decorrência da transferência de nervo feita na periferia (ou seja, a sutura entre o nervo doador e o receptor).

Esse mecanismo é bastante elegante, mas tem suas limitações. Para que essas diferentes áreas corticais possam se comunicar entre si é mandatório que já existam conexões prévias entre as áreas de representação dos nervos doadores e receptores. Assim, um bom exemplo corresponde à transferência dos nervos intercostais para o nervo musculocutâneo: os músculos intercostais naturalmente participam da regulação do equilíbrio dos arcos costais, auxiliando na manutenção da postura do corpo. Quando o bíceps é contraído com força, como quando o indivíduo necessita levantar um objeto pesado, os músculos intercostais relacionados com o gradil costal são contraídos com fins de adequar a posição do tronco, atuando no sentido de contrabalançar o peso levantado pelo membro superior. Dessa forma, pode-se concluir que existem conexões preexistentes e naturais entre as áreas motoras do bíceps e dos nervos intercostais ao nível cortical, conexões essas que serão otimizadas quando da realização da transferência nervosa a nível periférico. Por outro lado, é pouco provável que existam importantes conexões entre a língua e o bíceps ao nível cortical. Isso explicaria porque os resultados cirúrgicos da transferência do nervo hipoglosso ao nervo musculocutâneo são ruins na grande maioria dos casos. Ao contrário, caso o hipoglosso seja transferido ao nervo facial, os resultados cirúrgicos são muito superiores, visto que a língua e a face agem conjuntamente em muitas ações motoras.[37]

Além disso, as áreas de representação dos doadores e receptores não precisam estar necessariamente localizadas próximas a fim de obter bons resultados cirúrgicos, porém, provavelmente, sua proximidade facilitaria a rapidez com que a recuperação funcional é observada. Um exemplo disso é a transferência de Oberlin, em que as zonas de representação da musculatura do bíceps e dos músculos flexores do punho situam-se próximas: a recuperação da flexão do cotovelo ocorre, em média, até 9 meses após a cirurgia. Por outro lado, áreas localizadas muito distantes entre si também podem se conectar e traduzir essa conexão em recuperação funcional. Um exemplo é a transferência da raiz C7 contralateral, em que a ativação do membro receptor se dá por conexões trans-hemisféricas entre as áreas de representação dos músculos correspondentes bilaterais à raiz C7, utilizando-se para isso os interneurônios responsáveis pela regulação e controle de atividades bimanuais.

Seguindo na mesma linha, áreas corticais de músculos com ações sinérgicas também teriam maior facilidade para fortalecer suas sinapses. Isso é bem observado nas transferências de um fascículo para extensão do punho a um ramo do mesmo nervo radial para o tríceps, onde os doadores e receptores são parte do mesmo nervo, com representações corticais maximamente agonistas: nesses casos, resultados para extensão do cotovelo graduados como M4 aproximam-se de 90%.[38] Uma reinervação funcional favorável também pode ser observada nos casos em que os doadores são antagonistas aos receptores, como a transferência do nervo peitoral medial ao nervo axilar. Isso porque as áreas de representação do músculo peitoral maior e o deltoide possuem naturalmente extensas conexões entre si, pois ambas participam continuamente da estabilização do ombro. Porém, as conexões entre as áreas corticais são mais fracas ou mais fortes a depender de frequência com que suas ativações em conjunto são empregadas na vida diária, mesmo quando correspondem a ações antagonistas. Um bom exemplo disso é a relação entre a flexão dos dedos e a extensão do punho: a flexão dos dedos acarreta em um efeito mecânico passivo sobre o punho que naturalmente o entende. Esse mecanismo reforça constantemente a comunicação entre as áreas de representação do músculo flexor superficial dos dedos (FSD) e os músculos extensores do punho. Assim, acreditamos que melhores resultados funcionais podem ser obtidos caso esse tipo de conexão seja escolhido como técnica para a transferência nervosa: isso explica porque um ramo do FSD deve ser selecionado como doador ao músculo extensor radial curto do carpo quando ramos do nervo mediano são utilizados a fim de recuperar a função do nervo radial.

As técnicas de transferência de nervos que foram mais bem estudadas até o momento em termos de remodelamento central são as seguintes:

1. *Intercostais para musculocutâneo (IC-MC):* é a técnica que foi mais bem estudada. Essa transferência faz com que se ativem conexões entre as áreas de representação do bíceps e dos músculos intercostais, conexões essas que são de existência prévia à transferência, como citamos anteriormente. Inicialmente, logo após o início da reinervação do bíceps pelos nervos intercostais, a contração desse músculo só pode ser obtida quando em associação a uma inspiração forçada (Fig. 4-4). Assim, nesse momento, o bíceps está sob controle exclusivo da área cortical relacionada com os músculos intercostais. A localização somatotópica dessa área é a região de M1 que se situa próxima à linha média. Essa fase da recuperação já foi estudada com fRNM (que mostra ativação exclusiva das regiões sagitais do córtex motor primário em resposta à

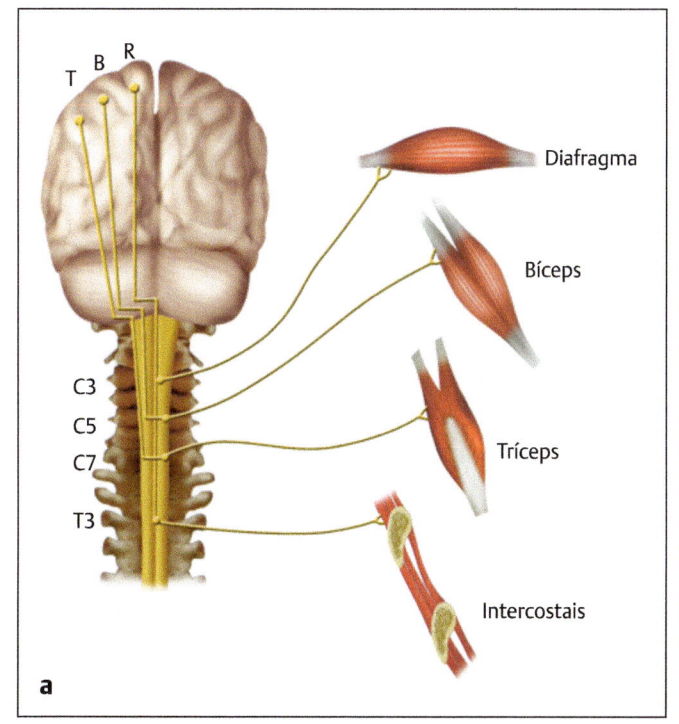

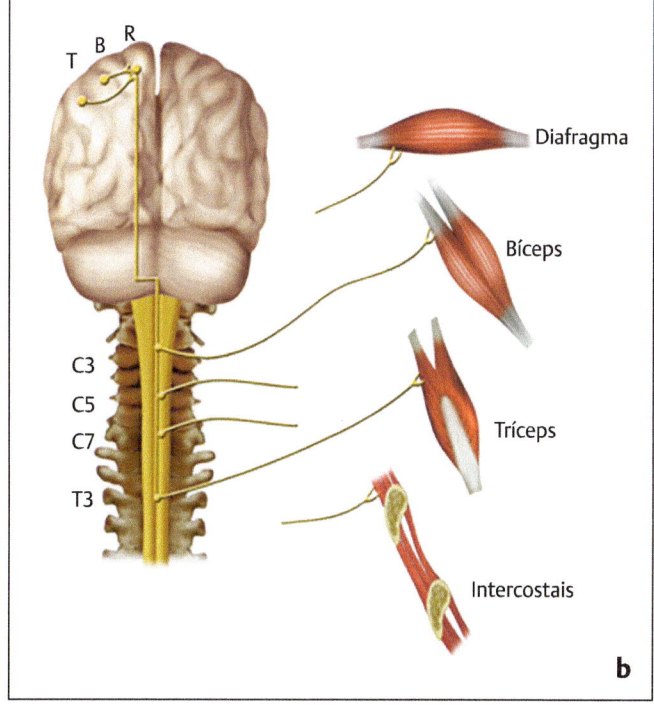

Fig. 4-4 Representação esquemática dos mecanismos de neuroplasticidade envolvidos na transferência de nervos intercostais para o nervo musculocutâneo. (**a**) Na fase inicial, o paciente só é capaz de contrair o bíceps conjuntamente a uma inspiração forçada, pois a atividade desse músculo é controlada apenas pelo córtex motor relacionado com os músculos intercostais. (**b**) Com o passar do tempo a flexão do cotovelo torna-se independente da respiração, pois o córtex de representação do bíceps assume o controle do músculo. Isso ocorre em razão da ativação gradual de conexões intracorticais entre a área de representação do bíceps e aquela relacionada com os músculos intercostais. T, tríceps; B, bíceps; R, respiração. (Adaptada de Socolovsky M *et al.*)[2]

contração do bíceps) e com EMT (respostas no bíceps só são observadas com estimulações próximas à linha média craniana).[39] Porém, com o passar do tempo, o paciente começa a obter a flexão do cotovelo de forma cada vez mais independente da inspiração e, em alguns anos, a contração do bíceps se torna completamente independente da respiração. Os estudos em humanos mostram que nessa fase final ocorre uma mudança na região do córtex responsável pela ativação do bíceps, com um deslocamento da área de ativação deste músculo da região da linha média para uma localização mais lateral (Fig. 4-5). A área de representação do bíceps também já foi mapeada em sujeitos normais com uso de fRNM, estando localizada lateralmente à linha média. O estudo de Sokki *et al.* comparou a localização da área responsável pela ativação do bíceps nas fases tardias após a transferência IC-MC com a localização do bíceps em controles normais e observou tratar-se da mesma localização. Assim, conclui-se que uma boa reinervação da flexão do cotovelo após a transferência IC-MC resulta da ativação do córtex relativo aos músculos intercostais pelo córtex representativo do bíceps.[40] O mesmo tipo de progressão quanto à independência do movimento também é observado em relação à transferência do nervo frênico ao nervo musculocutâneo. O centro do córtex motor relacionado com o controle voluntário da respiração regula todos os músculos que devem ser ativados tanto na inspiração quanto na expiração, podendo ter papel decisivo em situações em que o nervo frênico e os nervos intercostais são empregados simultaneamente para reanimar funções antagônicas, como veremos adiante.

2. **Raiz C7 contralateral:** o sétimo nervo espinhal do lado sadio tem sido usado como fonte de axônios para a reinervação de membros paralisados em casos de lesões do plexo braquial. Os resultados dessa transferência têm sido revistos, sendo que a maior crítica a essa técnica diz respeito ao fato de que os movimentos do membro reinervado não podem ser obtidos sem uma cocontração do membro sadio. Ou seja, a falta de independência do membro reinervado está muito provavelmente relacionada com as limitações relativas à plasticidade central para regulação da conexão artificialmente criada entre os hemisférios direito e esquerdo. Estudos de fRNM em pacientes submetidos a essa técnica cirúrgica sugerem que, nas fases iniciais da reinervação motora, apenas o córtex relacionado originalmente com a raiz transferida, ou seja, aquele localizado no lado ipsilateral ao membro lesado, controla a ação muscular desejada no membro receptor. Assim, a ativação desse córtex promoverá ativação muscular tanto no lado contralateral (sadio) como no ipsilateral (reinervado).[41] Isso explica por que os pacientes necessitam realizar movimentos com o lado doador (p. ex., aduzir o ombro) a fim de conseguir ações nos músculos reinervados. Após variável período de tempo, começa-se a observar ativações corticais bilaterais, ou seja, o córtex contralateral também assume o controle das ações do membro lesado. Essa ativação bilateral envolve as áreas motoras primárias e o córtex pré-motor. A maioria dos estudos demonstra que essa ativação cortical bilateral persiste por toda a vida, justificando o porquê

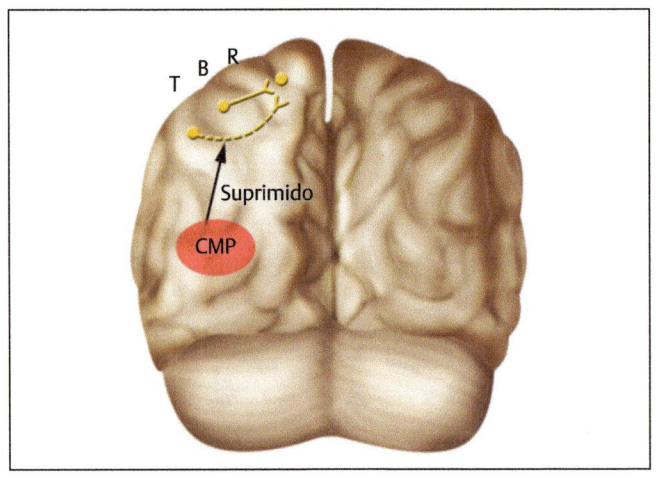

Fig. 4-5 Esquema demonstrativo da teoria de neuroplasticidade relativa à transferência de nervos agonistas a fim de reabilitar funções antagonistas tomando como exemplo a transferência do nervo frênico para a reinervação do bíceps e dos nervos intercostais para o tríceps. (**a**) No estado normal de inervação, a área de representação cortical dos miótomos relativos aos músculos intercostais e do diafragma localizam-se na região do giro pré-central, próximo da linha média, em um centro comum que regula os músculos relacionados com a inspiração e expiração voluntárias. Essa se conecta aos motoneurônios alfa localizados ao nível do corno anterior da medula do terceiro segmento medular (C3), cujos prolongamentos periféricos originam o nervo frênico; e também aos motoneurônios do terceiro ao sexto nível medular torácico (T3-T6), que correspondem aos nervos intercostais. O mesmo ocorre com a área de representação dos miótomos relativos ao bíceps e tríceps, que se conectam aos seus respectivos neurônios motores, que se localizam ao nível do quinto (C5) e sétimo (C7) segmentos medulares, respectivamente. Esses motoneurônios correspondem aos corpos dos neurônios que formam os nervos musculocutâneo (bíceps) e radial (tríceps). No caso de transferência do nervo frênico ao nervo musculocutâneo e de nervos intercostais a um ramo do nervo radial que inerva o músculo tríceps, os dois músculos passarão ao controle da área cortical responsável pela regulação da respiração consciente e suas ativações dependerão, inicialmente, da cocontração dos músculos responsáveis por uma inspiração forçada. A fim de obter o controle independente de seus músculos, as áreas de representação do bíceps e tríceps acabam tentando conectar-se com a área cortical relativa ao diafragma e intercostais. Porém, por tratar-se de funções antagônicas, o cérebro é forçado a decidir entre reforçar uma dessas conexões e suprimir a outra. Essa decisão é tomada pelo sistema de Programação Motora Central (CMP), na região do tálamo. No caso de humanos, a flexão é um tipo de atividade muscular mais frequentemente utilizada na prática diária, enquanto a extensão pode ser obtida, em muitas circunstâncias, de modo passivo, com o relaxamento do bíceps. Assim, o cérebro opta por reforçar a conexão da área cortical referente ao bíceps com a do diafragma e, ao mesmo tempo, suprimir a conexão da área do tríceps com a relativa aos músculos intercostais. T, tríceps; B, bíceps; R, respiração.

de muitos desses pacientes nunca conseguirem realizar movimentos independentes com o membro reinervado. Porém, em um estudo com seguimento em longo prazo (mais de 5 anos), mas com número restrito de casos, Hua *et al.* demonstraram que apesar da ativação cortical persistir sendo bilateral, com o tempo o hemisfério contralateral passa a tornar-se mais ativo do que o ipsilateral e, segundo os autores, esses pacientes acabariam atingindo um grau de controle motor independente adequado.[42] O controle final da musculatura reinervada dar-se-ia pelo córtex contralateral e, ao mesmo tempo, pelo ipsilateral, tanto através de fibras descendentes do trato corticospinal que não sofrem decussação na região das pirâmides bulbares (15% dessas fibras) quanto por uma rede de interneurônios associada à realização de tarefas bimanuais, responsável pela conexão dos córtices motores representativos de C7 direito e esquerdo, através do corpo caloso. O mesmo grupo chinês também sugeriu que a plasticidade cortical é diferenciada para o tipo de movimento: avaliando fRNM de pacientes submetidos à transferência de C7 contralateral para o nervo mediano, observaram que a musculatura extrínseca da mão (músculo flexor superficial dos dedos) é controlada por atividade bi-hemisférica, enquanto a musculatura intrínseca da mão, responsável por movimentos mais delicados e complexos (músculo abdutor curto do polegar), persiste controlada apenas pelo córtex motor ipsilateral.[7]

Existem situações nas quais uma área cortical para determinada função é empregada para controlar simultaneamente duas funções consideradas antagônicas, porque os nervos com os quais essa se relaciona foram transferidos para músculos de função oposta. O melhor exemplo dessa situação diz respeito aos casos em que o nervo frênico foi empregado para reanimação do bíceps, enquanto os intercostais o foram para reinervação do tríceps. Nessas circunstâncias, em geral associadas ao trauma do plexo braquial, alguns estudos clínicos como o de Zheng *et al.* e o de Flores demonstraram boa recuperação da flexão do cotovelo e nula para a sua extensão. Em geral o nervo frênico e os intercostais atuam de forma harmônica e sinérgica com relação à regulação da inspiração, sendo controlados pelo centro respiratório voluntário cortical.[43,44] Quando da realização desse tipo de transferências, suas ações tornam-se antagônicas, teoricamente "confundindo" o cérebro, mais especificamente, o centro de *Controle da Programação Motora*. Esse último se encontra, possivelmente, no nível do tálamo, córtex sensitivo secundário e córtex de associação sensorial, sendo responsável por gerenciar os padrões de ações motoras. Assim, tendo que optar por ativar uma função ou outra – pois a mesma via descendente só poderá executar uma única função – o cérebro escolherá aquela que é mais útil à sobrevivência do organismo. Em humanos, a flexão do cotovelo é um movimento mais frequente que a extensão, sendo especialmente utilizada para trazer o alimento até a boca, enquanto a extensão do braço pode ser obtida com ações passivas gerenciadas pela gravidade. Assim, os mecanismos regulatórios da plasticidade cerebral privilegiariam a flexão em detrimento da extensão. Ou seja, a conexão entre a área de representação cortical do tríceps e do bíceps com a área de representação do diafragma e músculos intercostais estaria ativa, seguindo os moldes de plasticidade acima descritos, porém o centro de *Controle da Programação Motora* atuaria para inibir a conexão com a área do tríceps e facilitaria a conexão com a do bíceps. Isso justificaria os resultados apresentados nos pacientes em que esse tipo de situação foi criado por meio de transferências nervosas (Fig. 4-6). Por outro lado, em animais quadrúpedes, nos quais o membro superior é usado para manter a posição em pé através da extensão do cotovelo, possivelmente o mesmo tipo de transferência resultaria em melhor recuperação do tríceps, inibindo o bíceps. Resultados semelhantes foram observados por outros autores: Bertelli e Guizoni estudaram os resultados da transferência de uma raiz cervical para dois nervos de função antagonista, observando que apenas uma das ações-alvo apresentaram recuperação funcional, provavelmente decorrente do mesmo mecanismo de neuroplasticidade já citado.[45]

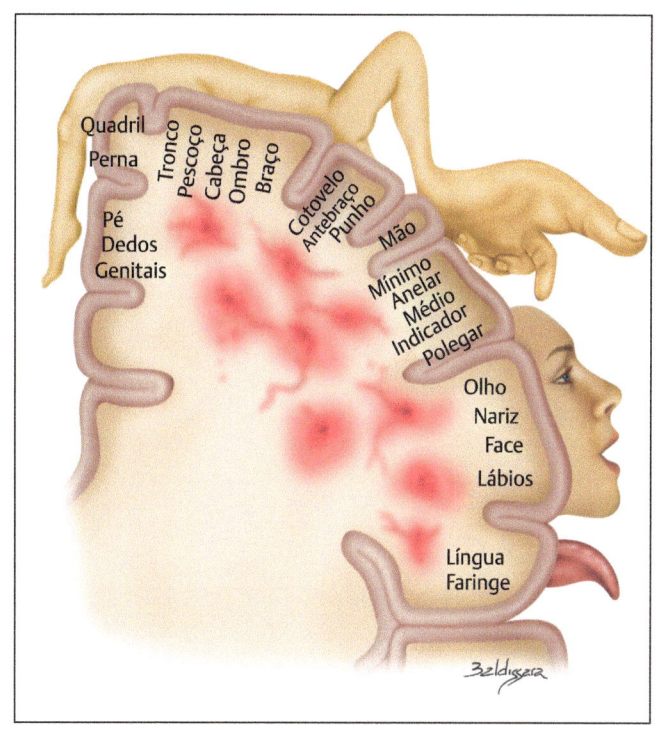

Fig. 4-6 Efeito do traumatismo craniano grave do tecido cerebral nos mecanismos de plasticidade cerebral. Nesses casos, a ocorrência de múltiplas lesões na região da substância branca cortical pode dificultar o remodelamento das conexões entre diferentes áreas do cérebro. Esse fenômeno tem o potencial de interferir diretamente nos resultados de um eventual reparo de nervos periféricos, pois, mesmo com uma apropriada reinervação axonal distal, a disfunção central não permitiria a adequada reorganização do sistema nervoso central a ponto de atender às necessidades dos órgãos periféricos. (Adaptada de Socolovsky M *et al.*)[2]

ESTRATÉGIAS BASEADAS NA PLASTICIDADE CORTICAL PARA APRIMORAR OS RESULTADOS CIRÚRGICOS DAS LESÕES DE NERVOS PERIFÉRICOS

Toda técnica de reabilitação funcional neurológica periférica, seja através da reconstrução do nervo, da transferência de nervos ou mesmo por meio de transferências tendinosas, implica reaprendizado motor e sensitivo. Quanto melhor for este aprendizado, melhores serão os resultados da cirurgia e, portanto, estratégias para facilitar e aprimorar esse aprendizado devem ser adotadas nesse sentido. O que chamamos de aprendizado nada mais é do que o remodelamento central em resposta às modificações do meio, seja interno ou externo. Assim, à medida que se possa incrementar, modificar, acelerar ou mesmo bloquear os processos de plasticidade cerebral, estaremos interferindo diretamente nos resultados da cirurgia de nervos periféricos.

Estudos de fRNM em paciente nos quais o hálux foi transplantado para o lugar do polegar amputado mostram uma expansão das áreas do córtex sensitivo primário durante a fase inicial do aprendizado motor do novo dedo. À medida que o paciente fica mais experiente com a utilização do novo dedo, essas áreas se retraem e a inibição sináptica se torna mais forte. Isso significa que a reabilitação sensitiva é parte fundamental da reabilitação motora e que nas lesões de nervos mistos a recuperação sensitiva apresenta um papel muito mais relevante do que normalmente é suposto. Nesse sentido, a recuperação de sensibilidade protetora não é o único objetivo da reconstrução sensitiva desses nervos, mas também propiciar ao cérebro os meios de obter informações provenientes da periferia que lhe permitam incrementar o aprendizado motor do mesmo nervo.[46]

Assim, técnicas de aprendizado sensitivo devem ser otimizadas a fim de remodelar e normalizar as distorções dos mapas de representação somatotópica cerebrais, sejam corticais ou subcorticais (tálamo, tronco cerebral etc.), provocadas em decorrência do mau alinhamento axonal periférico. Por exemplo, uma estratégia proposta com esse fim é o uso das chamadas "luvas sensoriais". Esse sistema permite que o impulso tátil seja substituído pelo impulso sonoro, ou seja, ao tocar um objeto o paciente escuta um som. Dessa forma o cérebro permanece recebendo estímulos percebidos no córtex sensitivo deaferentado por meio de áreas de integração sensorial, correlacionando o impulso auditivo com o tátil. Essa estratégia tem por fim manter a organização da representação somatotópica do córtex sensitivo primário a mais próxima possível do normal e está diretamente relacionada com melhores resultados do reparo nervoso quando comparada a controles.[47] Outra técnica de reabilitação sensorial associativa corresponde ao *biofeedback*, em que o paciente toca o objeto e reconhece padrões que lhe são familiares enquanto mantém contato visual direto com o mesmo.

A reorganização defeituosa dos mapas de representação corporal ao nível central encontra-se na base do aparecimento das plasticidades mal-adaptadas, como a dor neuropática e o membro fantasma. Por exemplo, estudos conduzidos com amputados demonstraram que quando a área de representação cortical do lábio ocupa a região deaferentada referente ao membro que sofreu amputação, o fenômeno de membro fantasma é observado com maior frequência.[48] Assim, um dos principais objetivos da reabilitação de lesões nervosas periféricas que provocam extensas áreas de deaferentação central é evitar a invasão destas por zonas de representação sensório-motora dos nervos adjacentes. Isso pode ser obtido com o bloqueio anestésico ou a diminuição da percepção pelos nervos próximos àquele que sofreu a lesão. Uma das estratégias que podem ser adotadas nesse sentido é o uso de agentes anestésicos de superfície (tais como EMLA) sobre as áreas de pele que retêm sensibilidade. Em um estudo feito em 14 pacientes com lesões do nervo mediano ao nível do punho, a anestesia da face ulnar da mão provocou uma "deaferentação transitória" no córtex de representação do nervo ulnar, propiciando melhores resultados em termos de reinervação sensitiva no território do nervo mediano que foi reparado cirurgicamente, além de melhor recuperação da oponência do polegar.[49] Outras estratégias visando a manutenção da organização original do córtex sensitivo-motor são: aplicação e reconhecimento de estímulos pareados concomitantes; métodos de estimulação vibratória muscular semicontínua; e realização passiva de movimentos musculares repetitivos mediante visualização direta (*biofeedback*).[33] A repetição e a prática do movimento a ser recuperado é considerada parte importante da estratégia de evitar a invasão do córtex adjacente. O paciente deve ser reforçado continuamente a persistir na prática de repetição do movimento que deseja recuperar, sendo que a reabilitação fisioterapêutica deve durar por no mínimo 2 anos.[30]

Outras estratégias mais ou menos invasivas também podem ser adotadas, muitas delas já com comprovação de sua atuação direta no desenvolvimento de neuroplasticidade adaptada, como:

A) Estimulação magnética transcraniana de áreas do córtex motor deaferentado.
B) Estimulação elétrica continuada do nervo lesado.
C) Estimulação associativa pareada, ou seja, associar a estimulação elétrica periférica com a estimulação magnética do córtex sensitivo-motor.[11]

Apesar de no presente momento ainda não se encontrarem disponíveis, futuramente outras estratégias poderão ter seu emprego experimentado a fim de otimizar a plasticidade neuronal em favor da recuperação funcional, como: modulação química de sinalização neuronal inibitória, administração de fatores neurotróficos que acelerem o brotamento axonal colateral, amplificação da sinalização por serotonina, mobilização de populações de células-tronco endógenas ou, ainda, terapias baseadas em administração de células-tronco cultivadas em laboratório.

Assim como a neuroplasticidade pode e deve ser estimulada para fins de incrementar a recuperação neurológica, é sabido que algumas estratégias de tratamento permitem reverter algumas das adaptações cerebrais que são consideradas inadequadas. Por exemplo, um estudo com RNM-CTA demonstrou que pacientes com dor crônica decorrente de processos degenerativos do quadril apresentavam diminuição da espessura da substância cinzenta da região do giro do cíngulo, córtex pré-frontal e ínsula; e que a resolução da dor reverteu essas alterações, em média 6 meses após o tratamento.[35] Além disso, Lotze *et al.* demonstraram que os pacientes amputados que utilizaram um tipo de prótese mioelétrica que fornecia um *feedback* de informações visuais, sensoriais e motoras apresentaram menor grau de reorganização cortical (invasão por córtex relacionado com o lábio) e, consequentemente, menor incidência de dor neuropática, alodinia e fenômeno de membro fantasma do que aqueles que utilizaram próteses de função unicamente cosmética.[48] Isso demonstra que é possível a prevenção da ocorrência deste tipo de plasticidade mal-adaptada com métodos que interfiram diretamente nos seus mecanismos fisiopatológicos.

LIMITAÇÕES DOS MECANISMOS DE PLASTICIDADE CEREBRAL

Como já vimos anteriormente, nem toda reorganização neuronal a nível central é bem-adaptada. Apesar de o objetivo ser otimizar a função perdida, podem ocorrer respostas nem sempre benéficas frente à deaferentação, e bons exemplos podem ser encontrados nos casos de anodinia, hiperalgesia e membro fantasma. Outro exemplo de plasticidade mal-adaptada é observado em pacientes com compressões do nervo mediano de longa duração, nos quais ocorre um "borramento" da delimitação entre as áreas de representação de cada dedo ao nível do córtex sensitivo primário, o que pode responder pela dificuldade que esses pacientes apresentam quanto às percepções mais delicadas com a ponta dos dedos.[50]

Limites para a plasticidade central bem-adaptada também devem existir. É possível que a presença de lesões estruturais do tecido cerebral possa impactar diretamente na recuperação de lesões nervosas periféricas. Um exemplo a ser citado são os casos de traumas graves que envolvem tanto as extremidades quanto provocam lesões cerebrais extensas, como a lesão axonal difusa. Nesses pacientes, a presença de lesões difusas das vias de substância branca subcorticais pode limitar a capacidade de reorganização cerebral frente à deaferentação provocada pelo trauma periférico. Assim, deveríamos esperar piores resultados cirúrgicos quando da eventual necessidade de reparo de nervos. Além disso, teoricamente, nesses casos, dever-se-ia evitar o emprego de técnicas de transferências de nervos, uma vez que a capacidade de conexão entre diferentes estruturas cerebrais estaria comprometida.

É também bem demonstrado na literatura que os resultados cirúrgicos de reconstruções funcionais periféricas em idosos são piores do que em jovens.[51] Ainda não foi comprovado, mas é bastante provável que os mecanismos de plasticidade do sistema nervoso central perdem a sua eficiência com o avançar da idade, o que acabaria por comprometer os resultados de uma eventual cirurgia periférica. Fatores que poderiam interferir nessa menor capacidade de adaptação seriam vasculares (como lesões isquêmicas silenciosas, que interromperiam algumas vias usadas para conexão intercortical ou corticossubcorticais), degenerativos e até mesmo bioquímicos (acúmulo de moléculas intracelulares com potencial para reduzir a capacidade de criação de brotamentos axonais ou formação de novas sinapses).

Por fim, cabe recordar que, diferentemente daquelas planejadas para o membro superior, os resultados das técnicas de transferência de nervos, quando aplicadas aos membros inferiores, não se mostram tão satisfatórios. É importante lembrar que na maioria das vezes as atividades do membro superior relacionam-se com ações motoras ditas voluntárias – ou seja, controladas a partir de mecanismos corticais bem específicos, de ação consciente – enquanto as ações executadas pelo membro inferior em geral estão relacionadas com as atividades de marcha ou manutenção de postura, ou seja, ações ditas automáticas e inconscientes. Uma vez que as transferências de nervos para recuperação motora dependem de uma adequada reorganização cortical a fim de elaborar o aprendizado dessas novas habilidades motoras, aparentemente é mais difícil para o cérebro lidar com rearranjos centrais para funções automáticas do que para aquelas relacionadas com a ação voluntária.[52]

CONCLUSÃO

As vantagens e os limites do remodelamento cortical devem ser considerados como fatores importantes que determinam o prognóstico cirúrgico, quando do planejamento da abordagem às lesões traumáticas dos nervos periféricos. Dessa forma, cirurgiões que se propõem a introduzir novas técnicas de reparo devem ter em mente seus mecanismos e princípios, a fim de otimizar os resultados da cirurgia. Além disso, estratégias que explorem ao limite a capacidade de reorganização cerebral poderão, em um futuro breve, melhorar os resultados das cirurgias que envolvem lesões neurológicas graves das extremidades. Com relação às transferências de nervos, lembramos que os melhores resultados podem ser obtidos com técnicas nas quais as áreas de representação dos nervos doadores e receptores possuam conexões preexistentes à lesão. E, finalmente, os programas de reabilitação pós-cirúrgicos devem ser guiados pelos conceitos mais modernos de neuroplasticidade, que, assim como o cérebro faz, devem sempre objetivar o aperfeiçoamento da recuperação neurológica de nossos pacientes.

REFERÊNCIAS BIBLIOGRÁFICAS

1. Lundborg G. Nerve injury and repair. 2nd ed. Edinburgh: Churchill Livingstone; 2004.
2. Socolovsky M, Malessy M, Lopez D, et al. Current concepts in plasticity and nerve transfers: relationship between surgical techniques and outcomes. Neurosurgical Focus 2017;42:E13.
3. Pondaag W, Malessy MJA. The evidence for nerve repair in obstetric brachial plexus palsy revisited. BioMed Research International 2014;2014:1-11.
4. Jensen TS, Baron R. Translation of symptoms and signs into mechanisms in neuropathic pain. Pain 2003;102:1-8.
5. Wall PD, Egger MD. Formation of new connexions in adult rat brains after partial deafferentation. Nature 1971;232:542-5.
6. Xu J, Wall JT. Rapid changes in brainstem maps of adult primates after peripheral injury. Brain Research 1997;774:211-5.
7. Li T, Hua X-Y, Zheng M-X, et al. Different cerebral plasticity of intrinsic and extrinsic hand muscles after peripheral neurotization in a patient with brachial plexus injury: A TMS and fMRI study. Neuroscience Letters 2015;604:140-4.
8. Mackinnon SE, Colbert SH. Nerve transfers in the hand and upper extremity surgery. Techniques in Hand & Upper Extremity Surgery 2008;12:20-33.
9. Davis KD, Kiss ZHT, Luo L, et al. Phantom sensations generated by thalamic microstimulation. Nature 1998;391:385-7.
10. Davis KD, Taylor KS, Anastakis DJ. Nerve injury triggers changes in the brain. Neuroscientist 2011;17:407-22.
11. Rosenkranz K, Rothwell JC. Differences between the effects of three plasticity inducing protocols on the organization of the human motor cortex. Eur J Neurosci 2006;23:822-9.
12. Millar J, Basbaum AI, Wall PD. Restructuring of the somatotopic map and appearance of abnormal neuronal activity in the gracile nucleus after partial deafferentation. Experimental Neurology 1976;50:658-72.
13. Franck JI. Functional reorganization of cat somatic sensory-motor cortex (SmI) after selective dorsal root rhizotomies. Brain Research 1980;186:458-62.
14. Merzenich MM, Nelson RJ, Stryker MP, et al. Somatosensory cortical map changes following digit amputation in adult monkeys. J Comp Neurol 1984;224:591-605.
15. Merzenich MM, Kaas JH, Wall JT, et al. Progression of change following median nerve section in the cortical representation

of the hand in areas 3b and 1 in adult owl and squirrel monkeys. Neuroscience 1983;10:639-65.
16. Garraghty PE, Lachica EA, Kaas JH. Injury-induced reorganization of somatosensory cortex is accompanied by reductions in GABA Staining. Somatosensory & Motor Research 1991;8:347-54.
17. Pons T, Garraghty P, Ommaya A, et al. Massive cortical reorganization after sensory deafferentation in adult macaques. Science 1991;252:1857-60.
18. Garraghty PE, Kaas JH. Large-scale functional reorganization in adult monkey cortex after peripheral nerve injury. Proceedings of the National Academy of Sciences 1991;88:6976-80.
19. Dancause N. Extensive cortical rewiring after brain injury. Journal of Neuroscience 2005;25:10167-79.
20. Recanzone GH, Jenkins WM, Hradek GT, Merzenich MM. Progressive improvement in discriminative abilities in adult owl monkeys performing a tactile frequency discrimination task. J Neurophysiol 1992;67:1015-30.
21. Wu CW-H, Kaas JH. Reorganization in primary motor cortex of primates with long-standing therapeutic amputations. J Neurosci 1999;19:7679-97.
22. Horsfield MA, Jones DK. Applications of diffusion-weighted and diffusion tensor MRI to white matter diseases: A review. NMR in Biomedicine 2002;15:570-7.
23. Taber KH, Pierpaoli C, Rose SE, et al. The future for diffusion tensor imaging in neuropsychiatry. J Neuropsychiat Clin Neurosci 2002;14:1-5.
24. Taylor KS, Anastakis DJ, Davis KD. Cutting your nerve changes your brain. Brain 2009;132:3122-33.
25. DeYoe EA, Bandettini P, Neitz J, Miller D, Winans P. Functional magnetic resonance imaging (fMRI) of the human brain. J Neurosci Methods 1994;54:171-87.
26. Brasil-Neto JP, Cohen LG, Panizza M, et al. Optimal focal transcranial magnetic activation of the human motor cortex: Effects of coil orientation, shape of the induced current pulse, and stimulus intensity. J Clin Neurophysiol 1992;9:132-6.
27. Lu Y-C, Liu H-Q, Hua X-Y, et al. Supplementary motor area deactivation impacts the recovery of hand function from severe peripheral nerve injury. Neural Regeneration Research 2016;11:670.
28. Cheng H, Shoung HM, Wu ZA, Chen KC, Lee LS. Functional connectivity of the transected brachial plexus after intercostal neurotization in monkeys. J Comp Neurol 1997;380:155-63.
29. Mohanty CB, Bhat D, Indira Devi B. Role of central plasticity in the outcome of peripheral nerve regeneration. Neurosurgery 2015;77:418-23.
30. Anastakis DJ, Malessy MJA, Chen R, Davis KD, Mikulis D. Cortical plasticity following nerve transfer in the upper extremity. Hand Clinics 2008;24:425-44.
31. Manduch M, Bezuhly M, Anastakis DJ, Crawley AP, Mikulis DJ. Serial fMRI of adaptive changes in primary sensorimotor cortex following thumb reconstruction. Neurology 2002;59:1278-81.
32. Giraux P, Sirigu A, Schneider F, Dubernard J-M. Cortical reorganization in motor cortex after graft of both hands. Nature Neuroscience 2001;4:691-2.
33. Rosén B, Lundborg G. Training with a mirror in rehabilitation of the hand. Scand J Plast Reconstr Surg Hand Surg 2005;39:104-8.
34. Taylor KS, Anastakis DJ, Davis KD. Chronic pain and sensorimotor deficits following peripheral nerve injury. Pain 2010;151:582-91.
35. Rodriguez-Raecke R, Niemeier A, Ihle K, Ruether W, May A. Brain gray matter decrease in chronic pain is the consequence and not the cause of pain. J Neurosci 2009;29:13746-50.
36. Malessy MJAA, Bakker D, Dekker AJ, van Dijk JG, Thomeer RTWMWM. Functional magnetic resonance imaging and control over the biceps muscle after intercostal–musculocutaneous nerve transfer. J Neurosurg 2003;98:261-8.
37. Socolovsky M, Malessy M, Lopez D, Guedes F, Flores L. Current concepts in plasticity and nerve transfers: Relationship between surgical techniques and outcomes. Neurosurgical Focus 2017;42:E13.
38. Flores LP. Outcomes of transferring a healthy motor fascicle from the radial nerve to a branch for the triceps to recover elbow extension in partial brachial plexus palsy. Neurosurgery 2017;80:448-53.
39. Malessy MJA, van der Kamp W, Thomeer RTWM, van Dijk JG. Cortical excitability of the biceps muscle after intercostal-to-musculocutaneous nerve transfer. Neurosurgery 1998;42:787-3.
40. Sokki AM, Bhat DI, Devi BI. Cortical reorganization following neurotization. Neurosurgery 2012;70:1305-11.
41. Beaulieu J-Y, Blustajn J, Teboul F, et al. Cerebral plasticity in crossed C7 grafts of the brachial plexus: An fMRI study. Microsurgery 2006;26:303-10.
42. Hua X-Y, Liu B, Qiu Y-Q, et al. Long-term ongoing cortical remodeling after contralateral C-7 nerve transfer. J Neurosurg 2013;118:725-9.
43. Zheng M-X, Xu W-D, Qiu Y-Q, Xu J-G, Gu Y-D. Phrenic nerve transfer for elbow flexion and intercostal nerve transfer for elbow extension. J Hand Surg Am 2010; 35:1304-9.
44. Flores L. Objective predictors of functional recovery associated with intercostal nerves transfer for triceps reinnervation in global brachial plexus palsy. Arquivos Brasileiros de Neurocirurgia 2016;35:271-8.
45. Bertelli JA, Ghizoni MF. Results of grafting the anterior and posterior divisions of the upper trunk in complete palsies of the brachial plexus. J Hand Surg 2008;33:1529-40.
46. Anastakis DJ, Chen R, Davis KD, Mikulis D. Cortical plasticity following upper extremity injury and reconstruction. Clin Plast Surg 2005;32:617-34.
47. Rosén B, Lundborg G. Early use of artificial sensibility to improve sensory recovery after repair of the median and ulnar nerve. Scand J Plast Reconstruct Surg Hand Surg 2003;37:54-7.
48. Lotze M. Phantom movements and pain: An fMRI study in upper limb amputees. Brain 2001;124:2268-77.
49. Rosén B., Björkman A, Lundborg G. Improved sensory relearning after nerve repair induced by selective temporary anaesthesia: A new concept in hand rehabilitation. J Hand Surg 2006;31:126-32.
50. Napadow V, Kettner N, Ryan A, Kwong KK, Audette J, Hui KKS. Somatosensory cortical plasticity in carpal tunnel syndrome: A cross-sectional fMRI evaluation. NeuroImage 2006;31:520-30.
51. Socolovsky M, di Masi G, Bonilla G, Lovaglio AC, López D. Age as a predictor of long-term results in patients with brachial plexus palsies undergoing surgical repair. Operative Neurosurgery 2018;15:15-24.
52. Flores LP. Nerve transfer for the lower limb. In: Tubbs RS, Rizk E, Shoja MM, Loukas M, Spinner RJ, Barbaro N (eds). Nerve and Nerve Injuries. San Diego: Elsevier; 2015. p 331-8.

LESÕES TRAUMÁTICAS DE NERVOS: MECANISMOS E GRAUS

Marcio de Mendonça Cardoso

INTRODUÇÃO

As lesões traumáticas de nervo periférico ocorrem em 3 a 10% dos pacientes vítimas de politraumatismo e podem ser muito debilitantes, levando a sequelas irreversíveis nos casos mais severos.[1] Existem vários mecanismos causais associados às lesões de nervo, e seu conhecimento, assim como a definição do grau de lesão, são indispensáveis para a definição do tratamento adequado.

GRAU DE LESÃO

A primeira classificação das lesões traumáticas de nervo periférico a adquirir importância foi descrita por Seddon em 1943.[2] Pela primeira vez, uma classificação estabeleceu o prognóstico de acordo o grau de lesão e, consequentemente, ajudou a definir o tratamento mais adequado. Essa classificação estabelece três graus para as lesões de nervo:

1. *Neuropraxia*: é considerada a lesão menos severa, sendo caracterizada por um bloqueio temporário da condução nervosa, sem haver lesão axonal, mas com uma desmielinização segmentar.[3] As fibras grossas são mais afetadas do que as fibras finas, o que justifica maior acometimento da propriocepção nos segmentos afetados. O prognóstico é muito bom, sendo a recuperação espontânea e completa.
2. *Axonotmese*: caracteriza-se pelo acometimento dos axônios, levando à degeneração walleriana, mas com a preservação do endoneuro, perineuro e epineuro. Ainda pode ocorrer recuperação espontânea, a depender do número e da capacidade de regeneração desses axônios.
3. *Neurotmese*: é a lesão mais grave e nela ocorre o acometimento de todas as camadas do nervo. Em algumas situações, a inspeção da superfície externa demonstra um nervo em continuidade, apesar de sua estrutura interna apresentar uma lesão completa.

Posteriormente, Sunderland[4] analisou a classificação de Seldom e propôs uma nova classificação também baseada na localização da lesão e acometimento do tecido conjuntivo do nervo (Fig. 5-1):

1. *Grau I*: equivale à neuropraxia. Apresenta o melhor prognóstico, e os pacientes apresentam recuperação espontânea em um período que pode ser de até 4 meses.
2. *Grau II*: ocorre lesão axonal, mas com preservação do endoneuro. Apresenta bom prognóstico, considerando que o tecido conjuntivo está preservado e ajuda a guiar os axônios em regeneração.
3. *Grau III*: além da lesão axonal com degeneração walleriana, ocorre lesão do endoneuro. A fibrose associada pode prejudicar a regeneração e o direcionamento correto dos axônios. O prognóstico é mais reservado e o tratamento cirúrgico pode ser considerado, se não houver recuperação.
4. *Grau IV*: ocorre lesão axonal e do tecido conjuntivo adjacente até o perineuro. Ocorre uma completa desorganização da estrutura interna do nervo, com extensa fibrose e chance de recuperação espontânea praticamente nula.
5. *Grau V*: ocorre uma transecção do nervo e, muitas vezes, os cotos são bem visíveis. Em algumas situações, o desenvolvimento de fibrose leva a uma falsa impressão de manutenção da continuidade do nervo. O tratamento é cirúrgico.

Cabe destacar que alguns autores consideram, ainda, a presença de um grau VI de lesão em que ocorre uma combinação entre os diferentes graus de lesão em um mesmo nervo.[5]

Existem diferentes mecanismos de lesão traumática dos nervos e um mesmo mecanismo pode levar a variados graus de lesão.

MECANISMOS DE LESÃO

Tração

Constitui um dos mecanismos mais frequentes de lesão, estando associada, principalmente, às lesões de plexo braquial após queda de moto e às paralisias braquiais obstétricas.[6-9] As lesões podem ocorrer por: estiramento, ruptura ou avulsão. Nas lesões de plexo braquial, a posição do ombro, além da direção e força do impacto determinam o local e o tipo de lesão.[8] Alguns nervos periféricos estão mais propensos à lesão por tração como o nervo ciático nos casos de fratura-luxação do quadril[10] ou o nervo radial em fraturas do úmero.[11] Um alongamento do nervo superior a 12% pode levar à lesão, sendo influenciado pela duração da tração e velocidade que leva para ocorrer. O prognóstico piora quando há lesão vascular associada e isquemia.[12] O dano ao nervo pode estender-se por vários centímetros dependendo do trauma e um mesmo nervo pode apresentar diferentes graus de lesão. Muitas vezes, a continuidade do nervo é preservada apesar de a estrutura interna (axônios, endoneuro e perineuro) apresentar lesão grave e haver fibrose associada, impedindo assim a recuperação.

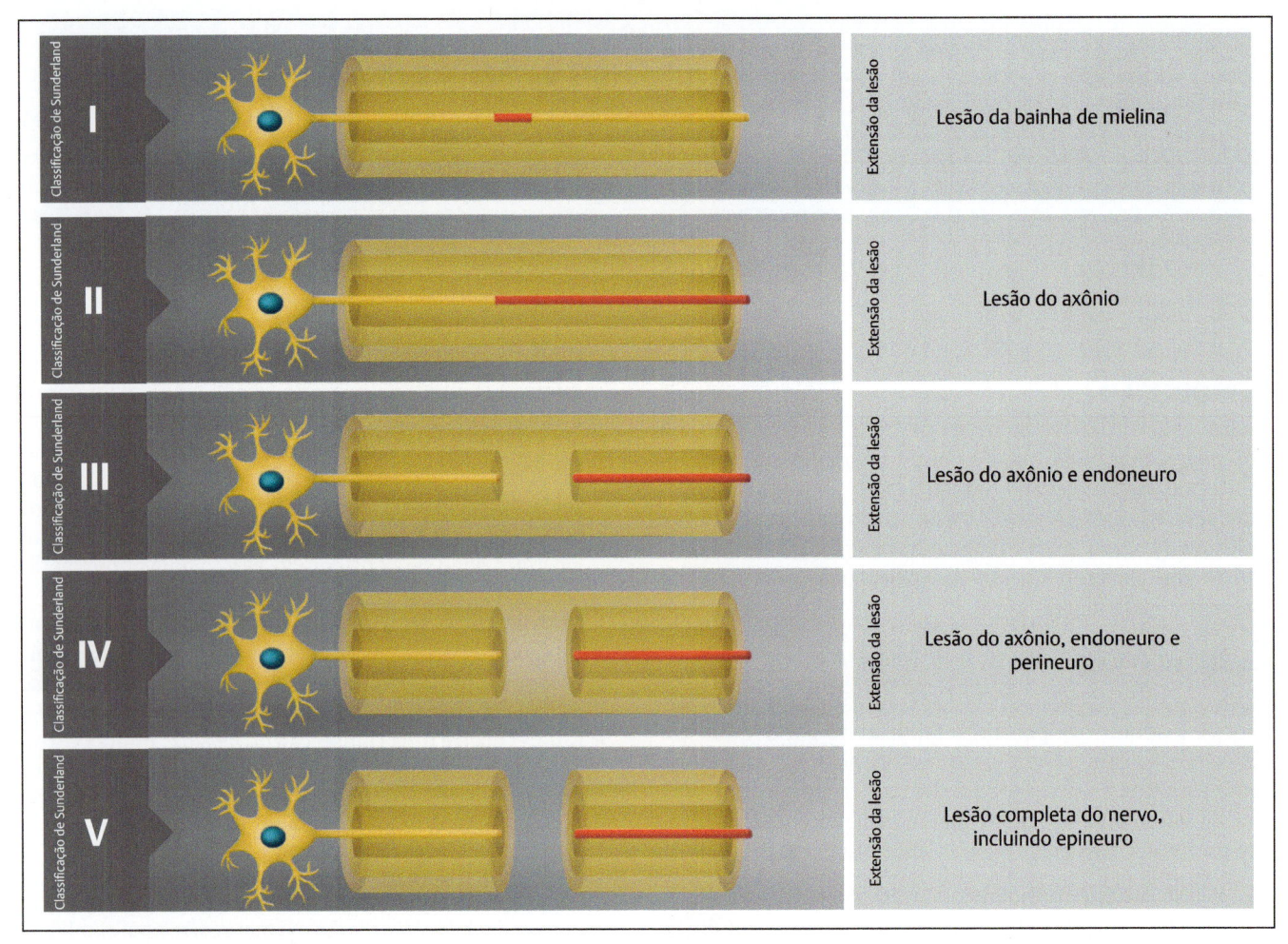

Fig. 5-1 Classificação de Sunderland.

Nesses casos, adota-se uma conduta expectante inicial e caso não haja melhora nos primeiros 3 meses, se indica cirurgia para exploração do nervo periférico e a realização de estudo eletrofisiológico intraoperatório. Na cirurgia, a área da lesão apresenta-se endurecida, constituindo um neuroma (Fig. 5-2). Caso não haja presença de potencial de ação do nervo através da lesão, o neuroma é ressecado e se procede à reconstrução do nervo, com ou sem enxerto.[13]

Nas lesões do plexo braquial, com avulsão, as radículas estão separadas da medula, o que impede a recuperação espontânea e a reconstrução primária.

Laceração

Também representa importante mecanismo de lesão pela sua elevada frequência. Pode ser provocada por objetos cortantes como faca ou vidro ou estar associada a feridas cortocontusas (Fig. 5-3). As lesões iatrogênicas com transecção de nervo por bisturi também ocorrem com relativa frequência.[14] Geralmente as lesões por laceração são classificadas como grau V de Sunderland. Quando associada a déficit neurológico, o tratamento é cirúrgico; pode ser realizada nos primeiros dias após o trauma em casos de feridas limpas, mas em caso de lesões cortocontusas, em que o nervo apresenta um aspecto mais edemaciado e com hemorragias, deve-se aguardar 3 a 4 semanas antes da reconstrução nervosa para que ocorra

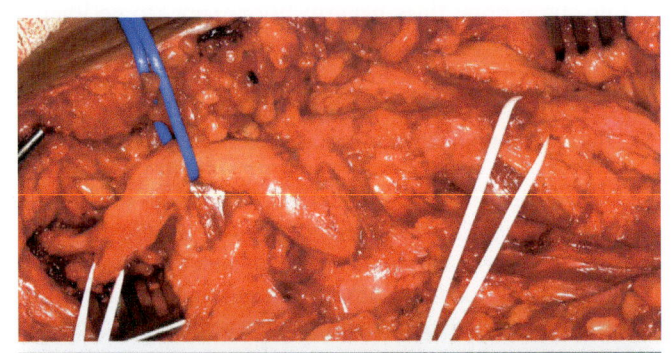

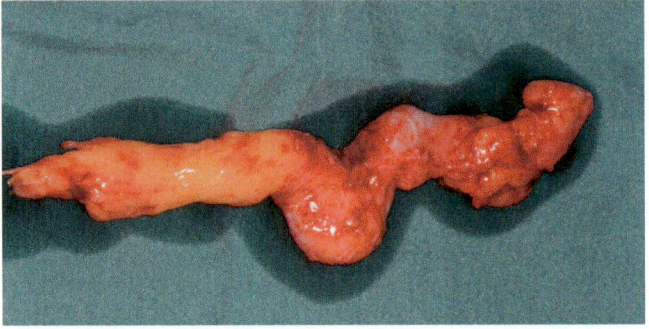

Fig. 5-2 Lesão do nervo fibular comum por estiramento após fratura luxação traumática do joelho.

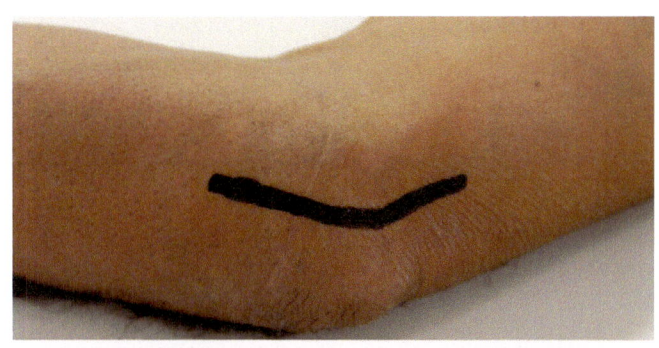

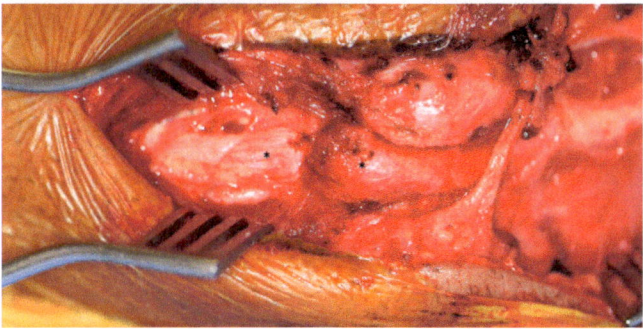

Fig. 5-3 Lesão do nervo ulnar por vidro. *Neuroma nas extremidades do nervo ulnar seccionado.

melhor definição da área de lesão do nervo. No geral, as lesões proximais dos nervos nos membros superiores apresentam pior prognóstico para recuperação da musculatura relacionada com a mão, principalmente o nervo ulnar.[15]

Lesão por Pressão ou Compressão

Pode ocorrer em decorrência de compressão direta sobre o nervo como nos casos de lesão do nervo radial na "paralisia do sábado à noite" ou durante cirurgias em que o paciente fica muito tempo em uma mesma posição e a pressão direta sobre um nervo contra superfícies rígidas (estruturas ósseas, mesa cirúrgica) como na lesão do nervo ulnar no cotovelo, quando o paciente está em decúbito dorsal, ou do nervo femoral ou cutâneo lateral da coxa nas cirurgias em que o paciente fica em decúbito ventral sobre coxins. Nos EUA, esse tipo de lesão de nervo associada ao posicionamento cirúrgico constitui uma das principais causas de processo médico associado à anestesiologia.[16] O uso de manguito de pressão no braço ou perna também pode levar à lesão em vários nervos dependendo do tempo de uso, da pressão do manguito ou da espessura do mesmo. Nas situações anteriormente citadas, dois mecanismos patológicos estão presentes: compressão mecânica direta sobre o nervo e isquemia.[17]

Dentre as lesões por compressão, a síndrome compartimental está associada aos danos mais severos. Ocorrem isquemia e necrose em um longo segmento do nervo, geralmente relacionadas com a fratura com lesão vascular e edema dos músculos (o que leva à compressão sobre os nervos e isquemia). O prognóstico é ruim independente do tratamento e a melhor chance de recuperação está na realização de uma fasciotomia o quanto antes para diminuir a pressão sobre os nervos.[13,18]

Nos casos em que há lesão vascular associada, a presença de hematoma pode exercer um efeito compressivo sobre os nervos ou levar à formação de um pseudoaneurisma tardiamente.[19-21]

Lesão por Eletricidade

Ocorre na maior parte dos casos quando os membros superiores ou inferiores entram em contato com energia elétrica, e parte dos nervos conduzem a eletricidade.[22] Quanto maiores a voltagem e o tempo de contato, mais grave a lesão. A fisiopatologia está relacionada com a necrose de coagulação dos nervos. Pode haver lesão de partes moles adjacentes. O tratamento geralmente é conservador. Nos casos em que não há melhora, pode ser considerada abordagem cirúrgica, mas o prognóstico é ruim porque muitas vezes as lesões são extensas.[13]

Lesão Térmica

Ocorre, geralmente, por contato direto dos membros com o fogo ou metais aquecidos, havendo lesão dos tecidos adjacentes como pele e músculos. O cimento ósseo, quando aquecido e em contato com o nervo ciático durante artroplastia do quadril, também pode levar à lesão do nervo.[23] A intensidade do calor e o tempo de contado influenciam no grau de lesão do nervo. Além disso, o edema associado à lesão dos tecidos adjacentes pode comprimir os nervos, de forma que muitas vezes é necessária a realização de uma fasciotomia. Tardiamente, também pode ocorrer uma fibrose circunjacente ao nervo, levando à compressão e sintomas neurológicos, sendo necessária a descompressão cirúrgica.[24,25]

Lesão por Injeção Intramuscular

Acomete principalmente o nervo ciático e o nervo radial nas regiões glútea e deltóidea, respectivamente. Está associada ao treinamento inadequado dos profissionais que aplicam a medicação, sendo também mais frequente em pessoas muito magras.[26]

A lesão ocorre, principalmente, por ação direta da medicação no nervo e raramente pela agulha. A intensidade da lesão varia, dependendo se a medicação é injetada dentro ou fora do nervo e se apresenta neurotoxidade (como as penicilinas e o diazepam). Pode ocorrer edema agudo e um processo inflamatório no nervo com necrose, com o desenvolvimento de fibrose e isquemia do nervo em fase mais tardia.[27,28]

Lesão por Projétil de Arma de Fogo

As lesões dos nervos periféricos por projétil de arma de fogo dependem, principalmente, da velocidade do projétil, o que determina a quantidade de energia que é transmitida aos tecidos. As lesões por projétil de baixa velocidade, como as causadas por armas civis (revólveres) e as de alta velocidade (causadas por fuzis, por exemplo) afetam os nervos por ondas de choque e por um efeito de cavitação; este último representando a fuga lateral dos tecidos à passagem do projétil.[18] Raramente, a lesão ocorre por impacto direto do projétil nos nervos. Quanto maior a diferença entre a velocidade de entrada e a de saída do projétil, maior o dano tecidual. Da mesma forma, a presença e a quantidade de estilhaços também agrava o quadro.[29] O acometimento de partes moles, incluindo vasos sanguíneos adjacentes aos nervos, também contribui para o prognóstico. Pseudoaneurismas traumáticos podem-se desenvolver e levar à piora neurológica tardia.[30]

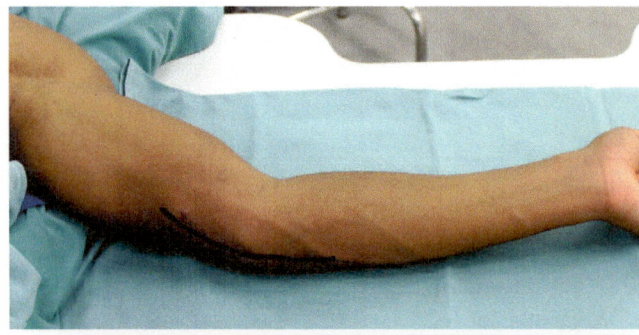

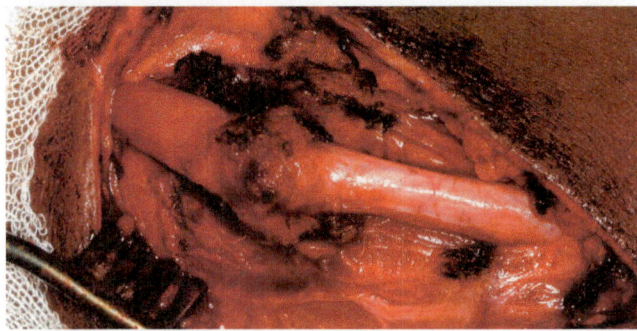

Fig. 5-4 Lesão do nervo ulnar por projétil de arma de fogo, sendo possível identificar o neuroma da figura inferior.

Nos membros superiores, algumas séries colocam o nervo radial como o mais frequentemente lesionado, enquanto nos membros inferiores o nervo ciático e sua porção fibular são os mais afetados.[31] Na maioria dos casos há uma continuidade do nervo, apesar da piora funcional, o que indica a importância do estudo eletrofisiológico intraoperatório para definição de conduta (Fig. 5-4).

REFERÊNCIAS BIBLIOGRÁFICAS

1. Martins RS, Bastos D, Siqueira MG, Heise CO, Teixeira MJ. Traumatic injuries of peripheral nerves: A review with emphasis on surgical indication. Arquivos de Neuropsiquiatria 2014;71:811-4.
2. Seddon HJ. Three types of nerve injury. Brain 1943; 66:237-88.
3. Mackinnon SE. Nerve surgery. 2nd ed. New York: Thieme; 2015.
4. Sunderland S. A classification of peripheral nerve injuries producing loss of function. Brain 1951;74:491-516.
5. Farber SJ, Saheb-Al-Zamani M, Zieske L, Laurido-Soto O, Bery A, Hunter D et al. Peripheral nerve injury after local anesthetic injection. Anesth Analg 2013;117:731-9.
6. Kim DH, Murovic JA, Tiel RL, Kline DG. Mechanisms of injury in operative brachial plexus lesions. Neurosurg Focus 2004;16:E2.
7. Coene LN. Mechanisms of brachial plexus lesions. Clin Neurol Neurosurg 1993;95 Suppl:S24-9.
8. Soldado F, Ghizoni MF, Bertelli J. Injury mechanisms in supraclavicular stretch injuries of the brachial plexus. Hand Surg Rehab 2016;35:51-4.
9. Shin AY, Spinner RJ, Steinmann SP, Bishop AT. Adult traumatic brachial plexus injuries. J Am Acad Orthopedic Surg 2005;13:382-96.
10. Kim DH, Murovic JA, Tiel R, Kline DG. Management and outcomes in 353 surgically treated sciatic nerve lesions. J Neurosurg. 2004;101:8-17.
11. Niver GE, Ilyas AM. Management of radial nerve palsy following fractures of the humerus. Orthopedic Clin N Am. 2013;44:419-24.
12. Birch R. Peripheral nerve injuries: a clinical guide. New York: Springer; 2012.
13. Kim D, Midha R, Murovic JA, Spinner R, Tiel R, editors. Kline and Hudson's nerve injuries. 2nd ed. Philadelphia: Saunders; 2012.
14. Kretschmer T, Antoniadis G, Braun V, Rath S a, Richter HP. Evaluation of iatrogenic lesions in 722 surgically treated cases of peripheral nerve trauma. J Neurosurg 2001;94:905-12.
15. Murovic JA. Upper-extremity peripheral nerve injuries: a Louisiana State University Health Sciences Center literature review with comparison of the operative outcomes of 1837 Louisiana State University Health Sciences Center median, radial, and ulnar nerve lesions. Neurosurgery 2009;65(suppl_4):A11-A17.
16. Kent CD, Stephens LS, Posner KL, Domino KB. What adverse events and injuries are cited in anesthesia malpractice claims for nonspine orthopaedic surgery? Clinical Orthopedia and Related Research 2017;475:2941-51.
17. Madura T. Pathophysiology of peripheral nerve injury. Basic Principles of Peripheral Nerve Disorders 2012;16:1-7.
18. Socolovsky M, Rasulic L, Midha R, Garozzo D. Manual of peripheral nerve surgery: from the basics to complex procedures. New York: Thieme; 2019.
19. Robbs JV, Naidoo KS. Nerve compression injuries due to traumatic false aneurysm. Ann Surg 1984;200:80-2.
20. Weil Y, Mattan Y, Goldman V, Liebergall M. Sciatic nerve palsy due to hematoma after thrombolysis therapy for acute pulmonary embolism after total hip arthroplasty. J Arthropl 2006;21:456-9.
21. Khattar NK, Parry PV, Agarwal N, George HK, Kretz ES, Larkin TM et al. Total hip arthroplasty complicated by a gluteal hematoma resulting in acute foot drop. Orthopedics 2016;39:e374-e376.
22. Hunt JL, Mason AD, Masterson TS, Pruitt BA. The pathophysiology of acute electric injuries. J Trauma 1976;16:335-40.
23. Brown GD, Swanson EA, Nercessian OA. Neurologic injuries after total hip arthroplasty. Am J Orthopedics 2008;37:191.
24. Tu Y, Lineaweaver WC, Zheng X, Chen Z, Mullins F, Zhang F. Burn-related peripheral neuropathy: A systematic review. Burns 2017;43:693-9.
25. Coert JH. Pathophysiology of nerve regeneration and nerve reconstruction in burned patients. Burns 2010;36:593-8.
26. Jung Kim H, Hyun Park S. Sciatic nerve injection injury. J Int Med Res 2014;42:887-97.
27. Millichap JG. Pediatric sciatic neuropathies. Ped Neurol Briefs. 2011;25:29-30.
28. Kline DG, kim D, Midha R, Harsh C, Tiel R. Management and results of sciatic nerve injuries: A 24-year experience. J Neurosurg 1998;89:13.
29. Rochkind S, Strauss I, Shlitner Z, Alon M, Reider E, Graif M. Clinical aspects of ballistic peripheral nerve injury: Shrapnel versus gunshot. Acta Neurochirurgica 2014;156:1567-75.
30. Roganović Z, Mišović S, Kronja G, Savić M. Peripheral nerve lesions associated with missile-induced pseudoaneurysms. J Neurosurg 2007;107:765-75.
31. Samardzić MM, Rasulić LG, Vucković CD. Missile injuries of the sciatic nerve. Injury 1999;30:15-20.

PATOLOGIA DAS LESÕES TRAUMÁTICAS DE NERVOS PERIFÉRICOS

Ana Caroline Siquara-de-Sousa • Ana Maria Blanco Martinez

PATOLOGIA DAS LESÕES TRAUMÁTICAS

As lesões traumáticas que acometem o nervo periférico podem decorrer de várias situações diferentes. Os principais mecanismos observados são compressão, aprisionamento (*entrapment*) ou lesão de transecção. Os dois primeiros tipos de lesão geralmente mantêm os elementos do tecido conjuntivo intacto e as fibras nervosas muitas vezes conseguem ter um grau de regeneração. Já na lesão do tipo transecção, em que todas as estruturas são lesadas (fibra nervosa, vasos sanguíneos, perineuro, epineuro e tecido conjuntivo), a regeneração é mais limitada.[1,2]

Alguns dos principais diagnósticos de lesões traumáticas são o neuroma traumático ou de amputação, o neuroma de Morton e a neuropatia hipertrófica traumática localizada (neste caso, por compressão do nervo ou aprisionamento no antebraço ou cabeça da fíbula).[2]

As classificações de lesões traumáticas mais utilizadas são a classificação de Seddon e a de Sunderland, adaptadas nos Quadros 6-1 e 6-2. A classificação de Sunderland aborda, de forma mais detalhada, aspectos histopatológicos da lesão traumática.[1-4] A classificação de Mackinnon é semelhante à de Sunderland, incluindo uma nova categoria (lesão em grau VI, que é a combinação dos graus II-IV).[4]

Há ainda a classificação proposta por Millesi, que relaciona a extensão da fibrose (após lesão traumática) no epineuro, epineuro entre fascículos e endoneuro (tipos A, B e C respectivamente) com os graus da classificação de Sunderland.[5-7]

As classificações são utilizadas na avaliação clínica do paciente a fim de definir a melhor técnica de reparo do nervo a ser adotada.[4]

Quadro 6-1 Classificação de Seddon e de Sunderland para Lesões Traumáticas

Classificação de Seddon	Classificação de Sunderland	Aspectos patológicos
Neuropraxia	Grau I	Áreas de desmielinização de fibras nervosas mielínicas
Axonotmese	Grau II	Perda de continuidade do axônio e desmielinização da bainha de mielina, porém, tubos do endoneuro intactos. Perineuro e epineuro intactos
	Grau III	Perda dos axônios e tubos do endoneuro, porém, epineuro e perineuro intactos
	Grau IV	Perda dos axônios com ruptura dos tubos do endoneuro, ruptura do perineuro, porém, epineuro intacto
Neurotmese	Grau V	Perda dos axônios e lesão (alteração arquitetural) de tubos do endoneuro, perineuro e epineuro, presença de tecido cicatricial

Quadro 6-2 Classificação de Seddon e de Sunderland para Lesões Traumáticas Sob Aspectos de Alteração Estrutural

Classificação		Estrutura alterada				
Seddon	Sunderland	Bainha de mielina	Axônio	Endoneuro	Perineuro	Epineuro
Neuropraxia	Grau I	X				
Axonotmese	Grau II	X	X			
	Grau III	X	X	X		
	Grau IV	X	X	X	X	
Neurotmese	Grau V	X	X	X	X	X

PATOGENIA
Conceitos Gerais: Padrões de Alteração Histopatológica no Nervo
Alterações Axonais
Degeneração Axonal
A neuropatia axonal tem início com a degradação do axoplasma e axolema de neurônios, sensitivos ou motores, que formavam os axônios. Com o desequilíbrio do ambiente neuronal, a integridade estrutural e funcional do axônio é afetada, tendo início em sua porção mais distal. Caso a doença avance haverá menor porção de axônio viável, num fenômeno chamado de *dying-back neuropathy*.

Os axônios de maior calibre são lesados mais rapidamente e mais intensamente. Microscopicamente, portanto, a redução das fibras de grande calibre é mais acentuada. Em processos ativos é possível observar ovoides de mielina (enovelado de membranas ao longo da fibra – "degeneração walleriana"). Macrófagos ou células de Schwann podem fagocitar fragmentos dos axônios e da bainha de mielina (lesada em consequência da lesão axonal), que são vistos como corpúsculos (Fig. 6-1).[1,2,8]

Degeneração Walleriana
O início da degeneração walleriana se dá por dissolução dos elementos do citoesqueleto axonal, representando um enovelado de membranas oriundas da degeneração do axônio e bainha de mielina (ovoides de mielina). A degeneração walleriana é muito associada ao trauma de nervo periférico, pois acontece após a interrupção física da integridade dos fascículos nervosos. Esses fragmentos celulares podem ser encontrados nas células de Schwann ou em macrófagos, que farão a digestão do material. Além disso, é indicativa de lesão ativa no nervo (Fig. 6-2).[1,2,8]

Regeneração Axonal
A regeneração axonal ocorre quando axônios crescem, a partir do coto proximal, ao longo das células de Schwann e seus tubos de membrana basal, quando está intacta. Os axônios podem sofrer remielinização, em grupos, e recuperar a espessura da bainha de mielina. Microscopicamente, esses grupos são chamados de *clusters* e são formados a partir de três ou mais axônios, com diâmetro axonal e espessura da bainha de mielina muito semelhantes (Fig. 6-3).[1,2,8]

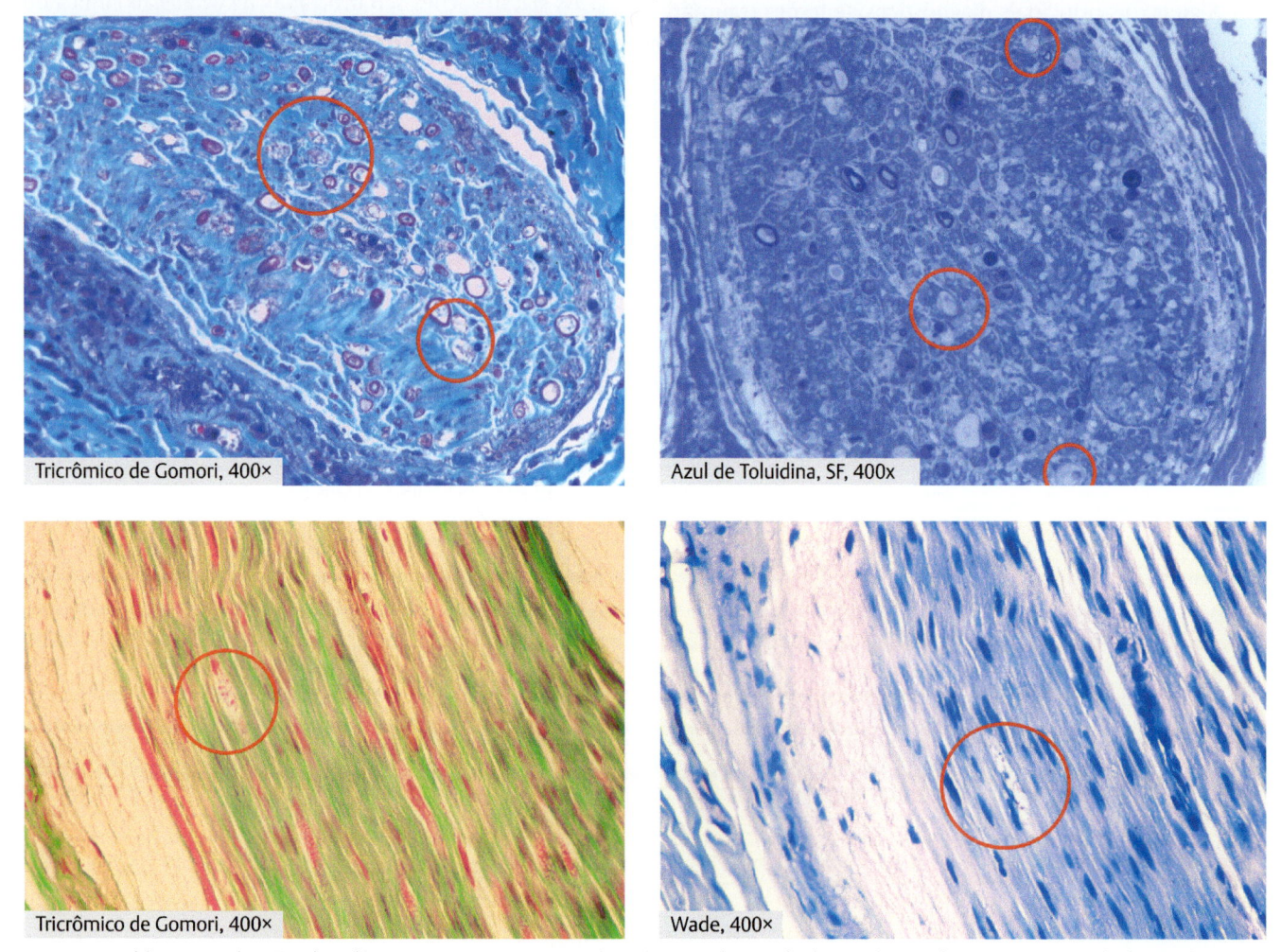

Fig. 6-1 Em diferentes colorações histológicas e em maior aumento (400×), estão destacadas lesões do tipo degeneração axonal, observadas como corpúsculos (círculos vermelhos).

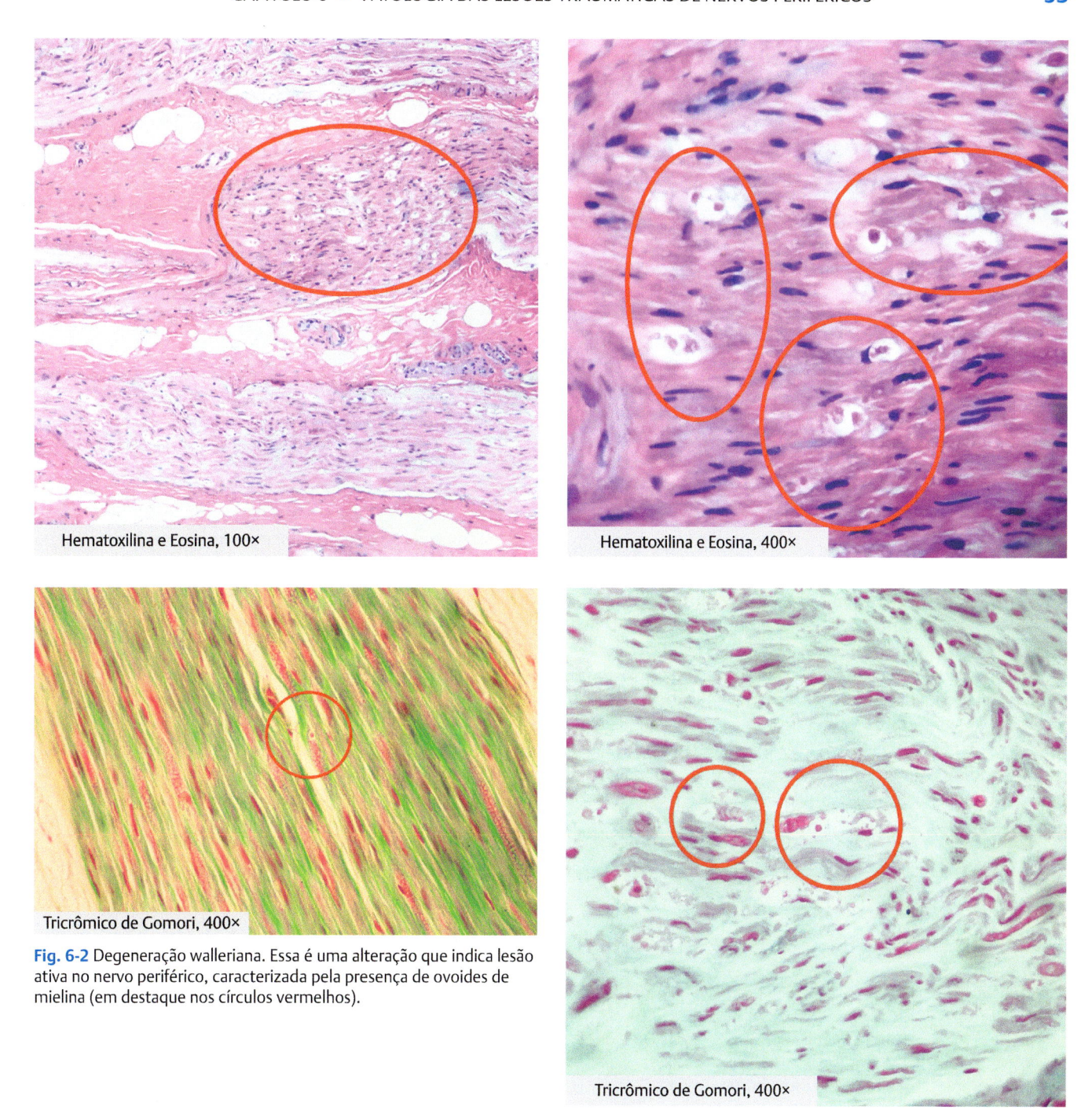

CAPÍTULO 6 ▪ PATOLOGIA DAS LESÕES TRAUMÁTICAS DE NERVOS PERIFÉRICOS

Hematoxilina e Eosina, 100×

Hematoxilina e Eosina, 400×

Tricrômico de Gomori, 400×

Tricrômico de Gomori, 400×

Fig. 6-2 Degeneração walleriana. Essa é uma alteração que indica lesão ativa no nervo periférico, caracterizada pela presença de ovoides de mielina (em destaque nos círculos vermelhos).

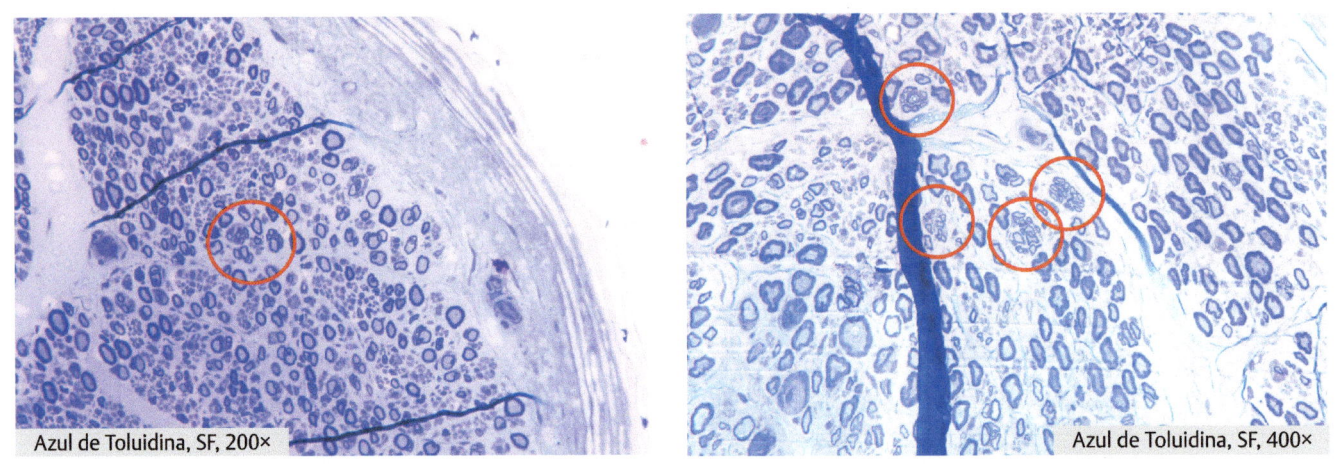

Fig. 6-3 Azul de Toluidina, cortes semifinos (SF). Os cortes histológicos exibem grupamentos de axônios em regeneração, chamados de "*clusters*" (observe nos círculos vermelhos).

Alterações Mielínicas

Desmielinização

A neuropatia desmielinizante inicia o processo patológico na bainha de mielina ou na célula de Schwann, principalmente no nodo de Ranvier e na incisura de Schmidt-Lanterman, e sem alteração axonal. Podem ser acometidos internodos isolados ou vários deles, com início nas regiões centrais. Existem também situações em que a desmielinização ocorre após a lesão axonal, com dissolução do citoesqueleto, principalmente quando há degeneração walleriana.

A bainha de mielina é degenerada e também forma enovelados de membrana que serão englobados por macrófagos e células de Schwann (ovoides de mielina), podendo ser observados na microscopia óptica. Entretanto, a melhor visualização da bainha de mielina degenerada é feita através da microscopia eletrônica de transmissão, que evidencia alterações típicas da fase aguda da desmielinização.[1,2,8]

Remielinização

Após o processo de desmielinização, um axônio regenerado pode estar envolto pela célula de Schwann, que será capaz de formar uma nova bainha de mielina. A nova bainha será de pequena espessura, desproporcional ao diâmetro do axônio, caracterizando a fibra em remielinização (Fig. 6-4). Eventualmente o axônio pode recuperar a espessura adequada da bainha e os internodos ficam mais curtos.[1,2,8]

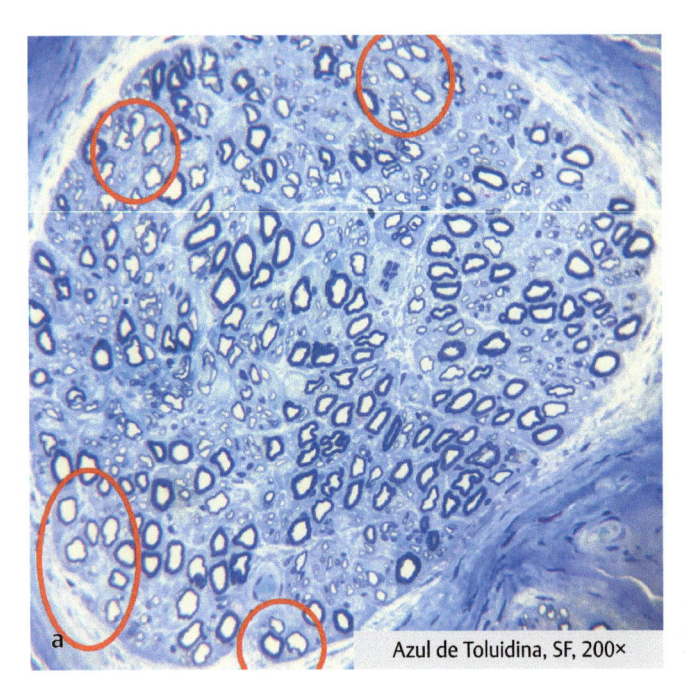

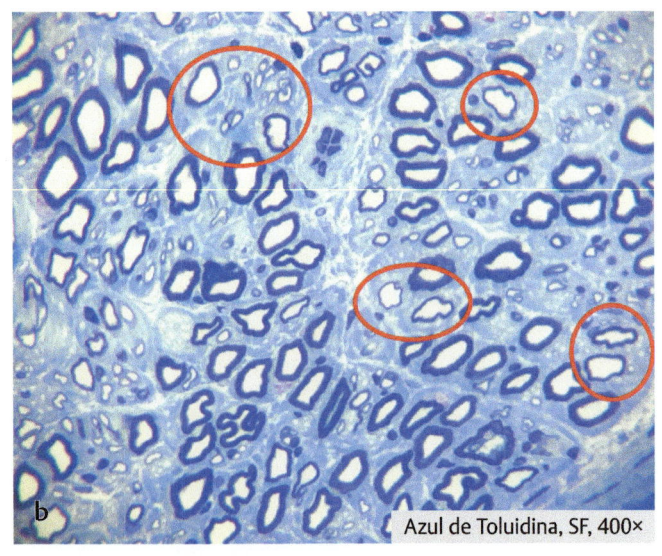

Fig. 6-4 Azul de toluidina, cortes semifinos (SF), aumento de (**a**) 200× e (**b,c**) 400×. Nessas imagens microscópicas é possível observar várias fibras em remielinização, com a nova bainha mais fina e desproporcional ao diâmetro do axônio (nos círculos vermelhos). *(Continua.)*

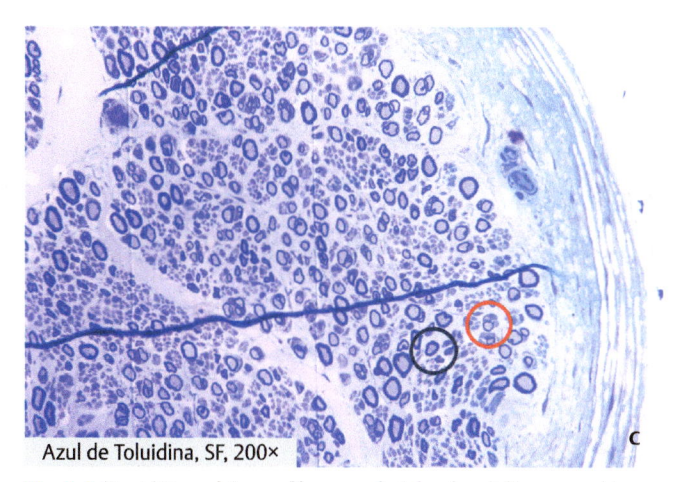

Fig. 6-4 *(Cont.)* Em **c**, há uma fibra com bainha de mielina normal (no círculo preto); compare o diâmetro do axônio e a espessura da bainha de mielina com a fibra em remielinização (no círculo vermelho).

Alterações Histopatológicas Específicas

Os nervos periféricos podem apresentar alterações axonais, na bainha de mielina ou em ambas as estruturas, a depender do mecanismo do trauma.

Em lesão por compressão aguda, observam-se, principalmente, alterações na mielina, com desmielinização nodal e internodal; caso a compressão se torne mais grave, degeneração axonal é associada. Em lesão por compressão crônica, os vasos sanguíneos do epineuro e endoneuro são afetados, levando à dificuldade no processo de regeneração axonal. Além disso, a isquemia também pode exercer papel relevante na lesão neural por compressão crônica e aprisionamento.[1,2,9] A longo prazo são visualizados até fibrose e edema do endoneuro, associados às outras alterações já citadas (desmielinização, remielinização e perda axonal).[1,8]

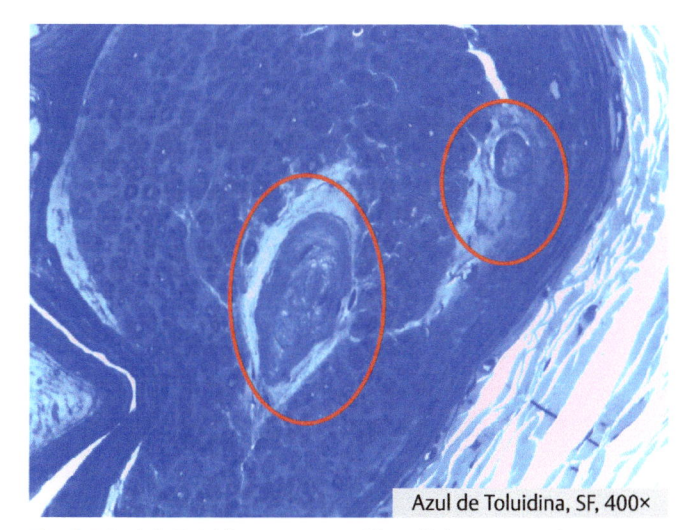

Fig. 6-5 Azul de Toluidina, cortes semifinos (SF), aumento de 400×. Representação de corpúsculos de Renaut (nos círculos vermelhos), estruturas hialinas compostas por células perineurais e fibroblastos, imersos em matriz extracelular.

Embora também seja uma forma de compressão crônica do nervo, na lesão por aprisionamento são mais característicos a perda focal da bainha de mielina e corpúsculos de Renaut, que são acúmulos de matriz extracelular mucoide e células *fibroblasto-like* (Fig. 6-5).[1,8,10]

O neuroma traumático representa uma massa no local da lesão por transecção (Figs. 6-6 e 6-7). É definido como uma proliferação celular, não representativa de neoplasia, sem organização e composta por axônios, células de Schwann e células do perineuro, em meio a estroma fibroso. Algumas vezes são encontrados microfascículos compostos por esses elementos. Edema focal, fibras mielínicas em degeneração e regeneração (Fig. 6-7) e axônios em regeneração também são resultado dessa lesão.[8,11]

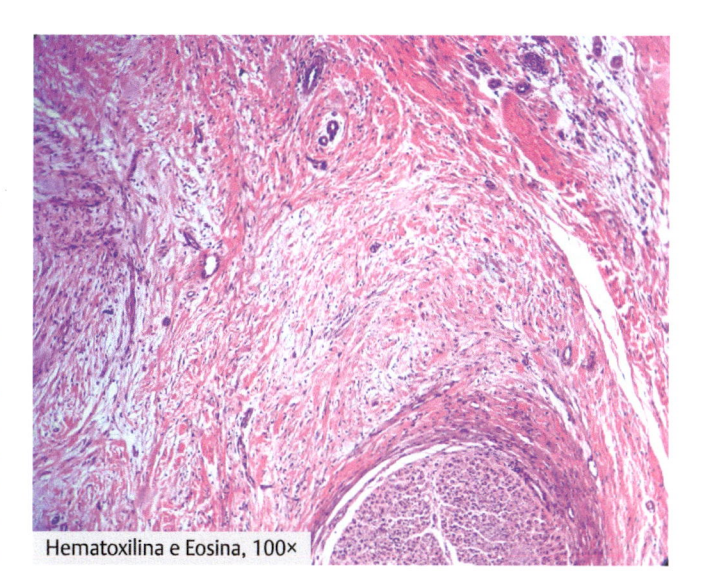

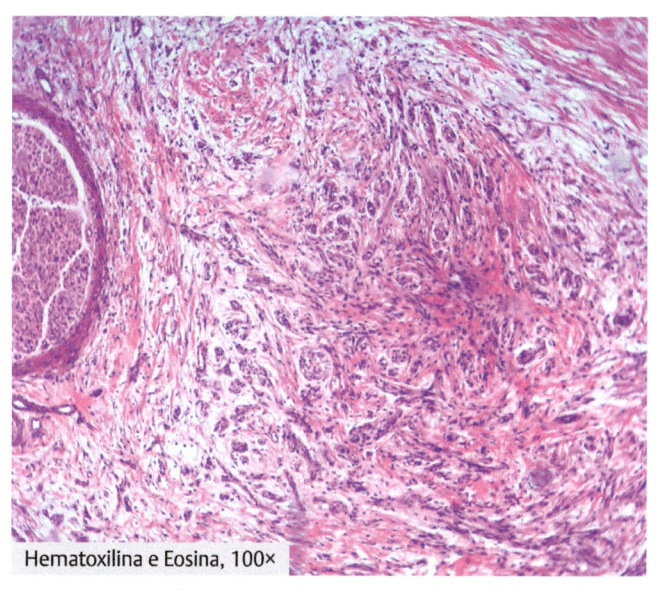

Fig. 6-6 Hematoxilina e eosina, 100×. Neuroma traumático exibindo desorganização dos elementos neurais e estroma fibroso, além de áreas com microfascículos. *(Continua.)*

Hematoxilina e Eosina, 100×

Hematoxilina e Eosina, 100×

Hematoxilina e Eosina, 100×

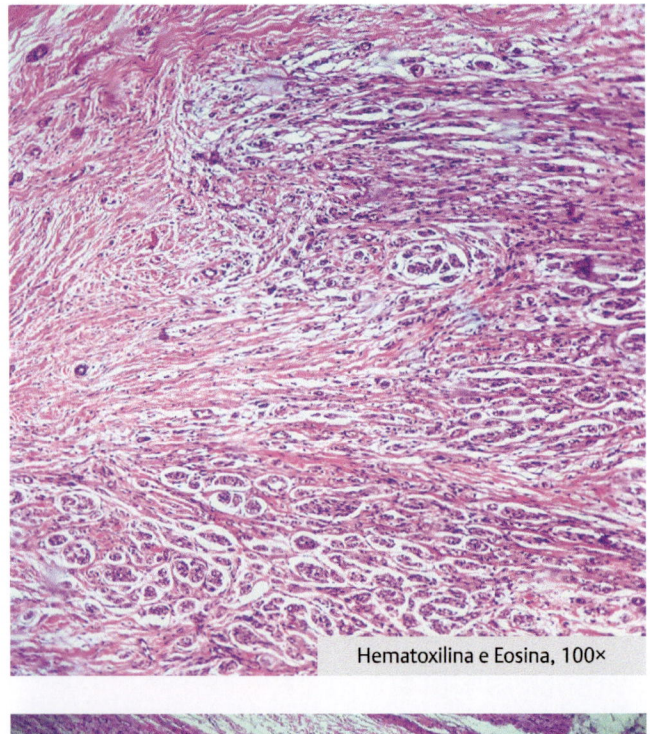

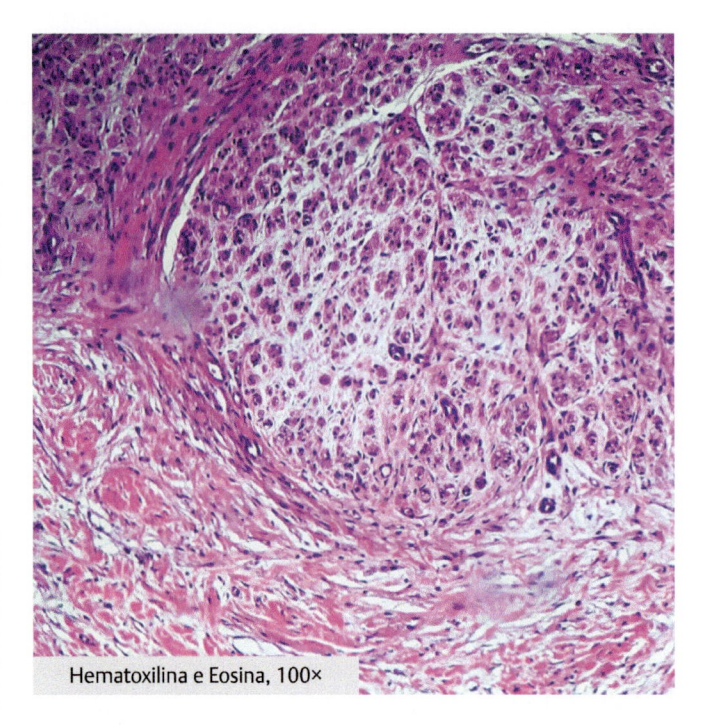

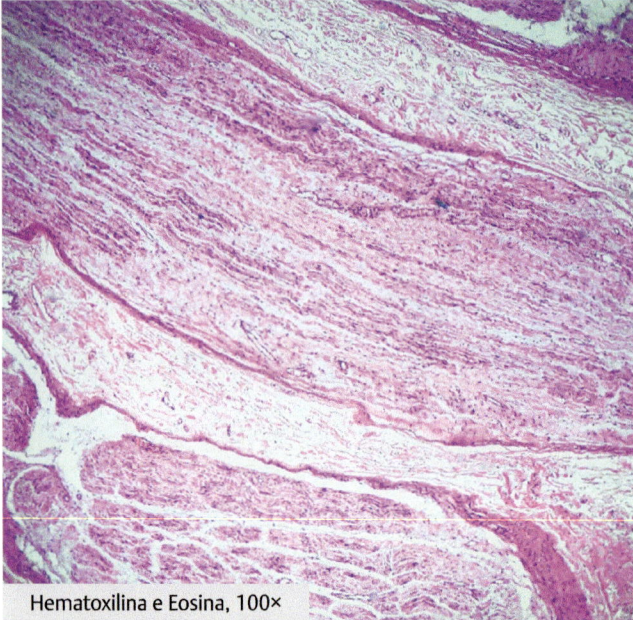

Fig. 6-6 *(Cont.)*

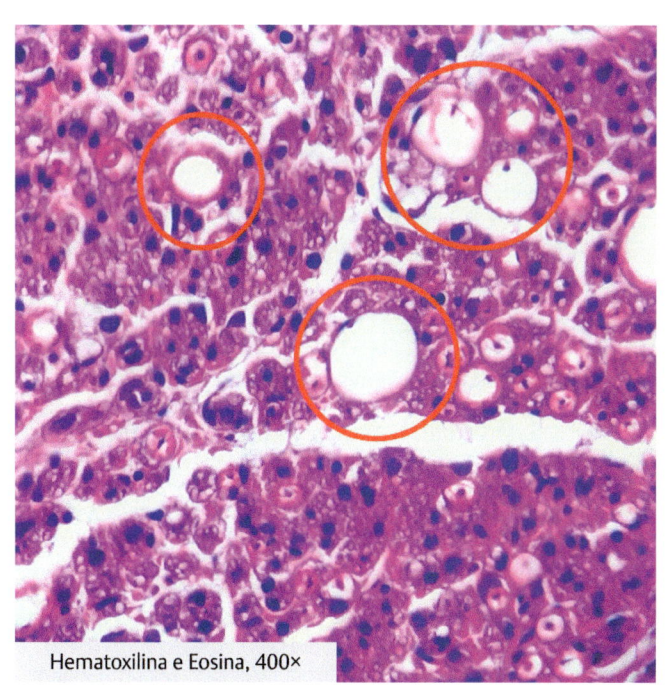

Fig. 6-7 Hematoxilina e eosina, 400x. Fibras em remielinização no neuroma traumático (círculos vermelhos).

DEGENERAÇÃO E REGENERAÇÃO DO SISTEMA NERVOSO PERIFÉRICO

Degeneração
Ao ser seccionado, o nervo apresenta alterações proximais e distais, como relatado a seguir.[1,3,7,9,11-15]

Corpo Celular
Horas após a lesão axonal, o corpo celular apresenta deslocamento do núcleo para a periferia e um processo de hipertrofia (aumento do seu volume), com aumento de suas organelas, indicando ativação celular para produção de proteínas e outros elementos. Eles serão transportados até a periferia, pelo fluxo axoplasmático, representando o primeiro sinal regenerativo dos axônios.

Coto Proximal
Ocorre diminuição do diâmetro axonal e na bainha de mielina.

Coto Distal
Este coto estará separado do restante do axônio e, sem o fluxo axoplásmico, o axônio e a bainha de mielina iniciam o processo de degeneração e as células de Schwann se proliferam, tornando-se capazes de fagocitar este material (degeneração walleriana). A degeneração walleriana progride de forma distal, em direção ao órgão inervado. Caso a transecção seja incompleta ou a lesão seja do tipo compressão, o processo de degeneração será mais longo, com duração de mais de 15 dias. Ocorre a remoção dos fragmentos, por células de Schwann e macrófagos, durante até 2 semanas. Os macrófagos também têm o papel de interagir com células de Schwann, regular a sua maturação e a atividade das mesmas.

Células de Schwann sofrem proliferação na direção proximal da lesão, tentando algum tipo de ligação com as fibras presentes no coto proximal.

Regeneração
Com a sobrevivência do coto proximal à lesão, é possível regenerar fibras lesadas. No coto proximal são formados brotamentos de axônios, que podem atravessar o segmento lesado utilizando as bandas de Büngner das células de Schwann. Alguns brotamentos, aos poucos, alcançam os tubos endoneurais do coto distal e remielinizam ao longo de semanas, caso alcancem o receptor distal (a fibra muscular, por exemplo).

Os brotamentos de axônios podem inervar alguns tubos endoneurais simultaneamente, apresentando-se com menor espessura de bainha de mielina. Se os axônios não se ligarem às bandas de Büngner, elas sofrerão degeneração e tecido fibroso de reparo, cicatricial, será formado.

A reinervação efetiva depende ainda da formação de novas junções neuromusculares, quantidade de axônios regenerados, qualidade da regeneração axonal, distância entre os cotos e seu posicionamento adequado, distância entre o local da lesão e o órgão-alvo, idade do paciente e tempo de atrofia muscular.

Lesões traumáticas de nervos periféricos, portanto, têm grandes desafios para a regeneração do tecido e recuperação do paciente. Além das opções de tratamento cirúrgico com enxertos, há inúmeros estudos experimentais com conduítes, terapia gênica e imunomoduladores.[4,16-18]

DADOS EXPERIMENTAIS
Tem-se dado atenção à participação dos íons cálcio e de calpaínas na degeneração walleriana e regeneração axonal. Calpaínas são proteases dependentes de cálcio e sua ativação leva à desintegração granular das proteínas do citoesqueleto, iniciando o processo de degeneração walleriana. O cálcio intracelular e a ação das calpaínas contribuem na ativação dos processos de degeneração e regeneração do axônio, com resultados diferentes para os cotos proximal e distal.[19]

Experimentos animais demonstram que ocorre influxo de íons cálcio próximo ao local de trauma, em resposta à lesão, durante a degeneração axonal aguda, por várias horas. Caso esse influxo de cálcio seja limitado durante essa degeneração, pode ocorrer a sobrevivência neuronal e a regeneração do axônio. O tempo de duração e a persistência do influxo de cálcio, associados à consequente ativação de calpaína após a lesão são importantes para o potencial regenerativo dos neurônios, auxiliando na formação do cone de crescimento.

Já no coto distal os níveis intracelulares de cálcio são elevados ao longo do segmento distal, o que ativa a degeneração citoesquelética irreversível dependente de calpaína neste local. Inibidores farmacológicos de calpaína e a superexpressão do inibidor de calpaína (calpastatina) têm potencial de diminuir a degeneração deste coto.

A partir de estudos com camundongos mutantes que apresentam um retardo no início da degeneração walleriana (*Ola mouse*)[20] tem-se estudado a ação dos íons cálcio e a atividade enzimática de nicotinamida mononucleotídeo adenililtransferase (NMNAT2). Em situações de normalidade os axônios contêm um fator de sobrevivência denominado

NMNAT2 (nicotinamida mononucleotídeo adenililtransferase) que é sintetizado no corpo celular e fornecido aos axônios pelo transporte anterógrado. Esse fator é degradado pelo proteassomo, o que faz com que seus níveis dentro do axônio se mantenham em equilíbrio. A atividade enzimática de NMNAT2 produz NAD$^+$ (dinucleotídeo de nicotinamida e adenina) que é responsável pela manutenção intra-axonal de níveis baixos de íons cálcio. Quando, entretanto, há uma lesão traumática no nervo, a oferta de NMNAT2 é descontinuada, resultando em baixos níveis de NAD$^+$ com consequente desequilíbrio na manutenção de baixos níveis de cálcio intra-axonal. Esse desequilíbrio leva a aumento do influxo de Ca^{2+}, da atividade reversa do trocador NA$^+$/Ca^{2+} e da liberação de Ca^{2+} de locais de armazenamento interno (mitocôndria e retículo endoplasmático rugoso). Ocorre, então, aumento catastrófico no Ca^{2+} intra-axonal, com consequente ativação de proteases dependentes de cálcio, como as calpaínas, e desintegração dos elementos proteicos do axoplasma, iniciando o processo de degeneração walleriana.[7,21] Experimentos futuros deverão apontar novos protagonistas e seus papéis na regulação da degeneração walleriana.

REFERÊNCIAS BIBLIOGRÁFICAS

1. Dyck PJ, Thomas PK, editors. Peripheral neuropathy. 4th ed. Philadelphia: Saunders; 2005. 2 p.
2. Vallat J-M, Weis J, International Society of Neuropathology, editors. Peripheral nerve disorders: pathology & genetics. Chichester, West Sussex, UK: John Wiley & Sons Inc; 2014.
3. Burnett MG, Zager EL. Pathophysiology of peripheral nerve injury: a brief review. Neurosurg Focus 2004 May;16(5):1-7.
4. Bhandari PS. Management of peripheral nerve injury. J Clin Orthop Trauma 2019 Sep;10(5):862-6.
5. Millesi H, Rath Th, Reihsner R, Zoch G. Microsurgical neurolysis: Its anatomical and physiological basis and its classification. Microsurgery 1993; 14(7):430-9.
6. Solanki C, Socolovsky M, Devi Bi, Bhat D. Nerve repair: Bridging the gap from "limp" to "limb." Neurol India 2019; 67(7):16.
7. Wang ML, Rivlin M, Graham JG, Beredjiklian PK. Peripheral nerve injury, scarring, and recovery. Connect Tissue Res. 2019 Jan 2;60(1):3-9.
8. Bilbao JM, Schmidt RE. Biopsy Diagnosis of Peripheral Neuropathy [Internet]. Cham: Springer International Publishing; 2015 [cited 2021 Feb 7]. Available from: http://link.springer.com/10.1007/978-3-319-07311-8.
9. Menorca RMG, Fussell TS, Elfar JC. Nerve Physiology. Hand Clin. 2013 Aug; 29(3):317-30.
10. Prinz RAD, Nakamura-Pereira M, De-Ary-Pires B, Fernandes DS, Fabião-Gomes BDSV, Bunn PS, et al. Experimental chronic entrapment of the sciatic nerve in adult hamsters: an ultrastructural and morphometric study. Braz J Med Biol Res. 2003 Sep;36(9):1241-5.
11. Antonescu CR, Scheithauer BW, Woodruff JM. Tumors ot the peripheral nervous system. Silver Spring, Md: ARP Press; 2013. 553 p. (AFIP of tumor pathology).
12. Colli BO. Aspectos gerais das lesões traumáticas agudas dos nervos periféricos. Arq Bras Neurocir 1993;12(3):171-200.
13. Martinez AMB, Correa EM, Allodi S. Neuro-histologia: uma abordagem celular e sistêmica. Rio de Janeiro: Rubio; 2014. p. 248
14. Mietto BS, Mostacada K, Martinez AMB. Neurotrauma and Inflammation: CNS and PNS Responses. Mediators Inflamm. 2015; 2015:1-14.
15. Stratton JA, Holmes A, Rosin NL, Sinha S, Vohra M, Burma NE, et al. Macrophages regulate schwann cell maturation after nerve injury. Cell Rep. 2018 Sep; 24(10):2561-2572.e6.
16. Blanco Martinez AM. Regeneration of peripheral nerves can be as challenging as those occurring in the central nervous system after traumatic injuries. J Cell Sci Ther [Internet] 2015 [cited 2021 Feb 7];06(03). Available from: https://www.omicsonline.org/open-access/regeneration-of-peripheral-nerves-can-be-as-challanging-as-those-occurring-in-the-central-nervous-system-after-traumatic-injuries-2157-7013-1000e122.php?aid=57663.
17. Geisler S, Huang SX, Strickland A, Doan RA, Summers DW, Mao X, et al. Gene therapy targeting SARM1 blocks pathological axon degeneration in mice. J Exp Med. 2019 Feb 4; 216(2):294-303.
18. Carvalho CR, Reis RL, Oliveira JM. Fundamentals and current strategies for peripheral nerve repair and regeneration. In: Chun HJ, Reis RL, Motta A, Khang G, editors. Bioinspired biomaterials [Internet]. Singapore: Springer Singapore; 2020 [cited 2021 Feb 7]. p. 173-201.
19. Girouard M, Bueno M, Julian V, Drake S, Byrne AB, Fournier AE. The molecular interplay between axon degeneration and regeneration. Dev Neurobiol. 2018 Oct;78(10):978-90.
20. Perry VH, Brown MC, Lunn ER, Tree P, Gordon S. Evidence that Very Slow Wallerian Degeneration in C57BL/Ola Mice is an Intrinsic Property of the Peripheral Nerve. Eur J Neurosci. 1990;2(9):802-8.
21. Coleman MP, Höke A. Programmed axon degeneration: from mouse to mechanism to medicine. Nat Rev Neurosci. 2020 Apr;21(4):183-96.

Parte III Avaliação Diagnóstica

AVALIAÇÃO DA SENSIBILIDADE EM LESÕES DE NERVOS PERIFÉRICOS

CAPÍTULO 7

Hugo Sterman Neto

INTRODUÇÃO

O exame clínico do paciente com lesão de nervo periférico é de grande importância: a anamnese bem-feita e exame físico minucioso são, com frequência, suficientes para estabelecer conduta sem necessidade de muitos exames complementares. Por isso, conhecer profundamente a anatomia do sistema nervoso periférico é obrigatório e indispensável.

Nesse capítulo abordaremos o exame da sensibilidade em pacientes com lesões traumáticas de nervos periféricos.

AVALIAÇÃO INSTRUMENTALIZADA

A semiotécnica da avaliação da sensibilidade superficial pode ser realizada de diversas formas: algodão, agulha, materiais frios e quentes, monofilamento, discriminação de dois pontos, etc. Na avaliação de lesões traumáticas, o objetivo principal é o topodiagnóstico: qual nervo e o local da lesão, e não quantificar perda ou ganho de função. O exame da sensibilidade com agulha e toque com o dedo é mais prático e oferece informações objetivas do território de perda de função: o simples toque (tato protopático) possui função no diagnóstico topográfico. Em alguns casos em que há lesão neurapráxica do nervo, a sensibilidade dolorosa testada com agulha pode estar preservada.

O uso do monofilamento e a discriminação de dois pontos não são recomendados na avaliação inicial das lesões traumáticas visto que possuem objetivo de quantificar perda, no caso de lesões crônicas, ou ganho de função, no caso de seguimento pós-reparo.

SENSIBILIDADE SUPERFICIAL

O exame da função somatossensitiva do paciente tem início na anamnese dirigida: o conhecimento das alterações sensitivas e mapas dermatoméricos permite inferir, durante a avaliação, o elemento nervoso acometido com base em queixas do paciente. Para isso, é importante que alguns termos sejam definidos.

- *Parestesias*: relato do paciente para formigamento (queixa).
- *Dormência*: queixa do paciente para perda de função de sensibilidade.
- *Alodinia*: sensação desagradável referida pelo paciente ao estímulo não doloroso.
- *Hipoestesia*: diminuição da sensibilidade ao toque no exame físico.
- *Hipoalgesia*: diminuição da sensibilidade dolorosa no exame físico.
- *Anestesia/analgesia*: ausência de sensibilidade tátil/sensibilidade dolorosa ao exame físico.

Além dos termos que devem sempre ser lembrados para evitar confusões semiotécnicas, é recomendada familiaridade com os mapas de sensibilidade autônoma das raízes e nervos. Existem diversos mapas na literatura que podem ser consultados. Nesse capítulo forneceremos um em forma de atlas. Além disso, o mapa dermatomérico radicular deve ser incorporado também (algumas vezes auxilia em diagnósticos diferenciais). Nesse caso, sugerimos o mapa da ASIA.

Após entender as queixas do paciente, o exame de sensibilidade pode ser realizado de forma mais dirigida. Não é usual a realização do exame completo de sensibilidade, pois pode gerar ou induzir dados que confundirão o topodiagnóstico do paciente. Por isso, sugerimos um exame dirigido para queixa.

Para realizar a avaliação, sugere-se demonstrar para o paciente, utilizando a ponta da agulha e a parte romba, em área de sensibilidade preservada, o que é "picada" e o que é "toque", respectivamente. Depois, utilizar a ponta da agulha na área de queixa e desenhar, "mentalmente", a área acometida. Com isso feito e tendo os mapas de inervação em mente, é possível sugerir o nervo acometido.

Como sugestão, devem ser documentadas, também, as lesões tegumentares que o paciente possa apresentar durante o exame ectoscópico: sejam decorrentes das lesões traumáticas (cortantes, puntiformes, contusas, cortocontusas, etc.) ou decorrentes de procedimentos cirúrgicos (cicatrizes e drenos).

SINAL DE TINEL

O sinal de Tinel, obtido a partir da percussão do neuroma com produção de sensação de choque no território inervado pelo nervo lesado, apesar de não ser específico, é de grande ajuda:

- Na avaliação de lesões tardias, auxilia a identificar e a topografar a lesão do nervo.
- No seguimento, pós-operatório ou de acompanhamento de lesões, pode dar ideia de regeneração, sendo, nesse caso, necessário anotar onde fora obtido o sinal com maior intensidade.

Portanto, sugere-se que o sinal seja sempre pesquisado nos pacientes.

MAPAS DE INERVAÇÃO AUTÔNOMA DOS NERVOS

Nervo radial – contendo ramo cutâneo lateral inferior do braço, ramos cutâneo posterior do antebraço e radial superficial

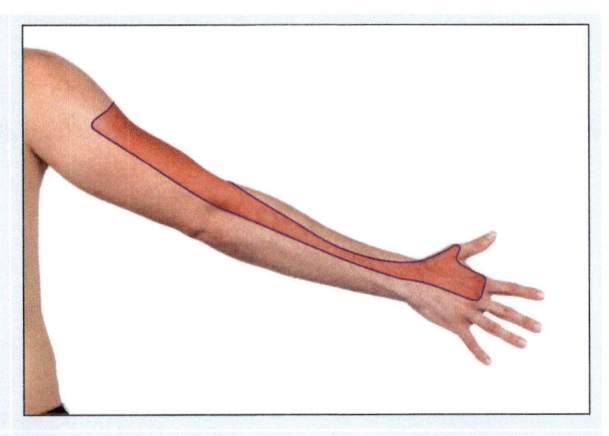

Área de inervação provável do nervo radial superficial – classicamente, não possui território autônomo bem delimitado

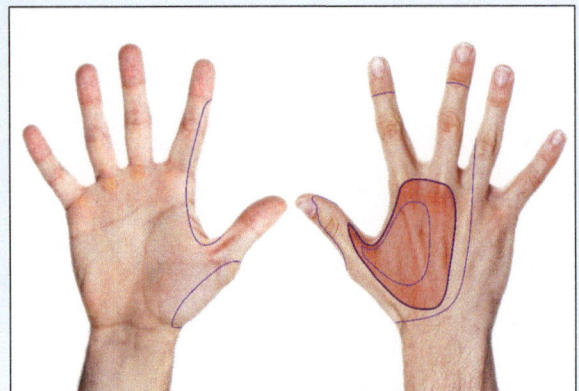

Nervo cutâneo lateral superior do braço – ramo da divisão posterior do nervo axilar

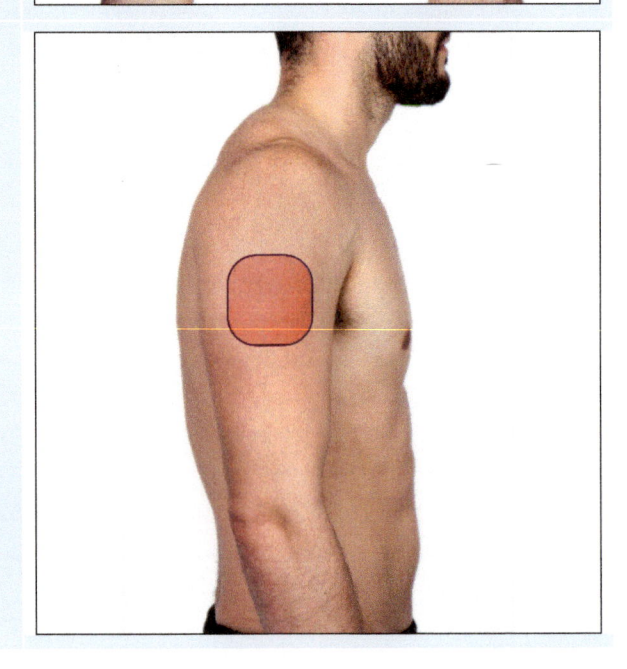

CAPÍTULO 7 ▪ AVALIAÇÃO DA SENSIBILIDADE EM LESÕES DE NERVOS PERIFÉRICOS

Nervo cutâneo lateral do antebraço – ramo terminal do nervo musculocutâneo

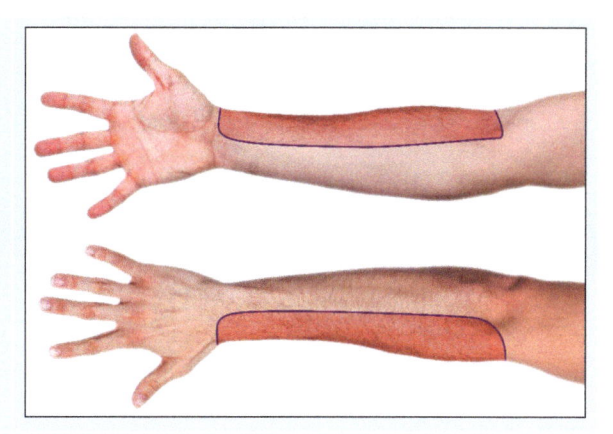

Ramo cutâneo medial do antebraço – ramo do cordão medial

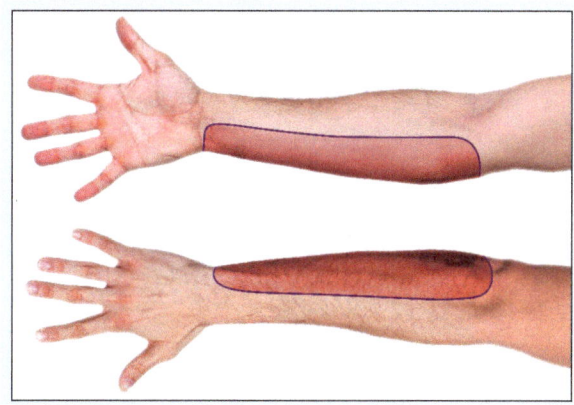

Nervo ulnar – contendo os ramos cutâneo dorsal, cutâneo palmar e ramos terminais

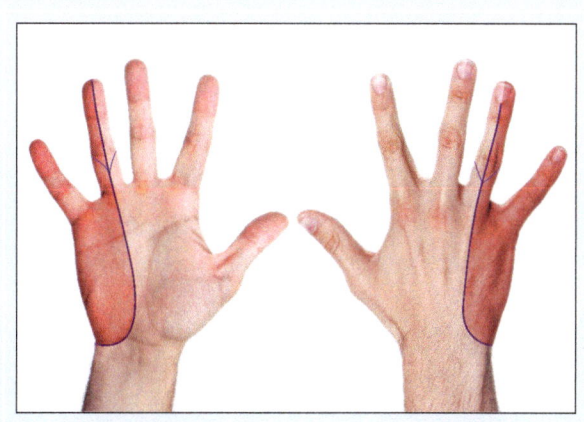

Nervo ulnar – distal à saída do ramo cutâneo dorsal ulnar

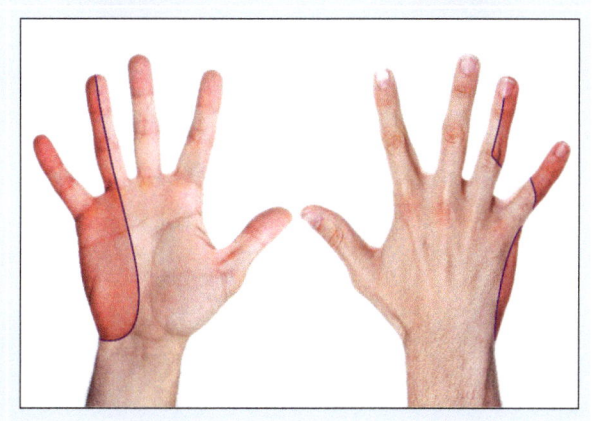

Nervo ulnar terminal – distal à saída do ramo cutâneo palmar ulnar

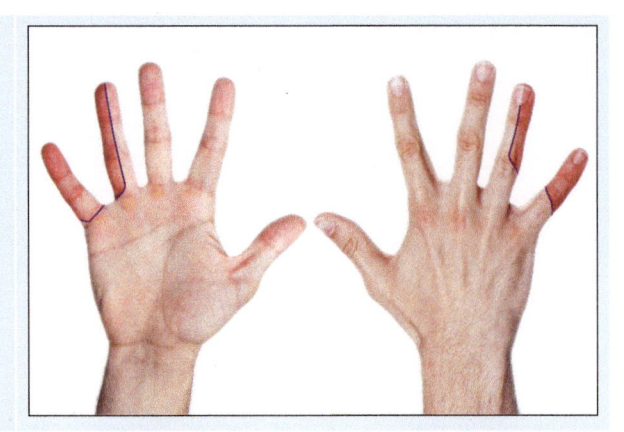

Nervo mediano

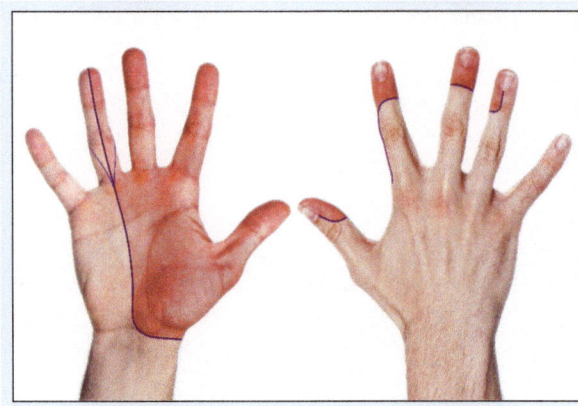

Nervo mediano – distal à saída do ramo cutâneo palmar

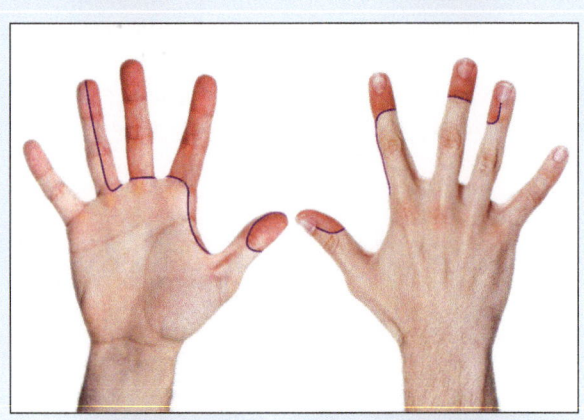

Nervo cutâneo lateral da coxa – delimitada em roxo, área estimada; em laranja, região autônoma

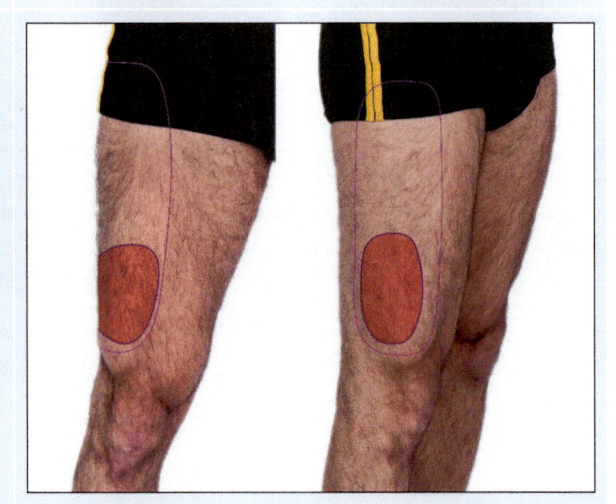

Nervo femoral – ramos cutâneos femorais na coxa, ramo infrapatelar na região do joelho e nervo safeno na região medial da perna

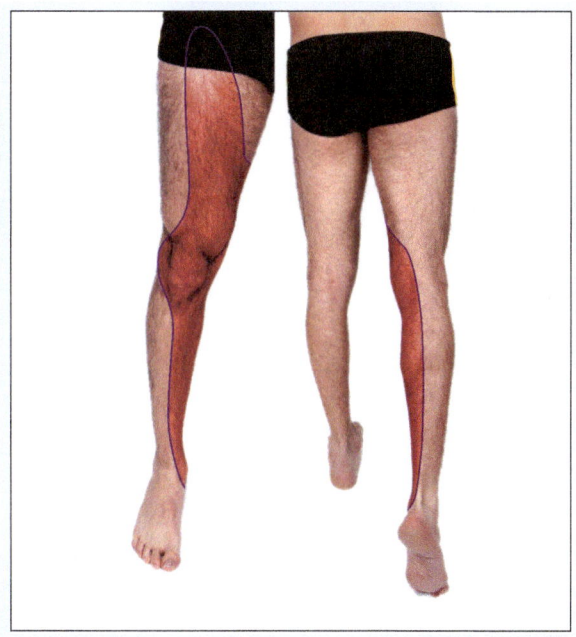

Nervo obturatório

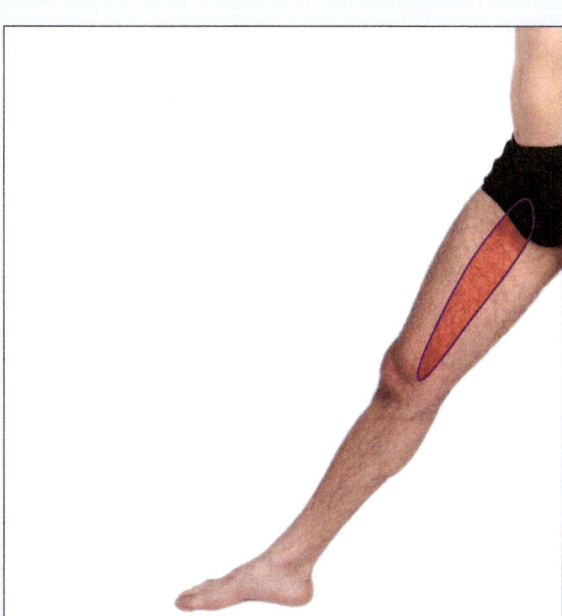

Nervo ciático

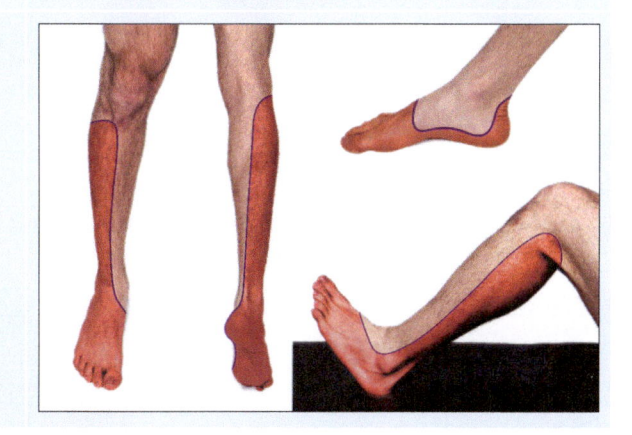

66 PARTE III • AVALIAÇÃO DIAGNÓSTICA

Nervos fibular profundo e superficial, e sural

Nervo sural

Nervo fibular profundo

Nervo tibial

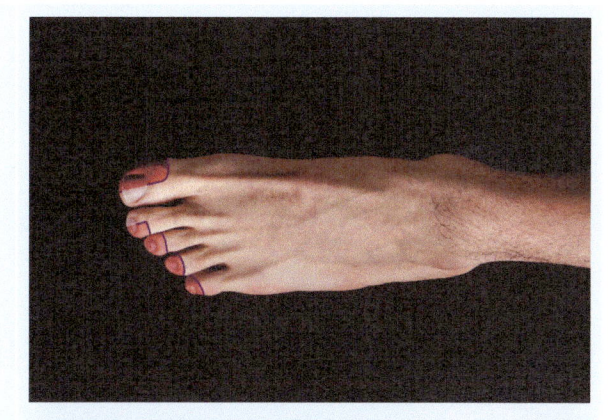

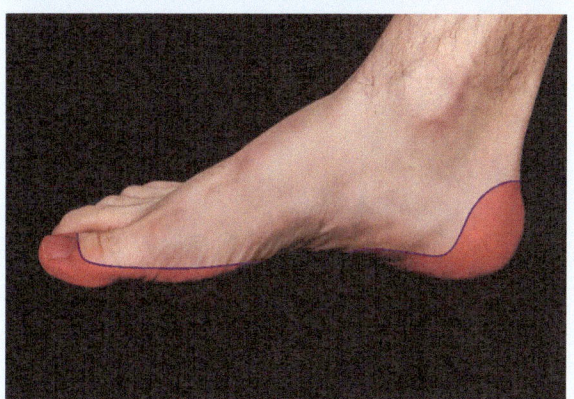

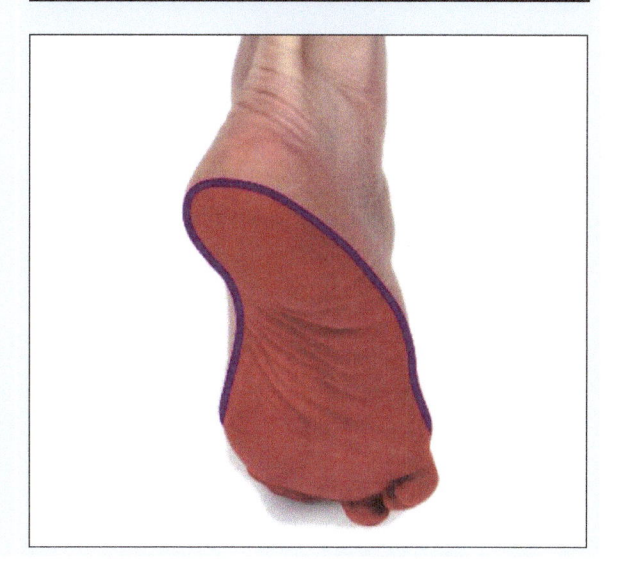

Região plantar

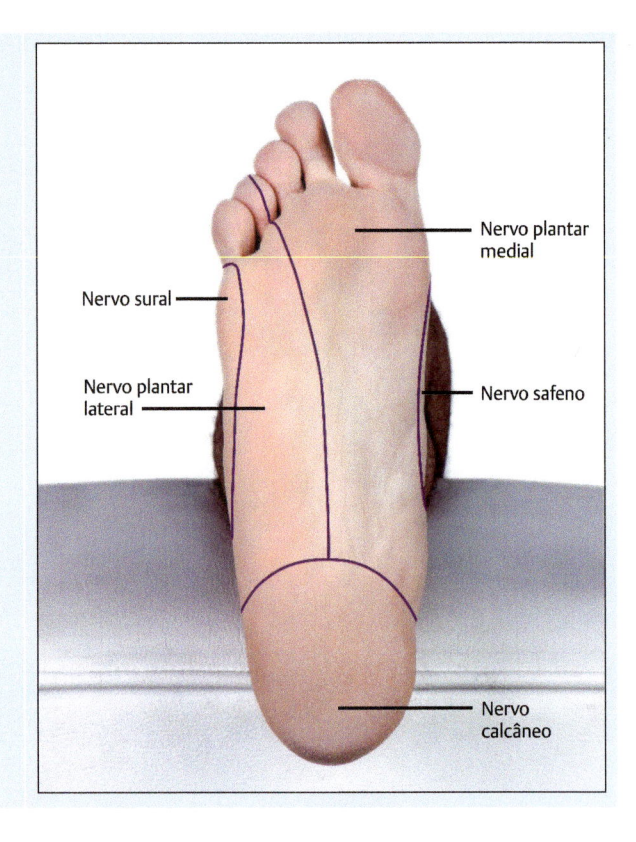

- Nervo plantar medial
- Nervo sural
- Nervo plantar lateral
- Nervo safeno
- Nervo calcâneo

AGRADECIMENTOS

Fotógrafo, Renato Paraschin (renato@soulpics.com.br), e Modelo, Saulo Lourenço Siqueira (Aluno/Faculdade de Medicina da USP).

BIBLIOGRAFIA

Bickerstaff ER. Neurological examination in clinical practice. 3rd ed. Oxford: Blackwell; 1973.
Dumitru D. Electrodiagnostic medicine. Philadelphia: Hanley & Belfus; 2002.
Mayo Clinic and Mayo Foundation. Clinical examination in neurology. 2nd ed. Philadelphia: WB Saunders; 1963.
O'Brien M. Aids to the examination of the peripheral nervous system. Philadelphia: WB Saunders; 2010.
Russell SM. Examination of peripheral nerve injuries: an anatomical approach. New York: Thieme; 2006.
Valerius KP, Frank A, Kolster BC, Hirsch MC, Hamilton C, Lafont EA. O livro dos músculos: anatomia funcional dos músculos do aparelho locomotor. Barueri: Manole; 2005.

AVALIAÇÃO DA FORÇA MUSCULAR EM LESÕES DE NERVOS PERIFÉRICOS

Hugo Sterman Neto

INTRODUÇÃO

Apesar de o exame da sensibilidade fazer parte da avaliação do paciente com lesão nervosa, o exame da motricidade voluntária é mais importante. A capacidade de se movimentar dá ao paciente independência em suas atividades, necessidades e proteção. Dessa forma, saber avaliar com minúcia a movimentação de um paciente é primordial, tanto no diagnóstico como no seguimento e avaliação de resposta ao tratamento realizado.

A função motora periférica é complexa. Quando dizemos que examinamos um nervo, incorremos em uma falácia: o que examinamos de verdade é um movimento resultante do deslocamento de um osso (isolado ou relacionado com uma articulação), causado por um tendão, que por sua vez é tracionado por um músculo, que contrai e relaxa dependendo do estímulo nervoso. O que quer dizer que a ausência, diminuição ou dificuldade de execução de um movimento pode ter como causa um transtorno ósseo/articular, tendinoso, muscular, nervoso ou misto. Essa diferenciação deve ser levada em conta, principalmente, nos casos em que as disfunções ocorrem concomitantes, já que possuem implicações no tratamento.

A realização de um movimento harmônico necessita da integridade de todos os sistemas. Um desbalanço em qualquer componente pode resultar em dificuldade de realizar tal tarefa. Clinicamente, o paciente queixar-se-á de fraqueza ou dificuldade na realização de um movimento específico associado ou não à dor. Normalmente a queixa não será específica, por exemplo, dificuldade na pronação do antebraço ou adução da coxa, mas em relação a uma tarefa do dia a dia do paciente em que a ausência do movimento traz dificuldade. A distinção pode ser uma tarefa árdua, porém, de grande valor: não estamos examinando uma simples contração muscular, mas o resultado desse evento e a implicação que causa no cotidiano do paciente.

Apesar de existirem diversas formas para examinar o sistema locomotor, acreditamos que basear-se na movimentação de segmentos articulares torna a tarefa mais palpável, além de introduzir um raciocínio lógico e com pouca necessidade de memorização. E, dessa forma, sinais de acometimento articular, ósseo, tendíneo ou muscular ficam mais evidentes.

PROPEDÊUTICA E SEMIOLOGIA × SEMIOTÉCNICA

A quantificação da força motora usualmente é feita utilizando a escala do Medical Research Council (MRC) (Quadro 8-1).

Quadro 8-1 Quantificação da Força Motora Utilizando a Escala do Medical Research Council (MRC)

Grau	Descrição
0	Plegia
1	Contração de algumas fibras sem deslocamento do segmento
2	Movimentação do segmento no plano
3	Movimentação antigravitacional
4	Movimentação menor que o normal/contralateral
5	Potência normal

A técnica utilizada é a manobra de oposição, de preferência comparando-se com o lado contralateral. Para os músculos menores (p. ex., dedos), sugere-se utilizar o mesmo dedo do examinador ao examinar o dedo do paciente. Uma questão importante a ser ressaltada na técnica é demonstrada no esquema da Figura 8-1.

Ao examinarmos um movimento, a articulação proximal a ele deve ser fixa ou apoiada e a oposição deve ser realizada no segmento imediatamente distal à articulação em questão.

Outra questão importante em relação à semiotécnica é lembrar que, algumas vezes, para anular a participação de alguns músculos secundários de movimentos articulares e isolar o que está sendo examinado, é importante realizar a extensão ou flexão daquela a fim de cancelar o momento dos músculos secundários (p. ex., extensão do cotovelo para anular a função supinador do bíceps e isolar o músculo supinador).

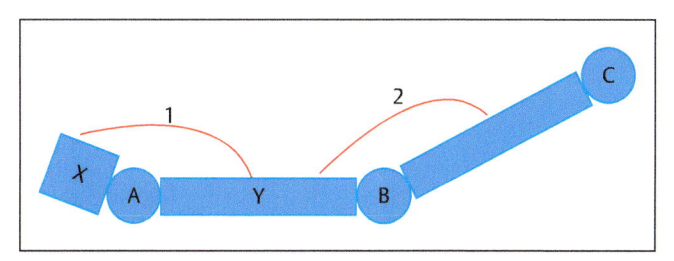

Fig. 8-1 Ao examinarmos o movimento *1*, a articulação *B* deve ficar fixa e a oposição realizada no segmento *X*. No movimento 2, estabilizar *C* e opor *Y*. Dessa forma, evitamos que músculos secundários sejam "ativados" e conseguimos isolar de forma mais correta o músculo de interesse.

Para alguns grupamentos musculares, a quantificação em grau é muito difícil e possui pouca reprodutibilidade entre avaliadores. Nesse caso, a descrição qualitativa pode ser feita utilizando-se o lado contralateral como referência, em: normal, parético ou plégico. Já em alguns músculos é interessante notar a simples existência dele (p. ex., músculo palmar longo) ou sua contração (p. ex., músculos romboides, extensor curto dos dedos do pé).

Além do exame de potência motora, a inspeção deve ser realizada e as deformidades e amiotrofias devem ser notadas. Por exemplo, garra ulnar e amiotrofia de 1º interósseo dorsal.

Nesse capítulo exporemos uma forma de realizar o exame periférico, levando em consideração que mais importante do que examinar os músculos supridos por nervos específicos é examinar os movimentos do membro como um todo, a fim de compor o diagnóstico topográfico da lesão e quantificar a força motora para planejamento terapêutico, seja ele seguimento ou cirurgia.

EXAME PERIFÉRICO DO MEMBRO SUPERIOR

Para examinar o membro superior, dividimos em segmentos móveis: movimentos escapulares (ombro), movimentos do braço (articulação glenoumeral), movimentos do antebraço (articulação do cotovelo), movimentos da mão (articulação do punho), movimentos do polegar e movimentos dos dedos. O Quadro 8-2 possui os movimentos, músculo principal envolvido (a ser examinado) além de inervação (nervo e miótomo principal em negrito).

Quadro 8-2 Exame Periférico do Membro Superior

Segmento	Músculo	Miótomo	Nervo
Ombro			
Elevação	Trapézio	(C3/C4)	Nervo acessório
Abdução	Serrátil anterior	(C5/C6/C7)	Nervo torácico longo
Adução	Romboides	(C4/C5)	Nervo escapular dorsal
Braço			
Abdução	Supraespinhal	(**C5**/C6)	Nervo supraescapular
	Deltoide	(**C5**/C6)	Nervo axilar
Adução	Redondo maior	(C5/C6/C7)	Nervo subescapular
	Peitoral esternal	(C6/**C7**/C8)	Nervo peitoral medial
	Grande dorsal	(C6/**C7**/C8)	Nervo toracodorsal
Flexão	Deltoide	(**C5**/C6)	Nervo axilar
	Peitoral clavicular	(**C5**/C6)	Nervo peitoral lateral
	Coracobraquial	(C5/C6)	Nervo musculocutâneo
Extensão	Deltoide	(C5/C6)	Nervo axilar
Rot. ext.	Infraespinhal	(**C5**/C6)	Nervo supraescapular
	Redondo menor	(C5/C6)	Nervo axilar
Rot. int.	Subescapular	(C5/C6)	Nervo subescapular
Antebraço			
Flexão	Bíceps	(C5/**C6**)	Nervo musculocutâneo
	Braquial	(C5/**C6**)	Nervo musculocutâneo
	Braquiorradial	(C5/**C6**)	Nervo radial
Extensão	Tríceps	(C6/**C7**/C8)	Nervo radial
Pronação	Pronador redondo	(C6/C7)	Nervo mediano
	Pronador quadrado	(C8/T1)	Nervo interósseo anterior
Supinação	Supinador	(C6/C7)	Nervo radial

(Continua.)

Quadro 8-2 *(Cont.)* Exame Periférico do Membro Superior

Segmento	Músculo	Miótomo	Nervo
Punho			
Flexão	FCR	(C6/C7)	Nervo mediano
	FCU	(C7/**C8**/T1)	Nervo ulnar
	PL	(C6/C7)	Nervo mediano
Extensão	ECRL/B	(**C6**/C7/C8)	Nervo radial
	ECU	(**C7**/C8)	Nervo interósseo posterior
Outros	PB	(C8/T1)	Nervo ulnar
Polegar			
Adução	AP	(C8/**T1**)	Nervo ulnar
Abdução	APB	(C8/**T1**)	Nervo mediano
	APL	(**C7**/C8)	Nervo radial
Flexão	FPB	(C7/**C8**)	Nervo mediano e nervo ulnar
	FPL	(C7/**C8**)	Nervo interósseo posterior
Extensão	EPB	(C7/**C8**)	Nervo interósseo posterior
	EPL	(C7/**C8**)	Nervo interósseo posterior
Oposição	OP	(C8/**T1**)	Nervo mediano
Dedos			
Flexão	FDS	(C7/**C8**/T1)	Nervo mediano
	FDP II/III	(C7/**C8**)	Nervo interósseo anterior
	FDP IV/V	(C7/**C8**)	Nervo ulnar
	FDM	(C8/**T1**)	Nervo ulnar
Extensão	ED	(**C7**/C8)	Nervo interósseo posterior
	EDM	(**C7**/C8)	Nervo interósseo posterior
	EIP	(**C7**/C8)	Nervo interósseo posterior
Flexão-extensão	Lumbricais I/II	(C8/**T1**)	Nervo mediano
	Lumbricais III/IV	(C8/**T1**)	Nervo ulnar
Abdução	IO dosais	(C8/**T1**)	Nervo ulnar
	ADM	(C8/**T1**)	Nervo ulnar
Adução	IO palmares	(C8/**T1**)	Nervo ulnar
Oposição	ODM	(C8/**T1**)	Nervo ulnar

Abaixo, um atlas fotográfico da semiotécnica para examinar os principais músculos dos membros superiores e membros inferiores.

OMBRO

Músculo trapézio

Músculo serrátil anterior

Músculos romboides

BRAÇO

Músculo supraespinhal

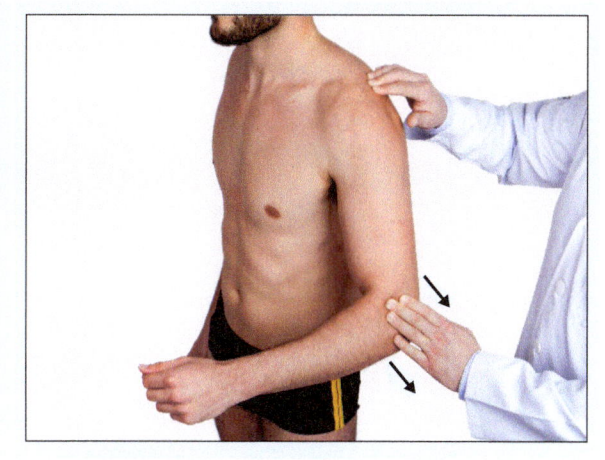

Músculo deltoide – porção média

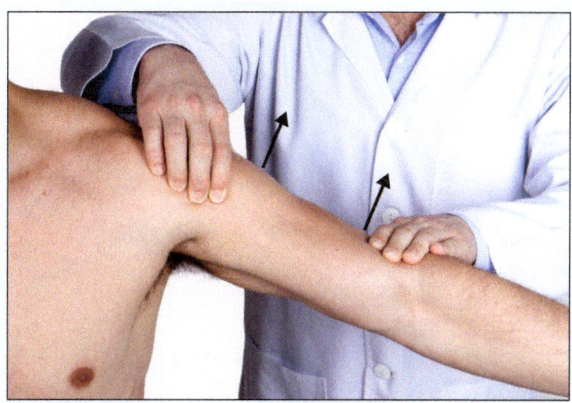

Músculo deltoide – porção anterior (dessa forma pode ser examinado também o músculo coracobraquial)

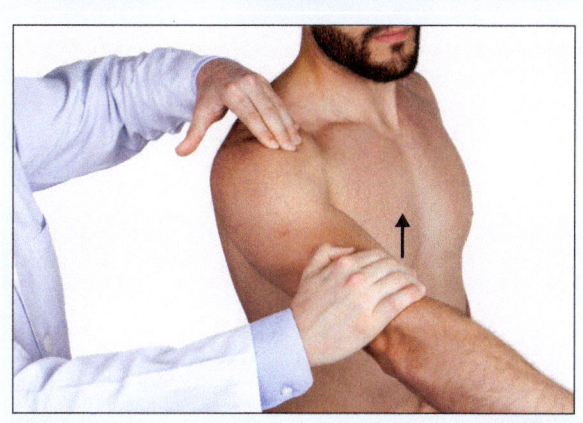

Músculo deltoide – porção posterior (dessa forma também pode ser examinada a cabeça longa do tríceps)

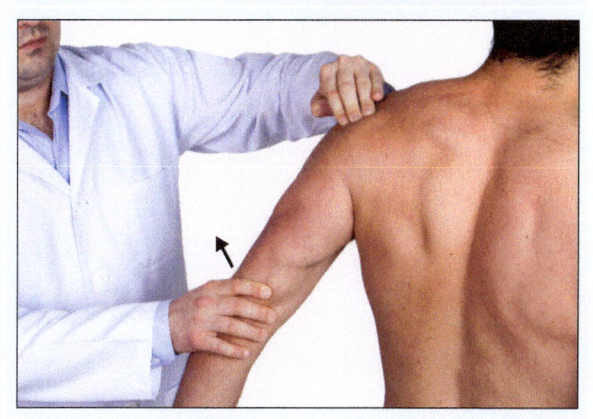

Músculo redondo maior

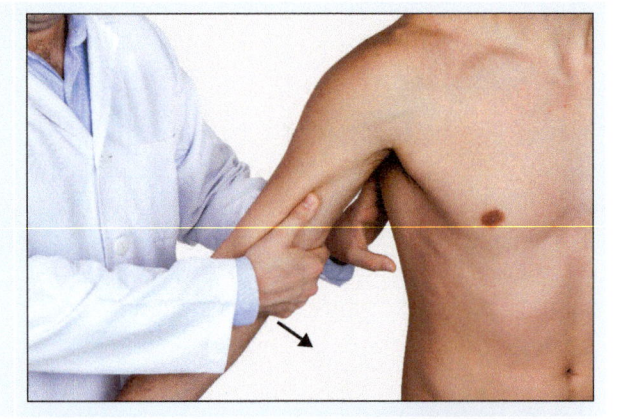

Músculo peitoral maior – porção esternal

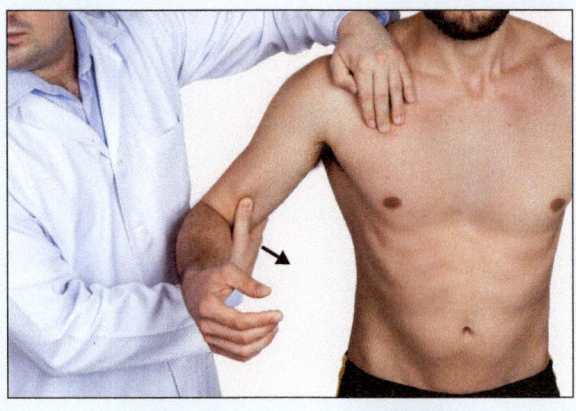

Músculo grande dorsal

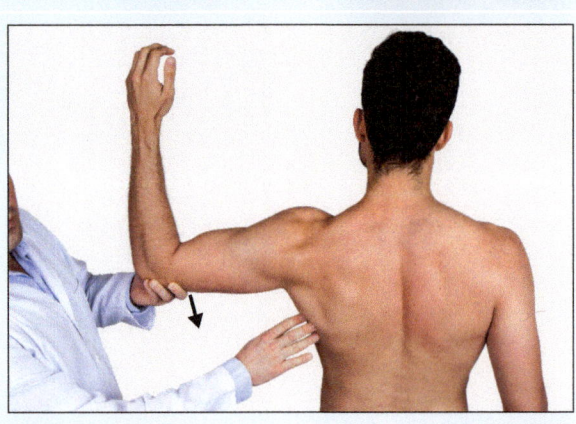

Músculo peitoral maior – porção clavicular

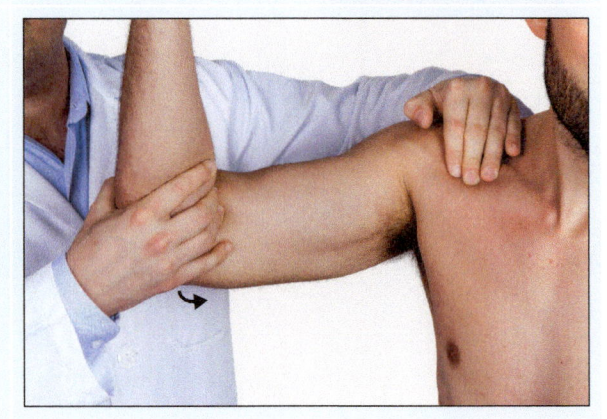

CAPÍTULO 8 ▪ AVALIAÇÃO DA FORÇA MUSCULAR EM LESÕES DE NERVOS PERIFÉRICOS 75

Músculo infraespinhal (dessa forma pode ser examinado, em teoria, o músculo redondo menor)

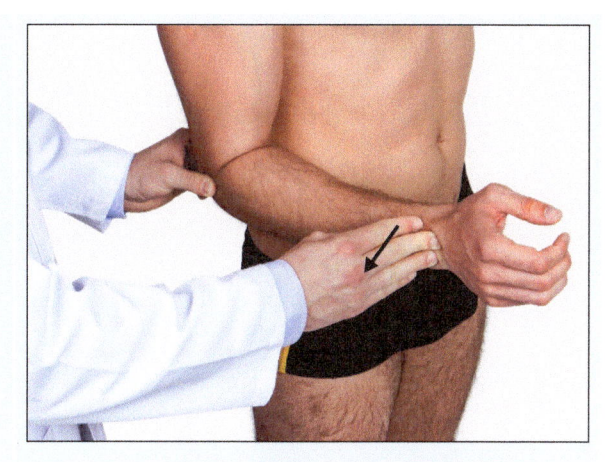

Músculo subescapular

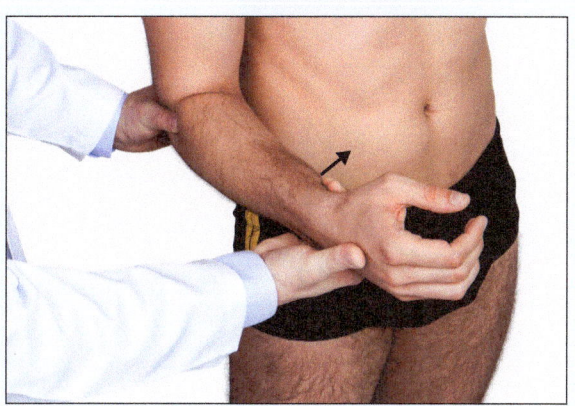

ANTEBRAÇO

Músculo bíceps braquial

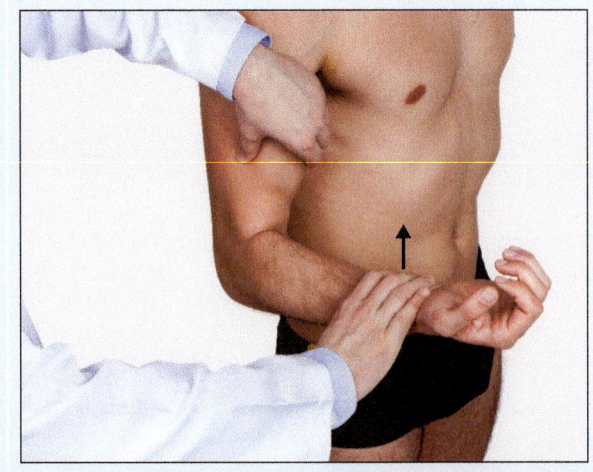

Músculo braquial

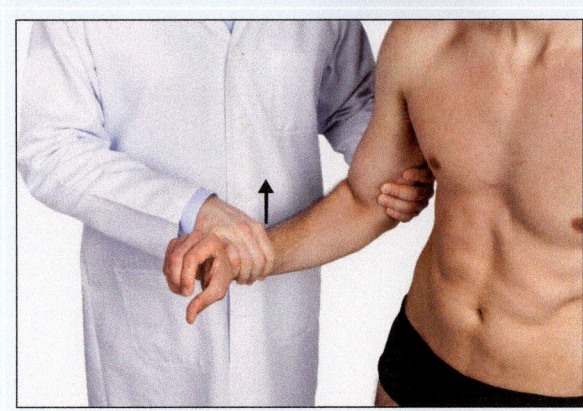

Músculo braquiorradial

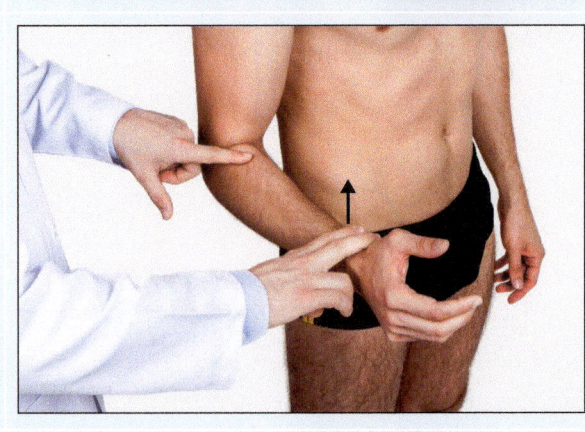

Músculo tríceps

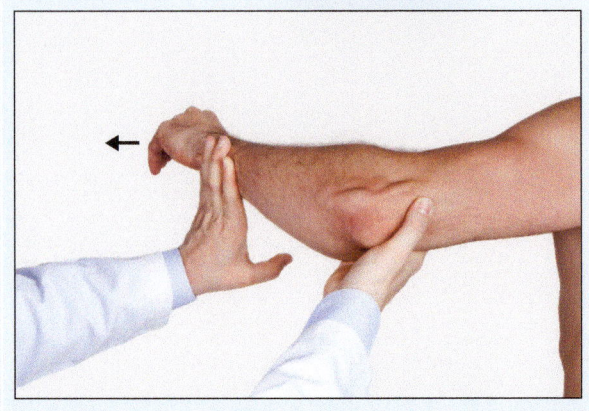

CAPÍTULO 8 ▪ AVALIAÇÃO DA FORÇA MUSCULAR EM LESÕES DE NERVOS PERIFÉRICOS

Músculo pronador redondo

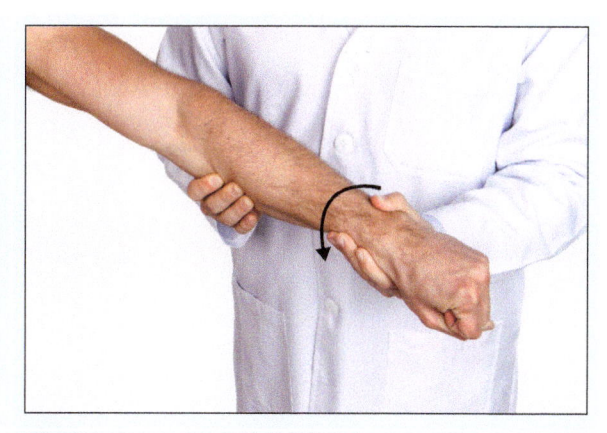

Músculo pronador quadrado

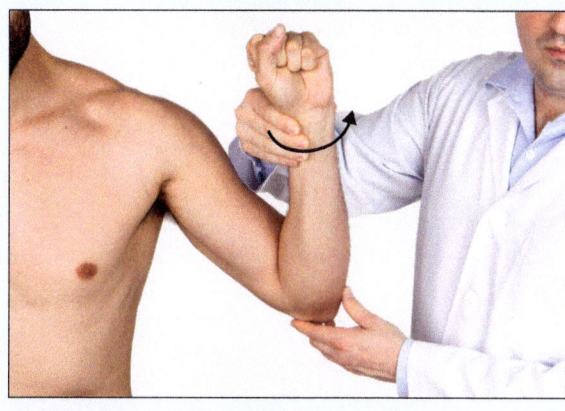

Músculo supinador

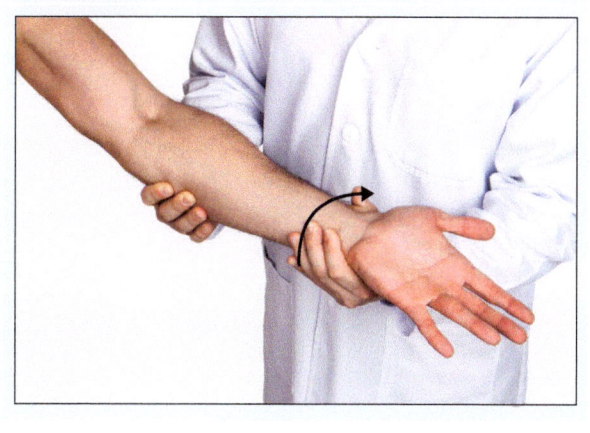

PUNHO

Músculo flexor radial do carpo

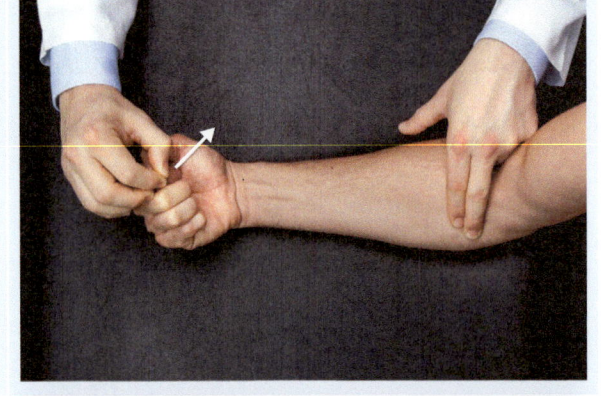

Músculo flexor ulnar do carpo

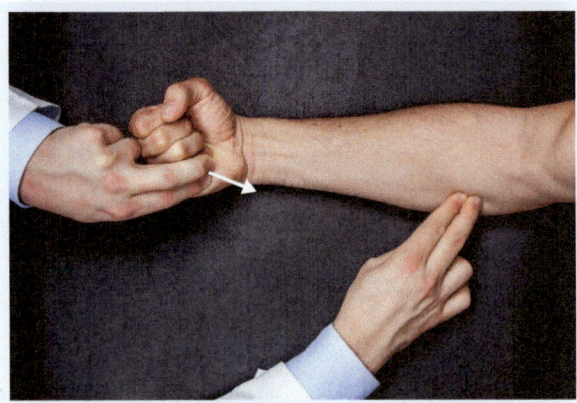

Músculo palmar longo (nesse caso, notar a presença ou ausência do músculo)

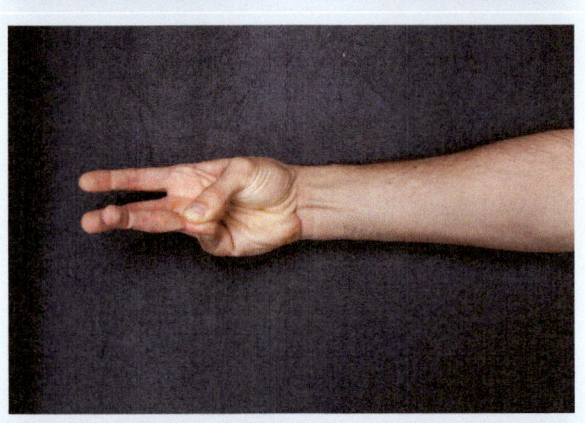

Extensores radiais (curto e longo) do carpo

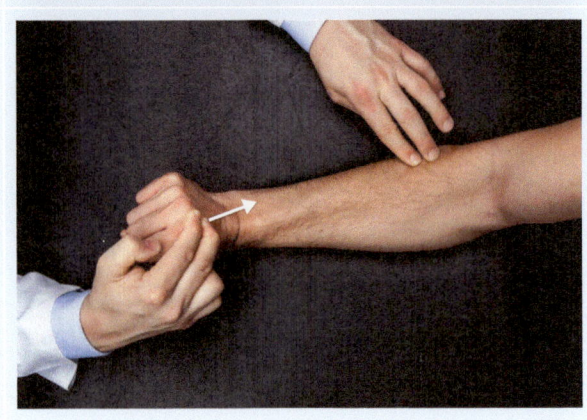

CAPÍTULO 8 ▪ AVALIAÇÃO DA FORÇA MUSCULAR EM LESÕES DE NERVOS PERIFÉRICOS

Extensor ulnar no carpo

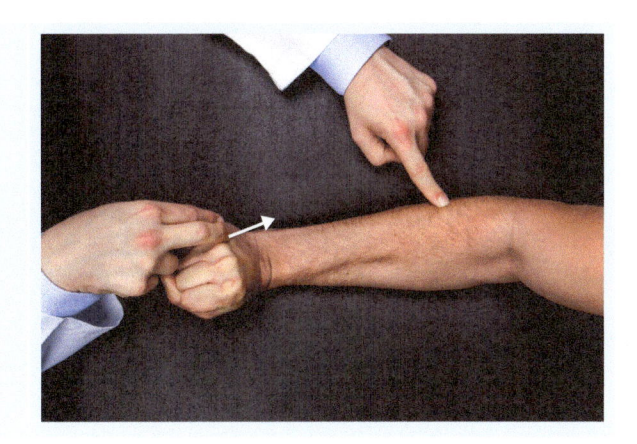

POLEGAR

Músculo adutor do polegar

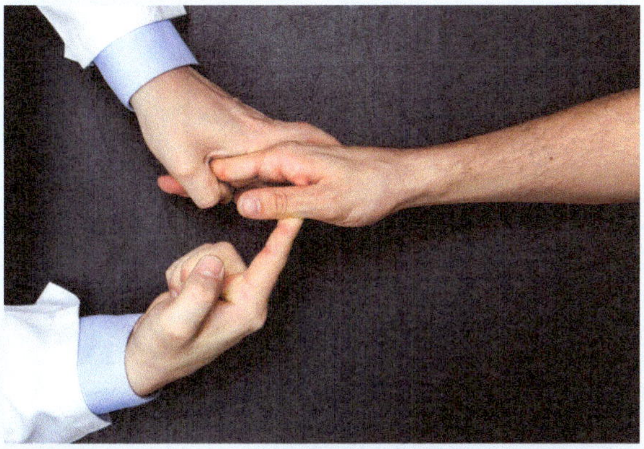

Músculo abdutor curto do polegar

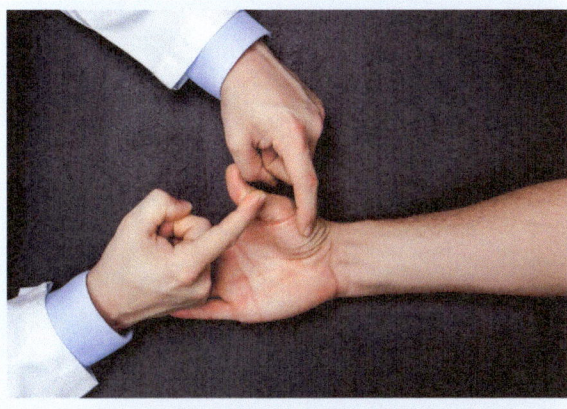

Músculo abdutor longo do polegar

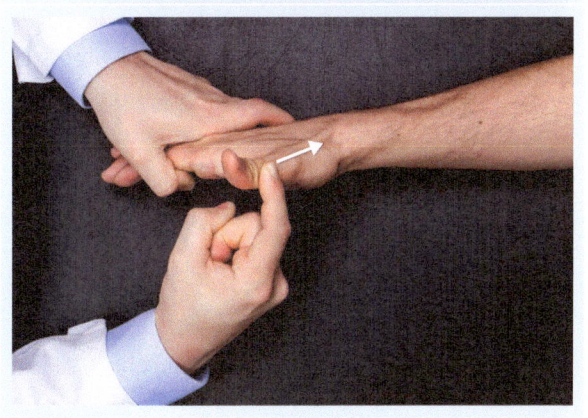

PARTE III • AVALIAÇÃO DIAGNÓSTICA

Músculo flexor longo do polegar

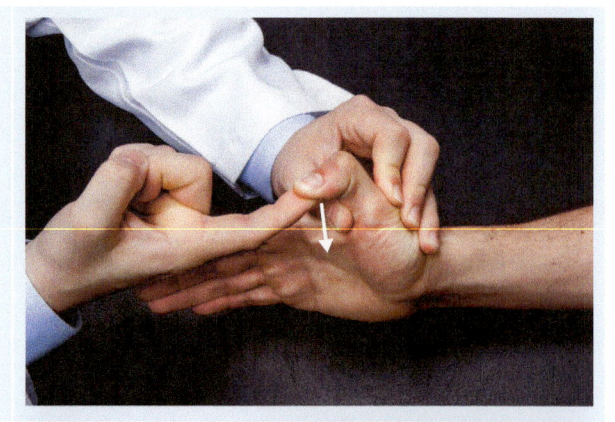

Músculo extensor curto do polegar

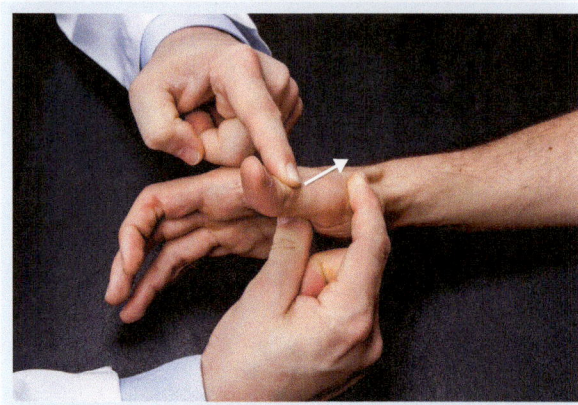

Músculo extensor longo do polegar

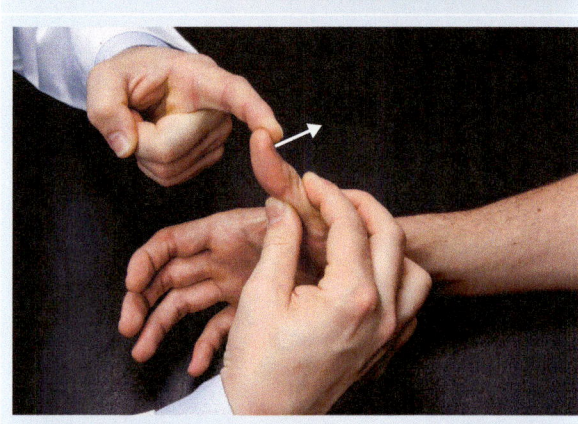

Músculo oponente do polegar (nesse momento, o oponente do dedo mínimo também é examinado)

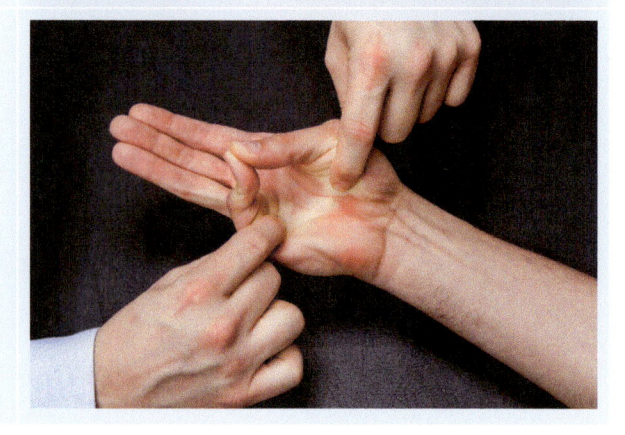

DEDOS

Músculo flexor superficial dos dedos

Músculo flexor profundo do II dedo

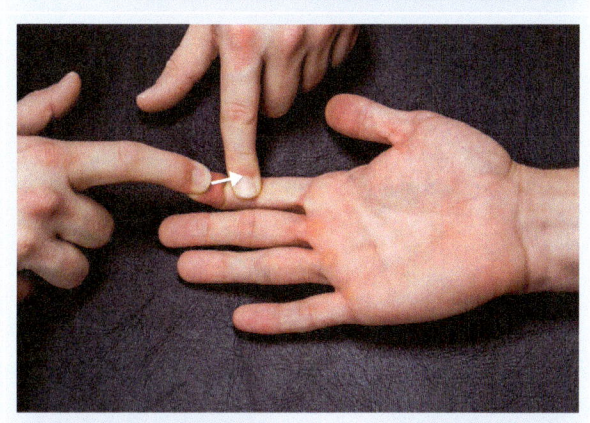

Músculo flexor profundo do IV dedo

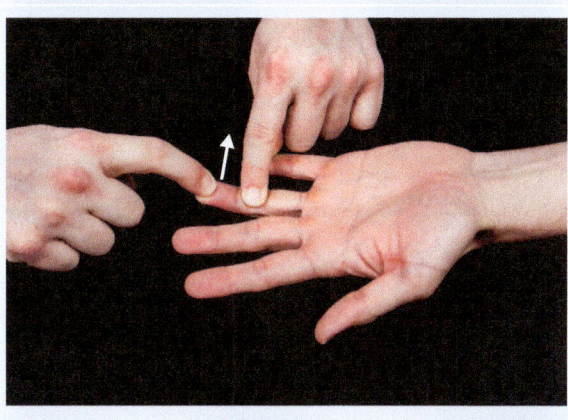

Músculo extensor dos dedos (aqui podem ser examinados, também, os extensores do indicador e dedo mínimo da mesma forma)

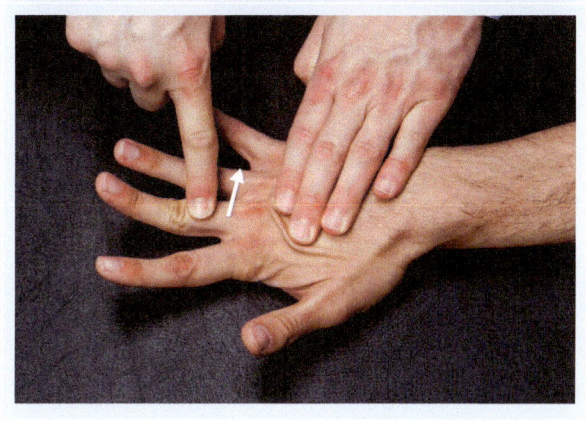

Músculos 1º interósseos dorsais e abdutor do dedo mínimo

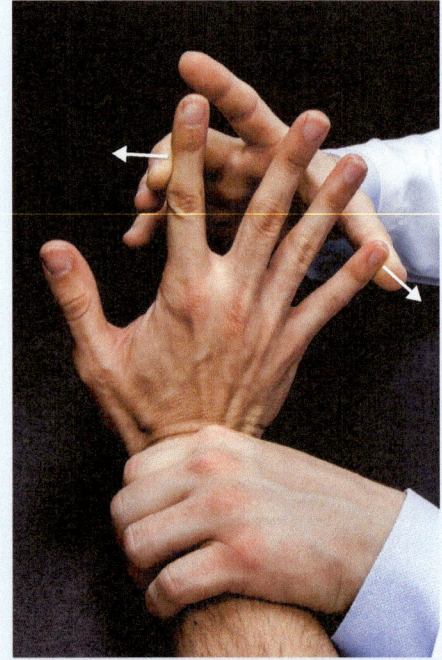

Músculo 2º e 4º interósseos dorsais

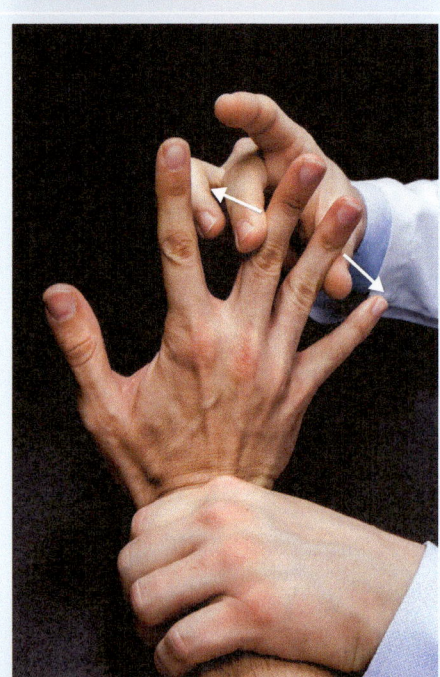

Músculo 3º interósseo dorsal

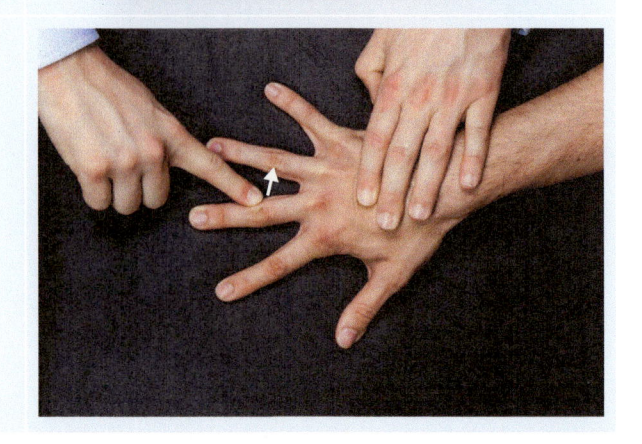

Músculos interósseos palmares (testar no 2º, 3º e 4º espaço interdigital)

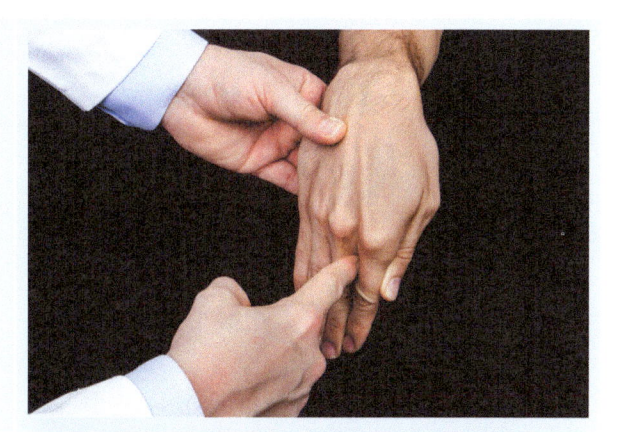

Músculos lumbricais

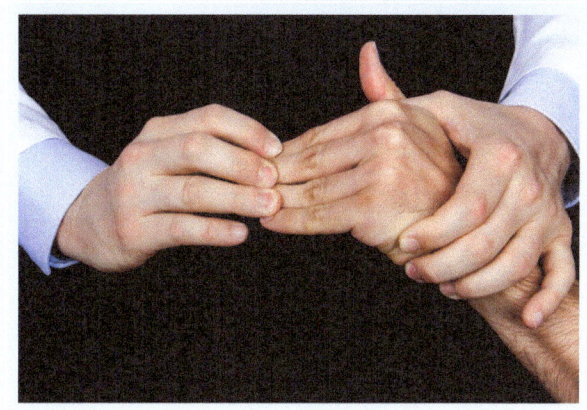

COXA

Músculo iliopsoas – a flexão da perna anula a participação do músculo reto femoral na flexão da coxa

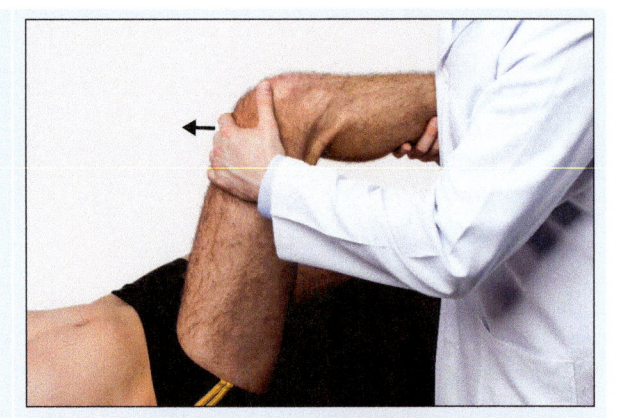

Músculo glúteo máximo – a flexão da perna anula a participação dos músculos do jarrete e cabeça longa do bíceps femoral na extensão da coxa

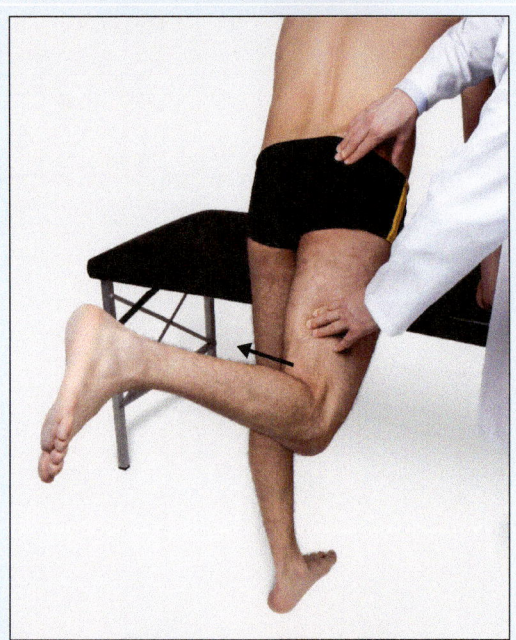

Músculos piriforme, obturadores (interno e externo), gêmeos (superior e inferior) e quadrado femoral – a rotação interna da perna é, na verdade, a rotação externa da articulação coxo-femoral. A rotação interna da coxofemoral não possui músculo específico; é um movimento de amplitude pequena e realizado pelos adutores

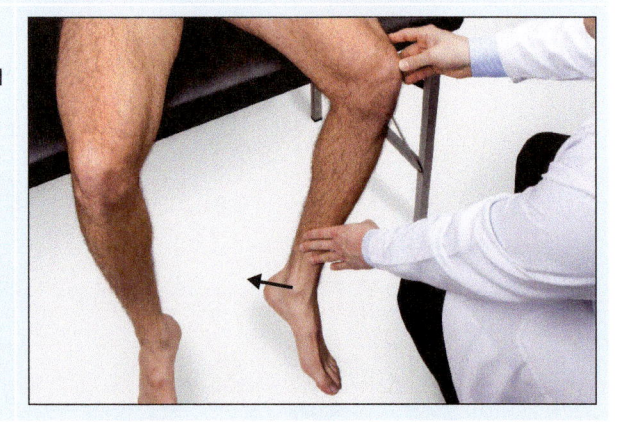

Músculos glúteos médio e mínimo – a flexão do joelho anula a participação do músculo tensor da fáscia lata na abdução da coxofemoral

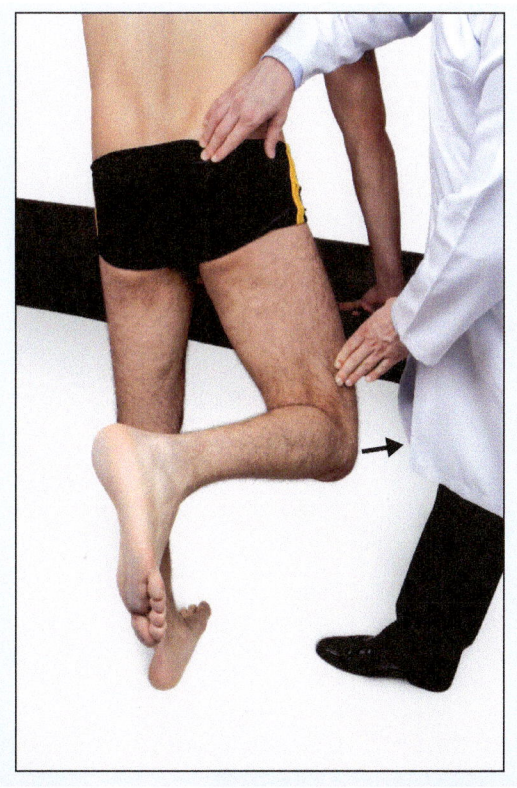

Músculos adutores mínimo, curto, longo e magno – a flexão do joelho anula a participação da porção isquiotibial do músculo adutor magno na adução (inervado pelo nervo ciático e não pelo obturatório)

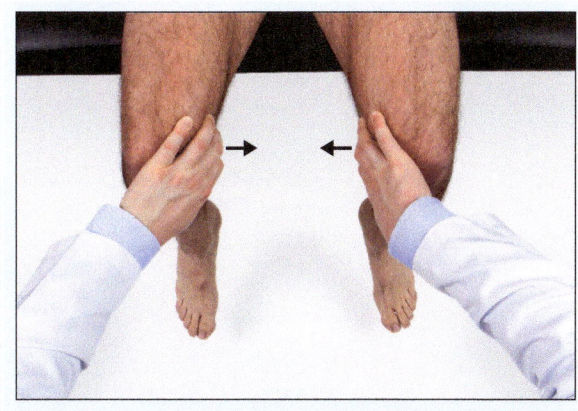

Músculo sartório

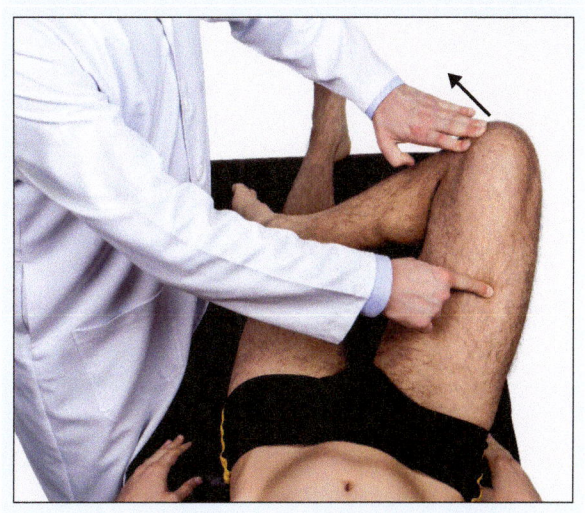

PERNA

Músculo quadríceps

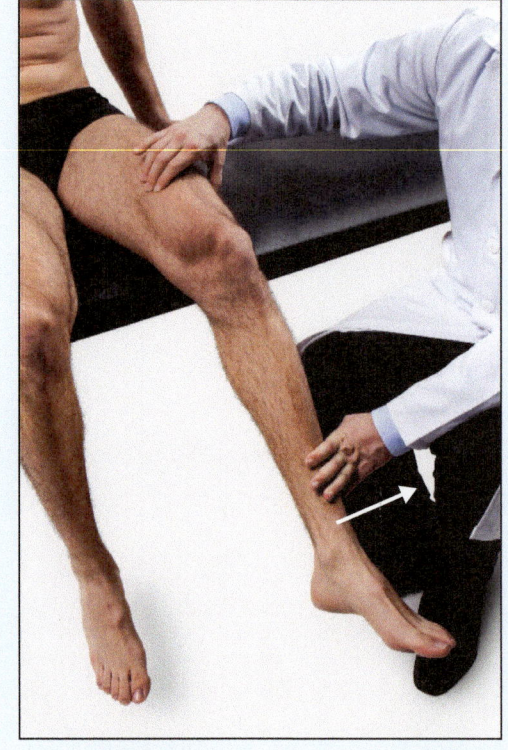

Músculos semitendíneo, semimembranoso e bíceps femoral

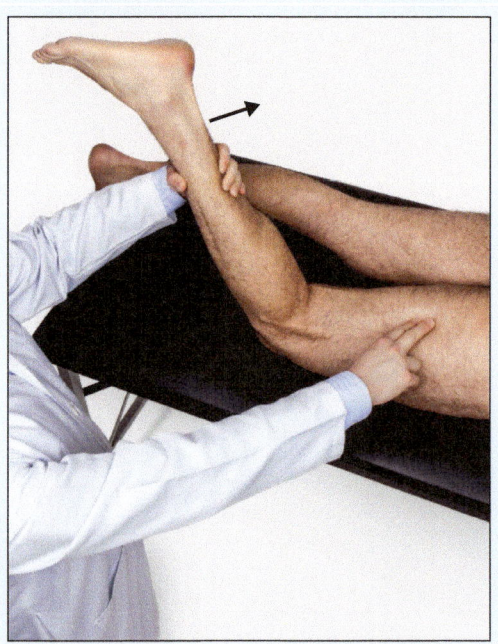

PÉ

Músculo tibial anterior – manter dedos fletidos para anular participação dos extensores dos dedos na extensão do pé

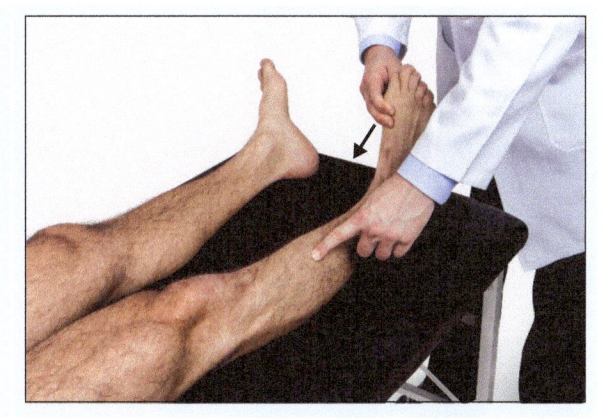

Músculo gastrocnêmio

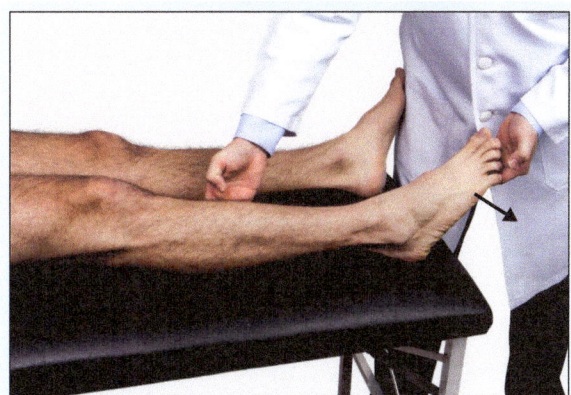

Músculo sóleo – a flexão da perna anula a participação do músculo gastrocnêmio na flexão do pé

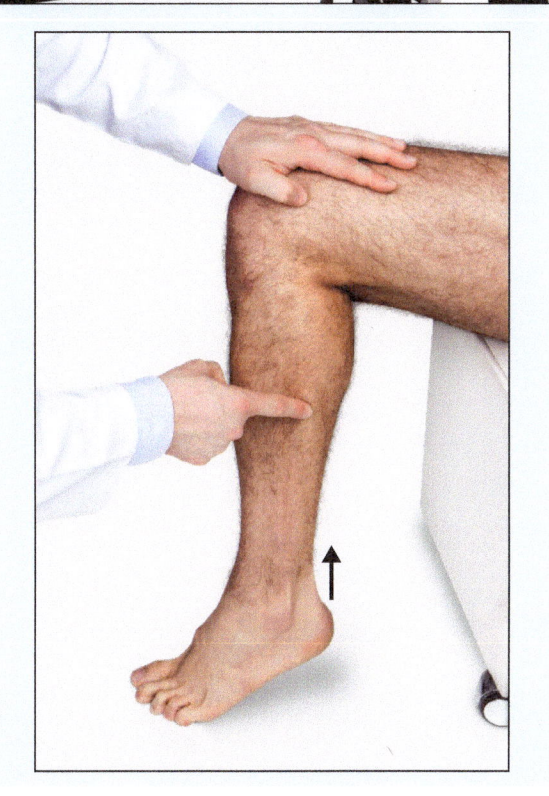

Músculo tibial posterior – realizar a inversão com o pé em flexão a fim de anular a participação do músculo tibial anterior na inversão

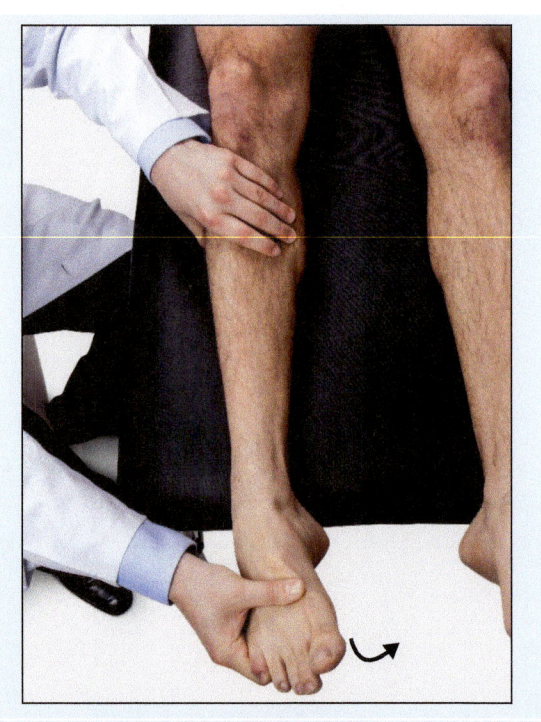

Músculos fibulares longo e curto

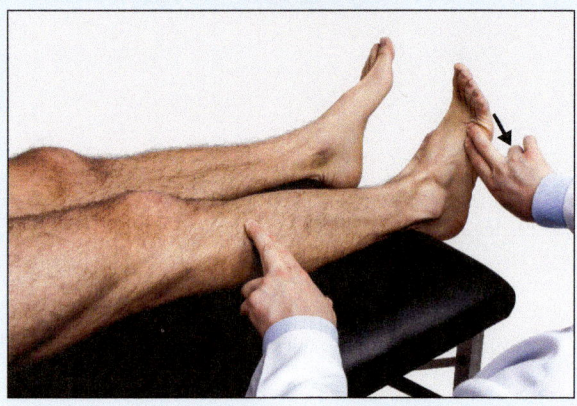

CAPÍTULO 8 ▪ AVALIAÇÃO DA FORÇA MUSCULAR EM LESÕES DE NERVOS PERIFÉRICOS

HÁLUX E DEDOS

Músculo extensor longo do hálux e dedos

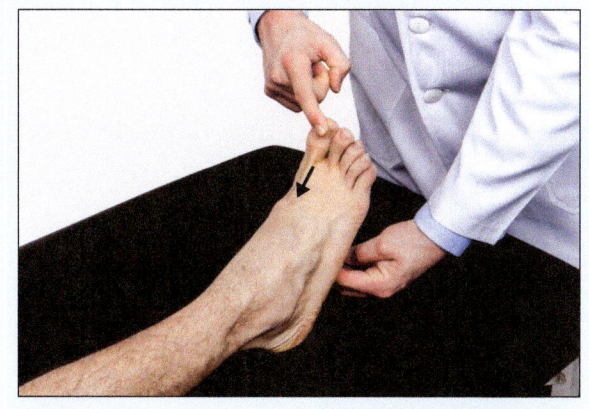

Músculo extensor curto do hálux e dedos

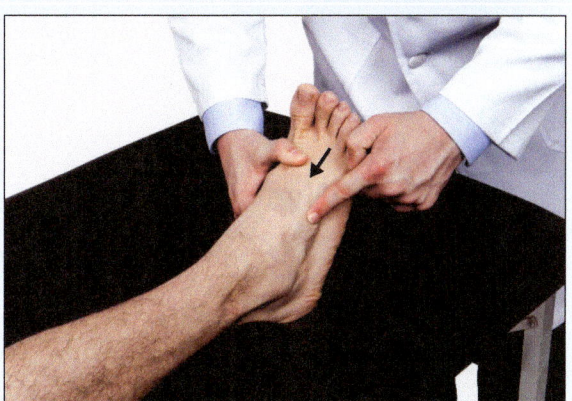

Musculatura flexora dos dedos e intrínsecos – na prática, são músculos difíceis de ser isolados clinicamente e de pouco interesse específico. Para avaliação global, pede-se para o paciente realizar o movimento demonstrado na foto com os dedos e, como oposição, tenta-se estendê-los. Os intrínsecos são mais bem avaliados em relação às deformidades (por exemplo, acentuação do arco plantar, garra ou *hammering* dos dedos)

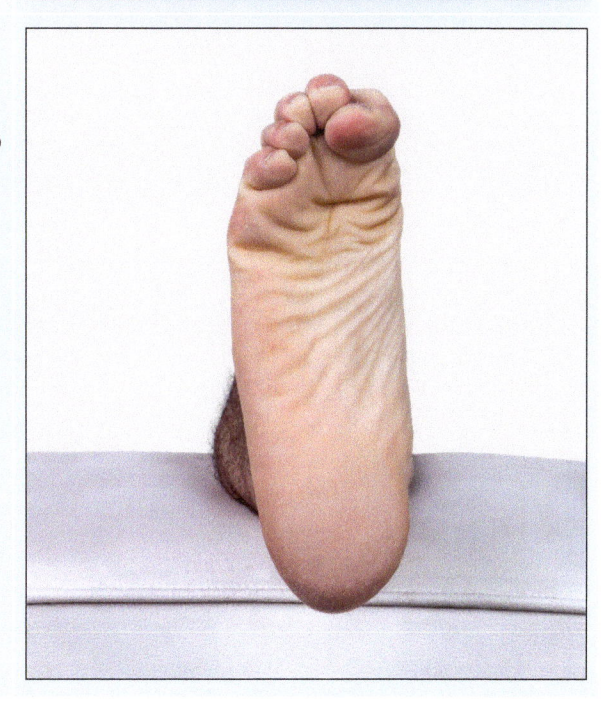

AGRADECIMENTOS

Ao fotógrafo, Renato Paraschin (renato@soulpics.com.br), e ao modelo, Saulo Lourenço Siqueira (Aluno/Faculdade de Medicina da USP).

BIBLIOGRAFIA

Bickerstaff ER. Neurological examination in clinical practice. 3rd ed. Oxford: Blackwell; 1973.

Dumitru D. Electrodiagnostic medicine. Philadelphia: Hanley & Belfus; 2002.

Mayo Clinic and Mayo Foundation. Clinical examination in neurology. 2nd ed. Philadelphia: WB Saunders; 1963.

O'Brien M. Aids to the examination of the peripheral nervous system. Philadelphia: WB Saunders; 2010.

Russell SM. Examination of peripheral nerve injuries: an anatomical approach. New York: Thieme; 2006.

Valerius KP, Frank A, Kolster BC, Hirsch MC, Hamilton C, Lafont EA. O livro dos músculos: anatomia funcional dos músculos do aparelho locomotor. Barueri: Manole; 2005.

CONTRIBUIÇÃO DA RESSONÂNCIA MAGNÉTICA PARA O DIAGNÓSTICO DAS LESÕES TRAUMÁTICAS DE NERVOS

CAPÍTULO 9

Daniela Binaghi ▪ Pablo Devoto

INTRODUÇÃO

Nas últimas décadas, novas técnicas de aquisição de imagens foram desenvolvidas, transformando o diagnóstico e o tratamento de lesões traumáticas com comprometimento do sistema nervoso periférico. Este capítulo inclui técnicas anatômicas (neurografia) e funcionais (tensor de difusão e tractografia), bem como achados observáveis na ressonância magnética do músculo esquelético afetado.

O termo neurografia foi cunhado na década de 1990 por um grupo de neurocirurgiões, radiologistas e físicos da Universidade de Washington e se refere à obtenção de imagens de alta resolução dos nervos periféricos (NP) mediante a utilização de equipamentos de alta densidade de fluxo magnético, sequências específicas e bobinas adequadas. Existe ampla gama de sequências que podem ser utilizadas para avaliar o sistema nervoso periférico (SNP), portanto a escolha do protocolo dependerá das preferências do radiologista; ou seja, a neurografia é feita sob medida para o paciente, a região anatômica a ser avaliada e a patologia que se deseja descartar. É otimista pensar que a técnica independe do operador, porém a neurografia envolve grandes dificuldades técnicas e requer um operador experiente.

Na imagem neurográfica, o nervo periférico normal apresenta-se como uma estrutura arredondada ou ovoide com um padrão fascicular e uma trajetória uniforme, sinal isointenso nas sequências T1-w e isointenso ou levemente hiperintenso nas sequências T2-w, e não apresenta realce ou captação do meio de contraste intravenoso (gadolínio) (Fig. 9-1).

O tensor de difusão (DTI) usa a difusão anisotrópica (ou direcional) de moléculas de água. Os nervos periféricos (NP) são estruturas altamente anisotrópicas; apresentam difusão facilitada em seu eixo longitudinal, enquanto no plano transversal ou radial apresentam marcada restrição ao livre movimento das moléculas de água. Existem diferentes parâmetros a se avaliar, o mais importante é a fração de anisotropia (FA), que representa o grau de organização microestrutural e permite a reconstrução 3D dos tratos nervosos (TDT).[1-6] O coeficiente de difusão aparente (ADC) determina o grau de restrição ao movimento livre das moléculas de água no espaço extracelular. A difusividade axial indica integridade axonal, enquanto a difusividade radial (DR) é um marcador do *status* da mielina.[3] Um NP com lesões apresenta diminuição de FA, fluxo axonal alterado (distorção, diminuição, ausência, etc.) e aumento de ADC e DR. As desvantagens da técnica são o longo tempo de aquisição, a falta de detalhes anatômicos e de validação.[5,7,8] Na sequência DTI, os nervos normais apresentam FA > 0,4-0,5; entretanto, esse valor depende da localização anatômica e muda com a idade.[3,9]

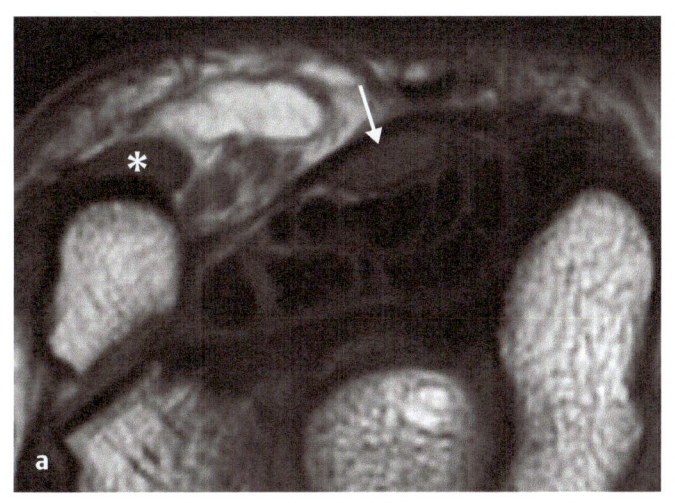

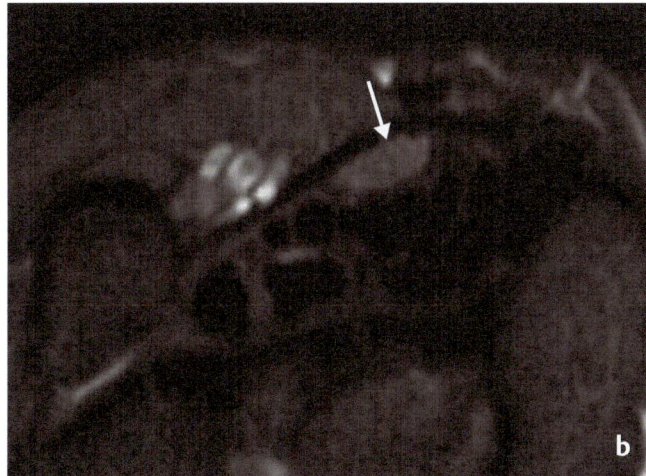

Fig. 9-1 Nervo mediano normal no túnel do carpo. Apresenta formato oval e padrão fascicular, e exibe sinal isointenso em T1 (seta em **a**) semelhante ao músculo flexor ulnar do carpo (asterisco), enquanto, em STIR (seta em **b**), apresenta sinal discretamente aumentado.

ESTADO DO CONHECIMENTO

Em países sem conflitos armados ou atos terroristas, as lesões do SNP estão amplamente associadas a acidentes de trânsito, embora também possam ser, com menos frequência, resultado de um acidente doméstico, de trabalho ou relacionado com a iatrogênese. Os mecanismos de lesões incluem tração ou alongamento, laceração, choque elétrico, compressão etc. Os nervos periféricos podem ser lesionados de diversas maneiras e a maioria das lesões é produto de uma combinação de mecanismos.

O histórico médico e o exame físico do paciente que sofreu um trauma desempenham papel fundamental na determinação da origem e localização de uma lesão. No entanto, existem casos em que é difícil determinar a extensão e a gravidade das lesões.

O algoritmo de diagnóstico de um trauma aberto com lesão neural geralmente é simples e fácil, e raramente inclui imagens de ressonância magnética. Por outro lado, a RM tem papel particularmente especial no tratamento do trauma contuso, principalmente nos casos em que a melhora espontânea parece improvável.

A ressonância magnética (RM) permite distinguir os diferentes graus de lesão neural, ajudando a determinar a melhor estratégia clínico-cirúrgica para cada paciente. Após o trauma inicial é desencadeada uma cascata de eventos com a finalidade de promover a regeneração e o reparo.[10] Este fenômeno é capturado pelas imagens neurográficas. Existem sinais diretos e indiretos de lesão neural. Os sinais diretos estão ligados às características semiológicas do nervo periférico, ou seja: sinal, morfologia, padrão fascicular, trajeto ou curso, bem como o estado da barreira hematoneural, no caso de realização do estudo com injeção intravenosa de material de contraste. Nos nervos motores ou mistos, os sinais indiretos estão praticamente ligados ao órgão-alvo, ou seja, ao músculo esquelético que expressa precocemente um aumento homogêneo do sinal, na ausência de edema perifascial e/ou subcutâneo, facilmente reconhecível em sequências sensíveis a líquidos com supressão de gordura. Os detalhes fisiopatológicos dessa mudança de sinal ainda são desconhecidos, e a hipótese mais amplamente aceita envolve o movimento das moléculas de água do espaço intracelular para o extracelular.[11,12] No modelo animal, este sinal aumentado é detectado precocemente (dentro de 24-48 horas), enquanto em estudos clínicos foi identificado nos primeiros 4 dias após o trauma.[11]

É de vital importância realizar a RM precocemente, a fim de antecipar a formação de tecido fibrocicatricial que, com o tempo, vai cobrir a área, ocultando o verdadeiro grau da lesão (Figs. 9-2 e 9-3).

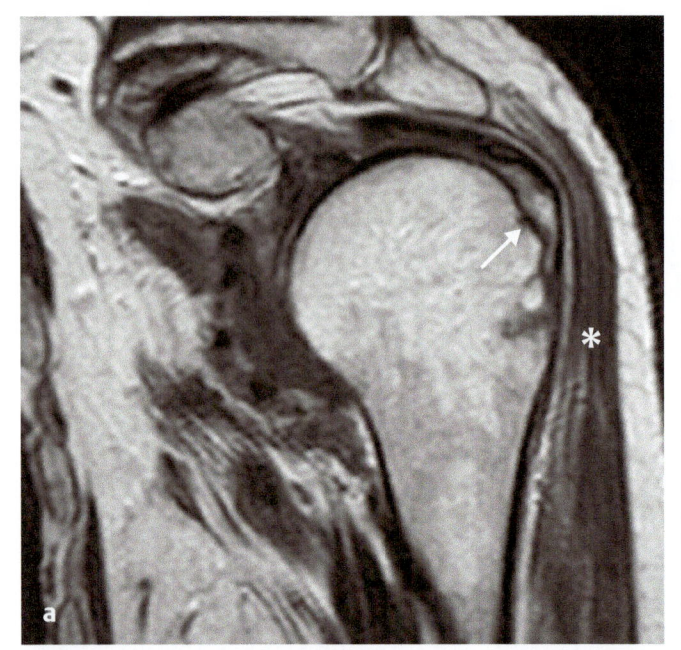

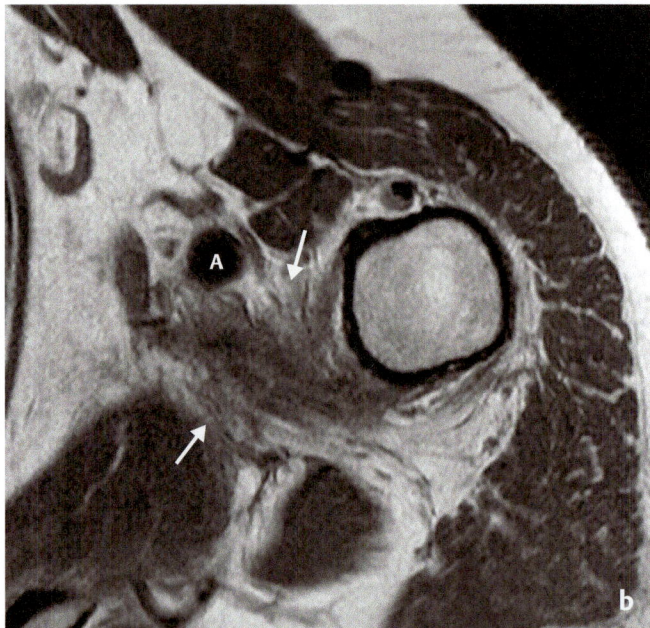

Fig. 9-2 Luxação glenoumeral anteroinferior com lesão do nervo axilar. (**a**) Coronal T2: Denervação e hipotrofia deltoide (asterisco) e lesão de Hill Sachs (seta). (**b**) Axial DP demonstra obliteração do plano de clivagem adiposo que circunda o feixe vasculonervoso circunflexo-axilar (setas) secundária à fibrose cicatricial. *(Continua.)*

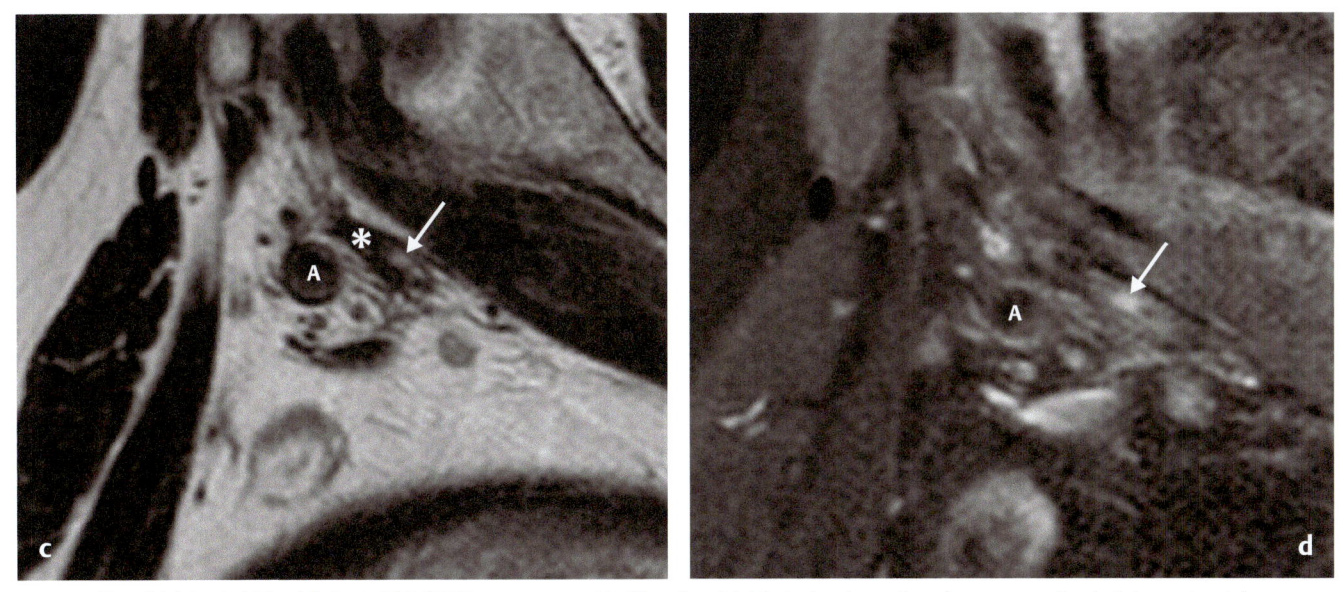

Fig. 9-2 *(Cont.)* (**c**) Sagital T2 e (**d**) Sagital DP SPAIR mostram tecido fibrocicatricial (asterisco) envolvendo o nervo axilar (seta), que também mostra aumento de sinal. A: artéria axilar.

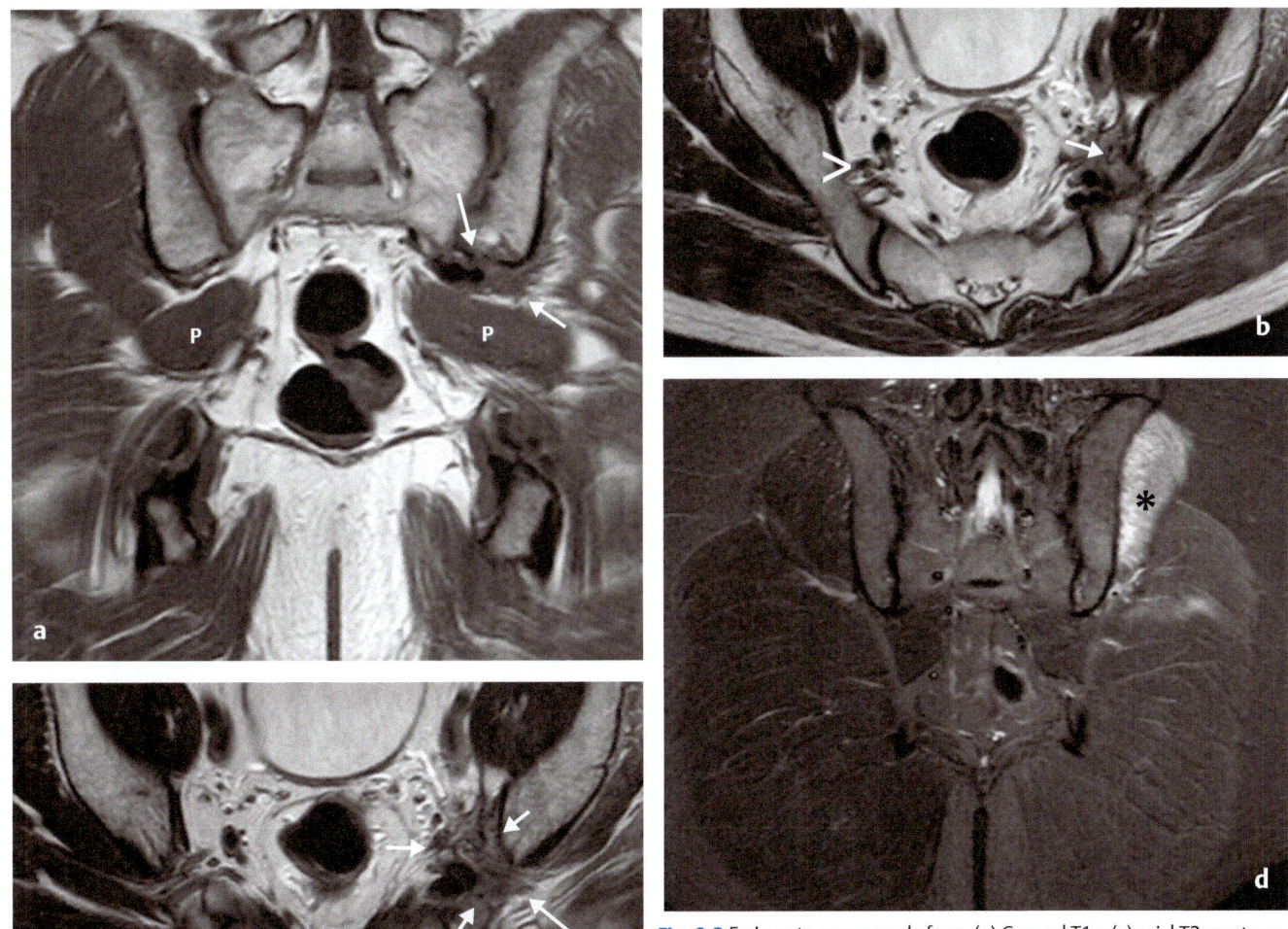

Fig. 9-3 Ferimento por arma de fogo. (**a**) Coronal T1 e (**c**) axial T2 mostram tecido fibroso-cicatricial, no setor superior da fossa isquiática maior esquerda (setas), em contato com o feixe vascular ilíaco interno e glúteo superior. (**b**) Axial T2 mostrando nervo S1 esquerdo espessado com sinal aumentado, imerso na cicatriz fibrosa (seta). O nervo S1 contralateral (ponta de seta) não mostra anormalidades. (**d**) STIR coronal mostra sinais de denervação do glúteo médio esquerdo (asterisco). P: músculo piramidal.

Os nervos mais frequentemente lesados no membro superior, por ordem de frequência, são o radial (Fig. 9-4), ulnar (Fig. 9-5) e o mediano (Figs. 9-6 e 9-7); já no membro inferior, são frequentes as lesões dos nervos ciáticos (Fig. 9-8), fibulares (Figs. 9-9, 9-10 e 9-11), tibiais e femorais.[13]

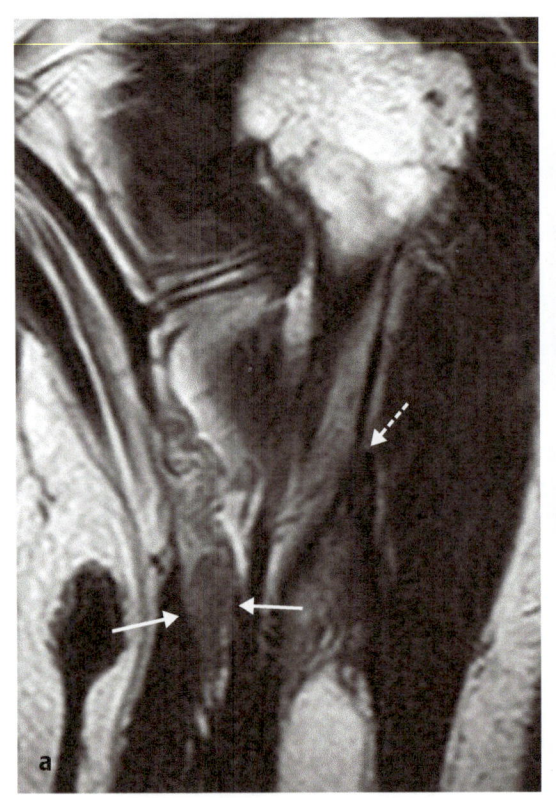

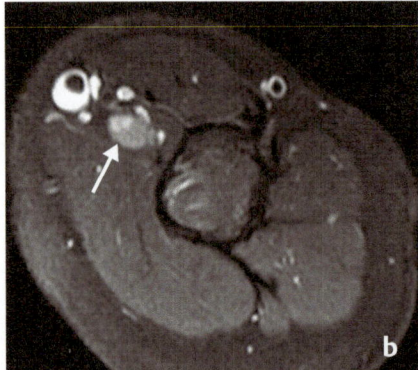

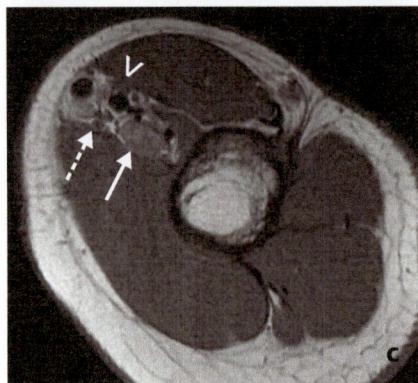

Fig. 9-4 Lesão por explosão de fogo de artifício. (**a**) T2-w coronal: observa-se acentuado espessamento do nervo radial (seta) antes de sua entrada no canal espiral. O úmero mostra as consequências de uma fratura em espiral (seta pontilhada). (**b**) Axial DP SPAIR e (**c**) Axial DP mostram perda do padrão fascicular. Para fins comparativos, o nervo mediano (ponta de seta) e o ulnar (seta pontilhada) estão identificados. Este aspecto é característico do neuroma que, neste caso, é um neuroma em continuidade (axonotmese – Sunderland IV).

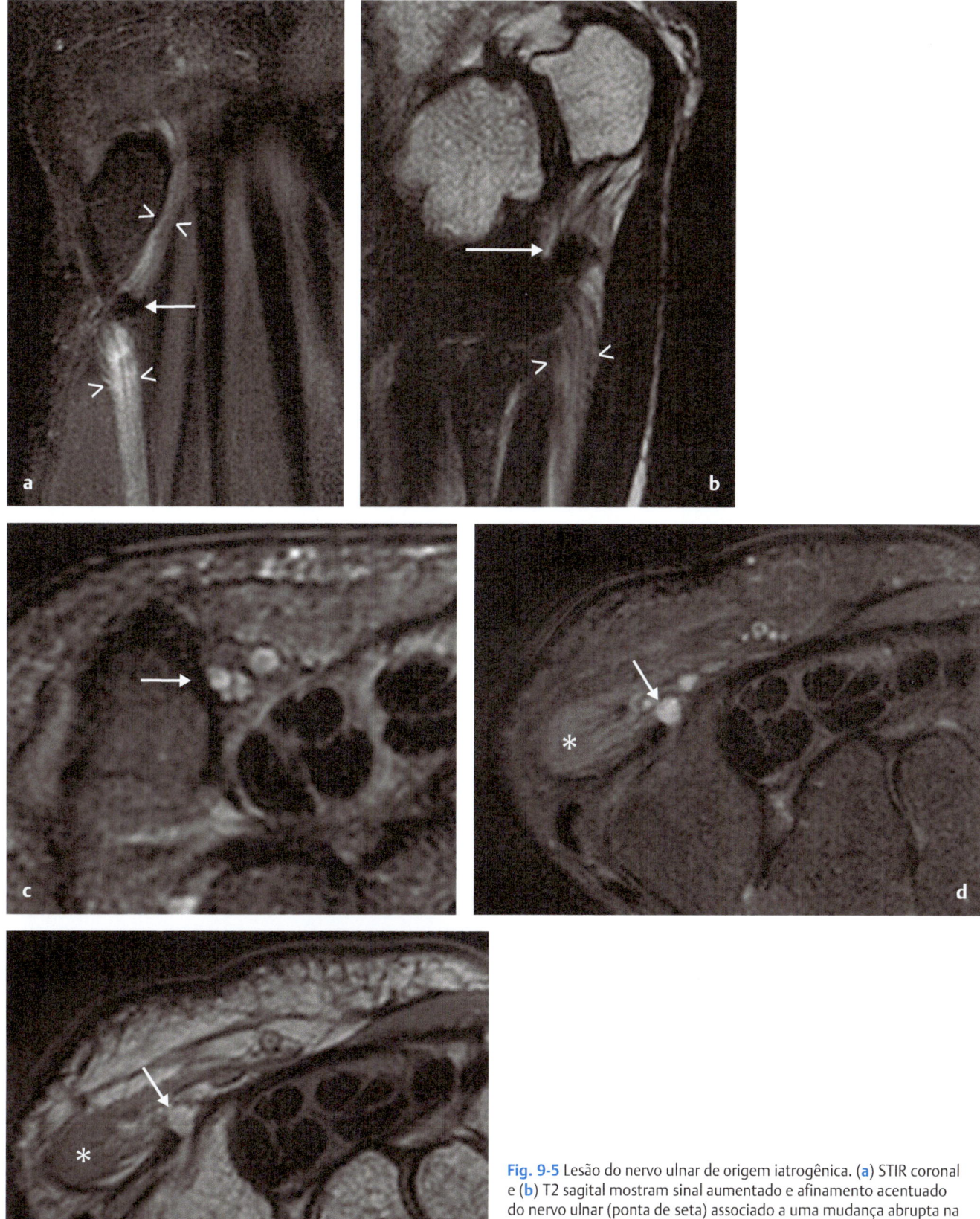

Fig. 9-5 Lesão do nervo ulnar de origem iatrogênica. (**a**) STIR coronal e (**b**) T2 sagital mostram sinal aumentado e afinamento acentuado do nervo ulnar (ponta de seta) associado a uma mudança abrupta na trajetória neural (seta) antes de entrar no canal de Guyon. (**c**) STIR axial no canal de Guyon mostra o nervo ulnar (seta) com sinal fascicular aumentado. As imagens axiais (**d**) DP SPIR e (**e**) DP mostram maior comprometimento do ramo motor (seta) que exibe perda do padrão fascicular e aumento do sinal. Sinais de denervação também são vistos na musculatura hipotenar (asterisco).

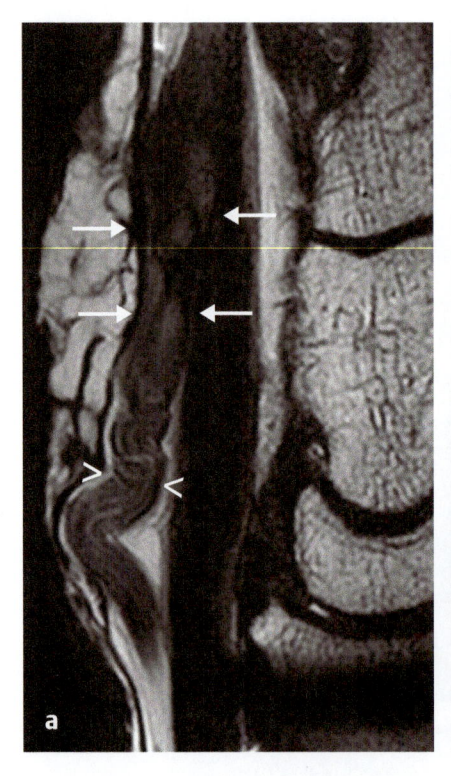

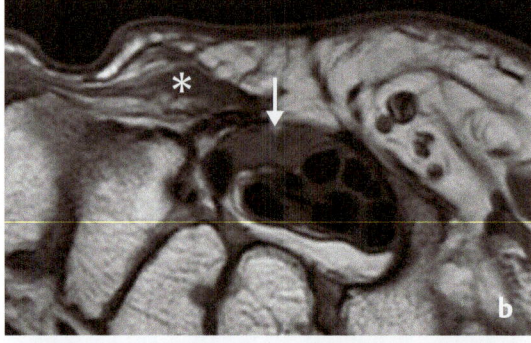

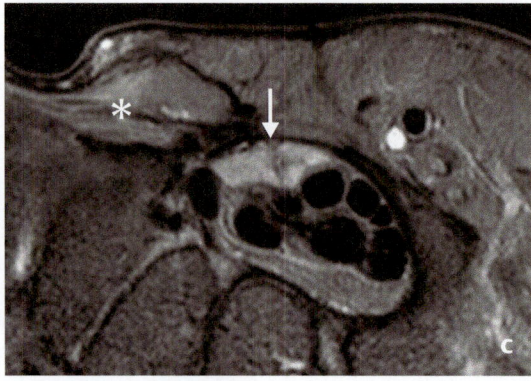

Fig. 9-6 Corte de vidro. Paciente operado 2 meses após o trauma; atualmente apresenta paresia e parestesia no território do nervo mediano. (**a**) Sagital T2 mostra uma alteração no trajeto do nervo mediano (ponta de seta) ao entrar no túnel do carpo secundário à presença de tecido fibroso retrátil. Em direção distal, ele assume uma forma polilobulada e mostra uma mudança no sinal (setas). (**b**) Axial DP e (**c**) axial DP SPIR mostram a formação de um neuroma em continuidade, demonstrando a ausência de padrão fascicular (setas) e denervação crônica dos músculos tenares (asterisco).

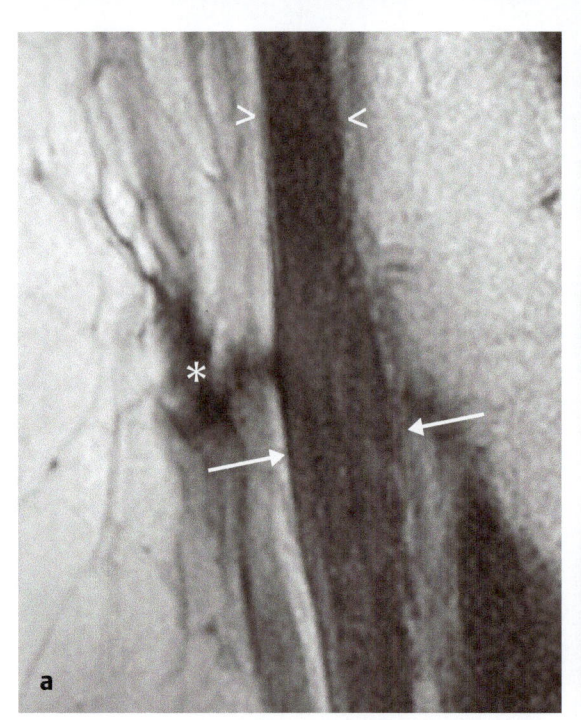

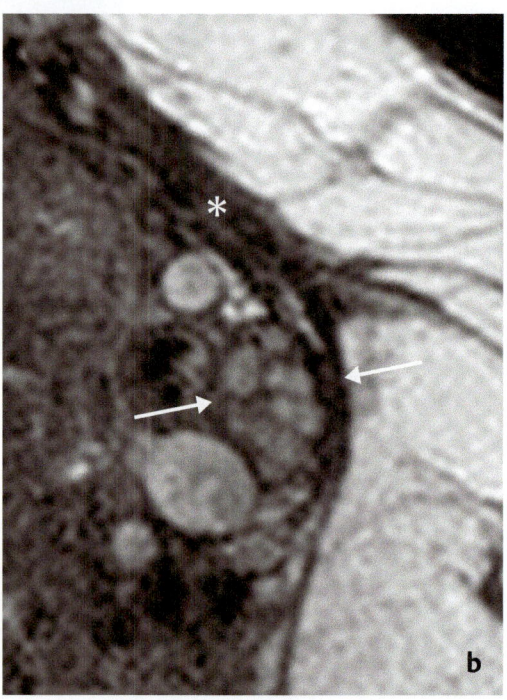

Fig. 9-7 Lesão por golpe direto com ferida cortante na pele. As imagens foram adquiridas 6 meses após o trauma. (**a**) T2 sagital mostrando a transição normal (ponta de seta) – área patológica no nervo mediano (setas). A alteração da morfologia e do sinal do nervo coincide com a presença de tecido fibroso cicatricial ao nível do tecido celular subcutâneo (asterisco). (**b**) Axial DP. *(Continua.)*

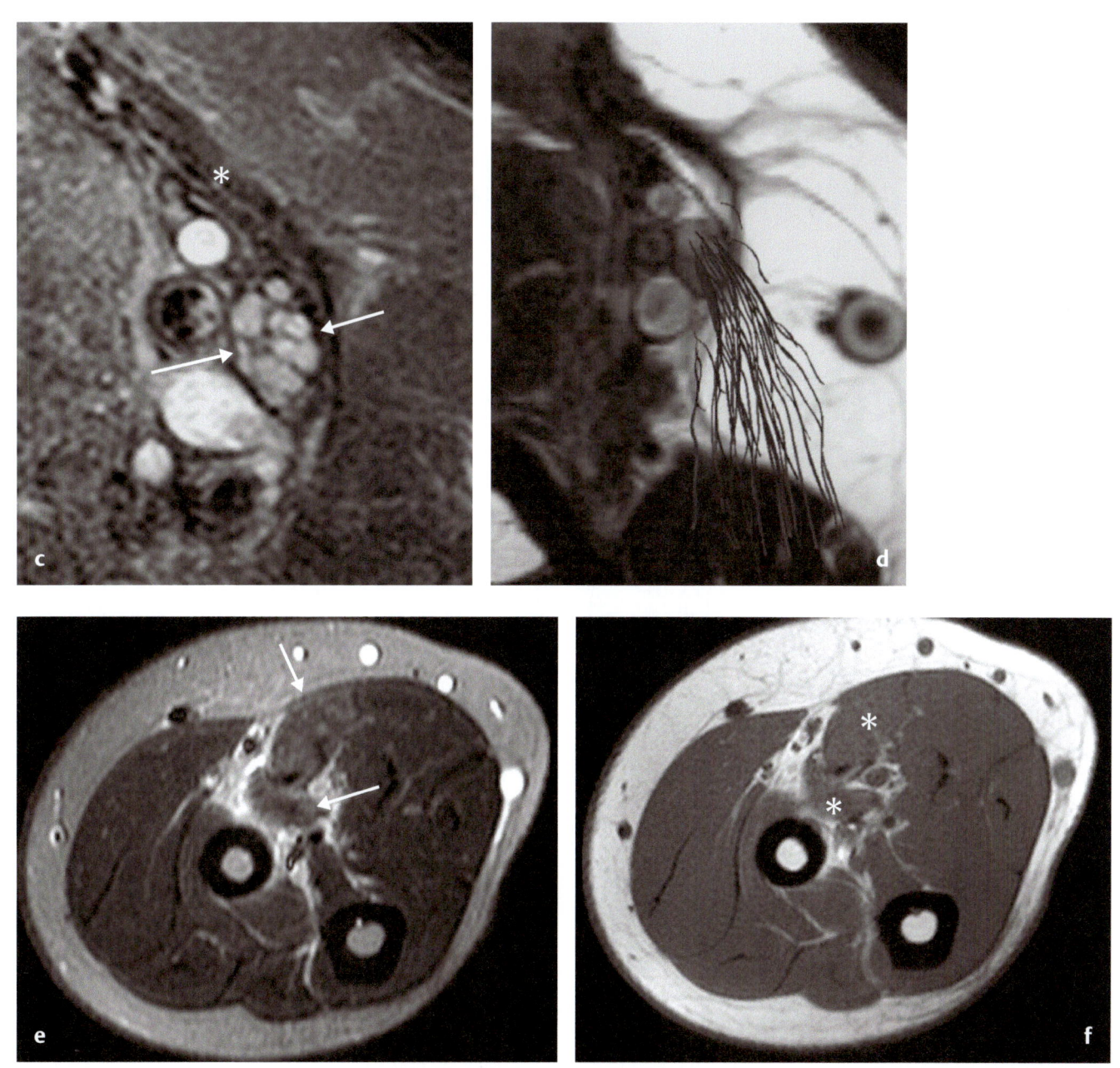

Fig. 9-7 *(Cont.)* (**c**) Axial DP SPAIR mostram tecido fibroso cicatricial maduro (asterisco) em contato com o nervo mediano, que apresenta espessamento e aumento do sinal fascicular (setas). (**d**) Reconstrução tractográfica mostrando restauração parcial do fluxo axonal com valores de FA e ADC consistentes com regeneração axonal. As imagens axiais mostram ligeiro aumento do sinal ((**e**) Axial STIR) da cabeça radial do flexor superficial dos dedos e do palmar longo (setas) na ausência de infiltração gordurosa ((**f**) Axial T1, asteriscos) consistente com reinervação do processo.

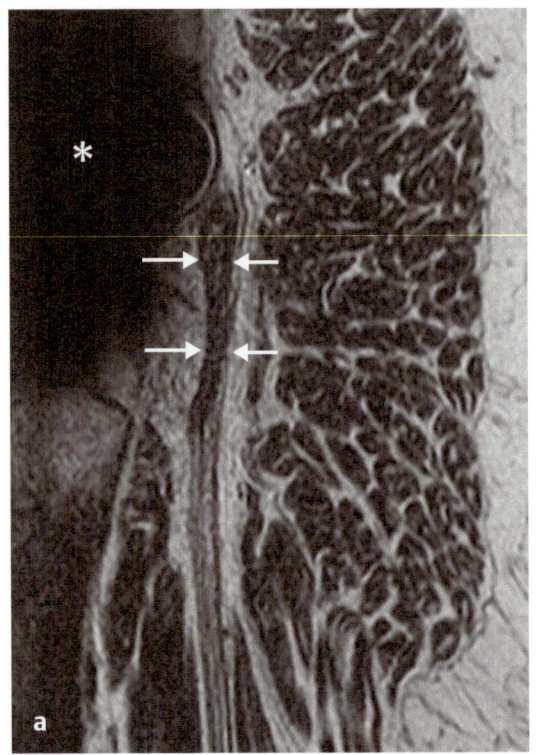

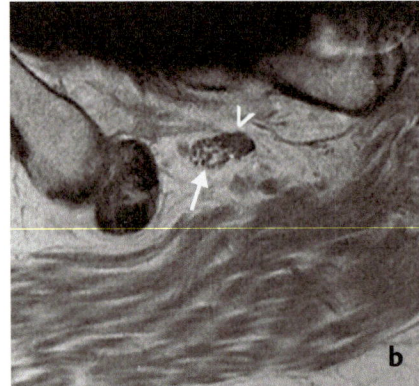

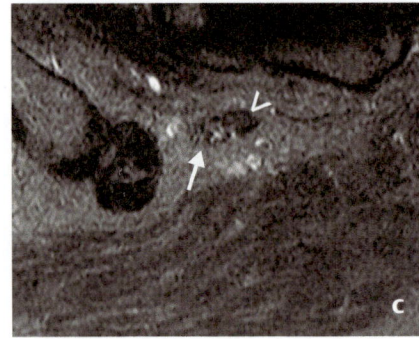

Fig. 9-8 Paciente com *steppage* após artroplastia de quadril. (**a**) Sagital T2-w mostra alteração do sinal do nervo ciático no espaço isquiofemoral (setas) associada a artefatos gerados pela prótese total do quadril (asterisco). Imagens axiais (**b**) DP e (**c**) STIR mostram perda do padrão fascicular afetando o ramo fibular do nervo ciático (ponta de seta) secundária à fibrose interfascicular resultante de uma lesão por tração. O ramo tibial (setas) mostra aspecto normal.

CAPÍTULO 9 • CONTRIBUIÇÃO DA RESSONÂNCIA MAGNÉTICA PARA O DIAGNÓSTICO DAS LESÕES... 99

Fig. 9-9 Trauma durante jogo de hóquei. O paciente foi operado por avulsão do ligamento colateral externo e posteriormente consultado por *steppage*. (a) Sagital T2 e (b) Coronal DP SPAIR mostram aumento acentuado do sinal do nervo ciático (setas) no terço distal da coxa. (c) STIR axial: sinais de denervação (asterisco) no compartimento anteroexterno da perna. (d) Axial DP e (e) Axial DP SPAIR mostram comprometimento do ramo fibular (cabeça de seta), demonstrando ausência de padrão fascicular compatível com axonotmese-Sunderland IV. O ramo tibial (setas) mostra aspecto morfológico e sinal normais.

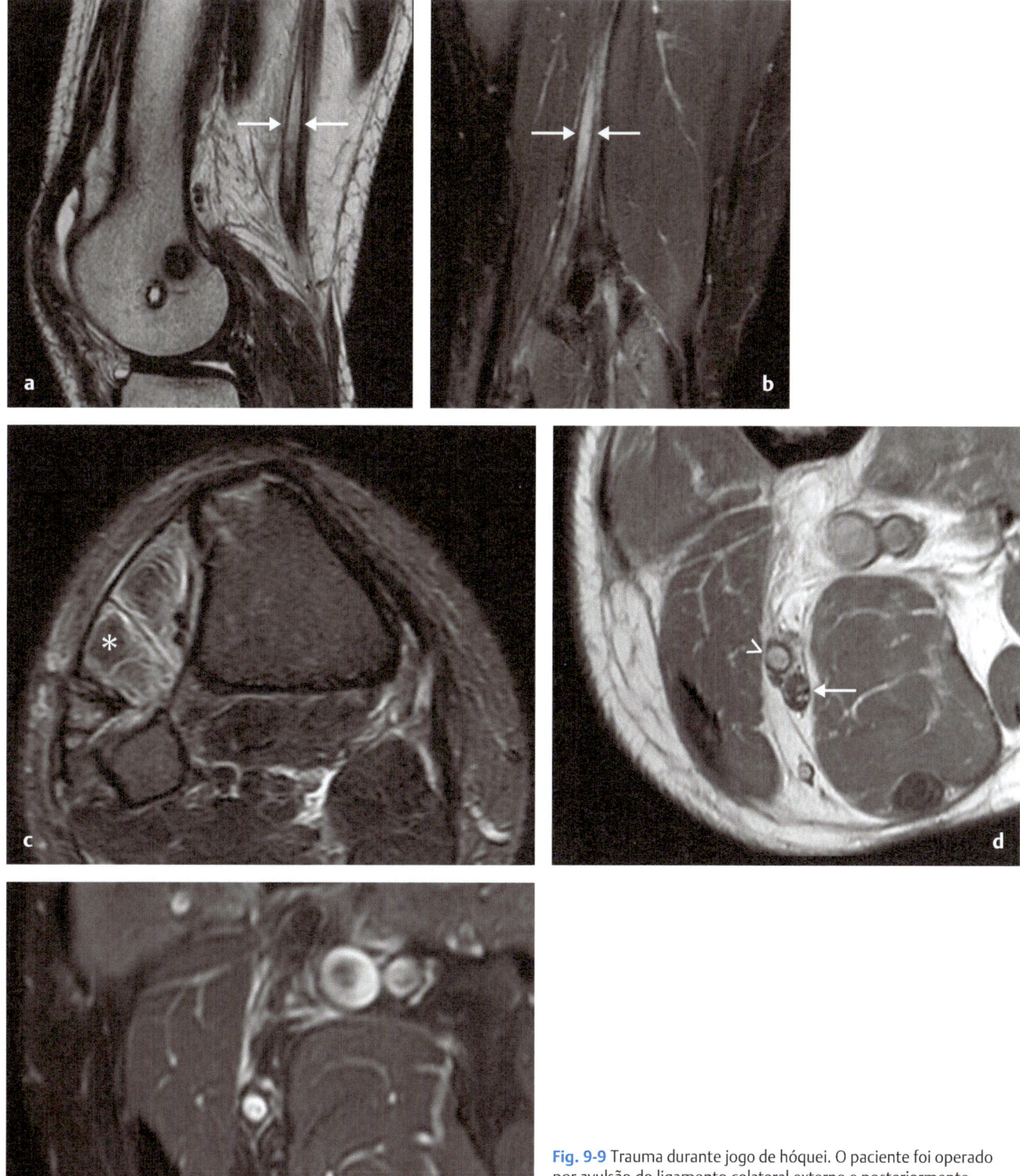

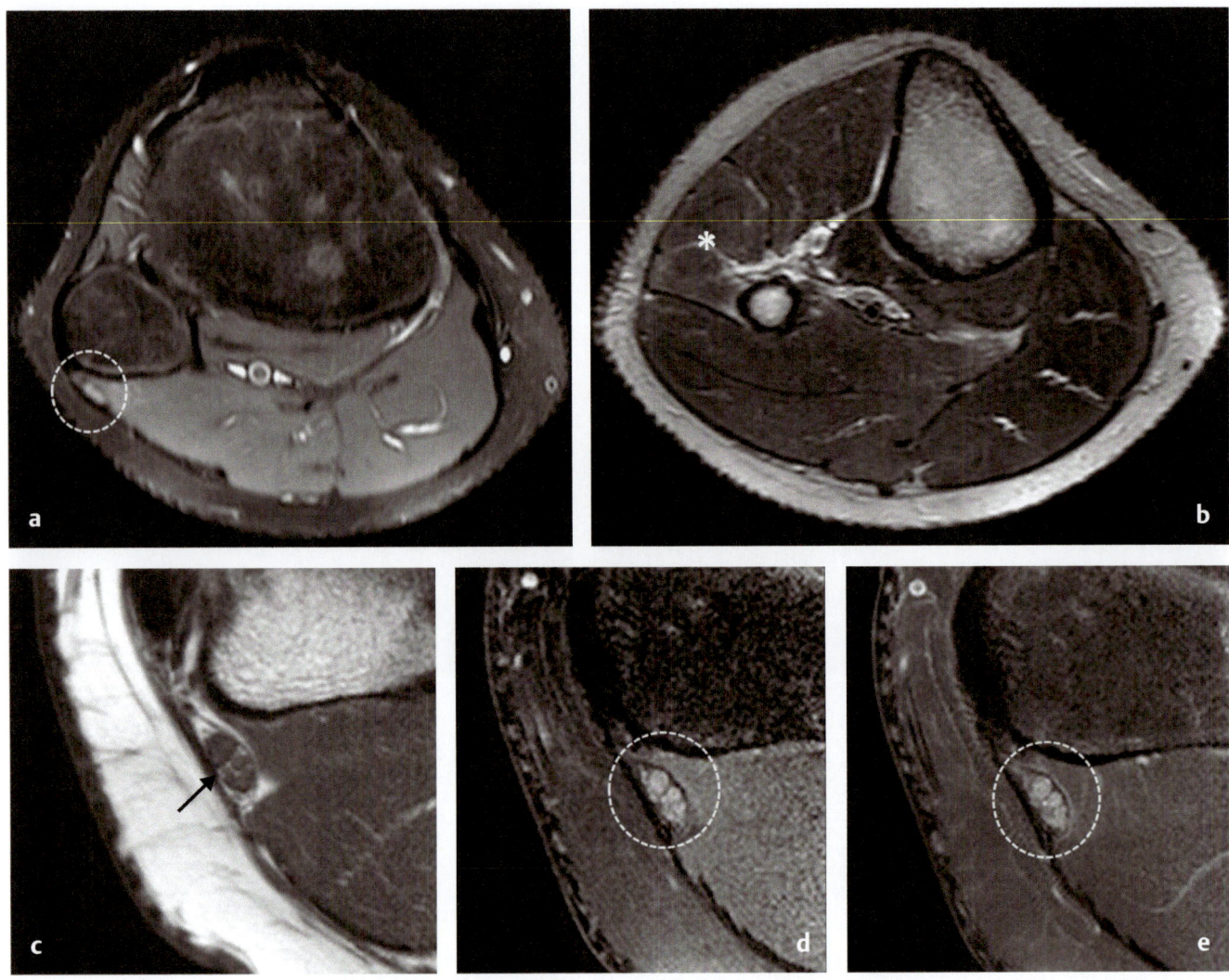

Fig. 9-10 Paciente pediátrico com neuropatia tomaculosa (HNPP) e marcha escarvante. (**a**) Axial DP SPAIR, adquirido com bobina *Knee*, identifica aumento do sinal do ramo fibular do nervo ciático (círculo pontilhado). (**b**) STIR axial mostra ligeiro aumento do sinal na massa muscular fibular (asterisco) associado à denervação no processo de reinervação. As imagens axiais (**c-e**) correspondem a sequências adquiridas com uma bobina específica. (**c**) T1 e (**d**) DP SPIR mostram leve espessamento fascicular, enquanto (**e**) T1 SPIR com contraste mostra real sutil.

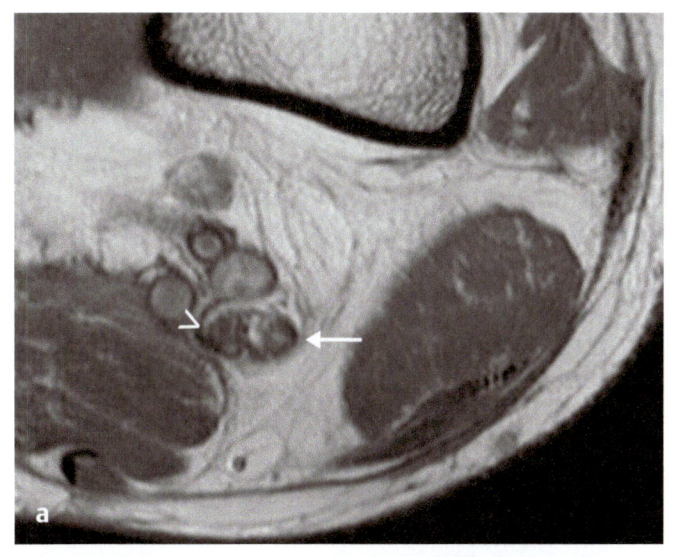

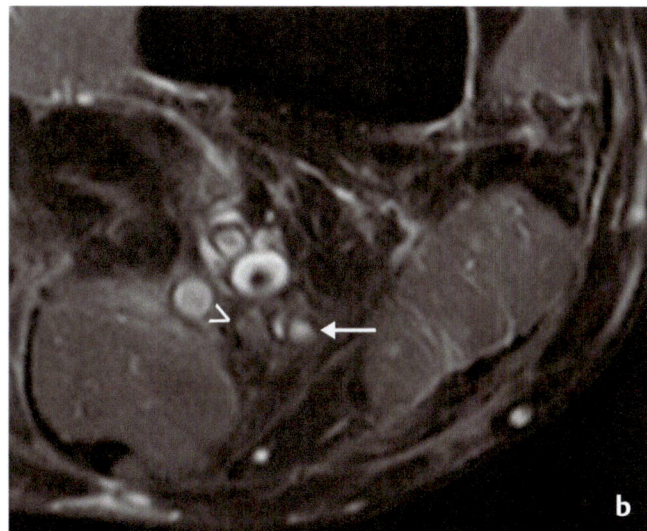

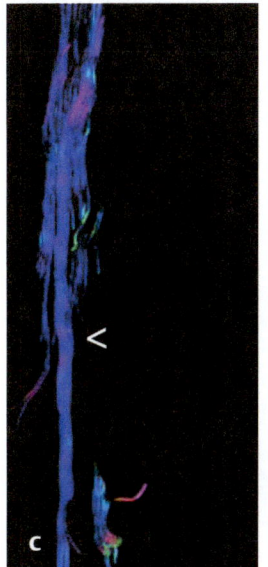

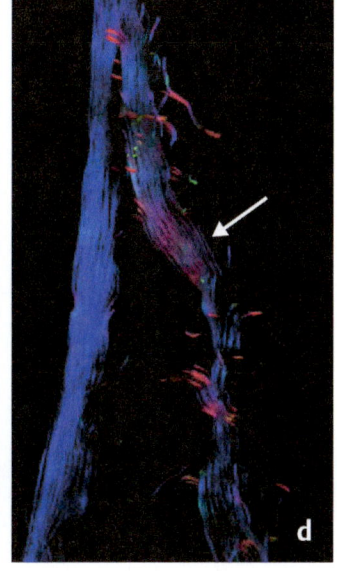

Fig. 9-11 Luxação traumática do joelho associada à lesão vascular e posterior consulta por *steppage*. (**a**) Axial DP e (**b**) Axial DP SPAIR: o nervo fibular apresenta aumento do sinal e perda do padrão fascicular (setas), enquanto o nervo tibial não apresenta alterações (ponta de seta). (**c**) Tractografia: nenhum fluxo axonal é identificado no nervo fibular, enquanto o nervo tibial (ponta de seta) mostra fluxo axonal normal. (**d**) Pós-cirúrgico mostrando fluxo axonal ainda distorcido – embora presente – no nervo fibular (seta).

Cada grau de lesão se apresenta de forma distinta nas imagens de RM (Quadro 9-1).[2,14,15] Na neuropraxia visualiza-se aumento do sinal do nervo periférico e, na ausência de degeneração walleriana, os músculos podem apresentar leve hipotrofia por desuso sem alterações de sinal. Na axonotmese, os axônios e suas bainhas de mielina são afetados enquanto o estroma circundante permanece parcial ou totalmente intacto (Fig. 9-12); neste tipo de lesão, a classificação de Sunderland faz uma discriminação mais precisa em que o nervo apresenta espessamento, aumento do sinal e apagamento (em diferentes graus) do padrão fascicular, e, como há degeneração walleriana, os músculos apresentam sinais de denervação precocemente. Talvez o maior desafio seja distinguir entre os graus do Sunderland III e IV.[16] A neurotmese descreve uma ruptura do nervo periférico fácil de distinguir precocemente, pois apresenta um sinal aumentado em razão da existência de fluido e tecido de granulação.

O grau de lesão neural, externalizado pelas alterações morfológicas e metabólicas visíveis em seu órgão-alvo, tem reavaliado a utilidade da RM no diagnóstico e acompanhamento dessas lesões.[4,14,15] Além disso, alguns profissionais consideram o músculo esquelético como um biomarcador evolutivo de lesão neural (Figs. 9-7 e 9-13), uma vez que as alterações de sinal se correlacionam com o grau de denervação observado na eletromiografia de agulha (EMG) e de fraqueza encontrada no exame físico.[17] Estudos experimentais mostraram que os primeiros achados relacionados com a denervação muscular são revertidos entre 4-6 semanas após a reinervação, enquanto outros estudos mostraram normalização do sinal dentro de 10 semanas do início do processo de regeneração axonal.[18] Se a regeneração axonal não for bem-sucedida, o músculo apresentará, progressivamente, sinais de atrofia e infiltração gordurosa expressa por diminuição no volume e aumento no sinal nas sequências T1. O resultado do tratamento cirúrgico também será determinado pelo grau de infiltração de gordura apresentado pelos músculos que passam pela reinervação (Fig. 9-13).

O tensor de difusão permite avaliar o grau de regeneração axonal antes e/ou após a cirurgia, expresso pelo aumento da FA com normalização do ADC e diminuição da difusividade radial (DR) (Figs. 9-7 e 9-11).[5,19] A regeneração axonal não é sinônimo de recuperação funcional, por isso é conveniente avaliar cada paciente em seu contexto clínico, utilizando todas as ferramentas de RM disponíveis.

Quadro 9-1 Achados de RM de acordo com o Grau de Lesão Neural (Classificações de Seddon e Sunderland)

Classificação de Seddon	Classificação de Sunderland	RM: semiologia
Neurapraxia	Grau I	**NP:** aumento de sinal nas sequências FS com supressão de gordura (STIR, SPIR, SPAIR) **Músculo:** hipotrofia em razão de desuso. Sinal normal
Axonotmese	Grau II	**NP:** espessamento + aumento de sinal nas sequências de FS com supressão de gordura **Músculo:** sinais associados à denervação
	Grau III	**NP:** <u>Agudo:</u> espessamento + aumento do sinal em técnicas sensíveis a líquidos com supressão de gordura + alteração do padrão fascicular (apagamento) <u>Subagudo-crônico:</u> Neuroma em continuidade **Músculo:** sinais de desnervação. < 3 meses: sinal aumentado nas sequências FS com supressão de gordura. > 6 meses: aumento do sinal nas sequências T1
	Grau IV	**NP:** <u>Agudo:</u> espessamento + sinal aumentado em técnicas sensíveis a líquidos com supressão de gordura, ausência de padrão fascicular <u>Subagudo-crônico:</u> Neuroma em continuidade **Músculo:** sinais de denervação
Neurotmese	Grau V	**NP:** <u>Agudo:</u> lacuna com sinal aumentado nas sequências FS <u>Crônico:</u> neuroma terminal que pode não ser identificado. O MR-N deve ser realizado o mais rápido possível, antes que o tecido de reparo cubra ou lesão **Músculo:** sinais de denervação

PN: nervo periférico; FS: fluido sensível; RM: ressonância magnética; STIR: recuperação de inversão tau curta; SPIR: pré-saturação espectral com inversão-recuperação; SPAIR: seleção espectral atenuada com inversão-recuperação; MR-N: neurografia por ressonância magnética.

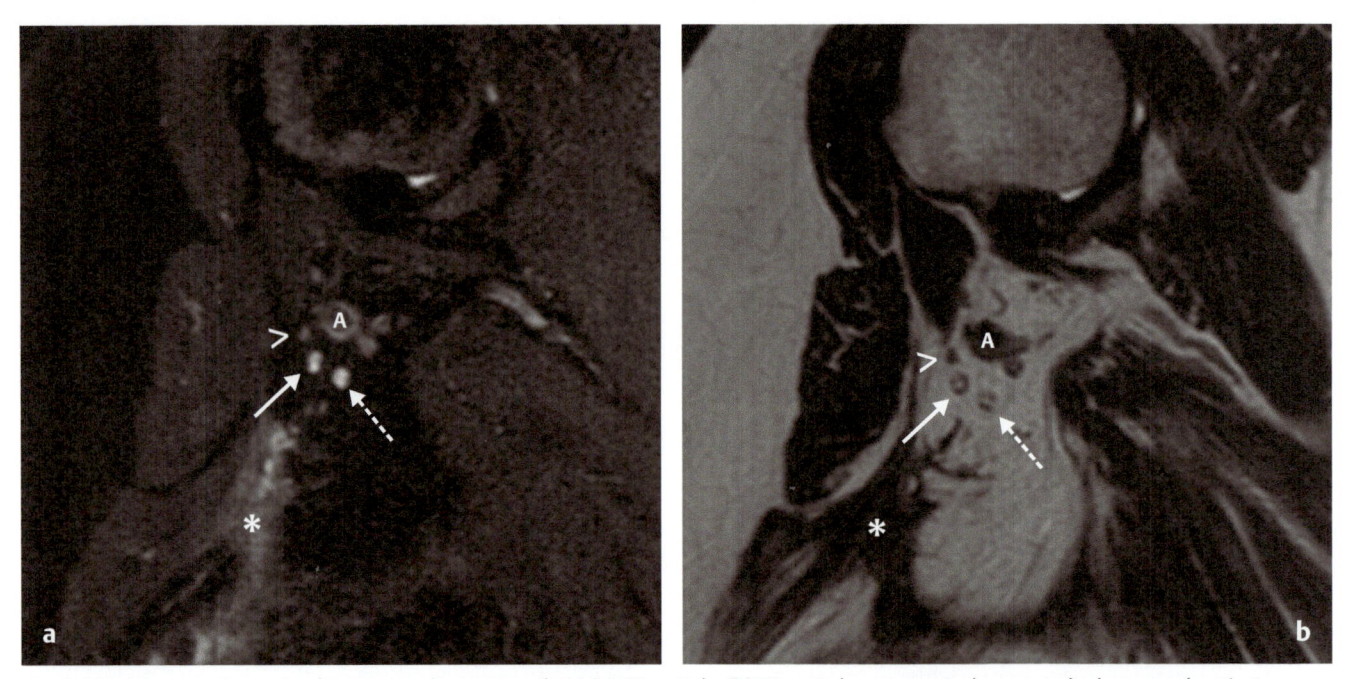

Fig. 9-12 Lesão por estiramento durante trombectomia axilar. (**a**) STIR sagital e (**b**) T2 sagital mostram sinal aumentado do nervo ulnar (seta pontilhada) e do ramo anteromedial do nervo mediano (seta). O ramo anteroexterno do nervo mediano apresenta morfologia e sinal respeitados (ponta de seta). A: artéria axilar; asterisco: cicatriz fibrosa relacionada com o tratamento cirúrgico realizado. Imagens consistentes com axonotmese – Sunderland II.

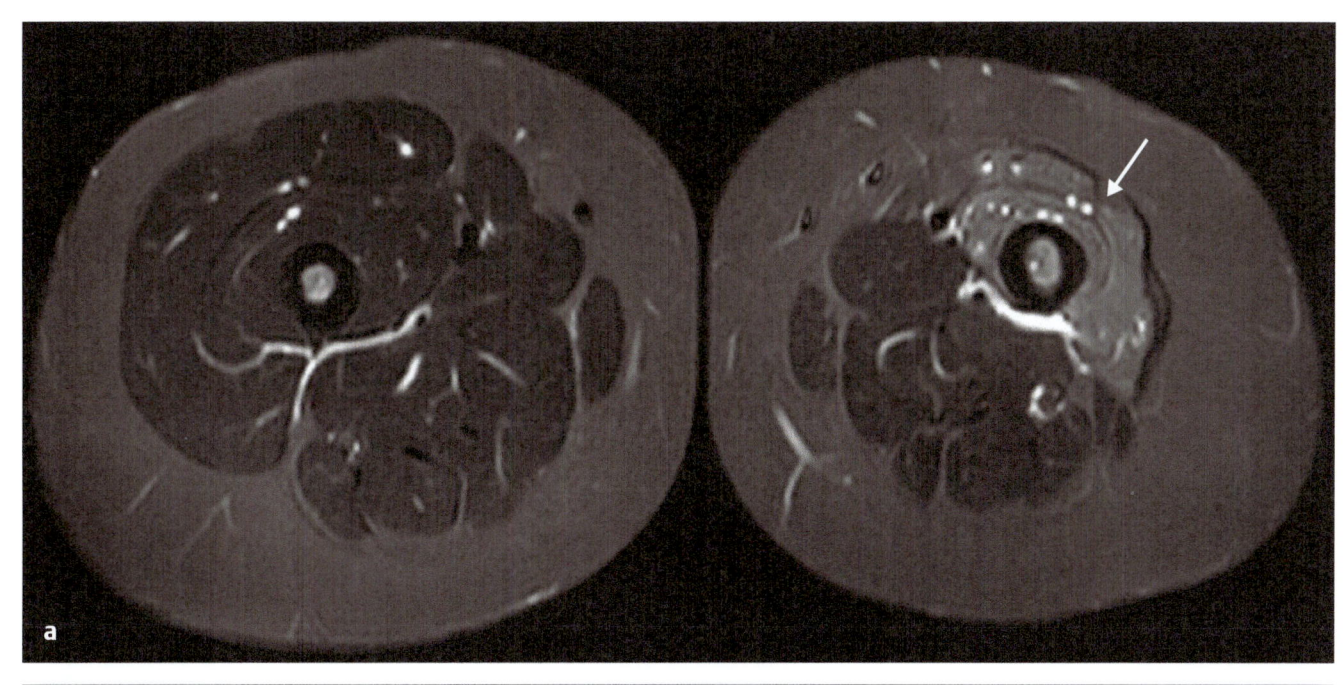

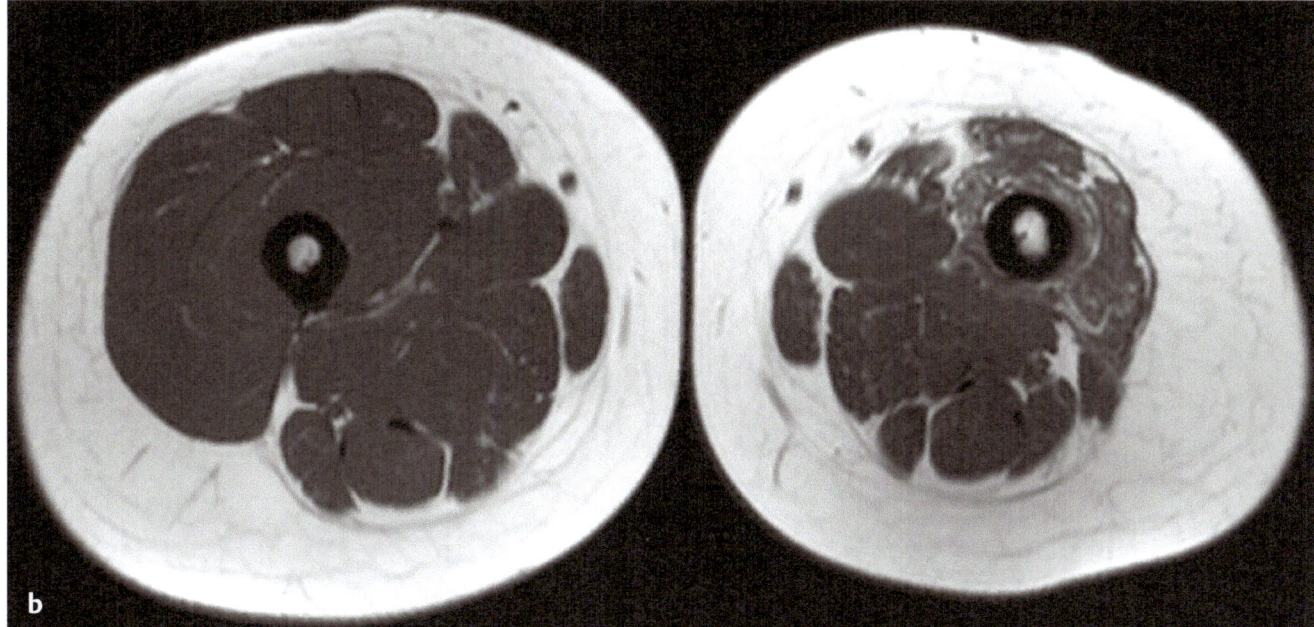

Fig. 9-13 Denervação muscular em diferentes tempos evolutivos. Denervação muscular subaguda. A imagem STIR axial (**a**) mostra aumento do sinal do quadríceps esquerdo (seta), enquanto a imagem T1 axial (**b**) mostra hipotrofia e infiltração adiposa no compartimento muscular anterior da coxa esquerda. *(Continua.)*

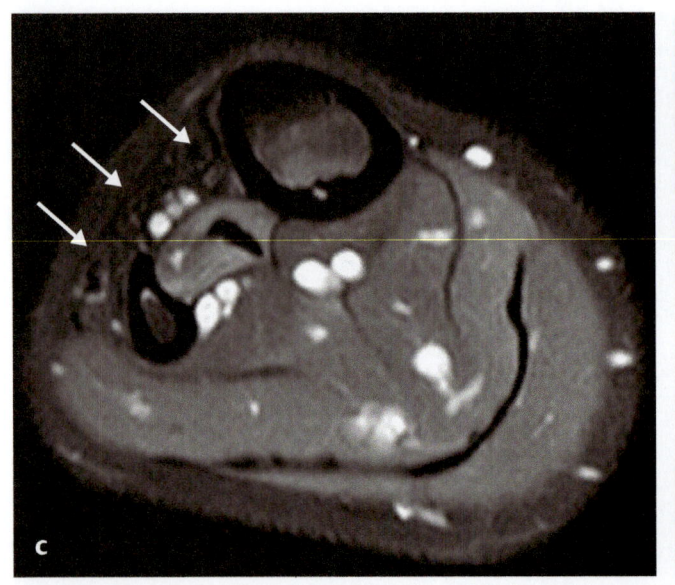

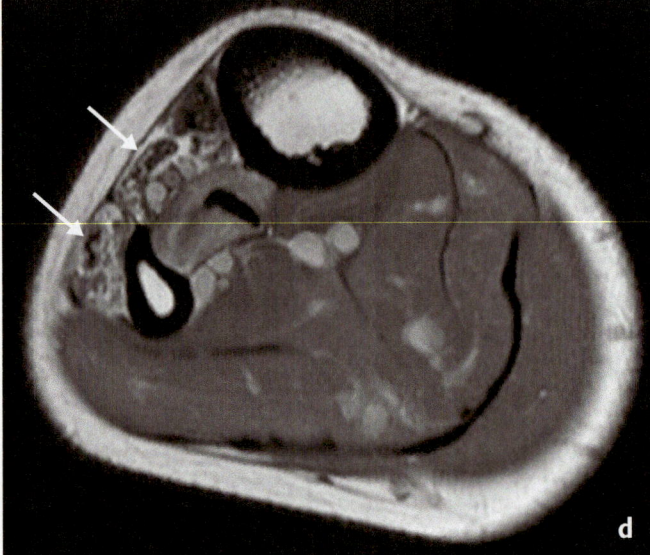

Fig. 9-13 *(Cont.)* Denervação muscular crônica: a imagem axial DP SPAIR (**c**) mostra ausência de sinal no compartimento anteroexterno da perna direita (setas), pois a infiltração adiposa está completa, conforme verificado pela imagem axial DP (**d**) (setas).

CONCLUSÃO

A RM localiza a lesão e determina seu grau de extensão e gravidade, enquanto a RM muscular detecta denervação e avalia o grau de reinervação, principalmente em músculos não acessíveis à agulha de eletromiografia, e a sequência de DTI permite determinar o grau de regeneração axonal. Em suma, o método de ressonância magnética – com suas variantes MRI-N, DTI-DTT e MRI-MRI – fornece informações essenciais na determinação do prognóstico, definição da melhor estratégia clínico-cirúrgica e acompanhamento da evolução do tratamento realizado.

REFERÊNCIAS BIBLIOGRÁFICAS

1. Boyer RB, Kelm ND, Riley DC, Sexton KW, Pollins AC, Shack RB, et al. 4.7-T diffusion tensor imaging of acute traumatic peripheral nerve injury. Neurosurgical Focus 2015;39:E9.
2. Chhabra A, Ahlawat S, Belzberg A, Andreseik G. Peripheral nerve injury grading simplified on MR neurography: As referenced to Seddon and Sunderland classifications. Indian J Radiol Imaging 2014;24:217.
3. Heckel A, Weiler M, Xia A, Ruetters M, Pham M, Bendszus M et al. Peripheral nerve diffusion tensor imaging: Assessment of axon and myelin sheath integrity. Plos One 2015;10:e0130833.
4. Kikuchi Y, Nakamura T, Takayama S, Horiuchi Y, Toyama Y. MR Imaging in the diagnosis of denervated and reinnervated skeletal muscles: Experimental study in rats. Radiology 2003;229:861-7.
5. Naraghi A, Awdeh H, Wadhwa V, Andreisek G, Chhabra A. Diffusion tensor imaging of peripheral nerves. Semin Musculoskelet Radiol 2015;19:191-200.
6. Lehmann HC, Zhang J, Mori S, Sheikh KA. Diffusion tensor imaging to assess axonal regeneration in peripheral nerves. Exp Neurol 2010;223:238-44.
7. Jeon T, Fung MM, Koch KM, Tan ET, Sneag DB. Peripheral nerve diffusion tensor imaging: Overview, pitfalls, and future directions. J Magn Reson Imaging 2018;47:1171-89.
8. Khalil C, Budzik JF, Kermarrec E, Balbi V, le Thuc V, Cotten A. Tractography of peripheral nerves and skeletal muscles. Eur J Radiol 2010;76:391-7.
9. Guggenberger R, Markovic D, Eppenberger P, Chhabra A, Schiller A, Nanz D et al. Assessment of median nerve with MR neurography by using diffusion-tensor imaging: Normative and pathologic diffusion values. Radiology 2012;265:194-203.
10. Burnett MG, Zager EL. Pathophysiology of peripheral nerve injury: a brief review. Neurosurg Focus 2004;16:E1.
11. Bendszus M, Koltzenburg M, Wessig C, Solymosi L. Sequential MR imaging of denervated muscle: experimental study. AJNR American Journal of Neuroradiology 2002;23:1427-31.
12. West GA, Haynor DR, Goodkin R, Tsuruda JS, Bronstein AD, Kraft G et al. Magnetic resonance imaging signal changes in denervated muscles after peripheral nerve injury. Neurosurgery 1994;35:1077-86.
13. Tagliafico A, Altafini L, Garello I, Marchetti A, Gennaro S, Martinoli C. Traumatic neuropathies: Spectrum of imaging findings and postoperative assessment. Semin Musculoskelet Radiol 2010;14:512-22.
14. Andreisek G, Crook DW, Burg D, Marincek B, Weishaupt D. Peripheral neuropathies of the median, radial, and ulnar nerves: MR imaging features. RadioGraphics 2006;26:1267-87.
15. Chhabra A, Andreisek G, Soldatos T, Wang KC, Flammang AJ, Belzberg AJ et al. MR Neurography: Past, present, and future. AJR Am J Roentgenol 2011;197:583-91.
16. Ahlawat S, Belzberg AJ, Fayad LM. Utility of magnetic resonance imaging for predicting severity of sciatic nerve injury. J Comput Assist Tomogr 2018;42:580-7.
17. Wessig C, Koltzenburg M, Reiners K, Solymosi L, Bendszus M. Muscle magnetic resonance imaging of denervation and reinnervation: correlation with electrophysiology and histology. Exp Neurol 2004;185:254-61.
18. Kamath S, Venkatanarasimha N, Walsh MA, Hughes PM. MRI appearance of muscle denervation. Skeletal Radiol 2008;37:397-404.
19. Gallagher TA, Simon NG, Kliot M. Diffusion tensor imaging to visualize axons in the setting of nerve injury and recovery. Neurosurg Focus 2015;39:E10.

CONTRIBUIÇÃO DA ULTRASSONOGRAFIA PARA O DIAGNÓSTICO DAS LESÕES TRAUMÁTICAS DE NERVOS PERIFÉRICOS

CAPÍTULO 10

Ana Lucila Moreira

INTRODUÇÃO

A avaliação por imagem das lesões traumáticas de nervos periféricos adiciona informações sobre a morfologia da estrutura neural, a localização exata da lesão, a extensão da lesão e sua relação com estruturas próximas, bem como pode demonstrar a existência de lesão de estruturas adjacentes (vasculares, por exemplo), possibilitando melhor planejamento do tratamento cirúrgico.[1,2] Além disso, permite estudo de estruturas nervosas em locais inacessíveis ou de difícil avaliação pela neurofisiologia clínica. O ultrassom (US) foi preterido por muitos anos em favor da ressonância magnética (RM), mas o desenvolvimento tecnológico observado nas últimas duas décadas trouxe-o de volta ao cenário clínico, principalmente no diagnóstico conduzido pelo especialista (chamado de ultrassom *point of care*). Os transdutores de alta frequência e a melhora na resolução da imagem permitem hoje a avaliação de estruturas muito pequenas, com detalhes que podem incluir o padrão fascicular do nervo (Fig. 10-1) e a vascularização intraneural.

Na Neurologia e na Neurofisiologia Clínica, o ultrassom tem-se tornado instrumento imprescindível de avaliação diagnóstica, seja à beira do leito ou nos laboratórios, complementando a avaliação funcional feita pela eletroneuromiografia.[1,3,4] Sabemos que a avaliação neurofisiológica encontra limitações técnicas nas lesões traumáticas de nervos periféricos em diversas situações, como a diferenciação entre axonotmese e neurotmese, por exemplo. O auxílio do ultrassom passou a ser particularmente importante na avaliação desses casos.

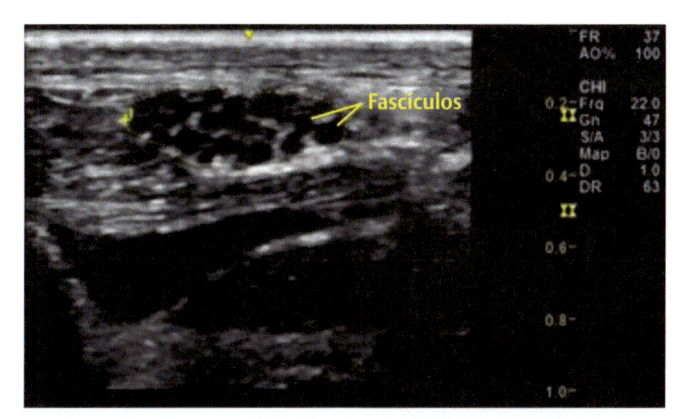

Fig. 10-1 Imagem em modo B do nervo mediano no pulso obtida com transdutor de 22 MHz (mega-hertz), com visualização dos fascículos do nervo e do perineuro (material mais claro entre os fascículos).

É um dos métodos de diagnóstico por imagem mais versáteis, de aplicação relativamente simples e com excelente relação custo-benefício.[1] A técnica apresenta, ainda, outras vantagens:

- Não é invasivo e é muito seguro, pois não utiliza radiação ionizante e não apresenta efeitos colaterais.
- Possibilita a aquisição de imagens em qualquer plano de orientação espacial, com livre escolha do examinador durante o exame, e em várias localizações ao mesmo tempo se for julgado necessário para o diagnóstico (inclusive com comparação contralateral).
- Possibilita testes dinâmicos durante o estudo e pode guiar procedimentos invasivos superficiais.
- Possibilita o estudo não invasivo da hemodinâmica dos tecidos examinados através do efeito Doppler.
- É de fácil repetição e permite avaliação em pacientes com implantes metálicos ou naqueles com dificuldade de posicionamento em exames de imagem (por deformidades ou por claustrofobia), além de ser de fácil realização em ambientes hostis para diagnóstico neurofisiológico, como a Unidade de Terapia Intensiva.

Em contrapartida, é um exame operador-dependente, o que torna indispensável o treinamento específico e a experiência para a adequada interpretação dos achados.[5] Essa especialização demanda investimento não somente financeiro, mas também de tempo pelo médico especialista.

COMO FUNCIONA O ULTRASSOM?

O ultrassom é composto por ondas sonoras com frequências acima da percepção humana. Produzidas no aparelho por meio da vibração de cristais presentes no transdutor, as ondas sonoras propagam-se desde que a interface entre o transdutor e a pele tenha baixa impedância acústica (isso é possível eliminando o ar entre o transdutor e a pele com uso de gel), e na medida em que encontram interfaces com impedâncias acústicas diferentes. Parte do ultrassom é refletida de volta para o transdutor, e esse processo, sequencialmente, forma a imagem que será mostrada na tela. Quanto maior a diferença de impedância entre dois meios, mais ondas são refletidas e maior a diferença entre os tons de cinza. No modo B ou imagem em escala de cinza (Fig. 10-2) a reflexão também é dependente do ângulo de insonação, ou seja, um ângulo não perpendicular prejudica a formação da imagem, pois as ondas podem ser refletidas em ângulos que impedem a captação pelo transdutor. É a somatória de todas essas reflexões que forma a imagem completa da

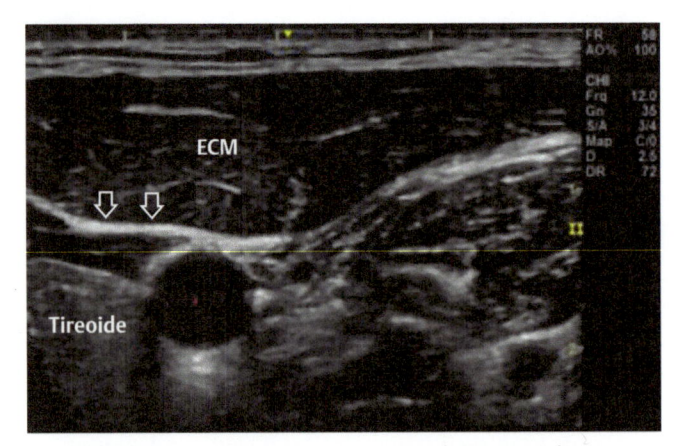

Fig. 10-2 Imagem em plano transverso no modo B – as mudanças de impedância acústica, mesmo que sutis, são transformadas em pontos com brilho determinado pela sua intensidade, em escala de cinza. Fáscia muscular (setas vazadas) hiperecogênica, artéria carótida (asterisco vermelho) anecogênica e músculo esternocleidomastóideo (ECM) hipoecogênico. Note a diferença de ecogenicidade entre o ECM e a glândula tireoide.

tela. Objetos mais próximos geram imagens na parte superior e os mais profundos, na parte inferior da tela.

As imagens formadas são definidas em função da ecogenicidade em uma escala que vai do branco (hiperecogênico) ao preto (anecogênico), sendo que as estruturas hipoecogênicas aparecem em tons variados de cinza.

Toda onda sonora, ao se propagar, sofre difusão, absorção e refração, processos físicos que atenuam progressivamente a onda emitida e diminuem o sinal que pode ser refletido novamente ao transdutor.[6] Somente as ondas refletidas de volta ao transdutor formarão a imagem da estrutura insonada. Para exemplificar a atenuação, as interfaces músculo/sangue e músculo/gordura refletem menos de 1% das ondas (pouca atenuação), enquanto a interface músculo/osso reflete em torno de 43% das ondas (muita atenuação).

As ondas captadas de volta pelo transdutor são transformadas em energia elétrica e decodificadas pelo *software* do aparelho a fim de formar uma imagem na tela. Tanto a emissão do ultrassom pelo aparelho quanto a aquisição das ondas refletidas e transformação em imagem acontecem por meio do efeito piezoelétrico,[6] que transforma energia elétrica em sonora e vice-versa pela capacidade de um material (cristal) de se expandir ou se contrair conforme a influência que sofre, polarizando-se e alterando sua carga elétrica.

A cada intervalo de tempo as informações responsáveis pela formação da imagem são renovadas (intervalo definido pelo termo *frame rate*), de forma que movimentos muito rápidos de algumas estruturas (mais velozes que a *frame rate*) podem não ser percebidos.

O efeito Doppler é uma ferramenta útil no US para avaliar estruturas em movimento. No Color Doppler (Fig. 10-3) é utilizada uma escala de cores entre o vermelho e o azul, conforme a direção anterógrada ou retrógrada do movimento, respectivamente, e é possível cálculo da velocidade de fluxo (que depende de ângulo de insonação mais paralelo possível ao vaso), portanto, fornece informações importantes sobre a hemodinâmica das estruturas insonadas. Já o Power Doppler (Fig. 10-3) é mais sensível que o Color Doppler nas áreas de fluxo de menor velocidade (pois depende menos do ângulo de insonação), mas não determina direção de movimento/fluxo, sendo registrado somente em uma cor na tela.

Para compreender a imagem que se forma, em primeiro lugar é necessário compreender a ordem espacial das estruturas que estão sendo visualizadas. O transdutor possui uma marca em uma das laterais, que por convenção, no US neuromuscular, deve ficar direcionado para a direita do paciente – considerando a posição anatômica frontal – nas imagens transversais (também chamadas imagens em eixo menor) e em direção cefálica nas imagens longitudinais (imagens em eixo maior) – (Fig. 10-4).[6]

A frequência em Hertz (Hz) se correlaciona diretamente com a resolução espacial, ou seja, com a capacidade de discriminação entre dois pontos na área de exame. Quanto maior a frequência do ultrassom, menor o comprimento de onda e maior a resolução espacial. Mas também é maior a difusão e a absorção das ondas e, portanto, menor a capacidade de insonação de estruturas profundas. Por este motivo, a resolução espacial da imagem das estruturas profundas é prejudicada no ultrassom de alta frequência. Ainda em relação à profundidade, cabe lembrar que camadas espessas de gordura ou

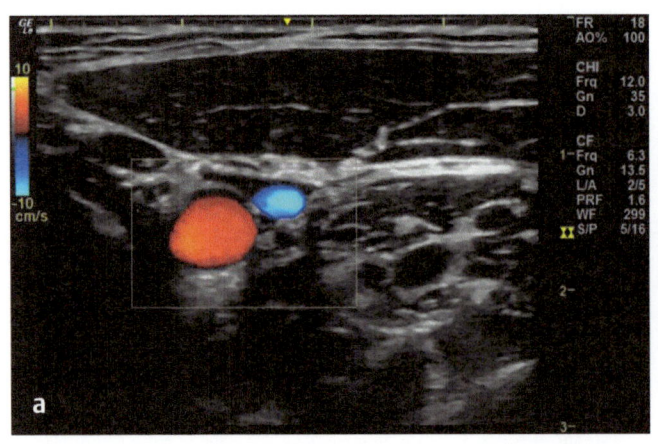

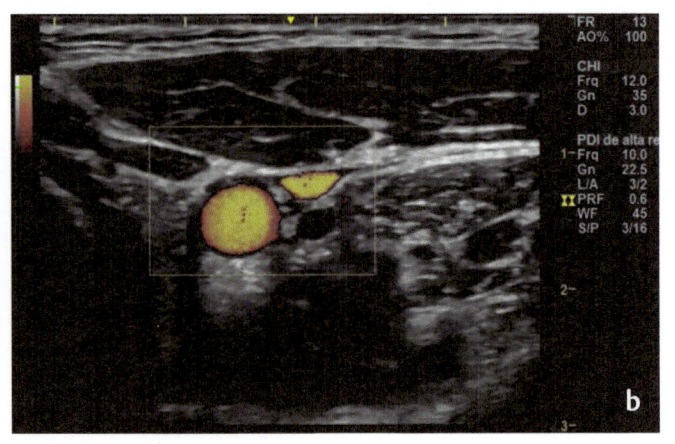

Fig. 10-3 (a) Color Doppler – a imagem mostra a artéria carótida interna com fluxo registrado em vermelho (anterógrado, em direção ao transdutor) e a veia jugular com fluxo registrado em azul (retrógrado, afastando-se do transdutor). **(b)** Power Doppler – a imagem mostra em espectro de vermelho o fluxo da artéria carótida interna e da veia jugular (sem diferenciar a direção do fluxo).

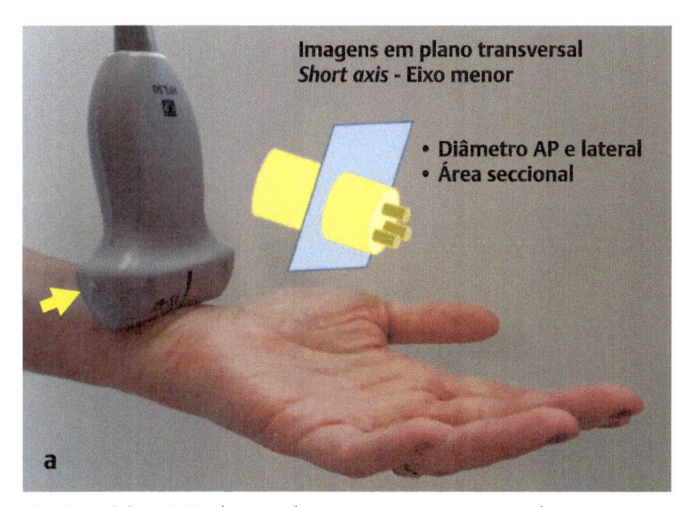

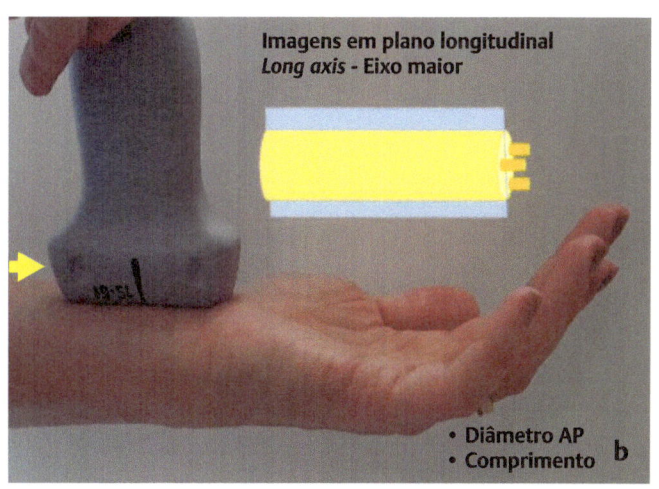

Fig. 10-4 (**a**) Posição do transdutor na imagem transversal na mão esquerda com a marca no transdutor (seta) orientada para o lado direito do paciente, ou seja, a face ulnar da mão esquerda. Nesse modo é possível medir o diâmetro anteroposterior e a área seccional de uma estrutura de interesse. (**b**) Posição do transdutor na imagem longitudinal da mão esquerda – a marca, neste caso, está posicionada em direção cefálica. Nesse modo é possível medir o diâmetro anteroposterior e o comprimento de uma estrutura de interesse.

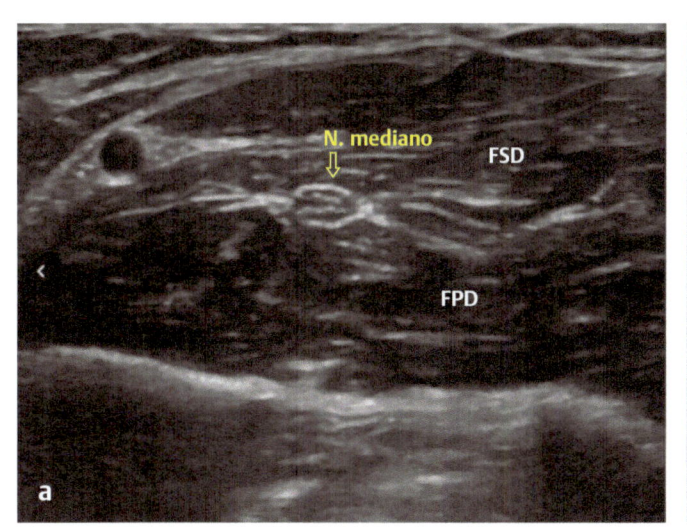

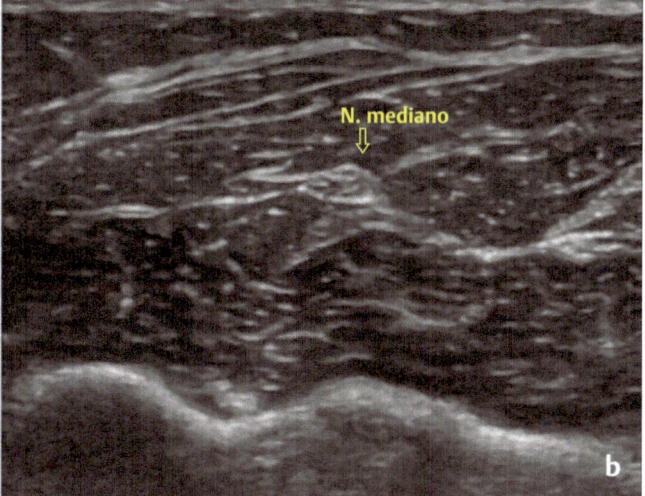

Fig. 10-5 Imagens em plano transverso do nervo mediano no antebraço de paciente de 30 anos (**a**) e de paciente de 60 anos (**b**); note que os músculos à esquerda (FSD – flexor superficial dos dedos e FPD – flexor profundo dos dedos) aparecem mais hipoecogênicos que à direita, o que facilita o contraste entre os músculos e o nervo.

outros tecidos interpostos entre o ultrassom e a estrutura a ser avaliada podem reduzir muito a resolução da imagem, dificultando a discriminação das características da estrutura de interesse. Estruturas que se localizam permeadas por músculos (como o nervo mediano no antebraço) podem ficar menos nítidas em pacientes com idade mais avançada em função do aumento da ecogenicidade dos músculos própria do envelhecimento, que atenua o sinal (Fig. 10-5).

ULTRASSOM NO TRAUMA DE NERVOS PERIFÉRICOS

Neste capítulo serão abordados os aspectos importantes na avaliação das axonotmeses e neurotmeses, pois a neuropraxia normalmente cursa com poucos achados relacionados com a imagem. A eletroneuromiografia é limitada para diferenciar entre a axonotmese e a neurotmese, e mesmo a diferenciação dessas lesões com a neuropraxia é difícil nos primeiros dias após uma lesão.[7,8] Isso torna a avaliação precoce com imagem valiosa nessas situações, particularmente em função do impacto na decisão terapêutica.[8] Em relação à ressonância magnética, o ultrassom permite maior resolução focal para nervos superficiais, com sensibilidade superior à RM (93% para o US versus 67% para a RM) e especificidade semelhante (86%).[4]

Indivíduos com lesões nervosas traumáticas podem ter lacerações extensas de pele e tecido subcutâneo e edema, condições que dificultam o estudo ultrassonográfico, pois alteram a anatomia normal que é utilizada como padrão para localização dos nervos. O exame na fase hiperaguda após o trauma pode ser difícil em função da presença de hematomas que podem ter a mesma ecogenicidade que nervos e músculos e, neste caso, deve ser repetido ao final de 1 semana para melhor avaliação.[8,9]

É necessário determinar o local exato e a extensão do dano nervoso (se completo ou parcial) e, se possível, avaliar a continuidade do epineuro e das estruturas fasciculares (Fig. 10-6), assim como a vascularização do nervo.[8,9]

Algumas lesões ocasionam a formação de um neuroma em continuidade como parte do processo de regeneração[9] (Fig. 10-7). A avaliação com US utilizando imagem transversa sequencial (de proximal para distal no local da lesão) mostra a desorganização da estrutura interna do nervo, que pode tornar-se:

1. Homogênea e hipoecogênica sem estruturas internas discerníveis como fascículos.
2. Heterogênea intercalando áreas hipoecogênicas com áreas hiperecogênicas, estas últimas normalmente aparecendo por fibrose, material de sutura e até por fragmentos diversos (ossos, metais).[8]

É importante avaliar qualquer tipo de lesão com aumento de volume ao US com imagens nos dois planos (longitudinal e transverso), documentando a extensão do neuroma e suas medidas de diâmetro anteroposterior e lateral[8,9] (Fig. 10-7), assim como descrevendo a localização exata em função de marcos anatômicos comuns.[8]

As lesões em continuidade também podem ser parciais, com acometimento prioritário de parte do nervo[8] (Fig. 10-8). Nesses casos, a insonação com transdutor de alta frequência é tanto mais necessária quanto menor for o nervo. Nessas lesões podem ser encontradas alterações estruturais locais e também à distância, por estiramento em segmentos distantes do local de lesão, geralmente onde o nervo se torna fixo em estruturas anatômicas, como parte de seu trajeto normal. Um exemplo comum desse tipo de lesão à distância é a lesão por estiramento do nervo interósseo posterior secundária ao estiramento por fratura de úmero. O nervo interósseo posterior é naturalmente fixo na entrada entre as duas cabeças do músculo supinador, e o estiramento do nervo radial pela fratura de úmero causa lesão de sua estrutura de sustentação. Com isso há perda de propriedades elásticas com consequente aparência de "redundância" no contorno do nervo, além de ocasionar o aumento de área característico do comprometimento axonal (Fig. 10-9).

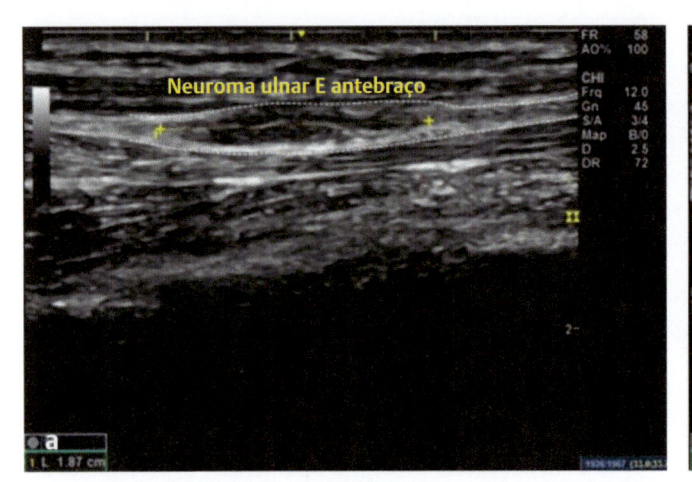

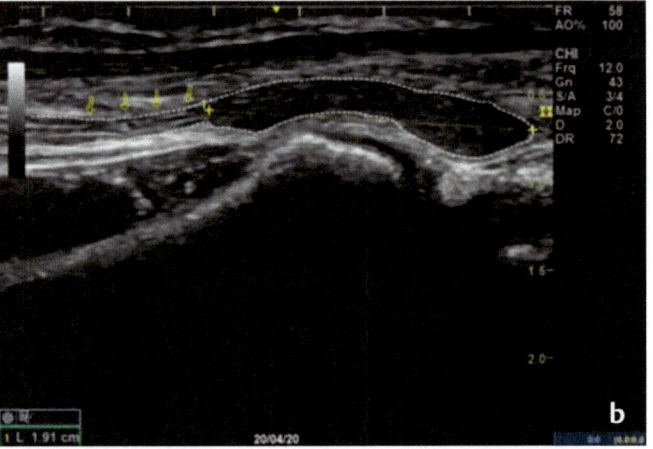

Fig. 10-6 Nessas duas imagens longitudinais o nervo e o neuroma estão contornados em linha tracejada branca, e a extensão do neuroma foi medida com linha pontilhada amarela. (a) Neuroma do ulnar no antebraço em continuidade; note que a extensão do neuroma é de 1,87 cm e a estrutura interna do neuroma é heterogênea, com possibilidade de continuidade de fascículos. (b) Neuroma do ulnar no pulso sem continuidade (coto proximal); note que a extensão do neuroma é de 1,91 cm e a estrutura interna é hipoecogênica e homogênea.

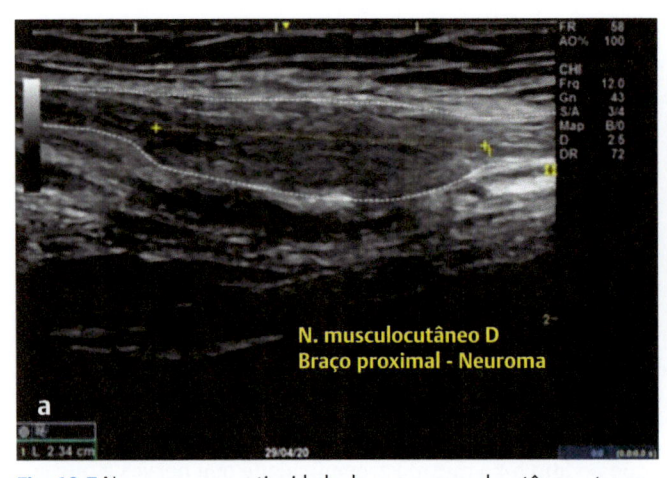

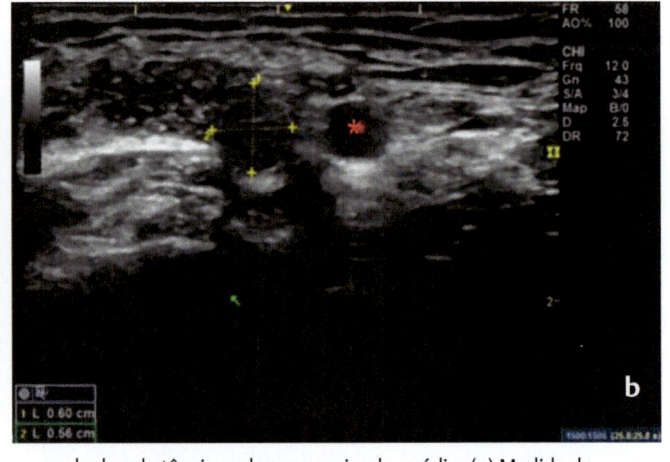

Fig. 10-7 Neuroma em continuidade do nervo musculocutâneo – trauma com perda de substância no braço proximal e médio. (a) Medida da extensão longitudinal do neuroma com linha pontilhada amarela (2,34 cm), nervo e neuroma contornados com linha tracejada branca. (b) Neuroma visualizado lateralmente à artéria braquial (asterisco vermelho) e são medidos os diâmetros anteroposterior (0,60 cm) e lateral (0,56 cm).

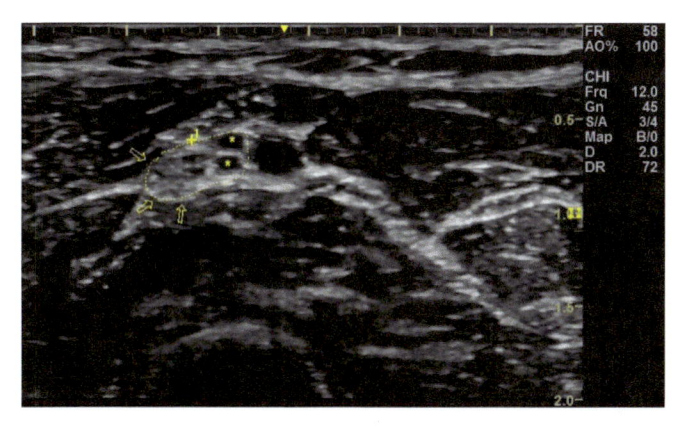

Fig. 10-8 Imagem transversa de neuroma do nervo ulnar com acometimento prioritário da sua porção medial (à esquerda da imagem contornada, área com setas amarelas com imagem heterogênea hiperecogênica no interior do nervo) que na eletroneuromiografia correspondeu somente aos fascículos para o ramo cutâneo ulnar dorsal. Note ainda os fascículos aumentados na parte lateral do nervo (à direita da imagem, asteriscos amarelos).

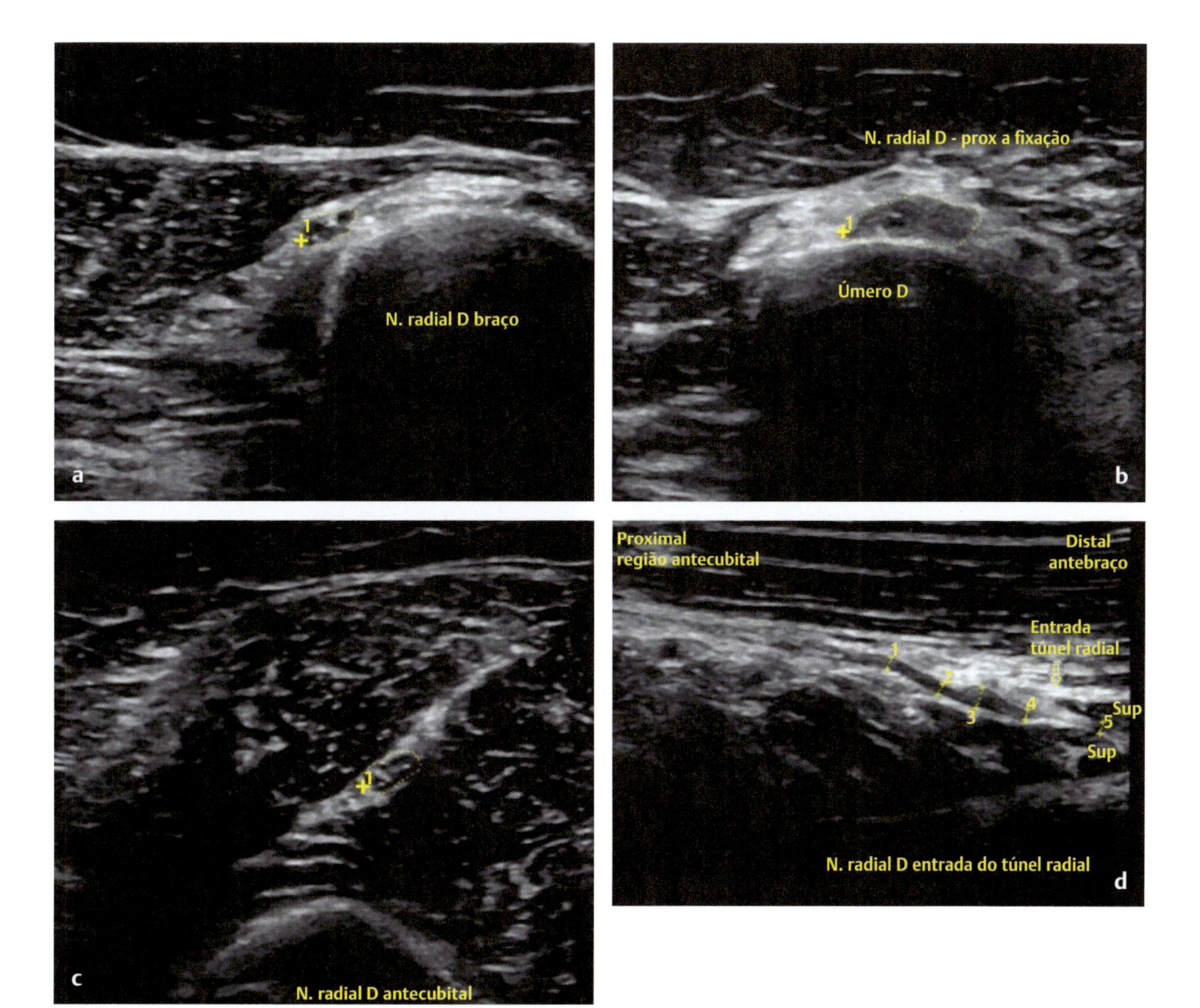

Fig. 10-9 Imagens do nervo radial no plano transverso em (**a**, **b** e **c**); imagem do nervo interósseo posterior em (**d**), plano longitudinal. Note a progressão das alterações de área seccional do nervo radial em (**a**) proximal à lesão pela fratura (com área normal, 7 mm²), imediatamente proximal à região de fixação óssea em (**b**) (área seccional aumentada de 26 mm² e área hiperecogênica no entorno do nervo, por fibrose local) e novamente o nervo em região distal ao trauma em (**c**), com área seccional novamente normal (8 mm²). Na imagem (**d**), note a irregularidade do contorno do nervo imediatamente antes de entrar entre as cabeças do músculo supinador (sup), com lesão da estrutura elástica de sustentação e aspecto de redundância no contorno.

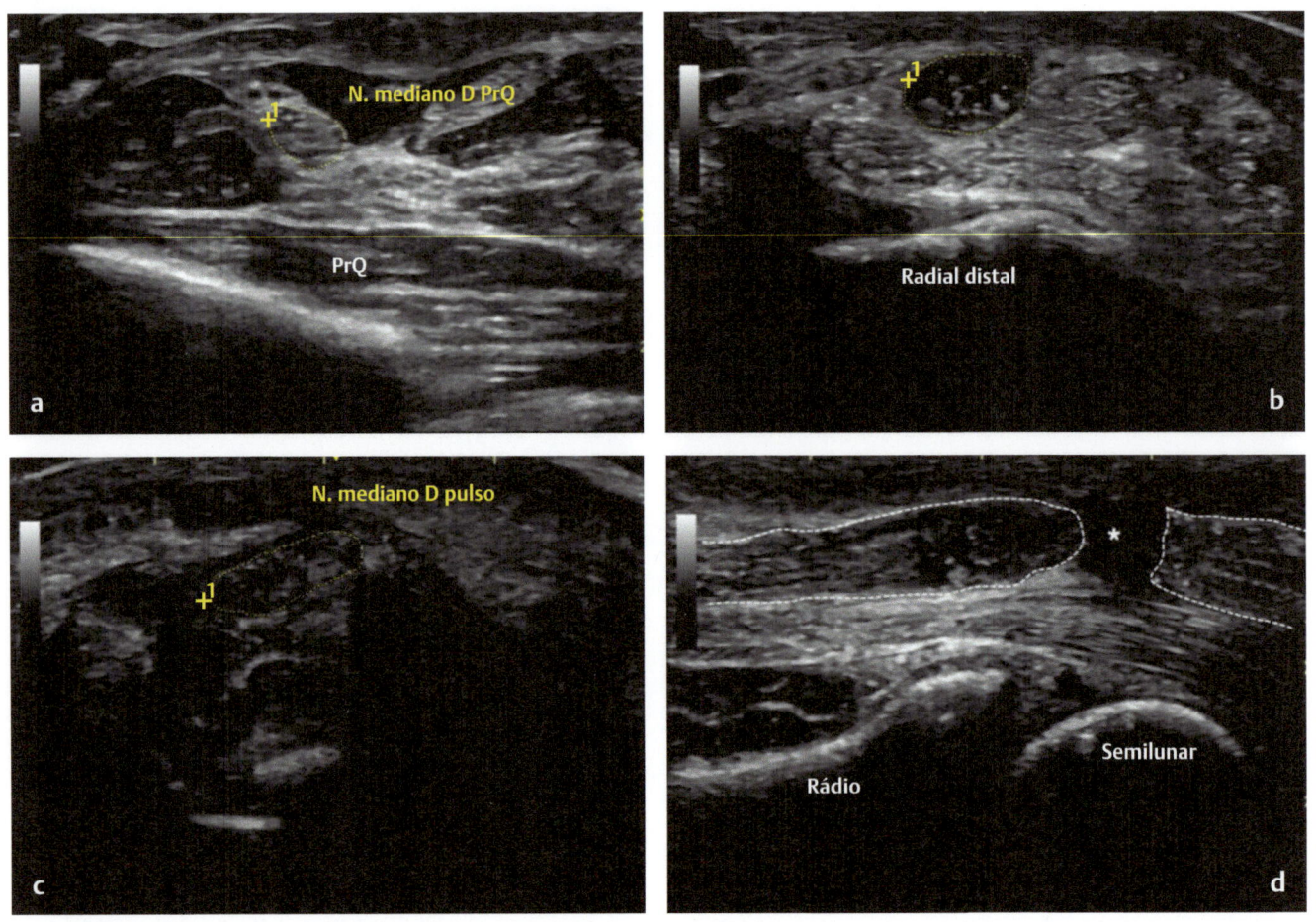

Fig. 10-10 Nervo mediano no pulso, lesão cortante com transecção. (**a**) Nervo mediano com área seccional aumentada em nível do antebraço distal, como referência o músculo pronador quadrado (PrQ). (**b**) Segmento imediatamente distal ao anterior – coto proximal – com área seccional muito aumentada e desorganização da estrutura interna. (**c**) Segmento encontrado no canal carpiano – coto distal – em nível do osso semilunar, também, com área seccional aumentada e desorganização estrutural. (**d**) Os contornos dos cotos proximal e distal foram evidenciados pela linha tracejada branca: note a separação dos cotos com área hipoecogênica entre eles e aumento de volume dos cotos.

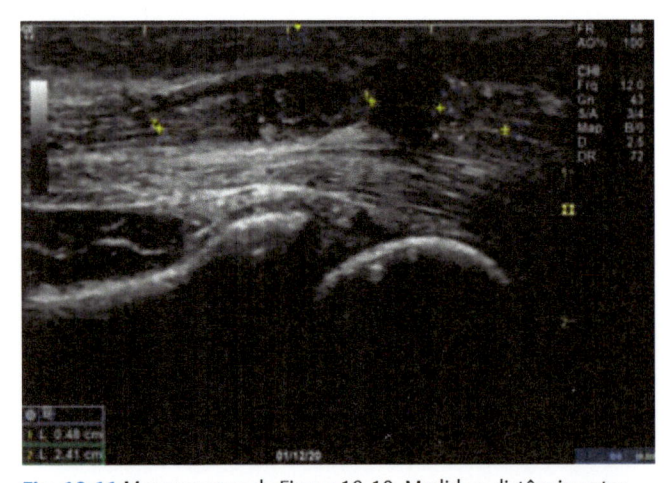

Fig. 10-11 Mesmo nervo da Figura 10-10. Medida a distância entre os segmentos do nervo com padrão fascicular normal (2,41 cm), para cálculo da extensão do enxerto, e entre os cotos proximal e distal (0,48 cm).

Quando há transecção de nervo é necessário avaliar a condição dos cotos proximal e distal e sua distância, bem como a distância entre segmentos do nervo com fascículos preservados (Figs. 10-10 e 10-11).[9] A insonação em plano transverso é utilizada para avaliar o nervo desde o segmento proximal (onde ele pode ser identificado como normal) até a região do trauma. Na transecção completa hiperaguda, os cotos proximal e distal estão distantes e podem ainda não estar aumentados de volume. Poucos dias depois do trauma, a avaliação sequencial do nervo de proximal para distal mostra progressivo aumento da área seccional próximo à região do trauma, com desorganização da estrutura interna no coto proximal, seguida por área vazia, sem estruturas nervosas identificáveis (que pode ser hipoecogênica ou hiperecogênica). O coto distal pode ser identificado na maior parte das vezes, a não ser que seja muito distal, de muito pequeno calibre ou que esteja envolvido em hematomas ou tecido fibrótico. Ainda, nas fases iniciais da lesão pode não haver hipoecogenicidade homogênea nos cotos, o que acontece com a organização do neuroma, e os cotos podem aderir-se um ao outro por tecido fibroso, mimetizando uma lesão em continuidade.[9] Pode ser observado, ainda, um aspecto ondulado de retração do epineuro dos cotos.

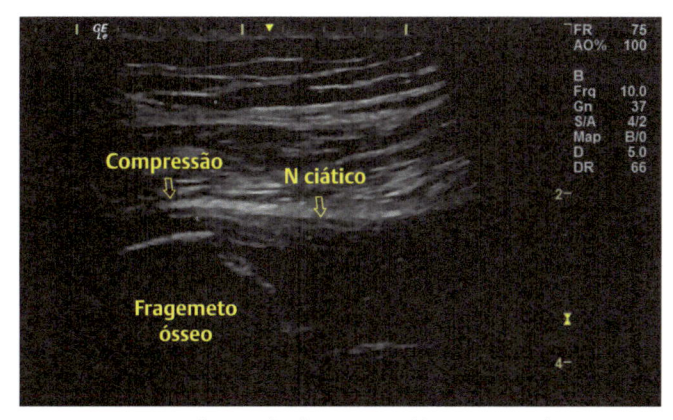

CAPÍTULO 10 ▪ CONTRIBUIÇÃO DA ULTRASSONOGRAFIA PARA O DIAGNÓSTICO DAS LESÕES TRAUMÁTICAS... 111

Fig. 10-12 Imagem longitudinal na região glútea mostrando compressão do nervo ciático por fragmento ósseo. Paciente com dor persistente no território inervado pelo ciático após fratura de bacia corrigida cirurgicamente. Fragmento ósseo não havia sido identificado antes do exame com ultrassom.

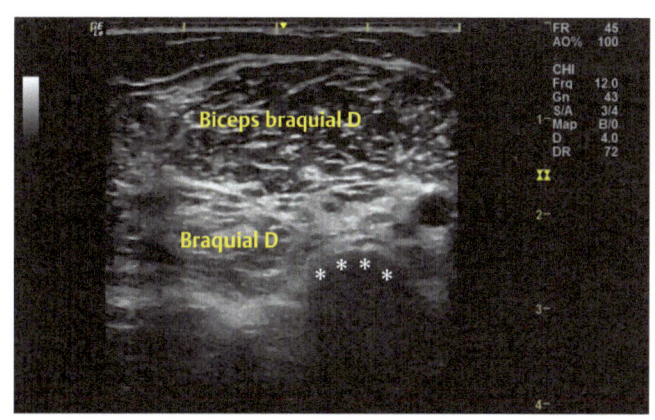

Fig. 10-13 Comparação com ultrassom dos músculos bíceps braquial (normal para a idade do paciente) e braquial. Lesão seletiva dos fascículos para inervação do músculo braquial, que é visualizado como um tecido hiperecogênico heterogêneo, com áreas hipoecogênicas entremeadas. A hiperecogenicidade diminui a resolução do contorno do úmero (sombra do osso marcada com o sinal *).

Em traumas com lesões ósseas existe a possibilidade de que um fragmento ou calo ósseo exerça efeito compressivo sobre um nervo adjacente.[9] Normalmente o paciente apresenta dor e pode ter déficits relacionados com o nervo na evolução do tratamento, que não parecem ter relação temporal com o trauma.[8] Pode ser possível identificar a compressão com ultrassom, mesmo no caso de nervos em localização proximal, como o nervo ciático (Fig. 10-12).

Ainda considerando trauma com lesões ósseas, nas fraturas fixadas cirurgicamente em locais onde o nervo é muito próximo do osso, pode haver interposição do nervo entre o osso e o material de síntese,[9] com piora súbita ou aparecimento do déficit motor e sensitivo imediatamente após a cirurgia. O ultrassom pode identificar a descontinuidade do nervo em segmento relacionado com o material de síntese, que é hiperecogênico e hiper-reflexivo ao ultrassom.

Caso haja dificuldade na identificação dos nervos comprometidos, é possível a avaliação indireta através da análise dos músculos do território nervoso em investigação.[9] As alterações neurogênicas no tecido muscular são identificáveis na fase crônica, com aparecimento de áreas hiperecogênicas entremeadas com áreas hipoecogênicas nas lesões parciais (Fig. 10-13), ou com hiperecogenicidade de todo o músculo com redução de volume (atrofia) nas lesões completas.

Por fim, é possível avaliar com ultrassom o comprometimento de tendões e estruturas vasculares adjacentes ao nervo e também diagnosticar lesões arteriais completas, ligaduras arteriais como parte do manejo da emergência (Fig. 10-14),

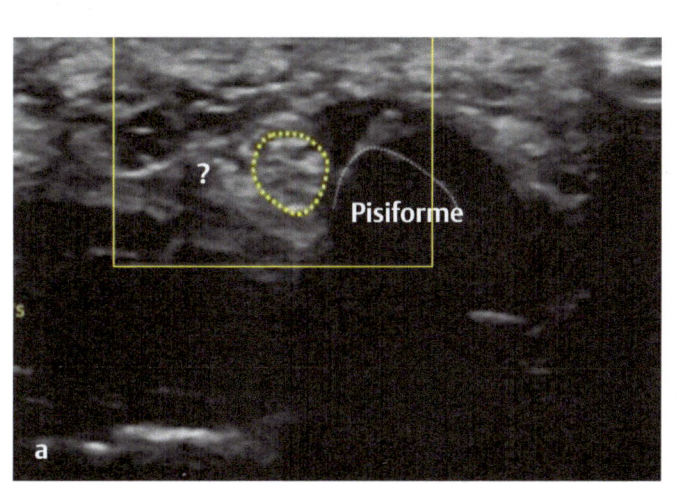

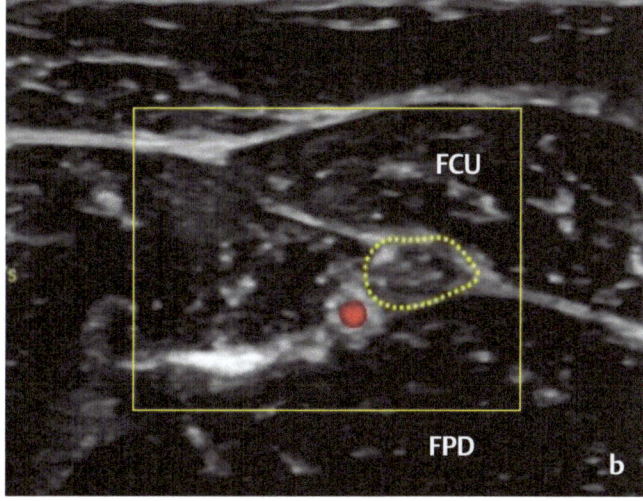

Fig. 10-14 Imagem em plano transverso, modo B com Color Doppler – trauma em terço distal do antebraço, com neuroma ulnar em continuidade mostrado na Figura 10-6. À esquerda, mostra nervo ulnar no pulso (contorno em linha tracejada amarela), ao lado do pisiforme, e ausência de sinal de fluxo ou de imagem hipoecogênica compatível com artéria ulnar (?), normalmente detectada nessa localização, mas que, nesse caso, foi ligada durante o atendimento de emergência do trauma. Para excluir a possibilidade de atresia da artéria ulnar, condição rara, a presença da artéria no antebraço foi documentada na imagem à direita, onde ela acompanha o nervo ulnar entre o músculo flexor ulnar do carpo (FCU) e o flexor profundo dos dedos (FPD).

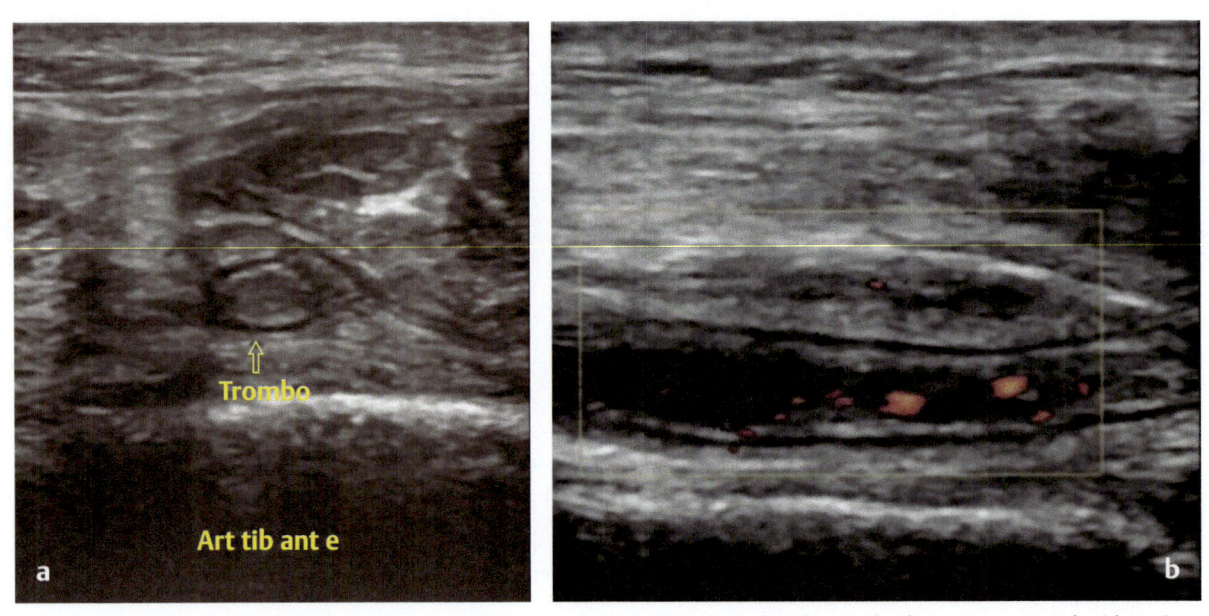

Fig. 10-15 Imagem em plano transverso em modo B com Doppler colorido (esquerda) e longitudinal com Power Doppler (direita). À esquerda, artéria tibial anterior preenchida por material hipoecogênico (trombo) e, à direita, a confirmação de fluxo obstruído mostrando o interior do vaso com fluxo mínimo em vermelho.

assim como trombose arterial (Fig. 10-15) ou formação de pseudoaneurismas. Na avaliação vascular as imagens em estudo dinâmico fornecem informações importantes como pulsatilidade e continuidade de fluxo.

A avaliação pós-operatória requer, ainda, mais experiência que a pré-operatória, e demanda conhecimento sobre os processos de regeneração que acontecerão na sequência da reestruturação da continuidade do nervo. É imprescindível que, no pós-operatório imediato, se tenha um cuidado especial para não aplicar pressão com o transdutor nos locais onde houve coaptação de estruturas nervosas. Pode ser necessário uso de gel estéril com cobertura de filme plástico para criar uma interface entre a cicatriz cirúrgica e o transdutor (com o cuidado de não ter bolhas de ar nesse coxim para não impedir a transmissão do US), e deve ser feita a desinfecção do transdutor antes do exame.[8] Nessa fase há fluidos e tecido de granulação no entorno do nervo, e pode ser observado aumento de vascularização ao Doppler. O material de sutura, se houver, pode ser visto como pontos hiperecogênicos, e a continuidade do epineuro pode ser avaliada com transdutores de muito alta resolução (com frequência em torno de 18 a 24 MHz). Deve-se ter em mente que é normal que os cotos permaneçam hipoecogênicos e aumentados por semanas, com aumento dos fascículos especialmente no coto distal em função da degeneração walleriana.[10,11] A área seccional do segmento distal pode ser avaliada sequencialmente no pós-operatório e pode diminuir de modo progressivo, mas não é incomum que o nervo não retorne ao seu *status* inicial e permaneça indefinidamente maior que o normal.[8] Não há correlação direta entre a área e o restabelecimento da função, embora neuromas que permaneçam com área maior que 5 vezes em relação à área normal se correlacionem com pouca melhora.[8]

Também é importante diagnosticar a formação de tecido fibrótico que pode restringir a movimentação normal do nervo, e por isso a avaliação dinâmica com análise do deslizamento do nervo em relação às estruturas adjacentes é altamente recomendável para avaliar adesões ou formação de bandas fibróticas.[8,9]

CONCLUSÃO

O ultrassom de alta frequência de nervos periféricos e músculos possibilita diagnóstico preciso complementar à avaliação clínica e neurofisiológica, e fornece informações que auxiliam na decisão e no planejamento terapêutico. Possibilita avaliação extensa e comparativa, manobras dinâmicas, além de ser seguro, mais acessível e poder ser realizado na beira do leito.

Não há dúvida quanto ao privilégio de poder planejar o tratamento cirúrgico com conhecimento documentado do tamanho, local exato, forma e gravidade das lesões, assim como da possibilidade de avaliar o pós-operatório e documentar a evolução do tratamento em conjunto com a neurofisiologia.[10] É possível imaginar que num futuro próximo, considerando o alto custo da ressonância magnética e a qualidade das informações que o US fornece, que este método se torne realidade como parte da avaliação pré-operatória, desde que a tecnologia esteja disponível e que haja pessoal com treinamento e experiência.

REFERÊNCIAS BIBLIOGRÁFICAS

1. Cartwright MS, Chloros GD, Walker FO, et al. Diagnostic ultrasound for nerve transection. Muscle Nerve. 2007;35:796-9.
2. Martins RS, Bastos D, Siqueira MG, et al. Traumatic injuries of peripheral nerves: a review with emphasis on surgical indication. Arquivos de Neuro-Psiquiatria. 2013;71:811-4.
3. Gonzalez NL, Hobson-Webb LD. Neuromuscular ultrasound in clinical practice: A review. Clin Neurophysiol Pract. 2019;4:148-63.
4. Zaidman CM, Seelig MJ, Baker JC, et al. Detection of peripheral nerve pathology: Comparison of ultrasound and MRI. Neurology. 2013;80:1634-40.
5. Tawfik EA, Cartwright MS, Grimm A, et al. Guidelines for neuromuscular ultrasound training. Muscle Nerve. 2019;60:361-6.
6. Walker FO, Cartwright MS, editors. Neuromuscular Ultrasound. Philadelphia: Elsevier; 2011.
7. Robinson L, Jarvik J, Kline D. Assessment of traumatic nerve injuries. 2005 AANEM Course. AANEM 52nd Annual Scientific Meeting, Monterey, California; 2005.
8. Wijntjes J, Borchert A, van Alfen N. Nerve ultrasound in traumatic and iatrogenic peripheral nerve injury. Diagnostics. 2020;11:30.
9. Kowalska B, Sudoł-Szopińska I. Ultrasound assessment of selected peripheral nerve pathologies. Part III: Injuries and postoperative evaluation. J Ultrason. 2013;13:82-92.
10. Luzhansky ID, Sudlow LC, Brogan DM, Wood MD, Berezin MY. Imaging in the repair of peripheral nerve injury. Nanomedicine. 2019;14:2659-77.
11. Pan D, Mackinnon SE, Wood MD. Advances in the repair of segmental nerve injuries and trends in reconstruction. Muscle Nerve. 2020;61:726-39.

CONTRIBUIÇÃO DA ELETRONEUROMIOGRAFIA PARA O DIAGNÓSTICO DAS LESÕES TRAUMÁTICAS DE NERVOS

Carlos Otto Heise

INTRODUÇÃO

A despeito do avanço dos exames de imagem, a eletroneuromiografia permanece como um item fundamental na caracterização de lesões nervosas traumáticas. Mais do que um teste, trata-se de uma extensão do exame neurológico, sendo referido por alguns como "consulta eletrodiagnóstica".[1] Sendo assim, não há um protocolo fixo e a avaliação é feita direcionada ao problema clínico, podendo sofrer modificações à luz dos dados que surgirem ao longo do exame. A eletroneuromiografia é uma avaliação funcional que depende das propriedades bioelétricas dos nervos e dos músculos. Todos os dados são obtidos através da análise de variações de potencial elétrico ao longo do tempo, de forma similar ao eletrocardiograma ou eletroencefalograma. No entanto, aqui existe participação ativa tanto do médico como do paciente.

O exame pode ser dividido em duas etapas: o estudo de condução nervosa e a eletromiografia propriamente dita.[2] No estudo de condução nervosa, aplica-se um estímulo elétrico no nervo em questão e registra-se a resposta à distância, seja no próprio nervo ou no músculo alvo. Na eletromiografia, avaliamos as propriedades elétricas do músculo em repouso e durante a contração voluntária com um eletrodo em forma de agulha. A eletroneuromiografia é um procedimento desconfortável, mas é perfeitamente tolerável pela maioria dos pacientes, inclusive crianças.[3] O uso de sedação prejudica a cooperação do paciente durante a eletromiografia com agulha, mas não influi no estudo de condução nervosa e pode ser usada em casos selecionados. O grau de colaboração exigido é baixo, mas pode ser limitante em alguns casos, particularmente quando existem lesões centrais associadas que impedem a ativação muscular voluntária.

Os riscos relativos ao exame são pequenos.[4] A estimulação elétrica percutânea é segura, mesmo em pacientes portadores de marca-passo. Evita-se apenas a aplicação de estímulos elétricos nas imediações do aparelho. No caso de desfibriladores implantados (CDI), existe o risco teórico de o dispositivo interpretar os artefatos de choque como arritmia. Este risco aumenta no caso do uso de protocolos de estimulação repetitiva, que não são habitualmente empregados no contexto de lesões traumáticas. O exame com agulha pode causar hematomas ou mais raramente ser porta de entrada para infecções cutâneas. Pacientes mediante uso de anticoagulação apresentam risco aumentado de hematomas, devendo ser considerada a suspensão temporária da medicação desde que haja condições clínicas. São descritos casos de pneumotórax relacionados com a avaliação da musculatura torácica ou escapular, embora esse risco seja muito baixo.

ESTUDO DE CONDUÇÃO NERVOSA

Através do estudo de condução nervosa é possível avaliar a velocidade de condução dos nervos periféricos e a amplitude das respostas sensitivas e motoras.[5] Não é possível avaliar fibras nervosas finas responsáveis pela sensibilidade térmica e dolorosa. Esta é uma limitação importante do exame, já que a dor é uma queixa frequente em pacientes com neuropatia. Aspectos técnicos como o controle da temperatura cutânea são importantes, pois o frio reduz a velocidade de condução nervosa, podendo gerar diagnósticos falso-positivos.

No estudo de condução motora, o nervo é estimulado eletricamente e a resposta é captada no músculo-alvo.[6] Entre o nervo e o músculo existe a junção neuromuscular, e o processo de transmissão sináptica consome um certo tempo. Desta forma, não é possível calcular a velocidade de condução motora com apenas um ponto de estímulo. Habitualmente, o nervo é estimulado em dois pontos do seu trajeto e a porção terminal é subtraída, sendo calculada a velocidade de condução motora entre os dois pontos de estimulação (Fig. 11-1). Em um exame de rotina, a velocidade de condução motora é calculada no antebraço (segmento cotovelo – punho) ou na perna (segmento joelho – tornozelo). O estudo pode ser feito em outros segmentos desde que existam sítios de estimulação nervosa disponíveis. Embora não seja possível avaliar a velocidade de condução motora nas porções distais, a latência distal motora é padronizada para cada nervo, de forma que um aumento da latência traduz um retardo distal da condução motora. Contudo, as porções proximais à fossa supraclavicular nos membros superiores ou à fossa poplítea nos membros inferiores não são diretamente acessíveis. Estes segmentos podem ser avaliados pelas chamadas respostas tardias, nas quais o potencial trafega até a medula espinhal e depois retorna ao músculo-alvo.[7] As respostas tardias incluem as ondas F e o reflexo H. As ondas F são respostas puramente motoras geradas pela despolarização antidrômica dos motoneurônios. Podem ser obtidas em qualquer nervo motor distal, mas tem latência e morfologia variáveis. Os parâmetros das ondas F avaliados incluem a latência mínima de 10 ou mais estímulos e a persistência (relação entre o número de ondas F e o número de estímulos). O reflexo H é o equivalente eletrofisiológico do reflexo miotático. A aferência é sensitiva e a eferência é motora. Habitualmente fazemos o estímulo do nervo tibial no joelho, mas outros nervos também podem ser estudados.

No estudo de condução sensitiva, tanto a estimulação como o registro são realizados sobre o mesmo nervo, sem a

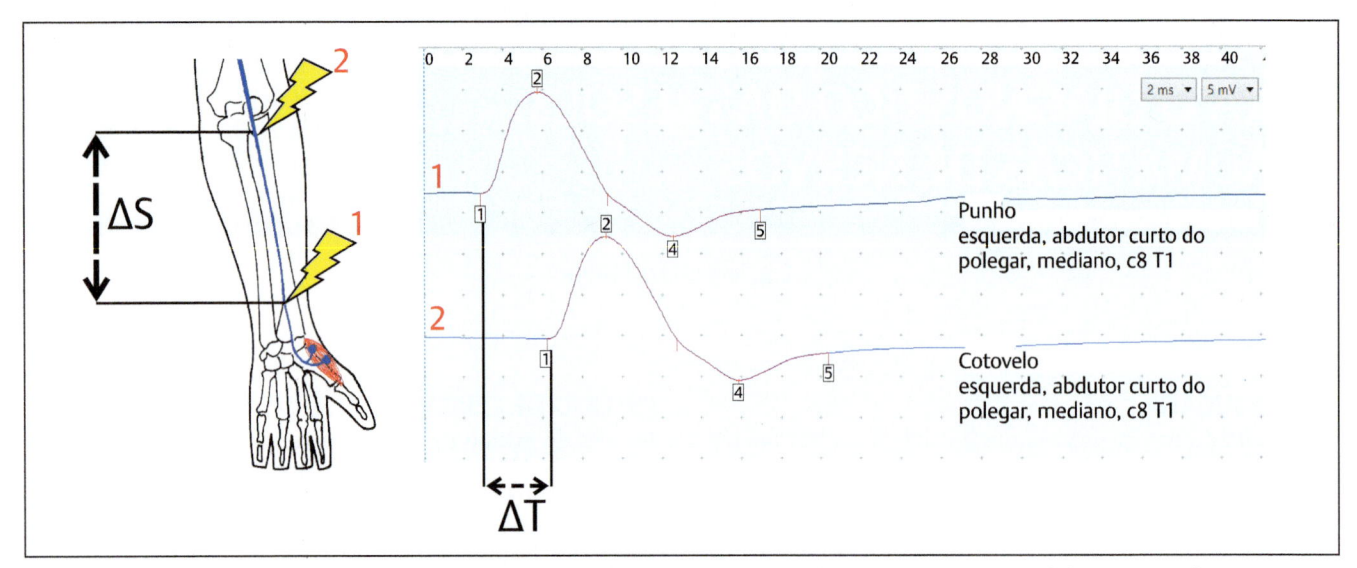

Fig. 11-1 Estudo da condução motora. O nervo mediano é estimulado no punho (1), sendo registrado um potencial de ação muscular composto na eminência tenar. O mesmo nervo é estimulado no cotovelo e observamos o mesmo potencial motor com uma latência maior. A velocidade de condução motora é calculada dividindo-se a distância entre os sítios de estimulação pela diferença entre as latências dos potenciais motores. VCM = $\Delta S(2-1)/\Delta T(2-1)$.

interposição de sinapses. Desta forma, é possível calcular a velocidade de condução sensitiva com apenas um único sítio de estímulo (Fig. 11-2). Podemos fazer o registro ortodrômico, de forma fisiológica da periferia para o centro, ou de forma antidrômica, ou seja, estimulando o tronco do nervo e captando a resposta distalmente, no sentido contrário ao fisiológico.[6] Esta última técnica é preferida, pois as respostas têm maior amplitude. Muitos serviços não utilizam a velocidade de condução sensitiva, apenas a latência sensitiva. Nestes casos, são utilizadas distâncias fixas entre o estímulo e a captação. Não é possível fazer a conversão a partir dos dados apresentados, pois para o cálculo da velocidade de condução sensitiva utilizamos a latência de início, enquanto as "latências sensitivas" normalmente referem-se ao pico do potencial. O estudo de condução sensitiva geralmente é mais sensível que o estudo motor na detecção de neuropatias periféricas. Apenas fibras sensitivas grossas (particularmente do tipo II de Lloyd) são avaliadas pela condução sensitiva.

No contexto de neuropatias traumáticas, o parâmetro mais importante é a amplitude das respostas motoras, ou potencial de ação muscular composto (CMAP, em inglês).[8] Este parâmetro reflete a somação da despolarização de todas as fibras musculares de determinado músculo-alvo e correlaciona-se com o número de axônios viáveis no nervo em questão. No caso de lesões traumáticas agudas, uma forma de estimar o grau de degeneração axonal é comparar a amplitude do CMAP

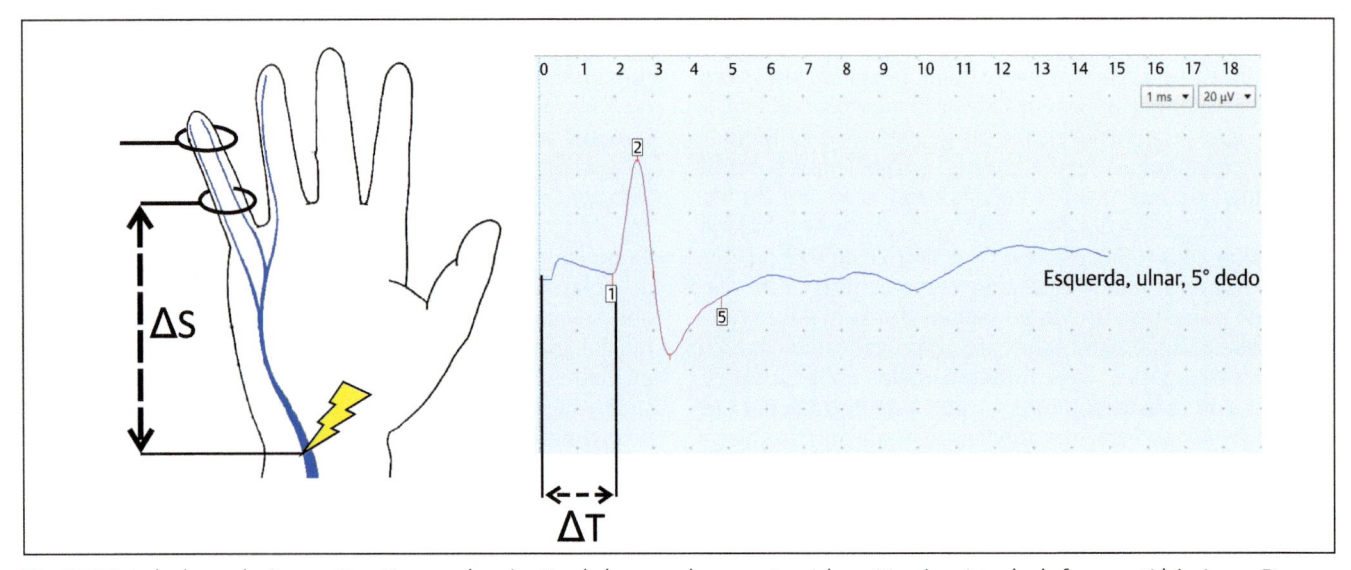

Fig. 11-2 Estudo da condução sensitiva. O nervo ulnar é estimulado no punho e o potencial sensitivo é registrado de forma antidrômica no 5º dedo. A velocidade de condução sensitiva é calculada dividindo-se a distância entre o sítio de estímulo e o sítio de captação pela latência de início do potencial sensitivo. VCS = $\Delta S/\Delta T$.

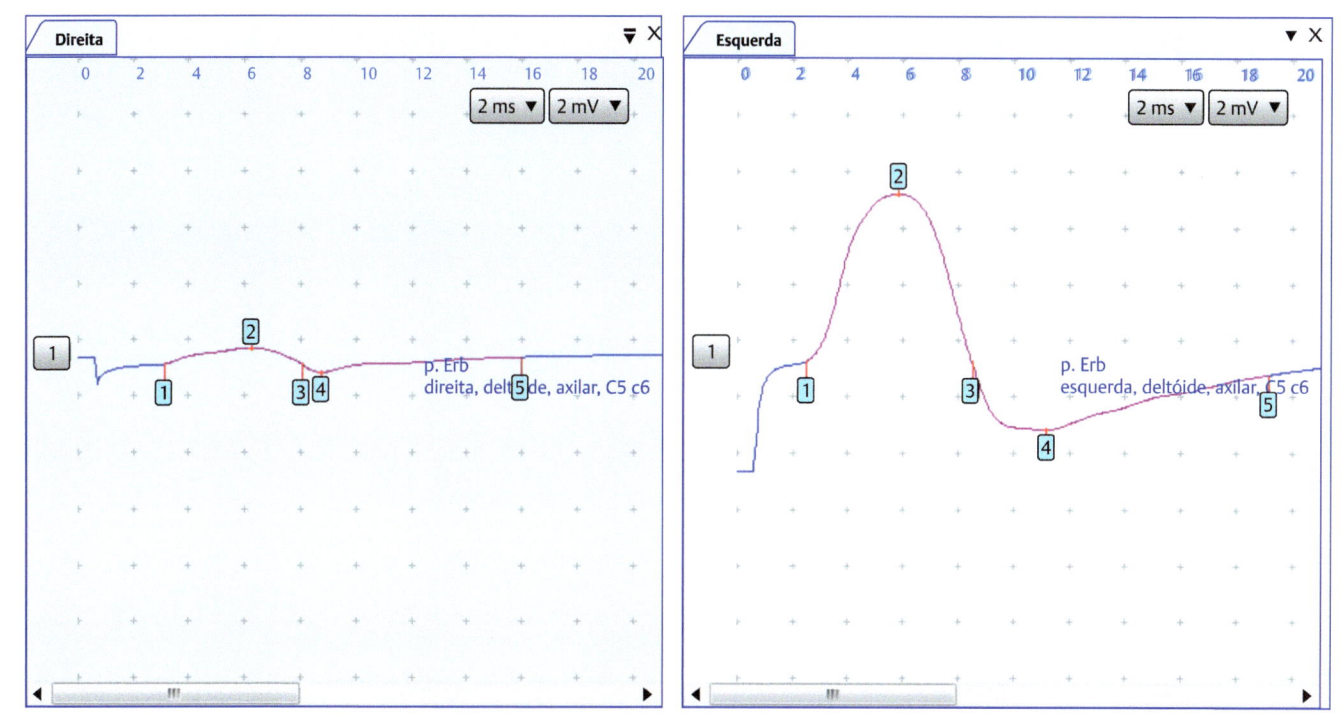

Fig. 11-3 Estimativa do grau de lesão axonal em um paciente com lesão nervosa aguda. Em uma criança com paralisia neonatal do plexo braquial, estimulamos o nervo axilar e registramos o potencial motor no músculo deltoide. A proporção de fibras motoras viáveis pode ser obtida dividindo-se a amplitude do potencial do lado lesado (direito) pela amplitude motora do lado sadio (esquerdo).

com o lado contralateral (Fig. 11-3). Essa estimativa pode ser feita quando terminar o processo de degeneração Walleriana (7 a 10 dias) e antes do processo de reinervação. Em lesões crônicas, essa proporção subestima a porcentagem de degeneração axonal, pois, em virtude do processo de reinervação colateral, as unidades motoras do lado afetado passam a ser maiores do que as do lado sadio.[9] A redução do CMAP pode ocorrer também em outras situações, como o bloqueio de condução ou a dispersão temporal patológica. No bloqueio de condução, o CMAP distal à lesão é normal, mas quando o nervo é estimulado acima do sítio lesional, ocorre uma queda importante na amplitude do potencial motor. O bloqueio de condução é a tradução neurofisiológica da neurapraxia, ou seja, uma falência do nervo relacionada com a falha de condução transitória, geralmente, com bom prognóstico (ver adiante, na avaliação da gravidade das lesões). A dispersão temporal patológica é observada em neuropatias desmielinizantes e funciona de forma parecida com o bloqueio de condução, no entanto ocorre um aumento importante da duração do potencial acima da lesão em virtude da dessincronização dos potenciais de ação nervosos. Não há, necessariamente, fraqueza relacionada.

ELETROMIOGRAFIA COM AGULHA

A eletromiografia propriamente dita é o estudo da atividade elétrica muscular durante o repouso e ativação voluntária.[10] Normalmente é inserido um eletrodo de agulha no músculo, que deve ser reposicionado algumas vezes para aumentar a área analisada. Existem dois tipos de agulha no mercado: monopolares e concêntricas. Ambas têm um eletrodo ativo na ponta da agulha, mas nas agulhas monopolares é necessário um eletrodo sobre a pele como referência. No caso das agulhas concêntricas, a referência é a própria cânula da agulha. As características do traçado são diferentes, mas os achados são os mesmos. A escolha depende muito da experiência do examinador. As agulhas monopolares são mais baratas, mas o registro é menos seletivo.

Durante o repouso não há atividade elétrica muscular, exceto nas imediações das junções neuromusculares (não há interesse clínico nesse tipo de registro). Os únicos músculos estriados com atividade tônica verdadeira são os esfíncteres. A presença de atividade espontânea no repouso muscular pode ser classificada em potenciais de fibra muscular (fibrilações e ondas positivas, descargas miotônicas e descargas complexas repetitivas) e potenciais de unidade motora (fasciculações, descargas mioquímicas e câimbras). As fibrilações e ondas positivas são potenciais de morfologia diversa, mas relacionados com o mesmo gerador: uma única fibra muscular que passa a disparar ritmicamente.[11] O músculo desnervado passa a exibir fibrilações e ondas positivas após 2 a 4 semanas (Fig. 11-4), dependendo da distância entre o sítio lesional e o músculo-alvo. Frequentemente essa atividade é referida no jargão eletromiográfico como "sinal de denervação no repouso". Trata-se de um parâmetro bastante sensível para lesão axonal, embora não seja específico. Por exemplo, esse tipo de atividade pode ser observado em miopatias ou em lesão muscular direta (traumática ou pós-operatória). Também não é um bom parâmetro de intensidade de lesão, muito embora a atividade geralmente seja graduada de forma semiquantitativa de uma a quatro cruzes. A informação mais relevante é a distribuição das alterações de repouso, a partir da qual é possível inferir o diagnóstico topográfico. Descargas complexas repetitivas podem ser observadas em lesões nervosas

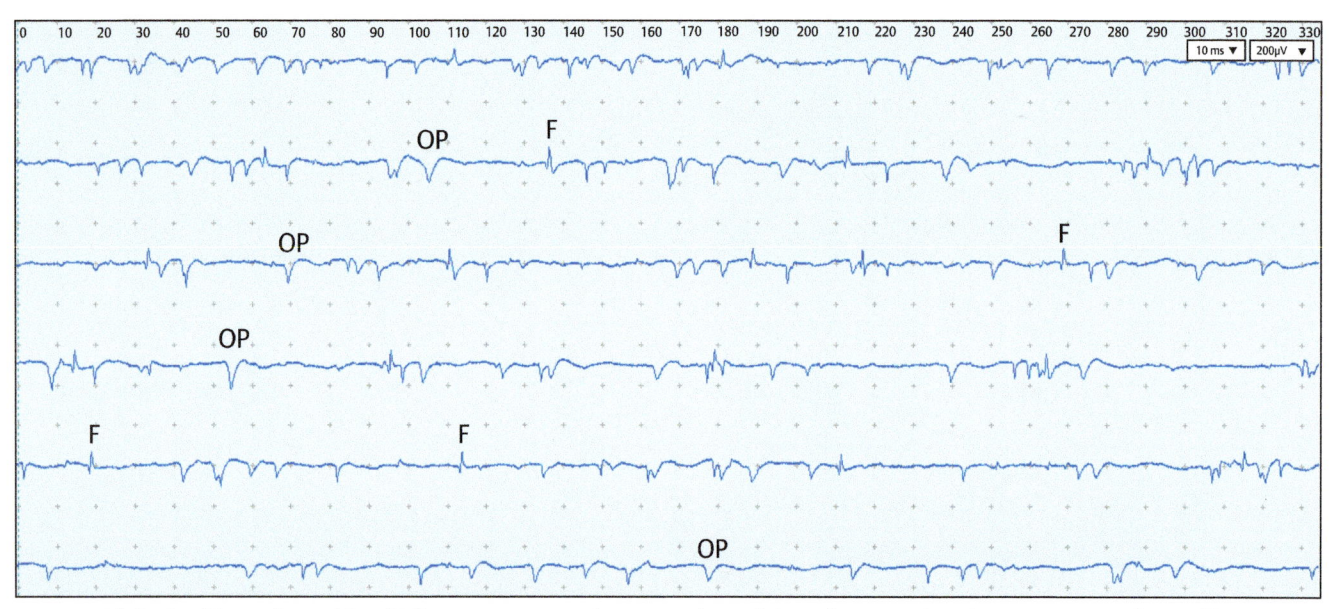

Fig. 11-4 Fibrilações (F) e ondas positivas (OP) no repouso muscular. Apesar da morfologia diversa, ambas são potenciais gerados por fibras musculares isoladas, que passam a despolarizar ritmicamente após 2 a 4 semanas da lesão nervosa. São frequentemente referidas como "sinais de desnervação".

crônicas, embora esse achado também seja inespecífico. Os potenciais de unidade motora (fasciculações, mioquimias e câimbras) podem ocorrer em lesões de nervo ou dos motoneurônios, mas também podem ocorrer em pessoas normais. Sua valorização depende do contexto clínico e dos demais achados no exame.

Na contração voluntária, analisamos a morfologia dos potenciais de unidade motora e seu recrutamento.[11] Em uma lesão axonal parcial, as unidades motoras sobreviventes promovem a reinervação do músculo-alvo a partir do brotamento colateral. Isso torna a unidade motora funcionalmente maior, pois passa a inervar um maior número de fibras musculares. Esses potenciais de unidade motora exibem aumento da amplitude e da duração, além de aumento na proporção de potenciais polifásicos (em virtude da assincronia de ativação das fibras nervosas imaturas). Essas alterações são referidas no jargão eletromiográfico como "sinais de reinervação". Como contraponto, nas miopatias, observamos potenciais de unidade motora com amplitudes e durações diminuídas. Existe um processo de maturação da reinervação passível de acompanhamento pelo exame com agulha: em um músculo totalmente desnervado, os primeiros sinais de reinervação mostram-se como potenciais pequenos e polifásicos, conhecidos como potenciais nascentes. Diferentemente das miopatias, estes potenciais são muito instáveis, ou seja, mudam de morfologia em descargas sucessivas. Progressivamente, estes potenciais aumentam de tamanho e tornam-se mais estáveis. Ao final do processo, observamos os potenciais gigantes, já sem polifasia. É importante frisar que a presença de sinais de reinervação por si só não é garantia de bom prognóstico.[9]

O outro parâmetro avaliado durante a contração voluntária é o recrutamento. Numa situação normal, ao ativarmos o músculo de forma mínima, ativamos uma única unidade motora com uma frequência em torno de 5 Hz. Esta unidade geralmente contém fibras musculares do tipo I (fibras vermelhas oxidativas) e é uma unidade relativamente pequena. Para aumentar a força, utilizamos duas estratégias: aumento da frequência de ativação e recrutamento de novas unidades motoras. Quanto maior a força, maior o tamanho das unidades motoras recrutadas, conhecido como o "princípio do tamanho". Unidades motoras de grande potência contêm fibras musculares tipo II (fibras brancas glicolíticas). Esta é outra limitação da eletroneuromiografia, pois quando observamos as unidades com fibras tipo II, há grande sobreposição com unidades motoras de fibras tipo I, o que prejudica a análise daquelas.

Voltemos para nossa unidade motora inicial, disparando de forma semirrítmica cinco vezes por segundo. Um leve aumento na força se traduz no aumento da frequência dessa unidade, até que em torno de 10 Hz ocorre o recrutamento de uma segunda unidade. Ao atingir aproximadamente 15 Hz, é recrutada uma terceira unidade motora. Chamamos de razão de recrutamento o quociente entre a frequência de ativação da unidade motora mais rápida e o número de unidades motoras presentes no traçado, que é em torno de 5. Essa relação só vale para níveis baixos de força, pois a frequência máxima de disparo da unidade motora é de cerca de 50 Hz. Quando existe lesão do nervo periférico, ocorre a perda de unidades motoras. Para compensar a fraqueza, as unidades motoras sobreviventes têm que disparar numa frequência maior, o que eleva a razão de recrutamento. Essa situação é descrita como recrutamento tardio ou padrão rarefeito. O grau de rarefação se correlaciona com a gravidade da lesão e pode ser estimado de forma qualitativa, desde um grau leve até a situação extrema onde observamos apenas uma única unidade motora ativa (também conhecido como padrão simples). Em um paciente com fraqueza em decorrência de lesão do sistema nervoso central, temos poucas unidades motoras ativas, mas a frequência de ativação é baixa. O mesmo ocorre em pacientes com fraqueza antálgica, distúrbios funcionais ou simuladores. No caso de lesões periféricas, observamos poucas unidades

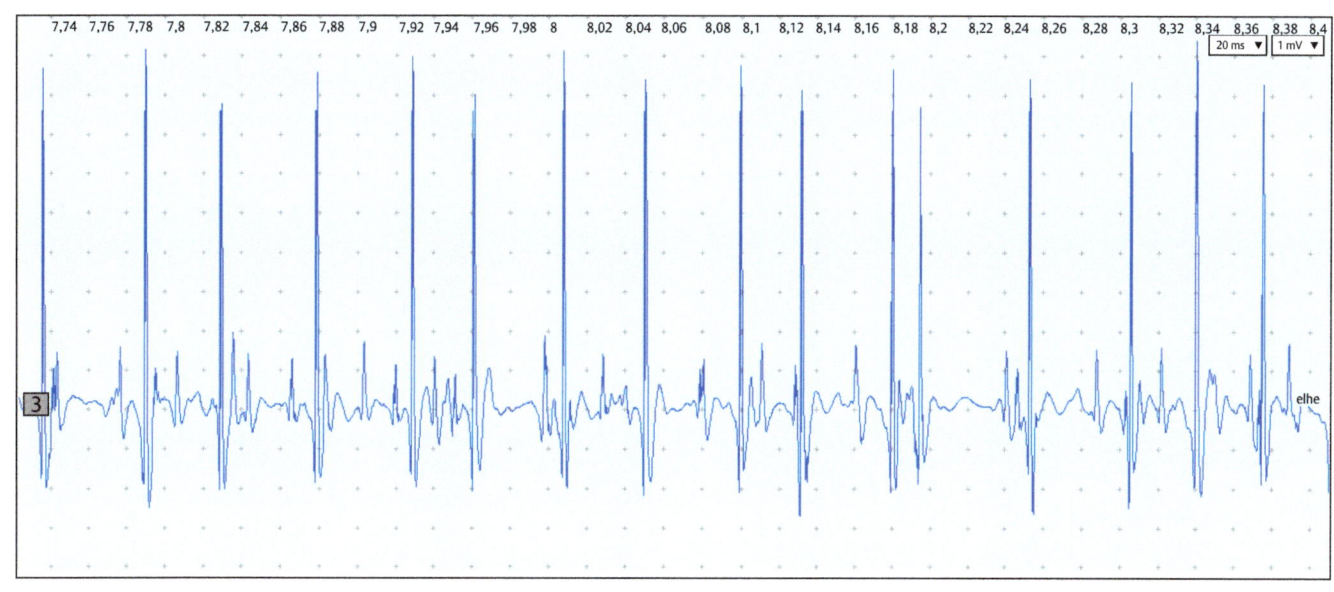

CAPÍTULO 11 ▪ CONTRIBUIÇÃO DA ELETRONEUROMIOGRAFIA PARA O DIAGNÓSTICO DAS LESÕES TRAUMÁTICAS... 119

Fig. 11-5 Registro da contração voluntária do músculo tibial anterior em um paciente com neuropatia crônica do nervo fibular no joelho. Observamos um potencial de unidade motora de grande amplitude (cerca de 10 mV) disparando em alta frequência (em torno de 25 Hz).

motoras ativas, geralmente de tamanho aumentado, disparando em alta frequência (Fig. 11-5).

CRONOLOGIA DAS ALTERAÇÕES NEUROFISIOLÓGICAS

As alterações decorrentes de neuropatias traumáticas obedecem a um determinado padrão cronológico (Fig. 11-6). O entendimento desta sequência é importante para solicitar o exame no tempo certo, evitando algumas armadilhas e obtendo o máximo de informação possível. O "tempo certo" também depende do objetivo: diagnóstico precoce, determinação do sítio de lesão ou avaliação prognóstica.[12]

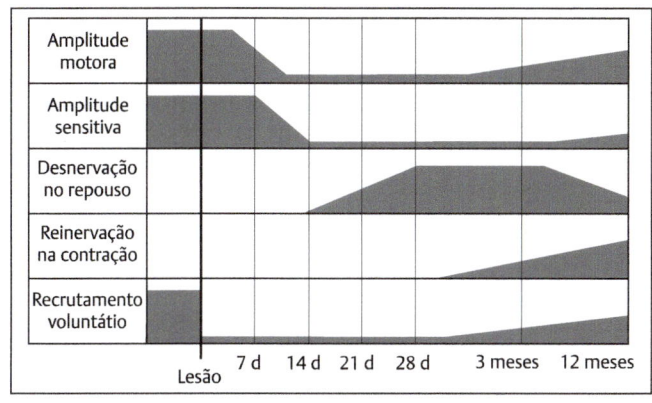

Fig. 11-6 Cronologia das alterações neurofisiológicas em lesões nervosas traumáticas. Imediatamente após o trauma, observamos alterações no recrutamento, podendo ser registrado o pseudobloqueio caso seja possível estimular o nervo acima do sítio lesional. A degeneração walleriana demora alguns dias e a queda do potencial motor pode levar até 10 dias, enquanto a queda do potencial sensitivo leva até 14 dias. Os sinais de desnervação no repouso demoram de 2 a 4 semanas para serem detectados. A partir da instalação do processo de reinervação, ocorre redução da atividade de repouso e recuperação gradual da amplitude dos potenciais motores e sensitivos.

Imediatamente após a lesão, observamos alterações no recrutamento no exame com agulha. Estas alterações correlacionam-se com o grau de fraqueza clínica. No caso de uma lesão completa, o paciente não consegue ativar unidades motoras no músculo-alvo. No entanto, esse é um parâmetro pouco sensível e pode ser complicado determinar se a lesão é periférica se o paciente for incapaz de ativar o músculo. Se for possível estimular o nervo acima e abaixo do sítio lesional, podemos detectar um bloqueio de condução no segmento afetado. Sendo assim, se o objetivo for o diagnóstico precoce, é possível determinar se há comprometimento do nervo imediatamente após o trauma.

No entanto, para avaliar a gravidade da lesão é necessário aguardar até o término da degeneração walleriana distal.[13] O potencial motor distal degenera após 7 a 10 dias do insulto, enquanto o potencial sensitivo demora um pouco mais: de 10 a 14 dias. Essa diferença ocorre porque a junção neuromuscular deixa de funcionar antes do nervo propriamente dito. A avaliação prognóstica de uma neuropatia facial, por exemplo, pode ser obtida já a partir do 7º dia.[14] Nos nervos mistos, tipicamente na segunda semana, notamos a presença de degeneração axonal motora sem degeneração sensitiva correspondente. Esse padrão pode sugerir erroneamente que se trata de uma lesão pré-ganglionar, ou seja, afetando as porções radiculares ou da ponta anterior da medula. Sendo assim, a recomendação seria aguardar pelo menos duas semanas.

O exame com agulha é muito útil na avaliação da distribuição das anormalidades, particularmente importante no mapeamento de lesões axonais proximais, como ocorre nas radiculopatias, por exemplo. As alterações de repouso (fibrilações e ondas positivas) demoram de 2 a 4 semanas para tornarem-se evidentes, dependendo da distância do músculo-alvo do sítio de lesão. Considerando lesões proximais como nas radiculopatias ou nas afecções do plexo braquial, o ideal seria aguardar 1 mês para um diagnóstico topográfico mais preciso.

A partir deste ponto, o exame pode ser interessante para o acompanhamento do processo de reinervação. Os sinais de reinervação no exame de agulha podem surgir após poucas semanas e vão amadurecendo gradualmente, com aumento dos potenciais de unidades motoras e melhora gradual do recrutamento. Mesmo após a recuperação completa, é comum a persistência de sinais de reinervação crônica pelo resto da vida. A amplitude do potencial de ação muscular composto também vai se recuperar, mas isto ocorre após a detecção dos sinais de reinervação no exame de agulha. A recuperação das respostas sensitivas é a última etapa, sendo frequentemente de forma incompleta. O brotamento colateral ocorre principalmente nas porções distais e não no tronco do nervo, embora o crescimento axonal longitudinal possa determinar melhora na amplitude das respostas sensitivas.

TOPOGRAFIA DAS LESÕES NERVOSAS

Existem duas estratégias para fazer o diagnóstico topográfico das neuropatias. No caso de lesões desmielinizantes, observamos retardo ou bloqueio de condução no segmento afetado. Para esta avaliação, idealmente é necessário um sítio de estimulação abaixo e outro acima da lesão. Estes segmentos podem ser relativamente grandes, como cotovelo – punho ou joelho – tornozelo. Nas regiões onde os nervos apresentam trajeto superficial, é possível o estudo seriado de segmentos curtos de 1 ou 2 centímetros, conhecido como *inching* (ou centimetragem). Os segmentos mais frequentemente avaliados por esta técnica são a região através do cotovelo do nervo ulnar e através da cabeça da fíbula do nervo fibular. Se a lesão desmielinizante for muito distal (como no caso da síndrome do túnel do carpo), observamos aumento da latência distal motora. Se a neuropatia for proximal (como no caso de plexopatias), observamos aumento da latência das respostas tardias.

Infelizmente a maioria das lesões nervosas traumáticas é de padrão axonal. Nesses casos, a estratégia para o diagnóstico topográfico baseia-se na distribuição do comprometimento observado tanto no estudo de condução quanto na eletromiografia, de forma análoga ao diagnóstico topográfico clínico. Essa estratégia tem menor precisão do que o mapeamento das lesões desmielinizantes e está sujeita a erros de interpretação, principalmente quando frente a lesões fasciculares. Alguns exemplos clássicos: pacientes com neuropatia ulnar no cotovelo podem ter comprometimento axonal dos músculos intrínsecos da mão poupando a musculatura do antebraço, o que induz o examinador a interpretar o sítio lesional no antebraço ou no punho. Também pode haver comprometimento seletivo da divisão fibular nas lesões proximais do ciático, o que pode sugerir, erroneamente, lesão distal do nervo fibular no joelho.

No caso de dúvidas em relação à topografia das lesões axonais, a complementação do exame com ultrassom do nervo afetado é de grande utilidade.[15] Muitos neurofisiologistas estão incorporando a ultrassonografia à eletroneuromiografia e já existem, inclusive, algumas máquinas integradas que realizam os dois exames. O ultrassom apresenta melhor resolução que a ressonância magnética e é particularmente útil na avaliação de lesões distais.

Um aspecto topográfico importante nas lesões do plexo braquial ou lombossacral é a diferenciação entre lesões pré-ganglionares e pós-ganglionares.[16] No caso de lesões das porções radiculares, entre a medula espinhal e a emergência do nervo espinhal pelos forames intervertebrais, haverá comprometimento das fibras motoras distais, mas com preservação das respostas sensitivas. Isto ocorre porque os neurônios sensitivos pseudounipolares estão localizados no gânglio da raiz dorsal, nas proximidades do forame intervertebral. Sendo assim, uma lesão radicular compromete o prolongamento central do neurônio e o paciente pode apresentar anestesia clínica a despeito de um potencial sensitivo normal no estudo de condução periférico. As lesões pré-ganglionares não são passíveis de reparo por enxerto nervoso.

GRAVIDADE DAS LESÕES NERVOSAS

Quando falamos de avaliação prognóstica pela eletroneuromiografia, estamos nos referindo, basicamente, ao prognóstico motor. O exame é limitado para avaliação prognóstica de comprometimento sensitivo e, principalmente, no que se refere à dor. Como já comentamos, o exame não avalia fibras sensitivas finas responsáveis pela sensibilidade térmico-dolorosa.

A classificação clássica de Seddon para lesões nervosas inclui a neurapraxia, axonotmese e a neurotmese.[17] A classificação de Seddon leva em consideração fibras nervosas isoladas, mas na verdade o nervo periférico é formado por milhares de fibras. Sendo assim, grande parte das lesões é mista, apresentando neurapraxia, axonotmese, fibras íntegras e fibras rotas em proporção variável.

Na neurapraxia, apesar do déficit neurológico observado, o nervo encontra-se preservado distalmente ao sítio lesional. O prognóstico é favorável e o nervo volta a funcionar assim que for revertido o comprometimento funcional. O bloqueio de condução é a assinatura neurofisiológica da neurapraxia. Como vimos anteriormente, o estímulo elétrico abaixo da lesão evoca uma resposta normal, enquanto o estímulo proximal apresenta amplitude reduzida. Sabemos hoje que existem, na verdade, três tipos de bloqueio de condução.[18] O bloqueio desmielinizante é o mais conhecido. Após a remielinização do segmento afetado, o nervo volta a conduzir, mas geralmente mantém um retardo focal ou dispersão temporal patológica no sítio lesional. Nas lesões axonais agudas, há instalação do chamado pseudobloqueio de condução. Antes de o segmento distal evoluir com degeneração walleriana, ele continua a responder à estimulação nervosa por um período de 7 a 10 dias. Após este período, o padrão passa a ser de lesão axonal com redução dos potenciais sensitivos e motores distais. O terceiro tipo de bloqueio de condução, talvez o mais comum, é devido à disfunção do nódulo de Ranvier, frequentemente de caráter temporário. É o que acontece quando acordamos com um membro dormente, mas que em poucos minutos é reestabelecido. A chamada falha de condução reversível pode ser causada por vários mecanismos, inclusive isquemia. A recuperação frequentemente é completa e não há retardo de condução residual. A única maneira de diferenciar estes tipos de bloqueio do ponto de vista neurofisiológico é o seguimento longitudinal. O bloqueio desmielinizante evolui com retardo focal, o pseudobloqueio evolui com lesão axonal e a falha de condução reversível desaparece sem deixar vestígios. O único bloqueio com prognóstico desfavorável é o pseudobloqueio, dessa forma não é recomendável fazer uma estimativa prognóstica com base na eletroneuromiografia antes de 7 a 10 dias do evento traumático.

Na axonotmese e na neurotmese ocorre degeneração axonal distal sensitiva e motora. No caso da axonotmese, a reinervação pode ocorrer pelo crescimento dos brotos axonais pelos tubos endoneurais até os órgãos-alvo. No caso da neurotmese ocorre destruição da estrutura conjuntiva do nervo e o crescimento axonal longitudinal não é possível. A eletroneuromiografia não avalia o componente conjuntivo neural, assim não é possível diferenciar a axonotmese da neurotmese. Claro que no caso de lesões axonais parciais presume-se que o nervo esteja em continuidade anatômica. No caso de lesões totais, não é possível saber ao certo. Podemos aguardar até que os brotos axonais cresçam até o músculo-alvo e detectar sinais de reinervação incipiente na eletromiografia com agulha antes que sejam observados sinais de melhora clínica. A ultrassonografia é um instrumento valioso na diferenciação da axonotmese e neurotmese, pois pode avaliar diretamente se o nervo está em continuidade.[15]

O crescimento axonal longitudinal é um processo lento e sua eficiência está relacionada com a distância entre o sítio lesional e o músculo-alvo, além do grau de desorganização do suporte conjuntivo do nervo no local do trauma neural.[17] O mecanismo de reinervação mais eficiente é o brotamento colateral, pois não depende do crescimento dos brotos axonais e não está sujeito a erros de direcionamento, como ocorre nos casos de reinervação aberrante. No entanto, depende de uma massa crítica de axônios viáveis no músculo-alvo.

A eletromiografia com agulha é importante para detecção de potenciais de unidade motora no músculo-alvo. A presença de potenciais de unidade-motora fala contra a neurotmese. Também é possível acompanhar o processo de reinervação evolutivamente pelo exame de agulha, lembrando que a presença de reinervação por si só não é garantia de um bom prognóstico. Em um músculo em recuperação, podemos observar o aumento progressivo no número de unidades motoras ativas e a maturação do processo de reinervação.

CONSIDERAÇÕES FINAIS

A eletroneuromiografia permanece como um exame fundamental no manejo de lesões nervosas traumáticas, contribuindo para o diagnóstico nosológico, definição topográfica e para a avaliação evolutiva e prognóstica. No entanto, não fornece a etiologia. Por exemplo, não é possível definir se a lesão de um nervo radial ocorreu pela fratura de úmero ou pela fixação cirúrgica. A integração com a ultrassonografia pode ser muito vantajosa nesse sentido.[19]

Nem todos os nervos podem ser avaliados pela eletroneuromiografia. Alguns exemplos incluem o nervo maxilar (ramo V2 do trigêmeo) ou o nervo genitofemoral. Para outros, o exame é bastante limitado, como no caso dos nervos ílio-hipogástrico e ilioinguinal.

Um pedido médico detalhado colabora muito para o planejamento da eletroneuromiografia. Sempre que houver dúvidas, uma conversa com o neurofisiologista responsável pode ser bastante esclarecedora. Esse intercâmbio deve ser estimulado, pois o cirurgião pode entender as limitações do exame enquanto o neurofisiologista entenderá melhor as necessidades do cirurgião.

REFERÊNCIAS BIBLIOGRÁFICAS

1. Katirji B. The clinical electromyography examination. An overview. Neurologic Clinics 2002;20:291-303.
2. Kincaid JC. Neurophysiologic studies in the evaluation of polyneuropathy. Continuum 2017;23:1263-75.
3. London ZN. Safety and pain in electrodiagnostic studies. Muscle Nerve 2017;55:149-59.
4. Gechev A, Kane NM, Koltzenburg M, Rao DG, van der Star R. Potential risks of iatrogenic complications of nerve conduction studies (NCS) and electromyography (EMG). Clin Neurophysiol Pract. 2016;1:62-6.
5. Mallik A, Weir AI. Nerve conduction studies: essentials and pitfalls in practice. J Neurol Neurosurg Psychiatry 2005; 76 Suppl 2:ii23-ii31.
6. Wilbourn AJ. Nerve conduction studies. Types, components, abnormalities, and value in localization. Neurologic Clinics 2002;20:305-38.
7. Fisher MA. H reflexes and F waves. Fundamentals, normal and abnormal patterns. Neurologic Clinics 2002;20:339-60.
8. Robinson LR. How electrodiagnosis predicts clinical outcome of focal peripheral nerve lesions. Muscle Nerve 2015;52:321-33.
9. Robinson LR. Predicting recovery from peripheral nerve trauma. Physical Medicine and Rehabilitation Clinics of North America 2018;29:721-33.
10. Preston DC, Shapiro BE. Needle electromyography. Fundamentals, normal and abnormal patterns. Neurologic Clinics 2002;20:361-96.
11. Daube JR, Rubin DI. Needle electromyography. Muscle Nerve 2009;39:244-70.
12. Robinson LR. Traumatic injury to peripheral nerves. Muscle Nerve 2000;23:863-73.
13. Kamble N, Shukla D, Bhat D. Peripheral nerve injuries: Electrophysiology for the neurosurgeon. Neurology India 2019;67:1419-22.
14. de Medeiros JL, Nobrega JA, de Andrade LA, Novo NF. Facial electroneurography in Bell's palsy. Variability in the early stage and comparison between interpretation methods. Arquivos de Neuro-Psiquiatria 1996;54:397-401.
15. Strakowski JA, Chiou-Tan FY. Musculoskeletal ultrasound for traumatic and torsional alterations. Muscle Nerve 2020;62:654-63.
16. Rubin DI. Brachial and lumbosacral plexopathies: A review. Clinical Neurophysiology Practice 2020;5:173-93.
17. Campbell WW. Evaluation and management of peripheral nerve injury. Clinical Neurophysiology 2008;119:1951-65.
18. Uncini A, Kuwabara S. Electrodiagnostic criteria for Guillain-Barrè syndrome: a critical revision and the need for an update. Clinical Neurophysiology 2012;123:1487-95.
19. Liechti R, Mittas S, Lorenzana D, Peyer A-K, Wilder-Smith E, Link B-C et al. Evaluation of radial nerve continuity early after humeral shaft fracture fixation using high-resolution nerve ultrasonography: a pilot study of feasibility. J Should Elbow Surg 2019;28:1033-9.

Parte IV Influência do Mecanismo no Tipo de Lesão

PECULIARIDADES DAS LESÕES DE NERVOS PERIFÉRICOS POR LACERAÇÃO, POR CONTUSÃO E POR TRAÇÃO

CAPÍTULO 12

Javier Robla Costales ▪ Pablo Devoto ▪ Mariano Socolovsky

INTRODUÇÃO

As lesões traumáticas dos nervos periféricos são relativamente frequentes. Estima-se que até 5% dos pacientes internados em um centro de trauma nível 1 tenham lesão de nervo periférico.[1]

Estas lesões traumáticas podem ser produzidas por diversos mecanismos: tração, laceração, contusão, isquemia e outros de menor frequência como as lesões térmicas, por eletricidade e vibração. De todas elas, a mais frequente é a lesão por tração. Em seguida estão as lesões por laceração que representam em torno de 30% de todas as lesões.[2]

A questão mais importante na cirurgia dos nervos periféricos é saber quando operar e quais estratégias usar na cirurgia. O momento e a eficácia da cirurgia dependem fundamentalmente do mecanismo e grau da lesão do nervo, bem como do déficit neurológico decorrente do traumatismo.

LESÕES POR LACERAÇÃO

A laceração geralmente é o resultado de um traumatismo penetrante. Sob o ponto de vista biomecânico, as lesões por laceração são menos complexas que as lesões por estiramento ou por contusão.[3]

As lacerações podem ser agudas e relativamente limpas, como no caso de lesões por objetos cortantes (vidro, faca etc.), ou contusas, que muitas vezes são acompanhadas por contaminação e lesão dos tecidos moles adjacentes, o que dificulta o tratamento.

No caso das lacerações agudas e limpas dos nervos periféricos, sem traumatismo significativo dos tecidos moles, considera-se que o tratamento ideal seja a neurorrafia direta das extremidades do nervo nas primeiras 72 horas.[4] Nos casos em que as extremidades apresentem aspecto contuso, sejam mal definidas e o corte não esteja limpo (lacerações por hélice, machado, por corrente de serra, etc.), a estratégia ideal será explorar a ferida, identificar as extremidades e deixá-las ancoradas aos planos fasciais adjacentes mediante sutura epineural a fim de impedir a retração e facilitar a reparação posterior. Essa manobra de fixar as extremidades nervosas para evitar a sua retração, se baseia nas propriedades biomecânicas do nervo periférico, o qual é capaz de reduzir a tensão na longitude ao longo do tempo.[5] Em um segundo tempo, após 2-3 semanas, realizar-se-á a reparação mediante interposição de enxertos.

Em algumas ocasiões, as lacerações dos nervos podem ser parciais sem que alcance a secção completa do nervo. As lesões por laceração parcial geralmente são de difícil diagnóstico, uma vez que o nervo conserva alguma função distal, que em uma avaliação clínica pode ser interpretada como evidência de recuperação.[2] Nas lacerações parciais, deve-se realizar uma neurólise interna do nervo, identificando e respeitando os fascículos saudáveis conservados e reparando os seccionados seja por meio de neurorrafia direta ou por interposição de enxerto.[4]

Os fatores mais importantes para uma recuperação de sucesso após o reparo de uma secção nervosa são a idade do paciente, o nível da lesão, a causa da lesão e o tempo decorrido entre a lesão e o reparo.[6] Em muitos casos (até 23%), as lesões nervosas são acompanhadas de lesão vascular, sem que isso implique um pior resultado funcional após reparo do nervo.[7]

As lesões por laceração ou secção nervosa podem ocorrer em qualquer nervo, embora sejam frequentes principalmente nos nervos mediano e ulnar ao nível do antebraço. O reparo das lesões por laceração do nervo mediano e do ulnar nessa região pode obter excelentes resultados, alcançando função motora e sensibilidade praticamente normais em razão da curta distância dos órgãos efetores. Os resultados gerais da reparação direta dos nervos mediano e ulnar após uma laceração aguda, independente do nível da lesão, são superiores para o nervo mediano, com bons resultados sendo descritos em 91 versus 73% de bons resultados para o nervo ulnar.[8] Se esses resultados forem analisados baseando-se no nível de lesão na extremidade superior, a reparação do nervo mediano obtém bons resultados em 67% dos casos ao nível do braço e em 100% dos casos com lesão ao nível do antebraço e punho.[9] Em relação ao nervo ulnar, o reparo leva a bons resultados em 60% dos casos quando a lesão é na região do braço, em 80% dos casos ao nível do cotovelo/antebraço e em 67% dos casos ao nível do punho.[10] Esses dados referem-se a lesões por laceração. Nos outros tipos de mecanismos, os resultados do reparo das lesões acima do cotovelo são precários.[6] Nos reparos de secções do nervo mediano e do nervo ulnar que exigiram a interposição de enxertos foram obtidos bons resultados em 68 e 56% respectivamente.[8]

LESÕES POR CONTUSÃO

Embora uma lesão por contusão ou esmagamento possa ser considerada como uma forma externa de compressão, as evidências clínicas sugerem mais que isso, pois a menos que a causa seja aliviada rapidamente, a lesão do nervo se converterá em neurotmese.[11,12]

As lesões por contusão geralmente decorrem de mecanismos de tração e de isquemia do nervo, sendo uma das principais causas de lesões iatrogênicas.

Um nervo pode sofrer uma lesão por contusão iatrogênica ao ser incluído, inadvertidamente, em uma sutura. O grau de lesão é determinado pelo material da sutura e por sua tensão. Se a sutura for por um fio de aço utilizado para fraturas ósseas, o nervo pode estar seccionado. No caso das suturas trançadas, se a compressão for eliminada nas 2 primeiras horas é provável que ocorra recuperação da função do nervo. Após esse período não haverá mais recuperação da função e será conveniente ressecar a região contusa e realizar reparo com enxerto.

Os nervos traumatizados e aprisionados dentro de fraturas sofrem um período de bloqueio da condução devido a isquemia que poderá durar 2-3 dias. Depois desse período, começa a desmielinização. Assim, uma boa recuperação da função do nervo pode ser esperada, se a sua liberação ocorrer no prazo de 48-72 horas após a lesão. O nervo caracteristicamente afetado por esse tipo de lesão é o nervo radial, nas fraturas da diáfise do úmero. A incidência desse tipo de lesão varia nas séries da literatura de 1,8 a 18%.[6] O momento ideal para o tratamento cirúrgico dessas lesões ainda é motivo de discussão, podendo ser indicada exploração precoce, exploração do nervo após 6-8 semanas (na ausência de recuperação) ou a exploração tardia (4-5 meses após a lesão).[6] A exploração precoce apresenta vantagens teóricas como a possibilidade de apreciar o estado do nervo no momento da lesão (quer dizer, se está intacto, contuso, preso no ponto da fratura ou lacerado), o que facilita a tomada de decisões com relação ao tratamento adequado do nervo e à necessidade de estabilização da fratura mediante a fixação interna, protegendo o nervo de lesões adicionais. Além disso, estando em fase aguda, o reparo do nervo é tecnicamente mais fácil e seguro. A exploração precoce só apresenta uma inconveniência, se o nervo não estiver em continuidade e não estiver preso no foco de fratura, será difícil a determinação do grau exato da lesão e da sua extensão.

Os autores que defendem a exploração do nervo radial após 6-8 semanas, na ausência de recuperação espontânea, justificam esse tipo de manejo pela possibilidade de que a recuperação em graus variados neste período de espera pode evitar uma cirurgia desnecessária. Além disso, neste período de espera, o neuroma em continuidade se delimita precisamente, o que permitirá uma ressecção mais adequada.[13] Uma posição semelhante é defendida por Goldner e Kelley, através da valorização da progressão do sinal de Tinel: a ausência da progressão do sinal após 6-8 semanas de observação é considerada uma importante indicação adicional para a exploração do nervo.[14]

Deve ser enfatizado que existem casos em que se produzem recuperações completas da função do nervo radial somente após 20 semanas da evolução da fratura do úmero.[14] Na série de Mast e colaboradores, pelo menos a metade dos nervos radiais apresentou recuperação espontânea, geralmente, em menos de 12 semanas.[15]

LESÕES POR TRAÇÃO

Os nervos periféricos apresentam certa resistência à tensão, mas, quando seu alongamento é de 12% ou mais, sua função será afetada. A magnitude do comprometimento funcional varia de acordo com a intensidade e ao tempo em que o alongamento é mantido.[11]

Lundborg e Rydevik demonstraram que o fluxo venoso do nervo é bloqueado quando se produz um estiramento de 8% na sua longitude em repouso e quando ocorre um alongamento de 15% há produção de isquemia no nervo.[16] Inicialmente, esse estiramento é tolerado pelo alongamento tanto do epineuro como das fibras nervosas dentro dos fascículos, onde apresentam habitualmente um curso ondulado.[17,18] As chamadas **bandas espirais de Fontana** nos nervos periféricos, não passam da aparência macroscópica da ondulação das fibras nervosas. À medida que as fibras se alinham com o alongamento, as bandas tornam-se menos definidas e depois desaparecem.

É difícil diferenciar os efeitos do alongamento sobre as fibras nervosas dos efeitos deste mesmo alongamento sobre a vasculatura do nervo. Haftek observou, experimentalmente, que, antes da rotura do perineuro, o dano às fibras nervosas era sob a forma de neuropraxia ou axonotmese, dado que as bainhas endoneurais e as fibras de Schwann permaneciam intactas.[17] Posteriormente foi demonstrado que, à medida que prosseguia o alongamento, o calibre das fibras e o espaço endoneural diminuíam e a mielina era interrompida.[19] Começava então o rompimento do nervo: primeiro o epineuro e, por fim, as fibras nervosas. A extensão longitudinal do dano é considerável. É comum a verificação em uma lesão por tração, que o epineuro tenha sido desprendido, mas que internamente permaneça intacto, apesar de alongado. Essas lesões geralmente estão associadas a sangramento ao nível do epineuro, que se estende amplamente ao longo do nervo.[11] Entretanto, também pode ocorrer o rompimento do perineuro, mesmo que o epineuro esteja intacto, principalmente nos casos em que os nervos sejam mobilizados e fiquem encarcerados sob um fragmento do osso. Na lesão por tração intensa, o nervo pode se romper ou ser avulsionado do músculo.

As lesões por tração devem ser consideradas como lesões em continuidade, à exceção, obviamente, dos casos em que uma tração exagerada provocou a rotura do nervo. As lesões em continuidade têm um manejo mais complexo que o das lacerações. Estes pacientes devem ser avaliados clínica e eletrofisiologicamente de forma seriada durante 3-5 meses para determinar se existe recuperação funcional do nervo lesionado. Quando a lesão é do tipo neuropráxica, o paciente apresenta melhora espontânea durante o período de seguimento e não necessita de cirurgia. Se durante este período não houver melhora, a lesão será do tipo axonotmética ou neurotmética e será indicada a cirurgia. Após realizar uma neurólise externa do nervo, os potenciais de ação nervosos intraoperatórios determinarão se a lesão é do tipo axonotmese e se poderá ser esperada a recuperação espontânea (potenciais de ação nervosos positivos), ou se a lesão é do tipo neurotmese e a conduta mais adequada é, então, a reparação nervosa ou outro tipo de técnica (transferências nervosas, transferências tendíneas, etc.).[4,20]

Um exemplo relativamente frequente de lesão por tração é o comprometimento por estiramento do nervo fibular, no contexto de uma luxação do joelho. Se o paciente não apresentar recuperação da função do nervo em 3-4 meses após o traumatismo, está indicada a exploração cirúrgica.[21] Se durante o procedimento for possível obter potenciais de ação atravessando a lesão em continuidade, o tratamento resumir-se-á a uma neurólise externa do nervo. Essa situação está associada a um bom prognóstico, com resultados M4 ou superiores em cerca de 70% dos casos.[22] Se os potenciais de ação através da lesão em continuidade forem negativos, deverá ser feita reconstrução do nervo com a interposição de enxertos. O reparo das lesões em continuidade do nervo fibular com enxertos está associado a um pior prognóstico, especialmente quando a longitude do enxerto é maior que 6 cm. Além disso, há evidências de que a lesão real do nervo ultrapassa os limites da lesão macroscópica definida intraoperatoriamente, o que também explicaria esses resultados ruins.

Em casos raros em que o enxerto necessário é inferior a 6 cm, podem ser obtidos resultados satisfatórios em aproximadamente metade dos casos. Nas lesões com extensão maior que 6 cm o tratamento mais apropriado aparentemente é a transposição do tendão do músculo tibial posterior.[23]

REFERÊNCIAS BIBILOGRÁFICAS

1. Noble J, Munro CA, Prasad VS, Midha R. Analysis of upper and lower extremity peripheral nerve injuries in a population of patients with multiple injuries. J Trauma 1998;45:116-22.
2. Burnett MG, Zager EL. Pathophysiology of peripheral nerve injury: A brief review. Neurosurgical Focus 2004;16:1-7.
3. Tubbs RS, Rizk E, Shoha M, et al. Nerves and nerve injuries. Philadelphia: Elsevier; 2015. v. 1.
4. Spinner RJ, Kline DG. Surgery for peripheral nerve and brachial plexus injuries or other nerve lesions. Muscle & Nerve 2000;23:680-95.
5. Kendall JP, Stokes IA, O'Hara JP, Dickson RA. Tension and creep phenomena in peripheral nerve. Acta Orthopaedica Scandinavica 1979;50:721-5.
6. Wolfe SW, Pederson WC, Kozin SH, Cohen MS. Green´s Operative Hand Surgery. 7th ed. Philadelphia: Elsevier; 2016.
7. Rasulic L, Cinara I, Samardzic M, et al. Nerve injuries of the upper extremity associated with vascular trauma: Surgical treatment and outcome. Neurosurg Rev 2017;40:241-9.
8. Murovic JA. Upper-extremity peripheral nerve injuries: a Louisiana State University Health Sciences Center literature review with comparison of the operative outcomes of 1837 Louisiana State University Health Sciences Center median, radial, and ulnar nerve lesions. Neurosurgery 2009;65:A11-7.
9. Kim DH, Kam AC, Chandika P, et al. Surgical management and outcomes in patients with median nerve lesions. J Neurosurg 2001;95:584-94.
10. Kim DH, Han K, Tiel RL, et al. Surgical outcomes of 654 ulnar nerve lesions. Journal of Neurosurgery 2003; 98:993-1004.
11. Birch R. Surgical Disorders of the Peripheral Nerves. London: Springer; 2011.
12. Thomas PK, Holdorff B. Neuropathy due to physical agents. In: Dyck PJ, Thomas PK, Griffin JW, Low PA, editors. Peripheral neuropathy. Philadelphia: WB Saunders; 1992. p. 990-1014.
13. Shaw JL, Sakellarides H. Radial-nerve paralysis associated with fractures of the humerus. A review of forty-five cases. J Bone Joint Surg Am 1967;49:899-902.
14. Goldner JL, Kelley JM. Radial nerve injuries. Southern Medical Journal 1958;51:873-83.
15. Mast JW, Spiegel PG, Harvey JPJ, Harrison C. Fractures of the humeral shaft: A retrospective study of 240 adult fractures. Clin Orthop Relat Res 1975;112:254-62.
16. Lundborg G, Rydevik B. Effects of stretching the tibial nerve of the rabbit. A preliminary study of the intraneural circulation and the barrier function of the perineurium. J Bone Joint Surg Br 1973;55:390-401.
17. Haftek J. Stretch injury of peripheral nerve. Acute effects of stretching on rabbit nerve. J Bone Joint Surg Br 1970;52:354-65.
18. Clarke E, Bearn JG. The spiral nerve bands of Fontana. Brain 1972;95:1-20.
19. Chalk CH, Dyck PJ. Ischemic neuropathy. In: Dyck PJ, Thomas PK, Griffin JW, Low PA, editors. Peripheral neuropathy. Philadelphia: WB Saunders; 1992. p. 980-9.
20. Kline DG, Happel LT. A quarter century's experience with intraoperative nerve action potential recording. Can J Neurol Sci 1993;20:3-10.
21. Garozzo D, Ferraresi S, Buffatti P. Surgical treatment of common peroneal nerve injuries: Indications and results. A series of 62 cases. Can J Neurol Sci 2004;48:105-12.
22. Seidel JA, Koenig R, Antoniadis G, Richter H-P, Kretschmer T. Surgical treatment of traumatic peroneal nerve lesions. Neurosurgery 2008;62:664-73.
23. Kim DH, Murovic JA, Tiel RL, Kline DG. Management and outcomes in 318 operative common peroneal nerve lesions at the Louisiana State University Health Sciences Center. Neurosurgery 2004;54:1421-9.

PECULIARIDADES DAS LESÕES DE NERVOS PERIFÉRICOS POR PROJÉTIL DE ARMA DE FOGO

Gilda Di Masi ▪ Gonzalo Bonilla

INTRODUÇÃO

As feridas por arma de fogo apresentam características específicas com relação à sua apresentação clínica, ao momento operatório e ao prognóstico.

A intensidade da lesão produzida por um projétil de arma de fogo está intimamente relacionada com o tipo de arma de fogo, com o calibre e composição do projétil, com a velocidade que adquire em sua trajetória, com a distância do disparo e com as características dos tecidos com que impactam. Um dos fatores mais importantes é a velocidade do projétil, que é o fator determinante de sua trajetória. Os projéteis pequenos e rápidos podem causar mais danos que os projéteis grandes e lentos.

As armas de fogo se dividem em dois grupos, segundo a velocidade que seus projéteis atingem: alta e baixa velocidade. Velocidades menores que 600 m/s são consideradas baixas e a este grupo pertencem as pistolas (embora algumas sejam de alta velocidade), os revólveres e as escopetas. Os projéteis de alta velocidade são os que alcançam mais de 600 m/s, como os rifles automáticos e semiautomáticos.

O dano tecidual produzido pelo projétil depende de três mecanismos: o efeito de corte produzido pelo projétil à medida que atravessa os tecidos (lesão direta), o efeito de cavitação que depende diretamente da energia cinética que o projétil possui no momento do impacto, e a onda de choque. O efeito de cavitação é a troca de energia entre o projétil e os tecidos impactados. Ocorre a formação de duas cavidades, uma transitória produzida pelo deslocamento tecidual secundário à onda de expansão produzida pelo projétil e uma cavidade permanente que é provocada pelo efeito do projétil atravessando os tecidos. Quanto maior a velocidade do projétil, maior é a dimensão de ambas as cavidades, o que explica a possibilidade de lesão tecidual à distância.[1]

Os projéteis de baixa velocidade produzem lesões em nervos periféricos pela onda de choque, pela cavitação temporal e, com menor frequência, por lesão direta. Na população civil, os ferimentos por projéteis de baixa velocidade são os mais frequentes. A maioria das lesões é de baixo grau, com frequente recuperação espontânea, mesmo nos pacientes que se apresentam, inicialmente, com um déficit neurológico severo.[2-5] Os projéteis de alta velocidade provocam lesões mais extensas pelas ondas de choque e pelo efeito de cavitação, que provocam compressão e alongamento do nervo. Com frequência se associam a lesões de outras estruturas como tecidos moles, vasos sanguíneos e tecido ósseo, o que complica o tratamento e piora o prognóstico funcional da lesão do nervo.[4-7]

INCIDÊNCIA

Há algumas décadas as lesões por arma de fogo estavam associadas, quase exclusivamente, a conflitos bélicos. Por esse motivo, as maiores séries publicadas na literatura são experiências obtidas em guerras.[8-16] Nesses períodos, os nervos periféricos são comprometidos em 10% de todas as lesões e em 30% das lesões de extremidades.

Depois da Primeira Guerra Mundial, a incidência de lesões de nervos periféricos entre todas as lesões não fatais foi estimada em 2%. Delagénière e Pollock publicaram suas experiências durante esse conflito, com casuísticas de 375 e 397 casos, respectivamente.[8,11]

Na Segunda Guerra Mundial ocorreram cerca de 40.000 lesões de nervos periféricos, o que representou 6,6% dos ferimentos que necessitaram de hospitalização.[16] Dos 3.656 casos que formaram a experiência americana nessa guerra, somente 30 casos foram tratados com enxertos. Na Europa, Seddon reportou a experiência britânica com 699 casos operados, dos quais em somente 8,6% foram utilizados enxertos.[15]

Durante a guerra do Vietnam, a incidência de lesões de nervos periféricos foi de 7,3% dos ferimentos não fatais.[9] Omer publicou sua série de 917 lesões de nervos periféricos em membros superiores, das quais 753 (66,6%) foram feridas por arma de fogo e 269 foram tratadas cirurgicamente.[10]

As lesões por arma de fogo são cada vez mais frequentes na população civil. Nos EUA ocorrem mais de 30.000 feridas fatais e 70.000 não fatais por ano.[17] Contudo, as séries de casos na prática civil ainda são bem menos frequentes que as séries de guerras.[18-20]

Na Segunda Guerra Mundial, o nervo ulnar foi o mais frequentemente afetado no membro superior, seguido pelos nervos mediano, radial e musculocutâneo em ordem decrescente. O nervo ciático foi o mais lesionado no membro inferior, seguido pelos nervos fibular, tibial e femoral.[16] As lesões de nervos nos membros superiores foram mais frequentes que nos membros inferiores. Os dados da guerra do Vietnam demonstram que 61% das 7.138 lesões de nervos periféricos ocorreram no membro superior.[4] O comprometimento de mais de um nervo também foi mais frequente no membro superior.[4] As lesões proximais predominaram em todas as séries publicadas. Omer e Samardzic reportaram continuidade do nervo, pelo menos parcial, em um terço dos casos, enquanto nas séries da população civil este tipo de lesão é observado na maioria dos casos.[4,10,19] Na maioria dos casos em que o nervo foi seccionado houve necessidade de interpor-se um enxerto, 40% dos quais tinha um comprimento maior que 6 cm.[4]

CLÍNICA E MOMENTO OPERATÓRIO

Os critérios clínicos utilizados para definir a conduta em uma lesão de nervo por projétil de arma de fogo incluem a perda completa e persistente da função (M0 segundo a escala do British Medical Research Council – BMRC) na distribuição de um ou mais nervos, sem melhora detectada clinicamente ou por eletroneuromiografia (ENMG) nos primeiros meses após a lesão. Os casos de lesão parcial (M1 a M4, segundo a escala do BMRC) são observados e acompanhados para se avaliar uma possível melhora e decidir pela manutenção de um tratamento conservador, como, por exemplo, no caso de um paciente com força M2 que evoluiu para M3.

Embora as feridas por projétil de arma de fogo sejam penetrantes, na prática são consideradas como fechadas, pois não existe abertura e exposição tecidual. A regra é tratar essas lesões "fechadas" após alguns meses, embora existam certas exceções pontuais. Em geral aguarda-se por 3 meses, período em que se pode observar a recuperação espontânea de lesões de baixo grau. Durante esse período de observação deve-se acompanhar o paciente de perto, com avaliações clínicas e ENMG seriadas. A ENMG não deve ser solicitada antes de completar três semanas desde a lesão, pois devido à degeneração walleriana os resultados dos exames precoces não são confiáveis. A partir desse prazo, pode-se, de acordo com a evolução, repetir o exame a cada um ou dois meses.[4-6,9,21]

É importante observar se existe dor neuropática ou não, pois, conforme mencionado mais à frente, pode haver necessidade de se aplicar a técnica de neurólise externa durante a exploração.[4] Também é necessário avaliar se existem alterações do sistema nervoso autônomo, como sudorese, alterações de temperatura da pele por perda da inervação vascular etc.

INDICAÇÃO CIRÚRGICA E TRATAMENTO

A indicação de tratamento cirúrgico é feita quando após três meses desde a lesão não se observa nenhum tipo de melhora sensitiva ou motora ou quando a recuperação não é anatômica, quer dizer, melhora dos músculos distais, mas sem melhora dos proximais. Se melhora é observada, mas não é mantida com o passar do tempo ou é parcial, ao final de seis meses também se deve explorar o nervo. Nesses casos de retorno parcial da função, uma neurólise pode ser suficiente como tratamento cirúrgico.

Existem situações excepcionais nas quais as lesões fechadas dos nervos são exploradas mais precocemente, antes de transcorrerem os três meses. Uma dessas situações é quando um nervo lesado se encontra na região onde será realizada uma cirurgia por outra causa, por exemplo, quando existe uma lesão vascular e/ou ortopédica. A presença de dor neuropática severa (Escala Visual Analógica igual ou maior que 6), que não responde ao tratamento farmacológico é outra indicação de exploração cirúrgica precoce.[7]

Nos últimos anos tem-se observado que muitas lesões por projéteis de arma de fogo não recuperam espontaneamente, causam dor persistente e incapacidade severa. Na maioria dessas lesões existe um neuroma em continuidade e a perda funcional é completa.[5,6,22-24]

As feridas por projétil de arma de fogo podem, em qualquer região, lesionar vasos sanguíneos vizinhos, ossos e vísceras.[4] A incidência dessas lesões associadas é alta, sendo as mais frequentes as lesões vasculares (em mais de 30% dos casos), que podem ser de dois tipos: o primeiro é uma interrupção vascular importante e o segundo se apresenta como um pseudoaneurisma, que pode ser difícil de diagnosticar e tratar.[4,15] As fraturas ósseas aumentam o risco de lesão de nervos, pois os fragmentos do osso fraturado se convertem em verdadeiros projéteis secundários que se espalham em quase todas as direções, causando mais lesão dos tecidos adjacentes.[6,22]

Outra intercorrência que pode retardar o tratamento cirúrgico são as infecções regionais. Se durante a exploração cirúrgica de uma lesão de nervo se encontra um foco infeccioso ou se os parâmetros clínicos do paciente indicam um estado infeccioso, a cirurgia deve ser interrompida/contraindicada e reprogramada quando o quadro infeccioso tiver sido controlado.

A associação a lesões vasculares pode justificar uma cirurgia de emergência. Na maioria dos casos a melhor conduta é a realização nas primeiras horas do reparo vascular e proceder a um reparo secundário da lesão do nervo.[4,25] A exploração cirúrgica precoce e a reparação do nervo nos primeiros 3 meses após a instalação da lesão podem estar indicadas nos casos de déficit neurológico progressivo consequente a um aneurisma ou fístula arteriovenosa ou em casos com dor não causálgica resistente ao tratamento conservador, especialmente se existirem fragmentos de projétil ou de osso nas proximidades do nervo.[22]

RESULTADOS E PROGNÓSTICO

A maioria dos autores, tanto na prática militar como na civil, tem reportado prognósticos variáveis para a recuperação tanto espontânea como consequente ao reparo cirúrgico de lesões por projétil de arma de fogo de nervos periféricos.[4,6-9,11,14,15,19,22] As características do nervo afetado, o nível da lesão, outras lesões associadas, os achados eletrofisiológicos, o tempo decorrido entre a lesão e a cirurgia, a técnica cirúrgica e a reabilitação pós-operatória são os fatores que podem influenciar no resultado.

Em uma série retrospectiva de 2.915 casos com paralisia motora severa durante a Primeira Guerra Mundial, 67% dos pacientes apresentaram melhora significativa de forma espontânea.[10] Delangeniere concluiu, em análise de 113 pacientes, que o resultado da neurólise não foi bom.[8] No entanto, de 142 pacientes submetidos a neurorrafias por esse mesmo autor, 122 (85,9%) tiveram bons resultados. Pollock e Davis reportaram bons resultados em 72% das lesões de nervo radial, 69% de nervo mediano e em 57% de nervo ulnar, submetidos a tratamento cirúrgico. Nessas séries a utilização de enxertos sempre redundou em fracasso.[11]

Sunderland relatou recuperação espontânea em 68% dos pacientes de sua série durante a Segunda Guerra Mundial.[9] Seddon, analisando sua série de pacientes nesse mesmo conflito, observou melhores resultados nas lesões do nervo radial que nas dos nervos mediano e ulnar.[15] Relatou que 36,9% dos reparos do nervo radial recuperaram força M4-M5. Por outro lado, somente 8,6% das lesões do nervo mediano apresentaram recuperação sensitiva e apenas em 4,9% das lesões do nervo ulnar houve alguma recuperação motora. Os resultados de Woodhal foram semelhantes.[16] Os resultados precários obtidos durante a Segunda Guerra Mundial podem ser atribuídos à severidade das lesões, à associação a lesões extensas e à ausência da magnificação na realização dos reparos.

Em um estudo prospectivo de 595 feridas por arma de fogo durante a guerra do Vietnam, foi observada recuperação espontânea em 69% das lesões tanto com projéteis de baixa como de alta velocidade. Dos pacientes submetidos a neurólise, 55% apresentaram recuperação. Desses, 37,5% eram lesões por projéteis de alta velocidade e 76,2% de baixa velocidade.[9]

Kline, em sua casuística de pacientes civis com lesões por projétil de arma de fogo, observou recuperação satisfatória em 92,8% dos casos de lesão do nervo radial, 89,2% com lesão do nervo mediano, 64% com lesão do nervo ulnar e em 80% dos casos com lesão do nervo fibular, incluindo todos os níveis de lesão e todos os tipos de procedimentos cirúrgicos.[26]

CONCLUSÃO

As lesões de nervos periféricos por projéteis de arma de fogo constituem um tipo de lesão cada vez mais frequente no âmbito civil, embora sejam bem mais comuns nos períodos de guerra. É importante definir a conduta, sendo que o primeiro ponto a ser pesquisado é se existe lesão completa ou lesão parcial, a fim de indicar o tipo e quando do tratamento cirúrgico. Na lesão incompleta, a observação definirá se haverá recuperação espontânea ou não, mas na lesão completa a cirurgia é da maior importância para um bom prognóstico. Na maioria das lesões nervosas a cirurgia com 1 ano ou mais pós trauma não é justificável. A neurólise externa em lesões com preservação da continuidade nervosa proporciona uma recuperação funcional em mais de 90% dos casos, podendo-se obter resultados semelhantes aos alcançados com enxertos, sobretudo no que diz respeito à dor não causálgica.

REFERÊNCIAS BIBLIOGRÁFICAS

1. Magaña Sánchez IJ, Torres Salazar JJ, García-Núñez LM, Núñez-Cantú O. Conceptos básicos de balística para el cirujano general y su aplicación en la evaluación del trauma abdominal. Cirujano General 2011;33:48-53.
2. Kim DH, Murovic JA, Tiel RL, Kline DG. Penetrating injuries due to gunshot wounds involving the brachial plexus. Neurosurgical Focus 2004;16:E3.
3. Kim DH, Murovic JA, Tiel RL, Kline DG. Gunshot wounds involving the brachial plexus: surgical techniques and outcomes. J Reconstr Microsurg 2006;22:67-72.
4. Samardzic MM. Gunshot and other missile wounds to the peripheral nerves. In: Socolovsky M, Rasulic L, Midha R, Garozzo D, editors. Manual of peripheral nerve surgery. From the basics to complex procedures. New York: Thieme; 2018. p. 98-103.
5. Secer HI, Daneyemez M, Tehli O, Gonul E, Izci Y. The clinical, electrophysiologic, and surgical characteristics of peripheral nerve injuries caused by gunshot wounds in adults: a 40-year experience. Surg Neurol 2008;69:143-52.
6. Pannell WC, Heckmann N, Alluri RK, Sivasundaram L, Stevanovic M, Ghiassi A. Predictors of nerve injury after gunshot wounds to the upper extremity. Hand 2017;12:501-6.
7. Rochkind S, Strauss I, Shlitner Z, Alon M, Reider E, Graif M. Clinical aspects of ballistic peripheral nerve injury: shrapnel versus gunshot. Acta Neurochirurgica 2014;156:1567-75.
8. Delagénière H. A contribution to the study of the surgical repair of peripheral nerves. Based on three hundred and seventy-five cases. Surgery, Gynecology and Obstetrics 1924;39:543-53.
9. Omer G. Nerve injuries associated with gunshot wounds of the extremities. In: Gelberman RH, editor. Operative nerve repair and reconstruction. Philadelphia: Lippincott; 1991. p. 655-70.
10. Omer GEJ. Injuries to nerves of the upper extremity. J Bone Joint Surg Am 1974;56:1615-24.
11. Pollock LJ, Davis L. Peripheral nerve injuries: First installment. Am J Surg 1932;15:177-217.
12. Roganović Z, Savić M, Minić L, Antić B, Tadić R, Antonio JA, et al. [Peripheral nerve injuries during the 1991-1993 war period] (Artigo em Sérvio). Vojnosanitetski Pregled 1995;52:455-60.
13. Roganovic Z. Missile-caused complete lesions of the peroneal nerve and peroneal division of the sciatic nerve: Results of 157 repairs. Neurosurgery 2005;57:1201-12.
14. Samardzić MM, Rasulić LG, Vucković CD. Missile injuries of the sciatic nerve. Injury 1999;30:15-20.
15. Seddon HJ. Peripheral nerve injuries. Medical Research Council Special Reports Series No. 282. 1954.
16. Woodhall B, Beebe GW. Peripheral Nerve Regeneration: A Follow-up Study of 3,656 World War II Injuries. Washington (DC): Veterans Administration Central Office Library, 1956.
17. Injury Prevention & Control: Data and Statistics (WISQARS). Centers for Disease Control and Prevention.
18. Beidas OE, Rehman S. Civilian gunshot extremity fractures with neurologic injury. Orthopaedic Surgery 2011;3:102-5.
19. Kline DG, Hudson AR. Nerve injuries: Operative results for major injuries, entrapments, and tumors. Philadelphia: WB Saunders; 1995.
20. Sakellarides H. A follow-up study of 172 peripheral nerve injuries in the upper extremity in civilians. J Bone Joint Surg Am 1962;44:140-8.
21. Socolovsky M, di Masi G, Campero A. Conceptos actuales en la cirugía de los nervios periféricos: Parte III: ¿cuándo se debe operar un nervio lesionado? Revista Argentina de Neurocirugía 2007;21:71-6.
22. Russotti GM, Sim FH. Missile wounds of the extremities: A current concept review. Orthopedics 1985;8:1106-16.
23. Siqueira MG, Martins RS. Surgical treatment of adult traumatic brachial plexus injuries: An overview. Arquivos de Neuro-Psiquiatria 2011;69:528-35.
24. Nulsen FE, Slade WW, Slade HW. Recovery following injury to the brachial plexus. In: Woodhall B, Beebe GW, editors. Peripheral nerve regeneration: A follow-up study of 3656 World War II injuries. Washington (DC): Veterans Administration Central Office Library; 1956. p. 389-408.
25. Vrettos BC, Rochkind S, Boome RS. Low velocity gunshot wounds of the brachial plexus. J Hand Surg Br1995;20:212-4.
26. Kim DH, Cho Y-J, Tiel RL, Kline DG. Outcomes of surgery in 1019 brachial plexus lesions treated at Louisiana State University Health Sciences Center. J Neurosurg 2003;98:1005-16.

PECULIARIDADES DAS LESÕES DE NERVOS PERIFÉRICOS EM CRIANÇAS

CAPÍTULO 14

Ricardo de Amoreira Gepp

INTRODUÇÃO

As lesões de nervos periféricos em crianças apresentam particularidades que as diferenciam dos pacientes adultos. As diferenças ocorrem nos mecanismos de trauma, à maior exposição das crianças aos elementos de etiologia diferentes dos adultos, diferenças técnicas em decorrência da diminuição do tamanho dos nervos e da maior capacidade regenerativa quando comparada a outras faixas etárias. Algumas dessas situações geram vantagens e melhor prognóstico em lesões semelhantes quando comparados aos adultos. Estima-se que cerca de até 10% dos traumas em crianças ocasionam lesões de nervo periférico em razão da grande incidência de lesões em extremidades.[1]

ETIOLOGIA

Entender as causas e mecanismos das lesões de nervo em crianças é um fator importante para a prevenção de traumas. A criança, dependendo do seu grau de maturidade cognitiva, está mais exposta a alguns fatores de risco, principalmente por não poder avaliar adequadamente a magnitude do risco. A etiologia varia consideravelmente de acordo com a idade e onde a criança vive. Situações sociais e culturais são fatores importantes na etiologia.[1] No estudo realizado em serviço de trauma de Bangalore foram estudados 102 casos de crianças com lesão de nervo no período de 2000 até 2016.[2] As lesões mais frequentes foram as ocasionadas por injeções intramusculares afetando os nervos ciático e radial, respondendo por cerca de 53% dos casos.

Lesões abertas são mais frequentes, enquanto traumas fechados ocasionando lesão de nervo periférico ocorrem mais em adolescentes. A mão da criança é a região mais afetada por traumas penetrantes, principalmente lesões por vidro e objetos pontiagudos. Crianças pequenas também estão sujeitas a lesões por calor e energia elétrica ao ter contato com tomadas e fios (Fig. 14-1). Tanto as lesões térmicas quanto as elétricas resultam em graves afecções do nervo, muitas vezes extensas e de difícil reparo cirúrgico. Crianças abaixo dos 5 anos também estão sujeitas a lesões por tração, principalmente em atividades físicas. As lesões por tração acometem, principalmente, o plexo braquial e nervos próximos às grandes articulações ou túneis osteofibrosos. Essas áreas ósseas impedem maior movimentação do nervo, ocasionando assim um ponto fixo que, submetido à tração, leva a uma lesão mais significativa.[1,3] Situações como luxações do ombro em práticas esportivas ou brincadeiras podem ocasionar lesão do nervo axilar. Faturas e luxações de cotovelo podem gerar lesão de nervo ulnar.[4] Nos membros inferiores lesões de nervo ciático podem ocorrer em fraturas e luxações articulares do quadril, principalmente consequentes a quedas do dorso de animais ou de bicicleta. Já o nervo fibular está sujeito a lesões nas luxações de joelho que podem ocorrer em práticas esportivas. Esportes como judô, futebol e, mais recentemente, o jiu-jítsu podem levar a lesões graves ligamentares com instabilidade do joelho e lesão do nervo fibular.[5,6]

Uma situação que ocorre com maior frequência em crianças é a lesão de nervo após injeções e acessos venosos. O fato de a criança ter uma estrutura anatômica menor, com menor massa muscular, faz com que o nervo esteja mais superficial do que usualmente observado em adultos. Principalmente na região glútea, observa-se maior incidência de casos de punção e injeção de medicação intraneural do que comparada a adultos.[1] Em circunstâncias de emergência ou em que a criança não está consciente, esta situação pode ser mais grave, já que não há qualquer sinalização de dor no toque da agulha no nervo. Em estudo realizado em Uganda, Sitati e colaboradores identificaram 124 casos de lesão do

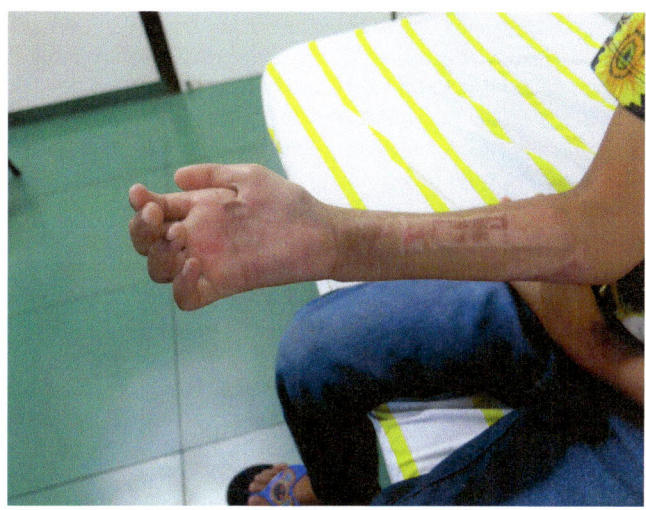

Fig. 14-1 Criança com lesão grave resultante de choque elétrico. Houve lesão de nervos mediano, ulnar e radial, sendo que os dois primeiros foram mais comprometidos. As lesões elétricas são graves e difusas, dificultando o planejamento e o reparo cirúrgico.

nervo ciático por injeções intramusculares, em um período de 6 meses.[7] Este número correspondeu a cerca de 93% das monoparesias flácidas em crianças atendidas naquele serviço.[7] Nos casos de injeção aguda é importante uma rápida identificação da lesão do nervo e a determinação da causa. O sintoma inicial geralmente é uma forte dor associada à aplicação. Nem sempre a criança vai ter capacidade de referir o que está ocorrendo com precisão, sendo observadas reações inespecíficas como agitação e choro compulsivo.[8] Uma vez constatada a lesão após a injeção, a conduta é variada. Em artigo publicado por Topuz et al., foram avaliados 29 pacientes com lesão de nervo por injeção com lesões parciais, que ocasionaram dor e foram tratados com neurólise.[8] Alguns pacientes, especialmente em nosso meio, são encaminhados tardiamente para tratamento. Nesses casos, se não houve recuperação da função neurológica no território do nervo atingido, a exploração cirúrgica está indicada. Especificamente nos casos de lesão do nervo ciático é frequente que se tenha uma recuperação parcial da função, principalmente com melhora da função do nervo tibial e manutenção da perda neurológica da função do nervo fibular.[9] Pacientes que mantiveram dor ou déficit neurológico devem ser explorados cirurgicamente. A realização de exames de eletroneuromiografia, ultrassonografia e ressonância magnética podem ajudar na indicação cirúrgica. Os casos onde tenha ocorrido pouca recuperação neurológica espontânea devem ser submetidos à cirurgia com estudo neurofisiológico intraoperatório. Quando for captado potencial de ação do nervo (NAP) translesional, a conduta é realizar apenas a neurólise externa do nervo. Por outro lado, quando a resposta neurofisiológica for inexistente ou inadequada, está indicada a ressecção da lesão e enxertia.[10]

Lesões menos frequentes podem ocorrer durante crises convulsivas ou em surtos comportamentais em que haja necessidade de contenção. Nesses casos, a região da axila é a mais vulnerável, mas as áreas dos punhos também podem ser acometidas.

As lesões ósseas como fraturas e tumores podem envolver e lesionar os nervos das crianças. Fraturas supracondilianas de úmero e fraturas com luxação do fêmur no quadril provocam lesões de nervos mais frequentemente em crianças.[5,11,12] Estudo por Kwok et al. demonstrou lesão de nervo em 166 crianças após fratura supracondiliana de úmero, em um período de 16 anos.[11] Nessas fraturas de úmero, o nervo mais acometido foi o nervo ulnar, em seguida o nervo mediano e, por último, o nervo radial, sendo em lesões graves mais de um nervo acometido.[11] Lesões associadas no antebraço podem levar a uma situação de cotovelo flutuante e, com isso, acarretar lesões mais graves dos nervos e associação à lesão vascular.[13] Pacientes submetidos ao tratamento dessas fraturas com passagem de fios de Kirshner estão sujeitos à lesão secundária do nervo e, algumas vezes, necessitam de retirada dos mesmos e avaliação clínica, com possibilidade de cirurgia aberta em alguns casos.[13] As lesões de quadril com luxação do fêmur e deslocamento posterior podem ocasionar até 5% de lesões do nervo ciático, sendo que o nervo pode sofrer uma contusão ou laceração no processo agudo ou pode ser englobado por uma ossificação heterotópica no processo de cicatrização.[12] Após a redução do quadril há uma recuperação satisfatória em cerca de 70% dos casos, sendo a exploração cirúrgica indicada nos pacientes que não apresentarem recuperação. A realização de eletroneuromiografia e de estudos de imagem auxiliam na detecção dos casos mais graves para a realização precoce de procedimento cirúrgico de exploração do nervo ciático na região.[12]

Com o progredir da idade da criança vão ocorrendo mecanismos de trauma semelhantes aos dos adultos. Nessa fase, infelizmente, observa-se que a criança acaba ficando sujeita também à violência urbana. Ferimento por arma de fogo é uma das principais causas de lesões de nervo em adolescentes. Os ferimentos por faca de forma proposital e não mais acidental também ocorrem na adolescência e atingem, principalmente, os membros superiores. No Brasil existe uma situação que não é descrita na literatura mundial, que são as lesões por linha de pipa com fio cortante. A linha é preparada com cola e pó de vidro (mistura conhecida como cerol) com a finalidade de "cortar" a linha de outras pipas. Extremamente cortantes, essas linhas podem ocasionar lesões nos membros e na região cervical e, em algumas situações, quando existe associação à lesão vascular, o risco de morte é elevado. Outra situação recorrente na realidade brasileira são os acidentes em veículos onde a criança não está protegida de modo adequado, como nas ocorridas em acidentes motociclísticos, com a criança na garupa. Há o acometimento frequente do plexo braquial, mas os membros inferiores também são lesionados e geralmente com outros traumas associados.

Lesões iatrogênicas em procedimentos cirúrgicos também ocorrem em crianças, incluindo acessos venosos, biópsia de gânglios e correções de fratura, entre outras. Os procedimentos de alongamento ósseo também podem provocar lesões de nervos em crianças.[6] Cirurgias de alongamento da tíbia podem ocasionar estresse sobre o nervo fibular mais frequentemente do que o observado no nervo tibial. Já os procedimentos de alongamento do fêmur podem ocasionar lesão por estiramento do nervo ciático, principalmente da porção fibular.[6] Conforme descrito, as crianças estão sujeitas a diversos mecanismos diferentes de lesão, sendo importante conhecê-los para possibilitar uma prevenção adequada.

MEMBROS SUPERIORES

Os principais nervos do membro superior podem ser acometidos por lesões de diversas etiologias nas crianças. Discutiremos cada nervo de forma isolada.

O **nervo radial** frequentemente é acometido em lesões associadas às fraturas do terço médio do úmero. Diferentemente do que ocorre em adultos, nas crianças as fraturas supracondilianas ocasionam a maior quantidade de lesões. Como a grande maioria das lesões ocorre abaixo da saída dos ramos que vão inervar o músculo tríceps, a clínica principal observada em crianças será o punho caído e o déficit de extensão dos dedos (Fig. 14-2). O nervo radial tem boa capacidade regenerativa espontânea, mas mesmo assim uma quantidade significativa de pacientes necessita de cirurgia com exploração do nervo e reparação cirúrgica. Na avaliação de sete casos operados, Bertelli e colaboradores observaram que os resultados foram de M4 em todos os pacientes para extensão do punho e dos dedos. Crianças que não obtiverem bons resultados com o reparo neural podem-se beneficiar com a realização de transferências tendíneas.[5,14,15]

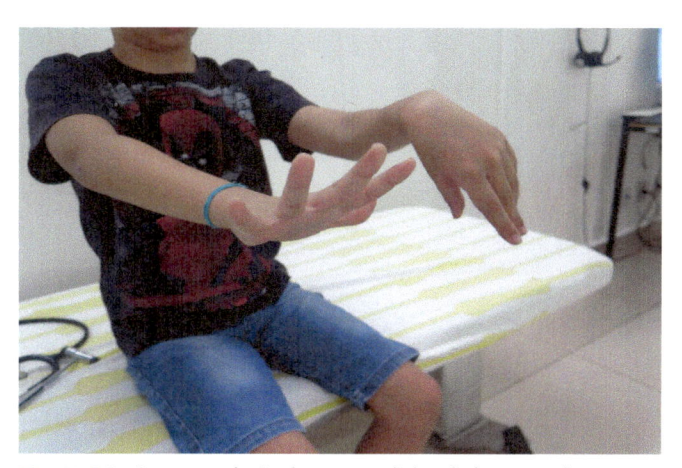

Fig. 14-2 Paciente com lesão do nervo radial no lado esquerdo em decorrência de fratura de úmero. Nota-se na imagem a fraqueza de extensão do punho e dos dedos.

O **nervo ulnar** é o mais frequentemente acometido em lesões dos membros superiores, em crianças.[5,6,16] A posição anatômica do nervo próximo ao cotovelo, no sulco retro-epicondilar, faz com que o nervo ulnar seja frequentemente acometido nas fraturas supracondilianas de úmero e nas luxações de cotovelo. Na região do antebraço o nervo segue bem próximo ao osso e pode ser comprimido no canal de Guyon, essas duas particularidades favorecem com que fraturas ou luxações distais do antebraço ofereçam um risco maior de lesão do nervo ulnar, quando comparado aos outros nervos.[5] Apesar de ter maior incidência de lesões, o nervo ulnar tem um bom prognóstico de recuperação espontânea ou após a cirurgia.[17] O estudo realizado por Chemnitz *et al.* demonstrou que crianças abaixo de 12 anos tiveram um resultado cirúrgico superior ao de adolescentes com lesão de nervo ulnar e mediano.[17,18] As crianças desse grupo apresentaram cerca de 87% de bons resultados, enquanto os adolescentes operados tiveram 67%.[17]

O **nervo mediano** tem um longo trajeto e também é acometido nas fraturas supracondilianas de úmero, de forma isolada ou associada às lesões do nervo ulnar (Fig. 14-3). A maioria das lesões dessa região ocasiona estiramento do nervo e não a sua transecção.[5] Um fator de extrema importância nesses casos em crianças é o fato de que, muitas vezes, a artéria braquial também pode estar lesionada, com risco de desenvolvimento de síndrome compartimental.[5]

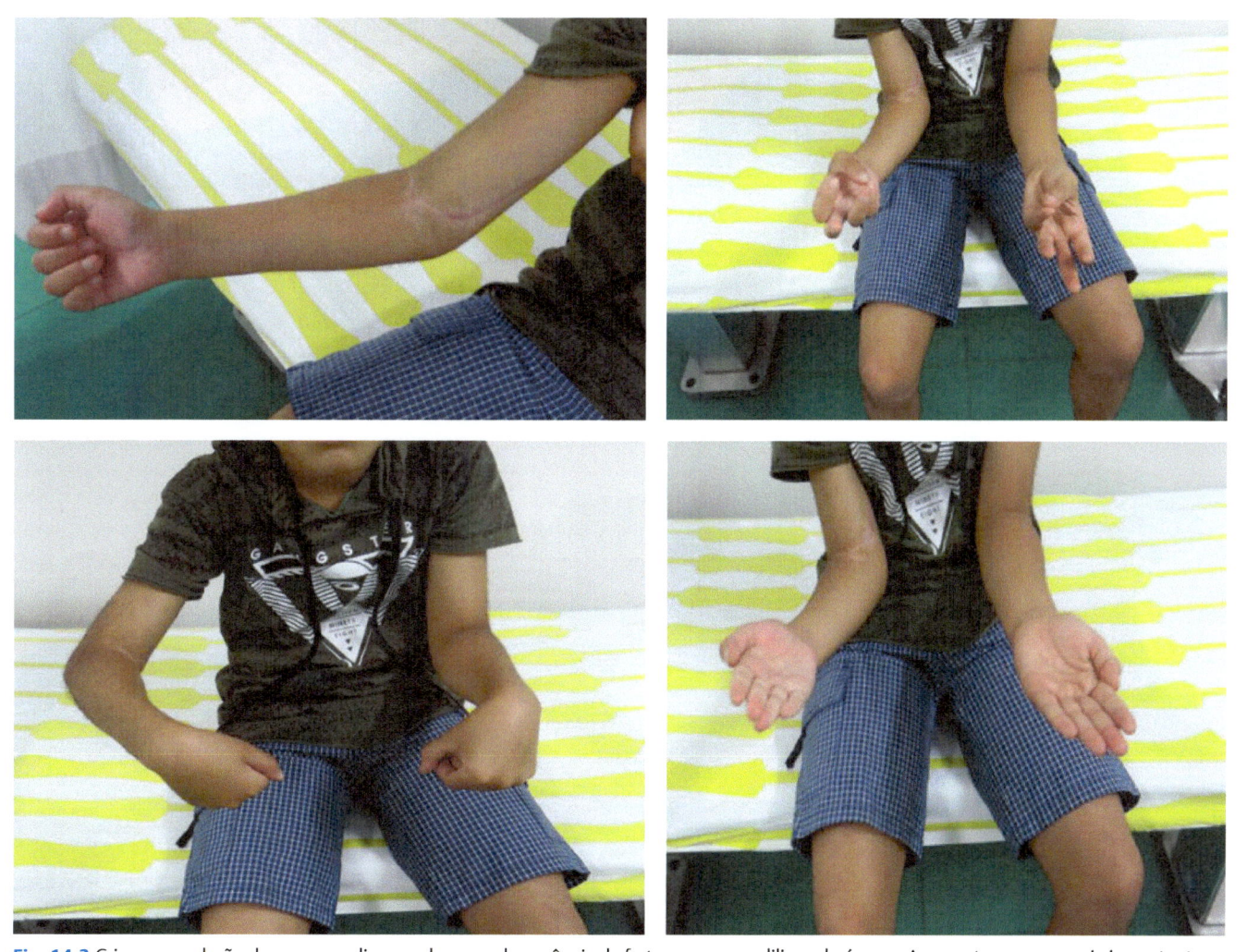

Fig. 14-3 Criança com lesão de nervo mediano e ulnar em decorrência de fratura supracondiliana de úmero. Apresentou neuropraxia importante dos nervos, mas cerca de 6 meses após o trauma houve uma recuperação adequada. Observa-se limitação da oponência do polegar, da flexão do punho e pequeno desvio ulnar da mão direita.

Diferente do nervo ulnar, o nervo mediano encontra-se mais protegido na região do antebraço em razão de sua posição em relação aos músculos flexores.[5]

O **nervo musculocutâneo** e o **nervo interósseo anterior** raramente são acometidos por lesões de forma isolada. A posição anatômica desses nervos, situados entre músculos, lhes confere alguma proteção. Os riscos maiores ocorrem na vigência de uma síndrome compartimental. Os **nervos digitais** são acometidos em crianças, principalmente, nas lesões cortantes. A inspeção da ferida e avaliação da integridade desses nervos é importante, principalmente em razão do fato de que muitas crianças não conseguem relatar com precisão a perda da sensibilidade após um corte mais profundo.[5] Em geral a reconstituição cirúrgica dos nervos digitais apresenta excelente prognóstico em crianças.[19] Outro nervo do membro superior que também pode ser acometido é o **nervo axilar**. A lesão desse nervo é mais frequente na adolescência e está relacionada, principalmente, com as luxações de ombro na prática de esportes.[5] Geralmente ocorre neuropraxia e, após a redução, o prognóstico é bom.[20]

MEMBROS INFERIORES

Nos membros inferiores, as lesões de nervo periférico ocorrem principalmente no nervo ciático, na região glútea. Abaixo do nível da fossa poplítea, os nervos tibial e fibular também são acometidos com certa frequência.[5] Quando comparados às lesões de nervos nos membros superiores, os resultados em termos de recuperação funcional, espontânea ou após tratamento cirúrgico, costumam ser piores nas lesões nos membros inferiores.[2,5]

O **nervo ciático** é o principal nervo do membro inferior. As lesões por injeção na região glútea, os traumas de quadril e as lesões de joelho são fatores importantes como etiologia do seu comprometimento.[2,5] A grande maioria das lesões ocorre por trauma e estiramento, sem que ocorra uma perda de continuidade do nervo. Nas lesões proximais do nervo ciático a porção fibular é mais frequentemente lesionada e isto resulta na fraqueza da flexão dorsal do pé. Os seus ramos principais, o **nervo tibial** e o **nervo fibular**, são acometidos principalmente na região do joelho. O nervo fibular é mais frequentemente lesionado em decorrência de sua relação direta com a cabeça da fíbula. Nas lesões em que se têm evidências de que houve perda de continuidade do nervo, a exploração cirúrgica deve ser realizada o mais breve possível. Nas lesões em continuidade pode-se aguardar até 6 meses, na expectativa de que ocorram sinais de recuperação espontânea.[5,21] Uma causa não tão rara de lesão do nervo fibular é a compressão do nervo por pressão contra a cabeça da fíbula em virtude de um posicionamento cirúrgico inadequado (Fig. 14-4).[5]

O **nervo sural** pode ser acometido nas fraturas e lesões na região do tornozelo. Geralmente as consequências são pequenas tendo em vista que na maioria dos casos há apenas uma hipoestesia na região do calcanhar, podendo ocorrer também uma pequena incidência de dor neuropática em crianças.[2,5]

DIAGNÓSTICO

A realização da investigação clínica em crianças é sempre mais complexa quando comparada aos adultos. A avaliação clínica deve ser criteriosa, já que muitas vezes o relato das crianças é pobre em detalhes. Não há muita referência em descrição de sinal de Tinel ou sintomas neuropáticos. A criança demonstra menor utilização do membro acometido em relação ao outro lado. O exame físico muitas vezes precisa ser feito várias vezes em virtude da falta de colaboração das crianças, sendo necessária a utilização de brinquedos e atividades lúdicas para a observação de algum déficit.

Os exames complementares têm valor semelhante aos adultos com exceção da neurofisiologia em crianças muito novas. Os métodos de imagem têm valor complementar e dependem, muitas vezes, da colaboração da criança. Muitas vezes há necessidade de sedação para que se realize uma ressonância magnética de qualidade para avaliação do aspecto anatômico do nervo.

INDICAÇÕES DE CIRURGIA E TRATAMENTO

As indicações cirúrgicas em lesão de nervo seguem aproximadamente os mesmos critérios de indicação em adulto, apenas com algumas particularidades. As crianças tendem a ter uma capacidade de recuperação melhor em lesões que não tenham perda de continuidade. Feridas limpas e abertas ocasionadas por objetos afiados devem ser abordados imediatamente para que seja feita a exploração do nervo e o reparo direto do mesmo. Inicialmente a avaliação é feita pela dissecção completa dos nervos acometidos procurando localizar os cotos remanescentes. A melhor perspectiva ocorre quando os dois cotos nervosos estão próximos e é possível a sutura direta sem tensão. Em casos onde a ferida tem aspecto contaminado, o tratamento cirúrgico da lesão do nervo deve ser adiado até que a infecção seja tratada e a cirurgia seja realizada de forma limpa. Nas lesões onde os cotos estejam afastados, a utilização de enxerto é mandatória. Uma técnica possível de ser realizada em crianças é a flexão parcial de articulações com o objetivo de se diminuir a tensão na linha de sutura. O inconveniente dessa técnica é a necessidade de se manter imobilizado o membro em flexão. Nos casos de lesões por luxações articulares e fraturas, a redução deve ser feita imediatamente,

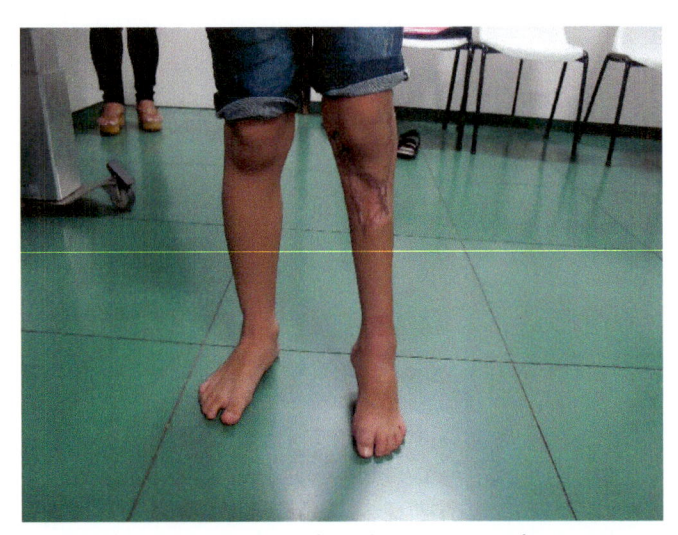

Fig. 14-4 Esta criança foi vítima de acidente na garupa de uma moto. Além do trauma do joelho com lesão do nervo fibular, ela apresentou queimadura e perda de massa muscular na face anterior da perna. Apresentava função parcial do nervo tibial.

mas sempre tendo o cuidado de avaliar neurologicamente o paciente antes da manobra e, assim, evitar questionamentos sobre o momento da lesão neurológica. Paciente com lesões associadas a fraturas apresentam contusões no nervo, que muitas vezes se agravam pela tração que a fratura ocasiona.

Nas lesões fechadas de nervo, sem fraturas ou luxações osteoarticulares, deve-se aguardar e acompanhar a criança por um período de 3 a 6 meses antes de uma indicação de exploração cirúrgica. Nesse prazo poderá ocorrer uma recuperação espontânea que contraindique o tratamento cirúrgico.

REABILITAÇÃO E PROGNÓSTICO

A plasticidade neurológica nas crianças é superior à observada nos adultos e, dentro do grupo pediátrico, as crianças mais jovens demonstram melhor recuperação quando comparadas a crianças de maior idade. Diferente do observado em adultos, a criança tem a tendência a usar preferencialmente o membro não atingido, o que pode resultar em um desuso significativo e um atraso no processo de reabilitação. Também é importante salientar que as alterações neurológicas secundárias às lesões de nervo levam a alterações crônicas osteomusculares que serão mais significativas quanto mais jovem for a criança no momento da lesão. Poderá ocorrer importante atrofia da musculatura, diminuição do crescimento ósseo local e alterações articulares. Isso é bastante evidente nas alterações na formação da cabeça umeral em lesões do plexo braquial. Lesões do nervo mediano e do ulnar podem ocasionar deformidade na formação da mão, enquanto lesões dos nervos dos membros inferiores ocasionam alteração morfológica do pé.

O processo de reabilitação será muito importante e, inicialmente, visa a conquistar a confiança da criança, fator essencial para uma adesão adequada ao processo (Fig. 14-5). O prognóstico sempre vai estar relacionado com o grau de acometimento do nervo, tempo decorrido para o tratamento, realização de procedimento tecnicamente correto e, por fim, a um bom processo de reabilitação.

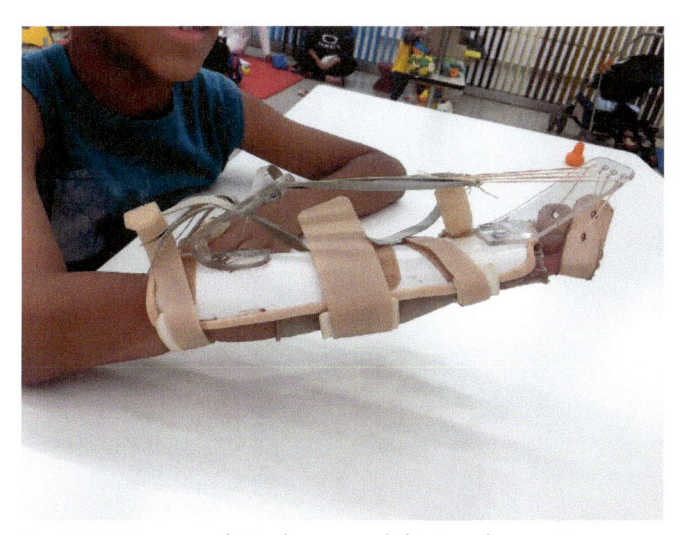

Fig. 14-5 Criança com lesão do nervo radial treinando com órtese que promove a extensão do punho e dos dedos.

REFERÊNCIAS BIBLIOGRÁFICAS

1. Birch R, Achan P. Peripheral nerve repairs and their results in children. Hand Clinics 2000;16:579-95.
2. Devi BI, Konar SK, Bhat DI, et al. Predictors of surgical outcomes of traumatic peripheral nerve injuries in children: an institutional experience. Pediatric Neurosurgery 2018;53:94-9.
3. Murphy RKJ, Ray WZ, Mackinnon SE. Repair of a median nerve transection injury using multiple nerve transfers, with long-term functional recovery. J Neurosurg 2012;117:886-9.
4. Lorei MP, Hershman EB. Peripheral nerve injuries in athletes. Treatment and prevention. Sports Medicine 1993;16:130-47.
5. Costales JR, Socolovsky M, Sánchez Lázaro JA, Álvarez García R. Peripheral nerve injuries in the pediatric population: a review of the literature. Part I: traumatic nerve injuries. Childs Nerv Syst 2019;35:29-35.
6. Costales JR, Socolovsky M, Sánchez Lázaro JA, et al. Peripheral nerve injuries in the pediatric population: a review of the literature. Part III: peripheral nerve tumors in children. Child's Nervous System 2019;35:47-52.
7. Sitati FC, Naddumba E, Beyeza T. Injection-induced sciatic nerve injury in Ugandan children. Tropical Doctor 2010;40:223-4.
8. Topuz K, Kutlay M, şimşek H, et al. Early surgical treatment protocol for sciatic nerve injury due to injection - a retrospective study. Br J Neurosurg 2011;25:509-15.
9. Göçmen S, Topuz AK, Atabey C, et al. Peripheral nerve injuries due to osteochondromas: analysis of 20 cases and review of the literature. J Neurosurg 2014;120:1105-12.
10. Esquenazi Y, Park SH, Kline DG, Kim DH. Surgical management and outcome of iatrogenic radial nerve injection injuries. Clin Neurol Neurosurg 2016;142:98-103.
11. Kwok IHY, Silk ZM, Quick TJ, et al. Nerve injuries associated with supracondylar fractures of the humerus in children: our experience in a specialist peripheral nerve injury unit. The Bone & Joint Journal (British Volume) 2016;98B:851-6.
12. Cornwall R, Radomisli TE. Nerve injury in traumatic dislocation of the hip. Clin Orthop Relat Res 2000;377:84-91.
13. Khademolhosseini M, Abd Rashid AH, Ibrahim S. Nerve injuries in supracondylar fractures of the humerus in children: is nerve exploration indicated? J Pediatr Orthop B 2013;22:123-6.
14. Bertelli J, Soldado F, Ghizoni MF. Outcomes of radial nerve grafting In children after distal humerus fracture. J Hand Surg Am 2018;43A:1140.e1-1140.e6.
15. Davidge KM, Yee A, Kahn LC, Mackinnon SE. Median to radial nerve transfers for restoration of wrist, finger, and thumb extension. J Hand Surg Am 2013;38:1812-27.
16. Knutsen EJ, Calfee RP. Uncommon upper extremity compression neuropathies. Hand Clinics 2013;29:443-53.
17. Chemnitz A, Björkman A, Dahlin LB, Rosén B. Functional outcome thirty years after median and ulnar nerve repair in childhood and adolescence. J Bone Joint Surg. 2013;95A:329-37.
18. Chemnitz A, Andersson G, Rosén B, Dahlin LB, Björkman A. Poor electroneurography but excellent hand function 31 years after nerve repair in childhood. Neuroreport. 2013;24:6-9.
19. Al-Ghazal SK, McKiernan M, Khan K, McCann J. Results of clinical assessment after primary digital nerve repair. J Hand Surg 1994;19B:255-7.
20. Liveson JA. Nerve lesions associated with shoulder dislocation; an electrodiagnostic study of 11 cases. J Neurol Neurosurg Psychiatry 1984;47:742-4.
21. Wendt MC, Spinner RJ, Shin AY. Iatrogenic transection of the peroneal and partial transection of the tibial nerve during arthroscopic lateral meniscal debridement and removal of osteochondral fragment. Am J Orthop (Belle Mead NJ) 2014;43:182-5.

Parte V   Técnicas de Reparo

INDICAÇÕES DE TRATAMENTO CIRÚRGICO E MOMENTO OPERATÓRIO

Carlos Alberto de Souza Moreira • Gabriel Elias Sanches • Fernando Guedes

INTRODUÇÃO

As lesões traumáticas de nervos periféricos (NPs) podem apresentar-se de modo e intensidade variáveis a depender do mecanismo de lesão, do local do corpo acometido, do nervo envolvido, e do tempo decorrido entre a lesão e o diagnóstico definitivo. Esse panorama multifatorial leva a um conjunto heterogêneo de manifestações neurológicas e álgicas. A correta avaliação desta complexa relação entre fatores causais e consequências clínicas auxiliará na adequada indicação cirúrgica e na determinação do momento operatório.

De maneira geral, a cirurgia para reparação de NPs não deve ser realizada em um ambiente de lesão aguda, com exceção às raras lesões cortantes limpas. Em um primeiro momento, é necessário avaliar o paciente pela metodologia ATLS, afastando lesões com risco de morte e tratando lesões vasculares e/ou ósseas. Nesse momento, caso identifique-se um NP seccionado, este deve ser ancorado a algum músculo adjacente por meio de sutura ao epineuro, para que possa ser posteriormente acessado.

INDICAÇÕES CIRÚRGICAS

Podemos definir as indicações para intervenções cirúrgicas em casos de lesões traumáticas de NPs a partir de três princípios básicos:

1. **Estabelecer ou confirmar diagnóstico:** nos casos em que o diagnóstico complementar não foi suficiente ou em casos de lesões que mascarem a lesão de nervo (fratura associada), a exploração do mesmo pode oferecer o diagnóstico e permitir o tratamento.
2. **Restaurar a integridade de um nervo acometido por secção total ou parcial:** em casos com lesão cortante do mesmo, o objetivo é restaurar a integridade anatômica do nervo, permitindo a regeneração axonal.
3. **Realizar descompressão do nervo:** para casos em que além da lesão de nervo em si, seja observado que elementos adjacentes ao nervo estejam distorcendo sua anatomia, comprimindo e/ou retraindo os elementos neurais.

Esses três conceitos norteiam a decisão cirúrgica, mas precisam estar apoiados em evidências de acometimento neural que justifiquem a operação.[1]

Pacientes com paresia e avaliação pela escala BMRC (British Medical Research Council) < Grau 3 podem ter indicação de abordagem para recuperação da motricidade. Em caso de piora progressiva da função muscular, ou se não houver a melhora esperada, também se pode indicar cirurgia. O objetivo nesses doentes é devolver a funcionalidade por meio de recuperação da atividade muscular a um nível igual ou superior ao grau 3 do MRC, permitindo ao paciente, no mínimo, vencer a gravidade.[2-4]

Do ponto de vista de sensibilidade, o objetivo primário é reestabelecer sensibilidades protetoras, como a palmar e plantar.[5-7]

Para pacientes com dor neuropática refratária ou intratável grave, ou seja, aqueles com pontuação superior a 6 na Escala Visual Analógica (VAS) ou na Escala Verbal de Avaliação (VRS)[8], a descompressão do nervo ou até mesmo sua reconstrução são tratamento viáveis, nestes casos, independentemente do tempo decorrido desde a lesão. O objetivo nesses pacientes é reduzir a intensidade da dor, com recuperação de funcionalidade e melhora de qualidade de vida.[1,9]

Exames complementares também têm papel na indicação cirúrgica. Naqueles doentes cuja ENMG na terceira semana sugere denervação muscular, sem evidências de melhora em avaliações seguintes, pode-se inferir que não haverá recuperação sem intervenção. Da mesma maneira, se há evidências de reinervação, pode-se adiar uma eventual indicação cirúrgica em prol da recuperação espontânea.[10-12]

Exames de imagem, como ultrassonografia e ressonância magnética, são utilizados principalmente para planejamento cirúrgico, uma vez que são capazes de avaliar reação fibrocicatricial, marcos anatômicos, localização de cotos e neuromas, assim como o posicionamento do próprio nervo. Além disso, a ultrassonografia permite a identificação de possíveis pseudoaneurismas e/ou fístulas arteriovenosas traumáticas.[11-13]

MOMENTO OPERATÓRIO

A depender do momento em que será realizada uma cirurgia para lesão traumática de NP, esta poderá ser classificada em primária, quando realizada em até 72 horas da lesão; primária tardia, se realizada em até 3 semanas; e secundária, se realizada após esse período.[2,3]

Classificação das Lesões de Nervo Periférico

Para que se defina a conduta e o momento operatório adequados frente a uma lesão de NP, é necessário caracterizá-la de modo a estimar o potencial de recuperação espontânea do nervo afetado. Para tal, as classificações Seddon e de Sunderland são amplamente utilizadas (Fig. 15-1).[4,14]

A classificação de Seddon descreve três tipos de lesão: neuropraxia, axonotmese e neurotmese. A classificação de Sunderland guarda uma correlação com a de Seddon, expandindo os conceitos e acrescentando outros graus de lesão. A neuropraxia (Grau I de Sunderland) corresponde à existência de um bloqueio de condução bioelétrico, com edema e desmielinização focal, mas sem comprometimento axonal ou da estrutura anatômica do nervo. Na axonotmese (Grau II de Sunderland) ocorre ruptura do axônio com preservação de estruturas endo e perineurais. No Grau III de Sunderland observa-se, além da lesão axonal, o comprometimento também do endoneuro. No Grau IV de Sunderland o perineuro também está comprometido. Na neurotmese (Grau V de Sunderland) ocorre secção do nervo com descontinuidade do epineuro. A classificação de Sunderland foi posteriormente modificada para descrever o Grau VI como uma lesão que combina os diferentes graus previamente citados no mesmo NP. A classificação de uma lesão de NP possui valor prognóstico por inferência de sua capacidade de recuperação espontânea.[14]

A neuropraxia e a axonotmese (respectivamente Grau I e II de Sunderland) têm, em geral, bom prognóstico, pois a integridade do endo e perineuro permite a manutenção do microambiente necessário para a regeneração axonal pós-traumática espontânea. Nas lesões de Grau III e IV de Sunderland, contudo, essa recuperação é rara e limitada, em geral promovendo o aparecimento de neuromas em continuidade, pelo acúmulo de axônios em crescimento desordenado. Na neurotmese (Grau V de Sunderland), por haver secção do nervo, não há recuperação funcional. O Grau VI, entretanto, tem prognóstico imprevisível, por conta das diferentes combinações de lesões possíveis.[10,14,11]

Classificação dos Mecanismos de Lesão

As classificações de Seddon e Sunderland estabelecem adequadamente o prognóstico de uma lesão de NP, contudo não é sempre possível estabelecer o grau de uma lesão com base apenas na avaliação clínica da função neurológica. A informação sobre o mecanismo de lesão é então útil para que se possa estimar o grau de lesão do NP a partir da avaliação clínica.

A lesão pode ser classificada como fechada, quando a continuidade da pele está preservada, e aberta, quando há comprometimento da continuidade da pele. Lesões abertas podem ainda ser subclassificadas como lesões incisas, produzidas por objetos cortantes, ou contusas, quando a abertura é produzida por choque contra objetos ou superfícies rombas.[2]

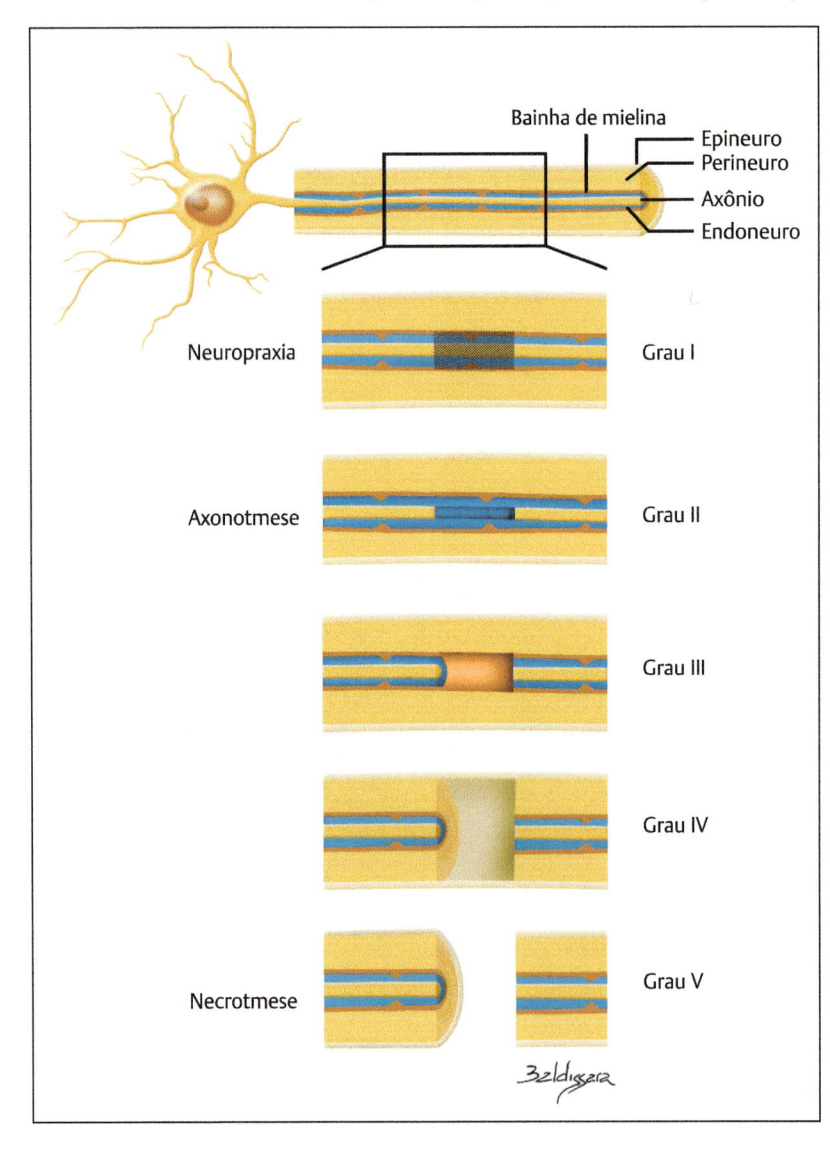

Fig. 15-1 Ilustração de um NP com amplificação da região axonal e do envoltório mielínico lesionados. As estruturas que compõem o nervo periférico estão representadas por cores diferentes. As classificações de Seddon (à esquerda) e Sunderland (à direita) para lesões traumáticas de nervos periféricos estão exibidas comparativamente. A neuropraxia equivale ao grau 1 de Sunderland, em que existe uma lesão mielínica com bloqueio focal de condução, sem degeneração walleriana. Na axonotmese de Seddon ocorre ruptura axonal, que equivale ao grau II de Sunderland. O grau III representa lesão do axônio com comprometimento concomitante do endoneuro. A incorporação também de lesão do perineuro representa o grau IV de Sunderland. Por fim, a neurotmese de Seddon, que equivale ao grau V de Sunderland, representa secção neural completa.

Lesões abertas apresentam maior probabilidade de levar à perda de continuidade das estruturas neurológicas, com axono ou neurometse, enquanto lesões fechadas, em geral, lesam os nervos com preservação de sua integridade anatômica. Desse modo, em um primeiro momento, a definição do momento operatório em geral dar-se-á com base no aspecto da lesão de NP, em especial, observando-se a integridade da pele e as características da ferida.[2]

Lesões Abertas Cortantes Limpas
Essa forma de lesão é rara e normalmente atribuída à iatrogenia durante procedimentos com objetos cortantes. Nesse cenário, um paciente com déficit neurológico não atribuível à lesão de sistema nervoso central ou lesão de órgão efetor deve ser submetido a reparo em até 3 a 7 dias da lesão de NP.[2-4]

Tal conduta baseia-se no fato de que a associação de uma lesão cortante e limpa com déficit neurológico está provavelmente ligada a uma secção do nervo (neurotmese), e apenas o reparo microcirúrgico pode oferecer recuperação funcional. Além disso, nessa fase aguda, prévia à formação de tecido fibrocicatricial e à retração do tecido neural, o acesso ao nervo assim como sua exploração e reparo ficam facilitados, se comparados com abordagens mais tardias.[2-4]

De todo modo, a avaliação de ambos os cotos distal e proximal deve ser realizada durante o momento operatório. Caso os cotos apresentem-se com reação inflamatória significativa e com morfologia heterogênea, é recomendável que se espere pela consolidação do processo inflamatório por até 3 semanas para a realização do procedimento definitivo.

Lesões Abertas Cortocontusas
São causadas por trauma por objetos rombos e/ou cortantes, em um contexto não estéril. A disfunção neurológica nesse contexto pode ser em decorrência da secção completa do nervo (Grau V de Sunderland), ou por lesões em continuidade. Em geral, opta-se por abordagem mais tardia nesse contexto, entre 7 dias a 3 semanas após o trauma.

Essas lesões se apresentam com tecidos mais desvitalizados, inflamados, com bordos irregulares, e, em geral, com mais sujidade e contaminação. Dessa forma, além de levar à maior probabilidade de os cotos apresentarem-se com reação inflamatória aguda, a própria identificação dos nervos lesados do ponto de vista anatômico é dificultada. Desse modo, essa espera tem por objetivo a consolidação dos cotos ou do neuroma.[2-4,10]

Lesões Fechadas
Este grupo de lesões representa um verdadeiro desafio diagnóstico, já que evidências clínicas de lesão de NP podem corresponder a qualquer grau de lesão de Seddon/Sunderland. Contudo, lesões fechadas em geral danificam NPs por meio de tração e estiramento, levando a neuropraxia e/ou axonotmese. Há, ainda, a possibilidade de dano por meio de compressão por calos ósseos e/ou placas de osteossíntese. Dessa maneira, a conduta inicial é, em geral, expectante, optando-se por indicar cirurgia apenas após cerca de 3 meses, estendendo-se, em geral, até o 6º mês de lesão.[2-4,15]

Isso se deve ao fato de que o período necessário para a completa recuperação da degeneração mielínica focal (presente na neuropraxia) é de 8 a 12 semanas. Assim, esse período inicial de observação clínica e eletroneuromiográfica tem por objeto identificar recuperação espontânea do paciente. Caso não haja melhora, indica-se cirurgia.[4,7,16,17]

Lesões por Projétil de Arma de Fogo
Projéteis de arma de fogo, embora provoquem lesões do tipo aberta contusa, em geral não lesionam o nervo por transecção; as lesões são provocadas pela transferência de energia térmica e pela onda choque. Desse modo, tendem a se comportar mais como lesões fechadas do que como lesões abertas. Em suma, caso se opte pelo reparo cirúrgico, este deve ser adiado por 3 semanas a 3 meses, para que se possa observar se há recuperação espontânea.[2-4,12,18,19]

Todo paciente com lesão por projétil de arma de fogo deve ser submetido à ultrassonografia para a identificação de possíveis fístulas arteriovenosas e/ou pseudoaneurismas, que deverão ser devidamente tratados.

"A Regra dos Três"
Resumindo o exposto acima, as lesões cortantes limpas são operadas em 3 dias. As lesões cortocontusas abertas, em 3 semanas. Já as lesões fechadas, em 3 meses. Delineia-se, assim, a famosa "Regra dos Três", que apresenta de modo objetivo as condutas nas lesões de nervo periférico (NP) atualmente aceitas.[2,3]

CONCLUSÃO
Dos grandes desafios envolvidos no tratamento cirúrgico das lesões traumáticas de NPs, destacam-se a adequada indicação cirúrgica e a escolha do momento operatório ideal.

A indicação cirúrgica deve ser firmada em anamnese e exame físico bem conduzidos, e ser complementada por investigação eletrodiagnóstica e imagenológica para tentar definir o grau de lesão que acomete o nervo, e assim traçar o plano de ação.

Cirurgias serão indicadas tendo em vista déficits maciços, sejam sensitivos ou motores, ou dor intratável, sempre com o objetivo cirúrgico de detectar lesões, restaurar a integridade do nervo e descomprimi-lo. Os alvos do desfecho clínico envolvem a redução da dor, assim como a recuperação de déficits neurológicos.

O conhecimento sobre o comportamento fisiopatológico das fibras nervosas nos permite classificar as lesões em um contínuo com elevado valor prognóstico quanto à recuperação espontânea e necessidade de intervenção cirúrgica, porém, de difícil determinação clínica, mesmo com o auxílio de exames complementares.

Por fim, se a avaliação clínica e os estudos diagnósticos adicionais determinarem um prognóstico de recuperação espontânea ruim, com base no mecanismo do trauma e nas características da lesão, utilizamos a "Regra dos Três" para determinar o momento ideal para o tratamento operatório.

Diante da necessidade de intervenção cirúrgica por lesão vascular, pode-se indicar a exploração no mesmo momento operatório, com reparo primário, se necessário. A realização de cirurgia precoce não elimina a necessidade de uma *second look surgery*, quando indicada. Também é importante mencionar que em casos de instabilidade clínica, a cirurgia de reparo de NPs deve ser postergada até momento oportuno.[4,20]

REFERÊNCIAS BIBLIOGRÁFICAS

1. Birch R. Peripheral nerve injuries: a clinical guide. London: Springer-Verlag London; 2013.
2. Martins RS, Bastos D, Siqueira MG, et al. Traumatic injuries of peripheral nerves: a review with emphasis on surgical indication. Arquivos de Neuro-Psiquiatria 2014;71:811-14.
3. Martins RS, Siqueira MG. Peripheral nerve surgery. In: Joaquim AF, Ghizoni E, Tedeschi H, Augusto M, Ferreira T. Fundamentals of neurosurgery. Cham: Springer Nature; 2019. p. 201-10.
4. Mackinnon SE. Nerve surgery. New York: Thieme, 2015.
5. Ramachandran S, Midha R. Recent advances in nerve repair. Neurology India 2019;67:106.
6. Tung TH, Mackinnon SE. Nerve Transfers: Indications, techniques, and outcomes. J Hand Surg 2010;35:332-41.
7. Dvali L, Mackinnon S. Nerve repair, grafting, and nerve transfers. Clin Plast Surg 2003;30:203-21.
8. Nakamura Y, Cleeland CS, Serlin RC, et al. When is cancer pain mild, moderate or severe? Grading pain severity by its interference with function. Pain 2002;61:277-84.
9. Decrouy-Duruz V, Christen T, Raffoul W. Evaluation of surgical treatment for neuropathic pain from neuroma in patients with injured peripheral nerves. J Neurosurg 2017;128:1235-40.
10. Ferrante MA. The assessment and management of peripheral nerve trauma. Curr Treat Options Neurol 2018;20:25.
11. Assmus H. Timing and decision-making in peripheral nerve trauma. In: Haastert-Talini K, Assmus H, Antoniadis G. Modern concepts of peripheral nerve repair. Heidelberg: Springer; 2017. p. 27-39.
12. Simon NG, Spinner RJ, Kline DG, Kliot M. Advances in the neurological and neurosurgical management of peripheral nerve trauma. J Neurol Neurosurg Psychiatr 2016;87:198-208.
13. Koenig RW, Pedro MT, Heinen CPG, et al. High-resolution ultrasonography in evaluating peripheral nerve entrapment and trauma. Neurosurgical Focus 2009;26:E13.
14. Kretschmer T, Birch R. Management of acute peripheral nerve injuries. In: Winn HR. Youmans & Winn neurological surgery. 7th ed. Amsterdam: Elsevier; 2017. p. 2465-83.
15. Martin E, Senders JT, DiRisio AC, et al. Timing of surgery in traumatic brachial plexus injury: a systematic review. J Neurosurg 2018;130:1333-45.
16. Houdek MT, Shin AY. Management and complications of traumatic peripheral nerve injuries. Hand Clinics 2015;31:151-63.
17. Robinson LR. Predicting recovery from peripheral nerve trauma. Phys Med Rehabil Clin N Am 2018;29:721-33.
18. Spinner RJ, Kline DG. Surgery for peripheral nerve and brachial plexus injuries or other nerve lesions. Muscle and Nerve 2000;23:680-95.
19. Alimehmeti R, Brace G, Pajaj E, et al. Retrospective study of surgical repair of gunshot injuries of peripheral nerves. Alba J Trauma Emerg Surg 2019;3:387-94.
20. Lee AG, Morgan ML, Palau AEB, et al. Anatomy of the optic nerve and visual pathway. In: Tubbs RS, Rizk E, Shoja MM, Loukas M, Barbaro N, Spinner RJ, editors. Nerves and nerve injuries. Amsterdam: Elsevier; 2015. v. 1. p. 277-303.

PRINCÍPIOS GERAIS DO TRATAMENTO DE LESÕES TRAUMÁTICAS DE NERVOS PERIFÉRICOS

CAPÍTULO 16

Marcio de Mendonça Cardoso • Mario G. Siqueira

INTRODUÇÃO

Existem diversos princípios gerais nos quais se baseia o tratamento cirúrgico das lesões de nervos periféricos. Nem sempre presentes em livros-texto, esses princípios, em geral, são compilados com base na prática diária e transmitidos verbalmente por cirurgiões de nervos com maior experiência. Neste capítulo vamos mencionar os princípios gerais que julgamos ser mais relevantes para o estabelecimento de uma conduta adequada em casos de lesão de nervo periférico. A ideia é fornecer uma visão geral do tema. Muitos desses princípios serão descritos de forma mais detalhada em outros capítulos.

DIAGNÓSTICO

A história clínica deve conter a data e o mecanismo da lesão, quais as deficiências motoras e sensitivas que o paciente percebe e, muito importante, se essa percepção detectou melhora ou piora com o passar do tempo. Experiência com a avaliação clínica é essencial, pois em poucas áreas médicas o exame físico é capaz de definir e localizar a lesão com tanta precisão. Para esse exame, além do conhecimento semiológico, também é importante um adequado conhecimento anatômico. Nem sempre a avaliação no setor de emergências pode ser muito detalhada. Uma manobra que fornece informação rápida sobre a função distal dos principais nervos do membro superior é o **teste do cone**. Solicite ao paciente que junte os dedos e o polegar utilizando os músculos oponente do polegar (nervo mediano), oponente do dedo mínimo (nervo ulnar) e flexores dos dedos (nervos mediano e ulnar), formando um cone. Em seguida peça que o paciente abra a mão utilizando os músculos extensores inervados pelo nervo radial (Fig. 16-1). É uma manobra simples que fornece importantes informações sobre a funcionalidade dos nervos mediano, ulnar e radial.

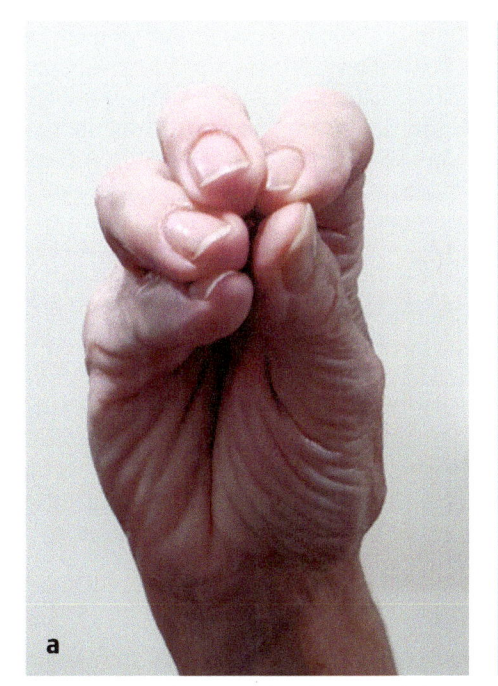

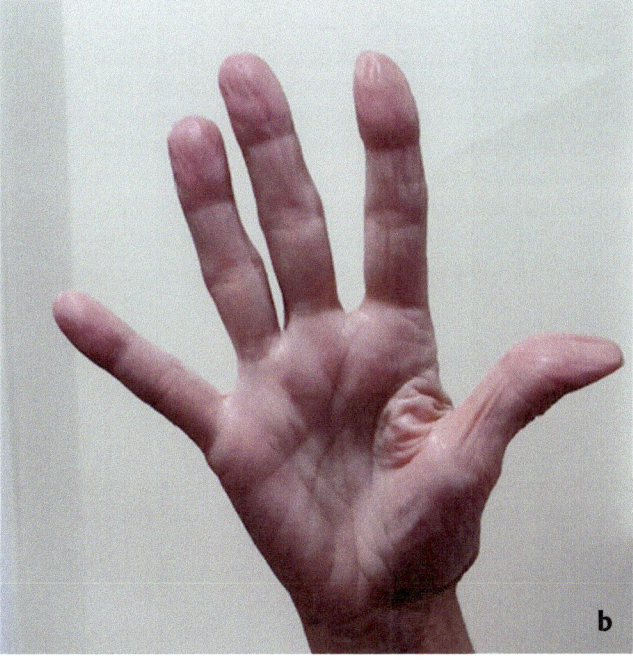

Fig. 16-1 Teste do Cone. (**a**) Ao juntar os dedos e o polegar utilizando os músculos oponente do polegar, oponente do dedo mínimo e flexores dos dedos, obtém-se informação sobre a função distal dos nervos mediano e ulnar. (**b**) Em seguida, ao abrir a mão utilizando músculos extensores, o nervo radial está sendo testado.

INFORMAÇÃO

Após a determinação do tipo de lesão do nervo e a formulação de um planejamento cirúrgico, os pacientes devem ser amplamente informados a respeito do procedimento: como é feito, quais as expectativas de resultados e qual o tempo provável para que a recuperação ocorra. Além disso, a possibilidade de falha do tratamento e os riscos inerentes ao mesmo devem ser enfatizados. Outros pontos importantes que devem ser discutidos com os pacientes incluem 1. a explanação para os pacientes portadores de dor importante de que o reparo do nervo pode não interferir na intensidade da dor; 2. ampla explanação sobre a importância da adesão ao programa de reabilitação, que geralmente será desenvolvido por muitos meses e 3. ressaltar a possível necessidade de futuros procedimentos cirúrgicos (p. ex., transferências musculotendíneas, artrodese), visando a aumentar a funcionalidade do membro acometido. As lesões de nervos periféricos resultam em perdas funcionais nos membros que podem ter repercussões socioeconômicas muito importantes. É fundamental que o médico explique ao paciente que o processo de recuperação é longo, que a reabilitação é essencial e que o retorno funcional não é completo. Após toda essa explanação, o paciente (ou responsável) deve assinar um formulário de Consentimento Informado. O Termo de Consentimento Informado é uma obrigação ética e legal do médico, que deve conter os seguintes elementos:

1. A natureza do procedimento.
2. Os riscos e benefícios do procedimento.
3. As alternativas razoáveis.
4. Os riscos e benefícios das alternativas.
5. Certeza de que o paciente compreendeu os elementos descritos.

É importante ressaltar que a obtenção desse Termo não exclui a possibilidade de avaliação diante de reclamações, dúvidas quanto ao tratamento realizado e eventuais complicações, seja pelo Conselho Regional de Medicina ou pela justiça comum. A finalidade do referido termo não é eximir a culpa do profissional, mas aproximá-lo de seu paciente por meio da informação detalhada e minuciosa sobre o caso e a razão da conduta que será tomada.

PROGRAMAÇÃO

O momento mais adequado para o reparo cirúrgico de uma lesão traumática de nervo periférico depende de vários fatores, mas especialmente do tipo de lesão e de quando a mesma ocorreu. A duração da cirurgia varia consideravelmente, dependendo do tipo de lesão e de reconstrução. A reconstrução de ossos, vasos e tendões deve ser feita antes do reparo dos nervos, seja no mesmo tempo cirúrgico ou em cirurgias separadas. Desta forma, esses procedimentos adicionais não poderão prejudicar o delicado reparo dos nervos.

POSICIONAMENTO

O posicionamento adequado do paciente na mesa cirúrgica é fundamental. O membro afetado deve estar apoiado de forma a permitir um fácil acesso ao local da lesão e caso exista a possibilidade de enxertia, o membro inferior deve ser preparado para a retirada do nervo sural. Quando problemas locais impedirem a retirada do nervo sural, a região de outro possível nervo doador deve ser preparada (p. ex., nervo cutâneo medial do antebraço). Neuropatias compressivas relacionadas com o posicionamento do paciente na mesa cirúrgica são relativamente frequentes. Por isso é fundamental que pontos de pressão sejam devidamente acolchoados. Os campos cirúrgicos devem ser posicionados de forma a permitir ampla exposição do nervo e acesso à função muscular distal.

ANESTESIA

A maioria das cirurgias de nervos é realizada mediante anestesia geral. Bloqueadores neuromusculares devem ser evitados, pois comprometem o resultado da estimulação elétrica do nervo, procedimento muito utilizado durante esse tipo de cirurgia. Se por algum motivo houver necessidade de utilizar um bloqueador, o ideal é que seja de ação rápida ou cujo efeito possa ser rapidamente revertido.

ANTIBIÓTICOS

Provavelmente o manuseio delicado dos tecidos é mais importante para a profilaxia de infecção que a administração de antibióticos. Contudo, como nos procedimentos para reparo de nervos a exposição da ferida operatória geralmente é longa, antibióticos profiláticos são recomendados. O esquema que utilizamos é a injeção endovenosa de 1,5 g de cefuroxima na indução da anestesia, seguida de 750 mg a cada 4 horas, até o término do procedimento.

MAGNIFICAÇÃO

Magnificação é mandatória. As lupas cirúrgicas (aumento de 3×) são suficientes para o reparo da maioria dos casos, mas as microssuturas e a manipulação de nervos menores pode ser facilitada pelo emprego do microscópio cirúrgico. Nos casos em que há previsão de uso do microscópio cirúrgico durante a intervenção, seu adequado funcionamento deve ser cuidadosamente verificado antes da cirurgia. A constatação de que a lâmpada está queimada ou de que o foco ou o *zoom* não estão funcionando adequadamente durante a cirurgia pode interferir negativamente no andamento do procedimento.

INCISÃO CIRÚRGICA

As incisões cirúrgicas devem ser amplas, permitindo uma exposição adequada não só do local da lesão como também de porções normais do nervo acima e abaixo da lesão. Em casos de feridas cortantes, a incisão da pele deve ser planejada de forma a evitar isquemia nos bordos da incisão, com consequente deiscência da ferida cirúrgica. Em nossa opinião, não existe lugar para pequenas incisões na cirurgia de nervos periféricos.

DISSECÇÃO

Como na maioria dos casos as cirurgias ocorrem mais de 2 semanas após a lesão, sempre existe fibrose importante no local. É importante que a dissecção comece em áreas sem fibrose, proximal e distal à lesão. Após a identificação do nervo nessas áreas de anatomia preservada, a dissecção prossegue no sentido da área da lesão. Todos os tecidos adjacentes devem ser manipulados com delicadeza, pois sua contínua viabilidade é essencial para uma cicatrização adequada da ferida.

TÉCNICAS CIRÚRGICAS

Técnicas microcirúrgicas são essenciais para o reparo do nervo lesionado. Para tal é imprescindível a disponibilidade de instrumental microcirúrgico adequado que deve incluir pinças de relojoeiro, microporta-agulhas e microtesouras. Fios de sutura específicos para microcirurgia utilizados no reparo de nervos são manufaturados com náilon monofilamentar nos calibres de 9/0, 10/0 e 11/0, montados em pequenas agulhas cilíndricas (atraumáticas), com curvatura de 3/8 de círculo. Os fios que usamos habitualmente são da marca Ethilon (Johnson & Johnson do Brasil, São Paulo) com agulhas de 75 e 130 μ de diâmetro e comprimento de 3,8 e 4,7 mm, respectivamente. É importante estar atento para o tipo de agulha que você vai utilizar, pois muitos hospitais só possuem os fios acima com agulhas triangulares (cortantes), usadas pelos oftalmologistas. A tentativa de utilizá-las em nervos geralmente resulta em laceração do epineuro ou perineuro. O reparo deve ser realizado com o menor número de pontos possível, mas em quantidade suficiente para assegurar uma orientação correta. A qualidade do material de sutura é de grande importância pelo fato de que um fio de baixa qualidade gera maior reação de corpo estranho.

Durante o reparo do nervo é da maior importância que se evite tensão na linha de sutura, que provoca isquemia focal. Uma manobra prática para definir se uma sutura terminoterminal ficará sob tensão é passar um fio 8-0 no epineuro dos cotos proximal e distal. Se ao atar o nó a aproximação ocorrer sem dificuldades, não haverá tensão. Por outro lado, se o epineuro esgarçar na tentativa de aproximação dos cotos, haverá tensão e a sutura terminoterminal deve ser abandonada. Por vezes, a sutura do epineuro a uma fáscia adjacente pode reduzir a tensão na linha de sutura.

Os adesivos de fibrina são de grande utilidade no reparo de nervos, pois exigem menor treinamento que as microssuturas e reduzem muito o tempo cirúrgico. No entanto, deve ser enfatizada a necessidade de um alinhamento preciso dos cotos dos nervos (ou dos cotos com enxertos), na tentativa de uma justaposição adequada de grupos de fascículos (Fig. 16-2). Comece a depositar o adesivo no nervo por gotejamento fora da linha de sutura e vá, então, lentamente se dirigindo para o local da coaptação. Essa manobra evita que o jato inicial do adesivo, geralmente forte, desloque as extremidades a serem coaptadas. O maior problema dos adesivos teciduais é a perda da habilidade do cirurgião, com o passar do tempo, em executar microssuturas. Em nossa opinião, o ideal é posicionar 1-2 pontos para manter o posicionamento dos cotos e complementar a coaptação com adesivo de fibrina.

ESTIMULAÇÃO E POTENCIAIS DE AÇÃO

A função de nervos pode ser testada durante a cirurgia por meio da estimulação por eletricidade. Existem diversos estimuladores de nervos no mercado, incluindo alguns descartáveis, mas são todos caros. De um ponto de vista prático, talvez a melhor opção seja utilizar o estimulador que os anestesistas usam para realizar bloqueios de nervos. A marca mais frequentemente encontrada nos serviços de Anestesiologia é o Stimuplex (B Braun, Melsungen, Alemanha). Inicia-se com uma corrente de 0,5 mA com uma frequência de 2 impulsos por segundo que geralmente é suficiente para estimular o nervo na ausência de relaxantes musculares. Nervos fibrosados e funcionando parcialmente por vezes necessitam de uma corrente de até 2 mA para produzir uma contração detectável no(s) músculo(s) que supre. Se você costuma operar com torniquete cirúrgico, lembre-se de que a isquemia provocada quando o torniquete é utilizado por mais de 30 minutos leva a uma interrupção da condução nervosa. Para qualquer registro de atividade no nervo, a compressão do torniquete deve ser interrompida 15-20 minutos antes. Um fato importante que deve ser lembrado nas cirurgias em fase aguda é que os axônios no segmento distal de um nervo em degeneração continuam a conduzir estímulo elétrico por 2 a 4 dias após a lesão. Isso pode ser mal interpretado como um indicativo de lesão menos severa do nervo, se o mesmo estiver em continuidade.

Outro tipo de teste neurofisiológico que pode ser utilizado é o registro intraoperatório de potenciais de ação de nervos. Esse teste exige um equipamento específico e consiste no posicionamento de eletrodos ao redor do nervo, acima e abaixo da área de lesão. Um estímulo é aplicado proximal à lesão e o registro é obtido distalmente. A maior indicação desse teste é na avaliação de lesões em continuidade, quando não há resposta muscular à estimulação elétrica simples. Nessa situação, a presença de um potencial de ação no nervo demonstra que axônios regeneraram através da lesão, mas ainda não alcançaram os músculos que inervavam originalmente. Nesses casos o prognóstico é bom, não havendo necessidade de ressecção do neuroma e de reconstrução do nervo. Para a captação distal de um potencial de ação são necessárias pelo menos 4.000 fibras mielinizadas viáveis atravessando o local da lesão. Deve ser lembrado que baixas temperaturas na sala cirúrgica podem interferir na passagem do estímulo elétrico e, por isso, é recomendada a irrigação do campo operatório com soro morno.

HEMOSTASIA

Após a retirada da parte lesionada do nervo para se alcançar áreas de fascículos viáveis, pode ocorrer sangramento a partir da superfície dos cotos. Esse sangramento, quando arterial, deve ser controlado por coagulação com pinça bipolar de pontas bem finas e com o aparelho de coagulação regulado para

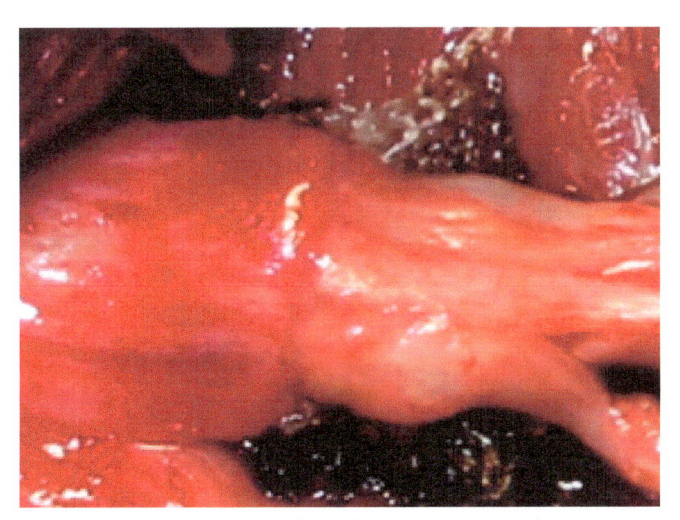

Fig. 16-2 Justaposição adequada de diversos segmentos de enxertos na superfície do coto do nervo, com adesivo de fibrina.

a menor intensidade possível, com a finalidade de minimizar o risco de lesão de axônios viáveis. Quando o sangramento é discreto ou difuso (maioria dos casos), seja arterial ou venoso, uma técnica que geralmente surte bom resultado é a compressão da área sangrante com algodão ou cotonoide embebido em solução de epinefrina 1:100.000 em 10 mL de solução salina.

IMOBILIZAÇÃO

Os pacientes submetidos a tratamento cirúrgico de lesões de nervos periféricos devem ser mantidos imobilizados no pós-operatório, principalmente quando o procedimento envolver uma sutura direta ou a interposição de enxertos. A imobilização deve bloquear as articulações próximas e ser mantida por 3 semanas.

REABILITAÇÃO

Independente se o paciente vai ser operado ou não, deve ser encaminhado precocemente para reabilitação. A manutenção da amplitude dos movimentos nas articulações afetadas (e adjacentes) e o fortalecimento de músculos funcionantes são essenciais. Nervos lesados não recuperam com repouso e articulações imobilizadas enrijecem rapidamente. A reabilitação, seja por fisioterapia ou por terapia ocupacional, deve ter início o mais precocemente possível, ainda no pré-operatório, e ser interrompida somente durante as 3 semanas de imobilização pós-operatória. Em geral os pacientes persistem sob esse tratamento pelo menos por 1 ano após a cirurgia. O uso de órteses pode ajudar muito os pacientes na realização de atividades de vida diária, enquanto não há recuperação motora.

DOR

Deve-se ficar atento à presença de dor neuropática, que em alguns casos pode ser muito severa, prejudicando a reabilitação e afetando mais a qualidade de vida do paciente que a perda funcional (Fig. 16-3). Agentes farmacológicos, prescritos pelo próprio cirurgião, podem aliviar os quadros dolorosos menos

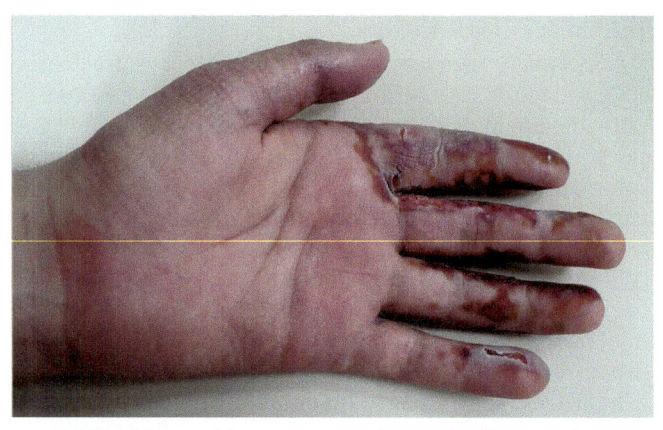

Fig. 16-3 Lesão traumática do nervo mediano e do ulnar com dor neuropática severa. Paciente observou que o calor aliviava sua dor e passou a utilizar secador de cabelo para esta finalidade. Descuido motivou queimaduras superficiais.

intensos, mas nos casos mais severos e refratários o ideal é encaminhar o paciente a um especialista no tratamento de dor.

SUPORTE PSICOLÓGICO

Depressão e ansiedade são comuns após uma lesão importante de nervos periféricos. Essas respostas emocionais resultam de muitos fatores, como limitação física, dor, preocupações cosméticas e problemas econômicos. Um paciente deprimido geralmente não segue às instruções do cirurgião e não adere adequadamente ao programa de reabilitação. Além disso, trabalhos recentes demonstraram que a recuperação motora em pacientes deprimidos está aquém daquela em pacientes otimistas.

Apesar de os princípios gerais apresentados neste capítulo serem todos muito básicos e plenamente conhecidos por cirurgiões com maior experiência, consideramos da maior importância ressaltá-los, principalmente para aqueles que estão começando a atuar na área da cirurgia de nervos periféricos.

NEURÓLISE EXTERNA E INTERNA

CAPÍTULO 17

Mario G. Siqueira

INTRODUÇÃO

Neurólise foi definida por Seddon[1] como uma cirurgia em que um nervo lesado é liberado do tecido cicatricial e de outros tecidos adjacentes que o envolvem, com o objetivo de facilitar a regeneração. Nesse procedimento, sempre que possível, a dissecção dos tecidos deve ser feita ao longo de planos anatômicos. Atenção especial deve ser devotada à hemostasia e ao mínimo dano tecidual, pois sangramento e restos teciduais promoverão cicatrização excessiva, o que reduzirá os resultados do procedimento cirúrgico.

NEURÓLISE EXTERNA

A primeira descrição de uma neurólise externa foi feita por Horsley, em 1899,[2] e consiste na liberação de estruturas produzindo constrição ou distorção no nervo por meio de dissecção por fora do epineuro, geralmente incluindo o mesoneuro e, algumas vezes, também a parte mais externa do epineuro,[3] mantendo intactas as camadas mais internas do nervo. O mesoneuro é um tecido adventício delgado (extensão do epineuro), transparente quando sadio, que contém vasos sanguíneos colaterais relacionados com o extenso sistema vascular longitudinal do nervo e que conecta o nervo a estruturas adjacentes longitudinais como tendões, vasos, planos de fáscias e periósteo. Com a finalidade de se adaptar ao estresse mecânico provocado pelas movimentações articulares, os nervos são capazes de deslizar sobre os tecidos adjacentes. Quando o mesoneuro está obliterado por fibrose, o nervo torna-se aderido e não consegue mais deslizar. A tração longitudinal que é exercida ao longo do nervo durante a mobilização do membro aumenta na zona de transição entre os segmentos móvel e imóvel do nervo, causando lesão adicional.

A técnica cirúrgica da neurólise externa envolve, primeiramente, a obtenção de controle proximal e distal do nervo normal, por meio da identificação e mobilização do mesmo proximal e distal ao local da lesão, utilizando incisão cutânea tão extensa quanto necessária. Uma vez liberadas essas porções proximal e distal à lesão, o nervo pode ser envolvido por um dreno de Penrose ou, caso seja delgado, por uma fita de silicone (Fig. 17-1). Com discreta tração o nervo é mobilizado, permitindo dissecção ao longo de sua superfície epineural, incluindo seu aspecto posterior. Em seguida, partindo-se desses pontos de anatomia normal, a dissecção se dirige no sentido da lesão. Desta forma é mais fácil reconhecer as alterações patológicas e definir o nível onde a neurólise deve

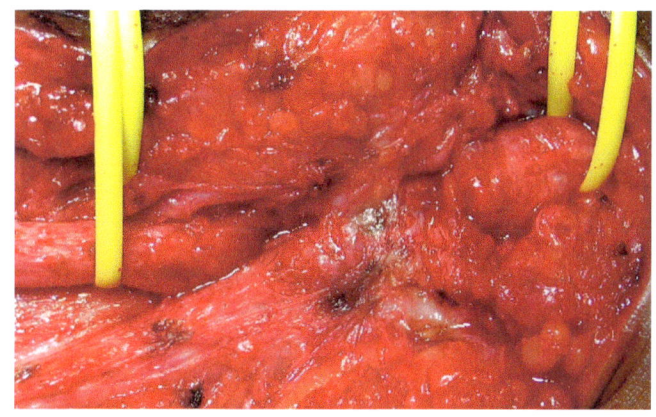

Fig. 17-1 Partes íntegras do nervo isoladas, proximais e distais à área lesionada do nervo (fitas de silicone amarelas), totalmente envolvida por densa fibrose.

ser iniciada. Os segmentos do nervo acometido são liberados circunferencialmente, utilizando lâmina de bisturi número 15 ou tesoura de Metzenbaum delicada. A magnificação do campo operatório (lupa cirúrgica, 3,5×) é aconselhável. A porção espessada ou cicatrizada do epineuro externo é então ressecada gradativamente até que o nervo, de aspecto relativamente normal, seja exposto (Fig. 17-2). Evidentemente isso não é possível nos casos de nervos neuromatosos e muito espessados. Nesses casos o cirurgião tem que "esculpir" o nervo, tentando restaurar e definir seu formato. Por vezes, bandas epineurais ou faixas constritivas de mesoneuro podem ser observadas e devem ser desfeitas. Pontos de sangramento a nível epineural ou subepineural são tratados inicialmente com substâncias hemostáticas (p. ex., Surgicel) e compressão mecânica. Se isso não for suficiente os vasos são coagulados com o auxílio de pinça bipolar de ponta bem fina.[5,6] Se a neurólise for realizada com cuidado, longas extensões dos nervos podem ser mobilizadas sem interferência importante com o seu suprimento sanguíneo. Contudo, pode ocorrer deterioração neurológica (perda motora e/ou sensitiva) resultante de desvascularização parcial ou de manipulação excessiva do nervo. É inevitável que algum grau de tecido cicatricial se forme após o procedimento e, para minimizar sua formação, o nervo deve ser posicionado em leito cirúrgico sadio ou pelo menos ser coberto com tecido normal.[7] Com a finalidade de reduzir os efeitos negativos da cicatrização excessiva sobre

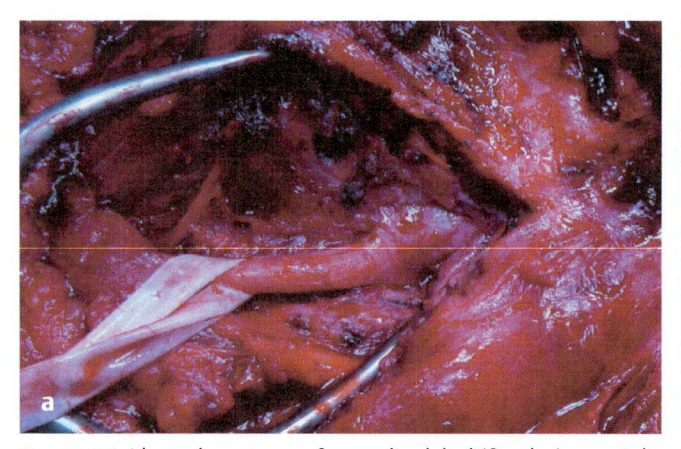

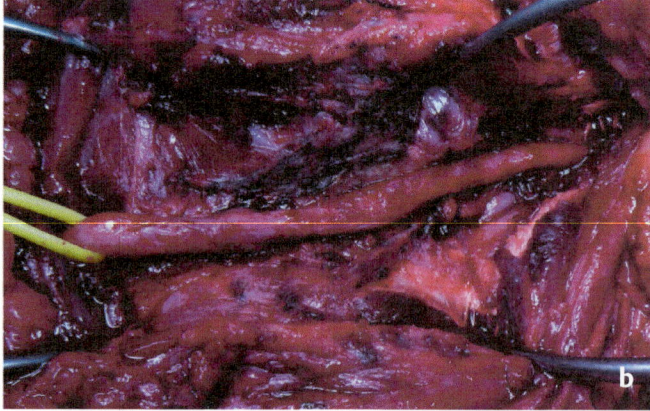

Fig. 17-2 Acidente de moto com fratura distal da diáfise do úmero. Submetido à estabilização cirúrgica da fratura, evoluiu com déficit sensitivo e motor do nervo radial. Exploração cirúrgica do nervo radial pela separação das cabeças superficiais do músculo tríceps. (**a**) Nervo radial parcialmente dissecado (isolado com dreno de Penrose). Densa fibrose envolvendo parte do nervo exposto; (**b**) nervo radial após realização de extensa neurólise externa. Estimulação elétrica produziu contração intensa da musculatura extensora, o que nos levou a interromper a cirurgia.

tecidos recém-submetidos à cirurgia, diversos materiais têm sido utilizados, como barreiras mecânicas à fibrose (p. ex., Adcon Gel), mas sua eficácia em cirurgias de nervos ainda não foi comprovada.[8] Embora a neurólise externa seja a fase inicial da maioria dos procedimentos cirúrgicos em nervos periféricos, não há consenso a respeito do seu valor como procedimento isolado para a melhora da função do nervo. Enquanto alguns autores acreditam que aderências e tecido cicatricial podem obstruir ou retardar o crescimento de axônios em regeneração,[9,10] outros afirmam que a recuperação, nestas circunstâncias, ocorreria mesmo que a neurólise não fosse realizada.[11] Aparentemente a neurólise externa pode ter valor quando o nervo está em continuidade, mas envolvido, deformado ou imobilizado por tecido cicatricial e o paciente refere intensa dor neuropática.[3,10] Apesar da indicação limitada da neurólise externa como procedimento único, esta técnica é realizada como a etapa preliminar de quase todos os tipos de reparo de nervos.

Quando todo o tecido cicatricial pode ser removido e o nervo submetido à neurólise externa pode ser depositado em leito cirúrgico sadio, o resultado do procedimento geralmente é satisfatório.

NEURÓLISE INTERNA

A técnica cirúrgica utilizada na neurólise interna é baseada no conceito de que a lesão do nervo produz fibrose nos componentes de tecido conjuntivo do interior do nervo. Tendo em mente o conceito de que o perineuro fornece e mantém o meio interno adequado para as fibras individuais no interior dos fascículos, a técnica cirúrgica não deve romper ou lesar o perineuro.

Neurólise interna é realizada através da dissecção interna cuidadosa do nervo, sempre sob magnificação do campo cirúrgico (microscópio cirúrgico) e utilizando instrumental e técnicas microcirúrgicos. Consiste na exposição dos fascículos maiores ou de grupos de fascículos menores do nervo após epineurotomia externa e sua separação delicada por dissecção interfascicular, ou pela remoção de tecido cicatricial interfascicular, sempre mantendo sua integridade. A colocação de duas suturas de tração em cada borda da epineurotomia pode ajudar a estabilizar o nervo, facilitando a dissecção.[12] O procedimento é realizado com maior facilidade em nervos nas porções distais das extremidades, pois nas porções proximais sempre existem mais interconexões fasciculares.[6] Além disso, quanto menos tecido conjuntivo fizer parte da área do nervo a ser submetida à neurólise interna e quanto mais evidentes forem os fascículos, mais fácil e menos traumático será o procedimento.[13] Fascículos ou grupos de fascículos são isolados em áreas normais e dissecados no sentido da área de lesão. Por vezes, para evitar lesão mais intensa, é preferível a manutenção de grupos de fascículos em vez da dissecção de fascículos isolados. Em seguida os fascículos (ou grupos) são separados do epineuro ou cicatriz interfascicular, que é ressecada. Segundo alguns autores, a injeção interfascicular de solução salina pode facilitar a separação dos fascículos nos pontos onde o tecido fibroso é mais denso. No entanto, outros afirmam que esta injeção distorce a topografia intraneural e deve ser evitada.[12] Se realizada, deve-se ter cuidado para que a solução não rompa a camada perineural e não seja introduzida no interior dos fascículos.[7] Ao término da neurólise o campo cirúrgico é irrigado e pontos de sangramento são coagulados com pinça bipolar de ponta bem fina. A indicação para a realização da neurólise interna é bem mais controversa que a indicação da neurólise externa. Após a neurólise interna é frequente um período, que começa 1 a 2 semanas após o procedimento e pode-se estender por até 3 meses, de hipersensibilidade na região inervada pelo nervo operado, o que deve ser comunicado previamente ao paciente.[12] Os resultados da neurólise interna são de difícil avaliação e existem fortes argumentos contra a realização desse tipo de procedimento:

1. Lesão da vascularização intraneural pode causar hemorragia intraneural e isquemia, que reduz o suprimento sanguíneo e pode contribuir para a formação de fibrose.
2. A manipulação cirúrgica por si só pode levar à formação de mais fibrose (Fig. 17-3).
3. Conexões interfasciculares, que são frequentemente confundidas com aderências, podem ser interrompidas, com possível formação de neuroma doloroso no interior do nervo.

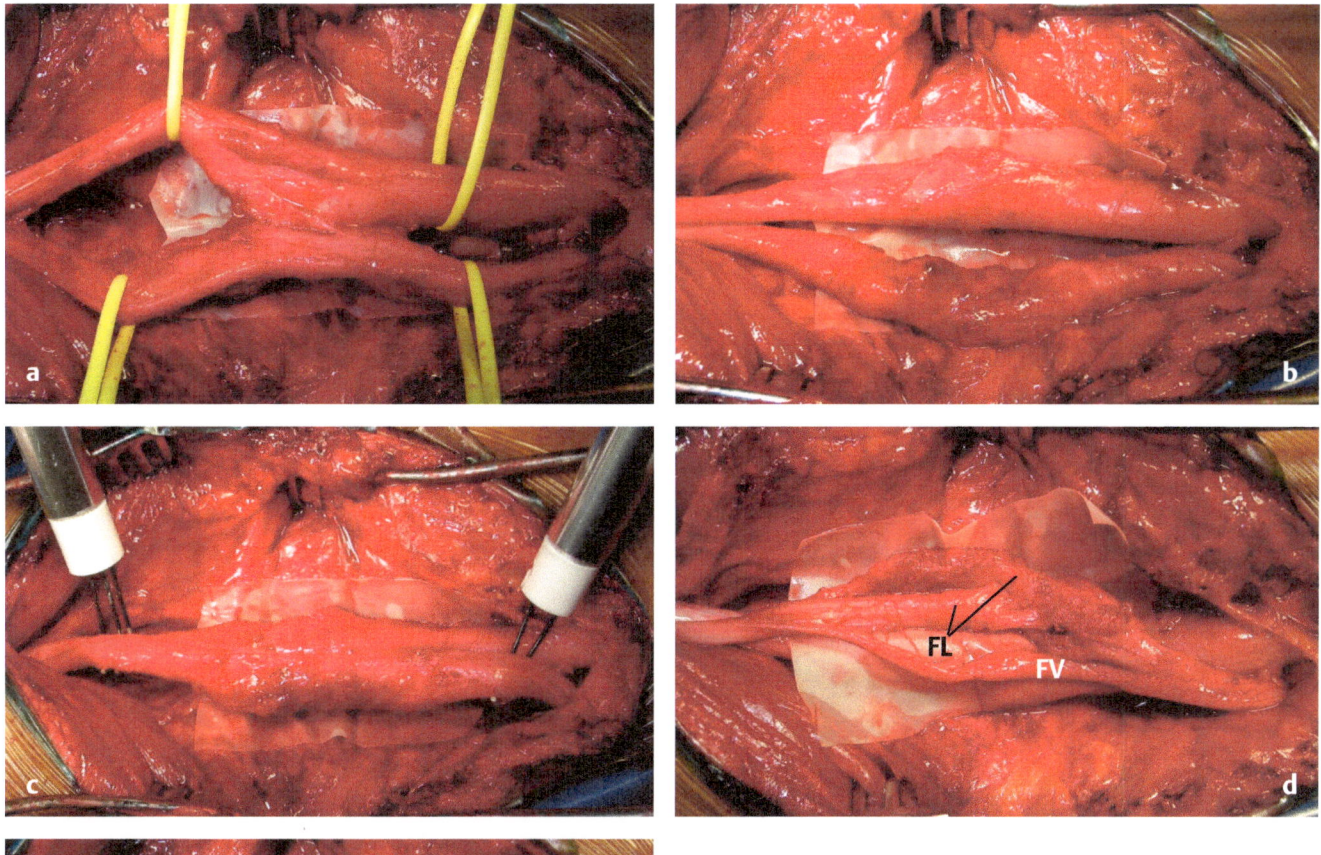

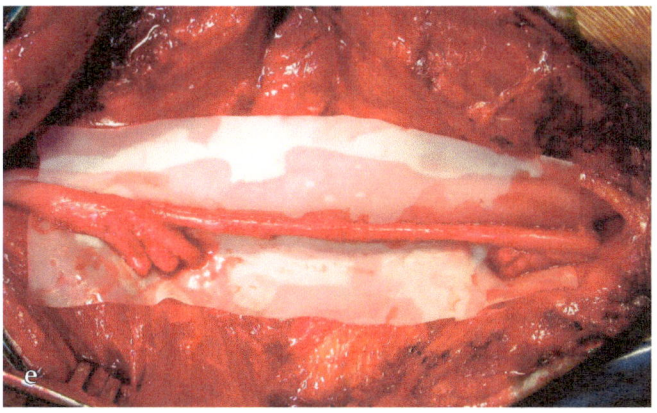

Fig. 17-3 Lesão por projétil de arma de fogo, transfixante, no terço distal da coxa. Dor e hipoestesia na superfície lateral da perna e pé. Força grau 0 na flexão dorsal e eversão do pé. Força grau 3 na flexão plantar. Na cirurgia foi evidenciada fibrose envolvendo o nervo ciático, com neuroma em continuidade na divisão fibular. (**a**) As divisões tibial e fibular do nervo ciático encontravam-se muita aderidas na região do neuroma; (**b**) após a separação das duas divisões torna-se bem evidente o neuroma em continuidade na divisão fibular; (**c**) a estimulação elétrica da divisão fibular proximal ao neuroma não gerou potenciais de ação passíveis de serem captados distalmente ao neuroma; (**d**), dissecção intraneural (neurólise interna) com separação de fascículos viáveis e lesionados (FL, fascículos lesionados; FV, fascículo viável); (**e**) preparação dos grupos de fascículos dos dois cotos do nervo e manutenção do fascículo viável.

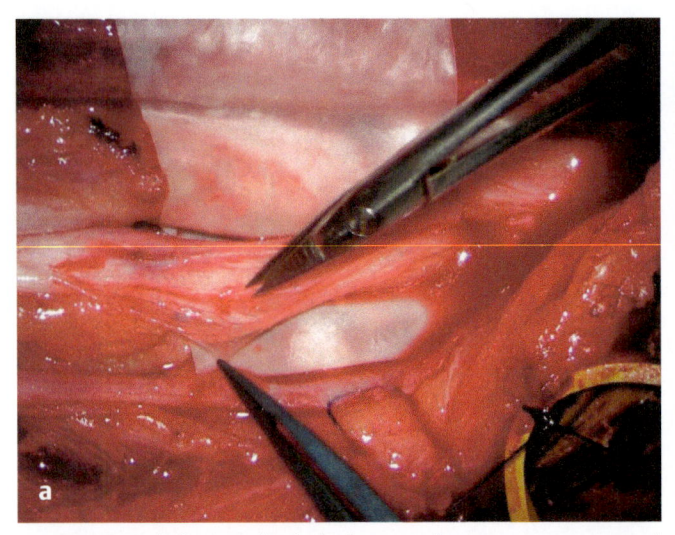

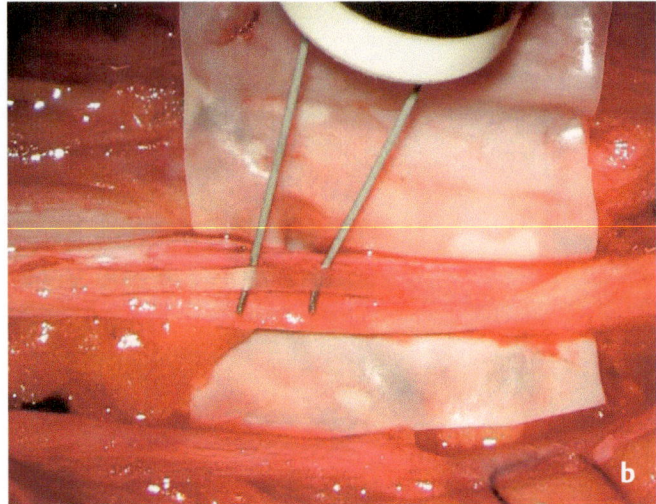

Fig. 17-4 Transferência de fascículo do nervo ulnar para o ramo motor do músculo bíceps (técnica de Oberlin). (**a**) Neurólise interna para identificação de fascículo relacionado com o músculo flexor ulnar do carpo; (**b**) confirmação do fascículo doador adequado por meio de estimulação elétrica de baixa intensidade.

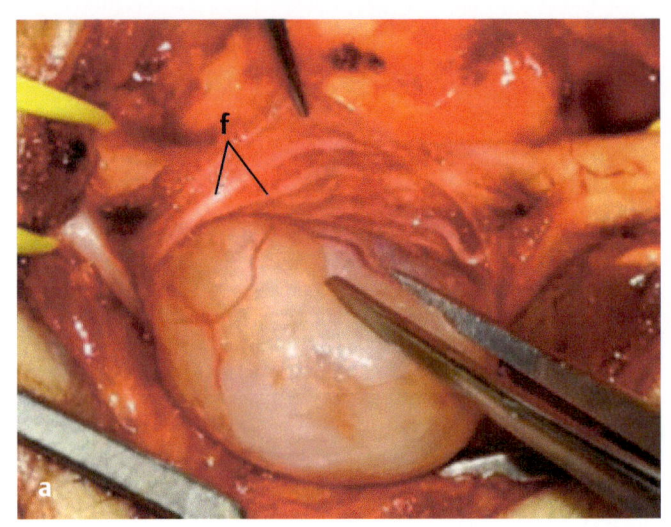

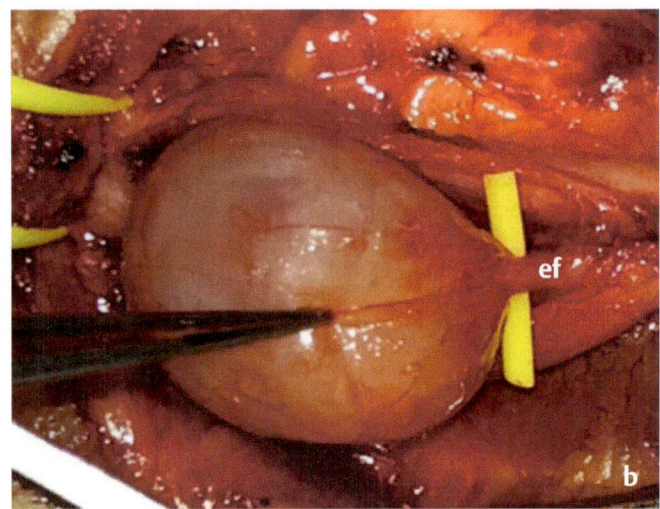

Fig. 17-5 Schwannoma de nervo ulnar, no braço. (**a**) Abertura do epineuro e separação de fascículos viáveis (f) da massa tumoral, por meio de neurólise interna; (**b**) identificação e dissecção do fascículo de origem do tumor (ef), também por neurólise interna.

A despeito dessas considerações, a neurólise interna é etapa essencial para três procedimentos cirúrgicos:[14]

A) Separação de fascículos intactos de fascículos lesados em nervos com lesões parciais (Fig. 17-3).
B) Separação de um fascículo durante transferência de nervo (Fig. 17-4).
C) Separação de fascículos intactos durante a remoção de tumor benigno de nervo (Fig. 17-5).

Outra indicação para esse procedimento são os casos de lesão incompleta do nervo em que o paciente tem dor de natureza neuropática que não responde ao tratamento conservador. Na realização dessa técnica o cirurgião deve considerar que a remoção de abundante tecido cicatricial entre os fascículos pode comprometer o suprimento sanguíneo dessas estruturas[15] com risco em potencial (frequente) de alguma perda funcional. A efetividade da simples liberação de fascículos na melhora da função do nervo é contestada por alguns autores.[16]

REFERÊNCIAS BIBLIOGRÁFICAS

1. Seddon HJ. Surgical disorders of the peripheral nerve. 2nd ed. Churchill-Livingstone: Edinburgh; 1975.
2. Horsley V. On injuries to peripheral nerves. Practitioner 1899; 63:131-44.
3. Kline DG, Hackett ER, May PR. Evaluation of nerve injuries by evoked potentials and electromyography. J Neurosurg 1969; 31:128-36.
4. Millesi H, Zöch G, Rath T. The gliding apparatus of peripheral nerve and its clinical significance. Ann Chir Main Memb Super 1990: 9:87-97.
5. Domínguez M, Fuentes C, Socolovsky M. Neurolisis externa. In: Costales JR, Páez MD, Bustamante JL, Socolovsky M. Técnicas modernas en microcirugía de los nervios periféricos. Buenos Aires: Ediciones Journal; 2015. p. 43-7.
6. Spinner RJ. Operative care and techniques. In: Kim DH, Midha R, Murovic JA, Spinner RJ, editors. Kline & Hudson's nerve injuries: operative results for major nerve injuries, entrapments, and tumors. Philadelphia: Saunders Elsevier; 2008. p. 87-105.

7. Martins RS, Pondaag W. Surgical repair of nerve lesions: Neurolysis and neurorrhaphy. In: Siqueira MG, Socolovsky M, Malessy M, Devi BI. Treatment of peripheral nerve lesions: basic principles for general surgeons. Bangalore: Prism; 2011. p. 67-73.
8. MacCall TD, Grant GA, Britz GW, Goodkin R, Kliot M. Treatment of recurrent peripheral nerve entrapment problems: role of scar formation and its possible treatment. Neurosurg Cin N Am 2001; 12:329-39.
9. Brown BA. Internal neurolysis in traumatic peripheral nerve lesions in continuity. Surg Clin North Am 1972; 52:1167-75.
10. Sunderland S. Nerves and nerve injuries. 2nd ed. Edinburgh: Churchill Livingstone; 1978.
11. Nulsen FE, Slade HW. Recovery following injury to the brachial plexus. In: Woodhall B, Beebe GW, editors. Peripheral nerve regeneration: a follow-up study of 3656 world war ii injuries. Washington, DC: U.S. Government Printing Office; 1956. p. 389-408.
12. Mackinnon SE, Dellon AL. Surgery of the peripheral nerve. New York: Thieme; 1988.
13. Domínguez M, Costales JR, Socolovsky M. Neurolisis interna. In: Costales JR, Páez MD, Bustamante JL, Socolovsky M. Técnicas modernas en microcirugía de los nervios periféricos. Buenos Aires: Ediciones Journal; 2015. p. 49-54.
14. Birch R. Surgical disorders of the peripheral nerves. 2nd ed. London: Springer; 2011.
15. Millesi H, Rath TH, Reihsner R, Zoch G. Microsurgical neurolysis: its anatomical and physiological basis and its classification. Microsurgery 1993; 14:430-9.
16. Kim DH, Hudson AR, Kline DG. Atlas of peripheral nerve surgery. 2nd ed. Philadelphia: Elsevier Saunders; 2013.

NEURORRAFIA TERMINOTERMINAL

Mario G. Siqueira • Artur Nóbrega L. R. de Morais

INTRODUÇÃO

A neurorrafia direta ou terminoterminal é o procedimento de escolha para lesões de nervos em que a aposição dos cotos pode ser obtida sem tensão excessiva. O reparo neural terminoterminal sem tensão permite que o nervo regenere ao longo do seu trajeto original, restituindo sua continuidade. As células de Schwann secretam fatores neurotrópicos e neurotróficos que direcionam os cones de crescimento (as extremidades dos axônios em regeneração), de proximal para distal, por meio de tubos endoneurais formados por estas células. Os melhores resultados são observados quando os nervos reparados são exclusivamente motores ou sensitivos e quando a quantidade de tecido conjuntivo intraneural é relativamente pequena.[1] É sabido que a tensão excessiva no reparo de nervo prejudica a circulação sanguínea, aumentando a cicatrização no local da coaptação, o que produz bloqueio mecânico e impede a projeção dos axônios em regeneração no sentido do coto distal.[2] Mesmo as tensões discreta e moderada necessárias para aproximar os cotos de um nervo resultam em algum grau de redução no crescimento axonal, além de provocar apoptose e diminuição da atividade da célula de Schwann.[3] A aposição das terminações do nervo é facilitada pela mobilização dos cotos, pela transposição do nervo e, em casos selecionados, pela flexão discreta da extremidade.

Todo reparo de nervo deve ser realizado com magnificação óptica e boa iluminação para propiciar visibilização adequada das estruturas neurais, vasculares e musculoesqueléticas relevantes, o que permite melhor posicionamento das suturas e minimiza o dano ao tecido nervoso. Nervos de maior calibre podem ser reparados sob a magnificação de lupa cirúrgica (aumento de pelo menos 3 vezes), mas o reparo de nervos mais delgados exige a magnificação de 12 a 15 vezes do campo operatório com o auxílio do microscópio cirúrgico.[4] A distância limite na qual ainda é possível aproximar os cotos do nervo para realizar a sutura terminoterminal é muito variável de indivíduo para indivíduo e de um nervo para outro, mas aparentemente situa-se entre 2 e 3 cm nos nervos de maior calibre.[5] Um teste prático para se avaliar a possibilidade de sutura direta sem tensão proibitiva pode ser realizado pela passagem de uma primeira sutura epineural com fio de náilon 8-0. Se, quando o nó for apertado, a sutura mantiver os cotos unidos sem esgarçar o epineuro e/ou esvaziar de sangue os vasos epineurais no local, a neurorrafia terminoterminal é possível e será realizada sem tensão.[6,7]

O fio de náilon monofilamentar é o material de sutura ideal para as neurorrafias em razão da facilidade de manipulação e mínima reação tipo corpo estranho.[8] O calibre do fio a ser utilizando varia de 7-0 a 11-0, dependendo do diâmetro do nervo. A coaptação dos cotos deve ser mantida com o menor número possível de pontos para minimizar a formação de granulomas e de fibrose adicional.

A indicação ideal para a neurorrafia terminoterminal é a laceração aguda, com mínima distância entre as terminações do nervo, com cotos facilmente mobilizados após ressecção do tecido desvitalizado, mínima tensão no reparo e sem restrição para movimentação de articulações adjacentes. Também pode ser realizada após a ressecção de um neuroma em continuidade que não resulte em distância muito grande entre os cotos do nervo.[9]

As principais causas de falha da sutura terminoterminal é a ressecção inadequada dos cotos até que se alcance tecido viável e a rotura da coaptação.[6] Uma técnica para monitorar o posicionamento adequado dos cotos no pós-operatório preconiza o posicionamento de miniclipes de titânio no epineuro, cerca de 1 cm do limite de cada coto. Após a cirurgia, radiografias simples poderão detectar uma eventual rotura.[10]

TIPOS DE NEURORRAFIA TERMINOTERMINAL

Existem três tipos de neurorrafia terminoterminal: epineural, perineural e de grupo de fascículos. Todos os três procedimentos sempre iniciam com a preparação das terminações dos nervos. Uma vez identificado o nervo a ser reparado, inicia-se a dissecção a partir de uma zona sadia, proximal e distal, que prossegue centralmente, no sentido do local da lesão, separando-a do leito de tecido cicatricial que circunda a zona de lesão do nervo através de neurólise externa.[9] A mobilização dos cotos e, quando possível, a transposição do nervo (p. ex., ulnar no cotovelo) diminuem a tensão na área do reparo. A manipulação dos cotos do nervo deve ser delicada para que se evite qualquer dano físico (esmagamento ou estiramento).[11] Cortes transversos são realizados a cada 1 a 2 mm de forma sequencial com um instrumento cortante (microtesoura ou bisturi lâmina 11) a partir do neuroma proximal e da dilatação/atrofia distal até que se alcance uma área com epineuro e fascículos de aspecto normal, geralmente, com algum sangramento e com pouco ou nenhum tecido fibroso (Fig. 18-1). Depois da ressecção do tecido desvitalizado é imperativa a realização de hemostasia porque o sangramento provocado pode levar à excessiva fibrose e distorção da arquitetura do

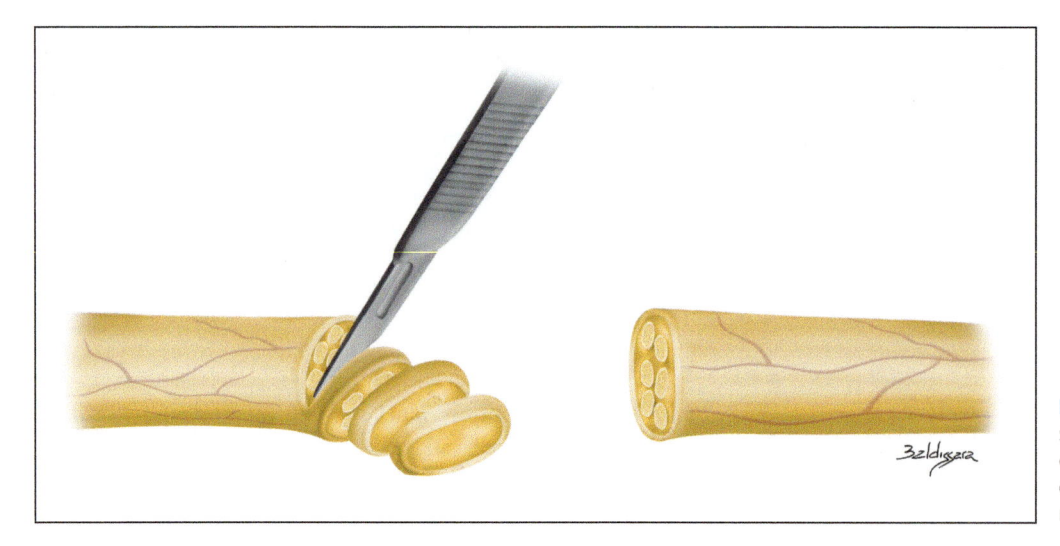

Fig. 18-1 Cortes transversos sequenciais realizados nos cotos do nervo até alcançar área com epineuro e fascículos de aspecto normal.

nervo. Para tal propósito utilizamos pressão por algum tempo sobre a superfície transversa dos cotos, com pequenas placas de algodão embebidas em solução de epinefrina 1:100.000 em 10 mL de soro fisiológico. Se essa manobra não coibir o sangramento, lançamos mão de um coagulador bipolar regulado em baixa intensidade, com pinça de ponta bem fina. Os cotos preparados são então mobilizados delicadamente e aproximados para serem coaptados sem tensão excessiva. De forma ideal, o reparo deve ser realizado em leito tecidual bem vascularizado.[12]

Se o nervo tiver sido cortado agudamente (p. ex., por vidro ou faca) pode não haver necessidade de debridamento de suas extremidades antes do reparo. Em alguns casos a superfície de corte do nervo pode apresentar extrusão do conteúdo fascicular. Esse material pode ser ressecado, mas, se a extrusão não for muito extensa, deve ser ignorada para evitar trauma cirúrgico adicional.[13]

Reparo Epineural

A **sutura epineural**, descrita por Hueter em 1873, consiste na precisa aposição dos dois lados de um nervo seccionado, mobilizando os cotos do nervo na extensão necessária para alcançar alinhamento apropriado com o mínimo de tensão e em leito cirúrgico bem vascularizado, utilizando o menor número possível de pontos para o reparo.[14] O reparo direto com microssuturas epineurais persiste como o padrão ouro para o tratamento cirúrgico de lesões de nervos periféricos, sendo muito efetivo para o reparo de nervos monofasciculares e polifasciculares sem agrupamento definido.[15] Todo o tronco do nervo é suturado como uma unidade e a coincidência (*matching*) fascicular macroscópica entre os cotos proximal e distal é conseguida pelo alinhamento dos fascículos e dos vasos sanguíneos na superfície do epineuro.[16] O reparo é realizado sobre pequeno quadrado/retângulo de látex, retirado de luva cirúrgica, que isola o local e propicia maior contraste. Suturas de náilon são inseridas no epineuro, primeiro lateralmente, distantes 180 graus uma da outra, para facilitar a aproximação dos cotos (Fig. 18-2). Os fios dessas suturas são mantidos longos (Fig. 18-3a) para permitir a rotação do nervo para a realização da sutura de sua superfície posterior (Fig. 18-3b).

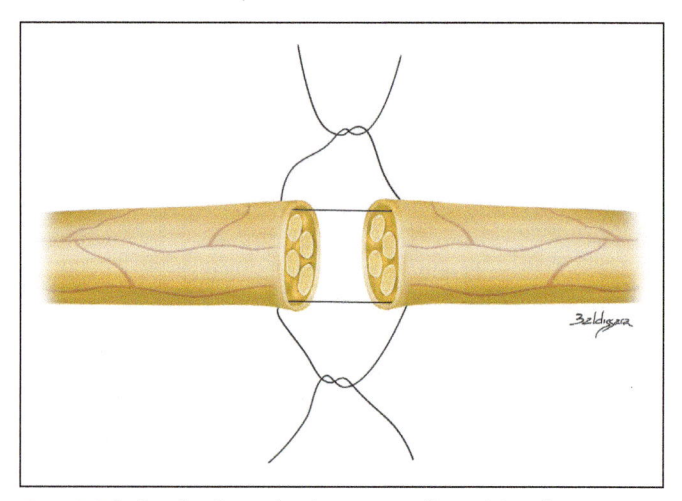

Fig. 18-2 Os fios das duas primeiras suturas são posicionados lateralmente, distantes 180 graus uma da outra.

Suturas adicionais são então posicionadas na superfície epineural volar. Em seguida, com duas pinças, as terminações das duas primeiras suturas (laterais) são utilizadas para rodar o tronco do nervo, permitindo a sutura da superfície epineural dorsal, completando a coaptação dos cotos do nervo. Todas as suturas devem ser atadas com a mesma tensão. A tensão aplicada deve ser a justa necessária para o alinhamento e contato dos feixes neurais. Durante os primeiros dias de pós-operatório há edema das terminações nervosas e, se a tensão das suturas for excessiva, pode haver esmagamento e alinhamento precário dos feixes nervosos. O material de sutura deve transpassar somente o epineuro, pois a incorporação de elementos intraneurais resulta na formação de mais tecido cicatricial. As suturas devem ser posicionadas aproximadamente a 0,5-1 mm da borda incisada, com a agulha perfurando perpendicularmente a superfície do nervo e emergindo imediatamente subepineural. No coto oposto do nervo, a segunda passagem da agulha começa subepineural e emerge na superfície. O tamanho, a profundidade e o número de suturas devem ser minimizados para reduzir o trauma iatrogênico e a formação de granuloma de corpo estranho, que podem dificultar a

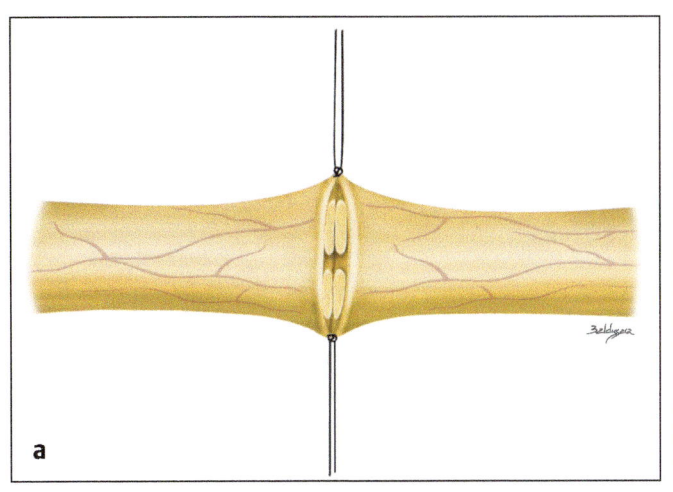

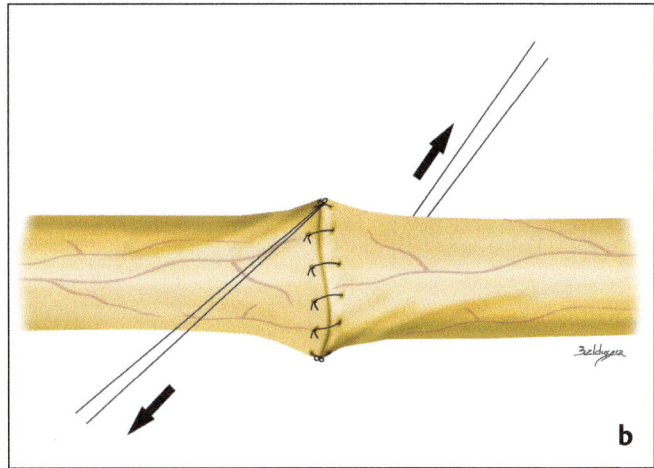

Fig. 18-3 (a) Os fios das duas primeiras suturas são mantidos longos para permitir (b) a rotação do nervo para a realização da sutura de sua superfície posterior.

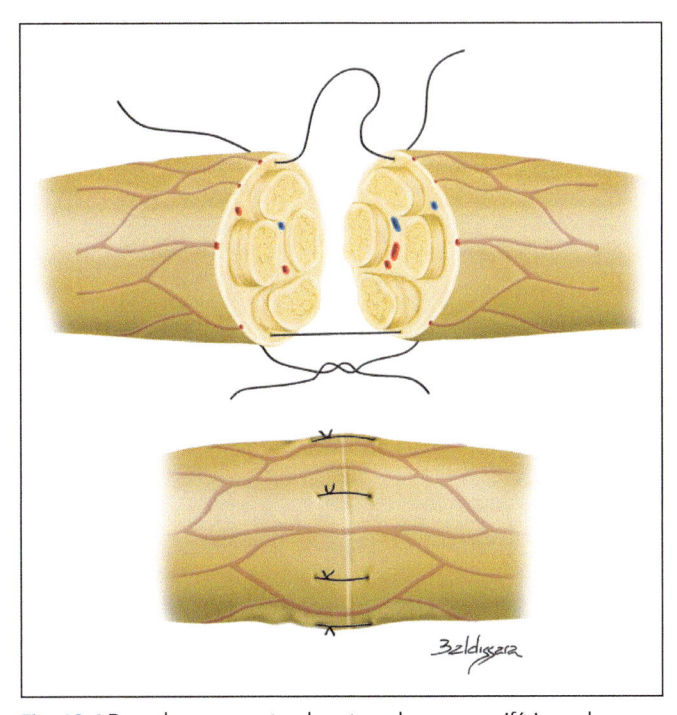

Fig. 18-4 Desenho representando sutura de nervo periférico pela técnica epineural terminoterminal.

passagem de axônios em regeneração (Fig. 18-4). O número de suturas necessário para o alinhamento adequado dos cotos varia, dependendo do diâmetro do nervo. Considerando-se que o alinhamento adequado é essencial para o bom resultado do procedimento cirúrgico, deve-se utilizar o menor número possível de suturas que alcance este alinhamento (Fig. 18-5). É importante enfatizar que todos os materiais de sutura provocam reação inflamatória, que pode resultar na produção de tecido de granulação em excesso. A identificação e a justaposição de vasos sanguíneos epineurais longitudinais, que nem sempre estão presentes, ajudam a evitar a rotação dos cotos e consequente alinhamento inadequado dos fascículos.[17] Ao término do reparo não deve haver qualquer deformidade no nervo e, se houver algum fascículo escapando pelo local de reparo, é provável que o reparo esteja sob tensão excessiva. Quando o escape é de um ou dois fascículos, a porção extrusa pode ser ressecada, mas, se existirem diversos fascículos nesta condição, todo o reparo deve ser refeito de forma menos tensa. A visibilização de padrões fasciculares nas superfícies de corte também pode auxiliar no correto alinhamento dos cotos do nervo, nas áreas de topografia consistente (p. ex., nervos ulnar e mediano distais). A topografia fascicular modifica-se após 1-2 cm de ressecção dos cotos; no entanto, grupos de fascículos geralmente podem ser posicionados o mais próximo possível da arquitetura intraneural normal, mesmo que o reparo seja feito a nível epineural.

Eventualmente os cotos apresentam diâmetros diferentes. Se a diferença não for muito grande, pode-se empregar a técnica da "boca de peixe", em que se traciona o epineuro do coto menor para que consiga cobrir a superfície transversa maior do outro coto.[18] Em outras ocasiões pode existir alguma tensão quando se tenta aproximar os cotos. Para reduzi-la, podem-se posicionar dois pontos epineurais equidistantes (7-0), afastados 2 mm da extremidade dos cotos e distantes 180 graus entre si. Ao tensionar essas suturas reduz-se a tensão na linha da coaptação e é possível a realização da sutura epineural terminoterminal.[19]

Atualmente é comum a utilização da cola de fibrina combinada com alguns pontos de sutura. A combinação das duas técnicas reduz o número de pontos necessários à coaptação adequada e diminui o tempo cirúrgico.[20] A introdução inadvertida do adesivo tecidual entre as superfícies dos cotos na linha de coaptação não impede a passagem de axônios em regeneração.[21]

Na prática clínica, a técnica epineural é a neurorrafia terminoterminal mais realizada por apresentar diversas vantagens: tecnicamente simples, curto tempo de execução, necessidade de mínima magnificação, não invade o conteúdo intraneural, demanda menor trauma de dissecção e é aplicável tanto nos reparos primários como secundários.[22] No entanto, a técnica não assegura um alinhamento perfeito das estruturas fasciculares.[23]

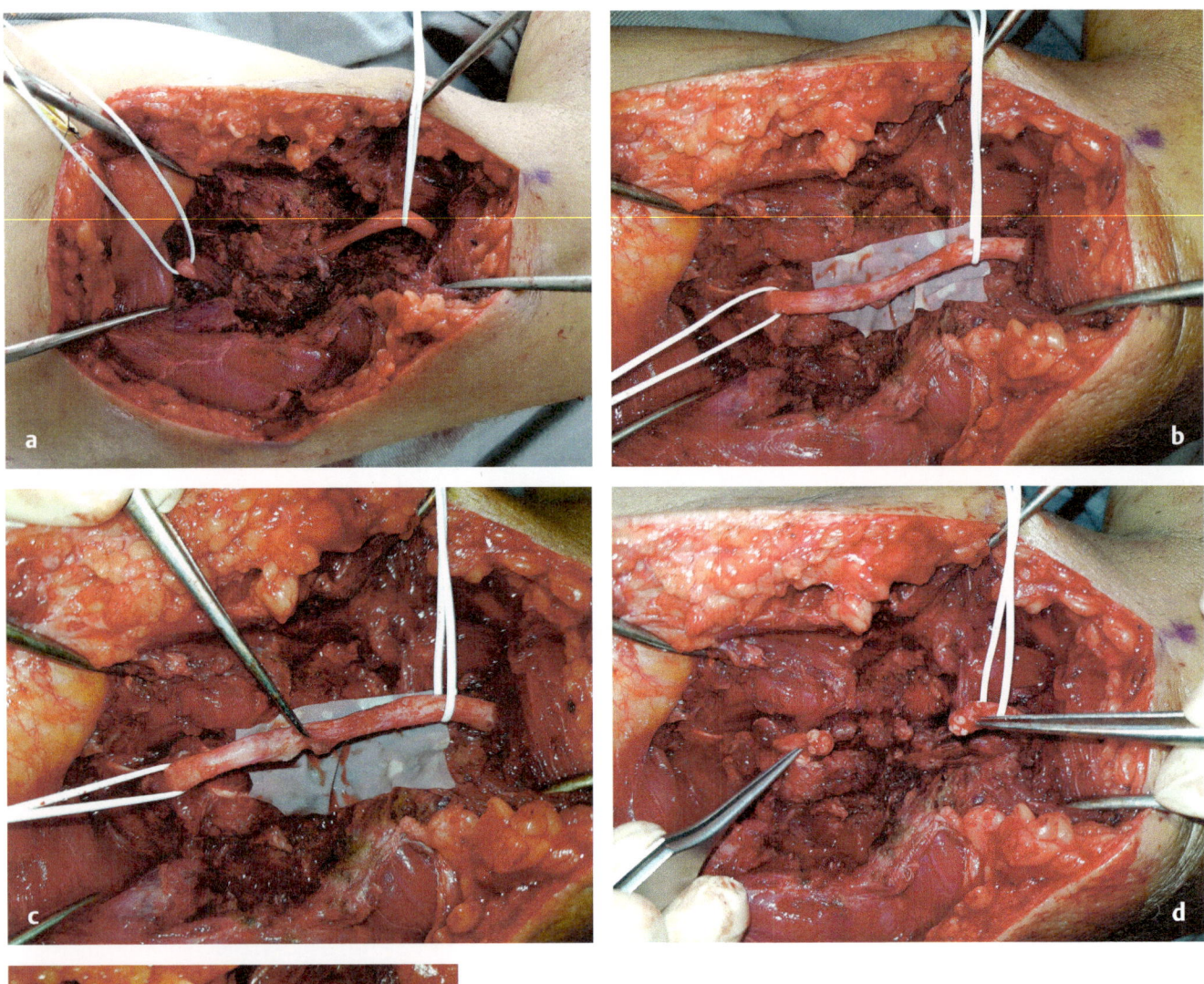

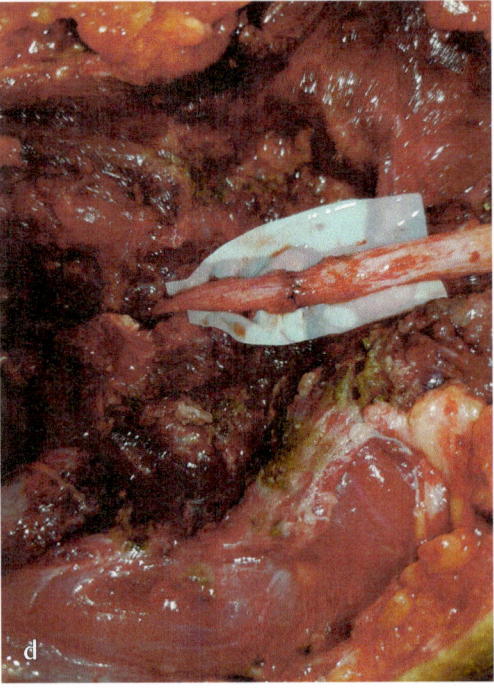

Fig. 18-5 Fotografias cirúrgicas de sutura epineural terminoterminal. (**a**) Nervo envolvido por músculo e tecido cicatricial; (**b**) após liberação completa do nervo observa-se redução de calibre do mesmo, no local da lesão; (**c**) a rotação do nervo permite a visibilização de perda parcial da continuidade; (**d**) após a realização de cortes transversos sucessivos foram alcançadas áreas de fascículos viáveis nos dois cotos; (**e**) aspecto final do nervo após sutura epineural terminoterminal.

Com a finalidade de melhorar os resultados do reparo cirúrgico de nervos, Langley e Hashimoto em 1917 e Langley em 1918 discutiram, com base em estudos experimentais, a possibilidade de suturar fascículos diretamente.[24,25] Na época a possibilidade de execução clínica desse tipo de procedimento foi inteiramente descartada pela indisponibilidade de condições técnicas. Contudo, a publicação por Sunderland de estudo detalhado da anatomia interna de grandes nervos periféricos associada ao advento da microscopia cirúrgica para o reparo de nervos, na década de 1960, provocou ressurgimento do interesse pela técnica.[26-28] Existem dois tipos de sutura fascicular, que exigem magnificação adequada para sua execução: o reparo perineural ou fascicular propriamente dito e o reparo de grupos de fascículos.

Reparo Perineural

O **reparo perineural** é tecnicamente mais difícil e envolve a ressecção do epineuro externo pela distância de aproximadamente 1 a 2 vezes o diâmetro transverso do nervo, seguida por dissecção intraneural, sob magnificação, dos fascículos em ambos os cotos do nervo. Os fascículos são identificados pelas bandas espirais de Fontana no perineuro, que mantém a estrutura fascicular e as propriedades elásticas do perineuro.[29] A sutura perineural de fascículos individuais é realizada com o posicionamento de uma ou duas suturas de fio de náilon 10-0 ou 11-0 (Fig. 18-6). Se houver tensão excessiva na sutura pode ocorrer protrusão lateral do conteúdo intrafascicular e as bandas de Fontana desaparecem.[29] Deve-se ter cuidado para preservar o tecido paraneural adjacente, que contém vasos sanguíneos e pode ser utilizado para cobrir o local de reparo.[30] O reparo perineural representa a melhor possibilidade de alinhamento do nervo.[31] No entanto, essa teórica vantagem no alinhamento fascicular é ofuscada pela maior dificuldade da técnica, maior tempo operatório, necessidade de dissecção intraneural e consequente trauma neural e vascular com formação de cicatriz, além de necessitar de maior quantidade de material de sutura.[4] A despeito do atrativo anatômico do melhor alinhamento, os resultados globais desse tipo de sutura não são melhores que o reparo epineural.[32] Na prática clínica esse procedimento raramente é realizado.

Reparo de Grupos de Fascículos

O **reparo de grupos de fascículos**, em que a união dos cotos é efetuada por meio da sutura de grupos de fascículos, surgiu após os trabalhos de Van Beek e Kleinert, em 1977, e de Orgell, em 1984.[33,34] É um método menos agressivo de alinhamento do nervo, efetuado através da identificação de padrões de grupos individuais de fascículos, pelo tamanho e posicionamento, em ambos os cotos. É habitualmente realizado em nervos mistos em que os fascículos relacionados com as funções específicas são bem formados e reconhecidos com alguma facilidade nas porções distais de grandes nervos. Os grupos de fascículos são cuidadosamente dissecados através de neurólise interna do nervo, sob magnificação adequada. Essa técnica é utilizada, principalmente, em áreas de topografia intraneural bem definida, como os nervos mediano e ulnar distais e o nervo radial ao nível do cotovelo. O tecido epineural externo é ressecado por curta distância em ambas as extremidades do nervo, com a finalidade de remover o tecido conjuntivo mais reativo do nervo e facilitar a coaptação dos grupos de fascículos. Grupos fasciculares correspondentes são identificados em ambos os cotos e coaptados, geralmente, com dois pontos de suturas de náilon 9-0 ou 10-0, nas camadas superficiais do perineuro ou do epineuro entre os fascículos (Fig. 18-7).[13] A tração de 2-3 suturas epineurais posicionadas inicialmente a alguma distância das superfícies de corte das extremidades dos nervos com fio mais calibroso auxilia a aliviar a tensão no reparo. Nessa técnica a abolição da tensão é mais importante que na sutura epineural, pois o epineuro interfascicular é mais delicado que o epineuro externo. A tensão excessiva pode provocar aumento da cicatrização, contribuir para o mau alinhamento dos fascículos e até mesmo produzir a deiscência da sutura. A manipulação intraneural exigida pela técnica apresenta potencial de trauma cirúrgico, que será somado à lesão original. Mesmo assim essa técnica é bem mais empregada que a perineural, sendo utilizada nos enxertos de nervos e nos reparos de lesões parciais.

A superioridade da neurorrafia epineural parece intuitiva, mas nunca foi claramente demonstrada.[32,35,36] No entanto, o reparo terminoterminal produz resultados comprovadamente melhores que outras técnicas, quando realizados sob condições adequadas. Estudo em primatas que comparou o

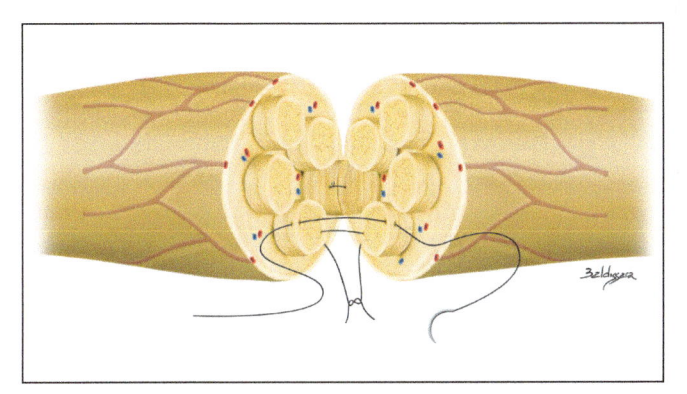

Fig. 18-6 Desenho representando sutura de nervo periférico pela técnica de reparo perineural.

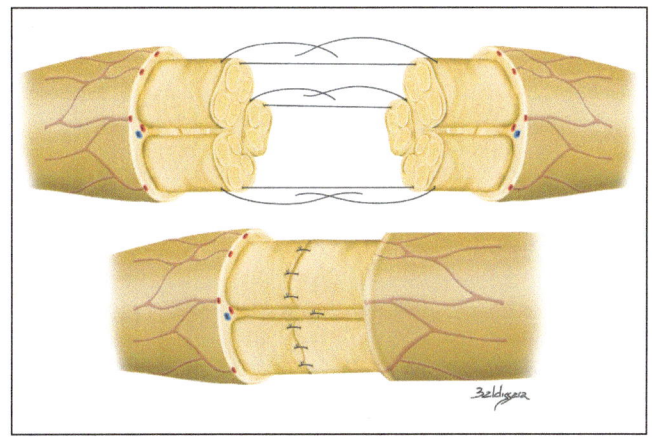

Fig. 18-7 Desenho representando sutura de nervo periférico pela técnica de reparo de grupos de fascículos.

reparo direto com enxertos e tubos condutores em lacerações demonstrou, através de testes eletrodiagnósticos realizados 6 e 22 semanas após a cirurgia, a supremacia do reparo direto.[37] Na prática, o alinhamento preciso dos fascículos ou grupos de fascículos é frequentemente dificultado em decorrência de trauma, edema e cicatrização que podem distorcer a topografia normal.

Apesar de ser possível a correta coaptação de grupos de fascículos correspondentes pela dissecção sob magnificação óptica, em alguns casos essa identificação pode ser muito difícil. Existem algumas técnicas que facilitam o posicionamento de fascículos correspondentes nos dois cotos.

Topografia Fascicular Intraneural

A combinação exata de fascículos correspondentes em ambas as superfícies transversas de um nervo seccionado só é possível se os padrões fasciculares das respectivas superfícies forem idênticos, conforme pode ocorrer em uma secção aguda do nervo. Esse alinhamento visual dos fascículos correspondentes pode ser auxiliado por desenhos da topografia fascicular dos dois cotos do nervo. No entanto, como o arranjo fascicular no corte transverso do nervo altera-se de nível a nível, a perda ou ressecção de até mesmo um pequeno segmento do nervo torna tal combinação difícil ou impossível.

Os conceitos clássicos de topografia intraneural foram estabelecidos, de forma definitiva, por Sunderland, que demonstrou que o arranjo dos fascículos em cortes transversos dos nervos altera-se a cada milímetro ao longo da extensão do nervo e que cortes transversos de um nervo em diferentes níveis são bastante diferentes.[38] O padrão dos fascículos é continuamente modificado ao longo de toda a extensão dos nervos em razão de repetidas divisões, interligações e migrações de feixes de fibras. Segundo Sunderland, a extensão mais longa de qualquer nervo com um padrão fascicular constante seria de 50 mm, mas que, na média, a extensão de um padrão fascicular constante seria de somente 0,25 a 5,0 mm. Sunderland enfatizou, ainda, que, nas porções mais proximais dos nervos, a maioria dos fascículos individuais contém fibras representativas de todos, ou quase todos, os ramos periféricos. Em níveis mais distais ocorreria um reagrupamento gradativo das fibras de tal forma que ramos individuais tornar-se-iam identificáveis e ocupariam diferentes fascículos. Mesmo quando estivessem misturadas, as fibras permaneceriam pelo menos no mesmo quadrante do nervo por longas distâncias (Fig. 18-8).

Alguns dos conceitos de Sunderland foram contestados por Jabaley et al., que examinaram nervos de cadáveres sem fixação através de cortes transversos seriados e microdissecção sob alta magnificação.[39] Esses autores confirmaram os achados de Sunderland com relação à permanência de unidades funcionais no mesmo quadrante do nervo por distâncias consideráveis, mas demonstrou que embora alguns setores internos do nervo possam mudar, outras porções podem seguir por longas distâncias sem mudança importante em posição ou composição. Em tese, essas porções poderiam ser isoladas cirurgicamente por longas distâncias.

A conclusão desses estudos é que, embora existam mudanças na topografia fascicular intraneural ao longo do curso do nervo, a mudança do padrão fascicular não reflete, necessariamente, uma contínua redistribuição de unidades funcionais no nervo. Ao contrário, parece que unidades funcionais definidas podem permanecer no mesmo quadrante de um nervo periférico por grandes extensões e que ramos originados do tronco principal podem ser isolados e dissecados por longas distâncias proximalmente no interior do nervo.

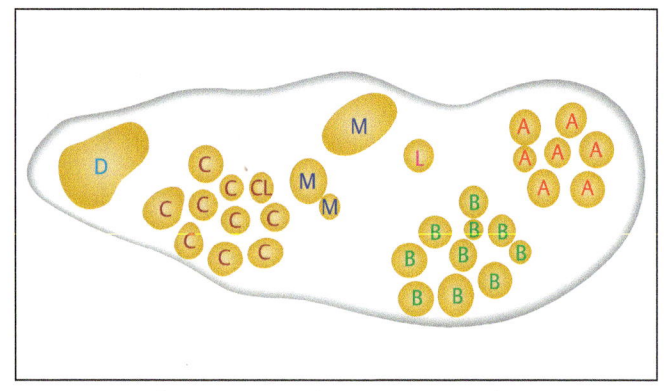

Fig. 18-8 Desenho esquemático de corte transverso do nervo mediano ao nível do punho demonstrando o posicionamento das fibras nervosas. A-C, Fibras cutâneas do terceiro, segundo e primeiro espaços digitais, respectivamente; D, fibras cutâneas do aspecto radial do polegar; L, fibras dos músculos lumbricais; M, fibras dos músculos tênares. (Modificado de Sunderland.)[38]

Técnica Eletrofisiológica

Fascículos nos segmentos proximal e distal do nervo podem ser estimulados por eletricidade de baixa voltagem durante a cirurgia. Os fascículos no coto distal, que ao serem estimulados não produzirem resposta motora, são considerados sensitivos. No segmento proximal, a estimulação de fascículos sensitivos origina resposta sensitiva central se o paciente estiver consciente e for cooperativo. A ausência de tal resposta indica que o fascículo é motor. O método requer equipamento neurofisiológico sofisticado e só pode ser realizado até 48-72 horas após a lesão. Depois desse período as fibras seccionadas não conduzem mais o estímulo elétrico.[13] A degeneração walleriana no segmento distal do nervo tem início de 2 a 4 dias após a lesão; portanto, fascículos motores só podem ser identificados de forma confiável quando a estimulação elétrica do nervo é realizada em lesões muito recentes.[40]

Técnicas de Coloração Histoquímica

Técnicas iniciais de coloração histoquímica para diferenciar entre axônios motores e sensitivos baseadas na demonstração de acetilcolinesterase em fibras motoras têm uso clínico limitado em razão do longo tempo de incubação necessário para a execução da técnica.[41,42] No entanto, o posterior refinamento das técnicas tornou possível completar-se a coloração em 2 horas, em 1 hora ou mesmo em 30 minutos.[43-45] Embora promissoras, as técnicas de coloração histoquímica, além de necessitar de algum tempo para serem executadas, demandam a existência de uma estrutura que nem sempre está disponível, o que justifica sua pouca utilização na prática.

Pós-Operatório

Ao término de qualquer desses reparos, ainda com a ferida cirúrgica exposta, movimentos passivos em toda a amplitude de movimento do segmento corporal envolvido devem ser realizados para a certificação de que não haverá tensão inadequada na zona do reparo durante os movimentos habituais do membro.

No pós-operatório, o segmento operado deve ser imobilizado por 3 semanas para evitar tensão inadequada na região do reparo neural. Após esse período, o paciente deve ser encaminhado para reabilitação.

REFERÊNCIAS BIBLIOGRÁFICAS

1. Townsend R. Microsurgical techniques in reconstructive surgery. In: Keen G, Farndon JR, editors. Operative surgery and management. Oxford: Butterworth-Heinemann; 1994. p. 434-5.
2. Clark WL, Trumble TE, Swiontkowski MF, Tencer AF. Nerve tension and blood flow in a rat model of immediate and delayed repairs. J Hand Surg Am 1992;17:677-87.
3. Yi C, Dahlin LB. Impaired nerve regeneration and Schwann cell activation after repair with tension. Neuroreport 2010;21:958-62.
4. Pederson WC. Median nerve injury and repair. J Hand Surg Am 2014;39:1216-22.
5. Millesi H. Nerve grafts: Indications, techniques, and prognoses. In: Omer GEJ, Spinner M, van Beek AL, editors. Management of peripheral nerve problems. Philadelphia: WB Saunders; 1998. p. 280-9.
6. Birch R. Nerve repair. In: Wolfe SW, Hotchkiss RN, Pederson WC, Kozin SH, editors. Green's operative hand surgery. Philadelphia: Churchill Livingstone; 2011. p. 1035-74.
7. de Medinaceli L, Prayon M, Merle M. Percentage of nerve injuries in which primary repair can be achieved by end-to-end approximation: Review of 2,181 nerve lesions. Microsurgery 1993;14:244-6.
8. Dahlin LB. Techniques of peripheral nerve repair. Scand J Surg 2008;97:310-6.
9. Spinner RJ. Operative care and techniques. In: Kim DH, Midha R, Murovic JA, Spinner RJ, editors. Kline & Hudson's nerve injuries: operative results for major nerve injuries, entrapments, and tumors. Philadelphia: Elsevier Saunders; 2008. p. 87-105.
10. Yuceturk A. Primary nerve repair. In: Dahlin LB, editor. Current treatment of nerve injuries and disorders. Federation of European Societies for Surgery of the Hand – Instructional Courses 2013. Ancara: Palme Publications; 2013. p. 247-59.
11. Merle M, de Medinaceli L. Primary nerve repair in the upper limb. Our preferred methods: Theory and practical applications. Hand Clinics 1992;8:575-86.
12. Allan CH. Functional results of primary nerve repair. Hand Clinics 2000;16:67-72.
13. Lundborg GGG. Nerve Injury and repair: regeneration, reconstruction, and cortical remodeling. 2nd ed. Philadelphia: Elsevier Churchill Livingstone; 2004.
14. Millesi H. Microsurgery of peripheral nerves. Hand 1973;5:157-60.
15. Matsuyama T, Mackay M, Midha R. Peripheral nerve repair and grafting techniques: A review. Neurologia Medico-Chirurgica 2000;40:187-99.
16. Millesi H. The nerve gap. Theory and clinical practice. Hand Clinics 1986;2:651-63.
17. Ogata K, Naito M. Blood flow of peripheral nerve: Effects of dissection, stretching and compression. J Hand Surg Am 11:10-4.
18. Kline DG, Hudson AR, Kim DH, Hudson AR, Kline DG. Atlas of peripheral nerve surgery. Philadelphia: Elsevier Saunders; 2013.
19. Bustamante J, Socolovsky M, Martins RS, et al. Effects of eliminating tension by means of epineural stitches: A comparative electrophysiological and histomorphometrical study using different suture techniques in an animal model. Arquivos de Neuro-Psiquiatria 2011;69:365-70.
20. Sameem M, Wood TJ, Bain JR. A systematic review on the use of fibrin glue for peripheral nerve repair. Plast Reconstr Surg 2011;127:2381-90.
21. Domínguez-Páez M, Socolovsky M. Neurorrafia directa. In: Socolovsky M, Páez MD, Bustamante JL, Costales JR, editors. Técnicas modernas en microcirugía de los nervios periféricos. Buenos Aires: Ediciones Journal; 2015. p. 102-4.
22. Daniel RK, Terzis JK. Reconstructive microsurgery. Boston: Little Brown; 1977.
23. Edshage S. Peripheral Nerve Suture. A technique for improved intraneural topography. Evaluation of some suture materials. Acta Chir Scand Suppl 1964;15:Suppl 331:1+.
24. Langley JN, Hashimoto M. On the suture of separate nerve bundles in a nerve trunk and on internal nerve plexuses. J Physiol 1917;51:318-46.
25. Langley JN. On the separate suture of nerves in nerve trunks. Br Med J 1918;1:45-7.
26. Sunderland S. The intraneural topography of the radial, median and ulnar nerves. Brain 1945;68:243-99.
27. Ito T, Hirotani H, Yamamoto K. Peripheral nerve repairs by the funicular suture technique. Acta Orthop Scand 1976;47:283-9.
28. Khodadad G. Microsurgical techniques in repair of peripheral nerves. Surgical Clinics of North America 1972;52:1157-66.
29. Clarke E, Bearn JG. The spiral nerve bands of Fontana. Brain 1972;95:1-20.
30. Ramachandran S, Midha R. Surgical repair of nerve lesions: Neurolysis and neurorrhaphy with grafts or tubes. In: Socolovsky M, Rasulić L, Midha R, Garozzo D, editors. Manual of peripheral nerve surgery: from the basics to complex procedures. New York: Thieme; 2018. p. 74-83.
31. Kato H, Minami A, Kobayashi M, Takahara M, Ogino T. Functional results of low median and ulnar nerve repair with intraneural fascicular dissection and electrical fascicular orientation. J Hand Surg 1998;23:471-82.
32. Lundborg G. A 25-year perspective of peripheral nerve surgery: Evolving neuroscientific concepts and clinical significance. J Hand Surg 2000;25:391-414.
33. van Beek A, Kleinert HE. Practical microneurorrhaphy. Orthop Clin North Am 1977;8:377-86.
34. Orgel MG. Epineurial versus perineurial repair of peripheral nerves. Clin Plast Surg 1984;11:101-4.
35. Cabaud HE, Rodkey WG, McCarroll HRJ, Mutz SB, Niebauer JJ. Epineurial and perineurial fascicular nerve repairs: A critical comparison. J Hand Surg 1976;1:131-7.
36. Young L, Wray RC, Weeks PM. A randomized prospective comparison of fascicular and epineural digital nerve repairs. Plast Reconstr Surg 1981;68:89-93.
37. Hentz VR, Rosen JM, Xiao SJ, McGill KC, Abraham G. The nerve gap dilemma: A comparison of nerves repaired end to end under tension and with nerve grafts in a primate model. J Hand Surg 1993;18:417-25.
38. Sunderland SS, Smith JW. Nerves and Nerve Injuries. 2nd ed. Churchill Edinburgh: Livingstone; 1978.
39. Jabaley ME, Wallace WH, Heckler FR. Internal topography of major nerves of the forearm and hand: A current view. J Hand Surg 1980;5:1-18.
40. Lee SK, Wolfe SW. Peripheral nerve injury and repair. J Am Acad Orthop Surg 2000;8:243-52.

41. Engel J, Ganel A, Melamed R, Rimon S, Farine I. Choline acetyltransferase for differentiation between human motor and sensory nerve fibers. Ann Plast Surg 1980;4:376-80.
42. Gruber H, Zenker W. Acetylcholinesterase: Histochemical differentiation between motor and sensory nerve fibres. Brain Res 1973; 51:207-14.
43. Szabolcs MJ, Windisch A, Koller R, Pensch M. Axon typing of rat muscle nerves using a double staining procedure for cholinesterase and carbonic anhydrase. J Histochem Cytochem 1991; 39:1617-25.
44. Kanaya F, Ogden L, Breidenbach WC, Tsai TM, Scheker L. Sensory and motor fiber differentiation with Karnovsky staining. J Hand Surg 1991; 16:851-8.
45. Gu XS, Yan ZQ, Yan WX, Chen CF. Rapid immunostaining of live nerve for identification of sensory and motor fasciculi. Chin Med J (Engl) 1992; 105:949-52.

NEURORRAFIA TERMINOLATERAL

CAPÍTULO 19

Leandro Pretto Flores

INTRODUÇÃO

A sutura terminoterminal é considerada o princípio básico da técnica de reconstrução de nervos periféricos. Objetiva o melhor alinhamento possível dos condutos axonais, seja por meio de sutura direta dos cotos do nervo lesado ou pela interposição de enxertos. Porém, a técnica demonstra limitações em determinadas situações, como nos casos em que o acesso a um destes cotos é impossível ou quando a distância entre os mesmos é muito grande, o que, em geral, acarreta em maus resultados operatórios. Nesses casos, uma alternativa que vem sendo investigada ao nível laboratorial e em algumas situações clínicas é a neurorrafia terminolateral (NRTL). Trata-se da sutura do coto distal de um nervo lesado (denominado nervo receptor) à face lateral de um nervo vizinho intacto (denominado nervo doador), permitindo que ocorra o crescimento de axônios do último em direção aos tubos endoneurais do primeiro (Fig. 19-1).[1]

Historicamente, o primeiro relato de tentativa de uso desse tipo de técnica ocorreu em 1899, quando Kennedy reportou a sutura do coto distal do nervo facial à face lateral do nervo acessório como tentativa de tratamento de espasmo hemifacial. Em 1903, Ballance utilizou dessa mesma estratégia para tratamento de um caso de paralisia facial e relatou que houve recuperação parcial da face, cuja movimentação era sempre associada ao movimento dos ombros. A NRTL foi experimentada nessa mesma época por Harris a fim de tratar casos de paralisia obstétrica do plexo braquial, com resultados desanimadores.[2]

A técnica só ganhou destaque a partir dos trabalhos de Viterbo e colaboradores que, em 1992, apresentaram os primeiros resultados de seus experimentos que demonstraram, de forma consistente, a reinervação da musculatura flexora da perna de ratos após a sutura do coto distal de um nervo fibular ao aspecto lateral do nervo tibial ipsilateral (Fig. 19-2).[3] Análises experimentais demonstraram que a NRTL permite que os fatores neurotróficos e neurotrópicos produzidos pelas células de Schwann do nervo lesado estimulem os axônios do nervo intacto a emitir prolongamentos colaterais, que então serão capazes de transpor as bainhas nervosas – endo, peri e epineuro – e acabam por reinervar os órgãos-alvo do nervo receptor.[4,5] O fenômeno de colateralização axonal é conhecido desde a década de 1950, caracterizando-se pela formação de um novo prolongamento axonal a partir do nodo de Ranvier, mais próximo à área da lesão ou de uma sutura.[6]

RESULTADOS DOS ESTUDOS EXPERIMENTAIS

Através de estudos experimentais o grupo de Viterbo comprovou, com os resultados abaixo, a eficácia da técnica:

A) Observaram resposta elétrica na musculatura previamente desnervada em 90% dos animais submetidos à NRTL.
B) As análises histológicas demonstraram grande número de fibras regeneradas em direção ao nervo fibular.
C) O peso da musculatura reinervada aproximava-se de 70% do músculo normal.[3,7]

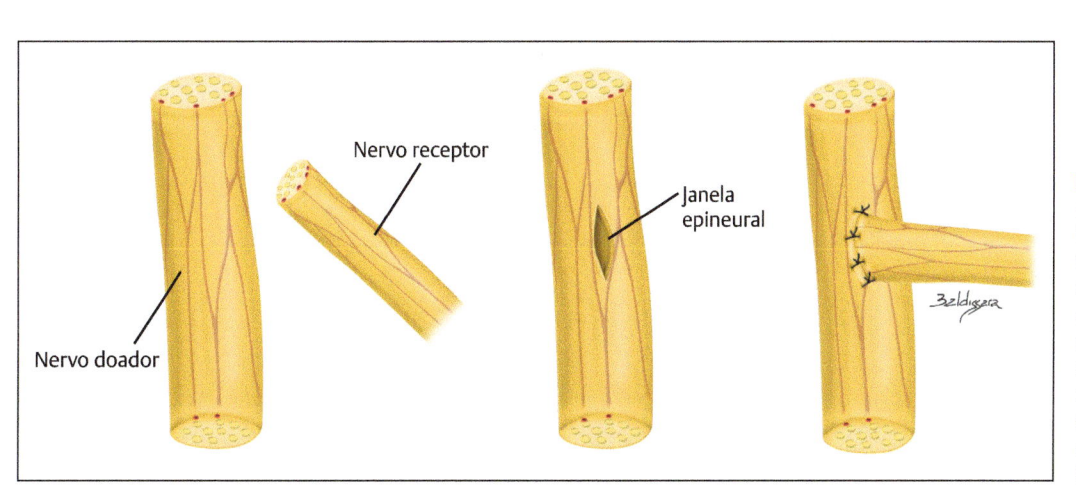

Fig. 19-1 Representação esquemática da neurorrafia terminolateral. O nervo receptor é seccionado e uma janela é confeccionada no epineuro do nervo doador. Em seguida, o coto distal do receptor é suturado à face lateral do doador, no ponto da janela epineural. (Modificada de Kovacic U, et al; 2007.)[9]

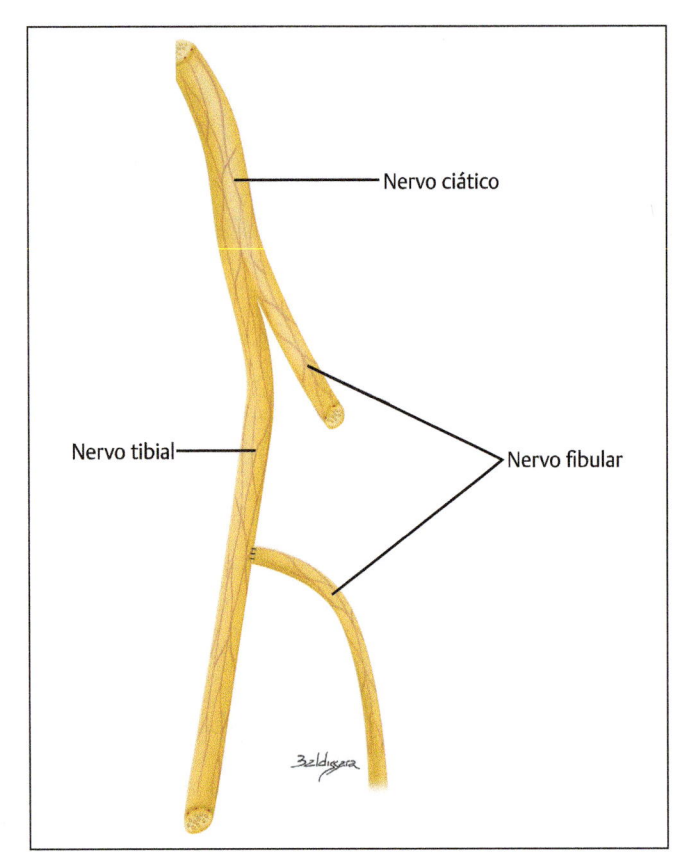

Fig. 19-2 Desenho esquemático da técnica cirúrgica empregada no trabalho original de Viterbo:[3] o nervo fibular do rato é seccionado na sua origem e suturado por uma neurorrafia terminolateral ao nervo tibial do mesmo membro.

Ainda nos anos 1990, diversos trabalhos experimentais comprovaram que a NRTL induz à colateralização de axônios tanto sensitivos quanto motores e que esses axônios em crescimento eram capazes de ultrapassar duas linhas de sutura, nos casos em que um enxerto autólogo era interposto entre os nervos doador e receptor.[5,8] O estudo de Kovacic et al. demonstrou que a maioria dos axônios sensitivos que cruzam a sutura compõe-se de fibras finas (dor), sendo que as fibras com função mecanorreceptoras (grossas) têm menor capacidade de atingir o órgão-alvo.[9]

A criteriosa análise laboratorial também permitiu comprovar a origem desses axônios. Essa questão, durante algum tempo, foi motivo de debate, visto que os estudos até então utilizavam modelos em que um ramo de um determinado nervo era suturado ao seu tronco principal, proximal ou distalmente à emergência deste ramo. Dessa forma, alguns críticos da técnica alegavam que a origem dos axônios do nervo receptor seriam as fibras nervosas que foram cortadas quando da secção do nervo e não a partir da colateralização de axônios íntegros.[10] Porém, estudos com marcação retrógrada de neurônios medulares no corno anterior da medula de ratos confirmaram que a maioria dos axônios motores de reinervação no nervo receptor procedia de neurônios intactos, no corno anterior da medula; assim como os axônios sensitivos provinham de neurônios não seccionados, cujo corpo encontrava-se localizado no gânglio da raiz dorsal.[11,12]

Do ponto de vista prático, as técnicas utilizadas para a realização da sutura terminolateral são muito variadas, havendo divergência entre os autores quanto à necessidade de confecção de janelas epineurais, perineurais ou mesmo sutura sem abertura de janelas no nervo sadio. Essa questão ainda permanece em debate, mas alguns trabalhos experimentais mostraram que:

A) As fibras nervosas têm a capacidade de transpor o endo, peri e epineuro, apesar de a regeneração nervosa ser mais intensa quando se resseca o epineuro.
B) O perineuro forma uma barreira parcial contra a difusão de fatores neurotróficos e neurotrópicos liberados pelas células de Schwann do nervo lesado e, portanto, o estímulo ao crescimento colateral induzido pelo coto distal seria mais eficaz com a confecção de uma janela perineural. Contudo, a possibilidade de lesão do nervo doador é muito maior com a ressecção do perineuro, o que seria inadmissível na prática clínica.

Outra questão prática que pôde ser avaliada em estudos laboratoriais dizia respeito aos resultados funcionais observados em animais submetidos à técnica: enquanto alguns autores observaram resultados adequados apenas quanto à reinervação sensitiva, outros reportaram reinervação motora em 80% de suas amostras, observando bons resultados funcionais em termos de força da passada e marcha em roedores.[13-17] O método empregado por cada autor é determinante em relação aos resultados, pois a escolha do nervo doador parece ser de fundamental importância para a obtenção de bons resultados do ponto de vista funcional. O modelo clássico utilizado na maioria dos trabalhos – NRTL fibular-tibial – resulta na contração simultânea de musculatura agonista e antagonista da perna. Nesses casos, as análises eletrofisiológicas e histológicas demonstram excelentes resultados, o que não é corroborado funcionalmente.[18-21] No entanto, estudando a transferência do nervo mediano ao nervo radial via NRTL (nervos de função antagônica), Papalia et al. foram capazes de demonstrar reinervação funcional da musculatura extensora dos dedos em ratos, demonstrando que, mesmo nos casos nos quais o doador possui ação antagonista, a função pode ser recuperada com o uso dessa técnica.[22] Contudo, apesar desses resultados, atualmente, em geral, recomenda-se que, visando à obtenção de melhores resultados funcionais de maneira mais consistente, o nervo doador, preferencialmente, deva ter ação agonística ao nervo receptor.[23] Um bom exemplo deste tipo de situação foi demonstrado por Schmidhammer et al., que avaliaram a reinervação da musculatura tenar através da NRTL do ramo motor tenar do nervo mediano (receptor) ao ramo profundo do nervo ulnar (doador), com interposição de enxerto, em babuínos.[24] Esses autores foram capazes de comprovar a reinervação da oposição do polegar em todos os sete animais em que a técnica foi aplicada.

RESULTADOS DE ESTUDOS CLÍNICOS

Por ser uma técnica aprimorada recentemente, existem poucos relatos do seu uso em humanos, a maioria sob a forma de séries muito pequenas ou apenas relatos de casos. Viterbo a utilizou para tratamento de paralisia facial periférica, como uma variante da técnica do *cross-face*, em que o coto proximal do enxerto foi suturado de forma terminolateral ao nervo facial doador contralateral, observando reinervação do músculo orbicular dos olhos e da musculatura facial inferior em alguns casos selecionados.[25] Esse autor também sugeriu o uso da técnica para minimizar os fenômenos disestésicos provocados pela retirada do nervo sural, confeccionando uma sutura do coto distal deste à face lateral do nervo fibular superficial ipsilateral.[16]

Há relatos do uso da NRTL para tratamento de lesões extensas do nervo mediano ou ulnar no antebraço, em que o uso da técnica convencional com interposição de enxertos acarretaria resultados operatórios ruins. Nestes casos, o nervo lesado era suturado à face lateral do nervo sadio, observando-se que a reinervação sensitiva ocorreu com maior êxito do que a recuperação motora.[6,26] Há relatos do uso da NRTL para confecção de anastomose hipoglosso-facial pela técnica de interposição de enxerto (*jump-graft*), em que o coto proximal do enxerto é suturado de maneira terminolateral ao hipoglosso.[27] Kakibushi *et al.* também empregaram a NRTL associada à técnica de *cross-face*, reportando resultados considerados satisfatórios.[18]

As duas maiores séries da literatura relatando o uso das NRTL na prática clínica apresentam resultados conflitantes. O trabalho de Memmen, desenvolvido na África do Sul, analisou os resultados de 56 pacientes com lesões variadas, envolvendo desde plexo braquial até lesões de nervos digitais, tratados exclusivamente com NRTL: concluiu que a técnica provou ser útil em situações em que não era possível o uso das técnicas habituais, podendo, inclusive, substituir o uso de enxertos muito longos em alguns casos selecionados.[14] Por outro lado, o trabalho de Pienaar *et al.* conclui o contrário: avaliando os resultados em 20 pacientes em que a técnica foi utilizada como opção, não observou evidências de recuperação em nenhum dos pacientes em que foi feito um acompanhamento adequado.[28] Os autores relatam que abandonaram esta técnica em decorrência dos maus resultados obtidos. Para uma adequada análise desses trabalhos, deve-se levar em conta que, no estudo de Pienaar *et al.*, mais da metade dos casos apresentavam lesões do plexo braquial ou lesões proximais de nervo ulnar/mediano, provocadas principalmente por ferimentos com arma branca, o que pode ter interferido nos resultados finais. Além disso, o artigo de Memmen incluiu lesões de nervo digital e o de Pienaar *et al.* os excluiu: aparentemente os nervos digitais respondem muito bem a este tipo de técnica. O único estudo clínico comparativo entre a NRTL e técnicas de reparo terminoterminal não conseguiu demonstrar recuperação funcional nos pacientes submetidos à sutura terminolateral, com resultados superiores favorecendo a técnica convencional.[26]

Quanto à sua utilização prática, atualmente a NRTL vem sendo utilizada com frequência crescente nos casos em que não há possibilidade de acesso ao coto proximal do nervo lesado, porém os resultados obtidos ainda são considerados pobres.[22,29] Uma exceção a essa regra parece ser as lesões de nervos digitais, tanto no nível da região palmar quanto em dedos, pois os trabalhos publicados sobre esse tema demonstram reinervação sensitiva na maioria dos pacientes.[30] Provavelmente esses bons resultados se devem ao fato de esses nervos serem unicamente sensitivos e, talvez, essa regra possa se estender às lesões de outros nervos também puramente sensitivos, o que ainda necessita de investigação. As mais modernas técnicas de transferência distais de nervos para recuperação sensitiva da mão em casos de lesões do plexo braquial, nervo ulnar ou mediano incluem a NRTL como parte da estratégia de reconstrução. Por exemplo, em casos de lesão do nervo mediano, é possível uma NRTL dos segundo e terceiro nervos digitais comuns ao nervo digital do quinto dedo. Ainda, em casos de lesões do nervo ulnar, o ramo cutâneo-dorsal do nervo ulnar pode ser transferido ao tronco do nervo mediano via sutura terminolateral.

Outra interessante possibilidade de uso prático da técnica seria para o tratamento de neuromas dolorosos. Existem alguns estudos laboratoriais demonstrando a possibilidade de sutura do coto distal do nervo lesado em seu próprio tronco, rodando-o posteriormente (Fig. 19-3). Dessa forma, haveria uma reorientação dos axônios, gerando neuromas menores e com o tecido de regeneração orientado de maneira mais ordenada.[31] Da mesma forma, estudos clínicos sugerem o controle da dor em pacientes em que os cotos distais dos nervos seccionados para tratamento de neuroma doloroso são suturados à face lateral de um nervo vizinho íntegro.

Millesi e Schmidhammer aplicaram a técnica de NRTL com resultados considerados favoráveis em diversas situações: nervo escapular dorsal como doador e nervo torácico longo como receptor; nervo frênico como doador e nervo musculocutâneo como receptor (com interposição de enxerto); ramo profundo do nervo ulnar como doador e ramo tenar do nervo mediano como receptor (um caso, com recuperação da oposição do polegar); nervo frênico como doador e nervo peitoral medial ou peitoral lateral como receptor (nove casos, M3 ou M4 em oito deles, sendo interpostos enxertos com comprimentos entre 8 e 10 cm).[32]

Finalmente, a sutura terminolateral pode ser utilizada como uma alternativa ao uso de enxertos muito longos, quando a distância entre os cotos ultrapassa os 20 cm. Os resultados ainda não foram adequadamente avaliados, visto o pequeno número de casos descritos para essa situação. Fernandez *et al.* relataram o uso dessa técnica para tratamento de uma lesão extensa do nervo radial, suturando o nervo interósseo posterior ao nervo mediano, que resultou em força grau M2 nos músculos extensor comum dos dedos e abdutor longo do polegar.[33] Nos casos em que a função do nervo comprometido

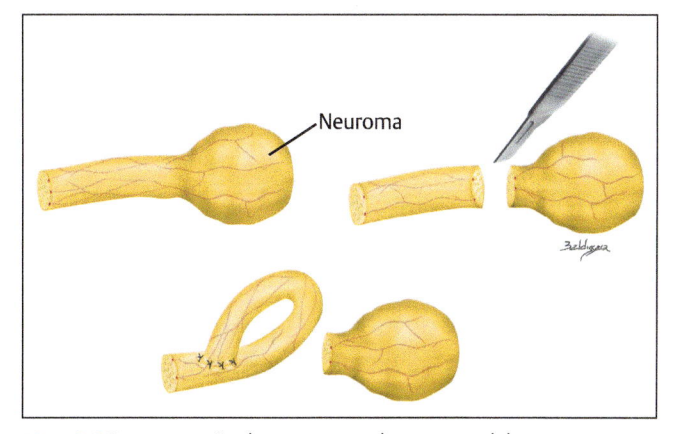

Fig. 19-3 Representação do tratamento de neuroma doloroso com a técnica de sutura terminolateral. O neuroma doloroso terminal é ressecado e o seu coto distal é rodado posteriormente e suturado à face lateral do próprio nervo (C). (Modificada de Kovacic U, *et al*; 2007.)[9]

não foi totalmente perdida e que o objetivo da cirurgia seria aumentar a força de contração de grupos musculares ainda ativos ou melhorar a percepção sensorial de uma área que ainda retém sensibilidade, poder-se-ia utilizar a variante técnica denominada neurorrafia laterolateral. Nesses casos, a face lateral do nervo com a lesão parcial seria suturada à face lateral de um nervo próximo íntegro, sem necessidade de sua transecção (Fig. 19-4).[29] A técnica deve ser realizada sempre distalmente ao local da lesão e deve-se confeccionar janelas epineurais tanto no nervo lesionado quanto no doador. Assim, o mecanismo fisiopatológico envolvido na recuperação funcional envolveria a liberação de neurotrofinas a partir do nervo íntegro e estas, por transporte retrógrado, atingiriam a região da lesão e acabariam por estimular o crescimento axonal no nervo com função parcialmente comprometida.

Nossa experiência clínica pessoal com a técnica da neurorrafia terminolateral resume-se ao tratamento das lesões do nervo ulnar localizadas acima do cotovelo. Nesses casos, optamos pelo uso de técnicas de transferências distais como alternativa de reinervação da musculatura intrínseca da mão afetada. Procedemos com a transferência do ramo distal do nervo interósseo anterior para o ramo profundo do nervo ulnar, através de uma sutura terminoterminal a fim de obter reinervação motora. Quanto à reinervação sensitiva, procedemos com a NRTL do ramo superficial do nervo ulnar à face lateral do terceiro ramo digital do nervo mediano, sem abertura de janela epineural (Fig. 19-5). Em 15 pacientes submetidos a essa técnica observamos que em 40% dos casos houve recuperação de sensibilidade protetora da área (graduada como S3 ou S4). Os resultados dessa técnica de NRTL não demonstraram diferença estatisticamente significativa em relação àqueles obtidos a partir da reconstrução do nervo ulnar com enxertos em lesões semelhantes.[34] Também empregamos a técnica em três casos de neuroma doloroso de nervos digitais, em que suturamos seu coto distal à face lateral de outro nervo digital adjacente. Os resultados observados foram considerados satisfatórios, inclusive com controle da dor ao toque do local do neuroma.

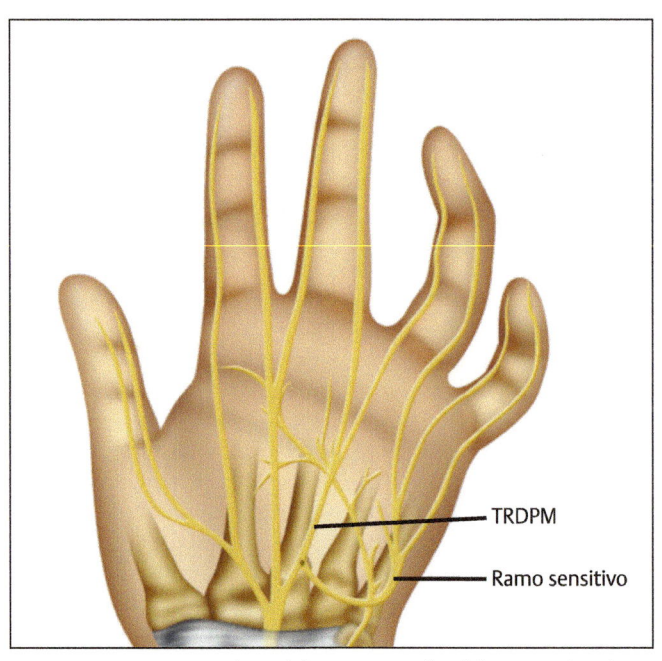

Fig. 19-5 Sutura terminolateral do ramo superficial do nervo ulnar à face lateral do terceiro ramo digital palmar do nervo mediano ao nível da mão, via neurorrafia terminolateral. TRDPM: terceiro ramo digital palmar do nervo mediano.

PONTOS VULNERÁVEIS DA TÉCNICA

Apesar do grande número de informações acumuladas a partir de resultados obtidos a nível experimental e clínico nos últimos anos, diversas questões ainda devem ser respondidas antes que o uso dessa técnica passe a ser ampliado na prática clínica, tais como:

A) Quais os efeitos da colateralização axonal sobre o nervo doador?
B) Qual ou quais o(s) mecanismo(s) de plasticidade cerebral que permite(m) que o nervo doador possa inervar dois alvos diferentes?
C) O limite de colateralização de um nervo doador é suficiente para proporcionar reinervação funcionalmente útil ao nervo receptor?
D) Qual é a *performance* funcional limite de um nervo dito "receptor"?

Os resultados funcionais com uso de enxertos de nervos relativos à técnica terminoterminal são reconhecidamente ruins em muitos casos. Os dados publicados oferecem números variados em relação à quantidade de axônios que são capazes de cruzar duas linhas de sutura, sendo que essa taxa varia entre 30-50%.[35] Os estudos experimentais demonstram que, nos casos de NRTL, o número de axônios que atravessam a sutura gira em torno de 47%.[5] Apesar dos estudos experimentais acenarem com bons resultados em termos de reinervação do nervo "receptor" em animais, a mesma *performance* ainda não pôde ser comprovada em humanos. As questões citadas anteriormente precisam ser esclarecidas e deve-se aguardar a publicação de estudos controlados com grande número de pacientes para que a técnica possa ser mais amplamente utilizada na prática clínica.

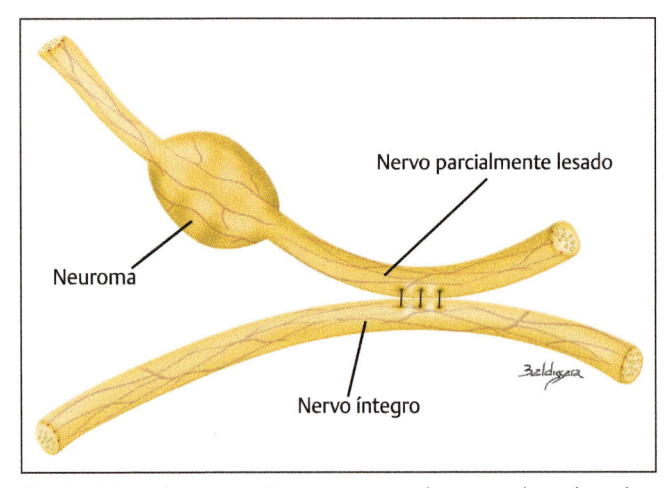

Fig. 19-4 Desenho esquemático representando a sutura laterolateral. O nervo lesado, em que há um neuroma em continuidade, mas com apenas parte de sua função comprometida, é suturado à face lateral de um nervo adjacente íntegro, sem necessidade de secção, seja do doador ou do receptor.

REFERÊNCIAS BIBLIOGRÁFICAS

1. Zhang F, Fischer KA. End-to-side neurorrhaphy. Microsurgery 2002;22:122-7.
2. Flores LP. Neurorrafia término-lateral: Uma evolução da técnica de reparo de lesões de nervos periféricos? Arquivos Brasileiros de Neurocirurgia 2006;25:66-73.
3. Viterbo F, Trindade JC, Hoshino K, Mazzoni Neto A. Latero-terminal neurorrhaphy without removal of the epineural sheath. Experimental study in rats. Revista Paulista de Medicina 1992;110:267-75.
4. Rowan PR, Chen LE, Urbaniak JR. End-to-side nerve repair: A review. Hand Clin 2000;16:151-9.
5. Viterbo F, Trindade JC, Hoshino K, Mazzoni A. Two end-to-side neurorrhaphies and nerve graft with removal of the epineural sheath: experimental study in rats. Br J Past Surg 1994;47:75-80.
6. Torigoe K, Tanaka HG, Takahashi A, Hashimoto K. Early growth of regenerating neurites in acrylamide neuropathic mice: Application of a film model. Brain Res 1997;746:269-74.
7. Viterbo F, Trindade JC, Hoshino K, Mazzoni Neto A. End-to-side neurorrhaphy with removal of the epineurial sheath: An experimental study in rats. Plast Reconstr Surg 1994;94:1038-47.
8. Lundborg G, Zhao Q, Kanje M, et al. Can sensory and motor collateral sprouting be induced from intact peripheral nerve by end-to-side anastomosis? J Hand Surg 1994;19:277-82.
9. Kovacic U, Cör A, Tomsic M, et al. Which myelinated sensory axons sprout into an end-to-side coapted peripheral nerve in the rat? Acta Neurochir Suppl 2007;100:89-91.
10. Zhang F, Cheng C, Chin BT, et al. Results of termino-lateral neurorrhaphy to original and adjacent nerves. Microsurgery 1998;18:276-81.
11. Adelson PD, Bonaroti EA, Thompson TP, Tran M, Nystrom NA. End-to-side neurorrhaphies in a rodent model of peripheral nerve injury: A preliminary report of a novel technique. J Neurosurg 2004;101:78-84.
12. Chen YG, Brushart TM. The effect of denervated muscle and Schwann cells on axon collateral sprouting. J Hand Surg 1998;23:1025-33.
13. Bertelli JA, dos Santos AR, Calixto JB. Is axonal sprouting able to traverse the conjunctival layers of the peripheral nerve? A behavioral, motor, and sensory study of end-to-side nerve anastomosis. J Reconstr Microsurg 1996;12:559-63.
14. Mennen U. End-to-side nerve suture in clinical practice. Hand Surg 2003;8:33-42.
15. Noah EM, Williams A, Jorgenson C, Skoulis TG, Terzis JK. End-to-side neurorrhaphy: A histologic and morphometric study of axonal sprouting into an end-to-side nerve graft. J Reconstr Microsurg 1997;13:99-106.
16. Viterbo F. Neurorafia término-lateral. In: Tatagiba M, Mazzer N, de Aguiar PHP, Pereira CU, editores. Nervos periféricos. Diagnóstico e tratamento clínico e cirúrgico. Rio de Janeiro: Revinter; 2003. p. 85-7.
17. Zhao JZ, Chen ZW, Chen TY. Nerve regeneration after terminolateral neurorrhaphy: Experimental study in rats. J Reconstr Microsurg 1997;13:31-7.
18. Kakibuchi M, Tuji K, Fukuda K, Terada T, Yamada N, Matsuda K et al. End-to-side nerve graft for facial nerve reconstruction. An Plast Surg 2004;53:496-500.
19. Liu K, Chen LE, Seaber Av, Goldner R v, Urbaniak JR. Motor functional and morphological findings following end-to-side neurorrhaphy in the rat model. J Orthopae 1999;17:293-300.
20. Tarasidis G, Watanabe O, Mackinnon SE, Strasberg SR, Haughey BH, Hunter DA. End-to-side neurorrhaphy resulting in limited sensory axonal regeneration in a rat model. Ann Otol Rhinol Laryngol 1997;106:506-12.
21. Tham SK, Morrison WA. Motor collateral sprouting through an end-to-side nerve repair. J Hand Surg 1998;23:844-51.
22. Papalia I, Cardaci A, d'Alcontres FS, Lee JM, Tos P, Geuna S. Selection of the donor nerve for end-to-side neurorrhaphy. J Nerosurg 2007;107:378-82.
23. Lutz BS, Chuang DC, Hsu JC, Ma SF, Wei FC. Selection of donor nerves: An important factor in end-to-side neurorrhaphy. Br J Plast Surg 2000;53:149-54.
24. Schmidhammer R, Redl H, Hopf R, van der Nest DG, Millesi H. Synergistic terminal motor end-to-side nerve graft repair: Investigation in a non-human primate model. Acta Neurochirurgica (Supplement) 2007;100:97-101.
25. Viterbo F. Novo método para o tratamento da paralisia facial: o "cross-facial nerve" com neurorrafia término-lateral. Revista da Sociedade Brasileira de Cirurgia Plástica Estética e Reconstrutora 1993;8:29-35.
26. Bertelli JA, Ghizoni MF. Nerve repair by end-to-side coaptation or fascicular transfer: a clinical study. J Reconstr Microsurg 2003;19:313-8.
27. Koh KS, Kim JK, Kim CJ, Kwun BD, Kim SY. Hypoglossal-facial crossover in facial-nerve palsy: pure end-to-side anastomosis technique. Br J Plast Surg 2002;55:25-31.
28. Pienaar C, Swan MC, de Jager W, Solomons M. Clinical experience with end-to-side nerve transfer. J Hand Surg 2004;29:438-43.
29. Yüksel F, Peker F, Celiköz B. Two applications of end-to-side nerve neurorrhaphy in severe upper-extremity nerve injuries. Microsurgery 2004;24:363-8.
30. Voche P, Ouattara D. End-to-side neurorrhaphy for defects of palmar sensory digital nerves. Br J Plast Surg 2005;58:239-44.
31. Low CK, Chew SH, Song IC, Ng TH, Low YP. End-to-side anastomosis of transected nerves to prevent neuroma formation. Clin Orthop Relat Res 1999;369:327-32.
32. Millesi H, Schmidhammer R. End-to-side coaptation: Controversial research issue or important tool in human patients. Acta Neurochirurgica (Supplement) 2007;100:103-6.
33. Fernandez E, Lauretti L, Tufo T, D'Ercole M, Ciampini A, Doglietto F. End-to-side nerve neurorrhaphy: Critical appraisal of experimental and clinical data. Acta Neurochirurgica (Supplement) 2007;100:77-84.
34. Flores L. Comparative study of nerve grafting versus distal nerve transfer for treatment of proximal injuries of the ulnar nerve. J Reconstr Microsurg 2015;31:647-53.
35. Rayment R, Poole MD, Rushworth G. Cross-facial nerve transplants: Why are spontaneous smiles not restored? British J Plast Surg 1987;40:592-7.

ENXERTOS DE NERVOS

Mario G. Siqueira • Artur Nobrega L. R. de Morais

INTRODUÇÃO

A realização da coaptação direta das terminações de um nervo seccionado nem sempre é possível. Quando a lesão é extensa e sua ressecção forma um longo intervalo entre as extremidades do nervo ou quando há grande retração dos cotos, o reparo direto não é factível ou pode resultar em grau proibitivo de tensão na linha de sutura. Há consenso de que a tensão na linha de sutura é nociva para o crescimento axonal, pois mesmo uma tensão discreta pode interferir no fluxo microvascular intraneural, comprometendo a nutrição de componentes celulares em ambas as terminações nervosas.[1] A consequência é o aumento na formação de tecido cicatricial e diminuição da qualidade da regeneração axonal.[2-4] A tensão na linha de sutura também reduz a área de secção dos fascículos, aumentando, portanto, a pressão normal do fluido endoneural.[1] Por outro lado, é importante ressaltar que mínima tensão fisiológica não é, necessariamente, nociva ao crescimento axonal, pois tais microforças mecânicas diretas podem ajudar a criar uma polarização longitudinal do coágulo de fibrina que ocorre entre as duas extremidades do nervo seccionado, fornecendo um guia de contato aos brotos axonais em crescimento. Com esse propósito, as células de Schwann dos enxertos e suas lâminas basais exercem papel essencial. A laminina, localizada na lâmina basal das células de Schwann, é conhecida por promover crescimento neurítico e liberar fatores neurotróficos.[1] Os trabalhos de Aguayo demonstraram, por técnicas isotópicas, que a maioria das células de Schwann transplantadas em tal situação sobreviverão, multiplicarão, formarão bandas de Büngner e permanecerão confinadas ao segmento enxertado.[5-7]

Embora a tensão possa ser reduzida ou anulada por diversas manobras, é consenso, com base nas considerações apresentadas acima, que as falhas na continuidade de nervos não devem ser reparadas mediante tensão, e sim com a interposição de enxertos. O enxerto de nervos fornece uma fonte de células de Schwann viáveis e tubos endoneurais vazios para que os axônios em regeneração possam cruzar o local da lesão. As células de Schwann são uma fonte imediata de fatores de crescimento do nervo, que ajudam na manutenção dos cones de crescimento no coto proximal. Para ser efetivo, o enxerto deve adquirir suprimento sanguíneo a partir dos tecidos circundantes. Foi demonstrado que as células de Schwann podem sobreviver por aproximadamente 7 dias exclusivamente às custas da difusão.[8] Enxertos de pequeno diâmetro revascularizam espontaneamente, mas enxertos de grande calibre revascularizam de modo incompleto, sofrendo necrose central com subsequente fibrose endoneural, que impede o avanço dos axônios em regeneração. Sem dúvida os resultados do reparo de nervos com a sutura terminoterminal, com única linha de sutura, geralmente são melhores que nos reparo com enxertos, onde existem duas linhas de sutura. No entanto, mesmo levando em consideração a ocorrência habitual de perda de cerca de 50% dos axônios em cada local de coaptação, o que significa que somente 25% dos axônios alcançarão o coto distal, é mais fácil a passagem dos axônios através de duas linhas de sutura sem tensão que através de uma linha de sutura com tensão exagerada. Conforme mencionado no Capítulo 18, um teste simples que avalia a viabilidade ou não de sutura direta após a ressecção da parte lesada é a passagem de uma sutura epineural pelos dois cotos, com fio 8-0. Se o fio romper ou esgarçar o epineuro na tentativa de aproximação dos cotos, a sutura direta deve ser abandonada em favor dos enxertos.

TIPOS DE ENXERTOS

Existem 4 tipos básicos de enxertos:

1. O enxerto autólogo ou autoenxerto, no qual o transplante é feito de um indivíduo para si mesmo.
2. O enxerto singênico, entre indivíduos geneticamente idênticos.
3. O enxerto alogênico ou aloenxerto, que é realizado entre indivíduos geneticamente diferentes, mas da mesma espécie.
4. O enxerto xenogênico, entre indivíduos de espécies diferentes.

Neste capítulo vamos discorrer sobre autoenxertos e aloenxertos no reparo de nervos periféricos.

ASPECTOS HISTÓRICOS

A primeira publicação sobre a utilização de enxertos em nervos foi feita por Philipeaux e Vulpian em 1863, que narraram o reparo de intervalo produzido no nervo hipoglosso em cães com interposição de segmento de nervo lingual de outro animal (aloenxerto). O resultado não pode ser adequadamente avaliado, pois todos os animais morreram pouco depois da cirurgia. Em 1870, esses mesmos autores publicaram outro trabalho utilizando o mesmo modelo animal, mas interpondo segmento do nervo lingual do próprio cão (autoenxerto). Dois meses depois conseguiram observar movimentos da hemilíngua de alguns dos cães por meio de estimulação com corrente galvânica do nervo reparado.[9] O primeiro enxerto de nervo em humanos foi realizado por Eduard Albert, cirurgião austríaco, em 1876, em paciente portador de um sarcoma envolvendo o nervo mediano.[10] O tumor e parte do nervo mediano foram ressecados e a continuidade do nervo foi reestabelecida com o enxerto de parte do nervo tibial de outro paciente, que teve seu membro inferior recém-amputado.

BASES ANATOMOFISIOLÓGICAS

O propósito de se introduzir enxertos entre as duas terminações de um nervo seccionado é oferecer guias mecânico e bioquímico, bem como meio adequado para o avanço dos brotos axonais em regeneração.[1] Nesse sentido, as células de Schwann dos enxertos e suas lâminas basais exercem papel essencial. A laminina localizada na lâmina basal da célula de Schwann promove crescimento neurítico e fatores neurotróficos são sintetizados pelas células de Schwann.

Durante os primeiros dias o enxerto sobrevive por difusão a partir de tecidos adjacente, o que torna crítica a necessidade de leito cirúrgico bem vascularizado. A partir do terceiro dia de pós-operatório o enxerto é rapidamente vascularizado.[11] Enxertos calibrosos têm dificuldade em sobreviver em razão das distâncias de difusão mais longas e revascularização retardada. Portanto, o ideal é utilizar múltiplos nervos de pequeno calibre para enxertar grandes nervos (Fig. 20-1). Sempre que possível, o leito onde o enxerto vai ser depositado e os tecidos que vão cobri-lo devem ser bem vascularizados para que a nutrição por difusão se faça da melhor forma possível.

Não existe consenso sobre qual é a extensão máxima dos enxertos posicionados entre os cotos de um nervo. Medidas como mobilização exagerada dos cotos do nervo, estiramento do nervo, encurtamento ósseo, posicionamento em flexão das articulações e redirecionamento do nervo (p. ex., transposições) foram utilizadas de forma rotineira para reduzir a distância entre os cotos, mas atualmente a maioria destas manobras é considerada obsoleta. Uma ressalva deve ser feita ao redirecionamento de nervo que, quando possível, é bastante eficiente, e à flexão articular que recentemente vem sendo novamente empregada, em casos bem selecionados, com resultados interessantes (Socolovsky M., comunicação pessoal). Considerações específicas são necessárias para cada caso individual, com base nas condições locais. Embora existam alguns relatos na literatura de bons resultados com enxertos longos de até 20 cm, é de aceitação geral que enxertos curtos e de pequeno calibre apresentam melhores resultados que enxertos longos e calibrosos.[12-14] Foi proposto que até 6-8 cm de extensão do enxerto não afeta a qualidade do resultado.[15] Deve-se ressaltar que os enxertos mais longos em geral são associados a lesões mais graves, com maior perda de tecido neural e leito cirúrgico menos sadio, o que certamente contribui para resultado negativo. Além disso, quando essas lesões extensas são muito proximais, pode haver também perda neuronal na medula espinhal ou no gânglio da raiz dorsal, agravando ainda mais a situação.[4] Nos defeitos maiores que demandam a utilização de enxertos longos reside a principal indicação para os enxertos vascularizados.[8]

Atualmente, na prática da cirurgia de nervos periféricos são utilizados dois tipos de enxertos: autoenxertos ou enxertos autólogos e aloenxertos. Os autoenxertos são utilizados em larga escala, enquanto os aloenxertos, que não apresentam recuperação equivalente à obtida com os autoenxertos, ainda são considerados experimentais.

ENXERTOS DE NERVOS AUTÓLOGOS (AUTOENXERTOS)

Esses enxertos preenchem os critérios para um condutor ideal de axônios em regeneração porque fornecem sustentação permissiva e estimulante, que inclui lâminas basais de células de Schwann, fatores neurotróficos e moléculas de adesão. Existem 4 tipos principais de autoenxertos: enxertos de troncos, enxertos vascularizados, enxertos de cabos e enxertos interfasciculares.

Enxertos de Troncos

São enxertos formados por um segmento de nervos mistos sensitivo-motores inteiros e calibrosos que é interposto entre os cotos do nervo, geralmente para reparo de um nervo proximal. Esses enxertos são associados a resultados funcionais pobres, principalmente em razão da grande espessura do enxerto e da consequente deficiência da revascularização e da nutrição por difusão pós-implante, o que redunda em fibrose interna antes que os axônios sejam capazes de regenerar por meio do enxerto.[16] Na prática, não são mais utilizados.

Enxertos Vascularizados

Os enxertos pediculados foram desenvolvidos por Strange, em 1947, e por MacCarty, em 1951.[17,18] Na cirurgia de Strange o nervo ulnar foi utilizado para reparar o nervo mediano em casos em que ambos estavam lesados e sem possibilidade de reparo por outras técnicas. Na técnica de MacCarty, o nervo fibular comum foi utilizado para cobrir longos defeitos no nervo tibial, em lesões do nervo ciático. Em 1976, Taylor e Ham relataram o primeiro enxerto vascularizado livre, usando um segmento de 24 cm do nervo radial superficial para reconstruir o nervo mediano em um caso de contratura isquêmica de Volkmann.[19] A técnica

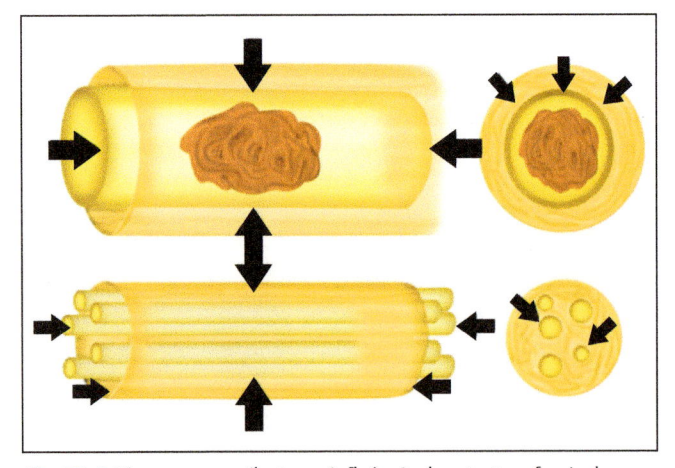

Fig. 20-1 Diagrama para ilustrar a influência da estrutura fascicular na difusão/revascularização do enxerto. A revitalização da porção central do enxerto é retardada quando as fibras do nervo são contidas em um ou dois grandes fascículos que, em razão de seu tamanho, é envolvido por uma bainha de perineuro mais espessa. Possibilidade de necrose central. Melhores chances quando os fascículos são menores. (Desenho modificado de Sunderland.)[20]

do enxerto vascularizado livre consiste em transpor o enxerto preservando sua(s) artéria(s) e veia(s) que serão devidamente anastomosadas com vasos do leito cirúrgico. A vascularização reduz a possibilidade de isquemia ao enxerto no período inicial e assegura sua nutrição contínua. Com isso, a fibrose intraneural é evitada e a regeneração axonal, assim como a possibilidade de conexão com o órgão efetor, é ampliada. A despeito dessas vantagens aparentes, os resultados dos reparos com enxertos vascularizados são conflitantes e não superam os resultados com os autoenxertos. As principais indicações clínicas ocorrem quando o leito cirúrgico é mal vascularizado (com fibrose, por exemplo), situação em que um autoenxerto não sobreviveria, e na necessidade de enxertos muito longos.[20] Na prática, contudo, os enxertos vascularizados são pouco utilizados.

Enxertos de Cabos

Técnica popularizada por Narakas, são formados por múltiplos enxertos de nervos de pequeno calibre, alinhados em paralelo, que são suturados ou colados juntos, antes da interposição entre os cotos do nervo.[21] Geralmente utilizados em grandes nervos, esses enxertos apresentam o risco de produzir vascularização precária em sua porção central pela dificuldade de nutri-la por difusão, com consequente formação de fibrose, antes que os axônios em regeneração tenham alcançado o enxerto. Por esse motivo essa técnica foi praticamente abandonada.

Enxertos Interfasciculares

Foram descritos por Millesi et al. em 1972 e consistem na interposição de segmentos de nervos cutâneos entre os cotos do nervo lesado e sua sutura cuidadosa com grupos de fascículos dissecados nos cotos proximal e distal, provavelmente correspondentes (de aspectos semelhantes). Essa técnica é a mais utilizada na prática e será descrita adiante, com maiores detalhes.[22]

A escolha do nervo ideal para ser utilizado como enxerto deve ser baseada na facilidade de sua obtenção e no menor déficit pós-operatório possível. Em tese, qualquer nervo sensitivo cutâneo pode ser utilizado como enxerto, mas deve-se evitar a utilização de nervos responsáveis pela inervação de áreas críticas (p. ex., nervos cutâneos palmares). Na prática, a escolha mais frequente é o nervo sural que, em geral, apresenta espessura apropriada e pode fornecer extensões de enxertos de até 35-40 cm em cada perna.[23] O nervo sural geralmente origina-se de ramo cutâneo do nervo tibial (nervo cutâneo sural medial) e com frequência recebe uma contribuição do nervo fibular (nervo cutâneo sural lateral). Variações anatômicas são frequentes (Fig. 20-2). O nervo apresenta poucos ramos e número variável de fascículos. Outras possíveis opções de enxertos são: nervos cutâneos mediais do braço e do antebraço, cutâneo lateral do antebraço e radial superficial, entre outros.[14] As desvantagens dos enxertos autólogos incluem morbidade do local doador e disponibilidade limitada.

Os enxertos de nervos devem ser realizados com cautela em campos operatórios com grande alteração dos tecidos moles (p. ex., queimaduras, radiação, traumas extensos), pois, em virtude da extensa fibrose associada, esses enxertos livres apresentarão menor possibilidade de sobreviver. Nesses casos, o ideal é recobrir o leito com um enxerto vascularizado de partes moles, antes ou concomitante à reconstrução do nervo.

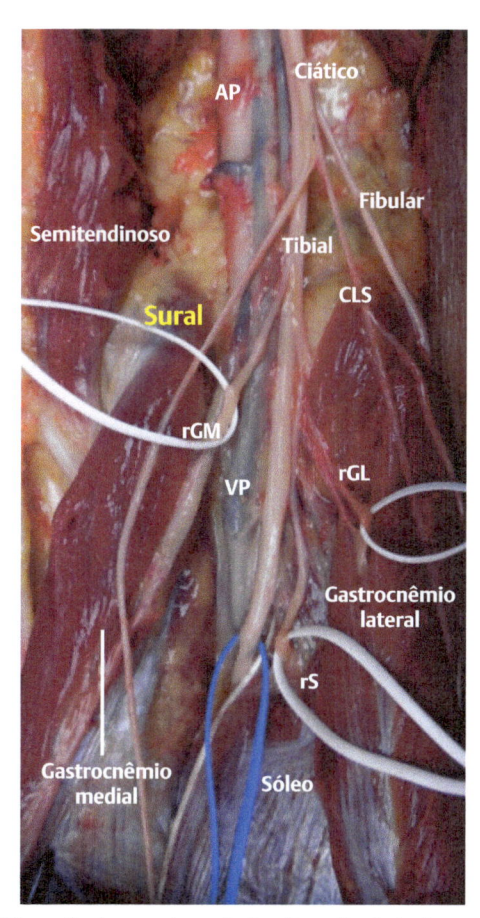

Fig. 20-2 Dissecção do aspecto posterior da região do joelho, centrada na fossa poplítea, demonstrando variação anatômica na origem do nervo sural. Observa-se o nervo sural originando-se diretamente do nervo ciático, em tronco único com o nervo cutâneo lateral da sura (CLS), sem contribuição evidente do nervo fibular. AP: artéria poplítea; rGL: ramo para o músculo gastrocnêmio lateral; rGM: ramo para o músculo gastrocnêmio medial; rS: ramo para o músculo sóleo; VP: veia poplítea.

Técnica Cirúrgica

A quase totalidade dos enxertos de nervos realizados atualmente são autoenxertos, utilizando-se a técnica descrita por Millesi em 1972, com algumas pequenas modificações.[22] A técnica consiste nos seguintes passos.

Dissecção do Nervo Lesionado

O nervo deve ser explorado por um acesso que permita a exposição da lesão e de segmentos normais do nervo, proximal e distalmente. A dissecção deve iniciar nas regiões normais, proximal e distal e, pela cuidadosa neurólise externa, estender-se para a área lesada permitindo sua exposição (Fig. 20-3).

Preparação dos Cotos

Os cotos proximal e distal devem ser meticulosamente inspecionados e qualquer porção lesada ou formação neuromatosa deve ser ressecada. As extremidades proximal e distal do nervo são seccionadas transversalmente sobre superfície sólida, com bisturi lâmina 11 (ainda sem uso), com intervalos de 1 mm, até que sejam alcançadas áreas transversas preenchidas por fascículos nervosos de aspecto sadio. No caso de

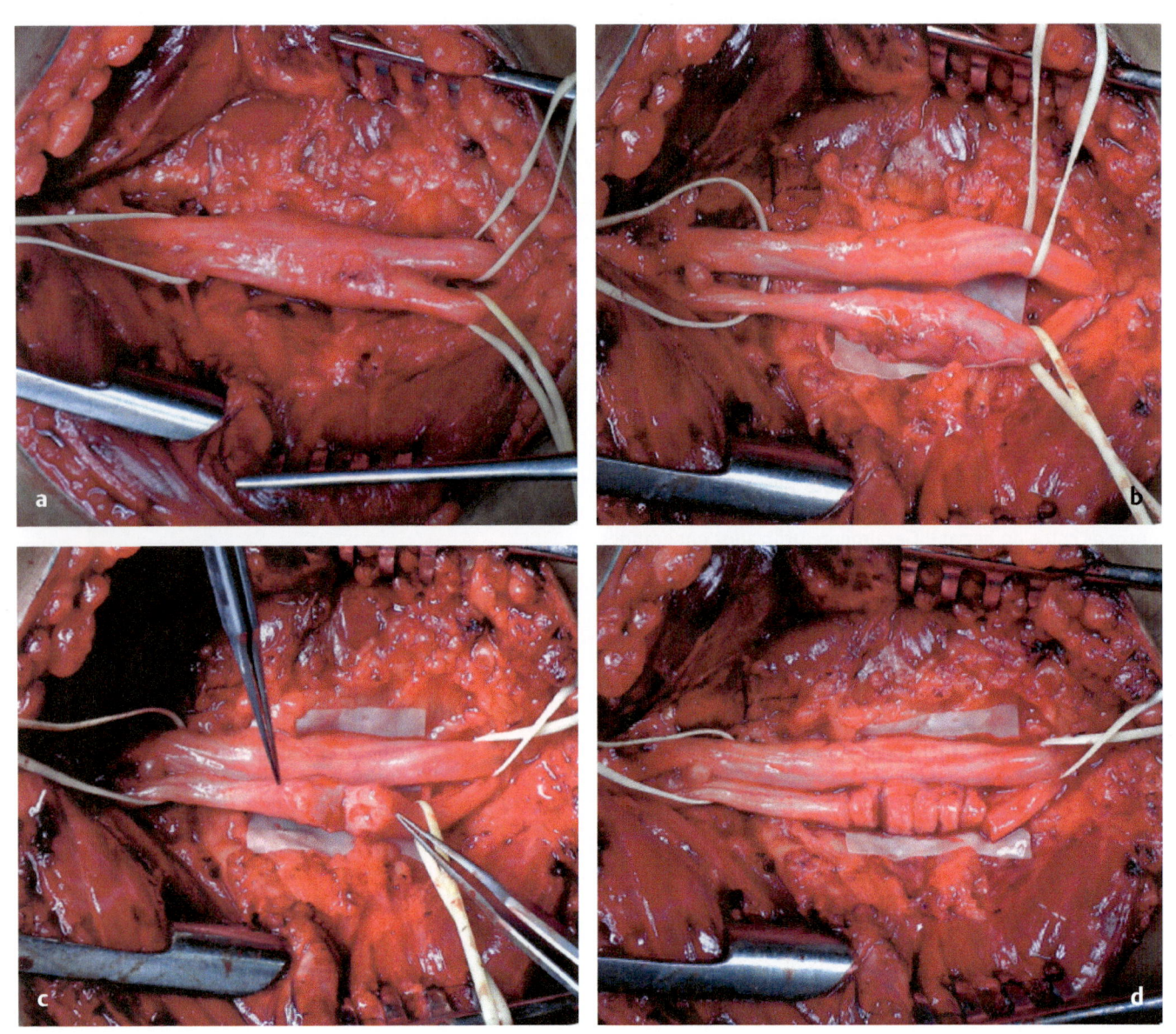

Fig. 20-3 Imagens intraoperatórias do tratamento de lesão da porção distal do nervo ciático esquerdo, em paciente com sintomatologia relacionada exclusivamente com a porção fibular. (**a**) Observa-se aumento de volume da parte mais lateral do nervo ciático, imediatamente antes de sua bifurcação. (**b**) Separação cirúrgica dos componentes tibial e fibular do nervo ciático que permitiu a nítida visibilização de neuroma em continuidade no componente fibular do nervo ciático. (**c**) Secção transversa realizada através do neuroma em continuidade demonstrando fibrose intensa e total ausência de padrão fascicular. (**d**) Realização de diversos cortes transversos, até alcançar área com fascículos viáveis. *(Continua.)*

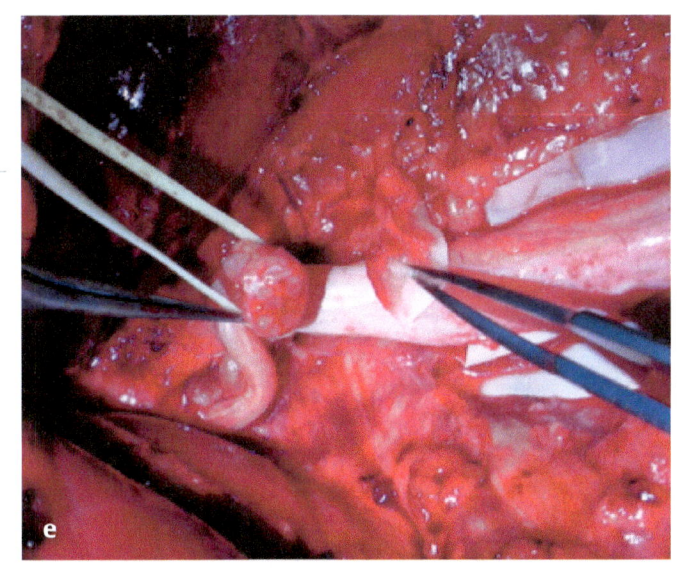

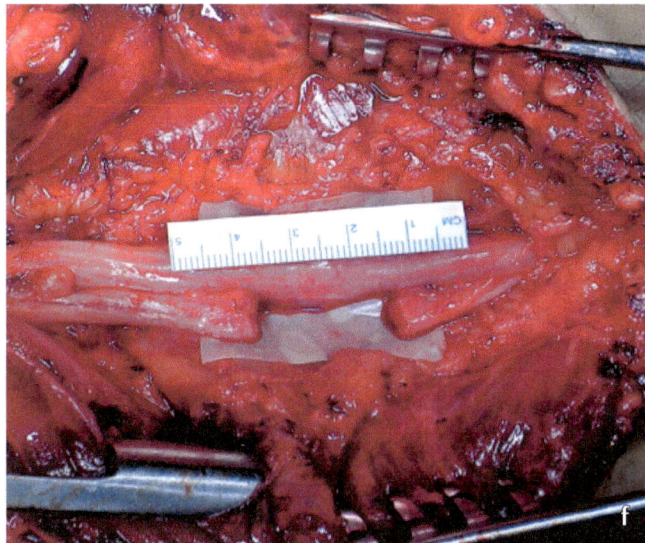

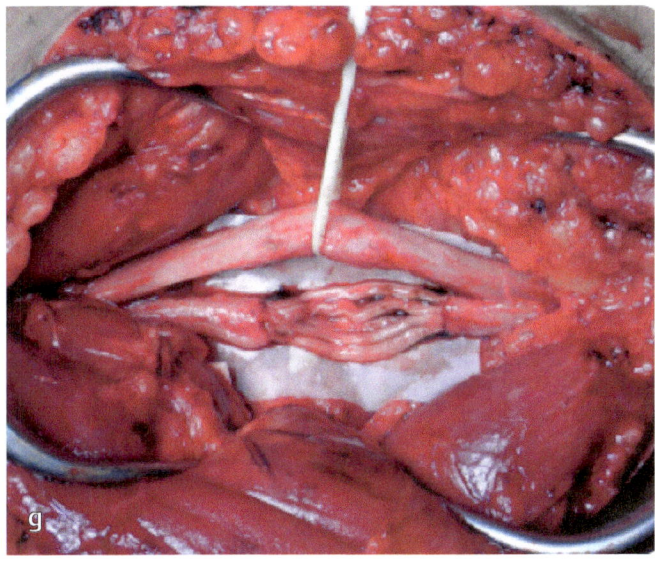

Fig. 20-3 *(Cont.)* (**e**) Demonstração de fascículos viáveis no coto proximal do nervo, após os cortes transversos. (**f**) Após ressecção de toda a lesão e demonstração de fascículos viáveis nos dois cotos, restou hiato de mais de 2 cm entre as duas extremidades do nervo. (**g**) Interposição de 5 enxertos de nervo sural entre os cotos proximal e distal do nervo.

neuromas em continuidade que não permitam a transmissão de potenciais de ação, inicia-se a secção transversa em sua parte central (Fig. 20-3c) e prossegue-se, com intervalos também de 1 mm, em sentido proximal e distal (Fig. 20-3d) até a observação de discreto sangramento a partir do nervo seccionado e da presença de fascículos viáveis (Fig. 20-3e,f). Alguns autores preconizam a dissecção dos grupos de fascículos desde áreas sadias do nervo, proximal e distal à lesão, e a secção no ponto em cada grupo perde seu aspecto sadio. Dessa forma os grupos de fascículos comprometidos serão ressecados em níveis diferentes. Em consequência, as linhas de sutura dos enxertos ocupam níveis diferentes umas das outras e esse arranjo escalonado das várias linhas de sutura evitaria a cicatriz circunferencial, o que os defensores da técnica consideram grande vantagem, pois a reação tecidual aos pontos não ocorreria no mesmo nível.[1,14] Essa técnica é pouco utilizada.

Algumas considerações importantes devem ser mencionadas em relação ao preparo para o reparo com grupo de fascículos. Os nervos periféricos são compostos por diversos fascículos que, através de repetidas divisões e fusões, formam plexos ao longo de todo o nervo. Os conceitos clássicos da topografia fascicular intraneural definidos por Sunderland tiveram forte influência no manejo de lesões de nervos.[20] Esse autor demonstrou que o arranjo dos fascículos no corte transverso do nervo altera-se de milímetro a milímetro ao longo de sua extensão e que cortes transversos de um nervo examinado em diferentes níveis apresentam aspectos bem diferentes. Essas modificações no padrão fascicular seriam decorrentes de divisões repetidas, migrações de feixes e intercomunicações (Fig. 20-4). Ainda segundo esse autor, a extensão mais longa, em qualquer nervo, de um padrão fascicular constante é de até 50 mm, mas que na média a extensão de um padrão fascicular constante varia de 0,25 a 5 mm. Sunderland enfatizou ainda que, nas porções mais proximais dos nervos, a maioria dos fascículos individuais contém fibras representativas da maioria dos ramos periféricos e que, em níveis mais distais, ocorre um reagrupamento gradativo das fibras, em que ramos individuais tornam-se identificáveis e passam a ocupar diferentes fascículos. Além disso, mesmo quando as fibras se misturam,

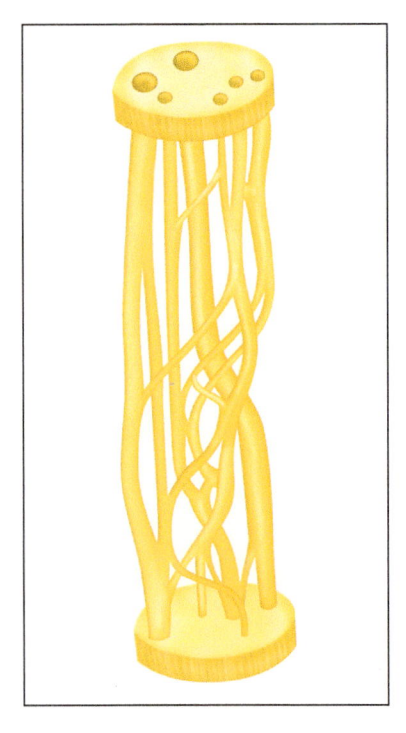

Fig. 20-4 Diagrama representando a formação de plexo fascicular em segmento de 3 cm de um espécime do nervo musculocutâneo no braço. (Modificada de Sunderland).[20]

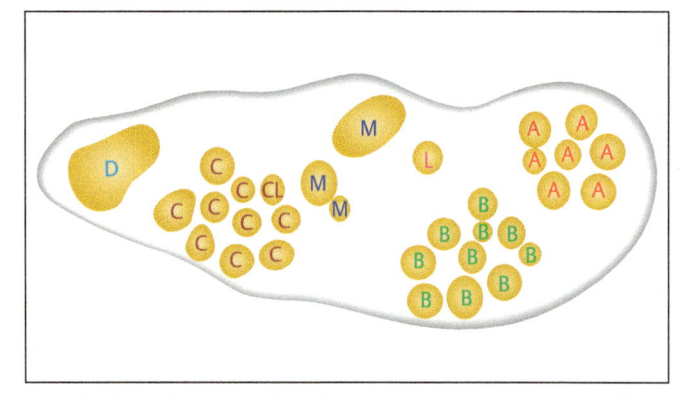

Fig. 20-5 Desenho esquemático de corte transverso do nervo mediano ao nível do punho demonstrando o posicionamento das fibras nervosas. A, B, C: Fibras cutâneas do terceiro, segundo e primeiro espaços digitais, respectivamente; D: fibras cutâneas do aspecto radial do polegar; L: fibras dos músculos lumbricais; M: fibras dos músculos tênares. (Modificado de Sunderland.)[20]

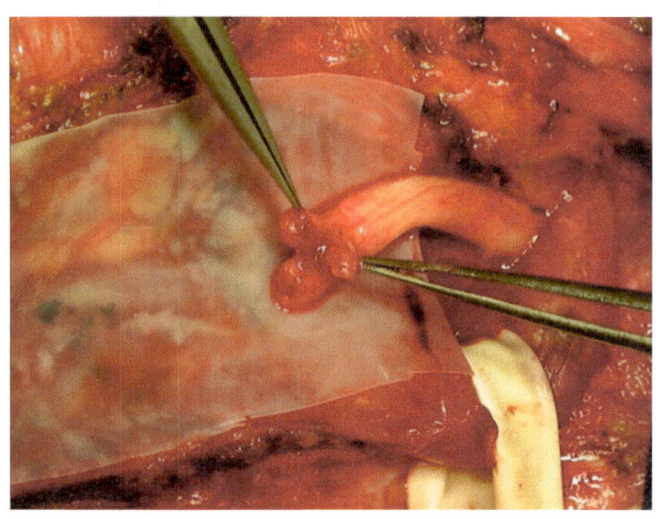

Fig. 20-6 Aspecto digitiforme da extremidade do nervo, após dissecção intraneural para separar os grupos de fascículos.

persistem no mesmo quadrante por longas distâncias. Alguns dos conceitos de Sunderland foram contestados por Jabaley *et al.* que dissecaram troncos nervosos mais distais, no antebraço.[24] Esse autor comprovou as observações de Sunderland de que unidades funcionais persistem localizadas no mesmo quadrante de troncos nervosos por consideráveis distâncias, mas concluíram que as trocas de fibras entre fascículos não seriam tão intensas quanto a descrita por Sunderland. Os resultados dos estudos desses dois autores atestam que, embora existam alterações na topografia fascicular intraneural ao longo do curso do nervo, a mudança do padrão fascicular não reflete, necessariamente, uma contínua redistribuição de unidades funcionais no nervo. Ao contrário, parece que unidades funcionais definidas podem permanecer no mesmo quadrante de um nervo periférico por longas distâncias e que ramos originados de um tronco principal podem ser isolados e seguidos por longas distâncias, proximalmente. Isso apoia o conceito de que é possível conectar-se unidades funcionais correspondentes em diferentes níveis de um tronco nervoso com enxertos, mesmo se houver certa distância entre as terminações do nervo e que seus respectivos padrões fasciculares observados nas áreas de secção transversa sejam diferentes.[1] Por isso a meta não é a coaptação entre fascículos individuais, mas entre grupos de fascículos, que mantêm uma constância por distâncias maiores. O conhecimento da topografia, conforme descrito por Sunderland[20] (Fig. 20-5, já apresentada no Capítulo 18) auxilia na tentativa de coincidir grupos de fascículos proximais e distais.

A dissecção dos grupos de fascículos tem início com a incisão longitudinal do epineuro externo e sua ressecção pela distância de 0,5 a 1 cm a partir das bordas dos cotos. Em seguida, através da ressecção por dissecção cortante do epineuro interno e de todo eventual tecido fibrótico presente, os grupos de fascículos são separados, resultando no aspecto digitiforme nas extremidades do nervo (Fig. 20-6). Os grupos de fascículos devem ser cuidadosamente inspecionados sob magnificação para assegurar sua viabilidade. Em tese, os grupos de fascículos motores e sensitivos devem ser combinados da forma mais precisa possível, mas isso só é possível nas porções mais distais dos grandes nervos. A combinação em geral é feita entre os grupos de fascículos de aspectos mais semelhantes. Nos nervos polifasciculares sem arranjo em grupos, os fascículos são distribuídos de forma aleatória sobre a área de corte transverso, arranjo particularmente comum nos segmentos mais proximais do nervo. Nesses casos em que grupos de fascículos não podem ser identificados, cada setor do corte transverso deve receber um ou mais enxertos de nervo, até que toda a superfície seja coberta. Essa técnica é denominada enxerto setorial de nervo.[25]

Retirada do Enxerto

O enxerto só deve ser retirado depois que o nervo lesado for exposto, a extensão da lesão for definida e a extensão da falha entre os cotos preparados puder ser mensurada. Na escolha do enxerto deve-se considerar a morbidade decorrente de sua retirada. O déficit funcional resultante deve ser aceitável e limitado às áreas sensitivas não críticas. Deve-se evitar a retirada de nervos para enxertos próximos à área da lesão para não aumentar muito a zona de denervação provocada pela lesão: por exemplo, o nervo sural ipsilateral não deve ser utilizado para o reparo de lesão baixa do nervo tibial, pois contribuirá para a denervação da pele do calcanhar. Além disso, a escolha do nervo para enxerto deve levar em consideração a extensão do intervalo entre os cotos, a área de secção transversa do nervo receptor, a disponibilidade de nervos doadores para aquela lesão em particular e a preferência do cirurgião. Embora o nervo sural geralmente seja o doador escolhido, existem diversos outros nervos cutâneos que também podem ser utilizados, como os nervos cutâneos medial e lateral do antebraço, os ramos terminais dos nervos interósseos anterior e posterior, o ramo cutâneo dorsal do nervo ulnar e o nervo radial superficial.[26] Diversos outros nervos foram mencionados na literatura como possíveis doadores para enxertos, mas os descritos a seguir são os mais frequentemente utilizados.

Nervo Sural

O nervo sural pode ser um ramo exclusivo do nervo tibial (20% dos casos), representado pelo nervo cutâneo sural medial, mas em 75% dos casos é formado pela união do nervo cutâneo sural medial com o ramo comunicante fibular (nervo cutâneo sural lateral), que ocorre de 11 a 20 cm proximal ao maléolo lateral. Em somente 5% dos casos o ramo comunicante fibular é predominante.[27] A partir de sua origem, o nervo sural segue distalmente entre as duas cabeças do músculo gastrocnêmio. Persiste subfascial até a junção musculotendínea do músculo gastrocnêmio, situada aproximadamente 16 cm proximal ao maléolo lateral. Nesse ponto perfura a fáscia, torna-se superficial e direciona-se ao tornozelo, geralmente superficial e próximo à veia safena parva.[27] O nervo sural é o mais frequentemente utilizado como enxerto pela extensão disponível (até 35-40 cm), pelos seus poucos ramos desde a fossa poplítea até o tornozelo e pelo pequeno déficit residual que a sua retirada provoca, com área de dormência no aspecto posterior e lateral do terço inferior da perna e no aspecto lateral do pé e calcanhar, que diminui com o tempo.[8,28] O diâmetro do nervo sural varia de 2,5-4 mm em sua porção mais proximal a 2-3 mm em sua porção mais distal.[29] Não existe consenso sobre o número habitual de fascículos no nervo sural, com relatos que variam desde 1 a 18 fascículos, sendo mais numerosos nas porções mais distais do nervo.[29-33] Quando o paciente está em decúbito ventral a exposição do nervo sural é simples. No entanto, quando o paciente está em decúbito dorsal (maioria das vezes) essa exposição é um pouco mais trabalhosa. A perna é fletida cerca de 70 graus, mantendo o pé apoiado sobre a mesa cirúrgica, com quadril fletido e o tornozelo em extensão. Um lençol dobrado posicionado sob a região glútea roda o membro inferior internamente, o que facilita a exposição. A retirada do nervo pode ser realizada por duas técnicas: (1) a técnica clássica na qual uma longa incisão longitudinal que começa no tornozelo, na metade da distância entre o maléolo lateral e a margem lateral do tendão calcâneo (Aquiles) e estende-se superiormente no sentido da porção média da panturrilha, até alcançar a prega do joelho (Fig. 20-7a) ou (2) de forma menos invasiva, por meio de diversas pequenas incisões transversas (Fig. 20-7b). Na segunda técnica é exercida leve tração na porção distal do nervo através da primeira incisão transversa, que provoca discreta elevação da pele, permitindo perceber seu trajeto proximal do nervo e, assim, posicionar outras incisões. Alguns autores acreditam que no segundo método o nervo sural pode ser danificado pela tração necessária para retirá-lo. Damos preferência, na maioria dos casos, à incisão vertical. Seja qual for a incisão adotada, o importante é que o nervo doador seja retirado com delicadeza para evitar sua lesão. O nervo sural geralmente está localizado adjacente à veia safena parva e, depois de isolá-lo, uma fita de silicone (p. ex., *vessel loop*) é passada ao seu redor. Essa fita é gentilmente tracionada e o nervo pode ser palpado mais proximalmente, indicado a direção a ser seguida pela incisão cutânea. Inicialmente o nervo tem que ser dissecado somente da gordura subcutânea, mas à medida que a dissecção estende-se mais proximalmente na panturrilha, há necessidade de incisar a fáscia do músculo gastrocnêmio. Ramos do nervo são seccionados próximo ao tronco principal. A manipulação do nervo sural deve ser a mais delicada possível para evitar lesão por estiramento do nervo, de seus ramos ou de seus nervos de origem (tibial e fibular). A retirada do nervo sural para enxertia também pode ser assistida por endoscopia (Fig. 20-7c). Os defensores da técnica asseguram que é confiável, mais rápida, menos traumática (duas pequenas incisões), mais segura e com menor comprometimento estético que a técnica cirúrgica convencional.[34,35] No entanto, o equipamento para realizá-la é dispendioso e nem sempre está disponível. Uma última opção é utilizar um instrumento *stripper*, idealizado a partir dos instrumentos *stripper* para tendões.[36,37] Na prática, esses dois últimos métodos para a retirada do nervo sural são pouco empregados.

Nervo Cutâneo Medial Do Antebraço

Este nervo origina-se do cordão medial ou do tronco inferior e posiciona-se medialmente no braço, adjacente à veia basílica, sob a fáscia do braço. Na porção média do braço o nervo perfura a fáscia e logo em seguida se divide. O ramo anterior, mais calibroso e com cerca de 20 cm de extensão, segue anteriormente à veia basílica, cruza o cotovelo entre o epicôndilo medial e o tendão do bíceps e segue superficial ao músculo flexor ulnar do carpo para terminar cerca de 10 cm proximal ao punho. O ramo profundo passa obliquamente ao longo do lado medial da veia basílica no sentido do aspecto posterior do antebraço e segue distalmente pelo seu lado ulnar originando pequenos ramos cutâneos. Apesar de ambos os ramos do nervo cutâneo medial do antebraço poderem ser empregados na enxertia, a utilização de todo o nervo produz dormência residual que pode não ser bem tolerada pelos pacientes. O ideal é utilizar o ramo anterior e preservar o ramo posterior, responsável pela sensibilidade da borda ulnar do antebraço.[1]

Nervo Cutâneo Lateral do Antebraço

Essa continuação cutânea do nervo musculocutâneo é utilizada como enxerto principalmente quando existe dano irreparável ao nervo musculocutâneo. O nervo tem trajeto justo lateral ao tendão do músculo bíceps e pode ser localizado no plano entre os músculos bíceps e braquial, na porção inferior do braço. Fornece cerca de 10 cm de nervo útil para enxerto.

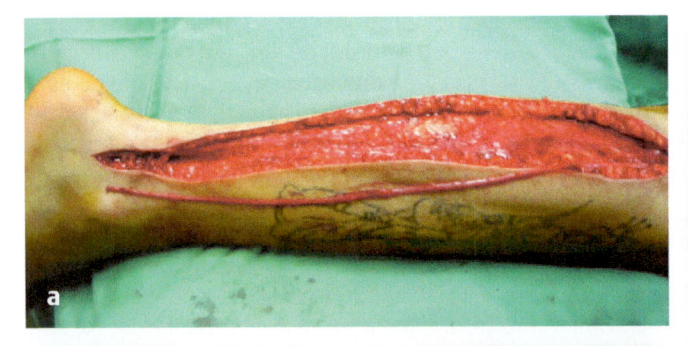

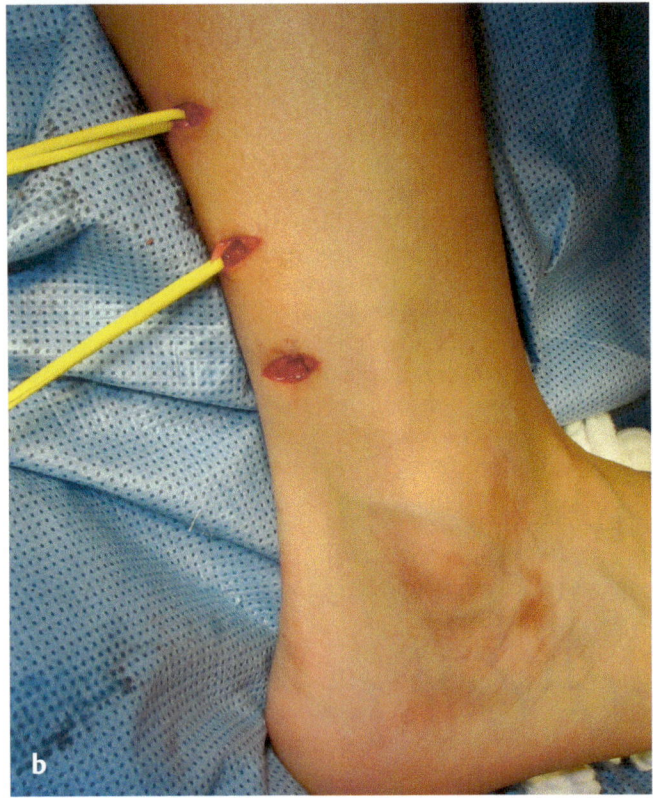

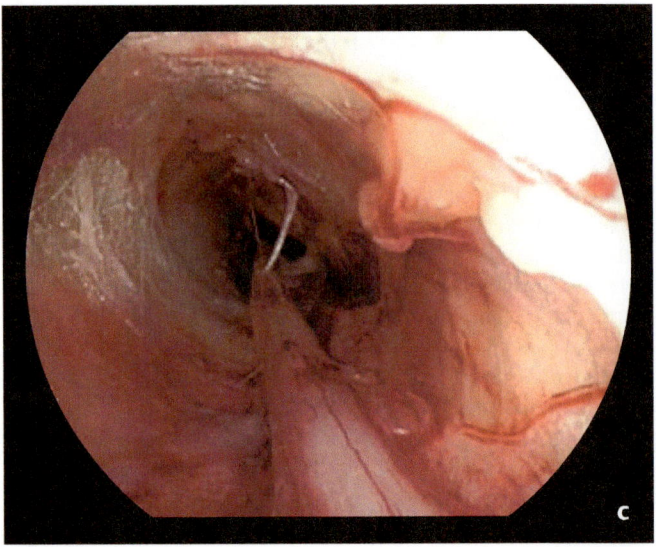

Fig. 20-7 Técnicas para retirada do nervo sural. (**a**) Incisão longitudinal contínua longa; (**b**) múltiplas incisões transversas pequenas; (**c**) assistência por endoscopia. (Imagem **c** cedida pelo Prof. Martjin Malessy, Leiden, Holanda, que autorizou sua reprodução.)

Nervo Interósseo Anterior

A porção terminal deste nervo fornece propriocepção à cápsula articular do punho. O nervo localiza-se próximo à artéria interóssea anterior, na superfície anterior da membrana interóssea, profundamente ao músculo pronador quadrado.

Nervo Interósseo Posterior

A porção terminal deste nervo também fornece propriocepção à cápsula articular do punho. O nervo é localizado próximo à artéria interóssea anterior, profundamente ao quarto compartimento extensor, na superfície dorsal da membrana interóssea e próximo ao tubérculo de Lister, onde o tendão do músculo extensor longo do polegar atua como polia. Para sua retirada é necessário seccionar o retináculo extensor. Esse nervo tem de 1 a 4 fascículos e sua extensão máxima até a saída do ramo motor para o músculo extensor longo do polegar é de 5 a 7 cm. Sua retirada não provoca déficit sensitivo ou motor.

Ramo Cutâneo Dorsal do Nervo Ulnar

Apesar de ter tamanho e comprimento apropriados para ser utilizado como enxerto de nervos digitais, este nervo raramente é utilizado para tal propósito. Tem origem do nervo ulnar cerca de 5 cm proximal ao punho e segue distalmente, coberto pelo músculo flexor ulnar do carpo. A seguir segue ao longo do aspecto dorsomedial do punho e da mão antes de dividir-se em dois ou três ramos digitais dorsais. A área de perda sensitiva corresponde ao aspecto ulnar dorsal do carpo e das porções proximais dos dedos anelar e mínimo. Fornece de 4 a 6 cm de nervo para enxerto.

Nervo Radial Superficial

O nervo radial é identificado entre os músculos braquiorradial e braquial na região do cotovelo. Nessa região, ou um pouco mais distal, o nervo se divide e seu ramo superficial é identificado. Esse ramo segue distalmente sob o músculo braquiorradial e, próximo do punho, superficializa e se ramifica

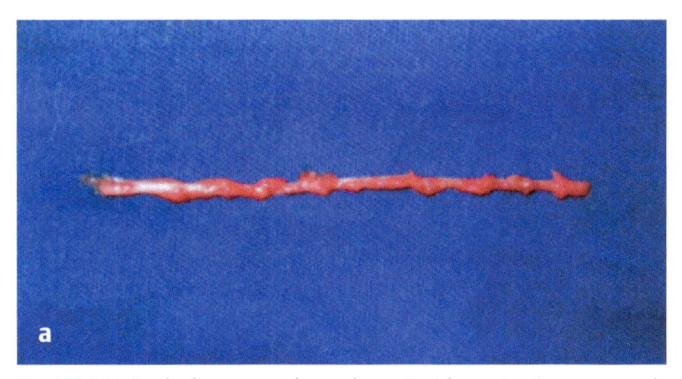

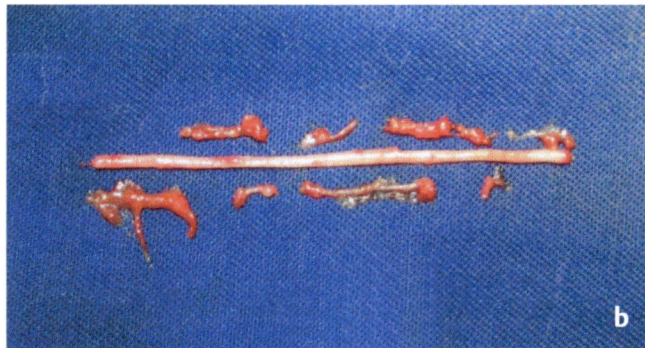

Fig. 20-8 Retirada do excesso de gordura e tecido conjuntivo que envolve o enxerto para minimizar os obstáculos que possam dificultar o período inicial de nutrição por difusão. (**a**) Antes da retirada; (**b**) depois da retirada.

em seus ramos terminais. No adulto o nervo radial superficial pode fornecer enxerto de até 20-25 cm de extensão. Após a obtenção do enxerto, o excesso de partes moles (gordura e tecido conjuntivo) que envolve o nervo deve ser retirado com técnica microcirúrgica, para evitar qualquer obstáculo que possa dificultar o período inicial de nutrição por difusão (Fig. 20-8a,b). O enxerto deve ser mantido em solução salina estéril e deve ser manuseado com cuidado para evitar lesão. Depois de retirados, os enxertos de nervos autólogos sofrem degeneração walleriana; portanto, funcionam somente como guia mecânico, criando excelente estrutura de suporte para os axônios em crescimento.[38]

Adequação dos Enxertos

O número e comprimento dos enxertos dependerá das dimensões do nervo comprometido e da extensão da lesão, devendo sempre ser lembrado que os enxertos de pequeno diâmetro são associados a melhores resultados, pois os mais calibrosos podem ter a vascularização de suas porções mais centrais comprometida, com consequente necrose e formação de mais cicatriz. A distância entre os cotos é mensurada e o nervo doador é seccionado em diversos segmentos, cerca de 10-15% mais longos que a referida distância (Fig. 20-9). Essa extensão adicional é necessária para sobrepujar a retração do enxerto que ocorre em decorrência de sua elasticidade natural e do depósito de tecido fibroso na sua porção central consequente à isquemia relativa que o enxerto sofre no período inicial de incorporação, evitando a tensão nas linhas de sutura.

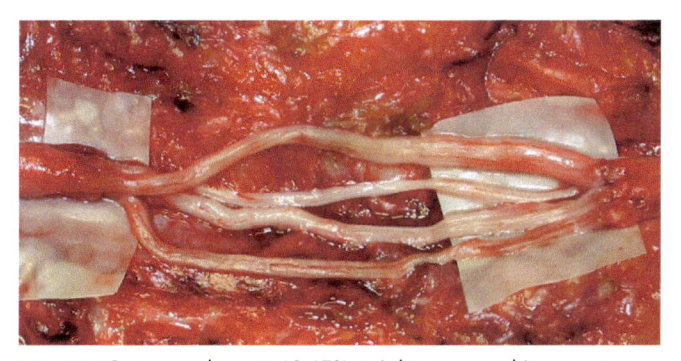

Fig. 20-9 O enxerto deve ser 10-15% mais longo que o hiato entre os cotos do nervo, para evitar tensão nas linhas de sutura após a retração natural do enxerto.

Posicionamento dos Enxertos

Após a ressecção do tecido lesado nas extremidades dos cotos, o enxerto é posicionado entre os cotos. É recomendável que a posição do enxerto deva ser invertida para evitar a dispersão de axônios através dos ramos do nervo e direcionar o máximo de axônios para o interior do coto distal. Se o nervo lesado tiver diâmetro maior que o do enxerto, diversos cabos são dispostos em paralelo para reconstruir o nervo. Os enxertos são posicionados de forma a cobrir a área dos grupos de fascículos (Fig. 20-3g). Conforme já mencionado, essa técnica, denominada enxertos interfasciculares de nervos, foi descrita por Millesi em 1972 e propicia uma via direta entre fascículos para a regeneração, sendo o método mais utilizado na prática.[22] A possibilidade de se conseguir coincidir fascículos proximais e distais semelhantes é mais provável em lesões de nervos mais distais, onde os grupos de fascículos são mais bem definidos. O conhecimento da topografia interna dos cotos proximal e distal facilita a precisão da coaptação.

Coaptação dos Enxertos

Alguns autores preferem suturar todos os enxertos no coto proximal antes de proceder à coaptação no coto distal, mas a maioria sutura as duas extremidades de cada enxerto por vez.[39] Os enxertos são coaptados com suturas de náilon monofilamentar 10-0 ou 9-0, com agulha cilíndrica, sob magnificação (Fig. 20-10a). Cada sutura atravessa o epineuro interno/perineuro dos grupos de fascículos e o epineuro dos enxertos. Um a dois pontos geralmente são suficientes. A coaptação adequada dos enxertos também é possível com o uso de adesivo de fibrina, desde que a tensão seja completamente abolida (Fig. 20-10b). Essa técnica reduz o tempo cirúrgico e apresenta resultados semelhantes às suturas.[21] Pequena quantidade do adesivo de fibrina que se interponha na linha de sutura aparentemente não impede a passagem dos axônios em regeneração, mas o uso exagerado do adesivo ao redor dos enxertos deve ser evitado, pois pode agir como barreira ao processo de difusão e revascularização. A utilização associada de pontos e adesivo de fibrina para conectar os enxertos interfasciculares diminui o número de pontos necessários e, com isso, minimiza o trauma no nervo, e, no enxerto, reforça o reparo e resulta em coaptação imediata. Somos adeptos dessa técnica.

A grande vantagem da técnica dos enxertos interfasciculares sobre os enxertos de cabos é o contato de toda a su-

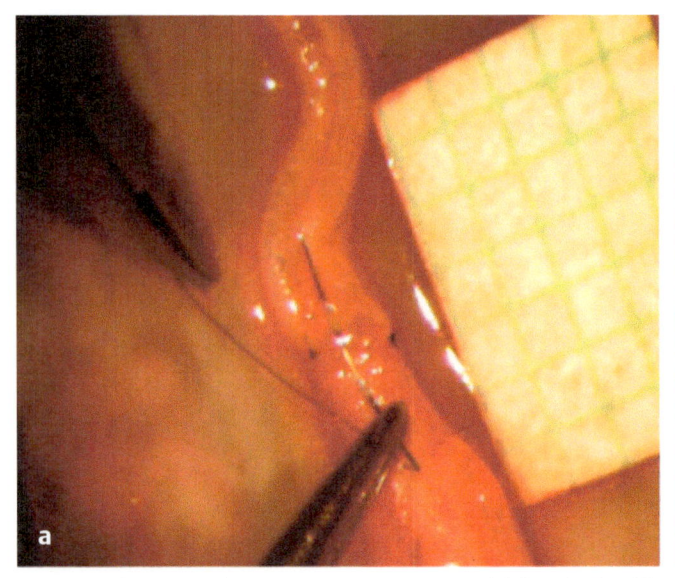

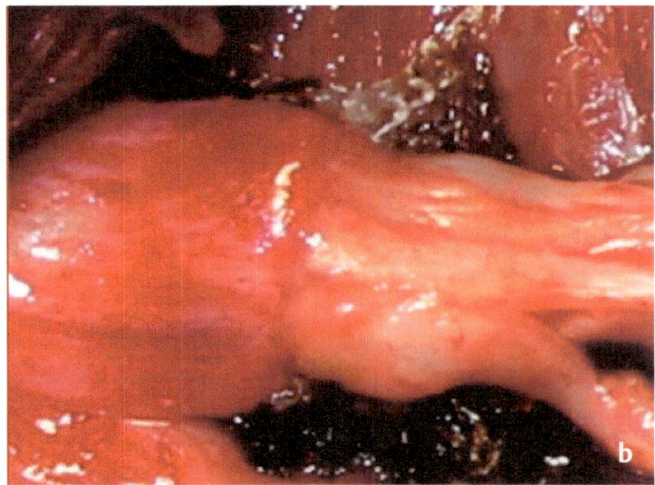

Fig. 20-10 Coaptação do enxerto ao nervo receptor. (**a**) Com fio de náilon 10-0 (agulha cilíndrica); (**b**) com adesivo tecidual (cola de fibrina).

perfície do enxerto com os tecidos adjacentes, o que permite sua melhor vascularização. Deve ser lembrado que os reparos de nervos devem ser isolados por tecido sadio de tendões ou músculos lacerados e de ossos descobertos. A sutura de sinóvias, gordura ou músculos sadios sobre os reparos ajuda a estabilizá-los. Da mesma forma, a pele que os recobre também deve ser sadia, pois cicatrizes extensas ou enxertos de pele induzem fibrose severa, que pode comprimir os enxertos.

Conforme descrito anteriormente, os *neuromas em continuidade* com perda funcional completa são tratados com a ressecção do neuroma e interposição de enxertos entre os cotos do nervo. No entanto, quando existe alguma função residual, o tratamento é mais complexo. Nessas situações alguns fascículos são lesados e envolvidos por fibrose, sem chance de recuperação, enquanto outros apresentam função normal. O cirurgião deve executar uma neurólise interna sob magnificação partindo das porções normais do nervo e direcionando-se centralmente para a lesão. Essa manobra, com o auxílio de métodos eletrofisiológicos, permite, na maioria dos casos, separar os fascículos funcionantes dos não funcionantes. Um potencial de ação que geralmente é registrável nos fascículos sadios está ausente nos lesados. Os fascículos não funcionantes devem ser ressecados até que se alcance área de anatomia fascicular normal e reparados com enxertos, empregando a técnica interfascicular descrita anteriormente, enquanto os fascículos intactos, com função mantida, devem ser somente submetidos à neurólise (Fig. 20-11). Essa técnica é descrita na literatura inglesa como *split-repair*.[40]

Outra situação que demanda técnica especial de reparo é a perda da terminação nervosa distal próxima ao músculo. Nesses casos a única opção é a reinervação muscular direta descrita por Brunelli.[41] Essa técnica consiste na utilização de enxertos de nervos que conectam o coto proximal do nervo diretamente com o interior do músculo. O enxerto é dividido no maior número de fascículos possível e cada fascículo é inserido sob o epimísio, no interior do músculo. O epineuro é então suturado à fáscia do músculo para manter

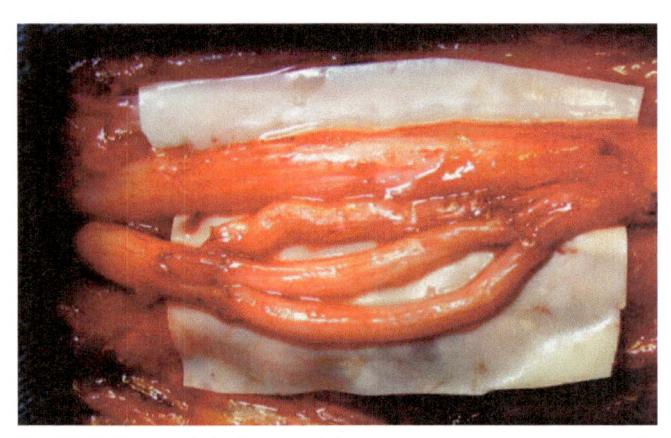

Fig. 20-11 Reparo de lesão parcial de nervo com enxertos, preservando os fascículos viáveis (*split repair*).

o posicionamento do enxerto. A sensibilidade à acetilcolina disseminada por todo o músculo faz com que o músculo desnervado aceite nova inervação, com a formação de novas junções mioneurais.[8]

Ao término de qualquer tipo de reparo de nervo é importante inspecionar cuidadosamente os enxertos e as linhas de sutura para certificar-se de que nenhuma coaptação foi comprometida enquanto se realizava outra. Também é da maior importância que ao término do reparo o membro operado seja mobilizado em toda sua amplitude para a certificação de que a movimentação não acarretará tensão nas coaptações nos cotos proximal e distal.

A retirada do enxerto sacrifica um nervo sensitivo funcionante produzindo perda sensitiva. Além disso, ocorre cicatrização no local da retirada e há o risco de infecção e de formação de neuroma doloroso. Para evitar a formação de um neuroma doloroso residual, o nervo seccionado deve ser posicionado sob uma fáscia, entre os músculos, mesmo que se necessite somente de um pequeno segmento para enxerto.[28,42]

ALOENXERTOS

Os aloenxertos apresentam diversas vantagens clínicas em potencial: os enxertos podem ser armazenados, não há necessidade de sacrificar um nervo doador e o procedimento cirúrgico para sua implantação é menos demorado porque não há necessidade de se retirar o enxerto. Contudo, os aloenxertos não são tão efetivos quanto os autoenxertos, principalmente por causa da resposta imunológica no hospedeiro. Os principais antígenos do nervo alógeno estão presentes nas células de Schwann e nas bainhas de mielina.[43,44] As células de Schwann do enxerto incitam uma resposta dos linfócitos T e a produção de complexos de histocompatibilidade que induzem à rejeição.[45] Embora o tecido nervoso alogênico seja um dos substitutos mais promissores para os autoenxertos por conta da sua estrutura similar ao nervo autólogo, a transplantação de aloenxertos frescos é limitada pela concomitante necessidade de imunossupressão sistêmica, o que predispõe os receptores desses enxertos a infecções oportunistas, neoplasias e aos efeitos colaterais da toxicidade induzida.[46] Sem esse tipo de terapia a barreira sangue-nervo dos enxertos é quebrada, o enxerto é revascularizado e ocorre infiltração de células imunológicas que acabam por levar à rejeição.[47] Os receptores desse tipo de enxerto devem ser imunossuprimidos por período longo (até 2 anos), para que o enxerto seja reocupado por células de Schwann do receptor. Embora com algumas vantagens teóricas sobre os autoenxertos, os aloenxertos frescos não demonstraram recuperação funcional equivalente e em razão dos problemas da rejeição, ainda são considerados experimentais.

O processamento de enxertos alógenos para remover componentes celulares oferece uma forma atraente de contornar as limitações de seu uso através da redução da imunogenicidade do enxerto. Diversos estudos demonstraram que o aloenxerto acelular persiste como uma estrutura neural de sustentação tridimensional que não provoca rejeição imunológica.[48,49] As técnicas utilizadas nesse processamento envolvem métodos químicos, físicos e biológicos, com o propósito de remover as células de Schwann, a mielina, os axônios e outros ingredientes do enxerto alógeno, mantendo os principais componentes dos tubos de membrana basal. Não há consenso sobre o método ideal para alcançar esse propósito. Recentemente surgiu no mercado um aloenxerto de cadáver denominado Avance® produzido pela empresa AxoGen (Florida, EUA), em que as células são retiradas por um processo com detergente químico, sofre subsequente degradação enzimática e, finalmente, é irradiado, resultando em aloenxerto sem necessidade de imunossupressão. A vantagem desses aloenxertos que funcionam como tubo condutor é que sua estrutura interna inclui tubos endoneurais, lâmina basal e laminina, que persistem intactos. Alguns estudos não controlados relatam bons resultados com esses enxertos, principalmente em pequenos nervos sensitivos (p. ex., nervos digitais) e em falhas menores que 3 cm entre os cotos do nervo.[50,51] A principal desvantagem é o custo elevado.

PÓS-OPERATÓRIO

Não existe consenso sobre o tempo necessário de imobilização após enxerto de nervos. A mobilização precoce pode aumentar o risco de tensão no local do reparo, prejudicando o resultado. Por outro lado, a imobilização prolongada pode criar tecido cicatricial com aderências ao redor do nervo produzindo problemas secundários. Na prática o tempo de imobilização varia de 1 a 3 semanas após a reconstrução do nervo. Nós adotamos a conduta de 3 semanas de imobilização. Uma vez retirada a imobilização, o paciente deve ser encaminhado à reabilitação. Essa reabilitação, que deve ser intensiva, tem por finalidade a manutenção da amplitude de movimento passiva e ativa, além de auxiliar na manutenção dos órgãos-alvo.

APLICAÇÕES CLÍNICAS

Quando a lesão ou sua ressecção criam um hiato entre as duas extremidades do nervo, a sutura terminoterminal ainda pode ser realizada quando manobras como a mobilização dos cotos do nervo, a transposição do nervo e graus moderados de flexão articular conseguem justapor os cotos do nervo. Quando essas manobras não surtem o efeito desejado, os enxertos são empregados.

Nas **lesões abertas agudas** sem fator contusional evidente no nervo e com os tecidos moles adjacentes em bom estado, a reconstrução com enxertos pode ser imediata, com enxertia e cobertura dos enxertos com tecido mole viável. Por outro lado, se a cobertura com tecido mole adequado é impossível ou quando existe risco de infecção ou a necessidade de futuro debridamento, o cirurgião deve considerar duas possíveis soluções:

A) Reconstruir imediatamente o nervo e cobrir o local da cirurgia com retalhos.
B) Fazer o reparo das partes moles e adiar o reparo do nervo com enxertos.

A primeira solução tem o risco de perda do retalho, com formação local de cicatriz que comprometerá a reconstrução do nervo.

Nos **reparos tardios** o cirurgião irá, inevitavelmente, se deparar com um leito cirúrgico cicatrizado. A lesão do nervo pode ser uma transecção ou um neuroma em continuidade. Nos neuromas em continuidade avalia-se a função com estimulação elétrica e/ou com medida do potencial de ação translesional. Se não houver função, o neuroma é ressecado e o hiato entre os cotos do nervo é reconstruído com enxertos. Quando o nervo lesionado está envolto por tecidos moles viáveis, a interposição de enxertos é realizada, conforme a técnica descrita anteriormente. No entanto, quando a cicatrização no local é muito intensa, é melhor desviar o trajeto dos enxertos para que sejam depositados e fiquem envolvidos por tecidos viáveis, mesmo que isso acarrete a necessidade de alongar os enxertos.

RESULTADOS DA UTILIZAÇÃO DE ENXERTOS

Os resultados dos reparos de nervos com enxertos são variáveis e ainda não são completamente satisfatórios. Alguns fatores conhecidos explicam, pelo menos em parte, a dificuldade para que ocorra regeneração efetiva:

A) No local do reparo existe inevitável discrepância em tamanho e posicionamento de fascículos.
B) Ocorre cicatrização e fibrose consequente às suturas, à manipulação cirúrgica e à própria lesão inicial.

C) Existe uma "regra de ouro" (sem comprovação científica) de que ocorre perda de 50% dos axônios em cada local de coaptação. Assim sendo, como os enxertos têm dois locais de coaptação, somente 25% das fibras atingirão o coto distal do nervo.
D) A distância também é obstáculo para a recuperação. Como o crescimento axonal é lento (1-2 mm/dia), os fenômenos progressivos de perda axonal (axoniotomia crônica) e fibrose muscular podem impedir bons resultados.

Em duas publicações no ano de 2009, Murovic analisou a série do Prof. David Kline, ícone da cirurgia de nervos periféricos, coletada durante um período de 30 anos e que incluía 1.837 lesões dos nervos mediano, radial e ulnar e 806 lesões dos nervos ciático, tibial e fibular.[23,52] Na avaliação dos resultados dos casos em que o reparo foi realizado com a interposição de enxertos, a autora encontrou as seguintes porcentagens de bons resultados (pelo menos M3 de força muscular e S2 de sensibilidade, pela escala do British Medical Research Council): nervo mediano, 71,5%; nervo radial, 76,5%; nervo ulnar, 56%; divisão tibial do nervo ciático e nervo tibial, 78,6% e divisão fibular do nervo ciático e nervo fibular, 36,3%. Quanto mais proximal era a lesão, pior o resultado.

Apesar da insatisfação com nossos resultados atuais, que certamente são inferiores aos apresentados acima, os reparos de nervos com enxertos constituem técnica extremamente imprescindível e amplamente utilizada. Certamente a evolução das técnicas microcirúrgicas e o possível surgimento de métodos para incrementar o processo de regeneração neural certamente resultarão em melhores resultados das enxertias no futuro.

REFERÊNCIAS BIBLIOGRÁFICAS

1. Lundborg G. Nerve injury and repair: regeneration, reconstruction, and cortical remodeling. 2nd ed. Philadelphia: Elsevier Churchill Livingstone; 2004.
2. Millesi H. Reappraisal of nerve repair. Surg Clin North Am 1981;61:321-40.
3. Miyamoto Y, Tsuge K. Effects of tension on intraneural microcirculation in end-to-end neurorrhaphy. In: Gorio A, Millesi H, Mingrino S, editors. Post-traumatic peripheral nerve regeneration: experimental basis and clinical implications. New York: Raven Press; 1981. p. 281-91.
4. Samii M, Wallenborn R. Experimental studies on the effect of tension on the results of regeneration following nerve sutures. Acta Neurochirurgica 1972;27:87-110.
5. Aguayo JA. Schwann cell survival in auto-, allo- and xenografts. In: Gorio A, Millesi H, Mingrino S, editors. Post-traumatic peripheral nerve regeneration: experimental basis and clinical implications. New York: Raven Press; 1981. p. 319-21.
6. Aguayo AJ, Charron L, Bray GM. Potential of Schwann cells from unmyelinated nerves to produce myelin: a quantitative ultrastructural and radiographic study. J Neurocytol 1976;5:565-73.
7. Aguayo AJ, Epps J, Charron L, Bray GM. Multipotentiality of Schwann cells in cross-anastomosed and grafted myelinated and unmyelinated nerves: quantitative microscopy and radioautography. Brain Res 1976;104:1-20.
8. Battiston B, Vigasio A, Tos P. Nerve reconstruction with conventional nerve grafting technique. In: Dahlin LB (ed). Current Treatment of nerve injuries and disorders. Federation of European Societies for Surgery of the Hand Instructional Courses 2013. Ancara: Palme Publications; 2013. p. 260-71.
9. Dellon ES, Dellon AL. The first nerve graft, Vulpian, and the nineteenth century neural regeneration controversy. J Hand Surg 1993;18:369-72.
10. Schmidt G. Eduard albert and the beginning of human nerve grafting. Acta Chirurgica Austriaca 1993;25:287-8.
11. Almgren KG. Revascularization of free pheripheral nerve grafts. An experimental study in the rabbit. Acta Orthop Scand Suppl 1975;154:1-104.
12. Bertelli JA, Ghizoni MF. Reconstruction of complete palsies of the adult brachial plexus by root grafting using long grafts and nerve transfers to target nerves. J Hand Surg 2010;35:1640-6.
13. Socolovsky M, di Masi G, Battaglia D. Use of long autologous nerve grafts in brachial plexus reconstruction: factors that affect the outcome. Acta Neurochir (Wien) 2011;153:2231-40.
14. Millesi H. Interfascicular nerve grafting. Orthop Clin North Am 1981;12:287-301.
15. Millesi H. Techniques for nerve grafting. Hand Clin 2000;16:73-91, viii.
16. Colen KL, Choi M, Chiu DTW. Nerve grafts and conduits. Plast Reconstr Surg 2009;124:e386-e394.
17. Strange FG. An operation for nerve pedicle grafting; preliminary communication. Br J Surg 1947;34:423-5.
18. MacCarty CS. Two-stage autograft for repair of extensive damage to sciatic nerve; report of a case. J Neurosurg 1951;8:319-322.
19. Taylor GI, Ham FJ. The free vascularized nerve graft. A further experimental and clinical application of microvascular techniques. Plast Reconstr Surg 1976;57:413-26.
20. Sunderland SS, Smith JW. Nerves and nerve injuries. 2nd ed. Edinburgh: Churchill Livingstone; 1978.
21. Narakas A. The use of fibrin glue in repair of peripheral nerves. Orthop Clin North Am 1988;19:187-99.
22. Millesi H, Meissl G, Berger A. The interfascicular nerve-grafting of the median and ulnar nerves. J Bone Joint Surg Am 1972;54:727-50.
23. Murovic JA. Lower-extremity peripheral nerve injuries: a Louisiana State University Health Sciences Center literature review with comparison of the operative outcomes of 806 Louisiana State University Health Sciences Center sciatic, common peroneal, and tibial nerve. Neurosurgery 2009;65:A18-23.
24. Jabaley ME, Wallace WH, Heckler FR. Internal topography of major nerves of the forearm and hand: a current view. J Hand Surg 1980;5:1-18.
25. Millesi H. Nerve grafts: indications, techniques, and prognosis. In: Omer GEJ, Spinner M, van Beek AL, editors. Management of peripheral nerve problems. Philadelphia: WB Saunders; 1980. p. 410-30.
26. Nunley JA. Donor nerves for grafting. In: Gelberman RH, editor. Operative nerve repair and reconstruction. Philadelphia: Lippincott; 1991. p. 545-52.
27. de Moura W, Gilbert A. Surgical anatomy of the sural nerve. J Reconstr Microsurg 1984;1:31-9.
28. Martins RS, Barbosa RA, Siqueira MG, et al. Morbidity following sural nerve harvesting: a prospective study. Clin Neurol Neurosurg 2012;114:1149-52.
29. Ramachandran S, Midha R. Surgical repair of nerve lesions: neurolysis and neurorrhaphy with grafts or tubes. In: Socolovsky M, Rasulić L, Midha R, Garozzo D, editors. Manual of peripheral nerve surgery: from the basics to complex procedures. Thieme; 2018. p. 74-83.
30. Behse F. Morphometric studies on the human sural nerve. Acta Neurologica Scandinavica Supplementum 1990;132:1-38.
31. Chentanez V, Cha-oumphol P, Kaewsema A, Agthong S, Huanmanop T. Morphometric data of normal sural nerve in Thai adults. Journal of The Medical Association of Thailand = Chotmaihet Thangphaet 2006;89:670-4.

32. Jacobs JM, Love S. Qualitative and quantitative morphology of human sural nerve at different ages. J Neurol 1985;108(4):897-924.
33. Park H-D, Kwak H-H, Hu K-S, et al. Topographic and histologic characteristics of the sural nerve for use in nerve grafting. J Craniofac Surg 2007;18:1434-8.
34. Lin C-H, Mardini S, Levin SL, et al. Endoscopically assisted sural nerve harvest for upper extremity posttraumatic nerve defects: an evaluation of functional outcomes. Plast Reconstr Surg 2007;119:616-26.
35. Park S-B, Cheshier S, Michaels D, Murovic JA, Kim DH. Endoscopic harvesting of the sural nerve graft: technical note. Neurosurgery 2006;58:ONS-E180;discussion ONS-E180.
36. Assmus H. Sural nerve removal using a nerve stripper. Neurochirurgia 1983;26:51-2.
37. Hassanpour E, Yavari M, Karbalaeikhani A, Saremi H. Nerve stripper-assisted sural nerve harvest. J Neurol Surg 2014;75:161-4.
38. Millesi H. Progress in peripheral nerve reconstruction. World J Surg 1990;14:733-47.
39. Birch R. Surgical Disorders of the Peripheral Nerves. London: Springer; 2011.
40. Spinner RJ, Kline DG. Surgery for peripheral nerve and brachial plexus injuries or other nerve lesions. Muscle & Nerve 2000; 23:680-95.
41. Brunelli G, Monini L. Direct muscular neurotization. J Hand Surg 1985;10:993-7.
42. Martins RS, Siqueira MG, Tedesco-Marchese AJ. [Symptomatic neuroma of the sural nerve a rare complication of the harvesting of the nerve for grafting: case report]. Arquivos de Neuro-Psiquiatria 2002; 60:866-8.
43. Gulati AK. Immunological fate of Schwann cell-populated acellular basal lamina nerve allografts. Transplantation 1995;59:1618-22.
44. Ide C, Osawa T, Tohyama K. Nerve regeneration through allogeneic nerve grafts, with special reference to the role of the Schwann cell basal lamina. Progress in Neurobiology 1990;34:1-38.
45. Griffin JW, Hogan M v, Chhabra AB, Deal DN. Peripheral nerve repair and reconstruction. J Bone Joint Surg Am 2013;95:2144-51.
46. Mackinnon SE, Novak CB. Nerve transfers. New options for reconstruction following nerve injury. Hand Clin 1999;15:643-66.
47. Hettiaratchy S, Melendy E, Randolph MA, et al. Tolerance to composite tissue allografts across a major histocompatibility barrier in miniature swine. Transplantation 2004;77:514-21.
48. Hess JR, Brenner MJ, Fox IK, et al. Use of cold-preserved allografts seeded with autologous Schwann cells in the treatment of a long-gap peripheral nerve injury. Plast Reconstr Surg 2007;119:246-59.
49. Hudson TW, Zawko S, Deister C, et al. Optimized acellular nerve graft is immunologically tolerated and supports regeneration. Tissue Engineering 2004;10:1641-51.
50. Karabekmez FE, Duymaz A, Moran SL. Early clinical outcomes with the use of decellularized nerve allograft for repair of sensory defects within the hand. Hand (New York, NY) 2009;4:245-9.
51. Whitlock EL, Tuffaha SH, Luciano JP, et al. Processed allografts and type I collagen conduits for repair of peripheral nerve gaps. Muscle & Nerve 2009;39:787-99.
52. Murovic JA. Upper-extremity peripheral nerve injuries: a Louisiana State University Health Sciences Center literature review with comparison of the operative outcomes of 1837 Louisiana State University Health Sciences Center median, radial, and ulnar nerve lesions. Neurosurgery 2009;65:A11-7.

TRANSFERÊNCIAS DISTAIS DE NERVOS

Leandro Pretto Flores

INTRODUÇÃO

A estratégia de tratamento de lesões traumáticas de nervos periféricos inclui diversas modalidades cirúrgicas, como a sutura direta dos cotos, a interposição de enxertos nervosos, transferências de tendões e o transplante de músculos livres. O reparo cirúrgico primário é o princípio básico da reconstrução de nervos, sendo considerado o padrão ouro contra o qual todas as outras possíveis técnicas de reinervação periférica são comparadas. Porém, sua utilidade pode tornar-se limitada em situações especiais, como nos casos em que o acesso à porção proximal do nervo lesado não é possível, ou quando da ocorrência de lesões nervosas muito extensas. Nesses cenários, a recuperação funcional do membro afetado torna-se um objetivo mais importante do que o reparo anatômico do nervo lesado e, para isso, alternativas devem ser incorporadas às estratégias do cirurgião que se dispõe a corrigi-las. As técnicas de transferências de tendões para paralisias provocadas por traumatismo dos grandes nervos dos membros superiores e inferiores surgiram na primeira metade do século XX como uma opção cirúrgica para as lesões nervosas consideradas irreparáveis ou com apresentação tardia. Porém, ao final do mesmo século, o melhor entendimento neurofisiológico referente à topografia intraneural e à redundância de inervação permitiram com que algumas técnicas de transferência de nervos fossem desenvolvidas e empregadas com frequência cada vez maior. Inicialmente indicadas somente para os casos em que o coto proximal do nervo acometido não se encontrava disponível – como lesões intracranianas do nervo facial e das avulsões do plexo braquial – os bons resultados obtidos com essas técnicas estimularam a expansão das suas indicações e, atualmente, tornaram-se um dos mais importantes recursos técnicos disponíveis ao cirurgião de nervos periféricos.

As técnicas de transferência distais de nervos ganharam impulso durante a década dos anos 90 do século passado, principalmente em decorrência do entusiasmo consequente ao advento da transferência de um fascículo motor do nervo ulnar para o ramo bicipital do nervo musculocutâneo, técnica desenvolvida por Cristophe Oberlin para recuperação da flexão do cotovelo em lesões do tronco superior e considerada uma revolução na cirurgia dos nervos periféricos.[1] Nessa mesma época, em busca de uma solução para o tratamento de lesões muito proximais de nervos longos (p. ex., nervos ulnar ou mediano), cujos reparos resultam em pouca ou nenhuma recuperação na maioria dos casos, esse tipo de estratégia cirúrgica foi proposto como forma de tratamento, sendo introduzida a transferência do nervo interósseo anterior para o ramo profundo do nervo ulnar.[2] Desde então, uma série de procedimentos cirúrgicos vem sendo implementada a fim de restaurar função tanto motora quanto sensitiva dos diferentes nervos do membro superior e do membro inferior, e, a cada ano, novas técnicas de transferência de nervos são propostas e disponibilizadas em periódicos científicos especializados. As transferências de nervos realizadas nos limites anatômicos dos membros superiores ou inferiores passaram a ser denominadas de transferências distais.

A evolução do entendimento dos mecanismos de plasticidade cerebral e sua relação com a reeducação motora e sensitiva estimularam o desenvolvimento de técnicas de transferência de nervos cada vez mais distais. Isso fez com que lesões que anteriormente só poderiam ser tratadas com a reconstrução de nervos e que acabavam por apresentar resultados cirúrgicos, muitas vezes, desapontadores passassem a ser primariamente tratadas com transferências de nervos, o que resultou, em alguns casos, em uma completa mudança do paradigma de tratamento. Frente a uma lesão nervosa periférica, o cirurgião passou a interessar-se menos pela tentativa de restauração da anatomia desse nervo e mais pela reanimação funcional do membro afetado, priorizando a função em vez da estrutura.

Apesar de todos esses avanços, as lesões complexas de nervos periféricos seguem como um desafio aos cirurgiões especializados em seu tratamento, sendo que as transferências distais podem ser empregadas como uma excelente estratégia cirúrgica em casos bem selecionados.

JUSTIFICATIVAS BIOLÓGICAS PARA O EMPREGO DE TRANSFERÊNCIA DE NERVOS

A regeneração axonal é um processo dinâmico bem estudado, mas ainda assim imprevisível do ponto de vista clínico. O axônio em regeneração cresce de forma lenta, em torno de 1 mm ao dia. Portanto, em casos de lesões nervosas muito proximais, a recuperação clínica pode demorar até 2 anos para começar a ser observada. Esse longo intervalo de tempo entre o reparo do nervo e a chegada dos primeiros axônios nos órgãos-alvo corresponde a um dos principais fatores que limitam a reconstrução de nervos periféricos, em especial naquelas lesões que se localizam muito distante dos seus alvos. Essa desnervação prolongada acaba acarretando consequências negativas tanto do ponto de vista motor quanto sensitivo. Passados de 6 a 18 meses, o músculo desnervado frequentemente não mais recupera a mesma força de contração que possuía anteriormente à lesão, mesmo que uma quantidade adequada de axônios alcance as suas placas motoras terminais. Apesar de ocorrer de forma menos extensa, a recuperação sensitiva acaba também sendo afetada por longos períodos de denervação, inclusive com desenvolvimento de fibrose dos órgãos sensoriais. Além disso, não apenas os órgãos-alvo são negativamente afetados pelo processo de denervação prolongada, mas também o coto distal do nervo traumatizado sofre alterações degenerativas que acabam por dificultar a regeneração axonal, tais como a fragmentação progressiva da membrana basal das células de Schwann e a contínua colagenização dos tubos endoneurais.[3]

Além dos problemas que limitam a regeneração axonal relativos às modificações no coto distal, músculos e órgãos sensoriais superficiais induzidas pela denervação crônica, alguns fatores relativos ao reparo nervoso também têm potencial de diminuir a capacidade de reinervação que pode ser obtida com as técnicas cirúrgicas convencionais. O uso de enxertos nervosos é tradicionalmente reconhecido como um fator limitante da recuperação nervosa periférica. Enxertos de nervos em geral não oferecem um meio ideal para a regeneração nervosa, e o alongamento axonal ocorre mais lentamente nesses enxertos do que no nervo original. Fatores tais como a dificuldade quanto ao aporte nutricional em enxertos não vascularizados, ou ainda relativos à bioquímica molecular, tais como a liberação de fatores neurotróficos e neurotrópicos específicos para axônios sensitivos (enxertos geralmente são obtidos a partir de nervos sensitivos) podem justificar as limitações dos resultados obtidos nas reconstruções de nervos periféricos com enxertos. Além disso, os pontos de sutura induzem a formação de fibrose nos locais de reparo, duplo no caso dos enxertos, o que pode dificultar ou bloquear o avanço axonal. O depósito excessivo de colágeno intraneural nessas localizações pode apenas dificultar ou bloquear o prosseguimento da regeneração axonal, o que é especialmente proeminente na sutura distal de enxertos longos. Finalmente, o uso de enxertos sempre acarreta em mal direcionamento de um número variado de fibras sensitivas e motoras do coto proximal no trajeto em direção aos seus respectivos tubos endoneurais posicionados no coto distal, o que leva ao desenvolvimento da denominada "regeneração aberrante" e a consequente redução do número final de sinapses funcionais.[4]

Além das limitações descritas, devemos lembrar que a ressecção de nervos sensitivos para uso como enxerto provoca morbidades relativas ao local da sua retirada, como déficits sensoriais e, possivelmente, dor, ou, ainda, a ocorrência de potenciais complicações de ferida operatória associadas a um segundo (eventualmente até um terceiro) local cirúrgico – infecção, deiscência, hematoma, etc.

Embora as técnicas de reconstrução anatômica de nervos sejam de grande utilidade, os fatores negativos associados às mesmas podem contribuir para uma recuperação funcional inadequada.

VANTAGENS DO EMPREGO DE TÉCNICAS DE TRANSFERÊNCIA DE NERVOS

Considerando as limitações quanto ao uso de técnicas de reconstrução anatômicas de nervos, as transferências distais podem, a depender da situação, ser empregadas no intuito de evitar algumas delas. Existem diversas vantagens do uso de técnicas de transferência de nervos para reabilitação funcional de lesões nervosas periféricas:[5]

A) O uso de um nervo doador que se localiza próximo à estrutura a que se quer recuperar tem o potencial de reduzir substancialmente o tempo de desnervação, minimizando os processos degenerativos observados nos órgãos-alvos.

B) A necessidade de enxerto nervoso, em geral, é eliminada. Com isso, os axônios em regeneração evitariam um ambiente hostil e precisariam ultrapassar apenas um ponto de reparo, ou seja, a sutura entre o nervo doador e o receptor. Além disso, o processo de ultrapassagem do local do reparo é mais rápido e, desta forma, os axônios logo poderão avançar em um ambiente com menor depósito de colágeno.

C) A escolha de doadores e alvos distais permitiria a seleção de suturas entre nervos puramente motores e puramente sensitivos, o que, em tese, evitaria o fenômeno de reinervação aberrante. Além disso, a liberação de fatores neurotróficos e neurotrópicos específicos para cada tipo de fibra cria um ambiente otimizado ao alongamento mais adequado dos axônios no interior dos tubos endoneurais do nervo receptor.

D) Uma vez que essas técnicas em geral são utilizadas em locais situados distalmente ao ponto de lesão do nervo, o acesso cirúrgico é realizado em um leito operatório livre de fibrose ou tecido de cicatrização. Esse fato não apenas torna o ato cirúrgico mais simples, mas permite com que a sutura seja feita em uma área com menor potencial de depósito de colágeno, otimizando a regeneração nervosa. Além do mais, ao evitar a manipulação da área de lesão do nervo – onde em geral existe uma exuberante formação de tecido cicatricial – evita-se também com que se manipulem outras estruturas vitais (como artérias, veias, ou mesmo outros nervos intactos) que, em caso de lesão acidental, poderiam trazer sérias complicações ao paciente.

E) Em comparação com as técnicas de transferências tendinosas, as transferências distais de nervos oferecem como vantagens: a possibilidade de recuperar função sensitiva e não apenas motora; uma única transferência de nervos permite recuperar a função de múltiplos grupos musculares e a manutenção da inserção e origem dos grupos musculares, preservando a tensão e o adequado deslizamento das cadeias musculares. Finalmente, a manutenção dos músculos em seu leito original evita formação de aderências teciduais que, caso ocorressem, acabariam por diminuir a sua força de contração, além de evitar o contínuo alongamento tendinoso recorrente, que acaba por também reduzir a força do músculo transposto, com o passar do tempo.

INDICAÇÕES DAS TÉCNICAS DE TRANSFERÊNCIAS DISTAIS DE NERVOS

Transferências nervosas distais são técnicas altamente versáteis e, atualmente, podem ser empregadas em grande número das circunstâncias enfrentadas pelos cirurgiões de nervos periféricos. Inicialmente indicadas apenas para os casos em que o coto proximal do nervo lesado não se achava disponível, passaram também a ser a estratégia de preferência para as lesões de localização muito proximal de nervos longos. Com a contínua evolução da técnica, podemos hoje resumir suas principais indicações nas seguintes circunstâncias:[6]

A) Coto proximal inacessível, inviável ou indisponível – Podem exemplificar esse tipo de situação os casos de avulsão radicular cervical ou lombar ou ainda lesões do nervo femoral ou obturatório associadas às ressecções de tumores intrapélvicos ou intra-abdominais.
B) Tempo inaceitável para a apropriada regeneração axonal, ou seja, casos em que o paciente é submetido ao tratamento cirúrgico muito tardiamente, fazendo com que a recuperação funcional se tornasse inviável caso as técnicas convencionais de reconstrução anatômica do nervo fossem empregadas.
C) Dificuldades técnicas proibitivas na zona de lesão nos casos em que a cirurgia para o acesso direto ao nervo lesado incorra em alto grau de risco de lesão de estruturas adjacentes. Um bom exemplo disso são as lesões infraclaviculares do plexo braquial em que houve prévia reconstrução da artéria axilar com enxerto venoso ou sintético: o acesso direto a essa região incorre em alto risco de lesão arterial, com possível isquemia do membro comprometido.
D) Circunstâncias em que o local ou a total extensão da lesão nervosa é indefinida. Em geral isso é observado nas lesões em continuidade, quando muitas vezes pode ser difícil a identificação do local do nervo a ser reparado e a extensão da área que deve ser ressecada.
E) Lesões proximais de nervos longos, mesmo naquelas em que a reconstrução anatômica do nervo é possível, uma vez que os resultados de estudos comparativos entre reconstrução e transferência de nervos favorecem estas últimas. Atualmente, a técnica de escolha de reinervação para esse tipo de lesão são as transferências distais.
F) A necessidade de utilização de enxertos muito longos para a reconstrução nervosa. Em geral observada em situações de grandes traumatismos de extremidades em que a lesão segmentar do nervo envolvido é muito extensa.
G) Lesões parciais de nervos mistos – Nesses casos, em que ocorre a recuperação de algumas funções e não de outras, não se recomenda o reparo do nervo, pois corre-se o risco de comprometer as funções recuperadas. Por outro lado, as transferências de nervos poderiam ser empregadas para uma reabilitação funcional seletiva.
H) Finalmente, recentemente essas técnicas também têm sido empregadas como parte do programa de reabilitação de membros superiores em pacientes tetraparéticos com lesões medulares cervicais.

CONTRAINDICAÇÕES

Em geral, as contraindicações das técnicas de transferências de nervos são bastante restritas e incluem, basicamente, as seguintes situações:

A) Casos em que o uso de outras técnicas cirúrgicas pode promover resultados funcionais superiores.
B) Casos em que o uso de outras técnicas cirúrgicas pode resultar em menor morbidade.
C) Casos em que o uso de outras técnicas cirúrgicas pode promover uma recuperação funcional mais acelerada.

PRINCÍPIOS DA TÉCNICA DE TRANSFERÊNCIA DISTAL DE NERVOS PERIFÉRICOS

As transferências de nervos para extremidades superiores baseiam-se nos princípios das transferências tendinosas e, dessa forma, comungam de princípios cirúrgicos parecidos no que diz respeito à escolha de doadores e receptores e em termos da recuperação funcional pretendida. Assim, por exemplo, os doadores para recuperação da função do nervo radial em geral são selecionados a partir de ramos motores do nervo mediano (transferência de nervo) ou de músculos inervados por esse nervo (transferência tendinosa). Porém, diferentemente das transferências tendinosas, os resultados obtidos com as transferências nervosas não dependem da amplitude e capacidade de excursão da unidade musculotendinosa transferida e não dependem dos princípios mecânicos de polia. Além disso, uma transferência de nervo pode recuperar mais de uma função, o que normalmente não é o caso das transferências tendinosas.[7]

O primeiro princípio básico da transferência distal é de que o nervo doador deve ser redundante, isto é, deve existir mais de um fascículo ou de um nervo responsável pela mesma função. A função perdida com o sacrifício do doador deve ser, definitivamente, menos importante do ponto de vista funcional do que a função a que se pretende recuperar com a reinervação do receptor. O ideal é escolher doadores cujo sacrifício resultará em uma perda da função que não comprometa o membro afetado; ou a partir de nervos que possuam mais de um ramo que proporcione a mesma função; ou ainda selecionar fascículos de um nervo cujo sacrifício possa ser compensado por outros fascículos íntegros do mesmo nervo. A escolha de ramos terminais de nervos mistos é recomendável, mas também se pode lançar mão de fascículos proximais destes mesmos nervos caso uma dissecção intraneural permita estudo funcional adequado e assegure que os fascículos restantes tenham capacidade de suprir a função daquele sacrificado.

De acordo com o segundo princípio, de forma ideal o nervo doador deve estar posicionado o mais próximo possível dos seus órgãos-alvo. Além disso, a sutura deve ser feita, preferencialmente, com reparo primário, sem tensão e sem o uso de enxerto. O nervo doador deve ser dissecado o mais distalmente possível, enquanto o nervo receptor deve ser isolado o mais proximal que a técnica permitir.[8] As transferências motoras devem ser realizadas com uso da técnica de reparo tipo terminoterminal. As transferências sensitivas devem, preferencialmente, ser feitas com esse mesmo tipo de reparo, mas podem, em casos selecionados, ser feitas por meio de neurorrafia terminolateral.

O terceiro princípio básico desse tipo de técnica refere-se à confirmação intraoperatória de lesão e função. Estudos eletrofisiológicos simples, como estimulação elétrica, devem ser utilizados a fim de confirmar a ausência de função dos nervos receptores (evitando-se seccionar um nervo em recuperação) e mesmo do tronco principal do nervo lesado, além de confirmar a função do doador e também avaliar o grau de força de contração muscular que pode ser obtida com sua estimulação. Para tal recomenda-se a utilização de técnicas anestésicas que não incluam bloqueio neuromuscular. O uso de torniquetes deve ser avaliado criteriosamente, pois seu emprego pode resultar em neuropraxia por isquemia e dificultar ou mesmo impossibilitar a adequada análise intraoperatória dos nervos em questão.

De forma ideal o nervo doador deve ser totalmente funcional e não apresentar qualquer comprometimento pela lesão. Porém, eventualmente, um ramo distal íntegro, mas ainda não funcional, de um nervo em processo de recuperação pode ser utilizado como doador; e ainda, mais raramente (a depender do número limitado de doadores), é possível utilizar-se como doador um nervo que apresente sinais de lesão, mas cujos estudos intraoperatórios antecipem uma futura recuperação clínica.[9]

Princípios de Transferências Distais Motoras

A escolha do doador motor baseia-se em critérios como a quantidade de axônios motores disponíveis, na proximidade aos músculos-alvo e na sinergia dos movimentos proporcionados pelo doador e pelo receptor. A capacidade de um nervo servir como fonte de axônios motores pode ser avaliada baseando-se no grau de contração do músculo-alvo consequente a uma estimulação elétrica deste nervo. O doador ideal é aquele que inerva funções motoras redundantes e que possui ação sinergística ao receptor, o que facilita a reeducação motora pós-operatória e aumenta as chances de obtenção de bons resultados cirúrgicos. O uso de doadores antagonistas pode dificultar a reabilitação pós-cirúrgica, mas ainda assim mantém-se a capacidade de promover recuperação funcional adequada.

Princípios de Transferências Distais Sensoriais

Para as transferências ditas sensoriais, um ramo que inerva uma área sensorial não crítica é sacrificado a fim de reanimar a sensibilidade, ao menos protetora, de outra área com função mais importante, tal como a face radial do dedo indicador e a face ulnar do polegar. Essas transferências geralmente devem ser feitas nos segmentos mais distais do antebraço ou na palma da mão, o que acelera o processo de recuperação da sensibilidade protetora da mão acometida. O mesmo princípio vale para a reinervação sensitiva da região plantar. Uma forma de minimizar o déficit sensorial na área de inervação autônoma do nervo doador, quando tecnicamente viável, seria suturar o coto distal do nervo doador de forma terminolateral a outro nervo sensitivo situado nas adjacências.

Princípios das Transferências na Região Fascicular

A chave do sucesso neste tipo de transferência reside no perfeito entendimento da anatomia interna dos nervos periféricos. Nessas situações, procede-se com meticulosa dissecção interfascicular do tronco nervoso que proverá o fascículo doador, seguido da seleção deste fascículo com base em resultados obtidos a partir estudos eletrofisiológicos intraoperatórios (estimulação elétrica ou eletroneuromiografia). Esses estudos permitem analisar a função e a qualidade do fascículo selecionado, além de avaliar sua redundância. O cirurgião deve analisar também a função remanescente do nervo como um todo após isolar-se o fascículo escolhido, a fim de evitar morbidade pós-operatória excessiva. Ao planejar uma transferência fascicular, é importante calcular previamente a extensão necessária de dissecção proximal do nervo receptor. Essa manobra tem por fim minimizar a distância ao fascículo doador e reduzir o grau de dissecção fascicular necessário para a transferência, o que, em última análise, objetiva que a sutura possa ser confeccionada sem tensão.

TÉCNICAS DE TRANSFERÊNCIAS DISTAIS PARA LESÕES DE NERVOS DO MEMBRO SUPERIOR

Nervo Ulnar

O paradigma de tratamento das lesões do nervo ulnar que ocorrem acima do cotovelo foi radicalmente modificado com a introdução das técnicas de transferências distais de nervos. A reconstrução anatômica do nervo ulnar nessa localização com uso de enxertos proporciona resultados considerados muito pobres, com mínima ou nula recuperação da função intrínseca da mão afetada. Por exemplo, o estudo de Seccer *et al.* demonstrou que o tratamento cirúrgico das lesões do nervo ulnar provocadas por projétil de arma de fogo localizadas acima do cotovelo resulta em recuperação funcional em apenas 15% dos casos.[10] Para esses casos foi desenvolvida uma técnica de transferência distal que objetiva aproximar os axônios do nervo doador à musculatura intrínseca da mão, ou seja, a transferência de um ramo terminal do nervo interósseo anterior para o ramo profundo (motor) do nervo ulnar (NIA-NUP).[11] O ramo terminal escolhido foi aquele destinado à inervação do músculo pronador quadrado. Estudos anatômicos demonstraram que o diâmetro e o número de fibras motoras dos nervos doadores e receptores são aproximados (NIA = 912, NUP = 1.216);[12] e estudos iniciais com pequenas séries de casos reportaram boa recuperação funcional da mão em mais de 85% dos casos.[2,13]

Em 2015 publicamos os resultados de um estudo comparativo entre a técnica de transferência distal tipo NIA-NUP e de reconstrução do nervo ulnar com enxertos.[14] Esse estudo comprovou a maior eficácia das transferências de nervos em relação à reconstrução com enxertos quanto à recuperação motora, pois as primeiras resultaram em força graduada como M3 ou M4 em 80% dos casos, enquanto o uso de enxerto proporcionou o mesmo resultado em apenas 22% dos pacientes. A transferência NIA-NUP apresentou resultados estatisticamente superiores também em relação à força objetiva de preensão da mão (31,1 kg × 14,5 kg).

Quanto à técnica cirúrgica, a transferência NIA-NUP tem sido descrita de duas maneiras, diferenciadas basicamente pela forma de dissecção do ramo profundo do nervo ulnar. Na técnica proposta pelo autor, o nervo ulnar é identificado em toda sua extensão no terço distal do antebraço, por meio de uma incisão que inicia na região do canal de Guyon e segue em sentido proximal por 10 cm (Fig. 21-1a). Seus ramos superficial (sensitivo) e profundo (motor) são identificados, e uma dissecção interfascicular (neurólise interna) permite que sejam separados um do outro por uma extensão proximal de até 8 cm, antes de suas fibras se fundirem a ponto de não ser mais possível suas individualizações. O próximo passo corresponde à identificação do ramo distal do nervo interósseo anterior, que é obtido a partir do deslocamento lateral dos tendões flexores e identificação da borda proximal do músculo pronador quadrado. A partir dessa borda é possível identificar o nervo e a artéria interóssea anterior. O nervo é então dissecado o mais distalmente possível e seccionado. O ramo profundo do nervo ulnar é seccionado proximalmente e rodado em direção do nervo interósseo anterior. A sutura deve ser feita sem tensão, o que normalmente é obtido com uma leve flexão da articulação

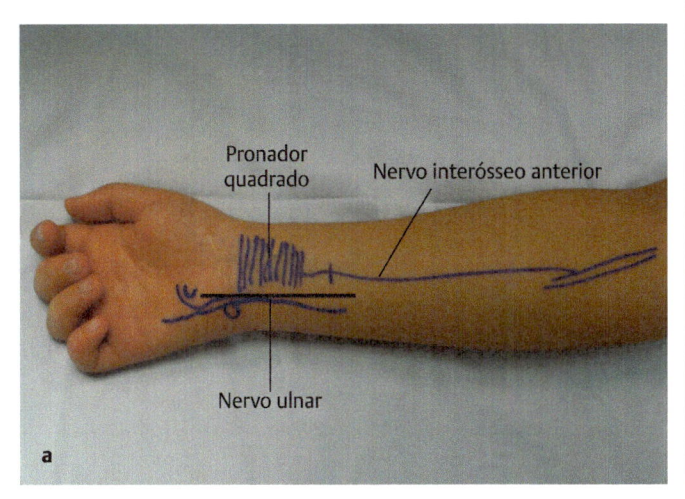

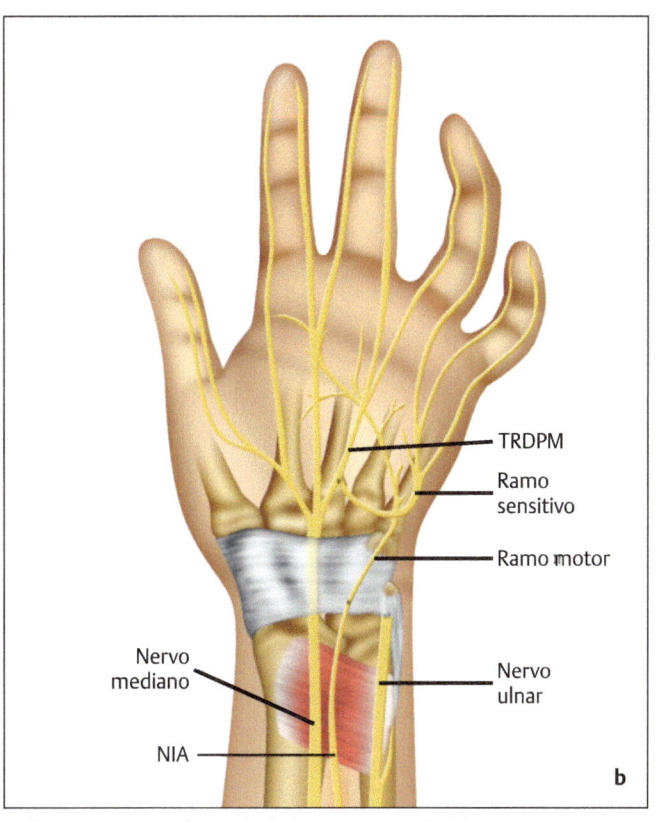

Fig. 21-1 Técnica da transferência do nervo interósseo anterior para o nervo ulnar. (**a**) Incisão planejada (linha preta grossa). (**b**) Representação esquemática da transferência de um ramo distal do nervo interósseo anterior que inerva o músculo pronador quadrado para o ramo profundo do nervo ulnar, além da sutura terminolateral do ramo superficial do nervo ulnar ao terceiro ramo digital palmar do nervo mediano. AIN: nervo interósseo anterior; TCPDN: terceiro nervo digital palmar. (Modificada de Flores LP, 2013.)[13]

do punho (Fig. 21-1b).[13] De forma diferente, Mackinnon sugere que a separação dos ramos motor e sensitivo do nervo ulnar pode ser feita na região distal do antebraço, por meio de uma cuidadosa dissecção interfascicular, o que tornaria desnecessária a exposição desse nervo ao nível do punho e mão, reduzindo o tempo cirúrgico.[15]

Objetivando reanimação sensitiva da face ulnar da mão, bem como do quinto dedo, o autor utiliza rotineiramente a transferência do ramo superficial do nervo ulnar para o terceiro nervo digital comum (ramo do nervo mediano), através de uma sutura terminolateral na região palmar (Fig. 21-1b).[13] O estudo comparativo que citamos anteriormente comprovou que essa técnica se mostra tão eficaz quanto a reconstrução do nervo ulnar com enxertos em termos de recuperação de sensibilidade protetora da face ulnar da mão afetada.[14] Mackinnon *et al.* propuseram uma técnica diferente para reinervação sensitiva desses casos: por meio de uma dissecção interfascicular do nervo mediano, seleciona-se como doador o fascículo correspondente à inervação sensitiva do terceiro espaço interdigital, sendo este transferido ao ramo superficial do nervo ulnar.[15] Então, o coto distal do fascículo doador é suturado de maneira terminolateral ao próprio nervo mediano. O coto distal do ramo cutâneo-dorsal do nervo ulnar também é suturado de forma terminolateral ao nervo mediano.

Nervo Radial

Apesar de os resultados da reconstrução primária do nervo radial serem considerados bastante favoráveis na maioria dos casos, existem situações na prática clínica em que este reparo pode não ser possível, como na incerteza quanto ao nível da lesão, quando da presença de grande perda tecidual, nas lesões parciais, ou ainda nos casos em que o reparo inclui a necessidade de enxertos muito longos (maiores que 15 cm). Além disso, existem circunstâncias em que, por quaisquer motivos, o reparo do nervo não resulta na melhora funcional esperada. Nessas situações, técnicas alternativas podem ser adicionadas posteriormente a fim de recuperar a função extensora do membro superior. As transferências tendinosas correspondem, classicamente, à alternativa mais utilizada nessas situações, selecionando-se como doadores os músculos flexores inervados pelos nervos mediano e/ou ulnar. Mais recentemente, técnicas de transferência nervosa têm sido empregadas para esse fim.

As transferências distais de nervos mais comumente reportadas relativas à reanimação da musculatura extensora da mão são aquelas que se utilizam de ramos motores do nervo mediano a fim de reinervar alguns ramos distais do nervo radial. Uma vez que as séries de casos publicadas relativas a essas técnicas são ainda muito pequenas, não é possível traçar-se uma comparação entre os seus resultados e aqueles resultantes das transferências tendinosas. O estudo com a maior série que analisou de forma linear (não comparativa) os resultados desse tipo de transferência de nervos relatou seu emprego em 19 pacientes, sendo que 18 deles obtiveram completa recuperação da extensão do punho e 12 apresentaram recuperação considerada adequada para extensão dos dedos e polegar.[16] Assim, no momento ainda não é possível analisar o papel das transferências distais no tratamento das lesões do nervo radial e, consequentemente, não existe recomendação formal de sua utilização como alternativa eficaz às transferências musculotendinosas.[16]

A técnica de transferência de ramos do nervo mediano para o nervo radial, desenvolvida por Mackinnon *et al.*, refere-se, especificamente, ao uso do ramo que inerva o músculo flexor superficial dos dedos transferido para o ramo que inerva o músculo extensor radial curto do carpo[17] e da sutura de um ramo para o músculo flexor radial do carpo ao nervo interósseo posterior (Fig. 21-2a,b). O ramo para o músculo pronador redondo deve ser mantido intacto, para o caso de uma eventual transferência desse músculo a fim de auxiliar a extensão do punho. Se, por qualquer motivo, o nervo mediano não puder ser utilizado como doador, pode-se transferir um ramo motor do nervo ulnar (em geral um ramo para o músculo flexor ulnar do carpo) ao nervo interósseo posterior.

A técnica cirúrgica desse tipo de transferência é complexa, exigindo a exposição das porções proximais dos nervos radial e mediano ao nível do antebraço, através de uma única incisão. Cada nervo deve ser isolado e seus ramos motores identificados. O conhecimento da sequência de emergência dos ramos motores desses nervos é de fundamental importância (Fig. 21-2a). Ao nível do antebraço, o nervo mediano inicialmente emite de um a três ramos destinados ao músculo pronador redondo, seguido de um ramo comum ao flexor radial do carpo e palmar longo. Em seguida, pode-se identificar um ou dois ramos ao músculo flexor superficial dos dedos (outros ramos que se dirigem a esse músculo podem ser identificados mais distalmente à emergência do nervo interósseo anterior – NIA), para finalmente identificar a origem do NIA. Os ramos para o pronador redondo e o nervo interósseo anterior dirigem-se lateralmente, enquanto todos os outros se dirigem medialmente. Também, ao nível do antebraço, o nervo radial emite os seus ramos na seguinte ordem: ramo para o braquiorradial, ramo para o extensor radial longo do carpo (esses dois ramos podem deixar o nervo radial ao nível do terço distal do braço e ou ainda na região do cotovelo), ramo sensitivo superficial, ramo para o extensor radial curto do carpo, ramo para o músculo supinador e, finalmente, o nervo interósseo posterior. Destes, o único que se dirige medialmente é o ramo para o supinador. Assim, a cirurgia consiste basicamente em identificar cada um dos ramos doadores e receptores, utilizando-se para isso do conhecimento anatômico detalhado e também da estimulação elétrica intraoperatória, seguido da dissecção distal e proximal de cada um deles. As suturas são feitas diretamente entre o ramo para o músculo flexor superficial dos dedos e o ramo para o extensor radial curto do carpo (FSD-ERCC), além da sutura entre o ramo para o flexor radial do carpo e o nervo interósseo posterior (FRC-NIP), sem interposição de enxerto.

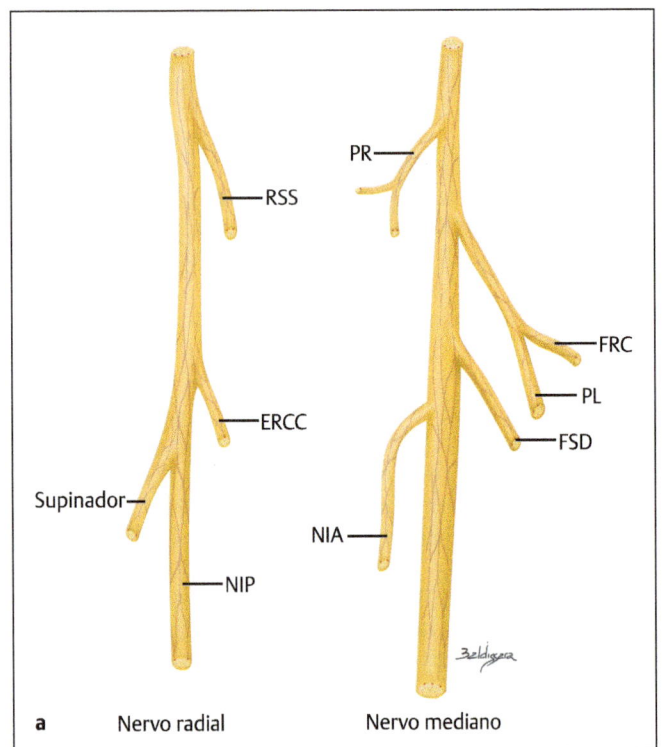

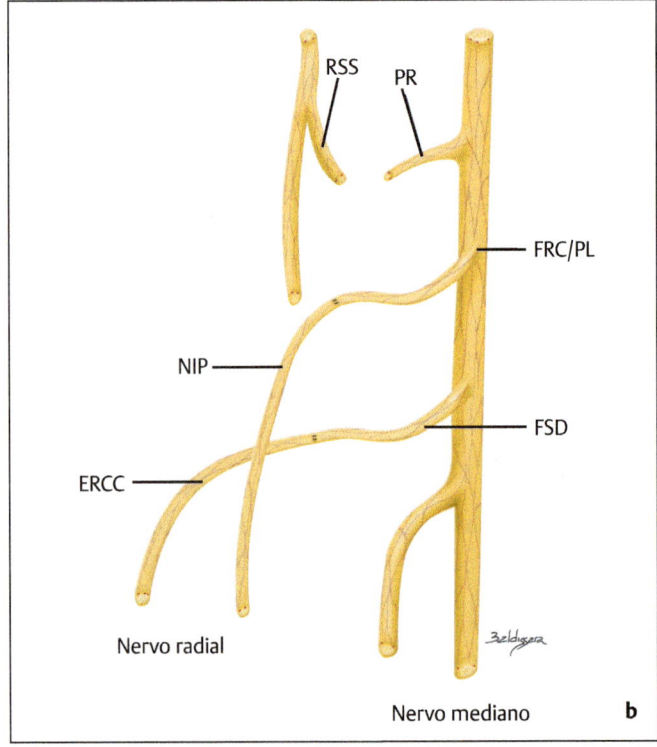

Fig. 21-2 Representação esquemática da transferência de ramos do nervo mediano para recuperação funcional do nervo radial. (**a**) Sequência da emergência anatômica normal dos ramos musculares dos nervos mediano e radial na região proximal do antebraço. (**b**) O ramo comum do flexor radial do carpo/palmar longo foi suturado ao nervo interósseo posterior e um dos ramos para o músculo flexor superficial dos dedos foi suturado ao ramo motor inervando o músculo extensor radial curto do carpo. ERCC: músculo extensor radial curto do carpo; FRC: músculo flexor radial do carpo; FSD: músculo flexor superficial dos dedos; NIA: nervo interósseo anterior; NIP: nervo interósseo posterior; PL: músculo palmar longo; PR: músculo pronador redondo; RSS: ramo sensitivo superficial do nervo radial.

Com relação às técnicas de transferências de nervos para recuperação funcional da extensão da mão, cabe aqui citarmos a transferência do ramo do músculo supinador para o nervo interósseo posterior. Inicialmente desenvolvida para tratamento de lesões baixas (C7-T1) do plexo braquial, atualmente ocupa um espaço importante entre as técnicas de reanimação do membro superior em pacientes tetraparéticos.[18]

A reabilitação sensitiva do nervo radial pode ser obtida a partir da transferência do nervo cutâneo lateral do antebraço para o ramo superficial do nervo radial. Alguns autores também propõem a sutura terminolateral do ramo superficial do nervo radial diretamente ao nervo mediano.[6]

Finalmente, existem situações associadas ao traumatismo do plexo braquial em que o músculo tríceps se encontra paralisado, enquanto os músculos distais extensores da mão e dedos permanecem com função normal. Nesses casos, é possível fazer uma dissecção interfascicular do nervo radial ao nível do terço proximal do braço ou axila e, com isso, identificar um fascículo motor cuja estimulação proporcione uma extensão do punho. Esse fascículo pode ser, então, transferido para um dos ramos motores do mesmo nervo radial que inervam o músculo tríceps – ramo para a cabeça longa, lateral ou medial. Essa técnica resulta, de forma consistente, em adequada recuperação da extensão do cotovelo na maioria dos pacientes em que é empregada.[19]

Nervo Mediano

Diferentemente do nervo radial, a reconstrução primária das lesões traumáticas do nervo mediano nem sempre resulta em graus considerados satisfatórios de recuperação funcional. Em especial naquelas lesões que ocorrem muito proximalmente (como na região da axila ou no terço proximal do braço), a recuperação das funções muito distais do nervo – especialmente aquelas associadas à musculatura tenar – em geral necessitam de uma técnica complementar a fim de reabilitar a mão comprometida. Outras indicações relativas do uso de transferências distais em casos de lesões do nervo mediano incluem as lesões com componente parcial, frequentemente observadas, quando a maioria dos músculos extrínsecos e a sensibilidade da mão apresentam recuperação favorável, com persistência da paralisia do nervo interósseo anterior, ou lesões muito extensas que acabam necessitando do emprego de enxertos muito longos. Existem poucas técnicas de transferências distais descritas para recuperação funcional dos déficits associados ao nervo mediano e, ao contrário daquelas descritas para o nervo radial, a maioria delas deve ser complementada com algum tipo de transferência tendinosa. As séries publicadas até o momento a respeito desses tipos de transferências incorporam um número muito pequeno de casos, o que impossibilita a comparação de seus resultados com aqueles obtidos com o tratamento cirúrgico dito convencional (reparo direto ou transferências tendinosas).

Do ponto de vista técnico, os doadores mais comumente descritos para esse tipo de transferência são alguns ramos do nervo radial, ramos do nervo ulnar, um ramo do nervo musculocutâneo e, em situações especiais, um ramo distal do nervo interósseo anterior.[20-22] Cada doador pode ser utilizado em situações específicas, a depender do tipo de lesão do nervo mediano, ou seja, se as lesões são completas ou parciais e se sua localização é proximal ou distal. Assim, naquelas lesões distais com perda apenas da oponência do polegar, é possível a transferência do ramo distal do nervo interósseo anterior (que inerva o músculo pronador quadrado) para o ramo motor recorrente tenar do mesmo nervo mediano.[23] Além disso, também foi descrita a transferência do ramo para o músculo abdutor do quinto dedo ao ramo recorrente motor do nervo mediano.[24] É importante ressaltar que não existe, até o momento, estudo que demonstre que essas transferências ofereçam resultados melhores do que as técnicas de oponentoplastia por transferência tendinosa. A técnica de transferência do NIA para o ramo tenar é feita na região distal do antebraço e punho. A incisão incorpora a região do túnel do carpo, estendendo-se proximalmente por 10 cm. Após a secção do ligamento transverso do carpo, identifica-se o ramo recorrente tenar, que é isolado e submetido à neurólise interfascicular proximal. Por meio de dissecção interfascicular, o ramo recorrente é isolado do restante do nervo mediano pela maior extensão proximal possível, quando então é seccionado. O ramo distal do NIA é identificado ao nível da borda proximal do músculo pronador quadrado e seccionado o mais distalmente possível. Em geral, é necessária a interposição de um enxerto para a cooptação desses cotos, sendo utilizado o nervo cutâneo lateral do antebraço para tal fim.

Nos déficits neurológicos relacionados, especificamente, com o nervo interósseo anterior, pode-se empregar doadores como o ramo para o músculo extensor radial curto do carpo ou do supinador (ramos do nervo radial), ou do flexor ulnar do carpo (nervo ulnar), ou ainda um ramo para o flexor superficial dos dedos (a partir do mesmo nervo mediano, nos casos de lesões parciais do nervo mediano que comprometam apenas o NIA). Uma alternativa, proposta para lesões que envolvem múltiplos nervos, é o emprego do ramo que inerva o músculo braquial (ramo do nervo musculocutâneo) como doador. Caso a lesão do NIA venha acompanhada de uma paralisia da musculatura tenar, recomenda-se a complementação da transferência distal com uma técnica de oponentoplastia. Nos casos em que o ramo para o músculo braquial é utilizado a fim de reinervar o NIA, a incisão é feita na face medial dos dois terços distais do braço. O nervo mediano deve ser identificado, assim como o nervo musculocutâneo e seu ramo para o músculo braquial. O nervo cutâneo lateral do antebraço pode ser usado com fins de localizar o nervo musculocutâneo mais rapidamente, seguindo-se esse nervo proximal e profundamente à fáscia que separa o músculo braquial do músculo bíceps. O ramo para o braquial é identificado e dissecado o mais distalmente possível, sendo então seccionado. Em seguida, procede-se com a neurólise interfascicular do nervo mediano, a fim de identificar o fascículo correspondente ao NIA. O conhecimento da topografia interna do nervo mediano nessa região é importante para esse momento do procedimento: nesse local, as fibras sensitivas encontram-se posicionadas lateralmente e as fibras motoras medialmente.[25] O fascículo correspondente ao NIA em geral corresponde à porção posteromedial do nervo mediano, sendo então identificado e seccionado proximalmente (Fig. 21-3). Assim procedendo, na maioria dos casos não há necessidade de interposição de enxertos.

sensorial corresponde à face radial do dedo indicador e a face ulnar do polegar (pinça – primeiro espaço interdigital). Os demais espaços interdigitais são também considerados importantes, porém, menos críticos. Assim, o principal objetivo dessas transferências é a reabilitação sensitiva da área do primeiro espaço interdigital. A técnica mais bem estudada para esse fim é a transferência do nervo digital comum do quarto espaço interdigital (ramo do nervo ulnar superficial, inervando a face ulnar do quarto dedo e a face radial do quinto dedo) para o primeiro nervo digital palmar (que inerva o polegar e face radial do indicador). Tecnicamente, a incisão deve abordar a porção proximal da mão e punho, com abertura do canal do carpo e do canal de Guyon, exposição do nervo mediano, dos ramos digitais comuns para o primeiro, segundo e terceiro espaço interdigital, do nervo ulnar superficial e suas divisões: ramo digital para o quarto espaço interdigital e ramo digital para a face ulnar do quinto dedo. O nervo digital do quarto espaço interdigital (doador) deve

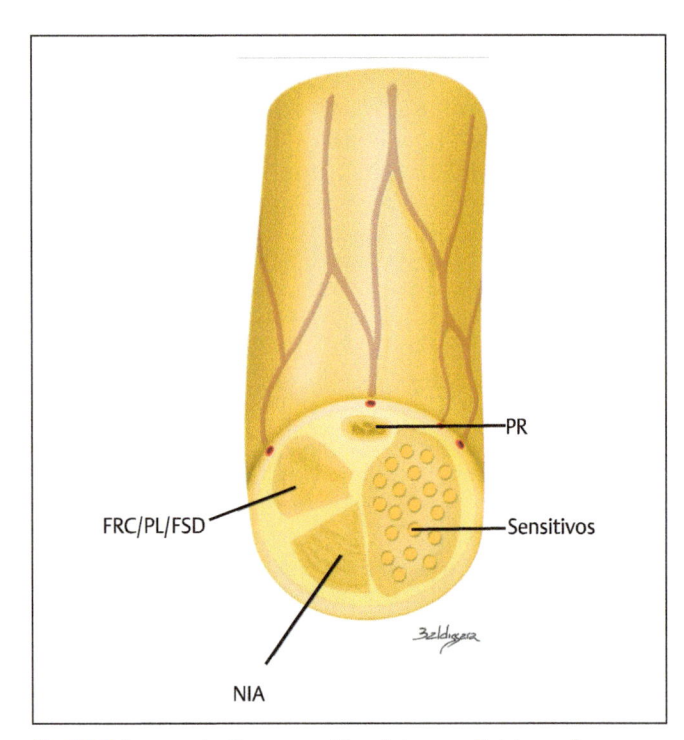

Fig. 21-3 Representação esquemática da topografia interna do nervo mediano, demonstrando a localização aproximada dos seus fascículos ao nível do braço. Os fascículos de natureza sensorial (sensitivos) localizam-se mais lateralmente, enquanto os motores mais medialmente. O fascículo destinado ao nervo interósseo anterior têm localização posteromedial. NIA: fibras para o nervo interósseo anterior; FRC: fibras para o músculo flexor radial do carpo; PL: fibras para o músculo palmar longo; FSD: fibras para o músculo flexor superficial dos dedos; PR: fibras para o músculo pronador redondo.

Já nas lesões completas que comprometem todas as funções extrínsecas do nervo mediano e também a pronação do antebraço, a técnica mais frequentemente proposta é a transferência do ramo para o músculo extensor radial curto do carpo para um ramo do pronador redondo, além da transferência do ramo do músculo supinador para o NIA. Nesses últimos casos, é sempre recomendável associar a tenodese laterolateral do músculo flexor profundo dos dedos.[20] A técnica cirúrgica das transferências de doadores a partir do nervo radial para o nervo mediano não é diferente daquela descrita para as transferências ao nervo radial. A incisão segue o mesmo modelo no antebraço e a seleção dos doadores e receptores baseia-se em conhecimento anatômico e também resposta à estimulação elétrica (Fig. 21-4).

O nervo mediano contribui, de maneira expressiva, para com a função de sensibilidade da mão e dos dedos. Portanto, nos casos de lesões desse nervo, um dos objetivos fundamentais da cirurgia é a reabilitação sensitiva da extremidade afetada, sendo que o reparo do nervo mediano em geral resulta em recuperação satisfatória desta função. Porém, eventualmente, em especial naquelas lesões com comprometimento parcial do nervo ou naquelas em que o paciente é visto muito tardiamente, pode haver a necessidade do uso de técnicas de transferência de nervos distais do tipo sensitiva pura a fim de recuperar a sensibilidade de áreas críticas. Para a mão humana, a área mais crítica para reabilitação

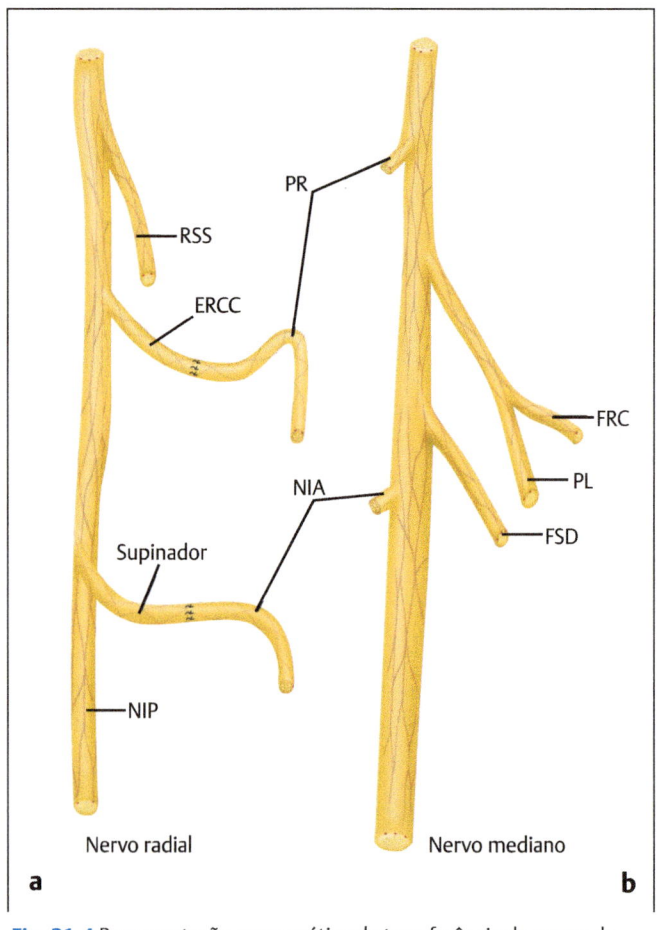

Fig. 21-4 Representação esquemática da transferência de ramos do nervo radial para o nervo mediano. O ramo para o músculo extensor radial curto do carpo é suturado ao ramo para o músculo pronador redondo, enquanto o ramo para o músculo supinador é suturado ao nervo interósseo anterior. RSS: ramo sensitivo superficial do nervo radial; ERCC: ramo para o músculo extensor radial curto do carpo; NIP: nervo interósseo posterior; PR: ramo para o músculo pronador redondo; FRC: ramo para o músculo flexor radial do carpo; PL: ramo para o músculo palmar longo; FSD: músculo flexor superficial dos dedos; NIA: nervo interósseo anterior.

ser dissecado distalmente, seccionado ao nível da cabeça dos metacarpos e rodado lateralmente. O primeiro nervo digital (receptor) é também exposto a partir da região do túnel do carpo, seccionado proximalmente e rodado medialmente. A sutura entre o doador e o receptor é feita de maneira terminoterminal. Utilizando-se essa mesma incisão, os segundo e terceiros nervos digitais comuns são seccionados o mais proximal possível e suturados de maneira terminolateral ao ramo digital do quinto dedo. Eventualmente, conforme proposto por Mackinnon, o coto distal do ramo para o quarto espaço interdigital pode ser também suturado ao ramo do quinto dedo pela técnica terminolateral.[26]

Outra técnica que pode ser empregada para a reabilitação sensitiva da mão em casos de lesões altas do nervo mediano é a transferência do nervo cutâneo-dorsal do nervo ulnar ao componente sensorial do nervo mediano ao nível do terço distal do antebraço. Nesse caso, o nervo ulnar é identificado e seu ramo cutâneo-dorsal é isolado (em geral, sua emergência ocorre 15 cm proximalmente ao punho), dissecado e seccionado o mais distalmente possível. Em seguida, o nervo mediano é identificado e, através de dissecção interfascicular, separa-se o componente sensorial (lateral) do componente motor (medial, que corresponde ao fascículo para o ramo recorrente tenar). O fascículo sensitivo é seccionado proximalmente e suturado de maneira terminoterminal ao ramo cutâneo-dorsal do nervo ulnar.[27]

TÉCNICAS DE TRANSFERÊNCIAS DISTAIS PARA LESÕES DE NERVOS DO MEMBRO INFERIOR

Diferentemente dos membros superiores, o desenvolvimento de técnicas de transferências distais para reanimação dos membros inferiores evoluiu com menos entusiasmo. Os bons resultados obtidos com o reparo de nervos dos membros superiores em geral não foram replicados em muitos casos de lesões de nervos dos membros inferiores, em especial relativos àqueles mais comumente envolvidos, tais como o nervo fibular ou o nervo ciático. Além disso, apesar de nervos como o femoral ou o obturador responderem muito bem à reconstrução anatômica, muitas vezes essas lesões ocorrem em regiões de difícil acesso, tais como o retroperitônio ou a cavidade pélvica, fazendo com que os resultados dos procedimentos cirúrgicos sejam imprevisíveis. Finalmente, muitos casos de traumas graves dos membros inferiores são acompanhados de disfunções do plexo lombar ou sacral, que podem inclusive cursar com avulsão de raízes, o que dificulta o seu tratamento.

As técnicas de transferência de nervos poderiam trazer grande benefício em algumas situações especiais relacionadas com os casos descritos anteriormente e, atualmente, vêm ganhando maior espaço com a introdução de estudos que se propõem a pesquisar possíveis doadores e receptores para esses casos. Porém, os resultados de técnicas semelhantes às utilizadas nos membros superiores, quando aplicadas aos membros inferiores não se mostraram tão satisfatórios. É importante lembrar que na maioria das vezes as atividades do membro superior relacionam-se com ações motoras voluntárias, ou seja, controladas a partir de mecanismos corticais bem específicos, de ação consciente. Por outro lado, a maioria das ações executadas pelo membro inferior está relacionada com as atividades de marcha ou manutenção de postura, ou seja, ações ditas automáticas e inconscientes.[28] Uma vez que as transferências de nervos para recuperação motora dependem de uma adequada reorganização cortical a fim de elaborar o aprendizado dessas novas habilidades motoras, aparentemente é mais difícil para o cérebro lidar com rearranjos centrais para funções automáticas do que para aquelas relacionadas com a ação voluntária. Além disso, o controle dos mecanismos de marcha não envolve apenas centros cerebrais, mas também alguns circuitos intramedulares que, da mesma forma, também necessitariam de remodelamento plástico neuronal em casos de intervenção sobre as vias de saída e entrada do sistema.[29] Isso justificaria, em parte, alguns dos maus resultados obtidos com certas técnicas de reanimação do membro inferior por transferências distais, pois essas acabariam interferindo no "ajuste fino" da coordenação e controle tanto da marcha quanto da postura.[30] Ainda assim, acreditamos que o conhecimento atualizado referente aos possíveis doadores e receptores desse tipo de cirurgia é importante ao cirurgião de nervos periféricos, especialmente porque, em algumas circunstâncias, pode vir a ser a única alternativa viável.

Atualmente, as transferências de nervos para lesões dos membros inferiores são indicadas nas seguintes situações:[31]

A) Lesões extraforaminais do plexo lombossacral, uma vez que o local da lesão encontra-se muito distante dos órgãos-alvo.
B) Avulsão de raízes lombossacrais.
C) Lesões de nervos em regiões de difícil acesso, como as lesões intrapélvicas do nervo obturatório.
D) Lesões de nervos cujos resultados com técnicas de reconstrução anatômicas clássicas consistentemente apresentam prognósticos ruins, como o nervo fibular.
E) Reinervação de sensibilidade protetora da região plantar, em casos nos quais a recuperação não é possível a partir de técnicas de reparo primário ou com enxerto.

As técnicas desenvolvidas para os membros inferiores são as seguintes:

- *Nervo femoral*: indicadas para lesões que ocorrem em seu curso intrapélvico, em especial quando associadas às ressecções de tumores da região; ou em casos de traumas pélvicos com grande depósito de tecido de cicatrização, nos quais a abordagem direta ao nervo é difícil e arriscada. Para esses foi desenvolvida a técnica de transferência do ramo anterior do nervo obturador – que inerva o músculo grácil e o adutor longo – para os ramos do nervo femoral que inervam o músculo reto femoral e o vasto medial. Todos os pacientes nos quais essa técnica foi utilizada recuperaram uma extensão da perna graduada como MRC M4.[32]
- *Nervo obturatório*: a causa mais comum de lesão deste nervo é iatrogênica, especialmente relacionada com as ressecções de tumores retroperitoneais de origem ginecológica e urológica, como prostatectomias radicais, ou ainda ortopédicas, como as cirurgias de prótese total de quadril. Nesses casos, da mesma forma como nas lesões do nervo femoral, a identificação cirúrgica do coto proximal de localização intrapélvica pode ser impossível. Para esses casos, foi desenvolvida uma técnica de transferência distal em que um ramo motor do nervo femoral é transferido ao tronco do nervo obturador, ao nível da coxa, imediatamente após a

sua emergência na região do forame obturador. No único caso em que foi relatado, os autores descrevem recuperação de força de adução da coxa graduada como MRC M5.[33]

- *Nervo fibular*: as lesões desse nervo são reconhecidamente associadas a um prognóstico funcional ruim, em especial aquelas em que o reparo exige emprego de enxertos maiores do que 5 cm. Das técnicas de transferência de nervos para o membro inferior, aquelas que se destinam à recuperação de função desse nervo foram as mais bem estudadas e com os maiores relatos de séries de pacientes operados. Em todas elas, ramos ou fascículos do nervo tibial foram utilizados como doadores de axônios ao nervo fibular ou alguns de seus ramos. Uma variedade de técnicas foi proposta para esse fim: Gousheh e Babei propuseram a transferência de ramos destinados ao músculo gastrocnêmio ao nervo fibular profundo, enquanto Flores *et al.* estudaram essa transferência utilizando o nervo para o músculo sóleo como doador (Fig. 21-5).[34,35] Giuffre e colaboradores descreveram uma transferência ainda mais seletiva: um fascículo do nervo tibial destinado ao músculo flexor longo do hálux ou ao flexor longo dos dedos era suturado, sem interposição de enxerto, ao ramo do nervo fibular que inerva o músculo tibial anterior.[36] Os resultados reportados com essas técnicas têm sido contraditórios. Enquanto alguns autores relataram bons resultados na maioria de seus casos, nossa experiência, assim como a do grupo da Mayo Clinic, é oposta, ou seja, apenas 1/3 dos pacientes obtiveram recuperação útil da dorsiflexão do pé.[34-38] Assim, com base nas evidências apresentadas por variados estudos que analisaram essa técnica, acreditamos que a mesma deve ser indicada com muita cautela e os seguintes critérios devem estar presentes: paciente jovem, indicação precoce da cirurgia, lesões isoladas do nervo fibular (sem qualquer comprometimento clínico do nervo tibial) e mecanismo de lesão de baixa energia. As técnicas que utilizaram o ramo para o músculo tibial anterior como receptor parecem ter apresentado resultados melhores do que aquelas em que o alvo escolhido foi o tronco motor do nervo fibular.

- *Nervo tibial*: em casos de lesões graves e/ou muito proximais do nervo ciático ou plexo lombossacro associadas à perda da função flexora do pé, foi desenvolvida uma técnica em que ramos distais do nervo femoral – especificamente ramos para os músculos vasto medial e vasto lateral – são transferidos para os ramos motores das cabeças lateral e medial do músculo gastrocnêmio. Nos dois pacientes em que essa técnica foi aplicada, houve recuperação de função graduada como MRC M3+ em ambos.[39]

- *Recuperação da sensibilidade protetora da região plantar*: na maioria das vezes o nervo tibial responde muito bem ao seu reparo primário, em especial quanto à recuperação da função sensitiva da região plantar. Porém, ainda existem casos em que a lesão ocorre na região do plexo lombossacral ou está associada à grande perda de substância da coxa ou panturrilha (síndrome de compartimento), em que a recuperação anatômica do nervo não é possível. Para esse fim, foram desenvolvidas algumas técnicas de transferência distal visando a recuperação da proteção sensitiva da região plantar, utilizando doadores nervos como os nervos sural, fibular superficial ou safeno.[40-42] A técnica proposta para o nervo safeno corresponde à sua transferência aos fascículos sensitivos do nervo tibial ao nível da fossa poplítea, onde se localizam na face lateral do nervo; enquanto as técnicas que utilizaram o nervo sural ou fibular superficial como doadores foram planejadas para transferi-los ao nervo tibial na altura do túnel do tarso.

REFERÊNCIAS BIBLIOGRÁFICAS

1. Oberlin C, Béal D, Leechavengvongs S, et al. Nerve transfer to biceps muscle using a part of ulnar nerve for C5-C6 avulsion of the brachial plexus: Anatomical study and report of four cases. J Hand Surg 1994;19:232-7.
2. Battiston B, Lanzetta M. Reconstruction of high ulnar nerve lesions by distal double median to ulnar nerve transfer. J Hand Surg 1999;24:1185-91.
3. Millesi H. Surgery on muscles in consequence of peripheral nerve lesions. Acta Neurochirurgica (Supplement) 2007;100:179-81.
4. Dvali L, Mackinnon S. Nerve repair, grafting, and nerve transfers. Clin Plast Surg 2003;30:203-21.
5. Brown JM, Shah MN, Mackinnon SE. Distal nerve transfers: a biology-based rationale. Neurosurg Focus 2009;26:E12.
6. Mackinnon SE, Colbert SH. Nerve transfers in the hand and upper extremity surgery. Tech Hand Up Extrem Surg 2008;12:20-33.
7. Nath RK, Mackinnon SE, Shenaq SM. New nerve transfers following peripheral nerve injuries. Operat Tech Plast Reconstruct Surg 1997;4:2-11.
8. Tung TH, Mackinnon SE. Nerve transfers: Indications, techniques, and outcomes. J Hand Surg 2010;35:332-41.
9. Tung TH. Nerve transfers. Clin Plast Surg 2014;41:551-9.

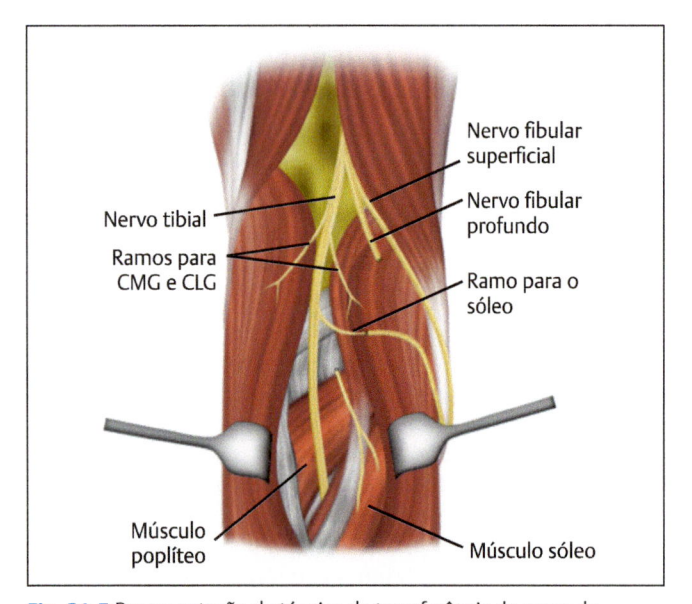

Fig. 21-5 Representação da técnica de transferência do ramo do músculo sóleo ao nervo fibular profundo. O nervo fibular profundo é separado cirurgicamente do ramo superficial por meio de uma dissecção interfascicular retrógrada, a partir da região do túnel fibular até à fossa poplítea. O ramo do nervo tibial, destinado ao músculo sóleo, é dissecado o mais distalmente possível, sendo então seccionado e seu coto proximal suturado ao coto distal do nervo fibular profundo, sem interposição de enxertos. CMG: cabeça medial do músculo gastrocnêmio; CLG: cabeça lateral do músculo gastrocnêmio. (Modificada de Flores LP; 2013.)[35]

10. Secer HI, Daneyemez M, Gonul E, Izci Y. Surgical repair of ulnar nerve lesions caused by gunshot and shrapnel: results in 407 lesions. J Neurosurg 2007;107:776-83.
11. Novak CB, Mackinnon SE. Distal anterior interosseous nerve transfer to the deep motor branch of the ulnar nerve for reconstruction of high ulnar nerve injuries. J Reconstruct Microsurg 2002;18:459-64.
12. Haase SC, Chung KC. Anterior interosseous nerve transfer to the motor branch of the ulnar nerve for high ulnar nerve injuries. Ann Plast Surg 2002;49:285-90.
13. Flores LP. Distal anterior interosseous nerve transfer to the deep ulnar nerve and end-to-side suture of the superficial ulnar nerve to the third common palmar digital nerve for treatment of high ulnar nerve injuries: experience in five cases. Arquivos de Neuro-Psiquiatria 2011;69:519-24.
14. Flores L. Comparative Study of Nerve Grafting versus Distal Nerve Transfer for Treatment of Proximal Injuries of the Ulnar Nerve. J Reconstruct Microsurg 2015;31:647-53.
15. Brown JM, Yee A, Mackinnon SE. Distal median to ulnar nerve transfers to restore ulnar motor and sensory function within the hand: technical nuances. Neurosurgery 2009;65:966-77.
16. Ray WZ, Mackinnon SE. Clinical outcomes following median to radial nerve transfers. J Hand Surg 2011;36:201-8.
17. Brown JM, Tung THH, Mackinnon SE. Median to radial nerve transfer to restore wrist and finger extension: Technical nuances. Operative Neurosurgery 2010;66:ons-75-ons-83.
18. Bertelli JA, Ghizoni MF. Nerve transfers for elbow and finger extension reconstruction in midcervical spinal cord injuries. J Neurosurg 2015;122:121-7.
19. Flores LP. Outcomes of transferring a healthy motor fascicle from the radial nerve to a branch for the triceps to recover elbow extension in partial brachial plexus palsy. Neurosurgery 2017;80:448-53.
20. Hsiao EC, Fox IK, Tung TH, Mackinnon SE. Motor nerve transfers to restore extrinsic median nerve function: Case report. Hand 2009;4:92-7.
21. Socolovsky M, Masi G, Bonilla G, Bianchi H. Transfer of flexor carpi ulnaris branches to selectively restore AIN function in median nerve sections: Anatomical feasibility study and case report. Surg Neurol Int 2011;2:102.
22. Fox IK, Davidge KM, Novak CB, et al. Nerve transfers to restore upper extremity function in cervical spinal cord injury. Plast Reconstruct Surg 2015;136:780-92.
23. Vernadakis A, Humphreys D, Mackinnon S. Distal anterior interosseous nerve in the recurrent motor branch graft for reconstruction of a median nerve neuroma-in-continuity. J Reconstruct Microsurg 2004;21:7-11.
24. Bertelli JA, Soldado F, Rodrígues-Baeza A, Ghizoni MF. Transfer of the motor branch of the abductor digiti quinti for thenar muscle reinnervation in high median nerve injuries. J Hand Surg 2018;43:8-15.
25. Zheng X, Hou C, Gu Y, Shi Q, Guan S. Repair of brachial plexus lower trunk injury by transferring brachialis muscle branch of musculocutaneous nerve: anatomic feasibility and clinical trials. Chin Med J 2008;121:99-104.
26. Murphy RKJ, Ray WZ, Mackinnon SE. Repair of a median nerve transection injury using multiple nerve transfers, with long-term functional recovery. J Neurosurg 2012;117:886-9.
27. Mackinnon SE, Novak CB. Nerve transfers. New options for reconstruction following nerve injury. Hand Clin 1999;15:643-66.
28. Ivanenko YP, Poppele RE, Lacquaniti F. Distributed neural networks for controlling human locomotion. Brain Res Bull 2009;78:13-21.
29. Barriere G, Leblond H, Provencher J, Rossignol S. Prominent role of the spinal central pattern generator in the recovery of locomotion after partial spinal cord injuries. J Neurosci 2008;28:3976-87.
30. Mor Y, Lev-Tov A. Analysis of rhythmic patterns produced by spinal neural networks. J Neurophysiol 2007;98:2807-17.
31. Flores LP. Nerve transfer for the lower limb. In: Tubbs RS, Rizk E, Shoja MM, Loukas M, Spinner RJ, Barbaro N, editors. Nerve and nerve injuries. San Diego: San Diego; 2015. p. 331-8. v. 2.
32. Tung TH, Chao A, Moore AM. Obturator nerve transfer for femoral nerve reconstruction: Anatomic study and clinical application. Plast Reconstruct Surg 2012;130:1066-74.
33. Spiliopoulos K, Williams Z. Femoral branch to obturator nerve transfer for restoration of thigh adduction following iatrogenic injury. J Neurosurg 2011;114:1529-33.
34. Gousheh J, Babaei A. A New Surgical Technique for the treatment of high common peroneal nerve palsy. Plast Reconstruct Surg 2002;109:994-8.
35. Flores LP, Martins RS, Siqueira MG. Clinical results of transferring a motor branch of the tibial nerve to the deep peroneal nerve for treatment of foot drop. Neurosurgery 2013;73:609-16.
36. Giuffre JL, Bishop AT, Spinner RJ, et al. Partial tibial nerve transfer to the tibialis anterior motor branch to treat peroneal nerve injury after knee trauma. Clin Orthop Relat Res 2012;470:779-90.
37. Leclère FM, Badur N, Mathys L, Vögelin E. Nerve transfers for persistent traumatic peroneal nerve palsy. Neurosurgery 2015;77:572-80.
38. Nath R, Lyons A, Paizi M. Successful management of foot drop by nerve transfers to the deep peroneal nerve. J Reconstruct Microsurg 2008;24:419-27.
39. Moore AM, Krauss EM, Parikh RP, Franco MJ, Tung TH. Femoral nerve transfers for restoring tibial nerve function: an anatomical study and clinical correlation: a report of 2 cases. J Neurosurg 2018;129:1024-33.
40. Rodríguez-Lorenzo A, Gago B, Pineda AF, Bhatti M, Audolfsson T. Superficial peroneal and sural nerve transfer to tibial nerve for restoration of plantar sensation after complex injuries of the tibial nerve: Cadaver feasibility study. J Plast Reconstr Aesthet Surg 2011;64:1512-16.
41. Gordon L, Buncke HJ. Restoration of sensation to the sole of the foot by nerve transfer. A case report. J Bone Joint Surg Am 1981;63:828-30.
42. Tung TH, Martin DZ, Novak CB, et al. Nerve reconstruction in lumbosacral plexopathy. J Neurosurg 2005;102:86-91.

TUBOS CONDUTORES DE NERVOS

CAPÍTULO 22

Mario G. Siqueira • Javier Robla Costales • Artur Nobrega L. R. de Morais

INTRODUÇÃO

Quando a continuidade de um nervo é interrompida, torna-se necessária a realização de algum tipo de reconstrução cirúrgica para reconectar as terminações do nervo, visando o restabelecimento de sua função. Nos casos em que ocorre alguma perda de substância ou em que a área lesionada (que deve ser ressecada) é extensa, as terminações do nervo não podem ser aproximadas para realização de sutura terminoterminal sem que seja criada tensão na linha de sutura. Nesses casos, o tipo de reparo considerado como o padrão ouro é a conexão dos cotos por meio da interposição de enxertos de nervos cutâneos. Além de preencher o espaço entre os cotos proximal e distal, o enxerto também deve fornecer condições ideais para a regeneração axonal, como células de Schwann, revascularização e morfologia endoneural adequada. Embora os enxertos sejam amplamente empregados para reconstruir nervos, essa técnica apresenta algumas limitações e desvantagens:

1. Distância excessiva da falha entre os cotos.
2. Disponibilidade limitada de nervos que possam ser utilizados como doadores para enxertos.
3. Necessidade de outro acesso operatório para a retirada do nervo para enxerto.
4. Aumento do tempo cirúrgico.
5. Perda sensitiva no território do nervo doador.
6. Qualidade inadequada do leito cirúrgico.
7. Qualidade inadequada da vascularização do nervo doador.
8. Necessidade de ultrapassar duas linhas de sutura.
9. Alteração do padrão fascicular do enxerto.
10. Formação de cicatriz no local de retirada do enxerto.
11. Formação de neuroma em continuidade, principalmente, na coaptação com o coto distal.
12. Risco de infecção e de formação de neuroma doloroso no local de retirada do enxerto.[1,2]

As dificuldades e restrições mencionadas motivaram a procura de alternativas à utilização dos enxertos de nervos e uma delas é a utilização de tubos condutores. Essa técnica consiste na interposição de estrutura tubular, feita de material biológico ou sintético e que servirá como "ponte" entre as extremidades de um nervo seccionado. O uso do tubo condutor corrige a falha, protege o nervo da invasão do tecido cicatricial originado nos tecidos adjacentes, evita o escape de fluido originado dos cotos do nervo e guia os axônios em regeneração no sentido do coto distal do nervo.[1,3,4]

Neste capítulo vamos mencionar os tubos condutores de importância histórica, experimental, ou clínica, com ênfase naqueles com maior aplicação clínica.

DESENVOLVIMENTO DOS TUBOS CONDUTORES DE NERVOS

Em 1879, o cirurgião alemão Gustav Neuber (1850-1932) (Fig. 22-1a) utilizou tubos de ossos descalcificados de bois e cavalos como drenos em casos de cirurgias com grandes sangramentos, após ressecção de tumores e para drenagem de tecido necrótico (Fig. 22-1b).[5]

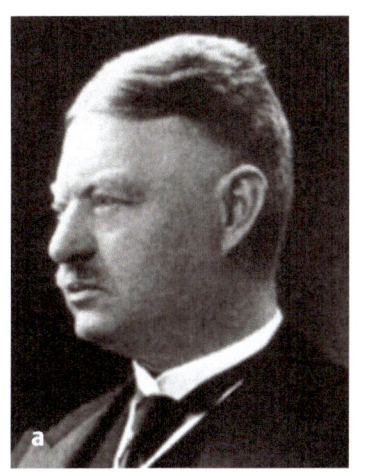

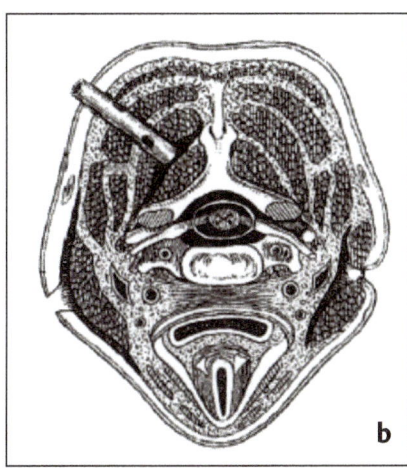

Fig. 22-1 (**a**) Gustav Neuber (1850-1932) publicou, em 1879, a utilização de tubos de ossos descalcificados como drenos cirúrgicos. (**b**) Desenho de tubo ósseo posicionado na região cervical.

Provavelmente influenciado pelo trabalho de Neuber, Themistocles Glück (1853-1942) (Fig. 22-2a), médico romeno que exerceu suas atividades profissionais na Alemanha, publicou no mesmo ano (1881), em duas revistas médicas alemãs, com o mesmo título, o relato do primeiro reparo de nervo periférico utilizando o canal central de um osso descalcificado como condutor para a progressão de axônios em regeneração (Fig. 22-2b).[6] O autor não forneceu detalhes técnicos em seus artigos, mas houve formação de tecido cicatricial no local que impossibilitou qualquer regeneração.

Um ano depois, com base nos estudos de Gluck, o cirurgião francês Constant Vanlair (1839-1914) (Fig. 22-3a) utilizou com sucesso o mesmo tipo de tubo para reconstruir um defeito de 3 cm no nervo ciático de um cão. O tubo ósseo tinha 4 cm de extensão, diâmetro interno de 3,5 mm e parede com espessura de 2 mm. As terminações do nervo foram introduzidas no tubo e fixadas em suas paredes com fio de categute. O autor observou algum retorno funcional na perna do animal, que foi sacrificado 4 meses após a cirurgia. O nervo foi ressecado e analisado histologicamente, sendo evidenciada regeneração anatômica do nervo, com conexão dos dois cotos (Fig. 22-3b).[7,8]

No início do século XX foram registradas diversas publicações sobre a utilização de tubos de material biológico, com resultados desapontadores, mas na metade daquele século Weiss publicou importantes estudos experimentais que consolidaram o conhecimento a respeito dos tubos condutores.[9] No entanto, foi somente a partir dos estudos experimentais de Lundborg, na década de 1980, que os condutores de nervos foram definitivamente introduzidos na prática clínica.[10,11]

Desde então, inúmeros tipos de tubos condutores foram utilizados no reparo de lesões de nervos periféricos, mas a despeito de toda a evolução destes tubos é surpreendente que após mais de 1 século desde os trabalhos pioneiros de Glück e Vanlair ainda existam restrições para seu uso clínico.

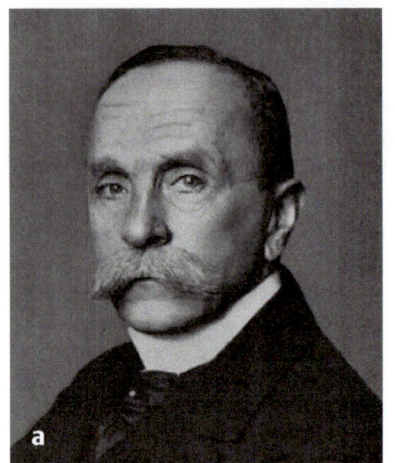

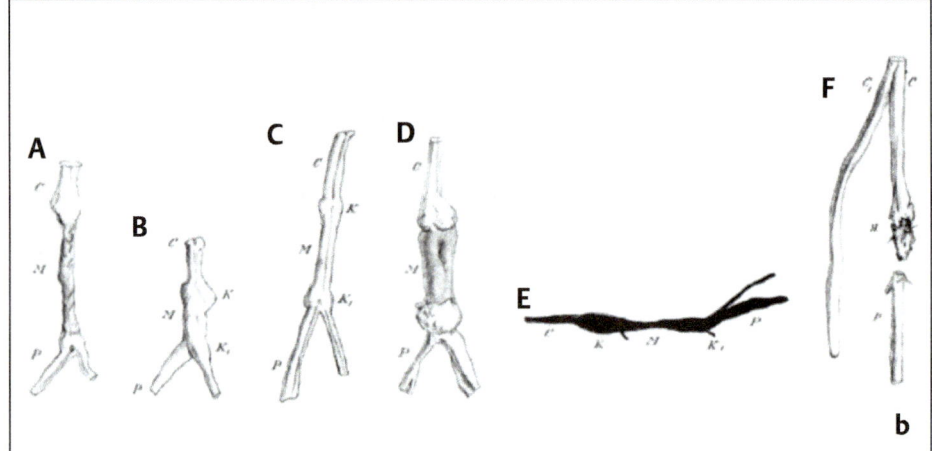

Fig. 22-2 (**a**) Themistocles Glück (1853-1942) relatou, em 1881, o primeiro reparo de um nervo periférico, utilizando osso descalcificado como tubo condutor. (**b**) Desenhos dos experimentos de Glück com nervos periféricos. O desenho identificado pela letra "D" demonstra o tubo ósseo posicionado entre os dois cotos de um nervo.

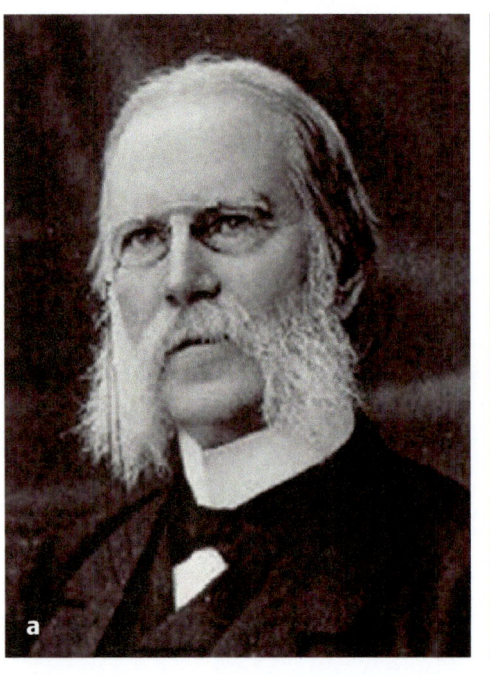

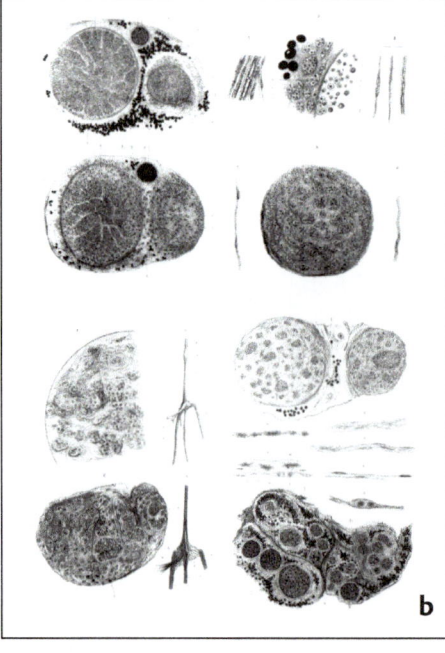

Fig. 22-3 (**a**) Constant Vanlair (1839-1914) executou cirurgia semelhante à de Glück no ciático de um cão, em 1882, que resultou em algum retorno funcional. (**b**) Representações de cortes histológicos do nervo ciático reparado demonstrando regeneração anatômica do nervo.

REGENERAÇÃO ATRAVÉS DE TUBOS

Uma regeneração efetiva através de tubo condutor depende da formação de matriz extracelular sobre a qual vasos sanguíneos, fibroblastos e células de Schwann migram para formar a estrutura de suporte para o crescimento de novo nervo. Em 1983, Williams *et al.* utilizaram um tubo de silicone para estudar a regeneração do nervo ciático de ratos com falha de 10 mm entre os cotos e descreveram quatro estágios consecutivos deste processo (Fig. 22-4):[12]

1. *Fase de fluido*: durante o primeiro dia o tubo é preenchido por fluido oriundo das extremidades do nervo que contém proteínas, fatores de coagulação e fatores neurotróficos.
2. *Fase de matriz*: durante a primeira semana uma matriz acelular de fibrina com orientação longitudinal se forma, conectando os cotos proximal e distal do nervo.
3. *Fase celular*: na segunda semana ocorre infiltração de células de Schwann, macrófagos, células endoteliais e células perineurais que migram dos cotos proximal e distal. Tem início o brotamento axonal.
4. *Fase axonal*: durante a terceira semana, axônios não mielinizados cruzam o tubo a partir do coto proximal, aumentando progressivamente de tamanho, tornando-se mielinizados e finalizando o processo. Os axônios regenerados penetram no coto distal do nervo após tempo apropriado, que depende da extensão da falha entre os cotos.

CARACTERÍSTICAS DO TUBO CONDUTOR IDEAL

Existem diversas propriedades importantes que o tubo condutor **ideal** deve apresentar:[13-16]

1. Apresentar fácil fabricação para ser comercialmente viável.
2. Ter dimensões e formato adequados para o reparo do nervo em questão.
   Condutores de nervos com paredes espessas são mais rígidos, o que dificulta o manuseio e a sutura sob o microscópio. Além disso, possuem precária compatibilidade tecidual *in vivo* em decorrência da rigidez e, portanto, são mais passíveis de provocar reações inflamatórias locais. O crescimento de axônios regenerados em tubos com parede mais finas é significativamente maior, quando comparada com a regeneração em tubos de paredes mais espessas.[17] Condutores de paredes finas também produzem menor formação de neuroma, o que é atribuído à maior elasticidade das paredes delgadas.[18] Contudo, quando a parede é muito fina (< 100 μm) existe tendência a colabamento.[19]
3. Ser relativamente fácil de implantar.
4. Ser esterilizável.
5. Não ser mutagênico, tóxico ou imunogênico e não provocar reação alérgica local ou sistêmica.
6. Ter porosidade para permitir e controlar a troca de nutrientes. Os tubos sem poros funcionam em defeitos até 1 cm. Acima disso os poros são essenciais para a troca de nutrientes e detritos. A permeabilidade do tubo deve permitir a entrada de fatores de cicatrização produzidos externamente que facilitam a formação da camada de fibrina de suporte e a saída de produtos de degradação, além de manter fatores neurotróficos produzidos pelas células de Schwann em seu interior.[20] Os tubos condutores semipermeáveis apresentam melhor regeneração e reinervação mais adequada que os tubos impermeáveis.[3,20,21]
7. Outro importante requisito para a sobrevivência do tubo condutor é a ocorrência de neoangiogênese propiciando aporte adequado de fatores nutricionais. Em geral, os tubos biológicos são revascularizados dentro de 4-5 dias após a implantação por crescimento longitudinal de vasos para dentro do tubo, a partir dos cotos proximal e distal e do brotamento de capilares colaterais.[22] Antes do estabelecimento dessa nova vascularização, a entrada de nutrientes e oxigênio depende da difusão através das paredes do tubo para alcançar o local de regeneração neural.
8. Ser biodegradável para eliminar a necessidade de ser removido posteriormente.[14] O mecanismo prevalente na degradação dos tubos é a simples hidrólise química de ligações ésteres instáveis presentes na estrutura do tubo.

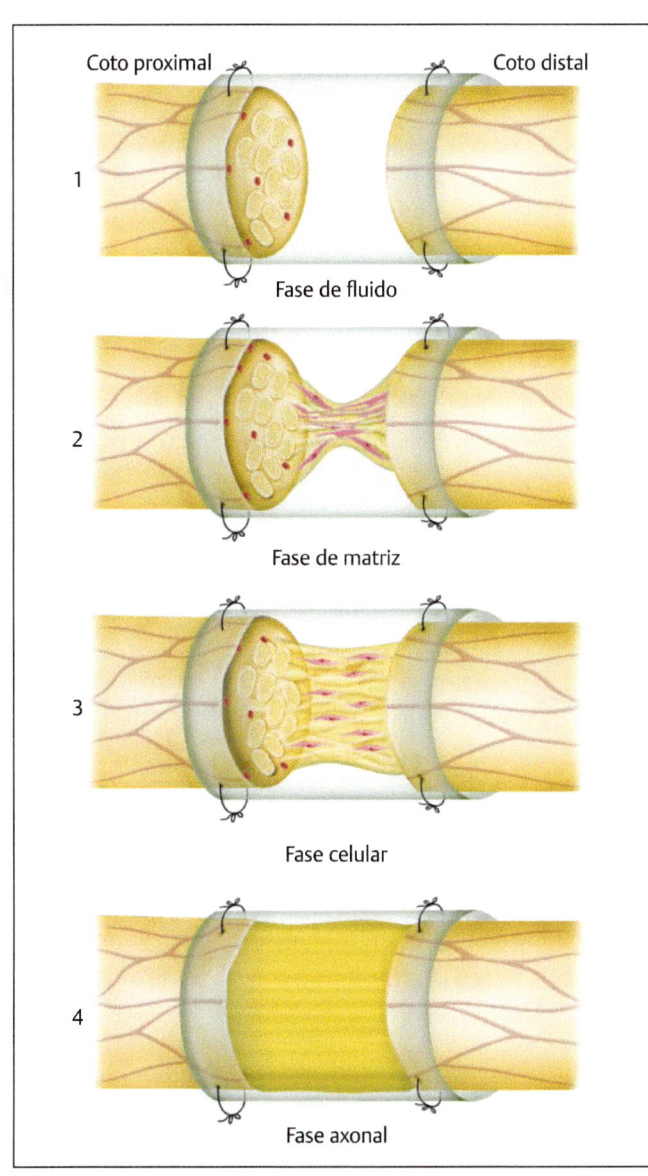

Fig. 22-4 Utilizando um experimento em laboratório com tubo de silicone, Williams *et al.*[12] descreveram os quatro estágios consecutivos da regeneração neural através de um tubo: fase de fluido, fase de matriz, fase celular, fase axonal.

9. Apresentar equilíbrio entre a velocidade ideal de degradação e a velocidade de crescimento axonal para que as propriedades mecânicas intrínsecas do tubo sejam mantidas por tempo adequado, o que deverá minimizar as respostas inflamatórias e evitar compressão do nervo.[16]

Três fatores de grande importância devem ser considerados na manufatura do tubo.[16] O primeiro refere-se à degradação dos tubos. Se a espessura da parede do tubo for muito espessa irá degradar muito lentamente, aumentando o tempo de possível reação de corpo estranho. Por outro lado, se a parede for muito delgada poderá degradar-se muito rapidamente, resultando em perda da estrutura de suporte à regeneração do nervo. O segundo fator refere-se à flexibilidade. Os tubos condutores devem ser flexíveis o suficiente para deslizar e curvar-se com os movimentos do membro, mas ao mesmo tempo devem ter rigidez suficiente para não colapsar. De forma ideal, um tubo condutor de nervo deve permanecer intacto pelo tempo que os axônios necessitam para regenerar através do espaço entre os dois cotos do nervo e em seguida deve degradar-se gradativamente, com mínimo edema e reação tipo corpo estranho. O terceiro fator refere-se ao comprimento dos tubos. Embora os tubos condutores de nervos existentes no comércio representem alternativa promissora aos enxertos nos casos em que a sutura direta sem tensão não é possível, sua utilização é limitada a lesões com até 3 cm de extensão e com diâmetro máximo de 6 mm.[23-26] A regeneração através de tubos mais longos provavelmente falha porque a capacidade de regeneração é superada e as células de Schwann não são mais capazes de oferecer o meio adequado para crescimento axonal.[27] Os relatos de bons resultados clínicos obtidos com a técnica de reconstrução com tubos condutores são todos com modelos de tubos curtos.[11,28-31] Os resultados de estudos com tubos mais longos não foram adequados, à exceção de um estudo isolado que relatou regeneração através de tubo de ácido poliglicólico-colágeno preenchido com fibras de colágeno revestidas por laminina utilizado para reparar uma lesão de 80 mm no nervo fibular de cão.[2,32-36]

Apesar dos esforços empregados, essa perfeição do tubo **ideal** ainda não foi alcançada.

TIPOS DE TUBOS CONDUTORES

A utilização de tubos para reparar defeitos na continuidade do nervo foi reintroduzida há mais de 40 anos, quando **tubos mesoteliais** foram usados como condutores para o crescimento axonal em animais de experimentação.[10] Desde então diversos tipos de materiais foram utilizados na confecção de tubos condutores de nervos, alguns de uso exclusivamente experimental. Os tubos condutores podem ser divididos em biológicos e sintéticos (Quadro 22-1).

Tubos condutores biológicos autógenos podem ser confeccionados com artérias, veias, tendões e músculos.[8,16,37-40] Existem algumas publicações sobre a utilização de **condutores arteriais**, mas a limitação de doadores e a morbidade consequente à retirada de uma artéria restringem sua utilização.[41-43] **Veias** foram consideradas uma opção melhor que as artérias em razão de sua abundância e da baixa morbidade relacionada com sua retirada. Embora também existam algumas publicações que demonstram resultados positivos em distâncias entre os cotos do nervo de 3 cm ou menos, suas paredes finas podem produzir eventual colapso do lúmen, o que impediria a regeneração do nervo.[8,44-46] Outro condutor biológico de interesse histórico são os **tendões**. Proponentes de sua utilização apontam a presença de ácido hialurônico (com efeito no cone de regeneração), a abundância de doadores e a limitada perda de função como fatores positivos para sua utilização.[47,48]

Quadro 22-1 Tipos de Tubos Condutores de Nervos

	Biológicos
Autógenos	Artérias
	Veias
	Tendões
	Músculos
Não autógenos	Colágeno
	Fibrina
	Agarose
	Gelatina
	Ácido hialurônico
	Fibroína de seda
	Queratina
	Chitosan
	Aloenxerto
	Sintéticos
Inabsorvíveis	Silicone
	Politetrafluoroetileno expandido
	Polietileno
	Polissulfona
	Metilmetacrilato
	Fibra de vidro
	Álcool polivinílico
Absorvíveis	Colágeno
	Fibrina
	Agarose
	Gelatina
	Ácido hialurônico
	Fibroína de seda
	Queratina
	Chitosan
	Ácido poliglicólico
	Poli-hidroxibutirato
	Ácido poliláctico
	Poliuretano
	Caprolactona

Estudos experimentais demonstraram alguns resultados positivos, mas por conta da inexistência de estudos clínicos, persiste sendo incerta a utilidade dos tendões como tubos para reparo de nervos periféricos.[37,49] Existem dados experimentais sobre a utilização de **músculos** (músculo esquelético fresco ou desnaturado) como tubos condutores para reparo de nervos periféricos, com resultados positivos em lesões com pequenas distâncias entre os cotos.[50,51] Dados clínicos também sugerem bons resultados, mas o número de casos publicados é muito pequeno e não permite uma conclusão definitiva sobre a eficácia desses tubos.[49,52] Existem algumas desvantagens na utilização de tecidos biológicos para confecção de tubos condutores: fibrose precoce, infiltração do condutor pela cicatriz fibrosa e a falta de conhecimento preciso das propriedades mecânicas destes condutores.[53] Em geral os tubos biológicos autógenos não são de utilização clínica rotineira.

Os tubos condutores sintéticos são categorizados como tubos de primeira, segunda ou terceira geração. Os tubos condutores de *primeira e segunda geração* são estruturas ocas cujas finalidades são: fornecer estrutura de suporte para os axônios em regeneração, isolar os axônios em regeneração do tecido fibroso, proteger o nervo de forças mecânicas inadequadas, guiar longitudinalmente o tecido neoformado e condensar os fatores de crescimento secretados pelas células de Schwann entre os dois cotos do nervo.[54] Os tubos de *terceira geração* têm seu interior preenchido parcialmente por algum material (vide abaixo) e, atualmente, consiste na principal área em evolução no estudo dos tubos condutores.

Os condutores artificiais de *primeira geração* eram tubos inabsorvíveis de silicone ou de politetrafluoretileno expandido (ePTFE, Gore-Tex®, WL Gore & Associates, Flagstaff, AZ, EUA):

- Em 1982, os tubos de **silicone** foram introduzidos como ferramenta experimental para o estudo dos mecanismos biológicos básicos da regeneração de nervos.[11,54] O silicone é hidrofóbico mas não é biodegradável e nem permeável a grandes moléculas. Embora existam relatos de bons resultados com tubos de silicone para reparo de pequenas distâncias entre os cotos de um nervo seccionado, a experiência clínica com esse tipo de tubo é bastante limitada, pois com alguma frequência há necessidade de remoção posterior do tubo em decorrência da reação irritativa de partes moles ou à compressão do nervo, com perda de sua função.[54-60]

Os tubos de silicone persistem sendo utilizados, quase que exclusivamente, em modelos animais para investigação da regeneração de nervos periféricos.[9,61]
- A publicação mais importante sobre os condutores de **politetrafluoretileno expandido (ePTFE)** foi feita por Stanec e Stanec que, após avaliar a efetividade destes tubos em 43 pacientes com lesões dos nervos mediano e ulnar, concluíram que são confiáveis e apresentam bons resultados em reparos de falhas de até 4 cm entre as extremidades do nervo.[62] A literatura sobre esses tubos é escassa e consiste, principalmente, em relatos de casos. Os tubos de politetrafluoretileno expandido apresentam o problema recorrente dos tubos inabsorvíveis. Como esses tubos persistem no local como corpos estranhos, ocorre encapsulação do implante por tecido cicatricial, que pode resultar em perda tardia da recuperação funcional do nervo provocada pela compressão no interior do tubo.[63]

Com a evolução da engenharia tecidual surgiu uma *segunda geração* de tubos condutores de nervos construídos a partir de polímeros bioabsorvíveis de origem sintética ou biológica:

- Os tubos condutores de **ácido poliglicólico (PGA)** (NeuroTube®; Synovis Micro Companies Alliance, Birmingham, Ala, EUA) (Figs. 22-5) foram os primeiros tubos bioabsorvíveis aprovados pela FDA (Food and Drugs Administration), em 1999. Consiste em malha tecida de PGA cujas paredes onduladas resistem à torção nos pontos onde o tubo curva-se ou se posiciona sobre uma articulação. São mais flexíveis que o silicone e sua porosidade permite a difusão do oxigênio, imprescindível para o processo de regeneração. Seu tempo de degradação situa-se entre 6 e 12 meses.[64] Existem diversas publicações de bons resultados clínicos com tubos de PGA em distâncias de até 3 cm entre os cotos.[36,65,66] Contudo, existe uma preocupação de que os tubos de PGA possam degradar antes que o processo de regeneração do nervo tenha se completado e de que um de seus produtos de degradação, o ácido lático, possa ter efeitos tóxicos.[48,67]
- O **colágeno** é uma proteína estrutural encontrada em todo o corpo humano, sendo o maior componente da matriz extracelular. O colágeno tipo I é o predominante nos nervos periféricos intactos e juntamente com o colágeno tipo III constitui 49% das proteínas totais existentes nos nervos.[68]

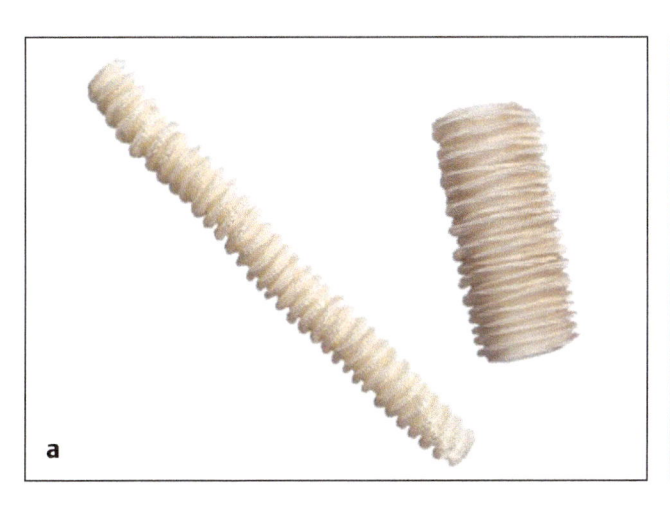

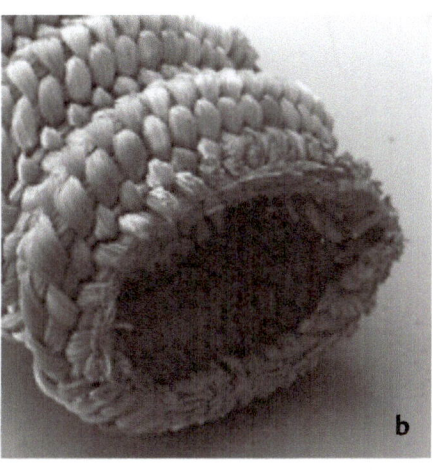

Fig. 22-5 Tubo condutor de ácido poliglicólico (PGA). (**a**) Aspecto macroscópico. (**b**) Trançado que forma a parede dos tubos (microscopia eletrônica de varredura).

Foi descrito que componentes da matriz extracelular (principalmente colágeno, laminina e fibronectina), localizados no endoneuro e na membrana basal, são, presumivelmente, fatores tróficos que guiam os cones de crescimento do axônio. Além disso, sabe-se que os materiais de colágeno apresentam baixa antigenicidade e imunogenicidade *in vivo*. Os tubos de colágeno apresentam um tempo de degradação que varia entre 4 e 8 meses, o que traz a preocupação de que possa ocorrer antes que o processo de regeneração do nervo se complete, nos casos de falhas mais extensas entre os cotos do nervo.[69] Atualmente existem 10 tubos de colágeno disponíveis comercialmente e/ou aprovados pela FDA. O primeiro tubo condutor de colágeno (NeuraGen®, Integra Lifescience Corporation, Plainsboro, NJ, EUA) surgiu no mercado no início dos anos 2000, após ter sido amplamente testado em laboratório (Fig. 22-6).[70-72] Posteriormente, estudos clínicos demonstraram bons resultados funcionais nas reconstruções de nervos utilizando esses tubos.[36,73,74] Neuroflex® (Stryker Corporation, Kalamazoo, MI, EUA) é outro tubo condutor de colágeno existente no mercado que foi lançado quase de forma simultânea ao descrito anteriormente. Contudo, não existem dados clínicos consistentes disponíveis na literatura a respeito do uso desse tubo.

- Os tubos condutores de **caprolactona** (Neurolac® – Polyganics BV, Rozenburglaan, Holanda), certificados com a marca CE da União Europeia em 2004 e pela FDA em 2005, são manufaturados a partir da poli-D,L-lactídeo-co-épsilon-caprolactona, monômeros do ácido lático e da caprolactona (Fig. 22-7). São condutores transparentes que apresentam tempo de degradação longo, de até 16 meses.[75] A transparência do tubo certamente facilita o procedimento cirúrgico porque permite a inspeção dos cotos do nervo dentro do tubo. Por outro lado, o tubo de caprolactona é mais rígido que os tubos de PGA e de colágeno, o que torna mais difícil sua manipulação durante a cirurgia. A imersão prévia do tubo em solução salina morna melhora a flexibilidade, o que facilita a sutura.[76] A eficácia dos tubos de caprolactona foi testada no laboratório e na clínica com resultados variados.[4,76-79] Portanto, a eficácia desses tubos condutores ainda não foi completamente comprovada, sendo necessários estudos clínicos controlados para avaliação mais precisa de sua efetividade.
- O tubo de **chitosan** (Reaxon® – Medovent GmbH, Mainz, Alemanha), lançado comercialmente em 2014, é manufaturado a partir do biomaterial natural chitosan. O chitosan é obtido através da hidrólise alcalina da chitina que, após a celulose, é o segundo polissacarídeo natural mais abundante da natureza, comumente encontrado nos exoesqueletos

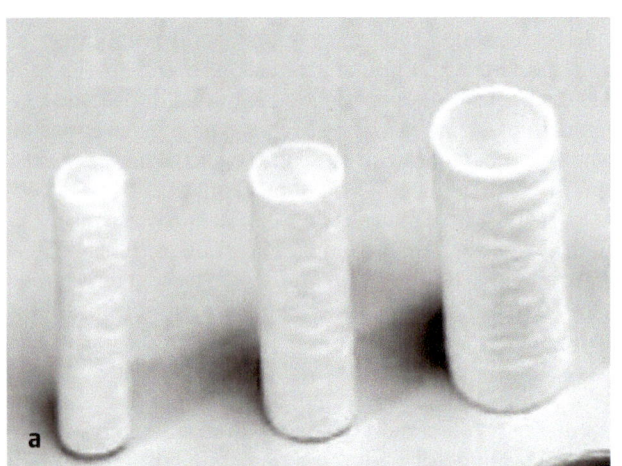

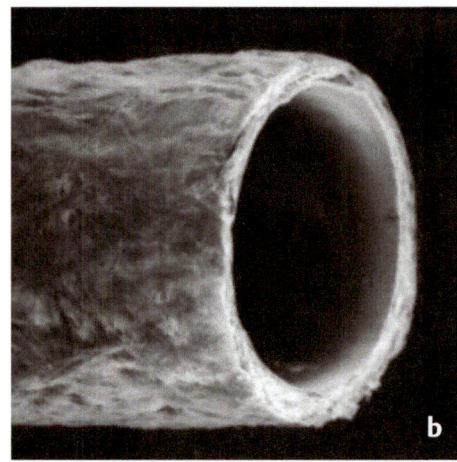

Fig. 22-6 Tubo de colágeno. (**a**) Aspecto macroscópico. (**b**) Aspecto ampliado pela microscopia eletrônica de varredura.

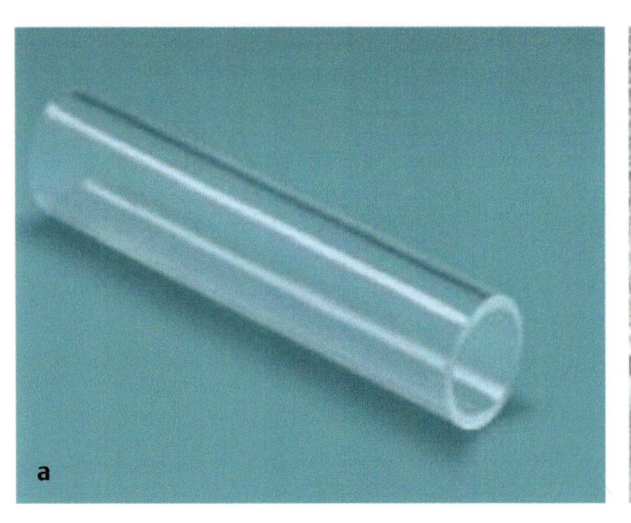

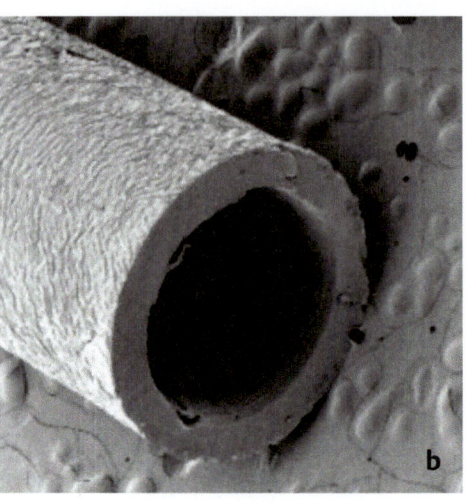

Fig. 22-7 Tubo condutor de caprolactona. (**a**) Aspecto macroscópico. (**b**) Aspecto ampliado pela microscopia eletrônica de varredura.

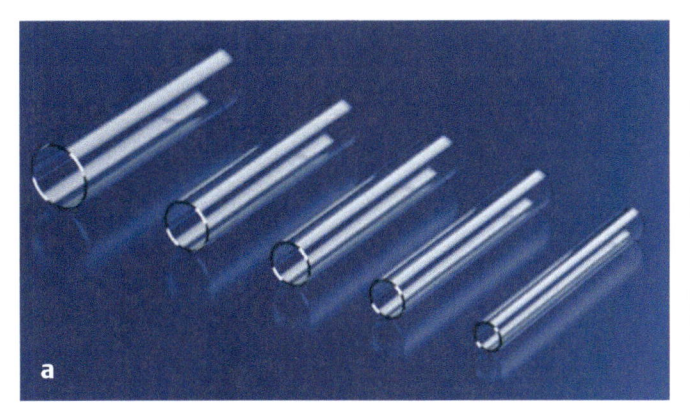

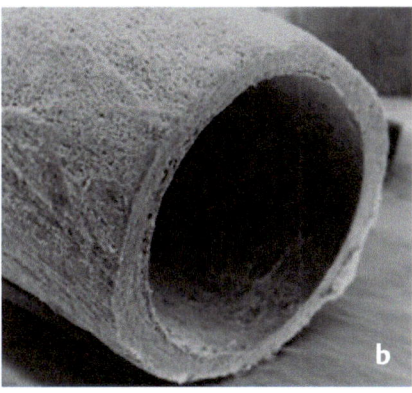

Fig. 22-8 Tubo condutor de chitosan. (**a**) Aspecto macroscópico. (**b**) Aspecto ampliado pela microscopia eletrônica de varredura.

de artrópodes e nas conchas de crustáceos (Fig. 22-8).[53,80] Esse tubo condutor é transparente, flexível e resistente ao colapso, que mantém sua integridade por 18 meses.[81] Estudos pré-clínicos e clínicos iniciais demonstraram que o chitosan fornece suporte para a regeneração axonal,[41] reduz a cicatrização excessiva, melhora a recuperação funcional e evita a formação de neuroma.[82-84] Infelizmente também foi demonstrado que o chitosan induz uma reação tipo corpo estranho durante sua degradação *in vivo*.[85] São necessários estudos clínicos mais consistentes para que se avalie, com precisão, a efetividade desses tubos.

Embora os tubos condutores de segunda geração forneçam direcionamento adequado para os axônios em regeneração, existe alguma controvérsia com relação à sua eficácia, quando comparados aos enxertos autólogos de nervos, pois são tubos ocos que não possuem as características de um autoenxerto.[86]

Todos os tubos aprovados pela FDA/CE e comercializados demonstram recuperação satisfatória em defeitos de até 3 cm com mínimos efeitos colaterais ou falha na regeneração. No entanto, nenhum desses implantes é aprovado e/ou disponível para defeitos maiores que 3 cm. Essas limitações levaram à **terceira geração** de tubos condutores de nervos, que é o foco atual das pesquisas na área. São condutores artificiais que podem incorporar em seu interior fatores neurotróficos de liberação controlada, material eletrocondutor, células de Schwann, células-tronco, proteínas da matriz extracelular ou estruturas intraluminais para direcionar os axônios em regeneração (Fig. 22-9).[5,6,12,87-91] Em 2014, a FDA liberou o primeiro tubo de terceira geração para uso clínico. Denominado NeuraGen 3D (Integra Lifesciences Co, Plainsboro, NJ, EUA), é um tubo de colágeno tipo I preenchido por uma mistura de colágeno tipo I e pelo glicosaminoglicano condroitina-6-sulfato.[92] Em 2016, outro tubo de terceira geração foi aprovado pela FDA, o Nerbridge (Toyobo CO, Japão), composto de ácido poliglicólico e colágeno. Sua degradação se completa em 3 meses e os resultados de sua utilização em laboratório parecem ser promissores. A melhora na regeneração do nervo dos tubos de terceira geração em relação aos tubos ocos já foi comprovada no laboratório, mas ainda não existem estudos clínicos consistentes corroborando estes achados.[92] Apesar de não existirem dados suficientes na literatura relacionados com defeitos mais longos nos nervos (> 3 cm), a utilização experimental das estratégias que vem sendo empregadas nos tubos de terceira geração para realçar a regeneração tem alcançado algum sucesso em tubos de até 8 cm e, certamente, no futuro, exercerão papel importante no reparo de defeitos mais longos.[1]

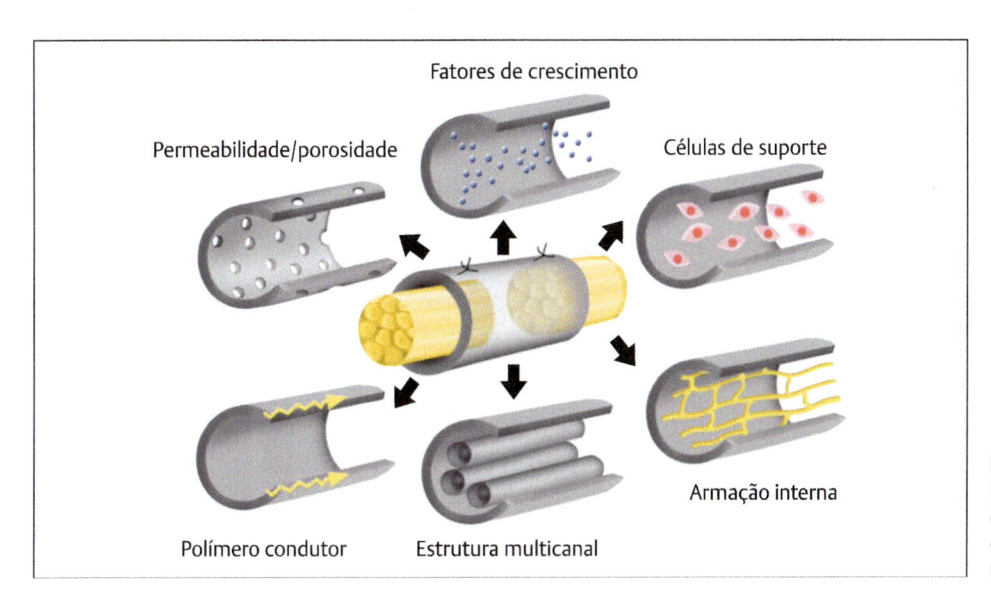

Fig. 22-9 Possibilidades de inclusões no lúmen e na parede de tubos condutores de terceira geração, visando ao melhor direcionamento dos axônios em regeneração.

NERVOS ACELULARES

Tecido nervoso alogênico (aloenxertos) funciona como tubo condutor, sendo um dos mais promissores substitutos para os autoenxertos. Aloenxertos de nervos de cadáver são disponíveis em grande abundância e oferecem o potencial de especificidade para tamanho e comprimento e também para nervos motores e sensitivos. Tanto células de Schwann doadoras como microestrutura endoneural que fornecem o mesmo nível de suporte regenerativo que os autoenxertos estão presentes nesses enxertos.[19,93,94] Infelizmente, a utilização clínica de aloenxertos de nervos frescos é limitada pela necessidade concomitante de imunossupressão sistêmica por cerca de 18 meses, que predispõe o receptor do enxerto a infecções oportunistas, neoplasias e efeitos colaterais induzidos pela toxicidade.[95] O processamento de aloenxertos para remover componentes celulares oferece uma forma atraente de contornar essas limitações por reduzir a imunogenicidade do enxerto. No entanto, essa remoção resulta na falta de células de Schwann viáveis, o que limita sua utilização ao reparo de lesões com distância curta entre os cotos neurais.

A única preparação de aloenxerto disponível no mercado é o enxerto Avance® (Axogen Inc., Alachua, FL, EUA), obtido a partir de nervos de cadáveres humanos (Fig. 22-10). Os nervos são submetidos a uma combinação de tratamentos que inclui descelularização química (processo com detergente), irradiação gama e digestão enzimática do sulfato de condroitina proteoglicana, um conhecido inibidor do crescimento axonal, por meio do tratamento agudo com condroitinase ABC. Por não ser imunogênico, não necessita de imunossupressão. Tecido nervoso humano processado dessa forma vem sendo utilizado clinicamente desde 2007 com relativo sucesso, mas, a despeito da disponibilidade quase ilimitada do enxerto e de sua crescente popularidade, estudos recentes sugerem que o Avance® ainda é inferior aos enxertos autólogos em sua habilidade em fornecer suporte à regeneração do nervo.[7,96-98]

TÉCNICA DE IMPLANTE DOS TUBOS CONDUTORES[16,91]

- A primeira iniciativa é determinar o diâmetro do nervo e escolher o tamanho apropriado de tubo condutor. Os tubos disponíveis comercialmente apresentam diâmetro que varia de 1,5 a 10 mm. O condutor escolhido deve ter diâmetro discretamente maior que o do nervo a ser reparado para evitar compressão.
- O tubo deve ser imerso em solução salina, pura ou heparinizada, antes de ser implantado. Hemostasia do leito cirúrgico deve ser meticulosamente realizada, pois a entrada de sangue e formação de coágulo no lúmen do tubo condutor poderá impedir a regeneração.
- O segmento lesado do nervo deve ser seccionado transversalmente (bisturi lâmina n° 11), em sentido distal e proximal, até que padrão fascicular sem cicatrização interfascicular residual seja identificado nos dois cotos do nervo.
- A distância final entre os cotos do nervo é medida. O tubo condutor deve ser ajustado para ter comprimento 10 mm maior que o intervalo entre os cotos, de tal forma que as terminações do nervo possam ser inseridas por 5 mm no interior de cada extremidade do tubo. A aproximação dos cotos deve ser realizada sem exercer tensão para evitar torção, o que poderia alterar a orientação dos fascículos.
- Após o preparo do tubo, alguns autores preconizam que o mesmo seja estabilizado através de suturas interrompidas em tecidos moles adjacentes.[16] Esse ancoramento aparentemente facilita a inserção e sutura dos cotos do nervo nas extremidades do tubo, mas não é essencial.
- Recomenda-se a utilização dois ou três pontos interrompidos de fio de náilon monofilamentar 9.0 ou 10.0 com agulha curva, cilíndrica, com calibre de 130 micrômetros para a ancoragem do nervo no tubo, em cada extremidade.
- Sob magnificação, o ponto é passado pelo tubo condutor de fora para dentro e, de forma transversa, também através do epineuro da extremidade do nervo, cerca de 2 a 3 mm distantes de sua superfície de corte. Em seguida a agulha

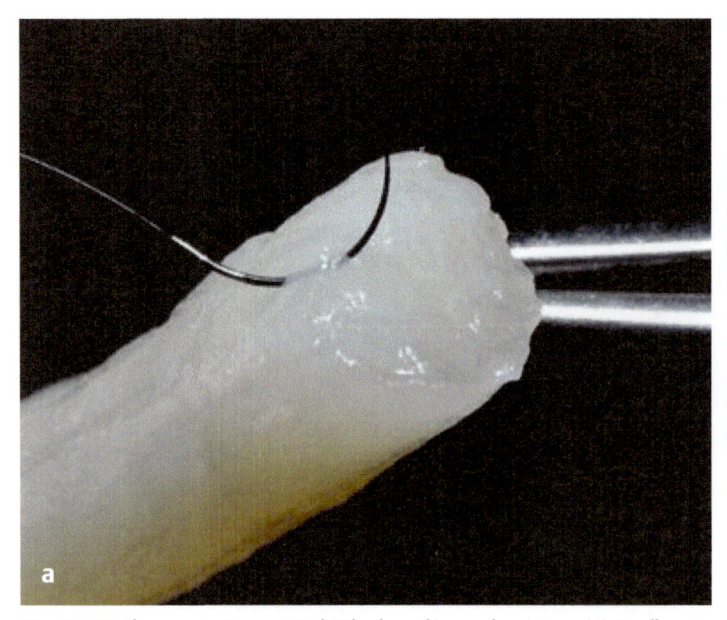

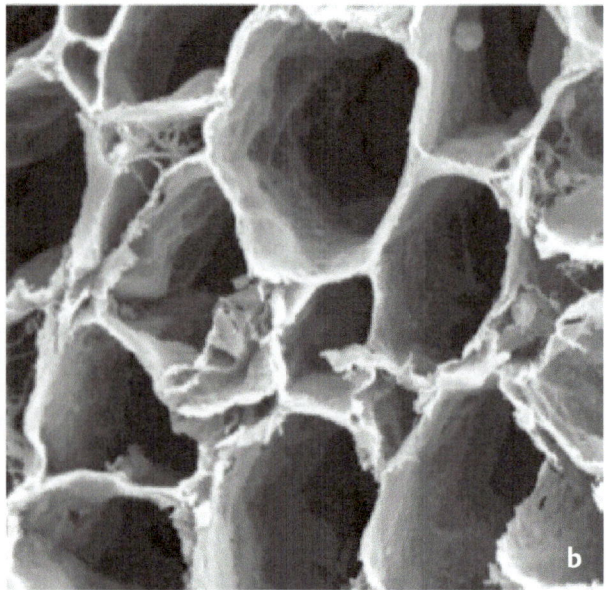

Fig. 22-10 Aloenxerto Avance® obtido de cadáveres humanos. (a) Agulha atravessando o epineuro do aloenxerto. (b) Visão ampliada do aloenxerto demonstrando tubos endoneurais livres de células e axônios, após serem submetidos a tratamento químico.

CAPÍTULO 22 • TUBOS CONDUTORES DE NERVOS

é passada novamente através da parede do tubo, agora de dentro para fora, próximo ao local da primeira passagem do ponto (Fig. 22-11).
- Exercendo tensão no fio de náilon, o nervo é delicadamente inserido no interior do tubo e fixado no local através de um nó na parte externa do tubo. Irrigação com solução salina heparinizada facilita a introdução das terminações do nervo no lúmen do tubo para que seja atado o nó. Um ou dois pontos adicionais devem ser posicionados.
- Depois que uma das terminações do nervo já estiver suturada no interior do tubo, seu lúmen deve ser preenchido com solução salina heparinizada (10 U por mL) para evitar a formação de produtos da degradação do sangue e de coágulos no interior do tubo que poderiam bloquear a regeneração axonal.
- Utilizando a técnica descrita acima, introduza a outra terminação do nervo na extremidade oposta do tubo e fixe-a. Preencha novamente o tubo com solução salina heparinizada (Fig. 22-12).

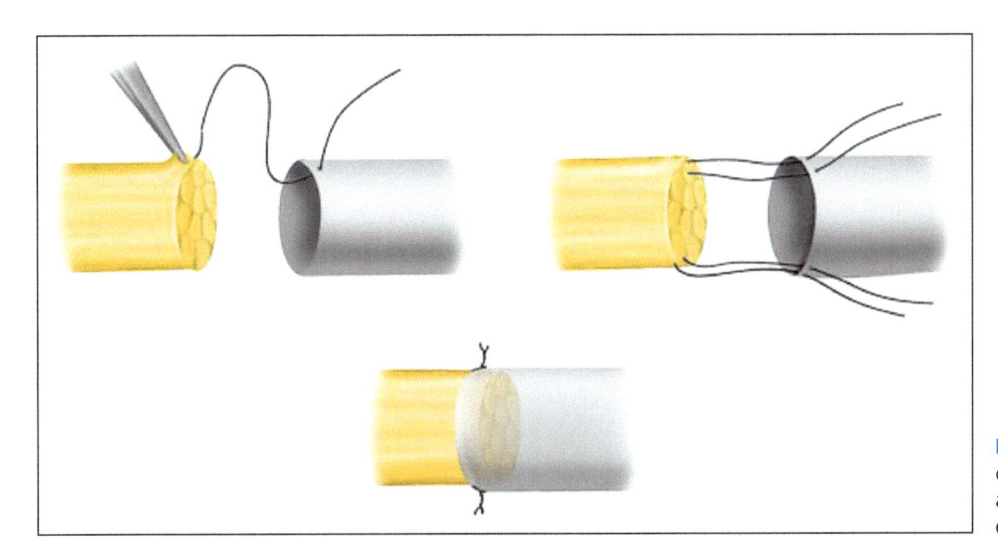

Fig. 22-11 Técnica de fixação do tubo condutor ao nervo. O nervo é ancorado ao tubo por 2 ou 3 pontos em cada extremidade (detalhes no texto).

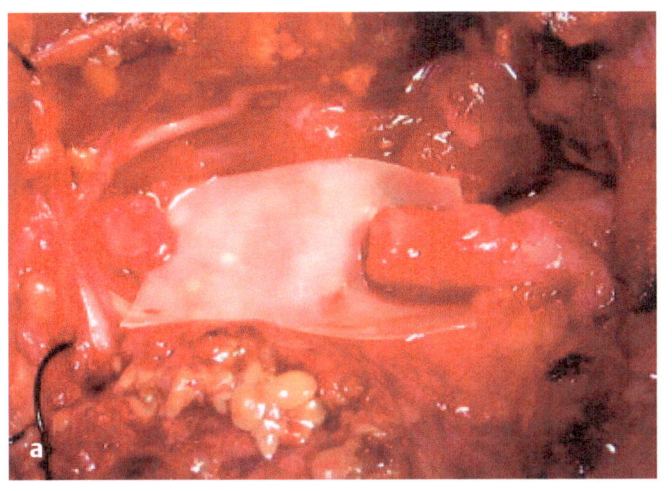

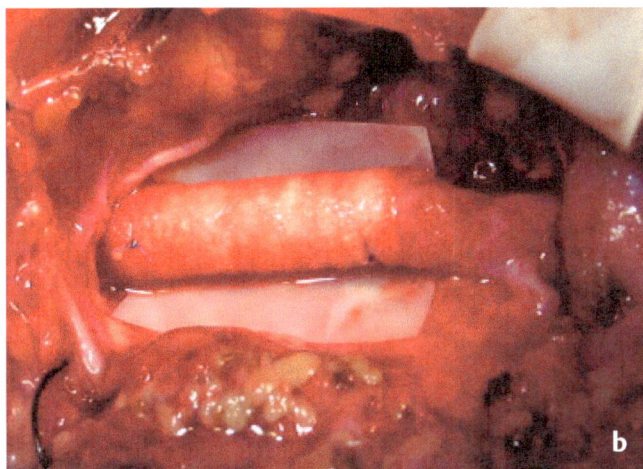

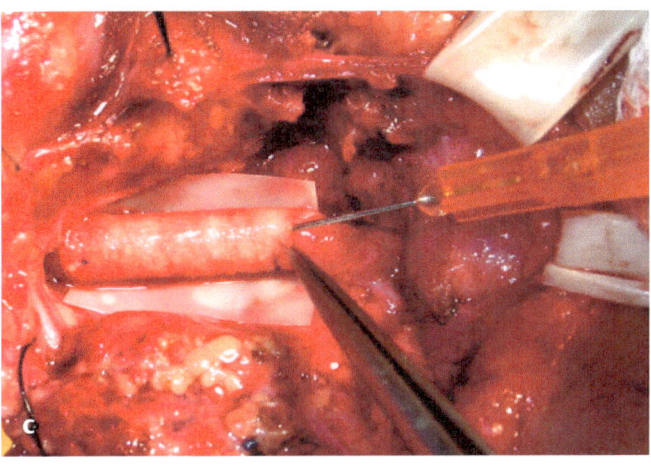

Fig. 22-12 Fotografias cirúrgicas da utilização de tubo condutor para reparo de nervo periférico. (**a**) Cotos do nervo devidamente preparados; (**b**) extremidades do nervo inseridas no tubo e fixadas com suturas; (**c**) tubo sendo preenchido com solução salina.

- Sempre que possível, posicione o tubo condutor em um leito de tecidos moles, o que facilitará a mobilização da gordura subcutânea entre o tubo e a pele suprajacente.
- Mantenha o segmento onde está localizado o tubo condutor imobilizado por 3 semanas.

CONCLUSÃO

Os tubos condutores podem ser uma alternativa nos casos de lesões múltiplas de nervos, quando pode haver limitação de doadores para enxertos autólogos. Todos os condutores aprovados pela FDA e/ou CE e comercializados demonstram regeneração suficiente do nervo capaz de restaurar a continuidade em distâncias entre os cotos de até 3 cm. São muito mais efetivos quando os nervos são sensitivos e de pequeno diâmetro. Com relação a nervos mistos de maior diâmetro (p. ex., mediano, ulnar), não existe, até o momento, qualquer tipo de tubo condutor que seja superior aos enxertos autólogos de nervos. Estratégias para amplificar a regeneração axonal e, com isto, possibilitar a utilização de tubos condutores mais longos continuam sendo avaliadas em diversos laboratórios de pesquisas e certamente, no futuro, os tubos condutores de nervos serão empregados também no reparo de nervos de maior calibre e com distâncias entre os cotos maiores que 3 cm.

Atualmente os tubos mais utilizados na prática clínica são aqueles manufaturados a partir de ácido poliglicólico e colágeno, mas os tubos de chitosan e caprolactona vêm sendo progressivamente mais implantados, principalmente na Europa, e a utilização do aloenxerto Avance tem aumentado nos Estados Unidos. Atualmente, o único tubo condutor de nervos comercializado no Brasil é o de caprolactona (Neurolac®). O preço dos tubos certamente é um empecilho à sua maior utilização clínica, pois varia de US$ 410,00 a US$ 2.180,00.[77]

Não existem estudos prospectivos adequados comparando todos os tubos. Tendo em vista a disponibilidade de tamanhos, o preço e dados clínicos consistentes, no momento o tubo de ácido poliglicólico talvez seja a melhor escolha para o reparo de lesões de nervos periférico.

REFERÊNCIAS BIBLIOGRÁFICAS

1. Konofaos P, ver Halen JP. Nerve repair by means of tubulization: Past, present, future. J Reconstruct Microsurg 2013;29:149-63.
2. Stang F, Keilhoff G, Fansa H. Biocompatibility of different nerve tubes. Materials 2009;2:1480-507.
3. Panagopoulos GN, Megaloikonomos PD, Mavrogenis AF. The present and future for peripheral nerve regeneration. Orthopedics 2017;40:e141-e156.
4. Safa B, Buncke G. Autograft substitutes. Conduits and processed nerve allografts. Hand Clinics 2016;32:127-40.
5. Ijpma FFAA, van de Graaf RC, Meek MF. The early history of tubulation in nerve repair. J Hand Surg 2008;33:581-6.
6. Gluck T. Ueber Transplantation, regeneration und entzündliche neubildung. Berl Klin Wochenschr 1881;18:529-31.
7. Vanlair C. De la névrotisation des cartilages osseux de la suture tubulaire. Arch Phys 1882;10:595-614.
8. Vanlair C. De la régénération des nerfs périphériques par le procédé de la suture tubulaire. Archives de Biologie 1882;3:379-496.
9. Weiss P. The technology of nerve regeneration: a review. Sutureless tubulation and related methods of nerve repair. J Neurosurg 1944;1:400-50.
10. Lundborg G, Gelberman RH, Longo FM, et al. In vivo regeneration of cut nerves encased in silicone tubes: Growth across a six-millimeter gap. Journal of Neuropathology and Experimental Neurology 1982;41:412-22.
11. Lundborg G, Dahlin L, Danielsen N, Zhao Q. Trophism, tropism, and specificity in nerve regeneration. J Reconstruct Microsurg 1994;10:345-54.
12. Williams LR, Longo FM, Powell HC, et al. Spatial-temporal progress of peripheral nerve regeneration within a silicone chamber: Parameters for a bioassay. J Comp Neurol 1983;218:460-70.
13. di Summa PG, Kingham PJ, Campisi CC, Raffoul W, Kalbermatten DF. Collagen (NeuraGen®) nerve conduits and stem cells for peripheral nerve gap repair. Neurosci Lett 2014;572:26-31.
14. Goraltchouk A, Scanga V, Morshead CM, Shoichet MS. Incorporation of protein-eluting microspheres into biodegradable nerve guidance channels for controlled release. J Controll Release 2006;110:400-7.
15. Habre SB, Bond G, Jing XL, et al. The surgical management of nerve gaps: Present and future. Ann Plast Surg 2018;80:252-61.
16. Kitahara AK, Suzuki Y, Qi P, et al. Facial nerve repair using a collagen conduit in cats. Scand J Plast Reconstr Surg Hand Surg 1999;33:187-93.
17. Neubrech F, Sauerbier M, Moll W, et al. Enhancing the outcome of traumatic sensory nerve lesions of the hand by additional use of a chitosan nerve tube in primary nerve repair: A randomized controlled bicentric trial. Plast Reconstr Surg 2018;142:415-24.
18. Meek MF, den Dunnen WF, Schakenraad JM, Robinson PH. Long-term evaluation of functional nerve recovery after reconstruction with a thin-walled biodegradable poly (DL-lactide-epsilon-caprolactone) nerve guide, using walking track analysis and electrostimulation tests. Microsurgery 1999;19:247-53.
19. Sinis N, Schaller H-E, Becker ST, et al. Long nerve gaps limit the regenerative potential of bioartificial nerve conduits filled with Schwann cells. Restor Neurol Neurosci 2007;25:131-41.
20. Suzuki Y, Tanihara M, Ohnishi K, et al. Cat peripheral nerve regeneration across 50 mm gap repaired with a novel nerve guide composed of freeze-dried alginate gel. Neurosci Lett 1999;259:75-8.
21. Pereira JH, Bowden RE, Gattuso JM, Norris RW. Comparison of results of repair of digital nerves by denatured muscle grafts and end-to-end sutures. J Hand Surg Br 1991;16:519-23.
22. Evans GR, Brandt K, Widmer MS, et al. In vivo evaluation of poly (L-lactic acid) porous conduits for peripheral nerve regeneration. Biomaterials 1999;20:1109-15.
23. Stanec S, Stanec Z. Reconstruction of upper-extremity peripheral-nerve injuries with ePTFE conduits. J Reconstruct Microsurg 1998;14:227-32.
24. Crompton KE, Goud JD, Bellamkonda RV, et al. Polylysine-functionalised thermoresponsive chitosan hydrogel for neural tissue engineering. Biomaterials 2007;28:441-9.
25. Flores LP. The use of autogenous veins for microsurgical repair of the sural nerve after nerve biopsy. Neurosurgery 2010;66:234-8.
26. Haastert-Talini K, Geuna S, Dahlin LB, et al. Chitosan tubes of varying degrees of acetylation for bridging peripheral nerve defects. Biomaterials 2013;34:9886-904.
27. Pereira JH, Bowden RE, Narayanakumar TS, Gschmeissner SE. Peripheral nerve reconstruction using denatured muscle autografts for restoring protective sensation in hands and feet of leprosy patients. Indian J Lepr 1996;68:83-91.
28. Rodríguez FJ, Verdú E, Ceballos D, Navarro X. Nerve guides seeded with autologous schwann cells improve nerve regeneration. Exp Neurol 2000;161:571-84.

29. Bora FWJ, Bednar JM, Osterman AL, Brown MJ, Sumner AJ. Prosthetic nerve grafts: a resorbable tube as an alternative to autogenous nerve grafting. J Hand Surg 1987;12:685-92.
30. den Dunnen WF, Meek MF, Robinson PH, Schakenraad JM. Peripheral nerve regeneration through P (DLLA-epsilon-CL) nerve guides. J Mat Scie Med 1998;9:811-14.
31. Evans GRD, Brandt K, Katz S, et al. Bioactive poly (L-lactic acid) conduits seeded with Schwann cells for peripheral nerve regeneration. Biomaterials 2002;23:841-8.
32. Seckel BR, Chiu TH, Nyilas E, Sidman RL. Nerve regeneration through synthetic biodegradable nerve guides: regulation by the target organ. Plast Reconstr Surg 1984;74:173-81.
33. Marcol W, Larysz-Brysz M, Kucharska M, et al. Reduction of post-traumatic neuroma and epineural scar formation in rat sciatic nerve by application of microcrystallic chitosan. Microsurgery 2011;31:642-9.
34. Mackinnon SE, Novak CB. Nerve transfers. New options for reconstruction following nerve injury. Hand Clinics 1999;15:643-66.
35. Luo YX, Chao DC. An experimental study of using "tendon bridge" or "tendon tunnel" as a conduit for nerve regeneration. Journal of Tongji Medical University 1989;9:103-6.
36. Deal DN, Griffin JW, Hogan M v. Nerve conduits for nerve repair or reconstruction. J Am Acad Orthop Surg 2012;20:63-8.
37. Brandt J, Dahlin LB, Lundborg G. Autologous tendons used as grafts for bridging peripheral nerve defects. J Hand Surg 1999;24:284-90.
38. Chang J, Jones N. Twelve simple maneuvers to optimize digital replantation and revascularization. Techniques in Hand & Upper Extremity Surgery 2004;8:161-6.
39. Ishikawa N, Suzuki Y, Dezawa M, et al. Peripheral nerve regeneration by transplantation of BMSC-derived Schwann cells as chitosan gel sponge scaffolds. J Biomed Mater Res A 2009;89:1118-24.
40. Kosutic D, Krajnc I, Pejkovic B, Solman L. Autogenous digital artery graft for repair of digital nerve defects in emergency hand reconstruction: Two-year follow-up. J Plast Reconstr Surg 2009;62:553.
41. Rosson GD, Williams EH, Dellon AL. Motor nerve regeneration across a conduit. Microsurgery 2009;29:107-14.
42. Anderson PN, Turmaine M. Axonal regeneration through arterial grafts. J Anat 1986;147:73-82.
43. Kornfeld T, Vogt PM, Radtke C. Nerve grafting for peripheral nerve injuries with extended defect sizes. Wien Med Wochenschr 2019;169:240-51.
44. Weber RA, Breidenbach WC, Brown RE, et al. A randomized prospective study of polyglycolic acid conduits for digital nerve reconstruction in humans. Plast Reconstruct Surg 2000;106:1036-8.
45. Chiu DT, Strauch B. A prospective clinical evaluation of autogenous vein grafts used as a nerve conduit for distal sensory nerve defects of 3 cm or less. Plast Reconstruct Surg 1990;86:928-34.
46. Fawcett JW, Keynes RJ. Muscle basal lamina: a new graft material for peripheral nerve repair. J Neurosurg 1986;65:354-63.
47. Seckel BR, Jones D, Hekimian KJ, et al. Hyaluronic acid through a new injectable nerve guide delivery system enhances peripheral nerve regeneration in the rat. J Neuroscie Res 1995;40:318-24.
48. Lee J-Y, Giusti G, Friedrich PF, et al. The effect of collagen nerve conduits filled with collagen-glycosaminoglycan matrix on peripheral motor nerve regeneration in a rat model. J Bone Joint Surg Am 2012;94:2084-91.
49. Lundborg G, Rosén B, Abrahamson SO, et al. Tubular repair of the median nerve in the human forearm: Preliminary findings. J Hand Surg Br 1994;19:273-6.
50. Chen LE, Seaber A v, Urbaniak JR, Murrell GA. Denatured muscle as a nerve conduit: A functional, morphologic, and electrophysiologic evaluation. J Reconstruct Microsurg 1994;10:137-44.
51. Fansa H, Schneider W, Keilhoff G. Revascularization of tissue-engineered nerve grafts and invasion of macrophages. Tissue Engineering 2001;7:519-24.
52. Nicoli Aldini N, Fini M, Rocca M, Giavaresi G, Giardino R. Guided regeneration with resorbable conduits in experimental peripheral nerve injuries. International Orthopaedics 2000;24:121-5.
53. Costales JR, Domitrovic L, Fernández J. Neurotubos: Tipos, indicaciones y evidencia existente. In: Costales JR, Páez MD, Bustamante J, Socolovsky M (eds). Técnicas Modernas em Microcirugía de los Nervios Periféricos. Buenos Aires: Ediciones Journal, 2015, pp 85-93.
54. Lundborg G, Dahlin LB, Danielsen N. Ulnar nerve repair by the silicone chamber technique. Case report. Scand J Plast Reconstr Surg Hand Surg 1991;25:79-82.
55. Meek MF, Robinson PH, Stokroos I, Blaauw EH, Kors G, den Dunnen WF. Electronmicroscopical evaluation of short-term nerve regeneration through a thin-walled biodegradable poly (DLLA-epsilon-CL) nerve guide filled with modified denatured muscle tissue. Biomaterials 2001;22:1177-85.
56. Lundborg G, Longo FM, Varon S. Nerve regeneration model and trophic factors in vivo. Brain Res 1982;232:157-61.
57. Lundborg G, Hansson HA. Regeneration of peripheral nerve through a preformed tissue space: Preliminary observations on the reorganization of regenerating nerve fibres and perineurium. Brain Res 1979;178:573-6.
58. Lundborg G, Dahlin LB, Danielsen N, et al. Nerve regeneration in silicone chambers: Influence of gap length and of distal stump components. Experimental Neurology 1982;76:361-75.
59. Braga-Silva J. The use of silicone tubing in the late repair of the median and ulnar nerves in the forearm. J Hand Surg Br 1999;24:703-6.
60. Lohmeyer JA, Siemers F, Machens H-G, Mailänder P. The clinical use of artificial nerve conduits for digital nerve repair: A prospective cohort study and literature review. J Reconstruct Microsurg 2009;25:55-61.
61. Chamberlain LJ, Yannas IV, Arrizabalaga A, et al. Early peripheral nerve healing in collagen and silicone tube iomplants: Myofibroblasts and the cellular response. Biomaterials 1998;19:1393-403.
62. Siemionow M, Brzezicki G. Current Techniques and Concepts in Peripheral Nerve Repair. International Review of Neurobiology 2009;87:141-72.
63. Mackinnon SE, Dellon AL. A study of nerve regeneration across synthetic (Maxon) and biologic (collagen) nerve conduits for nerve gaps up to 5 cm in the primate. J Reconstruct Microsurg 1990;6:117-21.
64. Matsumoto K, Ohnishi K, Kiyotani T, et al. Peripheral nerve regeneration across an 80-mm gap bridged by a polyglycolic acid (PGA)-collagen tube filled with laminin-coated collagen fibers: A histological and electrophysiological evaluation of regenerated nerves. Brain Res 2000;868:315-28.
65. Walton RL, Brown RE, Matory WEJ, Borah GL, Dolph JL. Autogenous vein graft repair of digital nerve defects in the finger: A retrospective clinical study. Past Reconstruct Surg 1989;84:942-4.
66. Pfister LA, Papaloïzos M, Merkle HP, Gander B. Nerve conduits and growth factor delivery in peripheral nerve repair. J Peripheral Nerv Syst 2007;12:65-82.
67. Clavijo-Alvarez JA, Nguyen VT, Santiago LY, et al. Comparison of biodegradable conduits within aged rat sciatic nerve defects. Past Reconstruct Surg 2007;119:1839-51.

68. Bunge MB, Bunge RP, Kleitman N, Dean AC. Role of peripheral nerve extracellular matrix in Schwann cell function and in neurite regeneration. Developmental Neuroscience 1989;11:348-60.
69. Lin MY, Manzano G, Gupta R. Nerve allografts and conduits in peripheral nerve repair. Hand Clinics 2013;29:331-48.
70. Archibald SJ, Shefner J, Krarup C, Madison RD. Monkey median nerve repaired by nerve graft or collagen nerve guide tube. J Neurosci 1995;15:4109-23.
71. Kalbermatten DF, Pettersson J, Kingham PJ, et al. New fibrin conduit for peripheral nerve repair. J Reconstruct Microsurg 2009;25:27-33.
72. Wangensteen KJ, Kalliainen LK. Collagen tube conduits in peripheral nerve repair: A retrospective analysis. Hand 2010;5:273-7.
73. Vleggeert-Lankamp CLAM, de Ruiter GCW, Wolfs JFC, et al. Pores in synthetic nerve conduits are beneficial to regeneration. J Biomed Mat Res 2007;80:965-82.
74. Liodaki E, Bos I, Lohmeyer JA, et al. Removal of collagen nerve conduits (NeuraGen) after unsuccessful implantation: Focus on histological findings. J Reconstruct Microsurg 2013;29:517-22.
75. Gu J, Hu W, Deng A, et al. Surgical repair of a 30 mm long human median nerve defect in the distal forearm by implantation of a chitosan-PGA nerve guidance conduit. Journal of Tissue Engineering and Regenerative Medicine 2012;6:163-8.
76. Araújo GCS de, Neto BC, Botelho RHS, Malta MC. Clinical evaluation after peripheral nerve repair with caprolactone neurotube. Hand 2017;12:168-74.
77. Meek MF, Coert JH. US Food and Drug Administration/Conformit Europe - approved absorbable nerve conduits for clinical repair of peripheral and cranial nerves. Ann Plast Surg 2008;60:466-72.
78. Dellon AL, Mackinnon SE. An alternative to the classical nerve graft for the management of the short nerve gap. Plast Reconstruct Surg 1988;82:849-56.
79. den Dunnen WF, van der Lei B, Schakenraad JM, et al. Long-term evaluation of nerve regeneration in a biodegradable nerve guide. Microsurgery 1993;14:508-15.
80. Midha R, Mackinnon SE, Evans PJ, et al. Comparison of regeneration across nerve allografts with temporary or continuous cyclosporin A immunosuppression. J Neurosurg 1993;78:90-100.
81. Bąk M, Gutkowska ON, Wagner E, Gosk J. The role of chitin and chitosan in peripheral nerve reconstruction. Polimery W Medycynie 2017;47:43-7.
82. Muzzarelli RAA. Chitins and chitosans for the repair of wounded skin, nerve, cartilage and bone. Carbohydrate Polymers 2009;76:167-82.
83. Madison RD, Archibald SJ, Lacin R, Krarup C. Factors contributing to preferential motor reinnervation in the primate peripheral nervous system. J Neurosurg 1999;19:11007-16.
84. Griffith LG. Emerging design principles in biomaterials and scaffolds for tissue engineering. Ann New York Academy Scie 2002;961:83-95.
85. Doolabh VB, Hertl MC, Mackinnon SE. The role of conduits in nerve repair: a review. Reviews in the Neurosciences 1996;7:47-84.
86. Bozkurt A, Lassner F, O'Dey D, et al. The role of microstructured and interconnected pore channels in a collagen-based nerve guide on axonal regeneration in peripheral nerves. Biomaterials 2012;33:1363-75.
87. Whitlock EL, Tuffaha SH, Luciano JP, et al. Processed allografts and type I collagen conduits for repair of peripheral nerve gaps. Muscle & Nerve 2009;39:787-99.
88. Shin RH, Friedrich PF, Crum BA, Bishop AT, Shin AY. Treatment of a segmental nerve defect in the rat with use of bioabsorbable synthetic nerve conduits: A comparison of commercially available conduits. J Bone Joint Surg Am 2009;91:2194-204.
89. Pêgo AP, Poot AA, Grijpma DW, Feijen J. Copolymers of trimethylene carbonate and epsilon-caprolactone for porous nerve guides: Synthesis and properties. Journal of Biomaterials Science Polymer 2001;12:35-53.
90. Duda S, Dreyer L, Behrens P, et al. Outer electrospun polycaprolactone shell induces massive foreign body reaction and impairs axonal regeneration through 3D multichannel chitosan nerve guides. BioMed Research International 2014; 2014:835269.
91. den Dunnen WF, van der Lei B, Schakenraad JM, et al. Poly (DL-lactide-epsilon-caprolactone) nerve guides perform better than autologous nerve grafts. Microsurgery 1996;17:348-57.
92. Kraus H, Reisner H. Behandlungsergebnisse von Verletzungen peripherer Nerven mit besonderer Berücksichtigung der Schussverletzungen del Jahre 1919, 1927, und 1934. Archiv für Klinische Chirurgie 1940;199:318-36.
93. Merle M, Dellon AL, Campbell JN, Chang PS. Complications from silicon-polymer intubulation of nerves. Microsurgery 1989;10:130-3.
94. Mackinnon SE, Dellon AL, Hudson AR, Hunter DA. Chronic nerve compression: An experimental model in the rat. Ann Plast Surg 1984;13:112-20.
95. Mackinnon SE, Doolabh VB, Novak CB, Trulock EP. Clinical outcome following nerve allograft transplantation. Plast Reconstruct Surg 2001;107:1419-29.
96. Wolford LM, Stevao ELL. Considerations in nerve repair. Proceedings (Baylor University Medical Center) 2003;16:152-6.
97. Wang D, Liu X-L, Zhu J-K, et al. Bridging small-gap peripheral nerve defects using acellular nerve allograft implanted with autologous bone marrow stromal cells in primates. Brain Res 2008;1188:44-53.
98. Aszmann OC, Korak KJ, Luegmair M, Frey M. Bridging critical nerve defects through an acellular homograft seeded with autologous schwann cells obtained from a regeneration neuroma of the proximal stump. J Reconstruct Microsurg 2008;24:151-8.

ADESIVOS TECIDUAIS

Roberto S. Martins

INTRODUÇÃO

A sutura epineural terminoterminal é o método cirúrgico tradicionalmente considerado como ideal para reparar um nervo seccionado.[1] Além do tempo despendido na sua realização, dificuldades técnicas durante o posicionamento dos pontos e eventual processo inflamatório pela presença dos fios de sutura podem acarretar desorganização de fibras nervosas no processo de regeneração.

Até a década de 1970, apesar dessas desvantagens, a sutura convencional persistiu como método único utilizado para coaptação de nervos lesionados. A partir deste período, com o domínio de técnicas de manufatura comercialmente viáveis, os adesivos teciduais passaram a ser mais amplamente utilizados na tentativa de minimizar essas dificuldades e efeitos.

A partir deste curto preâmbulo, o presente capítulo objetiva rever os principais tópicos relacionados com o uso de adesivos teciduais no reparo de nervos periféricos.

TÉCNICAS UTILIZADAS NA COAPTAÇÃO DE NERVOS

Na ocorrência de lesão neurotmética, a cirurgia das lesões traumáticas de nervos periféricos se baseia na reconstrução da estrutura condutora do nervo através da aproximação entre dois cotos remanescentes de forma direta ou pela interposição de enxertos. Métodos não rotineiros, como a aplicação de fitas adesivas, lâminas de artérias congeladas, membranas constituídas por colágeno bovino e acopladores metálicos, já foram utilizados para promover a coaptação de nervos em estudos experimentais, com bons resultados em relação à regeneração, porém, com aplicação prática questionável.[2-5]

Em geral, na reconstrução direta do nervo, a coaptação dos cotos proximal e distal é realizada pela sutura com pontos separados. A presença da sutura no nervo ocasiona duas respostas distintas. A primeira é uma resposta celular caracterizada pela presença e ação de células polimorfonucleares, linfócitos, células gigantes e histiócitos cuja atividade é direcionada à remoção do material implantado.[6] A reação é mais intensa precocemente após a instalação do material, mas também ocorre de forma permanente (segunda reação) mesmo que a sutura seja absorvida ou isolada pela resposta fibroblástica. Essa reação é caracterizada pela atividade de células do tecido conjuntivo, como fibroblastos, e direcionada a isolar o material de sutura, formando o tecido residual que persiste após a remoção da mesma pelos fagócitos, quando o fio é absorvível. O náilon monofilamentar apresenta resposta inflamatória semelhante à obtida com a sutura com fios absorvíveis, com a vantagem de ser material mais facilmente manipulável, o que o torna a primeira opção nas suturas de nervos.[7,8]

ADESIVOS UTILIZADOS NA COAPTAÇÃO DE NERVOS

Existem situações em que o reparo de lesões de nervos é tecnicamente difícil, particularmente em lesões das raízes do plexo braquial próximas ao forame intervertebral ou no interior deste, lesões do nervo facial intratemporal e na coaptação de nervos de diâmetros reduzidos como nas lesões em crianças. Nesses casos, a coaptação direta pode ser também obtida com a utilização de adesivos teciduais de forma isolada ou em associação com a sutura convencional.

Tipos e Caracterização dos Adesivos

Os adesivos teciduais podem ser biológicos ou não. Os adesivos não biológicos incluem o cianoacrilato e seus derivados.[9] Esses adesivos apresentam maior poder de aderência quando comparados aos adesivos de fibrina (biológicos) e são utilizados em tecido ósseo, cartilagem e na adesão de placas metálicas. Em razão de sua alta toxicidade aos tecidos humanos e da potencialidade de produzir intensa reação inflamatória, o uso dos adesivos de cianoacrilato para o reparo de lesões de nervos permanece limitado a estudos experimentais.[10-12]

Os adesivos biológicos são representados, principalmente, pelos adesivos constituídos a partir da fibrina. Os componentes dos adesivos de fibrina podem ser obtidos pelo plasma de doadores ou do próprio paciente, processo de difícil realização prática. Três componentes do adesivo são originários do plasma humano. Por isso, o processo de produção do adesivo inclui uma etapa de pasteurização onde os componentes são aquecidos até a temperatura de 60 graus Celsius durante 10 horas, procedimento que inativa os vírus potencialmente contaminantes.[13] Adicionalmente, os doadores dos componentes são testados para a presença de anticorpos para os vírus da hepatite B, C e imunodeficiência humana adquirida HIV-1 e HIV-2 e recusados caso haja história familiar de doença de Creutzfeldt-Jakob pela possibilidade de infecção por doença priônica. Os doadores também são recusados quando receberam transplante de córnea, hormônio de crescimento ou gonadotrofina humana ou necessitaram de enxertos de dura-máter previamente conservada.[13] Não há relato de contaminação viral ou bacteriana causado pelo uso do adesivo de fibrina em humanos.[14] Em humanos apenas duas reações adversas importantes, incluindo broncospasmo severo e choque anafilático, foram creditadas ao adesivo de fibrina em cerca de um milhão de aplicações.[13]

Os adesivos comercialmente disponíveis são formados no momento da aplicação e há vários produtos que diferem na dosagem de seus componentes. Todas as formulações incluem fibrinogênio na concentração que varia de 30 a 115 miligramas por mililitro, na maioria das vezes associado ao fator XIII, na concentração de 1 a 80 unidades por mililitro. A aprotinina bovina é adicionada a estes dois componentes e o conjunto recebe ainda uma mistura de trombina na concentração de 200 a 500 unidades internacionais por mililitro e cloreto de cálcio na quantidade de 5,88 mg. A soma desses componentes reproduz a última etapa do processo de coagulação.[15]

O fibrinogênio é constituído por seis cadeias de polipeptídios de três diferentes tipos denominados alfa, beta e gama que são simetricamente organizados em pares. Uma vez misturados, a trombina cliva as cadeias do fibrinogênio e leva à formação de monômeros de fibrina.[15] Em razão da presença de forças intermoleculares, principalmente na forma de pontes de hidrogênio, esses monômeros se agregam produzindo fibrina solúvel. O fator XIII atua como pró-enzima em reação de catalisação desses agregados. Com a ação desse fator, na presença de íons de cálcio, as moléculas agregadas de fibrina passam a ser unidas por pontes de isopeptídeos resultando na formação de uma rede constituída por fibrina insolúvel. A aprotinina, componente que é obtido de tecido pulmonar bovino e inibe a ação do fibrinogênio, atua nessa reação como agente antifibrinolítico, impedindo a rápida degradação do coágulo.[15]

A força de adesão do adesivo aumenta com o tempo, atingindo um patamar de estabilização 100 minutos após a aplicação do mesmo.[9] Em estudo experimental, Mattar Jr. e Nishimura *et al.* demonstraram experimentalmente que o adesivo de fibrina possui resistência à tração menor que a sutura microcirúrgica epineural convencional e essa é citada como a principal desvantagem do uso do adesivo em detrimento do reparo convencional.[16,17] Em estudo utilizando nervos obtidos de cadáveres humanos, Isaacs *et al.* não identificaram diferenças em relação à resistência à tração entre os adesivos disponíveis comercialmente e utilizados para o reparo de nervos.[18]

Estudos experimentais comprovam que a interposição do adesivo de fibrina entre os cotos do nervo seccionado não atua como barreira e permite a regeneração de forma equivalente em relação à sutura convencional.[19]

O adesivo é aplicado no local da coaptação e direcionado através da agulha de aplicação (Fig. 23-1). Na reconstrução com enxertos, quando o adesivo de fibrina é utilizado de forma isolada (não associado à sutura) recomenda-se que a aplicação seja realizada com parcimônia e a partir dos cotos remanescentes, mais fixos a tecidos circunjacentes em relação aos enxertos. Essa medida visa a eliminar o deslocamento dos enxertos provocado pelo jato do adesivo. Deve-se, também, evitar cobrir por completo os enxertos com o adesivo, que pode ser uma barreira à nutrição inicial por difusão dos enxertos.

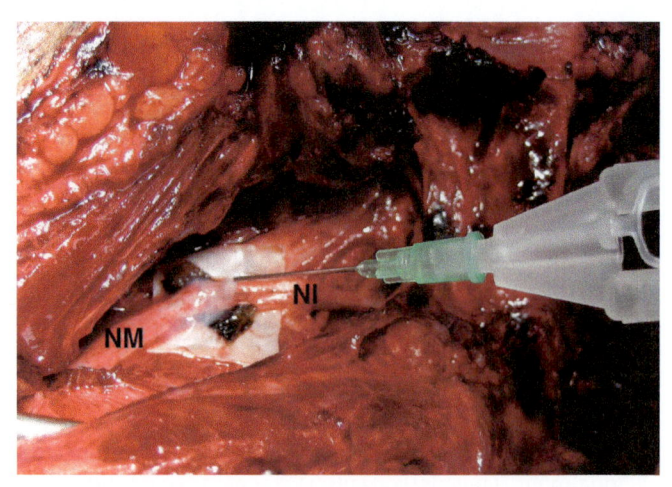

Fig. 23-1 Fotografia intraoperatória em cirurgia do plexo braquial direito. Dois nervos intercostais (NI) são coaptados ao nervo musculocutâneo (NM) com adesivo de fibrina.

Adesivo *versus* Sutura no Reparo de Nervos Periféricos

Segundo diversos autores o adesivo de fibrina possui algumas vantagens em comparação a sutura convencional no reparo de nervos como a redução da reação inflamatória e a simplificação da técnica operatória com consequente redução do tempo cirúrgico.[14,20-23] Outros autores citam como principais desvantagens a maior dificuldade de alinhamento dos cotos em comparação à sutura e menor resistência à tensão, com maior possibilidade da ocorrência de deiscência.[24,25] A deiscência entre cotos de nervos coaptados com adesivo não autólogo varia de 10,5 a 13% nos estudos experimentais.[25,26] Para reduzir essa complicação, a área cirúrgica deve ficar livre da ação de forças de tensão até 2 semanas após o reparo.[20,25] A ausência do treinamento que é necessário para a realização da sutura microcirúrgica é outra possível desvantagem do reparo com adesivo de fibrina.[27]

Existem dez trabalhos na literatura que relatam os resultados do reparo com adesivo de fibrina em lesões de nervos extracranianos no homem, seja ele realizado com ou sem interposição de enxertos. Em três desses, o número de casos foi limitado ou apresentado como relato de caso.[28-30] Dos estudos restantes, quatro apresentaram resultados em séries clínicas com um número de pacientes superior a 30.[19,31-33] Esses trabalhos mostraram que a coaptação de nervos com adesivo de fibrina no homem é factível e pode produzir bons resultados. Três trabalhos tentaram estabelecer uma comparação entre a sutura tradicional e a coaptação com adesivo de fibrina.[20,34,35] Nesses trabalhos, os autores relataram que os resultados com o adesivo foram comparáveis ou superiores aos obtidos com a sutura, conclusões questionáveis em decorrência de problemas metodológicos. Esses estudos foram realizados de forma retrospectiva, compararam resultados de reparos realizados em diferentes localizações topográficas e nem sempre o reparo foi realizado pelo mesmo cirurgião. A complexidade de se realizar estudo bem controlado em humanos ocorre em virtude da dificuldade de se comparar a regeneração no mesmo nervo lesado, com o mesmo mecanismo de lesão, em local idêntico e cujo método de reparo foi tecnicamente semelhante.³⁶ Consequentemente, a análise comparativa da eficácia deste tipo de terapêutica se restringe aos estudos experimentais.

Quando analisados os trabalhos experimentais que comparam a utilização do adesivo de fibrina com a sutura epineural no reparo direto de nervos extracranianos, verifica-se que, em alguns, os resultados com o adesivo foi superior à sutura,[14,21,22,26,37-47] em outros a sutura foi mais eficaz que o adesivo[24,25,37,48-52] e, em um terceiro grupo, os resultados foram semelhantes comparando-se as duas técnicas.[16,23,28,34,53-58] Além dessa contradição, a comparação dos resultados entre esses estudos geralmente é impossível, pois foram utilizados diferentes modelos animais, a metodologia de análise frequentemente foi incompleta, métodos de análise diferentes foram utilizados e, em certos casos, essa análise foi baseada em critérios subjetivos como a avaliação visual da efetividade da sutura, grau de cicatrização na linha de sutura e as condições da pata do lado operado e da realização da marcha.[36-38,40,44,45,57] Em dois estudos demonstramos que o reparo com o adesivo de fibrina forneceu as melhores condições para a regeneração em comparação com a sutura. Nesses estudos, a metodologia utilizada permitiu ampla avaliação da regeneração axonal através da mensuração histomorfométrica, eletrofisiológica e da capacidade funcional da marcha.[59,60] A aplicação dos resultados deste estudo a situações práticas na cirurgia de nervos requer alguns cuidados. Pelo seu reduzido calibre, o nervo ciático do rato pode ser comparável a alguns nervos que são frequentemente manipulados no homem, como os nervos intercostais, os digitais, ramos terminais do facial e alguns componentes do plexo braquial ou outros nervos de crianças ou lactentes. Nesses casos, o uso do adesivo pode ser vantajoso uma vez que uma maior reação inflamatória causada pela sutura na periferia do reparo pode ser proporcionalmente importante em relação à área seccional desses elementos.[23,38] No entanto, em nervos de maior calibre, a maior área de secção transversa constituiria fator de proteção relativo quando a sutura convencional é utilizada. Nessas condições, a reação inflamatória não comprometeria de forma significativa a área por onde transitam os axônios em regeneração. Além disso, espessamento do epineuro frequentemente é observado após o trauma, o que atuaria como fator protetor relativo, restringindo o processo inflamatório relacionado com a presença da sutura. Nesses casos, o uso do adesivo com o objetivo de reduzir a reação inflamatória não seria justificado.

OUTRAS APLICAÇÕES

Existem outras aplicações dos adesivos de fibrina na cirurgia de nervos periféricos. Eles podem ser utilizados para agregar enxertos em suas extremidades proximais e distais transformando o conjunto dessas estruturas em arranjos únicos, facilitando a sua coaptação com os cotos do nervo lesado (Figs. 23-2 e 23-3). Na cirurgia do nervo facial, o adesivo de fibrina pode ser utilizado para obliterar a parótida seccionada reduzindo a possibilidade de fístula salivar.

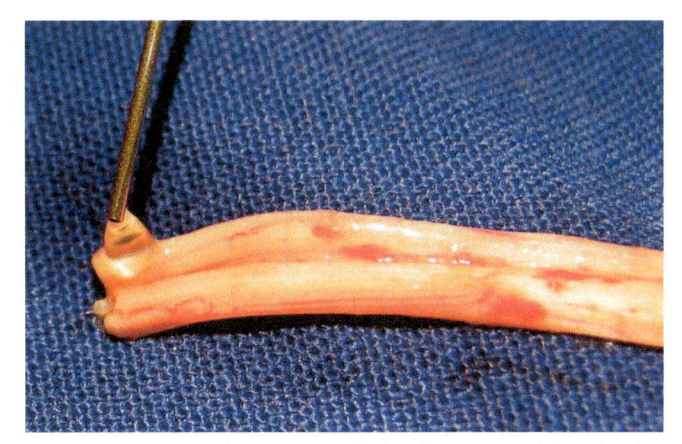

Fig. 23-2 Neste caso, dois enxertos obtidos do nervo sural são aderidos por meio da aplicação de adesivo de fibrina facilitando a conexão dos enxertos com os cotos remanescentes.

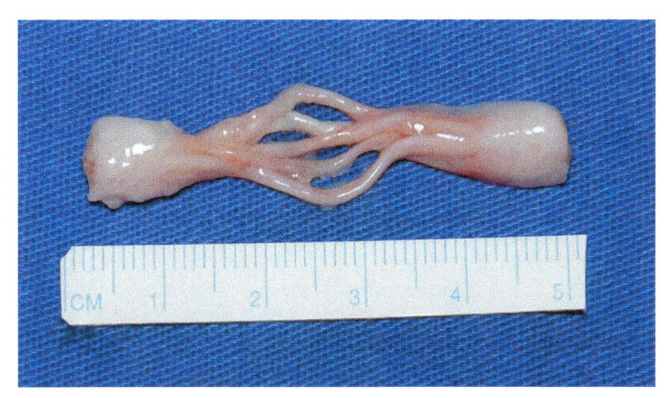

Fig. 23-3 Neste caso, cinco enxertos obtidos do nervo sural foram agregados pela aplicação de adesivo de fibrina de forma a facilitar a coaptação dos enxertos com os cotos remanescentes.

CONCLUSÃO

Em conclusão, tanto a utilização do adesivo como da sutura apresentam vantagens e desvantagens. A utilização dos dois métodos, usando-se um ou dois pontos em associação com o adesivo de fibrina, associa as vantagens e reduz a possibilidade de complicações, sendo opção adequada no reparo de lesões de nervos, principalmente naqueles de reduzido calibre.

REFERÊNCIAS BIBLIOGRÁFICAS

1. Houschyar KS, Momeni A, Pyles MN, et al. The role of current techniques and concepts in peripheral nerve repair. Plast Surg Internat 2016;2016:1-8.
2. Battiston B, Titolo P, Ciclamini D, Panero B. Peripheral nerve defects: Overviews of practice in Europe. Hand Clin 2017;33:545-50.
3. Brown DG. Surgical tape (micropore) as a substitute for sutures in nerve repair. Texas Medicine 1968;64:52-5.
4. Park JW, Lee KS, Kim SK, et al. Rapid neurorrhaphy with titanium clips. Microsurgery 2002;22:386-90.

5. Prevel CD, Eppley BL, McCarty M, Brock C. Mechanical anastomosis of nerves: A histological and functional comparison to conventional suturing. Ann Plast Surg 1994;33:600-5.
6. DeLee JC, Smith MT, Green DP. The reaction of nerve tissue to various suture materials: A study in rabbits. J Hand Surg 1977;2:38-43.
7. Cham RB, Peimer CA, Howard CS, Walsh WP, Eckert BS. Absorbable versus nonabsorbable suture for microneurorrhaphy. Journal of Hand Surgery 1984;9:434-40.
8. Sunderland S. Nerve injuries and their repair. New York: Churchill Livingstone; 1991. p. 395-412.
9. Gosain AK, Lyon VB. The current status of tissue glues: part II. For adhesion of soft tissues. Plastic and Reconstructive Surgery 2002;110:1581-4.
10. Sandvoss G, Cervos-Navarro J, Yasargil MG. Intracranial repair of the oculomotor nerve in cats. Neurochirurgia 1986;29:1-8.
11. Wieken K, Angioi-Duprez K, Lim A, et al. Nerve anastomosis with glue: Comparative histologic study of fibrin and cyanoacrylate glue. J Reconstruct Microsurg 2003;19:17-20.
12. Włodarczyk J. Effects of tissue glues on electrical activity in isolated nerve. Polimery W Medycynie 1991;21:37-41.
13. Dunn CJ, Goa KL. Fibrin sealant: A review of its use in surgery and endoscopy. Drugs 1999;58:863-86.
14. Bento RF, Miniti A. Comparison between fibrin tissue adhesive, epineural suture and natural union in intratemporal facial nerve of cats. Acta Oto-Laryngologica Supplementum 1989;465:1-36.
15. Martinowitz U, Spotnitz WD. Fibrin tissue adhesives. Thrombosis and Haemostasis 1997;78:661-6.
16. Mattar Júnior R. Reparação microcirúrgica de nervos periféricos: Estudo comparativo entre a sutura epineural e o adesivo de fibrina. Tese. Faculdade de Medicina, Universidade de São Paulo, Brasil, 1989.
17. Nishimura MT, Mazzer N, Barbieri CH, Moro CA. Mechanical resistance of peripheral nerve repair with biological glue and with conventional suture at different postoperative times. J Recontruct Microsurg 2008;24:327-32.
18. Isaacs JE, McDaniel CO, Owen JR, Wayne JS. Comparative analysis of biomechanical performance of available "nerve glues". J Hand Surg 2008;33:893-9.
19. Palazzi S, Vila-Torres J, Lorenzo JC. Fibrin glue is a sealant and not a nerve barrier. J Recontruct Microsurg 1995;11:135-9.
20. Narakas A. The use of fibrin glue in repair of peripheral nerves. Orthopedic Clinics of North America 1988;19:187-99.
21. Ornelas L, Padilla L, di Silvio M, et al. Fibrin glue: An alternative technique for nerve coaptation – Part I. Wave amplitude, conduction velocity, and plantar-length factors. J Recontruct Microsurg 2006;22:119-22.
22. Ornelas L, Padilla L, di Silvio M, et al. Fibrin glue: An alternative technique for nerve coaptation – Part II. Nerve regeneration and histomorphometric assessment. J Recontruct Microsurg 2006;22:123-8.
23. Suri A, Mehta VS, Sarkar C. Microneural anastomosis with fibrin glue: An experimental study. Neurology India 2002;50:23-6.
24. Cruz NI, Debs N, Fiol RE. Evaluation of fibrin glue in rat sciatic nerve repairs. Plast Reconstruct Surg 1986;78:369-73.
25. Maragh H, Meyer BS, Davenport D, et al. Morphofunctional evaluation of fibrin glue versus microsuture nerve repairs. J Recontruct Microsurg 1990;6:331-7.
26. Jin Y, Dehesdin D, Hemet J, et al. Etude expérimentale comparative des reparations nerveuses par suture classique ou par colle biologique. Neuro-Chirurgie 1990;36:378-82.
27. Whitlock EL, Kasukurthi R, Yan Y, et al. Fibrin glue mitigates the learning curve of microneurosurgical repair. Microsurgery 2010;30:218-22.
28. Merle M, Becker C, Pankovic C, Bagot d'Arc M. La reparation micro-chirurgicale des nerfs périphériques et des vaisseaux par le tissucol. Etude Clinique et expérimentale. Revue de Laryngologie - Otologie - Rhinologie 1987;108:13-4.
29. Seddon HJ. The use of autogenous grafts for the repair of large gaps in peripheral nerves. Br J Surg 1947;35:151-67.
30. Tarlov IM. Autologous plasma clot suture of nerves: Its use in clinical surgery. J Am Med Assiuat 1944;126:741-8.
31. Cazelles L, Wang J, Bouccara D, Sterkers O. Chirurgie intratemporale du nerf facial. A propos de 34 observations. Annales D'Oto-Laryngologie et de Chirurgie Cervico Faciale 1997;114:23-8.
32. Egloff D, Narakas A. Nerve anastomoses with human fibrin. Preliminary clinical report (56 cases). Annales de Chirurgie de La Main 1983;2:101-15.
33. Rheiner P. Utilisation de la colle biologique dans la réparation du nerf périphérique. Helvetica Chirurgica Acta 1986;52:891-4.
34. Gilbert A. Colle biologique: arguments expérimentaux et cliniques. Annales de Chirurgie de la Main 1989;8:300-1.
35. Kuderna H. Klinische Anwendung der Klebung von Nerveanastomosen mit Fibrinogen. Fortschritte der Kiefer - Und Gesichts-Chirurgie 1976;21:135.
36. Sameem M, Wood TJ, Bain JR. A systematic review on the use of fibrin glue for peripheral nerve repair. Plastic and Reconstructive Surgery 2011;127:2381-90.
37. Ratto S, Bignotti B, Federici A, Rossi F. Osservazioni sull'uso della colla di fibrina in chirurgia nervosa esperimentale: rilievi elettrofisiologici. Ortopedia Traumatologia Oggi 1982;2:1103.
38. Boedts D, Bouckaert JI. Anastomoses nerveuses. Sutures ou colle de fibronogène? Acta Oto-Rhino-Laryngologica Belgica 1984; 38:107-12.
39. Faldini A, Puntoni P, Magherini PC, et al. Comparative neurophysiological assessments of nerve sutures performed by microsurgical methods and with fibrin glue: Experimental study. Italian J Orthopae Traumatol 1984;10:527-32.
40. Feldman MD, Sataloff RT, Epstein G, Ballas SK. Autologous fibrin tissue adhesive for peripheral nerve anastomosis. Arch Otolaryngol-Head Neck Surg 1987;113:963-7.
41. Félix SP, Pereira Lopes FR, Marques SA, Martinez AMB. Comparison between suture and fibrin glue on repair by direct coaptation or tubulization of injured mouse sciatic nerve. Microsurgery 2013;33:468-77.
42. Inalöz SS, Ak HE, Vayla V, Akin M, Aslan A, Sari I et al. Comparison of microsuturing to the use of tissue adhesives in anastomosing sciatic nerve cuts in rats. Neurosurg Rev 1997;20:250-8.
43. Koulaxouzidis G, Reim G, Witzel C. Fibrin glue repair leads to enhanced axonal elongation during early peripheral nerve regeneration in an in vivo mouse model. Neural Regeneration Res 2015;10:1166-71.
44. Ventura R, Torri G, Campari A, et al. Experimental suture of the peripheral nerves with "fibrin glue". Italian Journal of Orthopaedics and Traumatology 1980;6:407-14.
45. Ventura R, Confalonieri N. Limpiego del tissucol nella riparazione delle lesioni nervose: Ricerche sperimentali. Orthopedia Traumatologia Oggi 1982;1:113-5.
46. Zhang C, Gu Y, Chen L. [Experimental study of fibrin glue adhesion with epineurial anchor suture to repair peripheral nerves]. Chinese Journal of Reparative and Reconstructive Surgery 1998;12:129-32.
47. Zhou S. [Anastomosis of peripheral nerves by fibrin glue. An experimental study]. Chin J Surg 1990;28:689-92.
48. Hamm KD, Steube D, Beer R, Pothe H. Mikrochirurgische Naht und Fibrinklebung von Nervenanastomosen. Tierexperimentelle Studie unter Verwendung der Humanplasmafraktion Cohn I. Zentralblatt fur Neurochirurgie 1987;48:206-18.

49. Júnior EDP, Valmaseda-Castellón E, Gay-Escoda C. Facial nerve repair with epineural suture and anastomosis using fibrin adhesive: An experimental study in the rabbit. J Oral Maxillofacial Surg 2004; 62:1524-9.
50. Moy OJ, Peimer CA, Koniuch MP, et al. Fibrin seal adhesive versus nonabsorbable microsuture in peripheral nerve repair. J Hand Surg 1988;13:273-8.
51. Nishihira S, McCaffrey T. Repair of motor nerve defects: Comparison of suture and fibrin adhesive techniques. Otolaryngology-Head and Neck Surgery: 1989;100:17-21.
52. Sames M, Blahos JJ, Rokyta R, Benes VJ. Comparison of microsurgical suture with fibrin glue connection of the sciatic nerve in rabbits. Physiological Res 1997;46:303-6.
53. Attar BM, Zalzali H, Razavi M, Ghoreishian M, Rezaei M. Effectiveness of fibrin adhesive in facial nerve anastomosis in dogs compared with standard microsuturing technique. Journal of Oral and Maxillofacial 2012;70:2427-32.
54. Becker CM, Gueuning CO, Graff GL. Sutures or fibrin glue for divided rat nerves: Schwann cell and muscle metabolism. Microsurgery 1985;6:1-10.
55. Benfrech E, Alnot JY, Henin D. Etude expérimentale des sutures et greffes nerveuses de nerf sciatique chez l erat par fibrino-collage. Annales de Chirurgie de la Main 1989;8:296-9.
56. Knox CJ, Hohman MH, Kleiss IJ, Weinberg JS, Heaton JT, Hadlock TA. Facial nerve repair: Fibrin adhesive coaptation versus epineurial suture repair in a rodent model. Laryngoscope 2013;123:1618-21.
57. Povlsen B. A new fibrin seal in primary repair of peripheral nerves. Journal of Hand Surgery 1994;19:43-7.
58. Smahel J, Meyer VE, Bachem U. Glueing of peripheral nerves with fibrin: Experimental studies. J Reconstruct Microsurg 1987;3:211-20.
59. Martins RSRS, Siqueira MG, Silva CF da, et al. Electrophysiologic assessment of regeneration in rat sciatic nerve repair using suture, fibrin glue or a combination of both techniques. Arquivos de Neuro-Psiquiatria 2005;63:601-4.
60. Martins RS, Siqueira MG, da Silva CF, Plese JPP. Overall assessment of regeneration in peripheral nerve lesion repair using fibrin glue, suture, or a combination of the 2 techniques in a rat model. Which is the ideal choice? Surg Neurol 2005;64 Suppl 1:10-6.

MANEJO DO NEUROMA EM CONTINUIDADE

Miguel Domínguez-Páez ▪ Pablo Devoto ▪ Mariano Socolovsky

DEFINIÇÃO DO NEUROMA DE CONTINUIDADE

Pode-se definir o neuroma de continuidade como uma massa desorganizada de tecido fibroneural que se origina no nervo periférico após evento lesivo sobre determinada região.[1] Trata-se de uma regeneração caótica que geralmente é acompanhada de deterioração da função do nervo implicado, seja ela parcial ou completa, e, em algumas ocasiões, acompanhada por dor de intensidade variável no território sensitivo correspondente. A primeira descrição de um neuroma se remete ao trabalho de Odier, em 1811,[2] e a incidência no contexto de amputações oscila entre 4% e 25%.[3-5] Estima-se que entre 60% e 70% das lesões nervosas graves não envolvam a secção transversal do nervo, sendo o neuroma em continuidade a lesão mais frequente neste contexto.[6] Podem-se distinguir dois tipos, o neuroma terminal, que se origina na extremidade proximal de um nervo seccionado, e o neuroma em continuidade, que ocorre em toda a sua espessura. O capítulo em questão deverá focar o manejo dos neuromas em continuidade.

ETIOLOGIA E FISIOPATOLOGIA

O neuroma em continuidade pode ocorrer após qualquer evento lesivo, seja trauma agudo ou crônico do tipo aberto ou fechado. Em geral o neuroma em continuidade ocorre em razão de um mecanismo de compressão ou estiramento que não chega a ocasionar solução de continuidade no nervo, porém pode comprometer o tecido conjuntivo, cuja organização permite a regeneração ordenada dos axônios até a célula-alvo, cutânea e/ou muscular.[7] A inflamação local ao redor do nervo e, secundariamente, do tecido cicatricial também foi associada à ocorrência de neuromas.[8]

Após a lesão axonal, se o neurônio estiver intacto, inicia-se a regeneração. Em primeiro lugar a porção distal dos axônios da lesão é reabsorvida em um processo denominado degeneração walleriana, seguida de resposta metabólica do corpo neural com a finalidade de permitir o crescimento da porção proximal dos axônios pela lesão, a ritmo de 1-2 mm ao dia. Se a membrana basal e o tecido conjuntivo que constituem os tubos endoneurais, que permitem a regeneração ordenada dos axônios, também foram lesionados, na área da lesão haverá proliferação do tecido nervoso e do tecido conjuntivo de forma desordenada sem que haja progressão axonal de forma efetiva, originando o neuroma.[9] Nessa massa, podem ser identificados axônios, tecido conjuntivo e diferentes linhas celulares, como células de Schwann, macrófagos, fibroblastos e miofibroblastos. Também é importante destacar que existem focos de desmielinização descritos nos neuromas da paralisia braquial obstétrica (PBO), com implicações funcionais deletérias segundo o trabalho de Van Vilet.[10] Fatores, como a proximidade da lesão ou uma quantidade relativamente maior do tecido axonal em comparação ao epineural foram relacionados com maior incidência na formação de neuromas e maior tamanho dos mesmos.[11,12] Alguns autores, distinguem dois tipos de neuromas em continuidade, focais ou difusos. Na maioria das vezes, a lesão afeta toda a extensão interna do nervo, mas lesões multifocais ao longo do nervo foram descritas.[13]

De acordo a classificação de Seddon e Sunderland, a ocorrência dos neuromas em continuidade está relacionada, com maior frequência, com a axonotmese e a neurotmese na classificação de Seddon, e com o grau II, III, IV e V da classificação de Sunderland.[7] Com base na classificação de Mackinnon,[14] o neuroma em continuidade pode ser catalogado com maior frequência como lesão grau VI, onde coexistem diferentes graus de lesão (desde a normalidade até a neurotmese) em um segmento específico do nervo, sendo a lesão predominante a axonotmese e a neurotmese.[15] Em poucos casos alguns fascículos podem estar preservados parcial ou completamente.[16]

AVALIAÇÃO PRÉ-CIRÚRGICA

Como qualquer lesão do nervo periférico a história detalhada do antecedente traumático e a avaliação clínica minuciosa são imprescindíveis na suspeita da ocorrência de neuroma em continuidade. Fundamentalmente, os sinais e sintomas são determinados pelo grau de comprometimento do nervo e, em lesões completas sem reinervação, é esperado déficit sensitivo e/ou motor completo na distribuição funcional do nervo lesionado. Nos casos de lesões parciais, os achados dependerão do tipo de nervo (distribuição de função sensitiva/motora) e do local da lesão. Às vezes a dor, associada ou não à hipoestesia ou ao déficit motor, é o principal sintoma e geralmente está associada à alodinia no território sensitivo, podendo ser intensa, resultando em comprometimento significativo da qualidade de vida.[7] O sinal de Tinel pode estar presente nos neuromas relativamente superficiais ao plano cutâneo e a progressão desse sinal pode ser consistente com a regeneração dos axônios por meio da porção distal do neuroma.[17] Quando os neuromas são palpáveis durante a avaliação, podem apresentar-se como massas firmes e dolorosas e sua compressão pode agravar um déficit sensitivo-motor preexistente, assim como desencadear quadro de dor neuropática no território sensitivo correspondente.[11] Alguns autores propõe a realização de injeção de agentes anestésicos na suspeita de neuroma, que geralmente leva ao desaparecimento da dor e/ou as disestesias, facilitando o diagnóstico.[2] Nos últimos anos, os estudos de imagem têm-se destacado na investigação pré-cirúrgica do neuroma em continuidade. Embora esses exames, representados principalmente pela ultrassonografia e ressonância magnética (RM),[18,19] não substituam a história ou o exame clínico, apresentam grande utilidade na condução desses casos. Na RM os neuromas em continuidade se caracterizam por apresentarem-se como massas isointensas em T1 e hiperintensas em T2, geralmente apresentando captação de contraste e, eventualmente, identificados com o sinal da cauda, motivo pelo qual podem assemelhar-se a tumores da bainha neural. O antecedente traumático, a ausência de sinal do alvo e a presença de mudanças de sinal na musculatura devido à desnervarão, são dados a favor do diagnóstico de neuroma em continuidade.[20]

MANEJO

Não há padrão evolutivo confiável na presença de neuroma em continuidade e é difícil prever o prognóstico na presença dessas lesões, sejam elas parciais ou completas. Ainda que, durante a avaliação, possam identificar-se sinais de reinervação ou preservação funcional, o resultado final pode ser pior àquele que poderia ter sido alcançado com o tratamento cirúrgico e, por isso, o manejo do neuroma em continuidade persiste como verdadeiro desafio na cirurgia dos nervos periféricos.[21,22]

Como regra geral o tratamento conservador das lesões parciais, ou seja, com preservação significativa da função nervosa distal, resultam em bom prognóstico funcional, enquanto as lesões completas apresentam prognóstico incerto.

Grande parte dos neuromas em continuidade é produzida no contexto de traumatismo fechados, onde é obrigatória a realização de seguimento neurofisiológico na expectativa de se evidenciar algum grau de reinervação. A cirurgia não é indicada se, durante este período estimado em 3-4 meses após o traumatismo,[6,23] há recuperação funcional espontânea e não existe dor incapacitante. O tratamento cirúrgico está indicado caso não exista evidência de regeneração nervosa ou ela seja mínima, ou haja dor incapacitante associada.

O tratamento cirúrgico baseia-se na exploração da região lesionada em questão, na remoção do tecido cicatricial adjacente ao segmento nervoso lesionado, na ressecção do componente neuromatoso, se for congruente com uma lesão neurotmésica e, posteriormente, na reconstrução com enxertos autólogos.

Lesões Parciais

No caso de lesões parciais, o objetivo principal da cirurgia é ressecar o tecido cicatricial extra e intraneural e identificar os fascículos não funcionantes e funcionantes, com a finalidade de reconstruir os primeiros, geralmente por meio de enxertos autólogos. Portanto, o primeiro passo no manejo cirúrgico dessas lesões é a exposição da porção nervosa lesionada, podendo-se identificar um mesoneuro fibrótico e patológico, espesso, com certo grau de aderência do nervo aos tecidos adjacentes. Eliminar esse tecido extraneural é o que se denomina neurólise externa e é o primeiro passo em toda a cirurgia de trauma de nervos periféricos (Fig. 24-1). Além de permitir o acesso à lesão, a neurólise externa possibilita a retirada de qualquer constrição envolvendo o nervo, resultando em eventual melhora da dor neuropática, embora não haja sólida confirmação científica dessa afirmação.[24] Uma vez exposta a lesão e realizada a neurólise externa, deve-se continuar a dissecção do neuroma. Na identificação de uma lesão parcial é realizado o denominado *split repair* que consiste na individualização dos fascículos ou grupos fasciculares através de neurólise interna com a finalidade de identificar e isolar os fascículos preservados e de eliminar o tecido cicatricial intraneural, que algumas vezes pode se relacionar com a dor neuropática.[25]

Diferentes técnicas são utilizadas para diferenciar os fascículos preservados dos patológicos: a adequada dissecação microcirúrgica pelo conhecimento minucioso da topografia intraneural, a estimulação elétrica intraoperatória e a mensuração dos potenciais de ação nervosos (PAN). No momento de planejar o tratamento cirúrgico na presença de um neuroma deve-se considerar a distância entre a lesão e a célula-alvo cutâneo-muscular, assim como o tempo transcorrido desde a mesma. Se os axônios tiveram tempo suficiente para alcançar a célula-alvo funcional, não existe evidência clínica de regeneração e a estimulação elétrica intraoperatória não provoca contração muscular (considerando, obviamente, os fascículos motores) há elevada probabilidade de ter ocorrido neurotmese. Caso não tenha havido tempo suficiente para que o axônio em regeneração tenha atingido a célula-alvo funcional, a medida dos PANs pode ajudar a diferenciar os fascículos com bom ou mau prognóstico funcional.[13] Nessa técnica, dois elétrodios, um de estímulo e um de registro, são posicionados proximal e distal à lesão, respectivamente. Após o estímulo e caso haja manutenção da função no segmento testado, um potencial é registrado permitindo confirmar a viabilidade funcional de determinado segmento de nervo ou fascículo (Fig. 24-1).

Uma vez identificado os fascículos patológicos e confirmada a irreversibilidade da lesão, deve-se prosseguir com a ressecação dos mesmos, até expor as extremidades proximal e distal saudáveis e proceder-se à reconstrução com enxertos autólogos, sendo os mais utilizados o nervo sural ou o nervo cutâneo lateral do antebraço.[26]

No caso de lesão parcial com déficit sensitivo completo e função motora aceitável, especialmente em lesões distais do nervo cubital ou mediano no antebraço, autores como Mackinnon[27] propõe identificar os fascículos sensitivos proximais e distais ao neuroma, reconstruí-los com enxertos autólogos evitando a neurólise interna do neuroma e o potencial dano aos fascículos motores durante a manipulação cirúrgica.

Lesões Completas

As lesões completas, como o próprio nome diz, são aquelas que envolvem a perda total da função nervosa. No caso de traumatismos fechados se, após o seguimento clínico neurofisiológico adequado não houver qualquer sinal clínico e/ou elétrico de regeneração nervosa, a cirurgia está indicada. O objetivo da cirurgia, como citado anteriormente, é ressecar o componente fibrótico e, posteriormente, reconstruir o defeito nervoso com enxertos autólogos, sendo rara a realização da coaptação direta sem enxerto interposto (Fig. 24-2).

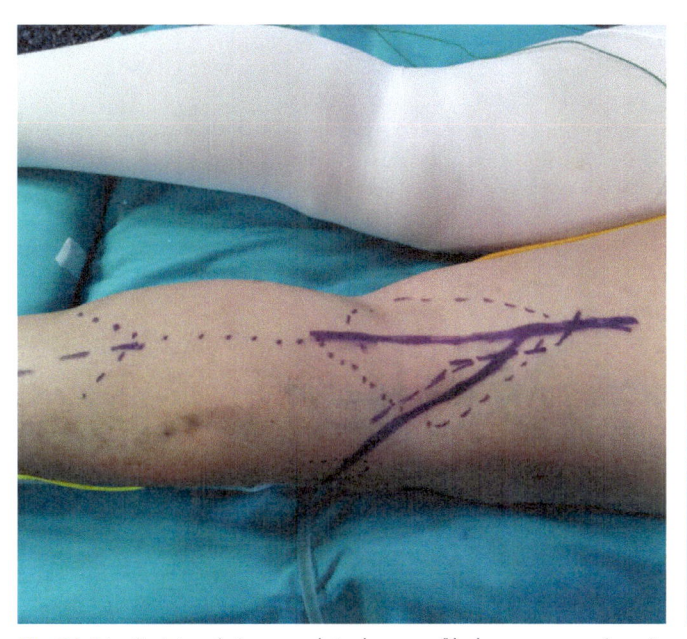

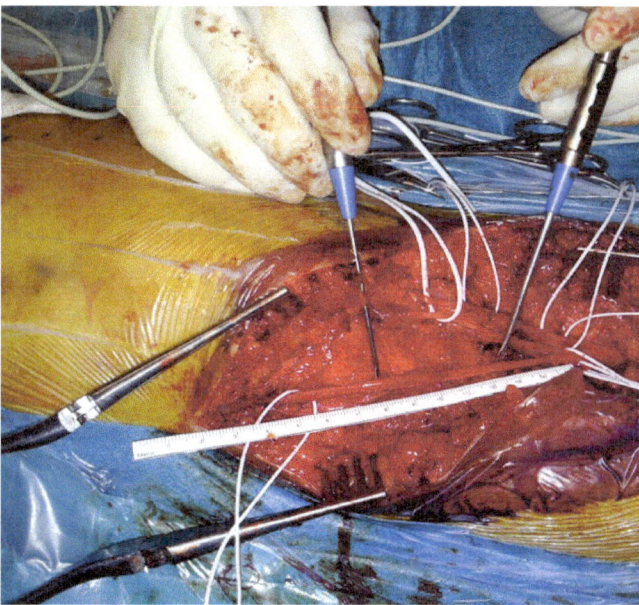

Fig. 24-1 Lesão iatrogênica completa do nervo fibular comum após a cirurgia de varizes a *laser*. Exploração após 6 meses, neurólise externa e registro do PAN com evocação de potencial. Após 1 ano de cirurgia a recuperação da paciente foi completa.

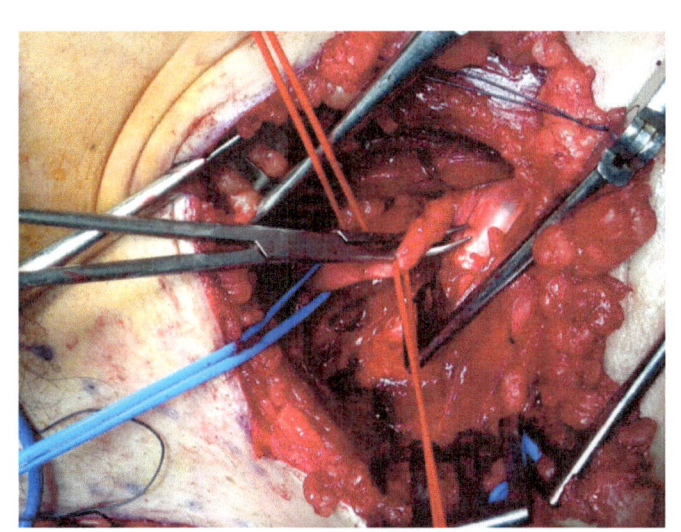

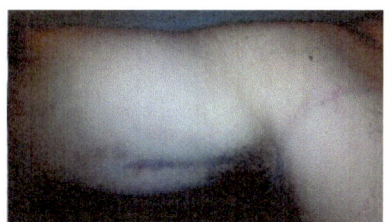

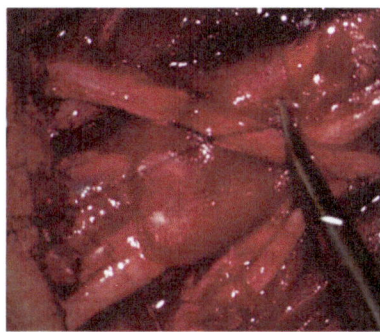

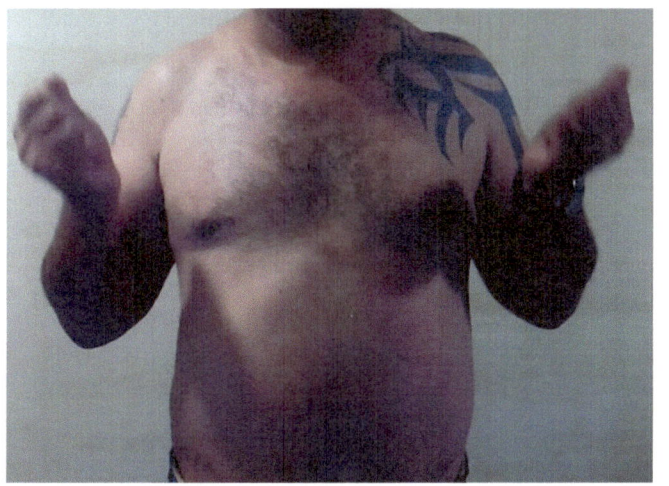

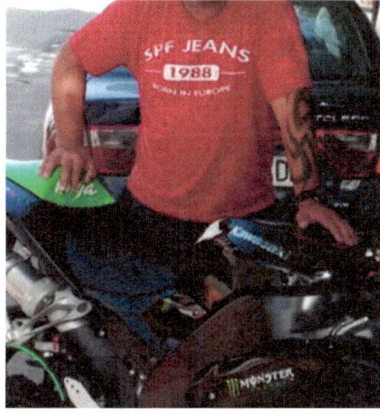

Fig. 24-2 Lesão traumática completa do nervo musculocutâneo após acidente de moto. Exploração supra e infraclavicular após 8 meses do trauma. Na primeira imagem é possível observar um neuroma do nervo musculocutâneo de grandes dimensões que se estende posteriormente ao peitoral em direção à axila. Em decorrência do tempo de evolução e da extensão do neuroma, optou-se pela transferência tipo Oberlin em vez da reconstrução com enxertos.
A recuperação após 1 ano foi completa, atingindo grau 4+/5 MRC na contração do bíceps com recuperação completa da qualidade de vida do paciente, que voltou, inclusive, à prática do motociclismo.

O principal problema das lesões completas, como já foi citado anteriormente, ocorre nas lesões proximais, quando a cirurgia é realizada antes que o axônio em crescimento tenha tido tempo de alcançar sua célula-alvo. Quando houver transcorrido o tempo suficiente e a estimulação direta dos fascículos motores não resulta em contração muscular, deve-se assumir que a lesão é neurotmética e requer tratamento. Em caso de não ter transcorrido o tempo suficiente, a estimulação direta dos fascículos motores não resultará em informação confiável e, portanto, os registros de PAN são necessários para oferecer informação prognóstica.[38] A adequada identificação do PAN transmitido pela lesão oferece dados quantitativos e qualitativos sobre as fibras nervosas em regeneração pelo neuroma. A identificação do PAN implica que há ao menos 4.000 fibras nervosas mielínicas de tamanho mediano ou grande atravessando o neuroma, uma indicação de que há possibilidade de regeneração espontânea e a cirurgia deve se restringir à realização da neurólise sem ressecação do neuroma.[28] No entanto, outra corrente terapêutica defende que a ressecação e a reconstrução com enxertos resulta em melhor prognóstico funcional a longo prazo baseada no fato de que lesões completas normalmente estão relacionadas com lesões neurotméticas. Infelizmente não existe consenso científico a respeito, sendo que a heterogeneidade no manejo dessas lesões reflete as diferentes condutas que existem em cada grupo de trabalho que se dedica às cirurgias de nervos periféricos. Além disso, falso-positivos e negativos podem ocorrer, dificultando a tomada de decisão durante o procedimento. Por conta dos fatos anteriormente relatados, a medida do PAN não é técnica amplamente utilizada mesmo em centros dedicados à cirurgia de nervos periféricos. Nos Estados Unidos somente 35% dos neurocirurgiões utilizam a mensuração do PAN durante as intervenções em nervos periféricos.[29] Precauções devem ser adotadas durante a técnica de registro do PAN, prevenindo alguns erros frequentes, como isolamento inadequado dos eletródios, exposição insuficiente do nervo, espaçamento incorreto dos eletródios estimuladores e receptores, temperatura muito baixa do leito cirúrgico, configuração inadequada dos parâmetros, o uso de torniquetes e de drogas anestésicas.[30] Finalmente, a avaliação do PAN deve ser considerada como técnica complementar no momento da tomada de decisão terapêutica, de maneira que não substitui a anamnese minuciosa, o exame clínico e os exames complementares pré-operatórios que, juntamente com a observação obtida no campo operatório, nos fornecem dados suficientes para a melhor conduta na maioria dos casos.

Uma vez decidido que a melhor opção terapêutica é a ressecação do neuroma seguida de reconstrução com enxerto, é imprescindível que o tecido cicatricial seja ressecado de forma suficiente até expor a estrutura fascicular preservada em ambas as extremidades, onde serão coaptados os enxertos.

Embora tenha sido exposto o manejo geral da lesão em continuidade e considerando a heterogeneidade das lesões de nervos, seja pelo nervo envolvido, tipo de trauma ou características particulares de cada paciente, alguns aspectos particulares de determinadas lesões devem ser esclarecidos:

- *Paralisia braquial obstétrica (PBO)*: durante décadas existiu extenso debate sobre a melhor opção terapêutica nos pacientes com PBO, não somente sobre o melhor momento para realizar a exploração cirúrgica (conduta ainda em aberto), mas também sobre a técnica cirúrgica mais adequada. A lesão predominante na PBO é o neuroma em continuidade e, na grande maioria dos casos, o estímulo elétrico direto ou o registro do PAN resulta em resposta positiva de maneira que a decisão entre realizar neurólise ou reconstrução com enxertos tem protagonizado amplos debates na comunidade dos cirurgiões que tratam a PBO. Atualmente, diante da progressiva experiência científica acumulada com os anos, se opta por priorizar a ressecção do neuroma e reconstruir com enxertos em lugar da neurólise, uma vez que melhores resultados funcionais em longo prazo têm sido obtidos neste grupo de pacientes.[31,32]
- *Lesões do nervo fibular comum (NFC)*: em geral a reconstrução com enxertos do NFC apresenta piores resultados em comparação com outros nervos como o nervo radial. É frequente que essa lesão ocorra por mecanismo de estiramento no contexto de traumatismos indiretos de joelho como as entorses graves. Nesses casos é comum a identificação de um neuroma em continuidade de grandes dimensões em relação ao comprimento. Uma vez ressecado o neuroma e expostas as extremidades nervosas com estrutura fascicular preservada, se a distância entre ambas as extremidades for superior a 6 cm, recomenda-se realizar a cirurgia paliativa, uma vez que a possibilidade de bons resultados são inferiores a 50%.[33]
- *Lesões por arma de fogo*: geralmente este tipo de leões é tratado como trauma fechado uma vez que a lesão no nervo se atribui à onda expansiva de choque provocada pelo projétil que passa pelos tecidos moles e não pelo efeito direto deste último. Presume-se, portanto, que as lesões resultantes sejam lesões em continuidade. Essas lesões, segundo o trabalho de Daneyemez,[34] costumam apresentar bom prognóstico após a neurólise, com 94,2% de melhora clínica, independente da mensuração do PAN.
- *Transferência de nervo* versus *reconstrução com enxerto*: nos últimos anos tem havido amplo debate sobre a hipotética vantagem de se utilizar a transferência de nervo no lugar da reconstrução clássica com enxertos no tratamento dos neuromas em continuidade de determinadas localizações, sobretudo quando existem dados de prognóstico ruim, como falhas de grande extensão ou lesões muito tardias. Embora se considere que a técnica clássica e o padrão-ouro do tratamento seja a reconstrução com enxertos, há cada vez mais evidências de que certas transferências poderiam ter resultados semelhantes, como a técnica de Oberlin[35] (Fig. 24-3) ou a transferência de um ramo motor do tríceps nas lesões isoladas do nervo axilar.[36]
- *Neuromas em continuidade e dor incapacitante:* algumas vezes podemos nos deparar na prática clínica com paciente portador de neuroma em continuidade que apresenta boa recuperação clínica e neurofisiológica, porém persiste com dor incapacitante. Nesses casos o tratamento médico pode ser insuficiente e o cirúrgico baseado na neurólise externa e/ou interna pode não apresentar o resultado esperado em relação ao controle da dor.[37] A possibilidade de ressecção do neuroma e reconstrução com enxertos, mesmo com o sacrifício da função nervosa, confiando na sua recuperação, é conduta aventada, mas pouco discutida para o tratamento da dor incapacitante de casos específicos.

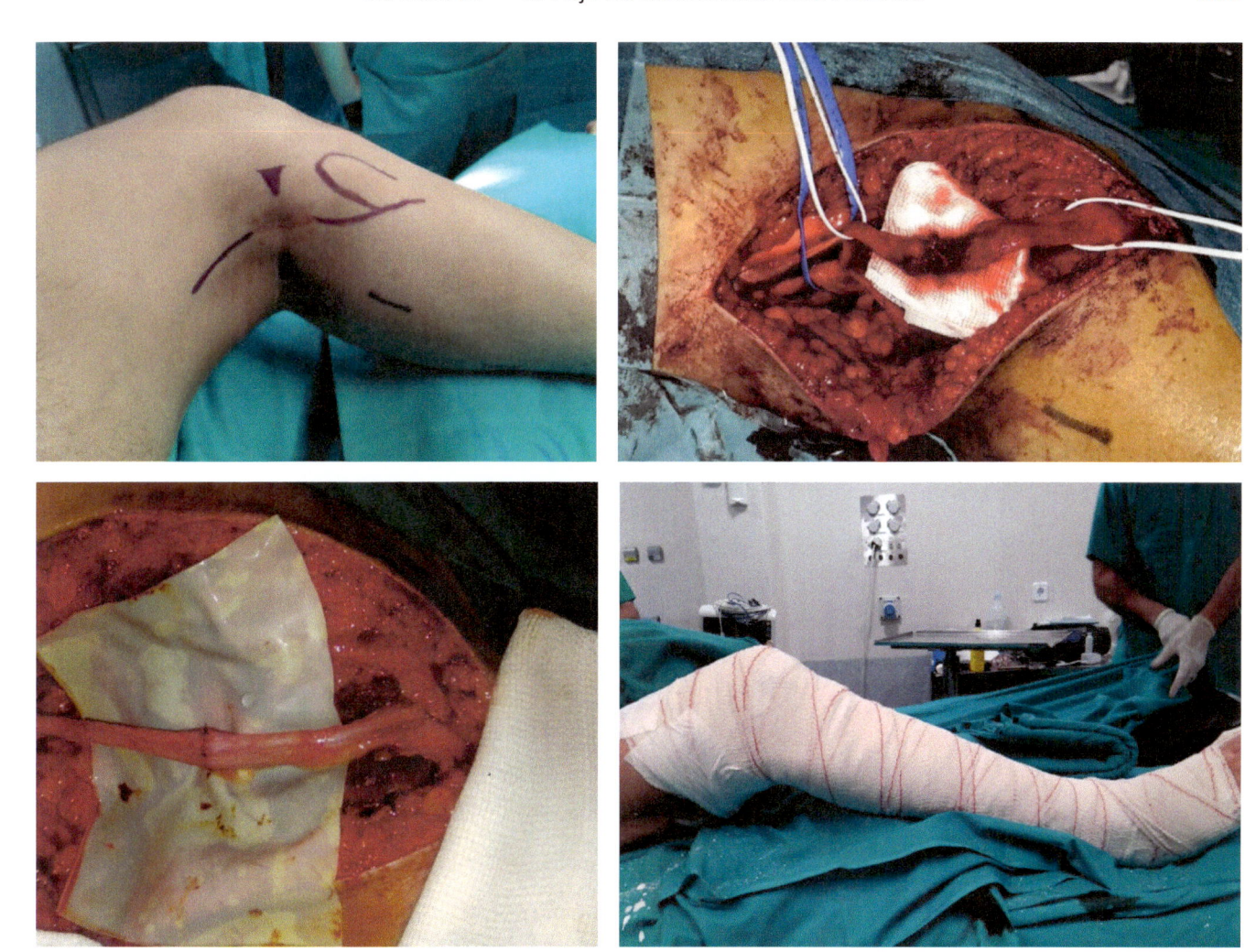

Fig. 24-3 Lesão iatrogênica completa de nervo fibular comum na cirurgia de joelho. Durante a exploração cirúrgica se observa um neuroma em continuidade. É feita ressecção do mesmo e neurorrafia direta que são obtidas com manobras de redução do intervalo entre os cotos, como ampliação da dissecção, miotomia e flexão do joelho.

MANEJO DA DOR

Seja uma lesão parcial ou completa, a intensidade da dor que pode estar associada ao neuroma é muito variável, desde uma dor leve ou intermitente que pode ocorrer durante a palpação do mesmo até alodinia incapacitante no território sensitivo do nervo em questão. A dor às vezes é tão intensa e incapacitante que pode resultar em perda da funcionalidade do membro envolvido, mesmo que exista a preservação motora do nervo lesionado. Os medicamentos orais têm demonstrado eficácia no manejo da dor neuropática associada ao neuroma, especialmente os antidepressivos, os antiepilépticos, os opioides e alguns agentes tópicos, embora com resultados bastante diferentes dependendo do estudo.[38] Considerando os antidepressivos, a amitriptilina mostrou diferença significativa em relação ao placebo no controle da dor quando o paciente apresentava escore depressivo basal alto.[39] Considerando os opioides, o tramadol mostrou eficácia de 67%, o placebo 3% e a amitriptilina 83% no controle da dor, embora esses resultados tenham sido obtidos numa amostra de pacientes amputados.[40] Dentre os anticonvulsivantes, os medicamentos mais testados são a pregabalina e a gabapentina. No estudo de van Seventer,[41] a pregabalina, comparada ao placebo, demonstrou modesta e incompleta melhora na dor, embora tenha auxiliado nos sintomas associados. No trabalho de Gordh[42] o controle da dor foi significativamente melhor com a gabapentina comparada ao placebo, que ainda resultou em melhora do sono dos pacientes.

A injeção de medicamentos, como o fenol e o álcool, no neuroma também tem sido descrita como método relativamente eficaz no controle da dor no caso de neuromas terminais, embora seu uso seja limitado desde a introdução dos medicamentos orais.[43] Outras opções mencionadas na literatura são a crioablação,[44] a compressão ou a cauterização.[7]

Nos últimos anos a neuromodulação foi incorporada como terapia alternativa para o controle da dor em lesões nervosas de diferentes etiologias, incluindo o neuroma em continuidade e, embora a experiência acumulada até o momento seja escassa, já existem estudos de rigor estatístico que apoiam a sua eficácia.[45] O PENS, *percutaneus electrical nerve stimulation,* trata-se de técnica minimamente invasiva que tem demonstrado melhora na dor, de forma eficaz e segura,[46] procedimento potencialmente utilizável nos pacientes onde os neuromas ocasionam dor como principal sintoma com função sensitiva e/ou motora preservada (Fig. 24-4).

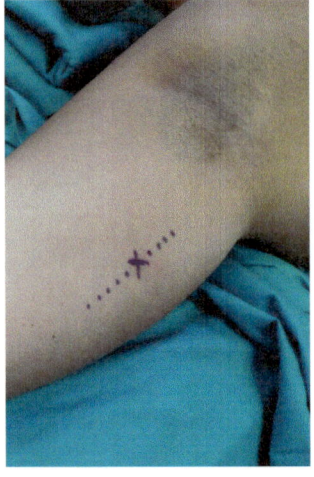

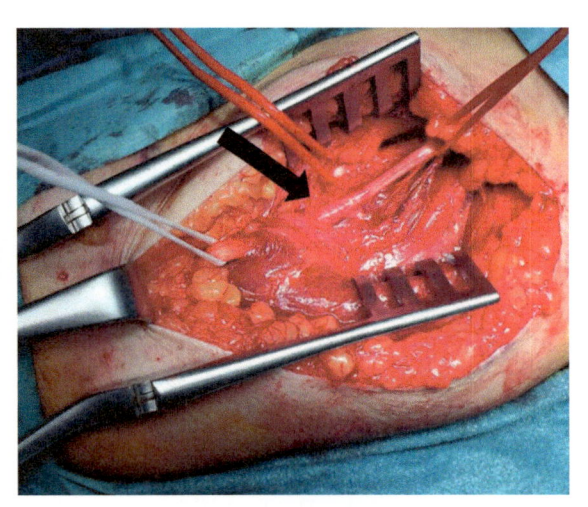

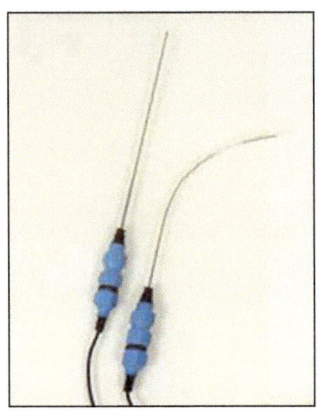

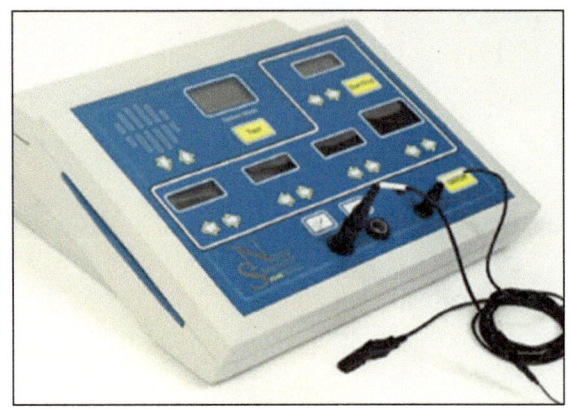

Fig. 24-4 Lesão parcial do nervo ulnar por mordida de cachorro, resultando em dor incapacitante no território sensitivo. Foi realizada exploração cirúrgica, neurólise externa e neurólise interna de pequeno neuroma em continuidade. Não houve melhora da dor, embora tenha ocorrido recuperação completa sensitiva e motora. A essa paciente foi oferecido o tratamento paliativo da dor, com terapia de eletroestimulação resultando em resposta parcial.

REFERÊNCIAS BIBLIOGRÁFICAS

1. Mavrogenis AF, Pavlakis K, Stamatoukou A, et al. Current treatment concepts for neuromas-in-continuity. Injury. 2008;39 Suppl 3:S43-8.
2. Jaeger SH, Singer DI, Whitenack SH, Mandel S. Nerve injury complications. Management of neurogenic pain syndromes. Hand Clinics. 1986;2:217-34.
3. Fisher GT, Boswick JAJ. Neuroma formation following digital amputations. Journal of Trauma. 1983;23:136-42.
4. Geraghty TJ, Jones LE. Painful neuromata following upper limb amputation. Prosthetics and Orthotics International. 1996;20:176-81.
5. Lacoux PA, Crombie IK, Macrae WA. Pain in traumatic upper limb amputees in Sierra Leone. Pain. 2002;99:309-12.
6. Midha R, Kline DG. Evaluation of the neuroma in continuity. In: Omer Jr GE, Spinner M, van Beek AL, editors. Management of peripheral nerve problems. 2nd ed. Philadelphia: Saunders; 1998. p. 319-27.
7. Brogan DM, Kakar S. Management of neuromas of the upper extremity. Hand Clinics. 2013;29:409-20.
8. Elliot D, Sierakowski A. The surgical management of painful nerves of the upper limb: a unit perspective. The Journal of Hand Surgery. 2011;36B:760-70.
9. Chen Z-L, Yu W-M, Strickland S. Peripheral regeneration. Annual Review of Neuroscience. 2007;30:209-33.
10. van Vliet AC, Tannemaat MR, van Duinen SG, Verhaagen J, Malessy MJA, de Winter F. Human neuroma-in-continuity contains focal deficits in myelination. Journal of Neuropathology and Experimental Neurology. 2015;74:901-11.
11. Watson J, Gonzalez M, Romero A, Kerns J. Neuromas of the hand and upper extremity. Journal of Hand Surgery. 2010;35:499-510.
12. Nath RK, Mackinnon SE. Management of neuromas in the hand. Hand Clinics. 1996;12:745-56.
13. Kline DG, Hudson AR, Kim DH. Atlas of peripheral nerve surgery. Philadelphia: Saunders; 2001. p. 310.
14. Poppler LH, Parikh RP, Bichanich MJ, Rebehn K, Bettlach CR, Mackinnon SE, et al. Surgical interventions for the treatment of painful neuroma. Pain. 2018;159:214-23.
15. Seddon HJ. Peripheral nerve injuries. Medical Research Council Special Report Series No. 282. 1954. London: H.M.S.O.
16. Seddon H. Surgical disorders of the peripheral nerves. Philadelphia: Williams and Wilkins; 1972.
17. Davis EN, Chung KC. The Tinel sign: a historical perspective. Plastic and Reconstructive Surgery. 2004;114:494-9.
18. Alessandrino F, Pagani C, Draghi F. In-continuity neuroma of the median nerve at the elbow. Journal of Ultrasound. 2014;17:229-31.
19. Depaoli R, Coscia DR, Alessandrino F. In-continuity neuroma of the median nerve after surgical release for carpal tunnel syndrome: Case report. Journal of Ultrasound. 2015;18:83-5.
20. Ahlawat S, Belzberg AJ, A. Montgomery E, Fayad LM. MRI features of peripheral traumatic neuromas. European Radiology. 2016;26:1204-12.
21. Kline DG, Hackett ER. Reappraisal of timing for exploration of civilian peripheral nerve injuries. Surgery. 1975;78:54-65.
22. Kline DG. Physiological and clinical factors contributing to the timing of nerve repair. Clinical Neurosurgery. 1977;24:425-55.
23. Assmus H. Timing and decision-making in peripheral nerve trauma. In: Modern Concepts of Peripheral Nerve Repair. Springer; 2017. p. 27-39.
24. Spinner RJ, Kline DG. Surgery for peripheral nerve and brachial plexus injuries or other nerve lesions. Muscle & nerve. 2000;23:680-95.

25. Hsu ES. Practical management of complex regional pain syndrome. American Journal of Therapeutics. 2009; 16:147-54.
26. Poppler LH, Davidge K, Lu JCY, Armstrong J, Fox IK, Mackinnon SE. Alternatives to sural nerve grafts in the upper extremity. Hand. 2015;10:68-75.
27. Mackinnon SE, Glickman LT, Dagum A. A technique for the treatment of neuroma in-continuity. Journal of Reconstructive Microsurgery. 1992;8:379-83.
28. Shulka D, Devi B. Manejo de las lesiones em continuidad. In: Socolovsky M, Siqueira MG, Malessy M, editors. Introducción a la cirugía de los nervios periféricos. Buenos Aires: Ediciones Journal; 2012. p. 113-9.
29. Maniker A, Passannante M. Peripheral nerve surgery and neurosurgeons: results of a national survey of practice patterns and attitudes. Journal of Neurosurgery. 2003;98:1159-64.
30. Robert EG, Happel LT, Kline DG. Intraoperative nerve action potential recordings: technical considerations, problems, and pitfalls. Neurosurgery. 2009;65(4 Suppl):A97-104.
31. Andrisevic E, Taniguchi M, Partington MD, Agel J, van Heest AE. Neurolysis alone as the treatment for neuroma-in-continuit with more than 50% conduction in infants with upper trunk brachial plexus birth palsy. Journal of Neurosurgery Pediatrics. 2014;13:229-37.
32. Lin JC, Schwentker-Colizza A, Curtis CG, Clarke HM. Final results of grafting versus neurolysis in obstetrical brachial plexus palsy. Plastic and Reconstructive Surgery. 2009;123:939-48.
33. Kim DH, Murovic JA, Tiel RL, Kline DG. Management and outcomes in 318 operative common peroneal nerve lesions at the Louisiana State University Health Sciences Center. Neurosurgery. 2004;54:1421-9.
34. Daneyemez M, Solmaz I, Izci Y. Prognostic factors for the surgical management of peripheral nerve lesions. The Tohoku Journal of Experimental Medicine. 2005;205:269-75.
35. Socolovsky M, Martins RS, di Masi G, Siqueira M. Upper brachial plexus injuries: grafts vsulnar fascicle transfer to restore biceps muscle function. Neurosurgery. 2012;71(2 Suppl Operative):227-32.
36. Domínguez-Páez M, Socolovsky M, di Masi G, Arráez-Sánchez MÁ. [Isolated traumatic injuries of the axillary nerve. Radial nerve transfer in four cases and literature review]. Neurocirugia (Spain). 2012;23(6):226-33.
37. Socolovsky M, Robla Costales J, Domínguez Páez M, Bustamante J. Técnicas modernas en microcirugía de los nervios periféricos. Buenos Aires: Ediciones Journal; 2014.
38. Finnerup NB, Sindrup SH, Jensen TS. The evidence for pharmacological treatment of neuropathic pain. Pain. 2010;150:573-81.
39. Rintala DH, Holmes SA, Courtade D, et al. Comparison of the effectiveness of amitriptyline and gabapentin on chronic neuropathic pain in persons with spinal cord injury. Archives of Physical Medicine and Rehabilitation. 2007;88:1547-60.
40. Wilder-Smith CH, Hill LT, Laurent S. Postamputation pain and sensory changes in treatment-naive patients: characteristics and responses to treatment with tramadol, amitriptyline, and placebo. Anesthesiology. 2005;103:619-28.
41. van Seventer R, Bach FW, Toth CC, et al. Pregabalin in the treatment of post-traumatic peripheral neuropathic pain: A randomized double-blind trial. European Journal of Neurology. 2010;17:1082-9.
42. Gordh TE, Stubhaug A, Jensen TS, Arnèr S, Biber B, Boivie J, et al. Gabapentin in traumatic nerve injury pain: A randomized, double-blind, placebo-controlled, cross-over, multi-center study. Pain. 2008;138:255-66.
43. Gruber H, Glodny B, Kopf H, Bendix N, Galiano K, Strasak A, et al. Practical experience with sonographically guided phenol instillation of stump neuroma: predictors of effects, success, and outcome. AJR American Journal of Roentgenology. 2008;190:1263-9.
44. Davies E, Pounder D, Mansour S, Jeffery IT. Cryosurgery for chronic injuries of the cutaneous nerve in the upper limb. Analysis of a new open technique. The Journal of Bone and Joint Surgery. 2000;82B:413-5.
45. Deer T, Pope J, Benyamin R, et al. Prospective, multicenter, randomized, double-blinded, partial crossover study to assess the safety and efficacy of the novel neuromodulation system in the treatment of patients with chronic pain of peripheral nerve origin. Neuromodulation. 2016;19:91-100.
46. Rossi M, DeCarolis G, Liberatoscioli G, et al. A Novel mini-invasive approach to the treatment of neuropathic pain: The PENS Study. Pain Physician. 2016;19:E121-8.

ESTRATÉGIA CIRÚRGICA NAS LESÕES PARCIAIS DE NERVOS PERIFÉRICOS

CAPÍTULO 25

Leandro Pretto Flores

INTRODUÇÃO

As lesões traumáticas que acometem o sistema nervoso periférico podem comprometer totalmente a função do nervo envolvido ou podem resultar em perda funcional incompleta. Essa última situação é denominada lesão parcial de nervo periférico e várias situações na prática clínica podem resultar nesse tipo de condição. Mais frequentemente, uma disfunção incompleta de determinado nervo resulta de sua secção parcial, caso mais constantemente observado em associação aos traumas cujo componente cortante/laceração responde pelo mecanismo provocador. Um bom exemplo seria a laceração acidental do nervo mediano na região do punho, em que a exploração cirúrgica identifica uma secção de 50% do diâmetro nervo (Fig. 25-1). Por outro lado, o mesmo tipo de perda parcial da função também pode ser encontrado nas lesões que seguem alguns traumatismos com mecanismos de lesão ditos "fechados", ou seja, estiramento, tração ou compressão. Nesses pacientes, observa-se que os fascículos neurais sofrem diferentes graus de lesão, com alguns deles mantendo sua capacidade funcional e outros sofrendo lesões sem possibilidade de regeneração axonal espontânea (Fig. 25-2). Como exemplo desta situação podemos citar algumas lesões por estiramento do nervo mediano ao nível do braço em que apenas o componente motor (correspondendo ao nervo interósseo anterior) é funcionalmente comprometido. Finalmente, existe ainda cenários em que o tronco do nervo principal não é afetado, mas alguns de seus ramos motores ou sensitivos acabam sendo envolvidos pelo trauma, o que também caracteriza uma lesão parcial de nervo periférico. Exemplo deste tipo de situação é a laceração de um dos ramos digitais do nervo mediano, em que o paciente informa perda de função sensitiva restrita à sua área de inervação autônoma (Fig. 25-3).

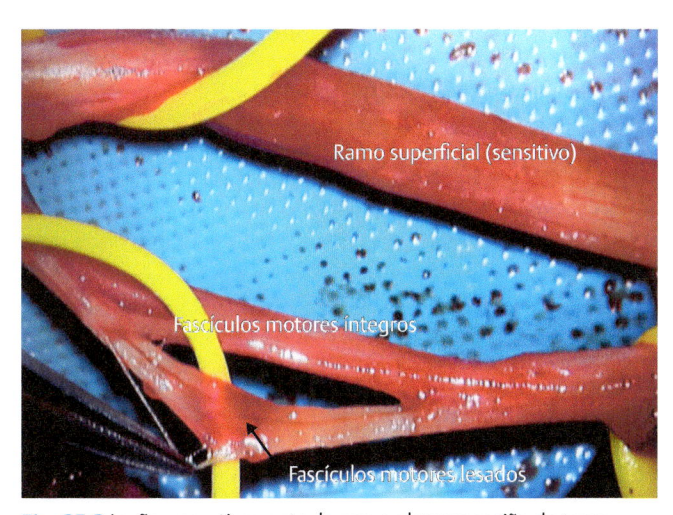

Fig. 25-2 Lesão por estiramento do nervo ulnar na região do terço distal do antebraço. A exploração cirúrgica foi feita precocemente neste caso. Observe que foi separado e isolado o componente motor (ramo profundo) do sensitivo (ramo superficial). Apenas alguns fascículos do componente motor apresentavam sinais de lesão.

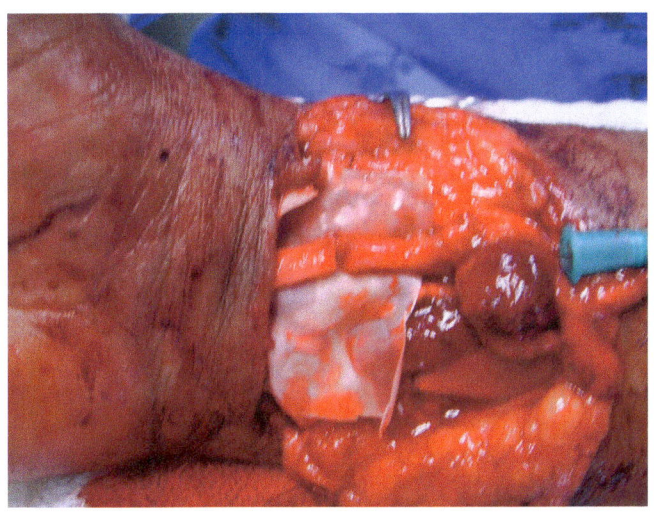

Fig. 25-1 Lesão parcial do nervo mediano direito na região do punho, por mecanismo cortante.

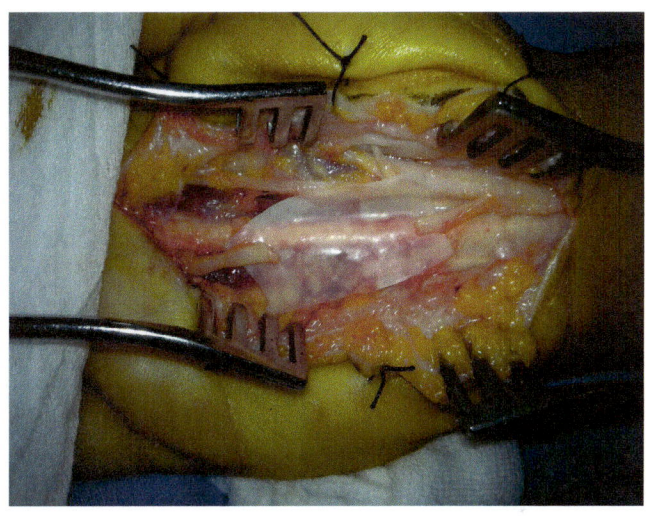

Fig. 25-3 Lesão de um ramo digital do nervo mediano na região da mão. Os cotos já estão preparados para o reparo cirúrgico.

Não se conhece a real incidência de lesões parciais de nervos periféricos. Existem poucas séries que se propuseram a analisar em detalhes a frequência com que esse tipo de lesão acontece. Kline *et al.*, em 1970, sugeriram que 60% das lesões de nervos associadas a traumatismos por trauma militar (projétil de arma de fogo) são consideradas parciais.[1] Na prática civil, Hurst e Andrew reportam que, de 75 lesões por mecanismo de laceração operadas entre 1981 e 1987, 12 foram consideradas parciais, projetando uma prevalência de aproximadamente 6,6 casos/1.000 habitantes/ano.[2]

O presente capítulo objetiva apresentar uma análise dos tipos mais comuns de lesões parciais de nervos periféricos, além de discutir as possíveis alternativas cirúrgicas que podem ser aplicadas para o tratamento deste tipo de lesão.

CLASSIFICAÇÃO

Segundo Sunderland existem cinco tipos de lesões parciais de nervos periféricos:[3]

- *Tipo 1*: caracteriza-se por uma correlação positiva entre os sintomas apresentados e o grau de lesão observado à exploração cirúrgica. Lundborg denomina esse tipo de "transecção subtotal do nervo".[4]
- *Tipo 2*: caracteriza-se por perda completa da função do nervo, porém à exploração cirúrgica observa-se a transecção de apenas parte da sua estrutura fascicular, havendo neuropraxia dos fascículos íntegros.
- *Tipo 3*: o paciente não refere qualquer tipo de sintoma, mas eventual exploração cirúrgica identifica pequena laceração epineural ou secção de alguns poucos fascículos: nesses casos, a lesão em geral ocorre em pontos bem proximais do nervo, envolvendo um fascículo ou um grupo de fascículos ainda multifuncionais, cuja perda da continuidade pode ser compensada pelos outros fascículos íntegros e tornando o déficit neurológico imperceptível ao paciente.
- *Tipo 4*: corresponde às lesões parciais que seguem aos traumas fechados, ou seja, mecanismos de tração ou compressão ao nervo.
- *Tipo 5*: é demonstrado por recuperação incompleta que segue ao reparo cirúrgico de um nervo totalmente seccionado.

AVALIAÇÃO PRÉ-OPERATÓRIA

A avaliação pré-operatória de pacientes apresentando sinais de envolvimento parcial de um ou mais nervos periféricos é da maior importância. A história clínica muitas vezes auxilia a planificação cirúrgica, sendo que fatores como idade, ocupação, dominância manual, tipo de trauma e condições médicas gerais são todos altamente significativos. O local de ocorrência da lesão também deve ser minuciosamente identificado, pois muitas vezes permite antever a situação cirúrgica que será encontrada: lesões parciais proximais de nervos longos geralmente estarão associadas a transecções incompletas deste nervo; já lesões mais distais podem envolver ramos motores ou sensitivos deste nervo, cujo reparo deve ser previsto e programado para o mesmo tempo cirúrgico.

Os riscos e prognóstico da cirurgia devem ser amplamente discutidos com o paciente, uma vez que a cirurgia de lesões parciais pode, eventualmente, provocar piora neurológica imediatamente após o ato cirúrgico, decorrente de neuropraxia por manipulação dos fascículos íntegros. Além disso, durante a cirurgia pode-se decidir por reparo completo do nervo a fim de otimizar o resultado em longo prazo, o que leva, também, à perda inicial da função remanescente com o intuito de incrementar a função final. Caso o cirurgião tenha em mente a opção de empregar técnicas de transferência de nervos a fim de corrigir a disfunção neurológica, o paciente também deve ser informado a respeito dos possíveis déficits resultantes do sacrifício do(s) nervo(s) doador(es). Portanto, o paciente deve estar plenamente ciente dos objetivos da cirurgia, além dos riscos envolvidos e, idealmente, concordar com a proposta terapêutica e assinar um Termo de Consentimento Esclarecido.

Muitas vezes, a lesão neurológica é acompanhada por concomitante lesão tendinosa ou muscular. Nesses casos, uma adequada análise dos músculos funcionantes e dos não funcionantes é de fundamental importância, especialmente quando técnicas de transferência de nervos ou tendinosas são planejadas como a terapêutica escolhida para o caso. Esse mesmo raciocínio deve ser empregado quanto à avaliação sensitiva do membro afetado, pois algumas vezes o cirurgião poderá optar por sacrificar a função de um nervo cuja área autônoma seja menos crítica a fim de restaurar a proteção sensorial de outra área funcionalmente mais crítica, via transferência de nervos.

TRATAMENTO

Observação

A forma mais tradicional de tratar as lesões parciais que afetam nervos periféricos é o simples segmento clínico, uma vez que o paciente apresenta perda apenas parcial da função. Esse tipo de conduta foi sugerido por Sunderland, em era anterior ao uso do microscópio cirúrgico, pois se temia que o procedimento cirúrgico pudesse provocar mais dano ao nervo do que o trauma em si.[3] Essa conduta tem como vantagem a possibilidade de permitir a recuperação espontânea de lesões fasciculares classificadas como neuropraxia ou axonotmese. Porém, o simples acompanhamento clínico de lesões neurotméticas resultará em nenhuma recuperação funcional, além de implicar em risco de comprometimento da função restante do nervo. Isso porque o progressivo depósito de tecido de cicatrização interfascicular e o aumento do neuroma dos cotos dos fascículos comprometidos podem acabar envolvendo, comprimindo ou comprometendo a vascularização dos fascículos íntegros adjacentes. Assim, uma lesão inicialmente parcial poderá resultar em piora neurológica progressiva, que acabará por comprometer toda a função do nervo traumatizado, caso não seja adequadamente tratada.[1]

Atualmente a simples observação pode ser considerada conduta aceitável nos casos em que as lesões por laceração provoquem déficits neurológicos mínimos ou nos pacientes em que suas condições clínicas não permitam, no momento, uma intervenção cirúrgica. Também deve ser a conduta de escolha nos casos de lesões fechadas com déficits parciais, pois a maioria desses pacientes recupera espontaneamente a função inicialmente comprometida. Porém, nestes últimos casos, o período de observação não pode se dilatar por muito tempo, sob pena de perder-se a janela terapêutica adequada. Na maioria dos pacientes, a conduta cirúrgica para os casos de lesões por mecanismo compressivo ou estiramento, mesmo com déficit parcial, deve ser considerada a partir do terceiro mês após o trauma, caso nenhum sinal de recuperação clínica ou eletrofisiológica seja identificado.[5] Já nos pacientes em que a função que se deseja restaurar possa ser recuperada com técnicas de transferências tendinosas, esse prazo possa ser alargado.

Ao contrário das lesões fechadas, as lesões por laceração que resultam em déficits incompletos significativos (o que ocorre na maioria das vezes) devem ser sempre exploradas precocemente. Nesses casos, o problema da "janela terapêutica" torna-se ainda mais crítico do que em lesões completas, pois quanto mais precoce for a cirurgia, menor o grau de depósito de tecido cicatricial e mais fácil se torna a diferenciação dos fascículos íntegros daqueles seccionados. Assim, esses pacientes idealmente deveriam ser operados em até 72 horas após o trauma, sendo que em até 7 dias a cirurgia ainda permite boa identificação fascicular.

Reparo do Nervo (Fig. 25-4)

- *Reparo terminoterminal*: nessa técnica é feito reparo direto dos grupos fasciculares seccionados, após a sua apropriada identificação e separação dos fascículos íntegros. A maioria das lesões parciais de nervos periféricos por laceração pode ser tratada com reparo direto dos cotos fasciculares, desde que a cirurgia seja feita no tempo correto. O reparo direto oferece como vantagem a reconstrução nervosa sem interposição de enxertos, havendo, portanto, apenas uma linha de sutura. Esse tipo de técnica só é possível quando existe mínima retração dos cotos fasciculares e mínimo depósito de fibrose interfascicular. Diferentemente das lesões completas, a preservação de parte da integralidade do nervo faz com que ocorra menor grau de retração dos cotos, sendo a técnica de reparo direto sem enxertos uma possibilidade frequente nesses pacientes. Porém, é de fundamental importância que a cirurgia seja feita o mais precoce possível, pois a reduzida quantidade de tecido cicatricial permitirá adequada identificação fascicular tanto no coto proximal quanto no distal, proporcionando melhor orientação para a sutura dos grupos fasciculares. O reparo fascicular demanda técnica microcirúrgica precisa, incluindo a dissecção interfascicular dos cotos proximal e distal, a fim de separar os fascículos lesados daqueles íntegros. O cirurgião deve ter conhecimento da topografia interna do nervo que está operando, a fim de melhor orientar a sutura dos grupos fasciculares.[6] Os cotos traumatizados devem ser explorados e a ferida do nervo deve ser ampliada tanto proximal como distalmente, em torno de 1 a 2 cm, por meio de epineurotomia. Após a identificação e o isolamento dos fascículos lesados, é feita a ressecção dos cotos fasciculares lacerados. A seguir procede-se com a análise da tensão da sutura a fim de determinar se enxertos serão ou não necessários. A sutura deve ser feita sob magnificação, com uso de microscópio

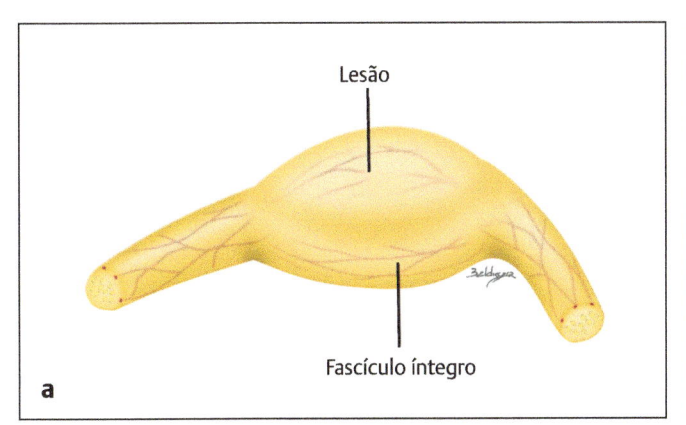

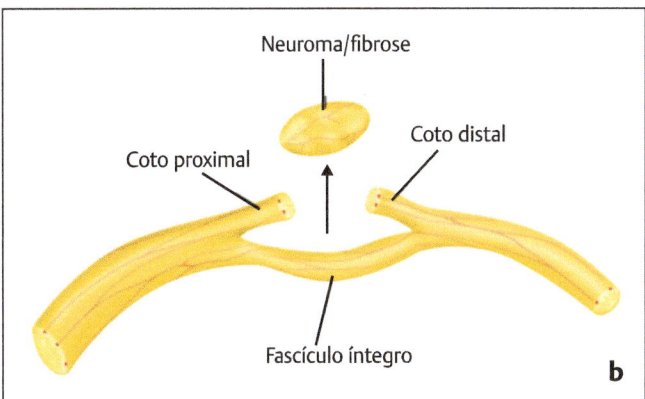

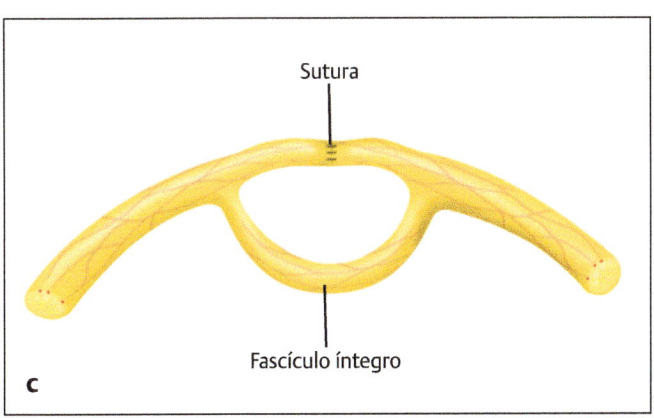

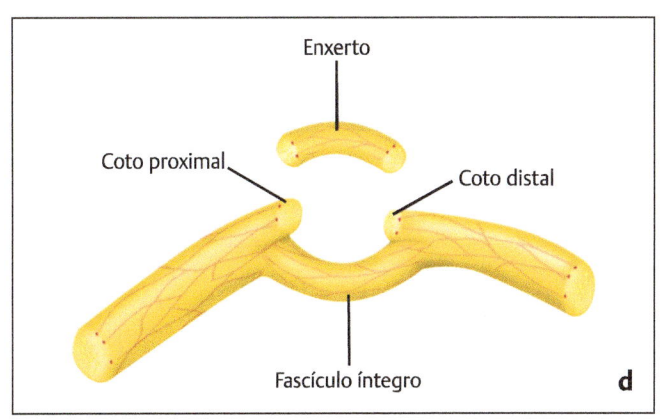

Fig. 25-4 Representação esquemática da técnica cirúrgica para reparo anatômico de lesões parciais de nervos. (**a**) Representação de nervo com lesão traumática envolvendo aproximadamente metade do seu diâmetro. (**b**) O segmento lesionado, que engloba tanto os neuromas terminais ou em continuidade, como o tecido de cicatrização depositado no local da lesão, é removido, expondo os cotos proximais e distais para o reparo. (**c**) Caso a distância entre os cotos permita, uma sutura terminoterminal é então realizada. (**d**) Caso o reparo direto implique em tensão exagerada nos cotos, um segmento de enxerto é interposto entre eles.

cirúrgico, utilizando-se fios 10.0 ou 9.0.[7] Caso a aposição dos cotos ocorra sem dificuldade após a primeira sutura com fios microcirúrgicos é possível seguir-se com o reparo direto. Para esse fim, pode-se lançar mão de algumas técnicas como leve flexão da articulação adjacente à lesão, ou ainda realizar a fixação do fascículo a ser suturado ao epineuro, proximalmente ao local da microssutura. Em geral, falhas de até 1 cm podem ser corrigidas com sutura terminoterminal.[8] O cirurgião também deve dar atenção ao adequado alinhamento e orientação fascicular, objetivando a maximização da orientação axonal em direção aos órgãos-alvo apropriados. Fatores como o diâmetro dos fascículos e a localização dos vasos epineurais podem auxiliar nessa análise.

- *Reparo com interposição de enxertos*: as indicações para uso de enxertos em reconstruções nervosas de grupos fasciculares incluem os pacientes com lesões provocadas por mecanismo cortante e que são operados tardiamente; as lesões que provocam extensas lacerações no tecido nervoso, como aquelas provocadas por projétil de arma de fogo; e aquelas provocadas por mecanismos compressivos ou por tração. Nesse último caso, o desenvolvimento de neuromas de coto interfasciculares e de neuromas em continuidade acaba por levar à necessidade de maior grau de ressecção de tecido nervoso envolvido, aumentando o intervalo entre os cotos e impedindo a sutura direta. Em geral, intervalos maiores do que 2 cm acabam por exigir a interposição de enxertos, a fim de reconstruir o nervo envolvido.[9] Apesar da óbvia desvantagem de incluir um segundo local de sutura à reconstrução (o que limitará o número de axônios viáveis que atingirão o coto distal), seu emprego é, ainda assim, melhor do que tentar forçar uma sutura direta sob tensão.[10] A técnica cirúrgica não difere daquela descrita para a sutura terminoterminal, porém, nesses casos, a dificuldade é maior em decorrência da presença do neuroma em continuidade e do depósito de tecido de cicatrização. Assim, recomendamos que o nervo seja amplamente exposto tanto proximal quanto distalmente ao local da lesão. Após a exposição, procede-se com a epineurotomia externa e interfascicular fora do local do neuroma, a fim de identificar e isolar os fascículos em locais livres de fibrose. A dissecção interfascicular segue em direção ao local da lesão, separando os fascículos íntegros daqueles envolvidos pelo neuroma. Com isso, em geral, consegue-se isolar o neuroma e ainda se pode, caso necessário, realizar uma análise eletrofisiológica deste (potencial evocado translesional, eletromiografia, etc).[11] O uso de estimulação elétrica intraoperatória muitas vezes também permite com que se localize os fascículos funcionais e auxilia a preservar sua integridade anatômica. Após a ressecção do neuroma e "limpeza" dos cotos fasciculares, tanto proximal quanto distal, o cirurgião deve avaliar a distância entre esses e então decidir pelo uso de enxertos. Na maioria das vezes, utiliza-se o nervo sural para esse fim, mas outros nervos, como os nervos safeno, cutâneo lateral do antebraço ou ramo superficial do nervo radial, também podem ser empregados. O número de segmentos de enxerto dependerá do número de fascículos a ser reparado e do diâmetro destes fascículos. A sutura deve ser feita com técnica microcirúrgica, utilizando fios 10.0 (Fig. 25-5).

Transferência de Nervos

Até aqui focamos as técnicas cirúrgicas das lesões parciais de nervos periféricos que visam o reparo anatômico da estrutura nervosa acometida. Porém, existem situações em que o reparo do nervo pode não corresponder à melhor alternativa para o caso, como nos indivíduos em que a reconstrução dos fascículos traumatizados exigiria o uso de enxertos muito longos, ou quando o local exato da lesão não é bem estabelecido ou, ainda, quando os resultados do reparo são reconhecidamente considerados ruins (como lesões do componente fibular do nervo ciático), ou mesmo quando a manipulação do nervo traumatizado pode incorrer em risco inaceitável de perda do restante da sua função.[12] Nessas situações, a recuperação funcional do membro afetado torna-se objetivo mais importante do que o reparo anatômico do nervo lesado e, para isso, estratégias alternativas devem ser incorporadas ao armamentário de quem se dispõe a corrigi-las.[13] As técnicas de transferência de nervos correspondem atualmente à modalidade terapêutica mais moderna disponível ao cirurgião de nervos periféricos. A cada ano aumenta o número de procedimentos cirúrgicos que visam restaurar função tanto motora quanto sensitiva dos diferentes nervos do membro superior e do membro inferior utilizando-se deste tipo de técnica. Suas aplicações incluem tanto as lesões do plexo braquial quanto aquelas que envolvem os nervos dos membros superiores ou inferiores, quando passam a ser denominadas de transferências distais.[14]

Comparadas aos reparos cirúrgicos com ou sem enxerto, as técnicas de transferência de nervos oferecem como vantagens:

A) A proximidade entre o doador e o órgão-alvo, reduzindo o tempo para a reinervação.
B) A seleção de nervos doadores e receptores de funções semelhante, favorecendo o neurotropismo.
C) Evita-se a manipulação da área de fibrose relacionada com o sítio da lesão, o que, no caso de lesões parciais de nervos torna-se uma vantagem muito importante, pois, consequentemente, também se evita o risco de que esta manipulação cirúrgica acabe por provocar lesão ainda mais grave.
D) A desnecessidade de utilização de enxertos.[15]

Além disso, em comparação com as técnicas de transferências tendinosas, as transferências de nervos oferecem como vantagens a possibilidade de recuperação tanto de função sensitiva quanto motora; uma única transferência de nervos permite recuperar a função de múltiplos grupos musculares; a manutenção da inserção e origem dos grupos musculares, assim preservando a tensão e o adequado deslizamento das cadeias musculares reinervadas.[16]

O emprego desse tipo de técnica em casos de lesões nervosas parciais deverá obedecer ao princípio do objetivo funcional. Ou seja, o cirurgião deverá organizar o tipo de transferência visando ao reestabelecimento da(s) função(ões) perdida(s) e não do nervo acometido. Assim, no caso de lesão do nervo mediano em que o paciente apresente perda de função exclusivamente relacionada com o nervo interósseo anterior, técnicas de transferência de nervos devem ser adotadas a fim de restaurar apenas as funções deste último. Isso pode ser

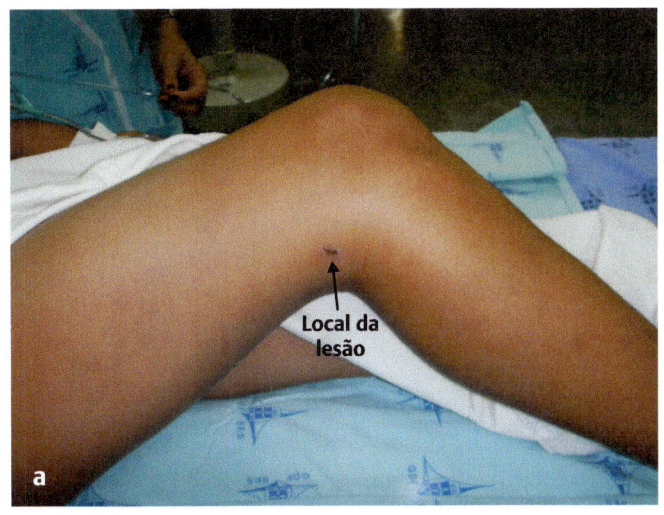

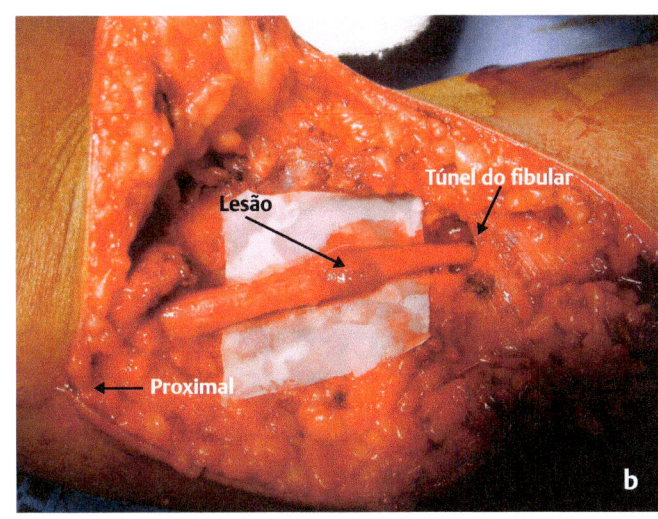

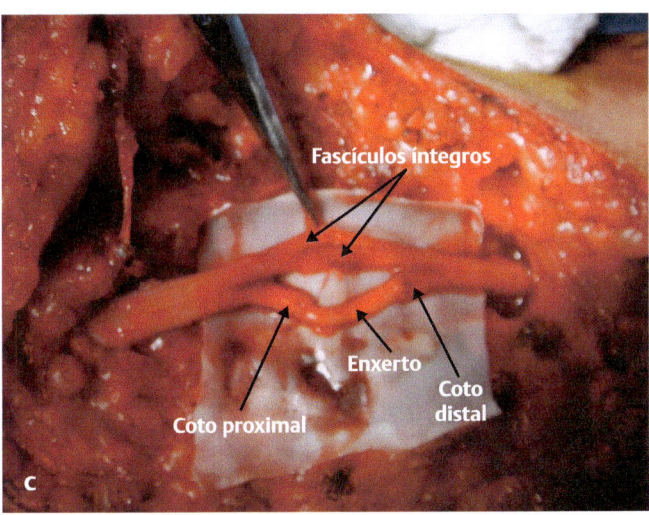

Fig. 25-5 Sequência da técnica de reparo de lesão parcial do nervo fibular na região do joelho. (**a**) Mecanismo que gerou o trauma ao nervo foi do tipo perfurante – note a mínima lesão cutânea observada ao exame clínico. Porém, o paciente apresentava grave grau de disfunção da dorsiflexão do pé ipsilateral. (**b**) Na exploração cirúrgica, observou-se laceração parcial do nervo. (**c**) Após exposição dos cotos fasciculares foi optado por reconstrução com um segmento de enxerto de nervo sural.

obtido utilizando-se doadores a partir de ramos de nervos adjacentes, como o nervo radial ou o ulnar, transferidos diretamente ao nervo interósseo anterior.[17] Porém, se porventura, neste mesmo tipo de lesão, o paciente também apresenta anestesia da zona de inervação autônoma do nervo mediano na mão, o cirurgião deverá acrescentar ao planejamento terapêutico outras técnicas de transferências distais do tipo sensitivas a fim de recuperar essa função. Para maior detalhamento das técnicas de transferência de nervos disponíveis ao tratamento cirúrgico dos diferentes nervos das extremidades, reportamos o leitor ao capítulo Transferências Distais.

Transferências Tendinosas

As técnicas de transferência de músculos ou tendões também podem ser utilizadas a fim de reabilitar funções motoras comprometidas. No caso de lesões parciais de nervos, tornam-se ferramenta ainda mais útil, pois tendem a ser usadas de maneira mais limitada do que no caso de lesões completas, ou seja, poucas transferências em geral são necessárias, havendo então maior opção de potenciais doadores. As indicações para o uso deste tipo de técnica em lesões incompletas de nervos incluem os casos em que o paciente é visto muito tardiamente; aqueles que não obtiveram resultado funcional considerado satisfatório com o emprego de técnicas de reinervação (reparo ou transferências de nervos); ou naquelas situações em que estudos comparativos dos resultados obtidos com transferência tendinosa são superiores àqueles observados com outras técnicas cirúrgicas. Um bom exemplo dessa última situação corresponde ao pé caído associado à lesão do nervo ciático: a transferência do tendão do músculo tibial posterior resulta em recuperação mais favorável da dorsiflexão do pé do que a tentativa de reconstrução do componente fibular ou mesmo que transferências de nervos.[18] Finalmente, é possível a associação desta técnica com o reparo ou a transferência de nervos, em especial em relação a essas últimas.

Os princípios básicos de transferência tendinosa a fim de reabilitar lesões parciais de nervos são os mesmos observados para as lesões completas. Aqui nos restringiremos a recordar os mais fundamentais, quais sejam:

A) Tanto quanto possível, o músculo a ser transferido deve ter ação similar àquele que irá substituir.
B) O trajeto proposto para a ação muscular deve ser o mais retilíneo possível, objetivando maior eficiência mecânica da transferência.
C) A fixação do tendão transferido deve ser feita, preferencialmente, sem tensão.

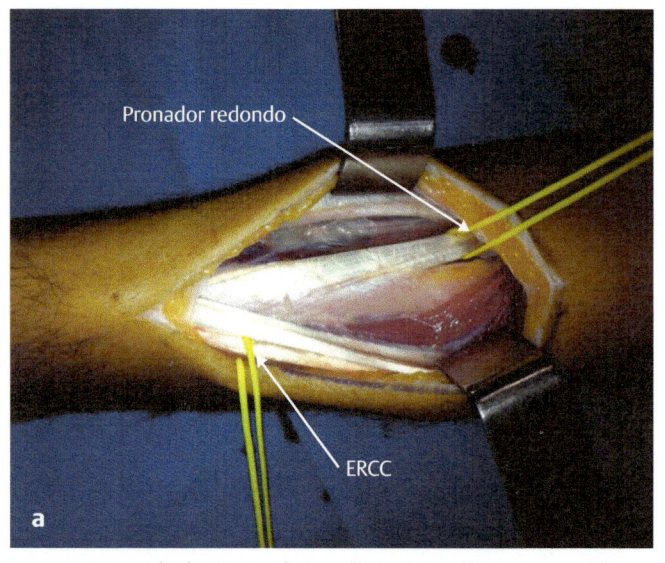

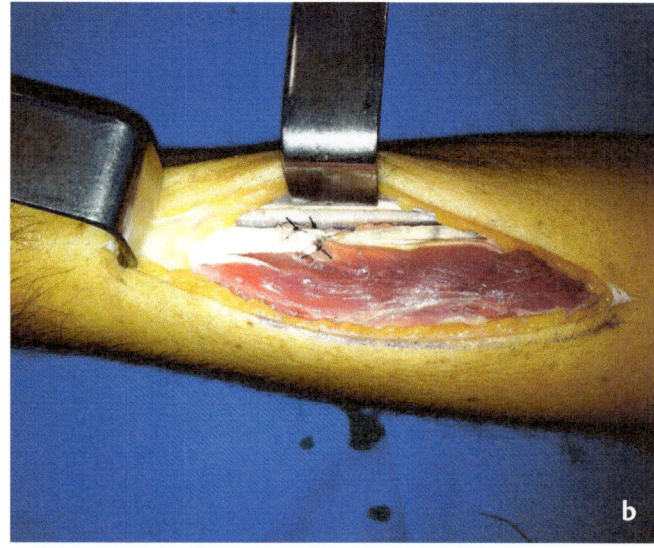

Fig. 25-6 Exemplo de técnica de transferência tendinosa empregada para reabilitação de lesão parcial de nervo periférico. Esse paciente apresentava lesão fechada do nervo radial que comprometia apenas a função de extensão do punho. A técnica cirúrgica de escolha foi a transferência do tendão do músculo pronador redondo ao tendão do músculo extensor radial curto do carpo (ERCC). (**a**) Incisão no antebraço e exposição dos tendões doador e receptor; (**b**) sutura completa, com fio inabsorvível (nesse caso, *mononylon* 3.0).

D) Qualquer deformidade ou rigidez articular deve ser corrigida antes de se propor uma transferência musculotendínea.
E) De forma ideal, a rota de transferência, preferencialmente, deve ser subcutânea.
F) O tendão transferido pode ser fixado a outro tendão, ao periósteo ou ao próprio osso. Porém, deve-se dar máxima atenção à perfeita execução desta fixação, utilizando-se, preferencialmente, fios inabsorvíveis para esse fim (Fig. 25-6).
G) Após a cirurgia, o membro deve ser imobilizado por um período mínimo (3 a 5 semanas) que permita uma adequada cicatrização e diminua o risco de ruptura por esforço da sutura tendinosa.
H) Terapia motora com treinamento especializado pós-operatório é mandatório a fim de atingir os objetivos pretendidos com o procedimento.[19]

Além disso, é importante lembrar que um tendão deve ser usado, preferencialmente, para reabilitar apenas uma única função. Caso o tendão transferido necessite ultrapassar articulações a fim de obter um efeito mecânico passivo, deve-se evitar que ultrapasse mais de uma articulação. Princípios de força e amplitude aplicados à biomecânica muscular devem ser empregados quando da escolha do tendão a ser transferido: a força do músculo é diretamente proporcional à área de secção de todas as suas fibras musculares; enquanto a amplitude de contração muscular diz respeito à sua capacidade de modificar sua extensão de repouso com uma contração isotônica máxima. Em geral, para reabilitação da função de articulações mais fortes e grosseiras, como o punho ou o tornozelo, utilizam-se músculos que possuam maior força e menor amplitude de movimento (como o músculo pronador redondo ou o músculo tibial posterior), enquanto para articulações mais delicadas, como as dos dedos da mão, em geral se empregam músculos de características opostas.[20]

Neurorrafia Laterolateral

A técnica de neurorrafia laterolateral poderia ser utilizada em casos em que a função do nervo comprometido não foi totalmente perdida e quando o objetivo do tratamento é incrementar a força de contração de grupos musculares ainda ativos ou de melhorar a percepção sensorial de área que ainda apresenta sensibilidade. Nesses casos, a face lateral do nervo que sofreu a lesão parcial é suturada à face lateral de nervo adjacente íntegro, sem necessidade de sua transecção.[21] A técnica deve ser realizada sempre distalmente ao local da lesão, devendo-se confeccionar janelas epineurais tanto no nervo lesado quanto no doador (Fig. 25-7). O mecanismo fisiopatológico teórico envolvido na recuperação funcional consistiria na liberação de fatores neurotróficos a partir do nervo íntegro; esses, por transporte retrógrado, atingiriam a região da lesão e acabariam por estimular o crescimento axonal no nervo com a função parcialmente comprometida.

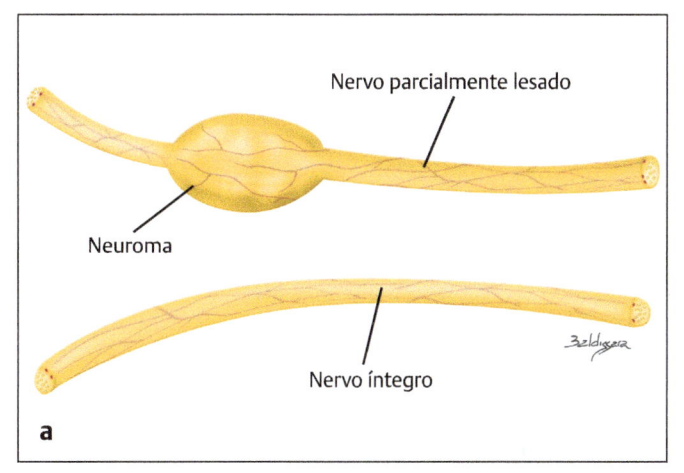

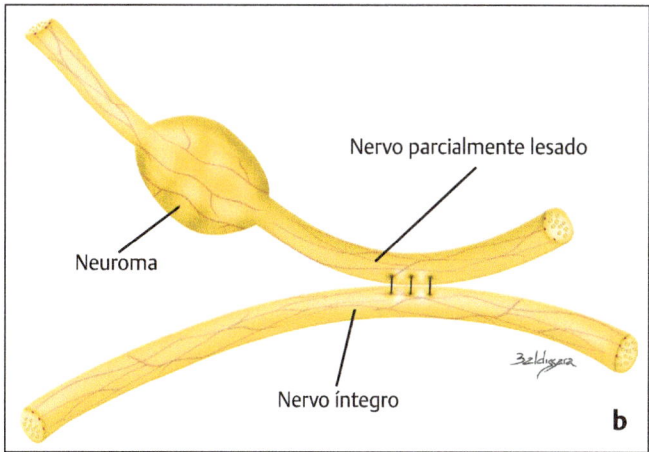

Fig. 25-7 Desenho esquemático representando a sutura laterolateral. (a) Nervo lesado, com neuroma em continuidade, mas com apenas parte de sua função comprometida (b) é suturado à face lateral de nervo adjacente íntegro, sem necessidade de transecção seja do doador como do receptor.

CONCLUSÃO

As lesões incompletas que acometem nervos periféricos devem ser conduzidas de maneira semelhante àquelas que envolvem o nervo como um todo, mas tendo-se em mente que apresentam algumas nuances específicas. A primeira delas diz respeito ao risco intrínseco do tratamento cirúrgico de piorar o dano neurológico, em decorrência da manipulação de fascículos íntegros: o paciente e seus familiares devem estar completamente esclarecidos quanto ao objetivo da cirurgia e os riscos envolvidos. Além disso, a janela terapêutica é fator ainda mais crítico em lesões parciais decorrentes de mecanismos cortantes, pois quanto mais cedo a cirurgia for realizada, mais fácil será a diferenciação dos fascículos lesados daqueles íntegros, sendo melhores as chances de conseguir-se um reparo sem necessidade de interposição de enxertos. Finalmente, a escolha da técnica cirúrgica dependerá de fatores como o tipo de lesão (laceração, tração ou projétil de arma de fogo), o intervalo entre a lesão e a cirurgia, o risco de manipulação do local da lesão e, principalmente, os objetivos do tratamento a ser instituído. O cirurgião de nervos deve ter sempre em mente que a recuperação neurológica de lesões parciais de nervos periféricos muitas vezes pode ser alcançada, devendo estar apto a utilizar-se da ampla gama de técnicas disponíveis atualmente para esse fim.

REFERÊNCIAS BIBLIOGRÁFICAS

1. Kline DG. Evaluation of the neuroma-in-continuity. In: Ommer G, Spinner M, editors. Management of peripheral nerve problems. Philadelphia: WB Saunders; 1980. p. 451-61.
2. Hurst LC, Dowd A. Partial nerve injuries. In: Gelberman RH, editor. Operative nerve repair and reconstruction. New York: Lippincott; 1991. p. 335-45.
3. Sunderland SS. Nerves and nerve injuries. 2nd ed. Edinburgh: Churchill Livingstone; 1978.
4. Lundborg G. Nerve injury and repair. Edinburg: Churchill-Livingstone; 1988.
5. Flores LP. Timming in traumatic peripheral nerve lesions. In: Socolovsky M, Rasulic L, Garozzo D, editors. Manual of peripheral nerve surgery: from the basic to complex procedures. New York: Thieme; 2017. p. 84-9.
6. Williams HB, Jabaley ME. The importance of internal anatomy of the peripheral nerves to nerve repair in the forearm and hand. Hand Clinics 1986;2:689-707.
7. Jabaley ME. Technical aspects of peripheral nerve repair. Journal of Hand Surgery 1984;9:14-9.
8. Millesi H. The nerve gap: Theory and clinical practice. Hand Clinics 1986;2:651-63.
9. Stevens WG, Hall JD, Young VL, Weeks PM. When should nerve gaps be grafted? An experimental study in rats. Plastic and Reconstructive Surgery 1985;75:707-13.
10. Terzis J, Faibisoff B, Williams B. The nerve gap: Suture under tension vs. graft. Plastic and Reconstructive Surgery 1975;56:166-70.
11. Williams HB, Terzis JK. Single fascicular recordings: An intraoperative diagnostic tool for the management of peripheral nerve lesions. Plastic and Reconstructive Surgery 1976;57:562-9.
12. Tung TH, Mackinnon SE. Nerve transfers: Indications, techniques, and outcomes. The Journal of Hand Surgery 2010;35:332-41.
13. Tung TH. Nerve transfers. Clinics in Plastic Surgery 2014;41:551-9.
14. Brown JM, Shah MN, Mackinnon SE. Distal nerve transfers: A biology-based rationale. Neurosurgical Focus 2009;26:E12.
15. Dvali L, Mackinnon S. Nerve repair, grafting, and nerve transfers. Clinics in Plastic Surgery 2003;30:203-21.
16. Mackinnon SE, Novak CB. Nerve transfers: New options for reconstruction following nerve injury. Hand Clinics 1999;15:643-66.
17. Mackinnon SE, Colbert SH. Nerve transfers in the hand and upper extremity surgery. Techniques in Hand and Upper Extremity Surgery 2008;12:20-33.
18. Almquist E. Principles of tendon transfer. In: Gelberman RH, editor. Operative nerve repair and reconstruction. New York: Lippincott; 1991. p. 689-96.
19. Beasley RW. Principles of tendon transfer. Orthopedic Clinics of North America 1970;1:433-8.
20. Brand PW. Biomechanics of tendon transfer. Orthopedic Clinics of North America 1974;5:205-30.
21. Yüksel F, Peker F, Celiköz B. Two applications of end-to-side nerve neurorrhaphy in severe upper-extremity nerve injuries. Microsurgery 2004;24:363-8.

Parte VI

Clínica, Técnicas de Reparo e Resultados do Tratamento de Lesões de Nervos do Membro Superior

NERVO MEDIANO

CAPÍTULO 26

Ricardo de Amoreira Gepp

INTRODUÇÃO

O nervo mediano tem importante função na inervação distal do membro superior, relacionado com a sensibilidade de boa parte da mão e a função de pinça e oponência do polegar. Classicamente o nervo mediano inerva os dois músculos pronadores, os músculos flexor radial do carpo, palmar longo, flexores superficiais dos dedos, flexor longo do polegar, flexor profundo do índex e do dedo médio e a maior parte dos músculos tenares. A inervação sensitiva do nervo mediano é responsável pela sensibilidade da face radial da palma, da região do polegar e do dedo indicador, do dedo médio e da metade radial do dedo anelar (4º dedo).[1]

Neste capítulo analisaremos os aspectos anatômicos, o quadro clínico, o diagnóstico e as técnicas de reparo deste importante nervo do membro superior.

ANATOMIA

O nervo mediano se origina na região axilar e recebe contribuições do cordão lateral e do cordão medial do plexo braquial.[2,3] A função sensitiva do nervo mediano origina-se do cordão lateral enquanto a função motora deriva da contribuição oriunda do cordão medial, com exceção dos componentes de C7 para os músculos flexor radial do carpo e pronador redondo. Após sua origem, o nervo mediano segue na região da axila e, em seguida, cursa para a face medial do braço.[4]

Na dissecção na axila é possível identificar o nervo mediano e suas origens, sendo que a porção originada do cordão medial encontra-se mais encoberta, situando-se numa posição posteromedial em relação à artéria axilar. Na região do braço o nervo não emite ramos e apenas na região proximal da transição entre o braço e o antebraço será originado o primeiro ramo motor.

Na região do antebraço proximal o nervo mediano origina os ramos para os músculos pronador redondo e palmar longo e na região da fossa cubital o nervo mediano origina o ramo para o músculo flexor superficial dos dedos. O nervo cursa distalmente no antebraço através das duas cabeças do músculo pronador redondo. Nesta região podem ser identificadas interconexões entre o nervo mediano e o nervo ulnar (comunicações de Martin-Gruber). Essas comunicações são importantes para explicar algumas variações na avaliação física do paciente durante o exame neurológico. Existem seis tipos descritos de comunicações de Martin-Gruber.[1]

O nervo interósseo anterior é um ramo importante e é originado do nervo mediano sob o músculo flexor profundo dos dedos. Esse ramo segue em sentido oblíquo em direção radial e distal.

O nervo mediano segue seu trajeto pela região do antebraço, situando-se lateral ao músculo flexor digital superficial. No antebraço distal o nervo apresenta um curso superficial até a entrada no túnel do carpo. Um dos ramos sensitivos distais, originado na região do punho, é o ramo cutâneo palmar, que recebe a sensibilidade da parte proximal da região palmar. Na porção distal do antebraço o nervo mediano é localizado entre os tendões do músculo palmar longo medialmente e o músculo flexor radial do carpo lateralmente.

O túnel do carpo é um canal osteofibroso que contém várias estruturas, incluindo o nervo mediano, os tendões dos músculos flexores digitais superficiais e profundos, flexor longo do polegar e, em até 10% da população, a artéria mediana persistente.[5] Esta é uma região importante tanto pela ocorrência da síndrome do túnel do carpo, a mais frequente síndrome de compressão nervosa, como pela possibilidade de lesões traumáticas perfurantes e contusas.[6] Na região palmar também pode ocorrer outra comunicação entre os nervos mediano e ulnar (comunicação de Riche-Cannieu), de forma que o nervo ulnar pode prover também fibras motoras para o ramo recorrente do nervo mediano que inerva os músculos tenares.[1] Distal ao túnel do carpo, o nervo mediano origina os ramos terminais, como o ramo recorrente que vai inervar os músculos oponente do polegar, abdutor curto do polegar e a porção superficial do flexor curto do polegar; ramos para o primeiro e segundo músculos lumbricais, ramos digitais cutâneos para o primeiro, segundo e terceiro dedos, assim como a metade radial do quarto dedo.[1]

Uma informação importante para a cirurgia do nervo mediano é o fato de apresentar a mesma somatotopia da distribuição dos seus ramos desde a região do braço.[7] Isso significa que o ramo interósseo anterior manterá a mesma posição lateral no interior do nervo mediano desde a região do braço proximal. Esse conhecimento pode ser bastante útil no caso das transferências nervosas.[7,8]

QUADRO CLÍNICO E DIAGNÓSTICO

As lesões traumáticas do nervo mediano apresentam quadro clínico específico e serão analisadas de acordo com a topografia da lesão no membro superior: braço, antebraço e mão. O mecanismo de lesão é importante na análise clínica e na conduta a ser tomada. Nas lesões abertas, o diagnóstico é estabelecido pelo déficit de função associado aos achados durante a exploração do ferimento. Nas lesões fechadas, o diagnóstico pode ser mais complexo em razão dos graus possíveis de lesão.

Exames complementares como a eletroneuromiografia, a ultrassonografia e a ressonância magnética podem ser úteis em algumas situações, principalmente nas lesões fechadas.

AXILA E BRAÇO

Nas lesões proximais na região da axila é frequente que, além do nervo mediano, o nervo ulnar e os vasos sanguíneos sejam lesionados em conjunto e apenas o nervo radial, por ter trajeto mais profundo e lateral, tende a ser menos acometido.[9,10] Os traumas proximais do braço que levam a alterações conjuntas dos nervos mediano e ulnar ocasionam perdas graves com paralisia importante da mão com exceção da extensão do punho e dos dedos, funções relacionadas com o nervo radial. Definem-se como lesão alta do nervo mediano aquelas que se originam na região proximal até a origem do nervo interósseo anterior. As lesões no braço são relativamente raras e correspondem a cerca de 0,1% das dos traumas de membro superior.[2] As principais causas de lesão na região medial do braço são as lesões por vidro, faca, ferimentos por arma de fogo e lesões iatrogênicas em dissecções vasculares. Diferente do que ocorre no nervo radial, raramente as fraturas de úmero ocasionam lesão do nervo mediano.[2]

Os déficits motores observados após lesão isolado alta do nervo mediano foram descritos com detalhes por Boswick e Stromberg.[9] As alterações motoras são decorrentes das perdas de função dos músculos inervados pelo nervo mediano.[11] As principais são:

- *Alterações dos músculos pronador redondo e quadrado*: teoricamente ocorrerá alteração da pronação, mas, na prática, haverá manutenção de 50° de pronação e força M4 na maioria dos pacientes.
- *Alterações dos músculos palmar longo e flexor radial do carpo*: não apresentam repercussão importante na movimentação.
- *Alterações dos músculos flexor superficial dos dedos e flexor profundo dos dedos médio e indicador*: ocorrerá diminuição da flexão dos dedos indicador e médio e também diminuição da força de preensão.
- *Alteração do músculo flexor longo do polegar*: ocorrerá perda da flexão do polegar e fraqueza na pinça do polegar (Figs. 26-1 e 26-2).
- *Alteração parcial dos músculos tenares*: haverá perda de oposição em parte dos pacientes e fraqueza da pinça do polegar (Figs. 26-1 e 26-2).

As alterações sensitivas ocorrem basicamente na mão. As principais são:

- Anestesia ou hipoestesia na porção radial da mão.
- Anestesia ou hipoestesia no polegar, dedo indicador e porção medial do dedo anelar. Ocorrerá perda importante e alteração da sensibilidade protetora do polegar e dedo indicador. A perda da sensibilidade no dedo anelar será maior na polpa do dedo médio.

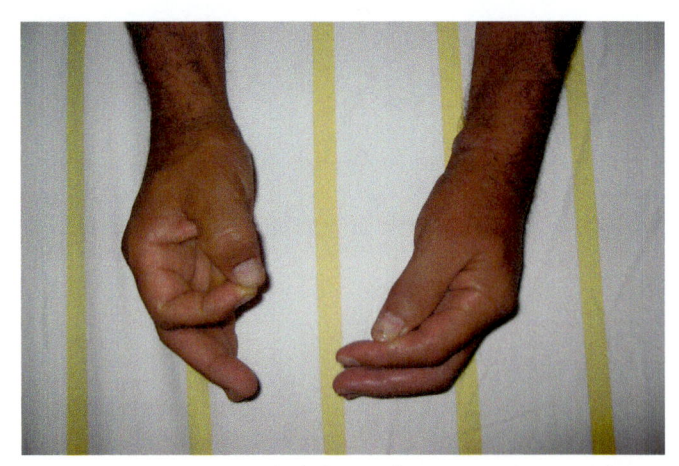

Fig. 26-1 Paciente com perda da função da pinça na mão esquerda em decorrência de lesão distal do nervo mediano.

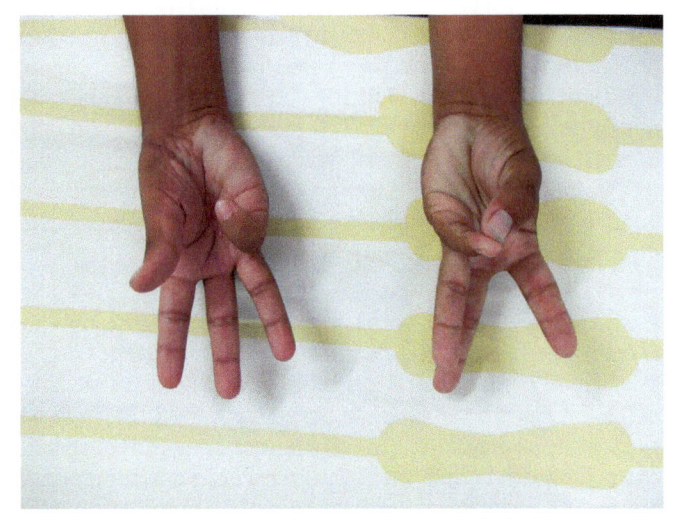

Fig. 26-2 Paciente com lesão de nervo mediano no lado direito com dificuldade de realização da oponência.

ANTEBRAÇO

As lesões do nervo mediano no antebraço são relativamente comuns quando comparadas às lesões do braço e podem ser divididas em traumas proximais e distais. As lesões mais proximais estão associadas a ferimentos penetrantes que podem resultar em lesões dos ramos para o músculo pronador, além dos déficits classicamente relacionados com o nervo mediano. Na região distal do antebraço as fraturas de rádio e da ulna podem ocasionar lesões associadas do nervo mediano. Geralmente traumas nesta região também causam lesões tendíneas e do nervo ulnar, havendo necessidade de ampla reconstrução local e sequelas mais significativas são mais frequentes. A lesão isolada do nervo interósseo anterior é incomum em razão da posição profunda do nervo. O paciente com lesão do nervo interósseo anterior apresentará, principalmente, perda da flexão interfalangiana do polegar e decréscimo importante da força de preensão quando comparada ao outro lado. A mão apresentará aspecto característico com dificuldade de flexão das falanges distal e média do dedo indicador configurando a mão beneditina ou mão em bênção. As opções terapêuticas serão discutidas adiante e o objetivo é a recuperação dos déficits de força e sensibilidade.

MÃO

Na mão a causa de trauma mais significativo do nervo mediano são as lesões cortantes. Danos ao nervo podem ser decorrentes de ferimentos acidentais por faca, fragmentos de vidro ou por agressões físicas.[12] As fraturas da região do punho como a fratura de Colles ou outras lesões dos ossos do carpo também podem ocasionar lesões do nervo mediano por compressão. Uma causa importante são as lesões iatrogênicas, principalmente em cirurgias do túnel do carpo. As variações anatômicas do nervo mediano podem ser fator importante para a lesão do nervo mediano e do seu ramo motor.[13] As lesões dos ramos digitais também podem ocorrer em ferimentos cortantes distais.[3]

DIAGNÓSTICO COMPLEMENTAR

O diagnóstico das lesões de nervo mediano é realizado pelas alterações clínicas descritas anteriormente, associado à avaliação do mecanismo de trauma e, se necessário, complementadas com exames como a eletroneuromiografia (ENMG) e exames de imagem como ressonância magnética (RM) e ultrassonografia. O diagnóstico pode ser mais complexo quando há lesões de vários nervos ou associação à lesão do plexo braquial. Também deve ser lembrado que nos casos de pacientes com comunicações de Martin-Gruber a avaliação clínica pode ter variações em decorrência de comunicação nervosa com o nervo ulnar.

Os exames complementares podem ter utilidade significativa para avaliação do prognóstico da lesão e na análise de lesões de estruturas ósseas e vasculares associadas.

Através da ENMG é possível realizar uma avaliação funcional do nervo, observando se há diminuição da velocidade de condução ou aumento das latências. O exame permite a avaliação diagnóstica e pode ser útil para avaliação prognóstica. Muitas vezes pode-se utilizar avaliações seriadas para identificar progressiva regeneração espontânea.

Os exames de imagem podem auxiliar na avaliação anatômica do nervo, principalmente nas lesões fechadas. Nesse sentido, a ultrassonografia (US) tem contribuído sobremaneira com novas aquisições técnicas. A US pode avaliar a estrutura anatômica do nervo, sinais de compressão e formação de neuromas em continuidade. Trata-se de exame de baixo custo, mas que depende do profissional executante. Especialmente nas lesões traumáticas por arma de fogo é possível avaliar a integridade anatômica do nervo assim como a presença de fragmentos de projétil, o que, na ressonância magnética, pode ser proibitivo. É possível, também, avaliar pacientes com lesão do nervo mediano em que haja compressão nos canais ósseos, como no caso do túnel do carpo.

A ressonância magnética (RM) é exame que traz informações anatômicas importantes. Dificilmente é exame elegível para urgência, sendo pouco utilizado também no seguimento em razão do custo. Pode ser utilizado em caso de trauma fechado quando não há recuperação espontânea e ser útil para avaliação de estruturas anatômicas ao redor do nervo que possam colaborar para o comprometimento observado. A RM também pode demonstrar sinais de denervação da musculatura. Na prática, os exames complementares raramente são indicados nas lesões abertas do nervo mediano. Nas lesões fechadas ou nas lesões iatrogênicas a ENMG e a US podem ser bastante úteis para o diagnóstico, prognóstico e definição de cirurgia.

TÉCNICAS DE REPARO

As lesões de nervo mediano levam a importantes alterações de força e sensibilidade no membro superior do paciente. Basicamente a função do nervo pode ser reestabelecida das seguintes formas: reparo direto, reparo por transferência nervosa distal ou combinação das duas técnicas.[11]

O reparo direto da lesão dependerá de fatores como: tempo de lesão, condição da ferida, aspecto dos cotos nervosos e distância dos cotos seccionados. Muitas lesões de nervo requerem exploração para a análise do aspecto anatômico e a realização de estudos neurofisiológicos intraoperatórios.[2,10] Nas lesões traumáticas, a preferência é pela realização de anestesia geral ou bloqueio de plexo com sedação; a anestesia local raramente é utilizada. Isso se deve à necessidade de maior exploração e mobilização do nervo, assim como à necessidade de se obter enxertos. A utilização do garrote para a cirurgia de nervos é controversa. Alguns cirurgiões preferem o garrote para diminuir o sangramento, mas há o fator limitador do tempo e as consequências secundárias da isquemia tecidual em um nervo já lesionado. O reparo direto deverá ser realizado com ou sem interposição de enxertos nervosos utilizando técnica microcirúrgica, sendo que os melhores resultados são obtidos com o reparo direto sem enxertos (Fig. 26-3).[3,9]

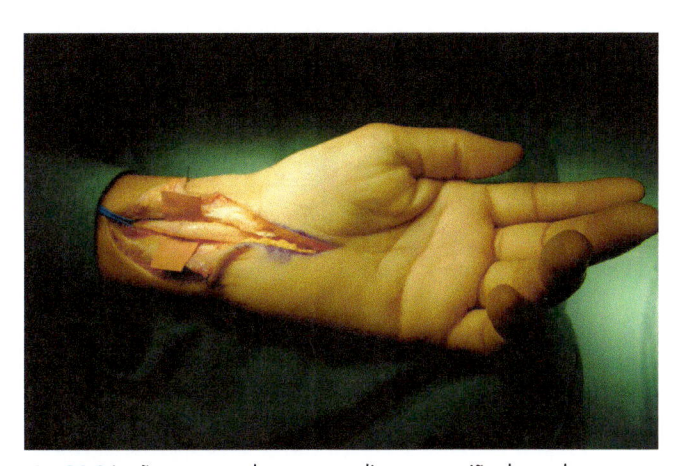

Fig. 26-3 Lesão cortante do nervo mediano na região do punho esquerdo. Realizada sutura direta do nervo com técnica microcirúrgica. Observa-se que para melhor mobilização do nervo, distalmente, também foi realizada abertura do túnel do carpo.

EXPOSIÇÃO DO NERVO MEDIANO

O acesso ao nervo mediano na região superior do braço inicia-se com incisão linear no sulco entre o músculo bíceps e o tríceps. A palpação da artéria braquial em indivíduos magros pode facilitar a localização desse sulco e do nervo mediano. Geralmente o nervo mediano é facilmente localizado, sendo o maior e primeiro nervo do feixe vasculonervoso nessa região. Devem-se seguir os princípios gerais de cirurgia de nervo, realizando, inicialmente, ampla exposição do nervo até que se tenha observado toda a extensão da lesão e áreas de aspecto normal, tanto proximal quanto distal.

A maioria das lesões de nervo mediano no antebraço é acessada por incisão longitudinal no curso do nervo. Na região mais proximal do membro superior o nervo é localizado profundamente sob os músculos e a dissecção deve ser cautelosa. Na região das duas cabeças do músculo pronador redondo são originados vários ramos motores e o nervo interósseo anterior. A dissecção dessa região deve ser cautelosa de forma a não lesionar nenhum ramo motor intacto. Já na região distal do antebraço o nervo encontra-se mais superficial, resultando numa dissecção mais simples. Muitas vezes na correção cirúrgica das lesões distais haverá a necessidade de abertura do túnel do carpo para permitir maior mobilização do nervo e propiciar sutura sem maior tensão. Existem relatos de suturas diretas com a articulação em flexão, mas se recomenda, inicialmente, liberar amplamente o nervo permitindo a aproximação dos cotos sem tensão na sutura (Figs. 26-3 e 26-4). A sutura deverá ser realizada com a menor tensão possível e a cola de fibrina pode ser usada de forma complementar (Fig. 26-5).

TRANSFERÊNCIA NERVOSA

As transferências nervosas ganharam grande popularidade por serem realizadas, geralmente, mais próximas ao músculo efetor, permitindo reinervação precoce e mais efetiva. Nas lesões traumáticas de plexo braquial as transferências têm demonstrado excelentes resultados e, mais recentemente, têm sido consideradas para tratamento das lesões distais de nervos.[8,14] Com relação às lesões do nervo mediano, as técnicas popularizadas por MacKinnon demonstraram bons resultados com as transferências distais, tanto para recuperação motora quanto sensitiva.[7,10] Existem algumas possibilidades descritas de transferências para reestabelecimento da função do nervo mediano listadas no Quadro 26-1. Pacientes com perda de pronação podem ser submetidos a transferências nervosas para o ramo do músculo pronador redondo com doadores de ramos do nervo radial para os músculos supinador, braquiorradial e extensor curto radial do carpo. Outro movimento importante que pode ser perdido é a flexão de dedos que é conduzida pelo nervo interósseo anterior. Essa lesão pode ser tratada com transferências tendo como doadores ramos provenientes do músculo braquial, flexor superficial dos dedos e flexor radial do carpo. A perda de oposição do polegar por lesão do ramo recorrente motor pode ser tratada com transferência de ramo distal do nervo interósseo anterior.[7,10,15]

As transferências sensitivas para o nervo mediano também são importantes e, geralmente, o objetivo primário é a recuperação da sensibilidade da face volar do I e II dedos. A

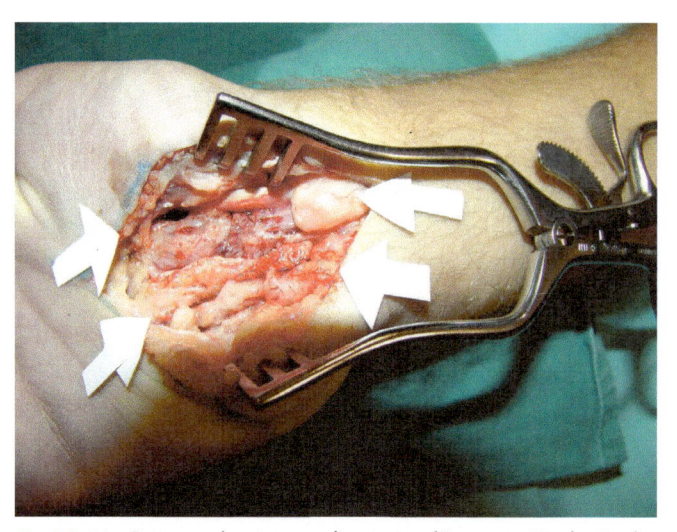

Fig. 26-4 Lesão grave de nervo mediano e tendões na região do túnel do carpo. Observa-se que, para a boa exposição da lesão, foi realizada a abertura do túnel do carpo.

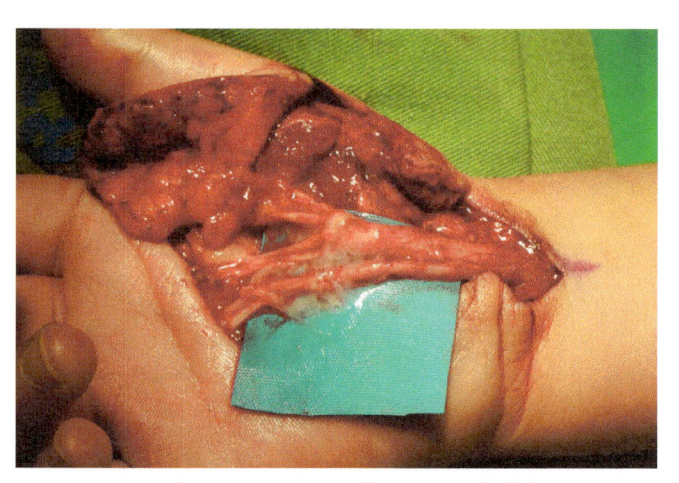

Fig. 26-5 Fotografia cirúrgica mostrando o aspecto final da reconstrução de lesão grave do nervo mediano. Foi realizada extensa dissecção com abertura do túnel do carpo e localização de todos os ramos para a sutura com associação de cola biológica.

recuperação da sensibilidade na região do polegar pode melhorar o desempenho funcional do paciente e pode ser realizada através da transferência do ramo sensitivo dorsal ulnar ou com a utilização dos ramos digitais do segundo ou terceiro espaço interdigital (Quadro 26-1).[7]

RESULTADOS

O reparo direto ou a transferência nervosa nas lesões do nervo mediano apresentam bons resultados para a recuperação da função manual. Alguns fatores são significativos na análise de prognóstico da lesão, como o mecanismo de lesão e o tempo decorrido até a realização do reparo. O conhecimento e o treinamento em técnicas de microcirurgia também são fundamentais para o melhor resultado. As novas técnicas de transferência nervosa baseadas no conhecimento anatômico do nervo e na disposição interna dos fascículos permitiram tratamentos mais tardios em decorrência da proximidade da coaptação em relação aos músculos efetores do movimento.

Quadro 26-1 Principais Transferências Nervosas Motoras e Sensitivas para a Recuperação da Função do Nervo Mediano

Tipo de perda de função	Ramos doadores	Ramos receptores	Função a ser restabelecida
Motora	▪ Extensor radial curto (nervo radial) ▪ Braquiorradial (nervo radial) ▪ Supinador (nervo radial)	Pronador redondo	Pronação
	▪ Braquial (nervo musculocutâneo) ▪ Flexor superficial dos dedos (nervo mediano)	N. interósseo anterior	Flexão de dedos I e II
	▪ Ramos terminais do nervo interósseo anterior	Ramo recorrente motor	
Sensitiva	▪ Ramos sensitivo dorsal ulnar ▪ Ramos do 2° e 3° espaços	Ramo do 1° espaço	Sensibilidade na área da pinça

EXPERIÊNCIA DA REDE SARAH

Nos últimos 20 anos foram atendidos 254 pacientes com lesões traumáticas de nervo mediano, desde a sua origem na axila até a região distal da mão. A maioria dos pacientes foi submetida a tratamento cirúrgico com exploração e avaliação neurofisiológica intraoperatória por serem lesões de menor impacto, geralmente associadas a traumas fechados ou traumas abertos cortocontusos. Inicialmente, todos os pacientes foram submetidos à avaliação clínica e estudo de ENMG. Mais recentemente a ultrassonografia tem sido importante nas avaliações dos traumas fechados e, em alguns casos, a ressonância magnética. Como a Rede Sarah não é um serviço de urgência, todos os pacientes já haviam sido submetidos a avaliações prévias ou até mesmo a cirurgias na fase aguda em outros serviços. Na avaliação histórica observou-se maior indicação de cirurgia nos pacientes com antecedente de lesões abertas, sendo que, em alguns casos, foi necessária revisão ampla da sutura e cooptação do nervo acometido. A tendência histórica até alguns anos atrás foi de realizar sutura direta ou rafia com interposição de enxerto. Apenas nos últimos anos, com a descrição de novas técnicas cirúrgicas, alguns casos foram submetidos a transferências distais. Os resultados têm sido promissores, mas aguardaremos mais tempo para obtermos conclusão definitiva.

REFERÊNCIAS BIBLIOGRÁFICAS

1. Kara AB, Elvan Ö, Öztürk NC, Öztürk AH. Communications of the median nerve in foetuses. Folia Morphologica 2018;77:441-6.
2. Bertelli JA, Soldado F, Lehn VLM, Ghizoni MF. Reappraisal of clinical deficits following high median nerve injuries. Journal of Hand Surgery 2016;41:13-9.
3. Pederson WC. Median nerve injury and repair. Journal of Hand Surgery 2014;39:1216-22.
4. Dogan NU, Uysal II, Karabulut AK, Seker M, Ziylan T. Communications between the palmar digital branches of the median and ulnar nerves: A study in human fetuses and a review of the literature. Clinical Anatomy 2010;23:2324-41.
5. Knutsen EJ, Calfee RP. Uncommon upper extremity compression neuropathies. Hand Clinics 2013;29:443-53.
6. Toussaint CP, Zager EL. What's new in common upper extremity entrapment neuropathies. Neurosurgery Clinics of North America 2008;19:573-81.
7. Mackinnon SE, Colbert SH. Nerve transfers in the hand and upper extremity surgery. Techniques in Hand & Upper Extremity Surgery 2008;12:20-33.
8. Bertelli JA, Soldado F, Rodrígues-Baeza A, Ghizoni MF. Transfer of the motor branch of the abductor digiti quinti for thenar muscle reinnervation in high median nerve injuries. Journal of Hand Surgery 2018;43:8-15.
9. Boswick JA, Stromberg WB. Isolated injury to the median nerve above the elbow. A review of thirteen cases. The Journal of Bone and Joint Surgery 1967;49A:653-8.
10. Murphy RKJ, Ray WZ, Mackinnon SE. Repair of a median nerve transection injury using multiple nerve transfers, with long-term functional recovery. Journal of Neurosurgery 2012;117:886-9.
11. Soldado F, Bertelli JA, Ghizoni MF. High median nerve injury. Hand Clinics 2016;32:209-17.
12. Birch R, Achan P. Peripheral nerve repairs and their results in children. Hand Clinics 2000;16:579-95.
13. Xu X, Lao J, Zhao X. How to prevent injury to the palmar cutaneous branch of median nerve and ulnar nerve in a palmar incision in carpal tunnel release, a cadaveric study. Acta Neurochirurgica 2013;155:1751-5.
14. Garg R, Merrell GA, Hillstrom HJ, Wolfe SW. Comparison of nerve transfers and nerve grafting for traumatic upper plexus palsy: A systematic review and analysis. Journal of Bone and Joint Surgery 2011;93A:819-29.
15. Colbert SH, Mackinnon SE. Nerve transfers for brachial plexus reconstruction. Hand Clinics 2008;24:341-61.

NERVO RADIAL

Wilson Faglioni Junior

INTRODUÇÃO

O nervo radial é o mais propenso a lesões por traumatismos devido a sua peculiaridade anatômica. Embora as lesões possam ocorrer em qualquer ponto do seu trajeto no braço e antebraço, sua relação anatômica íntima com o úmero resulta em lesão neurológica que complica até 12% das fraturas deste osso.[1-3] Lesões por arma branca, projéteis de arma de fogo e lesões compressivas também ocorrem com significativa frequência.[2,4] Em razão da proximidade dos seus ramos e os músculos inervados, os resultados da reconstrução direta do nervo radial com enxerto são melhores quando comparados aos resultados das mesmas reconstruções em outros nervos dos membros superiores.[5] Contudo, existe controvérsia na escolha da melhor técnica para tratamento das lesões bastante proximais do nervo (lesões altas do nervo radial).

ANATOMIA DO NERVO RADIAL

O nervo radial é ramo terminal do plexo braquial, recebe contribuição de todas as raízes do plexo (C5 a T1) e apresenta um curso posterior em quase todo seu trajeto no membro superior. Inerva a musculatura extensora e fornece fibras de sensibilidade para a pele da porção posterior do membro. Após sua origem no cordão posterior, em seu trajeto pela axila, o nervo apresenta íntima relação com os tendões dos músculos subescapular, grande dorsal e redondo maior, sempre em posição dorsal à veia e artéria axilares.[6]

Após seu trajeto pela axila, o nervo radial segue entre as cabeças do músculo tríceps ocupando o sulco para o nervo radial do úmero acompanhado pela artéria braquial profunda. No início desse trajeto origina dois ramos sensitivos, os nervos cutâneos posteriores do braço e do antebraço, que continuam em um plano subcutâneo.[6] No sulco para o nervo radial do úmero o nervo descreve uma trajetória que se desloca de posterior e medial para posterior e lateral no braço em direção ao cotovelo. Cerca de 10 cm proximal ao úmero o nervo radial perfura o septo intermuscular lateral, deixando o compartimento posterior e adentrando ao compartimento anterior do braço na sua porção lateral. Neste ponto é recoberto medialmente pelos músculos extensor radial curto do carpo e extensor radial longo do carpo. Lateralmente é limitado pelo músculo braquiorradial. O trajeto sob o músculo braquiorradial é de particular importância para identificação do nervo durante o procedimento cirúrgico. É nesta localização que o nervo radial emite seus ramos para os músculos extensores curtos e longos do carpo e, finalmente, divide-se em um ramo sensitivo superficial e o nervo interósseo posterior profundo.[6,7]

O nervo interósseo posterior transita próximo à articulação radioumeral e passa dorsal e lateral à cabeça do rádio, penetrando entre as cabeças do músculo supinador e passando ao longo da superfície dorsal da membrana interóssea. Neste trajeto, o nervo emite os ramos para inervação do músculo supinador e tem relação bastante próxima com a artéria radial recorrente.[7,8]

A relação entre o nervo radial e o músculo supinador tem importância clínica. Neste local é descrito um arco fibroso na porção mais proximal da cabeça superficial do músculo supinador denominada arcada de Fröhse.[8] Esse local é o ponto de compressão mais comum do ramo profundo do nervo radial. Após passar sob a arcada de Fröhse,[7] o nervo se divide em vários ramos destinados a musculatura extensora do punho e dedos: extensor comum dos dedos, extensor do dedo mínimo, extensor ulnar do carpo, abdutor longo do polegar, extensor longo do polegar, extensor curto do polegar e extensor do indicador. Essa característica topográfica de dispersão das fibras no compartimento posterior do antebraço levou alguns autores a denominar esse segmento do nervo radial como "cauda equina do antebraço". Terminalmente, após inervar os músculos extensores, o nervo interósseo posterior tem trajeto ao longo da porção lateral do compartimento extensor do antebraço, emitindo seus ramos terminais para inervação da porção dorsal da articulação radiocarpal e para os ligamentos intercarpais.[7,8]

ETIOLOGIA DAS LESÕES DO NERVO RADIAL
Fraturas da Diáfise Umeral

As fraturas da diáfise umeral são a principal causa de neuropatia radial no braço. Ocorrendo comumente entre o terço médio e o distal do braço, atingem o sulco para o nervo radial do úmero ou sulco espiral, onde comprometem o nervo (fraturas de Holstein–Lewis).[4,8,11-13] (Fig. 27-1). Essa fratura está associada à alta incidência de lesões neurovasculares, descrita em até 12% em alguns estudos.[4,8,11] Nessa localização o nervo é especialmente suscetível às lesões por tração, pois ao contrário do terço proximal do úmero, onde o nervo radial é separado da superfície óssea por fibras do músculo tríceps braquial, no terço distal do braço o nervo radial encontra-se diretamente sobre o periósteo do úmero, sem músculo interposto.[8] A capacidade de deslizamento do nervo também é menor nesse ponto, pois está parcialmente fixado no septo intermuscular lateral enquanto o perfura, passando do compartimento posterior do braço para o compartimento anterior do antebraço. Os fragmentos ósseos se deslocam

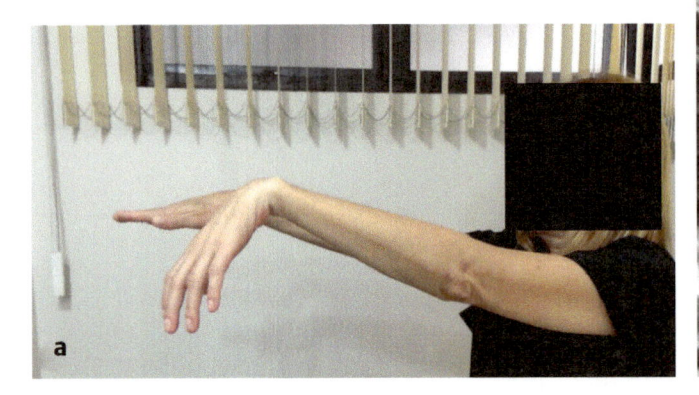

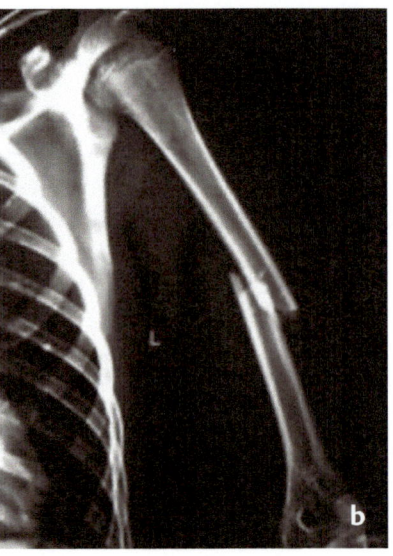

Fig. 27-1 (a) Mão caída resultante de fratura da diáfise umeral; (b) fratura da diáfise umeral.

durante a fratura e o nervo pode ser comprimido entre estes fragmentos sobrepostos, levando à neuropatia por encarceramento.[13,14] Segundo Carlan *et al.* existem dois pontos de maior risco de lesão do nervo radial ao longo da diáfise do úmero. O primeiro local é em uma região de 6,3 cm onde o nervo está diretamente sobre o periósteo da parte posterior do úmero, que dista de 10,9 a 17,1 cm proximal ao epicôndilo lateral. A segunda localização corresponde a uma região da face lateral do terço distal do úmero, aproximadamente 10,9 cm proximal ao epicôndilo lateral e à face proximal da metáfise umeral.[15]

Em estudo desenvolvido na Tailândia, Tsai *et al.*. revisaram as variáveis demográficas na incidência de lesões do nervo radial e encontraram como população mais afetada o sexo masculino, com média de idade de 31,7 anos. A principal causa do traumatismo foi o acidente automobilístico (63,2%), seguido de algum tipo de queda (36,4%).[16] Diferentemente, em estudo desenvolvido na Suécia, Ekholm *et al.*, a população mais afetada foi a de mulheres idosas (61%), com média de idade de 68,2 anos. A principal causa do traumatismo foi a queda, responsável por 76% dos casos, e o acidente automobilístico, responsável por apenas 5% dos traumas.[17]

Em estudo realizado na cidade de Ribeirão Preto, a fratura diafisária do úmero teve como principal causa os acidentes automobilísticos, correspondendo a 45,3% dos casos, envolvendo principalmente homens (75,6%) com média de idade de 32,4 anos. O número de lesões associadas do nervo radial foi de 26,7%, número bastante superior aos valores previamente relatados na literatura (11 a 18%).[18]

As lesões iatrogênicas, durante procedimentos de redução e fixação das fraturas de úmero, são bastante comuns. Ciaramitaro *et al.* verificaram em seu estudo que, de todas as lesões do nervo radial, 16% foram iatrogênicas, e todas ocorreram durante cirurgia ortopédica, em especial com procedimentos de osteossíntese do úmero.[19] A vulnerabilidade do nervo interósseo posterior durante a exploração do cotovelo também deve ser considerada. Fraturas envolvendo o deslocamento da cabeça do rádio e fratura associada da ulna podem ser complicadas pela lesão do nervo interósseo posterior. Esses dados sugerem que a grande maioria das lesões do nervo radial está associada ao próprio mecanismo do trauma ou seu subsequente tratamento.

Lesões por Arma Branca e Projétil de Arma de Fogo

Ferimentos do nervo radial por arma branca são mais comuns no antebraço e punho devido à localização mais superficial do nervo. No antebraço, por conta do curso profundo e protegido por estruturas musculares e ósseas, este tipo de lesão é relativamente incomum.[24]

Ferimentos por arma de fogo são relatados na literatura como causa comum de lesão do nervo radial. Lesões desta natureza, em geral, têm prognóstico favorável. Omer *et al.* demonstraram que 69% de 331 pacientes com ferimentos por arma de fogo de baixa velocidade e 69% de 264 pacientes com ferimentos por arma de fogo de alta velocidade recuperaram espontaneamente após 4 a 7 e 3 a 6 meses, respectivamente.[20] Além disso, estudos eletroneuromiográficos apontam que este tipo de lesão não difere das lesões fechadas no que se refere ao potencial de recuperação espontânea.[21]

Outras Causas de Lesões

Lesões do nervo radial por injeções intraneurais diretas são raras,[22] contudo as injeções intramusculares repetidas na região deltoide podem resultar em miopatia fibrosa no tríceps e causar compressão do nervo radial.[23]

Outras possíveis causas de lesões do nervo radial incluem neoplasias, processos inflamatórios e síndromes compressivas, que fogem ao escopo deste livro e não serão mencionadas neste capítulo.

APRESENTAÇÃO CLÍNICA

Uma anamnese minuciosa e exame clínico adequado podem determinar, na maioria das vezes, o diagnóstico e topografia da lesão do nervo radial (Fig. 27-2). A ausência de extensão do punho e dedos traz consequências estéticas e funcionais importantes para a função da mão. A ausência de extensão do punho interfere negativamente na força de preensão palmar, dificultando o manejo de objetos pelo paciente.[24]

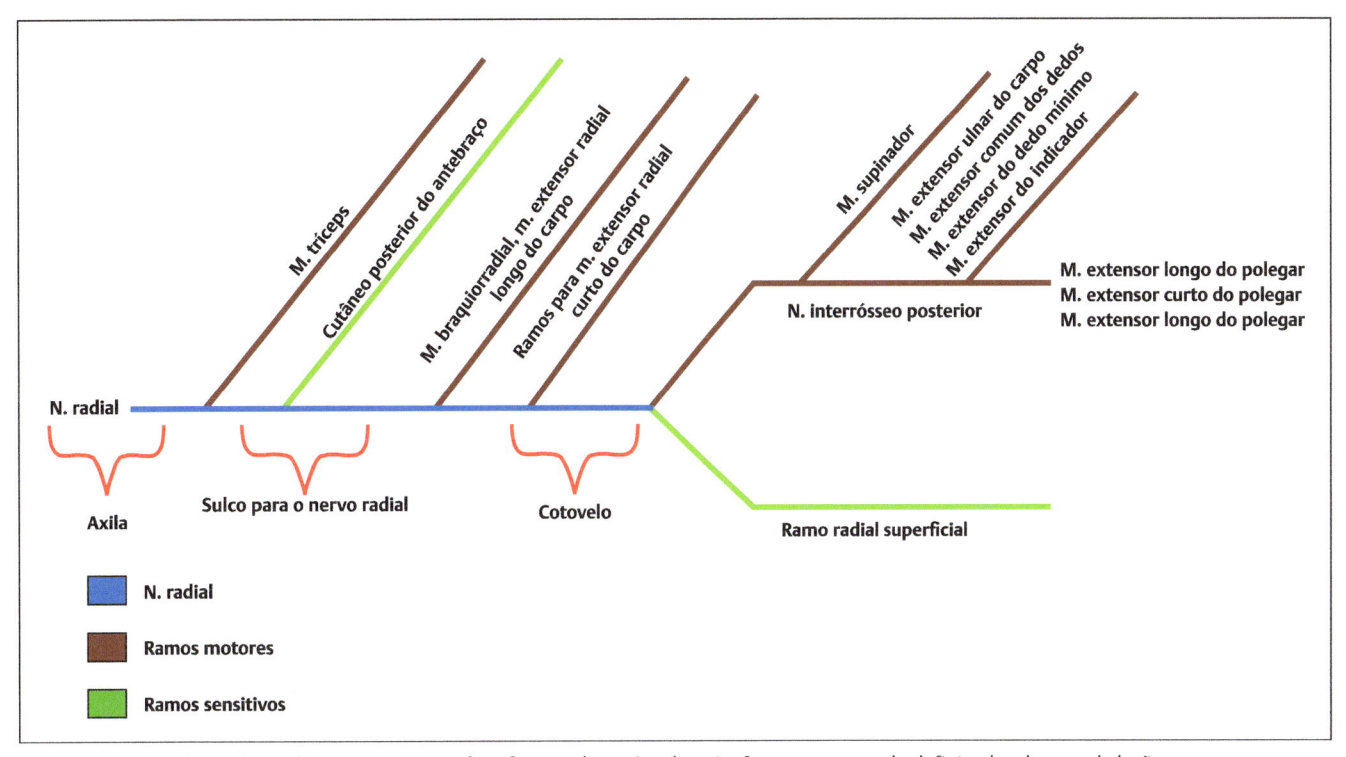

Fig. 27-2 Nervo radial e altura dos seus ramos. A identificação dos músculos não funcionantes pode definir o local exato da lesão.

A lesão do nervo radial pode levar à incapacidade grave em razão do papel fundamental que esse nervo tem no posicionamento adequado do punho durante o uso funcional da mão. A apresentação clínica da lesão do nervo radial é a mão caída em razão da fraqueza da musculatura extensora que não se contrapõe à ação dos músculos flexores, ocasionando a postura em flexão permanente do punho (Fig. 27-1). O punho pode ser colocado passivamente em extensão, mas o paciente é incapaz de manter essa postura, o que impede que a mão seja mantida em uma posição funcional. Além disso, a extensão dos dedos e do polegar é perdida, privando o paciente da capacidade de abrir a mão antes de iniciar a preensão palmar e, portanto, tornando as tarefas que requerem destreza manual coordenada extremamente difíceis. Se a lesão for distal à origem do nervo interósseo posterior, a função do extensor radial longo do carpo estará intacta e o punho apresentará desvio radial nas tentativas de extensão.[24]

O exame da sensibilidade em conjunto aos achados motores nos auxilia no diagnóstico topográfico da lesão. Quando o exame demonstra ausência de sensibilidade em toda a área de distribuição sensitiva do nervo radial, associada à paralisia dos músculos braquiorradial e extensor radial curto do carpo, além do comprometimento dos músculos inervados pelo nervo interósseo posterior, a lesão pode ser topografada no braço. A inclusão do tríceps neste grupo de músculos atingidos posiciona a lesão na axila, pois os ramos para este músculo são emitidos muito proximalmente. Se, além de todos estes achados, encontrarmos também paralisia do músculo grande dorsal, estaremos lidando com uma lesão do cordão posterior do plexo braquial.[24]

A área de sensibilidade coberta pelo nervo radial na mão se estende por toda a porção dorsal da mão, exceto o 4 e 5 dedos, que são inervados pelo nervo ulnar. Apesar desta extensa área de cobertura sensitiva na mão, as queixas são escassas em pacientes que apresentam lesões deste tipo. Quando presente, a perda sensitiva geralmente se limita ao dorso do polegar, área autônoma de inervação sensitiva do nervo radial.

O principal diagnóstico diferencial da lesão do nervo radial é a radiculopatia de C7. Entretanto, neste caso, encontraremos também hipoestesia na região palmar e dorsal do 2º e 3º dedos, além de paresia de músculos inervados pelo nervo mediano como o flexor radial do carpo e pronador redondo. Estudos de imagem e neurofisiológicos podem ser úteis nesta distinção.[24]

MANEJO DAS LESÕES DO NERVO RADIAL
Lesões Abertas do Nervo Radial
Lesões abertas são aquelas causadas por instrumentos cortantes ou cortocontundentes (bisturis, facas, cacos de vidro e serras elétricas). A distinção entre lesões cortantes e contundentes é importante para o manejo dessas lesões. Lesões causadas por instrumentos cortantes, na maioria das vezes, apresentam cotos com bordas regulares e leitos cirúrgicos apropriados para o tratamento cirúrgico precoce, seja ele por meio do reparo direto terminoterminal ou da interposição de enxertos. As lesões abertas cortantes do nervo radial devem ser tratadas cirurgicamente o mais breve possível em virtude da grande suspeição de lesões em neurotmese (Grau V de Sunderland) sem expectativa de melhora espontânea.

Já as lesões abertas feitas por instrumentos cortocontundentes podem apresentar cotos nervosos macerados e inflamados, além de possível desvitalização do leito cirúrgico por abrasões e contaminação. Neste caso a abordagem inicial consiste em exploração da ferida, limpeza exaustiva, identificação dos cotos nervosos e fixação dos mesmos na musculatura para evitar retração excessiva, que dificultará o tratamento definitivo posterior. O paciente deve ter sua lesão novamente acessada após 2 a 4 semanas, quando já ocorreu a resolução do quadro inflamatório e a definição da área de neuroma nos cotos. Neste momento decide-se o tipo de tratamento definitivo (reparo primário terminoterminal ou enxertos).

Exceção deve ser feita para aquelas lesões causadas por arma de fogo. Apesar de serem classificadas como lesões abertas, o comportamento clínico assemelha-se a lesões fechadas, podendo haver resolução espontânea em alguns casos conforme citado anteriormente. Tal fato pode ser explicado pela natureza multifatorial dos mecanismos de lesão relacionados com o projétil de arma de fogo (lesões térmicas, cinéticas ou por contato direto do projétil com o tecido nervoso). Nos casos de lesões por arma de fogo, é recomendada uma conduta expectante por 3 a 6 meses, em decorrência do potencial para recuperação espontânea, pelo menos parcial. O tratamento cirúrgico deve ser instituído para aqueles pacientes que, após este período, não apresentarem melhora e os exames neurofisiológicos indicarem prognóstico ruim.

Lesões Fechadas do Nervo Radial

As lesões fechadas do nervo radial devem ser tratadas, inicialmente, de forma conservadora por 3 meses. O mecanismo mais comumente envolvido nestas lesões é a tração e espera-se que algumas dessas lesões possam ser classificadas como neuropraxia ou axonotmese (lesões grau 1, 2 e 3 de Sunderland) e, portanto, apresentem algum potencial de recuperação sem tratamento cirúrgico. Essas lesões podem apresentar índices de resolução espontânea entre 60 e 92%.[2,25,26,27,28] As lesões fechadas do nervo radial que não demonstram evidência clínica ou neurofisiológica de recuperação do nervo radial após 3 meses devem ser consideradas para intervenção cirúrgica. Se ocorre recuperação parcial após período de tratamento conservador, mas o grau de recuperação não é funcional, recomenda-se acrescentar mais um período de 4 a 6 meses de observação e reabilitação. A evolução do sinal de Tinel migrando distalmente pode ser útil para monitorar o progresso. O músculo braquiorradial e os extensores do punho são os primeiros músculos a serem reinervados, geralmente 3 a 4 meses após a lesão. Porém, a recuperação espontânea é improvável se não houver evidência de melhora em 6 meses.[26,27,29] Neste período a realização de um exame eletroneuromiográfico de controle pode auxiliar na decisão cirúrgica. A utilização da ultrassonografia nas lesões de nervo periférico vem aumentando na prática diária e pode auxiliar detectando neuromas e avaliando locais de compressão. Se o período de espera for esgotado e o paciente não apresentar desempenho funcional, alguma forma de conduta cirúrgica deve ser considerada.[28,29]

Algumas exceções devem ser consideradas. Pacientes que serão encaminhados à cirurgia ortopédica devem ser submetidos a exploração cirúrgica precoce do nervo, a fim de se certificar se houve ou não secção do nervo.[29] Caso seja encontrada secção do nervo, os cotos devem ser suturados junto à musculatura para evitar retração e facilitar o acesso posterior definitivo. Relatos sobre exploração tardia após lesões fechadas da diáfise do úmero revelaram que o nervo está preso no osso em 6 a 25% dos casos ou lacerado em até 20 a 42%.[30,32,33]

Dessa forma, alguns autores acreditam que, se existe fratura com grande deslocamento ósseo, o manejo precoce da lesão do nervo radial pode ser justificado pela incidência significativa de lesões potencialmente graves.[34]

Alguns autores defendem, ainda, a exploração precoce em pacientes que desenvolvem déficit neurológico após a redução da fratura umeral (neuropatia radial secundária),[34] embora isso seja um tanto controverso. Shao *et al.* verificaram, em uma revisão de séries publicadas, que a taxa de recuperação espontânea após neuropatia radial secundária foi semelhante da neuropatia radial primária (logo após a lesão).[35]

Ao final deste capítulo propomos um sequenciamento para o tratamento cirúrgico, levando em conta o tempo, localização da lesão e opções terapêuticas (ver Fig. 27-5).

OPÇÕES CIRÚRGICAS

As opções de tratamento cirúrgico incluem descompressão e neurólise, neurorrafia terminoterminal, interposição de enxertos entre os cotos, transferência distal de nervos e transferência miotendinosa.

Descompressão e Neurólise

Conforme os achados de Kline, a presença de potencial de ação (NAP) translesional indica o potencial de recuperação M3 em cerca de 80% dos casos.[36] Desta forma, alguns autores utilizam esta estratégia e realizam descompressão e neurólise externa da lesão. Da mesma forma, pacientes que apresentavam melhora progressiva do quadro e que depois param de evoluir bem podem se beneficiar de uma neurólise, tendo-se em mente que pode existir algum obstáculo para o crescimento axonal. Terziz *et al.* demonstraram melhora clínica substancial em pacientes submetidos à neurólise do nervo radial.[37]

Porém, o uso exclusivo de neurólise para tratamento de lesões em continuidade do nervo radial não deve ser rotina, pois já existem evidências de que a maioria dos pacientes candidatos à cirurgia necessitam de outros tipos de manejo da lesão para recuperação funcional plena.[38]

Reparo Primário e Reconstrução com Enxertos

O reparo primário de lesões de nervo é o padrão-ouro de tratamento, mas infelizmente não é factível na maioria dos casos, em virtude da retração dos cotos nas lesões em descontinuidade ou ao intervalo grande entre os cotos após a ressecção de neuromas em continuidade. As lesões características que permitem o reparo primário são aquelas causadas por instrumentos cortantes. Após a realização da liberação de todos os tecidos ao redor dos cotos e preparação dos mesmos para coaptação terminoterminal, a microssutura é realizada sob magnificação por microscópio, utilizando fios de náilon monofilamentar 9-0 ou 10-0. Com certa frequência a coaptação livre de tensão com a sutura terminoterminal não é possível, sendo melhor a utilização de enxertos. Intervalos entre os cotos acima de 2 cm não são, geralmente, passíveis de reparo direto. Uma boa estratégia para descobrir se é possível ou não o reparo direto é realizar a aproximação dos cotos e a fixação provisória com fio mais calibroso (7-0 ou 6-0). Caso não haja o esgarçamento do epineuro, a sutura com *mononylon* 9-0 e 10-0 é feita e o ponto de fixação mais calibroso é retirado.

Zachary et al. relataram os resultados de 113 reparos diretos de lesões do nervo radial realizados dentro de 6 meses após a lesão, com resultados bons a moderados obtidos em mais de 60% dos casos.[39] Seddon relatou uma série de 63 coaptações diretas de lesões nervo radial e obteve resultados semelhantes (75% bons e regulares).[40] Esses resultados são expressivamente melhores que os encontrados nos outros nervos do membro superior, especialmente o nervo ulnar.[41]

A reconstrução com enxertos é a técnica clássica para o tratamento da maioria das lesões traumáticas de nervos periféricos, e no caso das lesões do nervo radial, apresenta também bons resultados, superiores aos outros nervos do membro superior.[41] Os passos cirúrgicos são os mesmos do reparo direto, porém os cotos são conectados por interposição de um ou mais fragmentos de enxerto. O enxerto comumente escolhido é o de nervo sural (Fig. 27-3).

Shergill et al. publicaram os resultados de 260 reparos do nervo radial. Os reparos do nervo foram considerados bons em 30%, regulares em 28% e ruins em 42% dos reparos. O principal determinante do resultado foi a gravidade da lesão inicial. Lesões abertas com bordas dos cotos regulares resultaram em 79% de bons resultados. Intervalos entre os cotos acima de 10 cm foram relacionados com péssimo prognóstico. Finalmente, os reparos precoces realizados dentro de 14 dias após a lesão obtiveram bons resultados em 49% em comparação com apenas 28% nos reparos tardios. Todos os tratamentos realizados após 1 ano de lesão tiveram evolução pós-operatória ruim.[42]

Roganovic e Pavlicevic estudaram os resultados de reconstrução de lesões de nervos periféricos com enxertos em 393 casos. Para reparos proximais, a recuperação motora foi significativamente melhor para o nervo radial do que para o nervo ulnar (66,7% vs. 15,4%, respectivamente). Para reparos intermediários, os nervos musculocutâneo e radial apresentaram recuperação motora significativamente melhor do que os nervos mediano e ulnar (100% e 98,3% vs. 52% e 43,6%). Por fim, para os reparos distais, o potencial de recuperação motor foi semelhante para todos (88,9 e 100%).[43]

O tamanho dos enxertos também é fator determinante no resultado cirúrgico. Murovic et al. demonstraram que enxertos maiores de 6 cm apresentam resultado significativamente pior (força motora abaixo de M3) quando comparados a enxertos menores que 6 cm.[41]

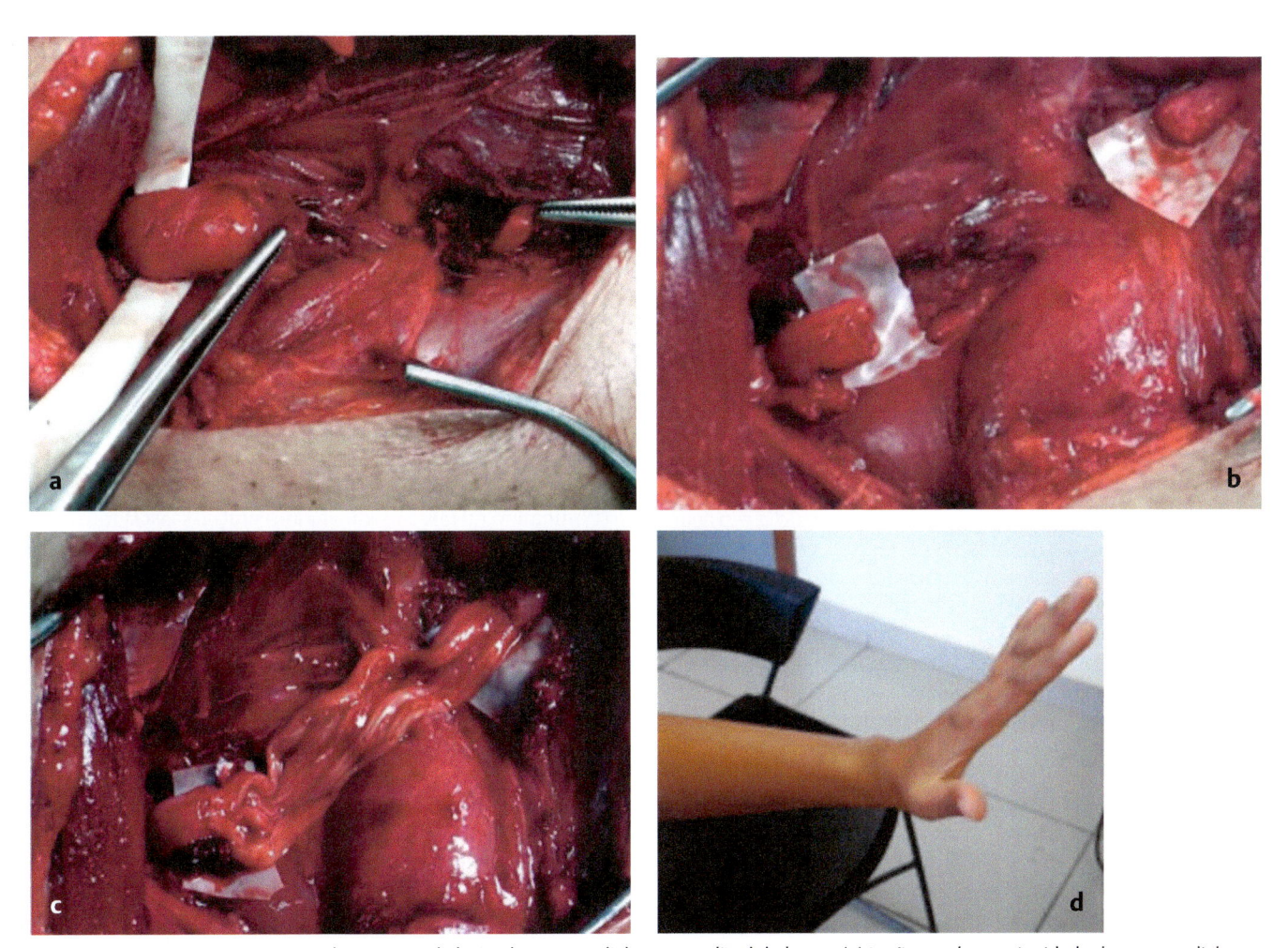

Fig. 27-3 Reparo com interposição de enxertos de lesão do nervo radial no terço distal do braço. (**a**) Lesão em descontinuidade do nervo radial; (**b**) hiato entre os cotos do nervo, após ressecção de tecido cicatricial com aparecimento de fascículos viáveis nas superfícies dos cotos; (**c**) reconstrução do nervo radial com enxertos de nervo sural; (**d**) resultado clínico 6 meses após a cirurgia.

Transferência Distal de Nervos

As transferências de nervos consistem na utilização de nervos ou fascículos redundantes para a reinervação de nervos lesados com função primordial para o desempenho motor e/ou sensitivo do membro. Neste tipo de técnica os fascículos doadores são entregues bem próximos ao alvo (placa neuromuscular ou corpúsculo de sensibilidade), diminuindo o tempo necessário para a reinervação. Portanto, essa técnica é especialmente útil em pacientes com tempo longo entre a lesão e o tratamento cirúrgico. No entanto, deve ser lembrado que os resultados das transferências são inferiores quando a função prévia do nervo doador é antagônica à do nervo receptor e essa técnica não é recomendado quando o nervo doador apresenta disfunção, mesmo que parcial.

Nas lesões do nervo radial, as transferências nervosas são alternativas quando:

1. A lesão foi tratada inicialmente por reparo direto ou com enxertos e o resultado não foi satisfatório.
2. A lesão é muito proximal, quando não esperamos bom resultados através da reconstrução com enxertos.
3. Processo inflamatório do nervo radial não permite a identificação de um segmento proximal confiável para reconstrução.
4. A lesão apresenta grande intervalo entre os cotos. A necessidade de enxertos muito longos sabidamente está associada a pior prognóstico.

No caso de lesões traumáticas do nervo radial, o objetivo final destas técnicas é a reabilitação da extensão do punho e dos dedos. Este movimento é realizado principalmente pelos músculos extensores radiais curto e longo do carpo. Os ramos destinados para estes músculos emergem do nervo radial logo antes da emergência do nervo interósseo posterior responsável pela inervação dos músculos extensores dos dedos. Portanto, estes dois ramos são bons alvos receptores para a transferência de nervos.[24]

De interesse histórico, uma transferência de nervo para tratamento de lesão do nervo radial foi proposta pela primeira vez por Lurje em 1948. Foi realizada a transferência do nervo musculocutâneo distal ao(s) ramo(s) do músculo bíceps para o nervo radial em 2 pacientes. Os pacientes tratados com este procedimento recuperaram alguma extensão do punho entre 13 a 15 meses de pós-operatório, mas não experimentaram recuperação da extensão dos dedos ou do polegar.[14]

Atualmente são descritos diversos possíveis doadores para esse tipo de transferência nervosa. No caso de um nervo mediano intacto, os ramos para os músculos flexor radial do carpo, flexor superficial dos dedos, pronador redondo e supinador podem ser considerados.[8,24]

A transferência de ramos do mediano para reabilitação do nervo radial iniciou-se com Mackinnon et al. em 2002.[45] Inicialmente, por ser um poderoso flexor do carpo, a opção mais frequente era a transferência ramo do músculo flexor radial do carpo para o extensor radial curto do carpo, com o objetivo de atingir uma forte extensão do carpo. No mesmo momento o ramo para o flexor superficial dos dedos era transferido para o nervo interósseo posterior.[46] Contudo, trata-se de uma transferência entre ramos nervosos de músculos antagônicos, com difícil reabilitação pós-operatória e resultando, em alguns casos, em movimentos não naturais. Em publicação posterior da mesma autora, o inverso foi considerado como alternativa viável e com melhor resultado pós-operatório. A transferência do ramo para o músculo flexor radial do carpo para o interósseo posterior e os ramos para o flexor superficial dos dedos para o extensor radial curto do carpo mostrou ser a técnica com reabilitação mais fácil em razão do efeito de tenodese, porque a extensão do punho aumenta a extensão dos dedos. Além disso, o enfraquecimento da flexão do punho com a denervação do músculo flexor radial do carpo age sinergicamente para a extensão dos dedos e punho. Neste tipo de transferência, o ramo para o músculo palmar longo é preservado, como reserva nervosa para posterior transferência miotendinosa para o músculo extensor longo do polegar, que frequentemente não se recupera adequadamente após transferências nervosas.[47]

Garcia-Lopez et al., em 2014, publicaram uma alternativa a essa técnica. Embora também recomendasse a transferência do ramo do nervo flexor radial do carpo para o nervo interósseo posterior, para a extensão do punho era utilizado um ramo do músculo pronador redondo para o extensor radial longo do carpo. Os autores defendem a utilização do extensor radial longo do carpo como receptor porque consideraram o ramo do extensor radial curto mais variável em sua origem e o extensor radial longo mais facilmente identificado.[48]

Outra possibilidade utilizada para a restauração do movimento de extensão dos dedos é a transferência do ramo do músculo supinador para o interósseo posterior. Técnica inicialmente descrita por Bertelli et al. e Xu et al., ela só é utilizada em pacientes com lesões do plexo braquial C7-T1 ou em pacientes tetraplégicos com nível sensitivo C5-C6. Apesar do músculo supinador ser inervado pelo nervo interósseo posterior, as fibras destinadas a este ramo são provenientes de C5-C6, e preservadas neste tipo de lesão, podendo ser utilizadas como doadoras.[9,50-52] Para lesões do nervo radial essa transferência não é utilizada.

O procedimento cirúrgico inicia-se por incisão em formato de "S" na face ventral do antebraço iniciada na fossa cubital e terminando no terço médio do antebraço. A fáscia muscular é aberta e os músculos pronador redondo e braquiorradial são identificados. Separando esses músculos, o nervo mediano pode ser encontrado medialmente, profundamente à massa flexora pronadora. Dissecando o nervo mediano distalmente, abrindo o ventre da cabeça profunda do músculo pronador redondo, os ramos para os músculos flexor radial do carpo e flexor superficial dos dedos serão encontrados na superfície medial (ulnar) do nervo mediano. Nesse momento a estimulação elétrica é importante para a confirmação funcional dos achados anatômicos.[24,46,47]

O nervo radial pode ser encontrado por meio da identificação do seu ramo sensitivo superficial, profundamente ao ventre do músculo braquiorradial. O músculo é mobilizado lateralmente e o ramo sensitivo é seguido proximalmente até encontrarmos o tronco principal do nervo radial. Neste momento é possível observar o ramo profundo do nervo radial (nervo interósseo posterior) e o ramo para o músculo extensor radial curto do carpo. Ambos são encontrados na borda lateral (radial) do nervo radial.[24,46,47]

Após a localização dos ramos é realizada neurólise sob magnificação por lupa ou microscópio. Os nervos receptores são seccionados proximalmente e os doadores distalmente. A coaptação é realizada diretamente sem a necessidade de enxertos. A microssutura é então realizada com fios de náilon monofilamentar 10-0 e cola biológica de fibrina. O fechamento é feito por planos e o membro superior é imobilizado rigidamente com o cotovelo em 90 graus por 3 semanas.[24,46,47]

Os resultados na literatura são, até certo ponto, encorajadores. Ray e Mackinnon, em estudo com 19 pacientes submetidos à transferência nervosa **mediano-radial**, descreveram que todos os pacientes, exceto um, tiveram recuperação boa a excelente da extensão do punho. Um total de 12 pacientes recuperaram extensão dos dedos e polegar de boa a excelente, 2 tiveram recuperação razoável e 5 tiveram recuperação ruim. Entretanto, diversas variações da técnica foram utilizadas e 9 pacientes necessitaram de transferência miotendinosa suplementar para melhora do resultado. Os autores concluíram que o nervo mediano fornece uma fonte confiável de fascículos para reinervação do nervo radial.[53] Em publicação subsequente, o mesmo grupo passou a descrever a transposição tendínea do pronador quadrado rotineiramente. A técnica seria utilizada como uma imobilização interna e como ponte funcional aguardando a reinervação após a transferência.[54]

Gárcia-Lopez demonstrou que a transferência combinada do ramo do pronador quadrado para o ramo do extensor radial longo do carpo e do ramo do flexor radial do carpo para o interósseo posterior resultou na restauração da extensão de punho M4 em 6 pacientes. Porém, houve diminuição da força de pronação em três pacientes e diminuição da força de flexão do punho em dois.[48]

Apesar de resultados até certo ponto encorajadores, com taxas elevadas de bons resultados e baixos índices de complicações, o uso de transferências nervosas para recuperação de lesões do nervo radial não é unanimidade entre os cirurgiões. Em estudo de revisão, Mackinnon relatou que em entrevistas com cirurgiões especializados, apenas 27% deles usavam frequentemente estas técnicas na reconstrução funcional do nervo radial.[55] Tal fato pode ser explicado pelos bons resultados encontrados nas reconstruções tradicionais com enxerto e pela preferência de muitos cirurgiões pelas transferências miotendinosas. Entre as desvantagens das transferências nervosas quando comparadas às transferências miotendinosas, podemos destacar:

- Não podem ser realizadas a qualquer tempo, o que limita a utilização em pacientes com períodos maiores entre a lesão e o procedimento.
- Os doadores devem ter função normal ou pelo menos M4. Isto também é parcialmente verdadeiro nas transferências tendíneas, porém mesmo com músculos fracos podemos nos valer do efeito de tenodese das transferências miotendinosas.
- Os nervos doadores devem ser dispensáveis e, consequentemente, existe uma limitação numérica de nervos redundantes.
- O tempo de recuperação é elevado (meses a anos).
- O tempo cirúrgico pode ser elevado em alguns casos.

Transferências Miotendinosas

As transferências miotendinosas permanecem sendo o tratamento padrão quando o reparo tradicional (primário ou enxertos) do nervo radial não atinge a função esperada ou não se espera bom resultado com este reparo. Como discutido previamente, existe controvérsia quando se questiona se a melhor opção para tratamento é o uso de transferências nervosas ou transferências miotendinosas, nos casos em que o reparo primário não é possível. De modo geral, reservamos as transferências miotendinosas para os casos de falha no reparo nervoso inicial, porém indicações de transferência miotendinosa precoce podem ser discutidas caso a caso.

O sucesso de uma transferência miotendinosa depende de alguns fatores:[56]

1. Estabilidade óssea e articulações sem limitações de movimentação.
2. Boa condição dos tecidos moles envolvidos, sem cicatrizes extensas ou infecção.
3. Um músculo doador dispensável, sem limitação de excursão tendínea e com adequado comprimento para propiciar fixação no receptor.
4. Linha direta de tração que é sinérgica com a função do músculo a ser restaurado.

As desvantagens e riscos das cirurgias de transferência miotendínea incluem:

1. Dissecção cirúrgica extensa.
2. Imobilização pós-operatória (com risco de rigidez).
3. Potencial formação de cicatriz que pode restringir excursão do tendão.
4. Perda de força muscular.
5. Ruptura ou atenuação da transferência.
6. Potencial inadequação do equilíbrio músculo-tendão.

A extensão do punho pode ser restaurada pela transferência do músculo pronador redondo para o extensor radial curto do carpo,[57] extensor radial longo do carpo,[58] ou ambos.[59] A transferência para ambos pode ocasionar desvio radial do carpo em até 70% dos casos e deve ser evitada, a princípio. A transferência apenas para o extensor radial curto do carpo melhora significativamente a preensão e a função geral da mão. Dabas e colaboradores demonstraram que a transferência do pronador redondo para extensor radial curto do carpo resultou em aumento de 48% na força de preensão e aumento de 90% na força de pinça.[60]

A extensão dos dedos pode ser restaurada pela transferência do músculo flexor radial do carpo[57] ou flexor ulnar do carpo[61] para o músculo extensor comum dos dedos. Preferencialmente, deve ser transferido o músculo flexor radial do carpo porque, além de restaurar 79% da força de preensão, seu descolamento é mais fácil por conta da ausência de conexões ósseas, propiciando melhor excursão muscular.[62] Além disso, já foi demonstrado que a transferência do músculo flexor ulnar do carpo leva à maior perda de amplitude de movimento do punho quando comparada à transferência do músculo flexor radial do carpo. O extensor do dedo mínimo não deve ser incluído na transferência, pois leva à abdução exagerada do quinto dedo.[63]

A extensão do polegar é restaurada independentemente da extensão digital. Vários tendões doadores foram descritos, mas o doador preferido para restaurar a extensão do polegar na paralisia do nervo radial é o palmar longo.[56] O tendão do palmar longo é transferido ao redor do lado radial do antebraço para alcançar o músculo extensor longo do polegar.[57] Alternativamente, o flexor superficial dos dedos pode ser utilizado para a restaurar a extensão do polegar (Fig. 27-4).[59]

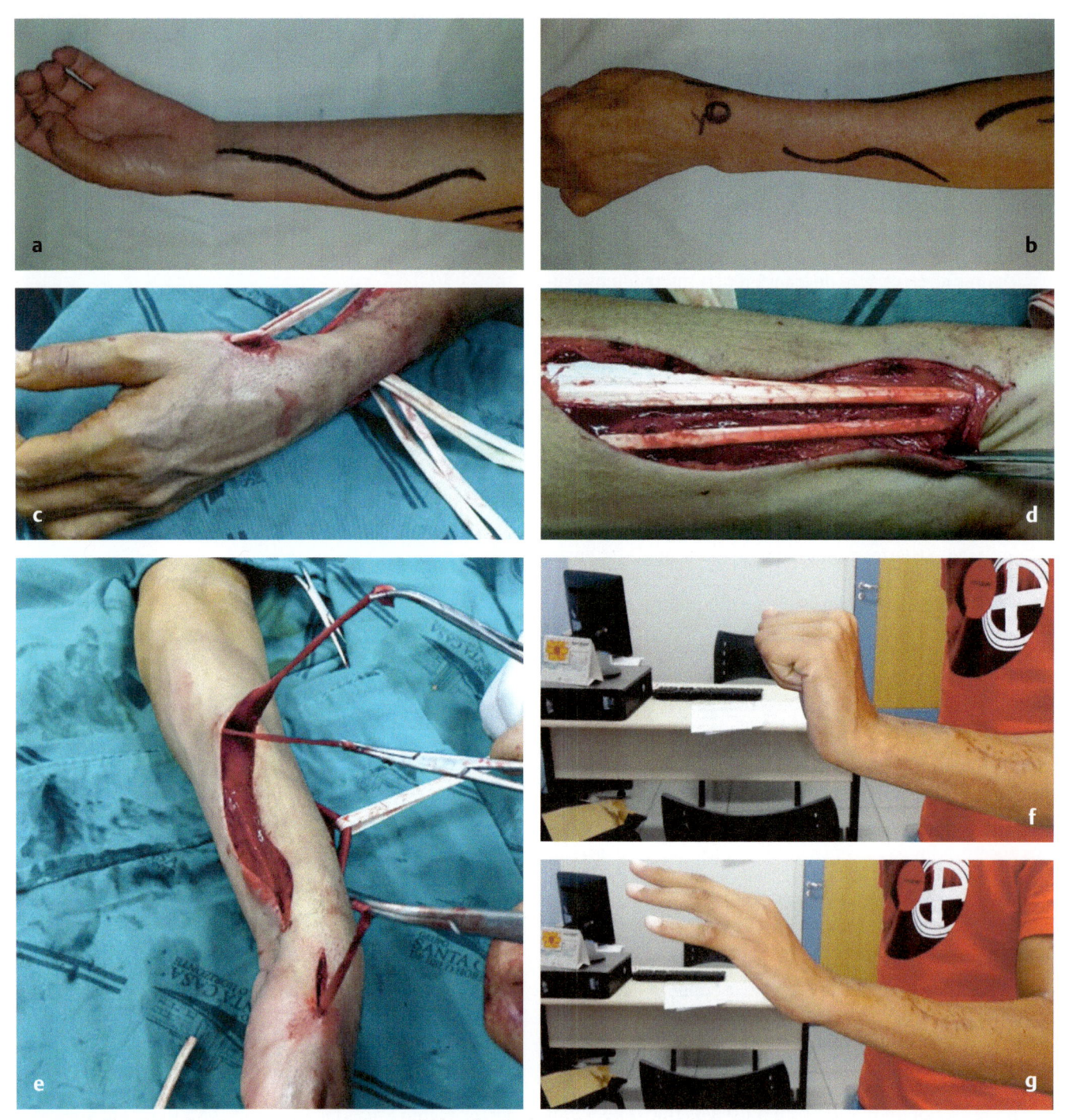

Fig. 27-4 (a,b) Incisões dorsais e ventrais no antebraço; (c) identificação do tendão do extensor longo do polegar; (d) exposição dos tendões dos mm. palmar longo e flexor radial do carpo; (e) identificação da secção dos tendões doadores e receptores; (f) resultado para extensão do punho; (g) resultado para extensão dos dedos.

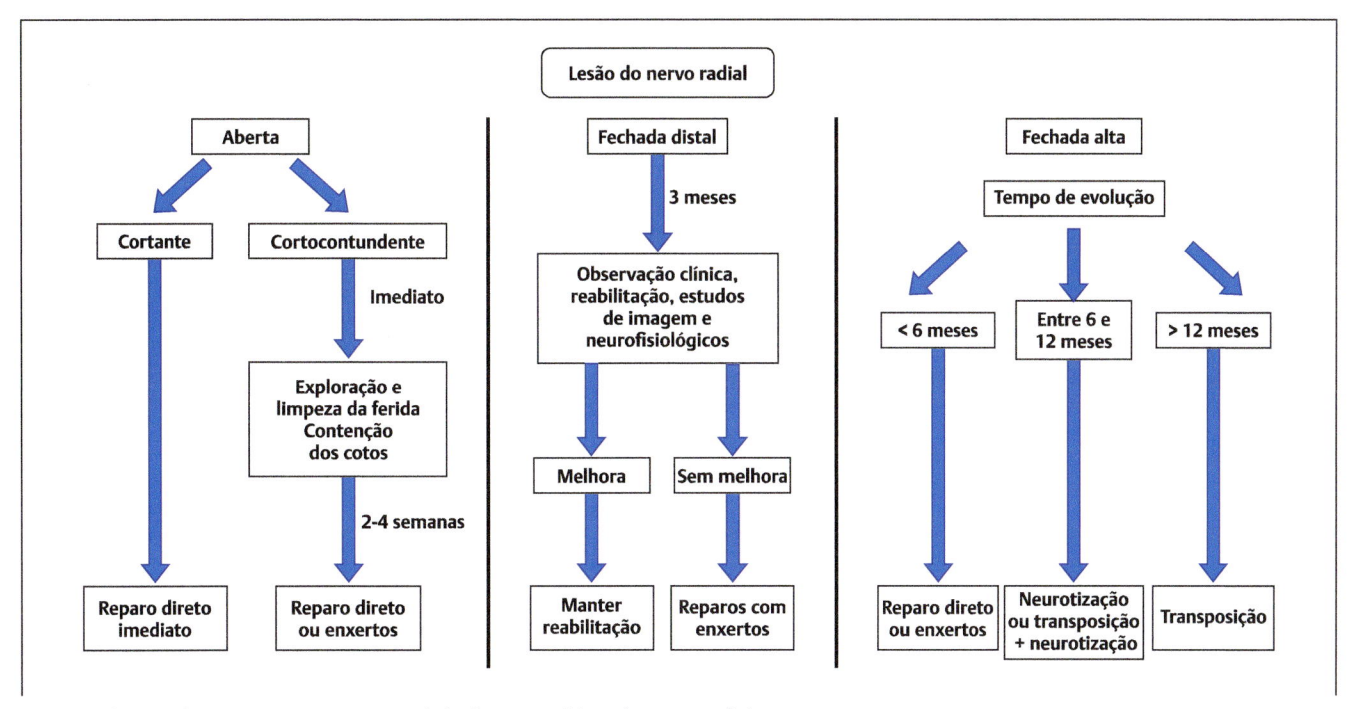

Fig. 27-5 Sequenciamento para tratamento de lesões traumáticas do nervo radial.

ALGORITMO DE TRATAMENTO

Frente às várias opções de tratamento, cabe ao cirurgião encontrar a melhor opção, avaliando caso a caso. Na Figura 27-5, mostramos uma opção de sequenciamento para o manejo dessas lesões.

Inicialmente, como em todas as lesões de nervos periféricos, devemos separar as lesões em abertas e fechadas. Como discutido anteriormente, o tipo de lesão é determinante na condução do tratamento. Lesões abertas devem ser tratadas precocemente, com a definição do momento ideal dependente das condições do leito cirúrgico e dos cotos (imediatamente ou após 2 semanas). Nesses casos o reparo direto é a melhor opção, quando possível. Já as lesões fechadas geralmente são mantidas em observação por algum tempo, na expectativa de possível recuperação espontânea.

Particularmente nas lesões do nervo radial, a definição da topografia da lesão tem grande importância diante das alternativas possíveis de tratamento cirúrgico. Em nossa opinião, lesões distais no antebraço, sobretudo aquelas após a emergência dos ramos que inervam os extensores do punho, devem ser tratados preferencialmente com reconstrução com enxertos. Conforme demonstrado em diversos trabalhos, esse tipo de reconstrução apresenta excelentes resultados. Ademais, esse tipo de reconstrução não depende de neuroplasticidade como nas transferências nervosas e não causa, necessariamente, algum grau de diminuição de força no grupo muscular flexor e pronador, como visto nas transposições miotendinosas.

As lesões proximais (altas) do nervo radial são um caso à parte. Como já bem descrito, o sucesso das reconstruções de nervos com enxertos, são inversamente proporcionais à distância da lesão aos órgãos-alvo, sejam eles a placa motora ou corpúsculos de sensibilidade. Em decorrência do lento ritmo de crescimento axonal (0,5 a 3 mm diários), as lesões altas podem levar meses até que alcancem os órgãos-alvo e o resultado final geralmente é insatisfatório. Portanto, nesses casos, as alternativas das transferências nervosas e transposições miotendinosas são bastante atrativas. No caso das transferências nervosas, os axônios doadores são entregues bem próximos à placa motora, minimizando a influência do tempo de lesão no resultado. As transferências miotendinosas podem ser realizadas a qualquer tempo, desde que exista condição articular favorável para tal.

Naqueles pacientes operados precocemente (antes de 6 meses de lesão), acreditamos que o uso de enxertos mantenha-se como melhor opção, já que temos tempo suficiente para o crescimento axonal. Nos pacientes operados entre 6 e 12 meses, as transferências nervosas são escolhas interessantes. Uma opção a essa forma de tratamento é a transferência nervosa em conjunto com a transposição miotendinosa do pronador redondo para extensor radial curto do carpo. Além de proporcionar resposta mais rápida, o que invariavelmente aumenta a satisfação do paciente, coloca o punho em movimento precoce, evitando anquilose e ajudando na ativação da neuroplasticidade cerebral. Em pacientes lesionados há mais de 12 meses, a transposição miotendinosa é a única opção razoável, já que a placa motora desnervada provavelmente não apresentará mais viabilidade para tentativas de reconstruções ou transferências nervosas.

REFERÊNCIAS BIBLIOGRÁFICAS

1. Latef TJ, Bilal M, Vetter M, Iwanaga J, Oskouian RJ, Tubbs RS. Injury of the radial nerve in the arm: A review. Cureus 2018;10:e2199.
2. Ljungquist KL, Martineau P, Allan C. Radial nerve injuries. Journal of Hand Surgery (American Volume) 2015;40:166-72.
3. Neal S, Fields KB. Peripheral nerve entrapment and injury in the upper extremity. American Family Physician 2010;8:147-55.

4. Shao YC, Harwood P, Grotz MR, Limb D, Giannoudis PV. Radial nerve palsy associated with fractures of the shaft of the humerus: A systematic review. Journal of Bone and Joint Surgery (British Volume) 2005;87:1647-52.
5. Management of radial nerve lesions after trauma or iatrogenic nerve Injury: Autologous Grafts and Neurolysis. Clinical Medicine 2020;9:3823.
6. Glover NM, Murphy PB. Anatomy, Shoulder and Upper Limb, Radial Nerve. In: StatPearls [Internet]. Treasure Island (FL): StatPearls Publishing; 2020 Jan.
7. Anderson TB, Bordoni B. Anatomy, Shoulder and Upper Limb, Forearm Nerves. In: StatPearls [Internet]. Treasure Island (FL): StatPearls Publishing; 2020 Jan.
8. Pet MA, Lipira AB, Ko JH. Nerve transfers for the restoration of wrist, finger, and thumb extension after high radial nerve injury. Hand Clinic 2016;32(2):191-207.
9. Bandovic I, Holme MR, Futterman B. Anatomy, Bone Markings. In: StatPearls [Internet]. Treasure Island (FL): StatPearls Publishing; 2020 Jan.
10. Laulan J. High radial nerve palsy. Hand Surgery & Rehabilitation 2019;38:2-13.
11. Niver GE, Ilyas AM. Management of radial nerve palsy following fractures of the humerus. Orthopedic Clinic of North America 2013;44:419-.
12. Elton SG, Rizzo M. Management of radial nerve injury associated with humeral shaft fractures: an evidence-based approach. Journal of Reconstructive Microsurgery 2008;24:569-73.
13. Hegeman EM, Polmear M, Scanaliato JP, Nesti L, Dunn JC. Incidence and Management of Radial Nerve Palsies in Humeral Shaft Fractures: A Systematic Review. Cureus 2020;12:e11490.
14. DeFranco MJ, Lawton JN. Radial nerve injuries associated with humeral fractures. Journal of Hand Surgery (American Volume) 2006;31:655-63.
15. Carlan D, Pratt J, Patterson JM, Weiland AJ, Boyer MI, Gelberman RH. The radial nerve in the brachium: an anatomic study in human cadavers. Journal of Hand Surgery (American Volume) 2007;32:1177-82.
16. Tsai CH, Fong YC, Chen YH, Hsu CJ, Chang CH, Hsu HC. The epidemiology of traumatic humeral shaft fractures in Taiwan. International Orthopaedics 2009;33:463-7.
17. Ekholm R, Adami J, Tidermark J, Hansson K, Törnkvist H, Ponzer S. Fractures of the shaft of the humerus. An epidemiological study of 401 fractures. Journal of Bone and Joint Surgery (British Volume) 2006;88:1469-73.
18. Ricci FPF, Barbosa RI, Elui VMC, Barbieri CH, Mazzer N, Fonseca MCR. Radial nerve injury associated with humeral shaft fracture: a retrospective study. Acta Ortopedica Brasileira 2015;23:19-21.
19. Ciaramitaro P, Mondelli M, Logullo F, Grimaldi S, Battiston B, Sard A, et al. Italian Network for traumatic neuropathies. Traumatic peripheral nerve injuries: epidemiological findings, neuropathic pain and quality of life in 158 patients. Journal of Peripheral Nervous System 2010;15:120-7.
20. Omer GE. Results of untreated peripheral nerve injuries. Clinical Orthopaedics and Related Research 1982;163:15-19.
21. Guo Y, Chiou-Tan FY. Radial nerve injuries from gunshot wounds and other trauma: comparison of electrodiagnostic findings. American Journal of Physical Medicine & Rehabilitation 2002;81:207-11.
22. Desai K, Warade AC, Jha AK, Pattankar S. Injection-related iatrogenic peripheral nerve injuries: Surgical experience of 354 operated cases. Neurology India 2019;67(Supplement):S82-S91.
23. Kim LY. Compression neuropathy of the radial nerve due to pentazocine-in- duced fibrous myopathy. Archives of Physical Medicine & Rehabilitation 1987;68:49-50.
24. Papasoulis E, Drosos GI, Ververidis AN, Veretas DA. Functional bracing of humeral shaft fractures: a review of clinical studies. Injury 2010;41:e21-e27.
25. Mackinnon S. Nerve Surgery. New York: Thieme Medical Publishers, 2015.
26. Pollock FH, Drake D, Bovill EG, Day L, Trafton PG. Treatment of radial neuropathy associated with fractures of the humerus. Journal of Bone and Joint Surgery (American Volume) 1981;63:239-43.
27. Shaw JL, Sakellarides H. Radial nerve paralysis associated with fractures of the humerus: a review of forty-five cases. Journal of Bone and Joint Surgery (American Volume) 1976;49:899-902.
28. Grass G, Kabir K, Ohse J. Primary exploration of the radial nerve is not required for radial nerve palsy while treating humerus shaft fractures with unreamed humeral nails (UHN). Open Journal of Orthopedics 2011;5:319-23.
29. Chaudhry S, Ipaktchi KR, Ignatiuk A. Updates on and Controversies Related to Management of Radial Nerve Injuries. Journal of the American Academy of Orthopedic Surgery 2019;27:e280-e84.
30. Shaw JL, Sakellarides H. Radial nerve paralysis associated with fractures of the humerus: a review of forty-five cases. Journal of Bone and Joint Surgery (American Volume) 1976;49:899-902.
31. Kettelkamp DB, Alexander H. Clinical review of radial nerve injury. Journal of Trauma 1967;7:424-32.
32. Dabezies EJ, Banta CJ II, Murphy CP, d'Ambrosia RD. Plate fixation of the humeral shaft for acute fractures, with and without radial nerve injuries. Journal of Orthopedic Trauma 1992;6:10-3.
33. Packer JW, Foster RR, Garcia A, Grantham SA. The humeral fracture with radial nerve palsy: is exploration warranted? Clinical Orthopaedics and Related Research 1972;88:34-8.
34. Niver GE, Ilyas AM. Management of radial nerve palsy following fractures of the humerus. Orthopedic Clinic of North America 2014;44:419-24.
35. Shao YC, Harwood P, Grotz MR, Limb D, Giannoudis PV. Radial nerve palsy associated with fractures of the shaft of the humerus: a systematic review. Journal of Bone and Joint Surgery (British Volume) 2005;87:1647-52.
36. Tiel RL, Happel LT Jr, Kline DG. Nerve action potential recording method and equipment. Neurosurgery 1996;39:103-8.
37. Terzis JK, Konofaos P. Radial nerve injuries and outcomes: our experience. Plastic and Reconstructive Surgery 2011;127:739-51.
38. Schwaiger K, Abed S, Russe E, Koeninger F, Wimbauer J, Kholosy H, et al. Management of radial nerve lesions after trauma or iatrogenic nerve injury: autologous grafts and neurolysis. Journal of Clinical Medicine 2020;9:3823.
39. Zachary RB. Results of nerve suture. In: Seddon HJ, editor. Peripheral Nerve Injuries. London: Her Majesty's Stationary Office; 1954. p. 354.
40. Seddon HJ. Results of radial nerve suture. In: Surgical disorders of peripheral nerves. 2nd ed. Edinburgh: Churchill Livingstone; 1975. p. 306-7.
41. Murovic JA. Upper-extremity peripheral nerve injuries: Literature review with comparison of the operative outcomes of 1837 Louisiana State University Health Sciences Center median, radial, and ulnar nerve lesions. Neurosurgery 2009;65(4 Suppl):A11-7.
42. Shergill G, Bonney G, Munshi P, Birch R. The radial and posterior interosseous nerves. Results of 260 repairs. Journal of Bone and Joint Surgery (British Volume) 2001;83:646-9.
43. Roganovic Z, Pavlicevic G. Difference in recovery potential of peripheral nerves after graft repairs. Neurosurgery 2006;59:621-33.

44. Lurje A. On the use of n. musculocutaneous for neurotization on n. radialis in cases of very large defects of the latter. Annals of Surgery 1948;128:110-5.
45. Lowe JB, Tung TR, Mackinnon SE. New surgical option for radial nerve paralysis. Plastic and Reconstructive Surgery 2002;110:836-43.
46. Mackinnon SE, Roque B, Tung TH. Median to radial nerve transfer for treatment of radial nerve palsy. Journal of Neurosurgery 2007;107:666-71.
47. Mackinnon SE. Future perspectives in the management of nerve injuries. Journal of Reconstructive Microsurgery 2018;34:672-74.
48. García-López A, Navarro R, Martinez F, Rojas A. Nerve transfers from branches to the flexor carpi radialis and pronator teres to reconstruct the radial nerve. Journal of Hand Surgery (American Volume) 2014;39:50-6.
49. Bertelli JA, Tacca CP, Duarte ECW, Ghizoni MF, Duarte H. Transfer of the pronator quadratus motor branch for wrist extension reconstruction in brachial plexus palsy. Plastic and Reconstructive Surgery 2012;130:1269-78.
50. Bertelli JA, Tacca CP, Ghizoni MF, Kechele PR, Santos MA. Transfer of supinator motor branches to the posterior interosseous nerve to reconstruct thumb and finger extension in tetraplegia: case report. Journal of Hand Surgery (American Volume) 2010;35:1647-51.
51. Bertelli JA, Ghizoni MF. Transfer of supinator motor branches to the posterior interosseous nerve in C7-T1 brachial plexus palsy. Journal of Neurosurgery 2010;113:129-32.
52. Xu B, Dong Z, Zhang C-G, Gu Y-D. Clinical outcome following transfer of the supinator motor branch to the posterior interosseous nerve in patients with C7-T1 brachial plexus palsy. Journal of Reconstructive Microsurgery 2015;31:102-6.
53. Ray WZ, Mackinnon SE. Clinical outcomes following median to radial nerve transfers. Journal of Hand Surgery (American Volume) 2011;36:201-8.
54. Davidge KM, Yee A, Kahn LC, Mackinnon SE. Median to radial nerve transfers for restoration of wrist, finger, and thumb extension. Journal of Hand Surgery (American Volume) 2013;38:1812-27.
55. Mackinnon SE. Future Perspectives in the Management of Nerve Injuries. J Reconstr Microsurg 2018;34:672-4.
56. Loewenstein SN, Adkinson JM. (2019). Tendon Transfers for Peripheral Nerve Palsies. Clinics in Plastic Surgery 2019;46:307-15.
57. Riordan DC. Radial nerve paralysis. Orthopedic Clinic of North American 1974;5:283-7.
58. Bik P. Tendon transfers for the radial nerve palsy. ONA Journal 1978;5:42.
59. Boyes JH. Tendon transfers for radial palsy. Bulletin of the Hospital for Joint Diseases 1960;21:97-105.
60. Dabas V, Suri T, Surapuraju PK, Sural S, Dhal A. Functional restoration after early tendon transfer in high radial nerve paralysis. Journal of Hand Surgery (European Volume) 2011;36:135-40.
61. Starr CL. Army experiences with tendon transference. The Journal of Bone and Joint Surgery 1922;4:3-21.
62. Skoll PJ, Hudson DA, de Jager W, Singer M. Long-term results of tendon transfers for radial nerve palsy in patients with limited rehabilitation. Annals of Plastic Surgery 2000;45:122-6.
63. Ropars M, Dreano T, Siret P, Belot N, Langlais F. Long-term results of tendon transfers in radial and posterior interosseous nerve paralysis. Journal of Hand Surgery (British Volume) 2006;31:50-6.

NERVO ULNAR

Francisco Torrão • Gabriel Elias Sanches • Fernando Guedes

INTRODUÇÃO

Lesões agudas dos nervos periféricos são uma das complicações do trauma de membros e estão presentes em 3 a 10% dos pacientes.[1,2] Estima-se a ocorrência de 350.000 lesões nervosas por ano nos EUA.[1]

O nervo ulnar (NU) é o nervo periférico mais comumente lesado no membro superior.[3-7] A maioria dos pacientes com lesão do NU é do sexo masculino, na faixa etária em atividade laborativa (18-45 anos), causando grande custo para a sociedade devido à perda de produtividade do indivíduo lesionado.[3]

As lesões do NU são historicamente classificadas como altas e baixas.[8,9] Lesões proximais ao ramo motor do flexor ulnar do carpo (FUC) são definidas como lesões altas. O reparo cirúrgico geralmente resulta em resultados piores para lesões altas do que para lesões baixas. Uma das explicações para isso é o fato de que há maior probabilidade de que ocorra atrofia intrínseca dos músculos em lesões altas, uma vez que a distância e o tempo necessários para que os axônios em regeneração os alcancem são maiores.[4]

ANATOMIA

O NU é formado pelas raízes nervosas de C8 e T1, sendo uma extensão do cordão medial do plexo braquial.[10] Em sua origem, o NU se localiza entre a artéria e veia axilares, medialmente à artéria axilar, com o nervo cutâneo medial do antebraço anterior a ele.[11] Aproximadamente 8 cm proximal ao epicôndilo medial e à medida em que progride junto ao úmero, o NU perfura o septo intermuscular medial para terminar localizado no compartimento posterior do braço. Nesta região, formada pelo arco da fáscia braquial e fibras musculares da cabeça medial do tríceps, pode ser encontrada a arcada de Struthers, um potencial local de compressão do nervo. Uma vez no cotovelo, o NU passa entre o epicôndilo medial e o olécrano, coberto pelo ligamento ulnar. Continuando seu percurso, entra sob um arco tendíneo que une as cabeças umeral e ulnar do músculo FUC, a arcada aponeurótica umeroulnar, que recobre o túnel cubital. O nervo ulnar emerge do túnel de 4 a 6 cm distal ao epicôndilo medial, emite dois ramos motores para o músculo flexor ulnar do carpo (FUC) e, mais distalmente, para a porção do músculo flexor profundo dos dedos (FPD) relacionada com o quarto e quinto dedos. Em seguida, continua no antebraço medial acima do FPD e sob o FUC. Distalmente, localiza-se lateralmente ao FUC, sempre mantendo relação com artéria ulnar, a artéria satélite do nervo ulnar. Emite um ramo sensitivo, o ramo palmar do nervo ulnar, e então entra no canal de Guyon. Esse canal é formado pelo ligamento palmar do carpo anteriormente, o pisiforme medialmente, e extensões do FUC e do retináculo do músculo FPD posteriormente. Imediatamente distal a esse túnel, ou em alguns casos dentro do túnel, o nervo ulnar se divide em seus dois ramos terminais: o ramo superficial e o ramo profundo. O ramo superficial emite ramos cutâneos para a região anterior do 4°, 5° e porção medial do 3° dedo. Já o ramo profundo supre os músculos hipotenares, os dois lumbricais mediais, os cinco músculos interósseos e termina no adutor do polegar.[3,4,12]

O NU não emite ramo para nenhum músculo no braço. Os músculos inervados pelo NU podem ser agrupados em: grupo no antebraço (FUC e FPD), grupo hipotenar (palmar curto, abdutor do dedo mínimo, flexor do dedo mínimo e oponente do dedo mínimo), musculatura intrínseca da mão (3° e 4° lumbricais e interósseos palmares e dorsais) e o grupo tenar (adutor do polegar e flexor curto do polegar).[10-12]

Quanto à inervação sensitiva, o NU apresenta três ramos que juntos fornecem a sensibilidade para o terço medial da mão. O nervo cutâneo ulnar dorsal fornece a sensibilidade do terço dorsomedial da mão, o dorso do 5° dedo e a metade medial do 4° dedo. O nervo cutâneo ulnar palmar é responsável pela inervação sensitiva do terço medial da palma da mão, sendo a eminência hipotenar a melhor região para testar sua função. A divisão superficial sensitiva fornece inervação para superfície volar do 5° dedo e a metade medial do 4° dedo, incluindo o dorso das falanges distais.[10-12]

As comunicações de Martin-Gruber são conexões motoras anômalas entre o nervo mediano e o ulnar no antebraço proximal, identificadas em 10% a 25% dos casos em estudos com cadáveres, e em 15% a 40% dos pacientes em estudos de condução nervosa. Quatro tipos foram descritos, sendo mais comum o tipo 1 (60%), em que ramos motores do nervo mediano cursam juntos com o nervo ulnar para músculos classicamente supridos pelo nervo medianos. Na segunda mais frequente, o tipo 2 (35%), os ramos motores do nervo mediano se deslocam com o nervo ulnar para músculos com inervação suprida pelo nervo ulnar. Essas comunicações são particularmente importantes em pacientes com lesão do nervo ulnar alta. Se o nervo ulnar estiver lesado proximal a essa conexão anômala, alguma função do nervo ulnar na mão será preservada. A comunicação de Riche-Cannieu é uma conexão motora anômala entre nervo ulnar e mediano na região palmar, entre o ramo motor profundo do nervo ulnar e o ramo recorrente do nervo mediano.[10]

ASPECTOS CLÍNICOS
Lesão Alta (Braço)

Lesões do nervo ulnar no braço podem produzir déficit completo do nervo ulnar. Isso inclui perda da sensibilidade na eminência hipotenar (ramo cutâneo ulnar palmar), a superfície volar do quinto, metade medial do quarto dígito (divisão sensitiva superficial) e o terço dorsomedial da mão e dedos (nervo cutâneo ulnar dorsal). Se a perda sensitiva se estender mais de 2 cm proximal ao sulco do punho, deve-se considerar o envolvimento do nervo cutâneo medial do antebraço e, portanto, acometimento do cordão medial do plexo braquial. A flexão do punho na direção ulnar estará ausente (ausência de função do FUC). As falanges distais do quarto e especialmente o quinto dígito não serão flexionadas em razão da fraqueza do FPD. Pode ocorrer fraqueza intrínseca acentuada da mão, com função residual proporcionada pelos músculos tenares inervados pelo nervo mediano. Haverá perda da abdução e adução dos dedos em razão do acometimento dos interósseos dorsal e palmar, respectivamente. No entanto, alguma abdução ou adução dos dedos ainda pode ocorrer em virtude da compensação pelos extensores e flexores longos dos dedos. A chamada mão em garra ulnar é característica de paralisia do nervo ulnar.

Lesão Baixa (Antebraço)

Lesões no antebraço que ocorrem distais ao cotovelo e proximais ao punho apresentam função normal dos músculos FPD e FUC. A origem dos ramos sensitivos é de grande valor na localização das lesões do nervo ulnar. A apresentação clínica da disfunção sensitiva indicará se a lesão é proximal ou distal à ramificação do nervo ulnar. Um déficit sensitivo que inclui a face palmar ou dorsal da mão indica uma lesão proximal ao canal de Guyon, uma vez que distalmente ao canal, o nervo ulnar se divide em ramos superficiais e profundos. O ramo superficial (sensitivo) fornece inervação sensitiva da pele sobre a eminência hipotenar, assim como para todo o quinto dedo e a metade ulnar do quarto dedo.

Punho

As lesões ulnares no punho geralmente poupam os músculos FUC e FDP, assim como a sensibilidade sobre a palma e o dorso da mão. A compressão do nervo ulnar no punho (canal de Guyon) é rara. Três variações na apresentação clínica foram descritas (puramente motoras, puramente sensoriais ou mistas), já que a compressão pode ocorrer dentro de três zonas (Fig. 28-1):[10-12]

- *Zona 1*: com a compressão do nervo ulnar proximal a sua divisão dentro do canal de Guyon, a perda sensitiva ocorre sobre as superfícies volares do quinto e metade medial do quarto dedo, incluindo os leitos ungueais (divisão sensitiva superficial). A sensibilidade da eminência hipotenar é comumente poupada porque o nervo cutâneo ulnar palmar não é afetado. Os pacientes podem ter fraqueza muscular intrínseca na mão, incluindo mão em garra (sinal de Duchenne) por fraqueza do terceiro e quarto lumbricais e fraqueza do terceiro interósseo palmar responsável pela adução do quinto dedo. Outro sinal característico é o sinal de Wartenberg, em que o paciente mantém o quinto dedo ligeiramente abduzido, quando em repouso. Isso ocorre porque o terceiro músculo interósseo palmar, que aduz o quinto dedo, está paralisado e uma discreta abdução prevalece por conta da ação sem oposição dos músculos extensor do dedo mínimo e extensor comum dos dedos supridos pelo nervo radial. Já no sinal de Froment (Fig. 28-2) pede-se para o paciente segurar um pedaço de papel entre o polegar e o indicador. Quando a função motora do nervo ulnar está íntegra, o paciente é capaz de manter a preensão usando

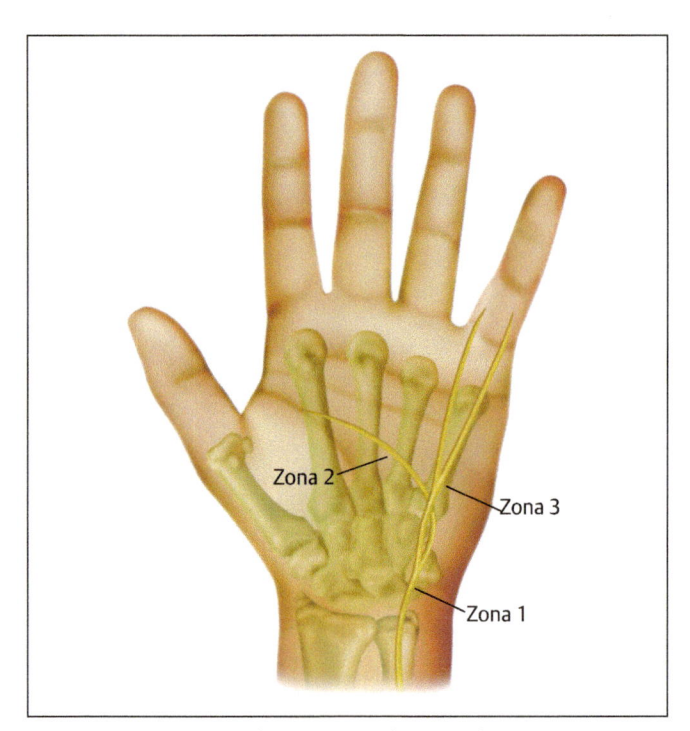

Fig. 28-1 Representação das três zonas do nervo ulnar ao percorrer o canal de Guyon.

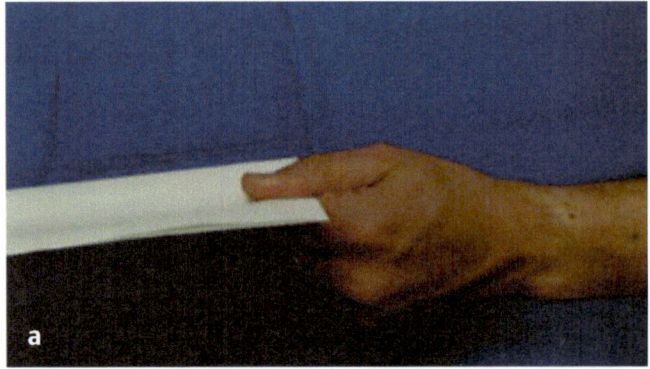

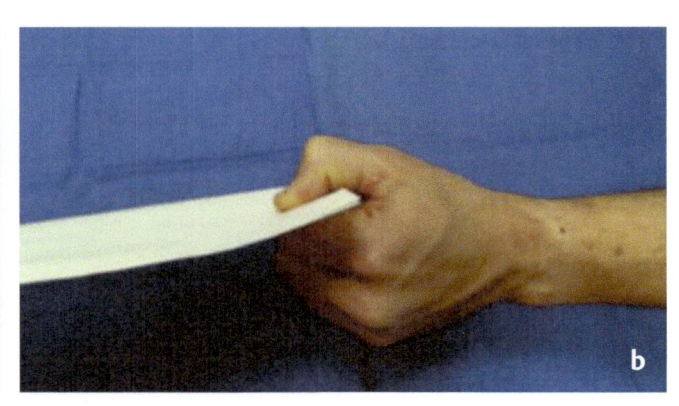

Fig. 28-2. (a,b) Sinal de Froment.

o músculo adutor do polegar (Fig. 28-2a). Se o nervo ulnar está acometido, a preensão passa a ser compensada pelo músculo flexor longo do polegar que é inervado pelo nervo mediano (o sinal é positivo por conta da fraqueza do músculo interósseo dorsal e adutor do polegar) (Fig. 28-2b).

- *Zona 2*: quando a compressão afeta apenas o ramo motor profundo, nenhuma perda sensitiva cutânea é evidente. No entanto, os déficits motores observados são semelhantes aos de uma lesão da zona 1. Para confirmar que a divisão sensitiva superficial é poupada, pode-se testar a contração do músculo palmar curto. A divisão sensitiva superficial inerva esse pequeno músculo; portanto, a sua função contrátil adequada indica que essa divisão se encontra ao menos parcialmente funcionante.
- *Zona 3*: quando a compressão afeta apenas a divisão sensitiva superficial, a melhor área para testar a perda sensitiva é a superfície volar do quinto dígito. A função motora é normal.

TÉCNICAS DE REPARO

As lesões do NU requerem reparo precoce em comparação ao reparo de outros nervos do membro superior, como o nervo radial e mediano, em razão do resultado funcional após reparo cirúrgico tardio de lesões de o NU ser, em geral, insatisfatório. O prognóstico está ainda relacionado com diversos fatores, como o nível da lesão, idade do paciente e o tipo de lesão.[3,4] No estudo de Lan *et al.* foi realizada uma revisão sistemática de 17 artigos sobre lesão traumática do NU, totalizando 260 casos. Segundo os autores, em casos de lesão alta do NU, o único fator preditor de bom resultado foi a idade do paciente. Pacientes mais jovens apresentam propensão a melhor recuperação motora, em razão de crescimento neural mais acelerado e maior plasticidade cerebral. Além disso, transferências nervosas realizadas precocemente, tendem a melhorar o resultado cirúrgico desses pacientes. Além da idade, o nível de lesão desempenha papel importante no prognóstico da lesão traumática de NU. Lesões altas, no antebraço proximal ou acima dele, estão associadas à pior recuperação motora em comparação com lesões baixas.[4]

O princípio básico na cirurgia de trauma ao nervo periférico é o restabelecimento de sua continuidade, que pode ser obtida por cooptação direta entre os dois cotos do nervo lesado ou por interposição de enxertos nervosos. Os melhores resultados são obtidos com a sutura terminoterminal do nervo sem tensão, já que os axônios em regeneração precisam cruzar apenas um local de cooptação. Em contraste, ao usar o enxerto de nervo, os axônios em regeneração precisam atravessar dois locais de reparo, onde pode existir um processo inflamatório distinto, resultando em maior perda axonal.[2]

Um neuroma traumático ocorre quando os axônios, em resposta à lesão, crescem de forma desordenada e podem estar presentes em lesões totais (Fig. 28-3) ou parciais (Fig. 28-4).

De acordo com os estudos de Brenner *et al.*[13] o uso de enxertos de nervos motores ou mistos, em vez de enxertos de nervos sensitivos, melhorou a regeneração nervosa em modelo com roedores. Segundo os autores, as características neurobiológicas são mais significativas do que as propriedades mecânicas (como número de fascículos ou calibre do enxerto) para determinar o resultado após a reconstrução do nervo.[13] A regeneração com resultados menos favoráveis no grupo de nervo sensitivo pode refletir a predileção dos neurônios motores para se regenerarem por vias motoras. As fibras motoras geralmente são mais calibrosas que as fibras sensitivas, mas o aumento da largura da fibra também pode refletir maior maturidade das fibras nervosas.[14] Dessa forma, o aumento da largura nos enxertos motores em relação aos nervos sensitivos pode significar maior maturidade, predominância de fibras motoras ou ambos. O elemento-chave nessa interação é a célula de Schwann, célula de suporte mielinizante dos

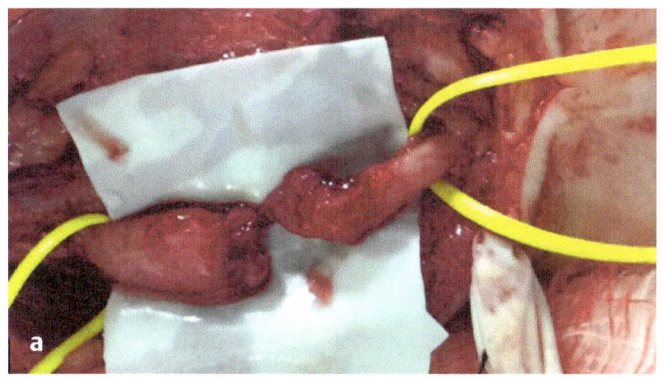

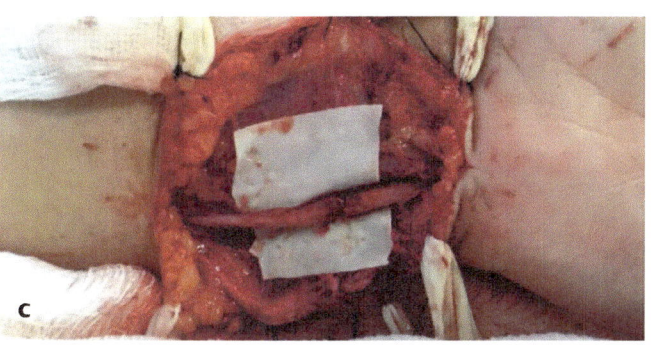

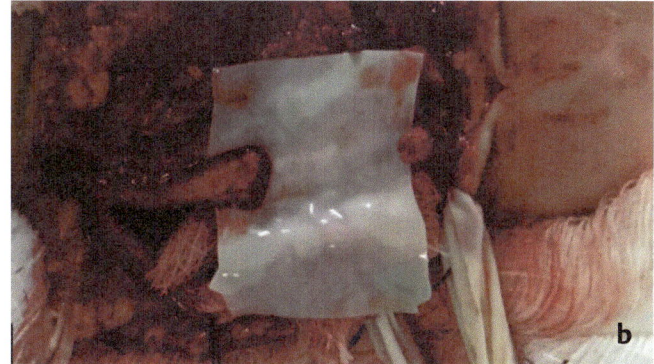

Fig. 28-3 (**a**) Neuroma traumático no coto proximal e contusão do coto distal nervo ulnar lesado. (**b**) Distância entre os cotos após ressecção de ambos os neuromas. (**c**) Reconstrução realizada por meio de enxerto de nervo sural.

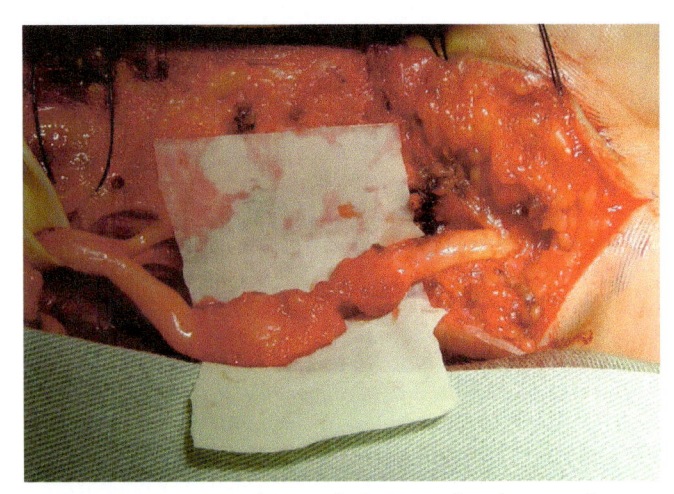

Fig. 28-4 Neuroma traumático em lesão incompleta do nervo ulnar na altura do terço distal do antebraço.

nervos periféricos. Após a lesão do nervo periférico, elas se desdiferenciam para secretar fatores de crescimento e de regeneração (neurotrofinas) para as células nervosas. Levando-se em consideração que os nervos motores tendem a ter mais mielinização, é possível que os enxertos de nervos motores representem um meio mais rico em células de Schwann para a regeneração nervosa.[15]

Na lesão aguda e limpa do nervo ulnar, a exploração imediata com neurorrafia primária é recomendada desde que o reparo possa ser realizado mediante tensão mínima. Para feridas contaminadas, para as quais o reparo imediato seria imprudente, o procedimento cirúrgico tardio pode ser realizado idealmente em menos de 72 horas, mas até 7 dias sem prejuízo do resultado.[3] Atrasos no reparo aumentam a probabilidade do uso de enxerto de nervo, perda de neurônios e fibrose do coto distal. Após a preparação dos cotos do nervo, a tensão pode ser reduzida pela mobilização cuidadosa das extremidades nervosas, uma vez que mobilização excessiva pode levar à isquemia do coto distal e comprometer a recuperação.[3]

Em lesões extensas ao longo do trajeto do nervo, há indicação do uso de enxerto de nervo, porque a tensão excessiva pode causar a ruptura na área de reparo ou a coaptação inadequada dos fascículos, com resultado insatisfatório. Em geral, o resultado da reconstrução do nervo com o uso de enxerto é inferior ao reparo primário sem tensão, porém, nos casos em que uma sutura direta sem tensão não pode ser obtida, o enxerto oferece orientação para a regeneração axonal (Fig. 28-5).[2]

Lan *et al.*[4] demonstraram, por meio de revisão sistemática, que a recuperação motora satisfatória (*British Medical Research Council Scale* – BMRCS ≥ 4) não foi alcançada nos casos com distância entre os cotos com mais de 100 mm.[4] A presença de uma distância inferior a 50 mm foi um fator preditivo positivo para recuperação motora satisfatória. Casos com uso de enxerto de nervo com distâncias menores que 50 mm tiveram resultados comparáveis àqueles que foram submetidos a reparo primário sem enxertos nervosos.[4]

Outra opção técnica são as transferências de nervos, cuja principal vantagem é a realização da coaptação do nervo mais próxima ao músculo-alvo, reduzindo o tempo necessário para sua reinervação. Algumas das indicações específicas para o uso de transferências nervosas são: lesão proximal do nervo com uma grande distância em relação ao músculo-alvo; lesão nervosa na qual é necessário um enxerto longo (> 10 cm); um longo intervalo de tempo desde a lesão até a reconstrução do nervo; áreas de tecido cicatricial com muita fibrose, onde há risco de danificar outras estruturas vitais na exploração; e falha prévia em tentativa de reconstrução do nervo proximal.[16] Entre as contraindicações podem ser citadas o longo tempo desde a lesão levando a degeneração grave do músculo-alvo bem como a força do nervo doador inferior ao grau M4 na escala BMRC. A morbidade do nervo doador também deve ser considerada, pois há risco de redução da função do músculo inervado pelo mesmo. Tanto o nervo doador quanto o receptor devem ser testados com estimulação elétrica direta. Na primeira etapa cirúrgica o nervo receptor é isolado e submetido à estimulação. Se não houver sinais de resposta à eletroestimulação a transferência é indicada e o nervo doador é explorado. Os nervos são então divididos usando a regra: **doador o mais distal possível** e **receptor o mais proximal possível**, novamente com a intenção de evitar completamente a tensão ou qualquer necessidade de enxertos nervosos. Na coaptação é aplicada uma única sutura e se possível, segurança adicional é obtida com cola de fibrina.[16]

Lesões altas do nervo ulnar apresentam resultados pouco favoráveis em relação à recuperação motora da musculatura intrínseca da mão. Uma vez que o nervo tenha sido lesado, as placas terminais motoras iniciam um processo de degeneração. A recuperação funcional é determinada pelo tempo necessário para que a placa motora seja reinervada e pelo número de axônios motores regenerados que podem atingir o músculo-alvo. Para diminuir o tempo de reinervação da mão e preservar placas terminais motoras em lesões altas, as transferências de nervos distais têm sido recomendadas como alternativa para restaurar a função intrínseca. A transferência de ramos do nervo interósseo anterior (NIA) para o ramo motor ulnar foi descrita no final dos anos 1990, sendo uma opção otimizada de tratamento para lesões altas do NU.

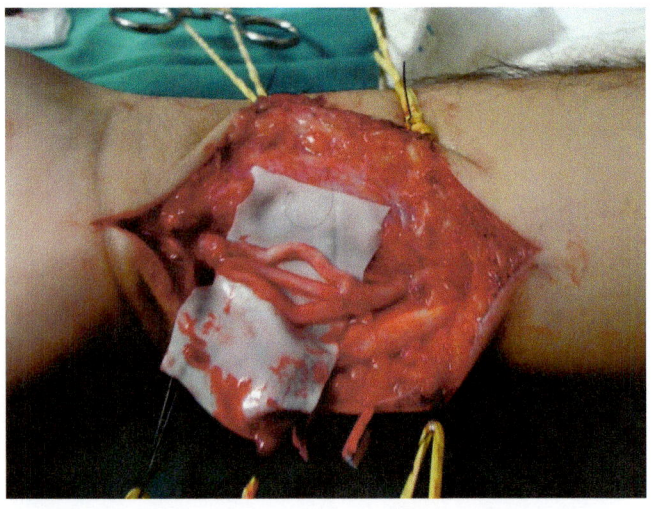

Fig. 28-5 Um único nervo sural pode ser utilizado, criando-se vários enxertos, de modo a aumentar a área seccional, dependendo da área do nervo ulnar acometida pelo evento traumático.

Estudos recentes relatam recuperação funcional em 70% a 100% dos pacientes.[3] O ramo motor do NIA para o músculo pronador quadrado apresenta localização próxima do NU, permitindo realizar transferência nervosa a partir de sutura direta, sem a necessidade de enxerto. Além disso, ambos os nervos são puramente motores, o que contribuiu para a regeneração do nervo. Depois que o ramo é transferido, a função de pronação tende a ser compensada pelo pronador redondo. Originalmente, essa transferência do nervo motor era descrita como uma transferência direta com sutura terminoterminal, impedindo qualquer crescimento potencial do nervo proximal. No entanto, técnicas mais recentes usam a transferência do NIA com uma sutura terminolateral, permitindo a recuperação das terminações nervosas proximais.[3] Modelos experimentais mostraram que a regeneração axonal pode ocorrer através da coaptação nervosa terminolateral. Mackinnon *et al.* chamaram essas transferências de **transferências nervosas superpoderosas terminolaterais** (SETS) e as realizam como um meio de preservar as placas terminais motoras distais até que os axônios nativos se regenerem totalmente e potencializem a regeneração nervosa. Tal técnica envolve a coaptação da extremidade distal do nervo doador para o receptor através de uma janela perineural. O nervo receptor é um nervo em recuperação e tem uma frente regenerativa proximal, enquanto o nervo doador fornece uma frente regenerativa adicional mais próxima do músculo alvo.[10] O uso da SETS pode ser considerado para lesões de nível médio, próximas do cotovelo ou em lesões altas do nervo ulnar com uma comunicação de Martin-Gruber. Mais estudos de longo prazo e de comparação de desfechos para este método são necessários.[3]

RESULTADOS

Em geral, as lesões mais proximais são mais graves e de pior prognóstico, assim como os reparos que exigem enxertos de nervo e aqueles realizados de maneira tardia. Kim *et al.*, em estudo com 654 lesões do nervo ulnar, demonstraram que a recuperação funcional grau M3 ou mais é maior quando a lesão requer apenas neurólise (92% dos pacientes), seguida de reparo primário (72% de pacientes) e, em seguida, das lesões que requerem enxerto de nervo (67% dos pacientes). Ruijs *et al.*, em sua metanálise de 23 publicações, descreveram que as lesões do NU tiveram chance 71% menor de recuperação motora do que as lesões do nervo mediano.[3]

Diversos fatores afetam o resultado da recuperação da função motora, dentre eles a idade, tempo decorrido entre a lesão e seu reparo ou reconstrução, o nível de lesão, bem como o nervo lesionado. De forma semelhante, a idade e o tempo de reparo são os fatores mais importantes a auxiliar na recuperação da função sensitiva.[16] Já, segundo o estudo de Basar, os fatores prognósticos que influenciaram a recuperação foram idade, intervalo entre trauma e reparo, nível de lesão (proximal e distal), mecanismo de lesão (cortante e limpo, contuso) e tipo de reparo (epineural, perineural, epiperineural).[14]

O resultado do reparo cirúrgico é melhor quando realizado o mais precoce após o trauma e se torna pior conforme o tempo de lesão aumenta. O prognóstico de recuperação funcional da musculatura intrínseca da mão é reservado, mesmo no cenário do reparo imediato. Possíveis fatores que explicam esse fato são: a necessidade de crescimento axonal por uma longa distância em relação ao músculo alvo e o fenômeno de desvio de posição dos axônios após a coaptação do nervo. O NU contém diversos ramos responsáveis pela inervação de músculos altamente especializados e de controle motor fino, especialmente dos intrínsecos. Caso ocorra um desvio de posição dos axônios após a coaptação do nervo teremos, portanto, um importante efeito negativo no controle coordenado e integrado da contração muscular intrínseca. O efeito do desvio axonal nas lesões do NU é maior do que, por exemplo, em lesões do nervo radial.[17]

A idade no momento do reparo mostrou-se, consistentemente, como um fator prognóstico para recuperação funcional. Chemnitz *et al.* examinaram os resultados de 30 anos do reparo do nervo mediano e ulnar realizados em crianças e adolescentes. A recuperação foi significativamente melhor naqueles que tiveram lesões reparadas na infância (< 12 anos), em oposição à adolescência. Em média, as crianças recuperaram 87% da função motora em comparação com 67% em adolescentes. As razões para um melhor resultado em crianças têm sido atribuídas à menor distância de recuperação, crescimento acelerado dos nervos e maior plasticidade cerebral, permitindo melhor incorporação de informações sensoriais.[16]

De acordo com Lan *et al.*,[4] o reparo primário é recomendado para lesões de NU, desde que a sutura possa ser alcançada sob tensão mínima. Transecções com distância curta entre os cotos nervosos (1-2 mm) podem ser necessárias, com o objetivo de alinhar apropriadamente as terminações nervosas para coaptação. Caso a distância dos cotos nervosos seja muito grande, os cirurgiões devem realizar a enxertia de nervo, pois a tensão excessiva pode causar ruptura na área de reparo ou coaptação inadequada dos fascículos, com resultado insatisfatório. Na revisão desses autores, não foi alcançada recuperação motora satisfatória em casos com distância de lesão maiores que 100 mm. Já um intervalo menor que 50 mm foi fator preditivo de recuperação motora satisfatória. Casos com distância menor que 50 mm (reconstruídos com enxertos de nervo) tiveram resultados semelhantes com aqueles que tiveram reparo primário sem enxertos de nervo. Em decorrência da recuperação funcional limitada de pacientes com lesão alta de NU e mais de 15 anos, os autores observaram que a conduta expectante após o reparo inicial ou utilizando enxertia de nervo não se configura como estratégia de tratamento eficaz.[4]

REFERÊNCIAS BIBLIOGRÁFICAS

1. Beris A, Gkiatas I, Gelalis I, Papadopoulos D, Kostas-Agnantis I. Current concepts in peripheral nerve surgery. European Journal of Orthopaedic Surgery & Traumatology 2019;29:263-9.
2. Martins RS, Bastos D, Siqueira MG, Heise CO, Teixeira MJ. Traumatic injuries of peripheral nerves: a review with emphasis on surgical indication. Arquivos de Neuro-Psiquiatria 2013;71:811-4.
3. Woo A, Bakri K, Moran SL. Management of Ulnar Nerve Injuries. The Journal of Hand Surgery 2015;40:173-81.
4. Lan C-Y, Tien H-Y, Lin Y-T, Hsu C-C, Lin C-H, Chen S-H. Prognosis of Traumatic Ulnar Nerve Injuries. Annals of Plastic Surgery 2019;82:S45-S52.
5. Patterson JMM. High Ulnar Nerve Injuries. Hand Clinics 2016;32:219-26.

6. Szyłejko A, Bielecki M, Terlikowski R. Epidemiology of upper limb peripheral nerve injuries in the material collected in the Department of Orthopedics and Traumatology Medical University of Bialystok. Progress in Health Sciences 2015;5:130-7.
7. Eser F, Aktekin LA, Bodur H, Atan C. Etiological factors of traumatic peripheral nerve injuries. Neurology India 2009;57:434.
8. Gaul JS. Intrinsic motor recovery – A long-term study of ulnar nerve repair. Journal of Hand Surgery 1982;7:502-8.
9. Woodhall B, Beebe GW. Peripheral nerve regeneration. A follow-up study of 3,656 World War II injuries. 1956.
10. Mackinnon SE, Yee A. Nerve surgery. New York: Thieme; 2015.
11. Kline DG, Kim DH, Hudson AR. Atlas de cirurgia em nervos periféricos. Rio de Janeiro: Di Livros; 2015.
12. Socolovsky M. Manual of peripheral nerve surgery: from the basics to complex procedures. Thieme; 2017.
13. Brenner MJ, Hess JR, Myckatyn TM, Hayashi A, Hunter DA, Mackinnon SE. Repair of motor nerve gaps with sensory nerve inhibits regeneration in rats. Laryngoscope 2006;116:1685-92.
14. Basar H, Basar B, Erol B, Tetik C. Comparison of ulnar nerve repair according to injury level and type. International Orthopaedics 2014;38:2123-8.
15. Nichols CM, Brenner MJ, Fox IK, Tung TH, Hunter DA, Rickman SR, et al. Effects of motor versus sensory nerve grafts on peripheral nerve regeneration. Experimental Neurology 2004;190:347-55.
16. Dahlin LB, Wiberg M. Nerve injuries of the upper extremity and hand. EFORT Open Reviews 2017;2:158-170.
17. Post R, de Boer KS, Malessy MJA. Outcome following nerve repair of high isolated clean sharp injuries of the ulnar nerve. PLoS ONE 2012;7:e47928.

NERVO AXILAR

Carlos Alberto Rodríguez Aceves ▪ Pablo Devoto ▪ Mariano Socolovsky

INTRODUÇÃO

O nervo axilar origina-se no tronco posterior e possui trajeto relativamente curto desde a sua origem até os músculos que inerva. Apresenta relação estreita com os segmentos proximais do úmero e a articulação do ombro, localização que o torna mais vulnerável aos traumatismos da região escapuloumeral.

A mononeuropatia traumática do nervo axilar é relativamente frequente e está associada a diversos mecanismos de lesão. A lesão desse nervo pode afetar profundamente a mobilidade e a estabilidade do ombro, gerando dor crônica e incapacidade funcional. Por isso é importante reconhecer precocemente a lesão para estabelecer o tratamento mais adequado.

ANATOMIA E FUNÇÃO

O nervo axilar contém fibras das raízes C5 e C6, sendo um dos ramos terminais do cordão posterior. Na sua origem aparente (como divisão do cordão posterior) ocupa posição lateral ao nervo radial, posterior à artéria axilar e anterior ao músculo subescapular. Na borda inferior desse músculo, acompanhado pela artéria circunflexa umeral posterior, o nervo dirige-se dorsalmente em trajetória oblíqua, posterior e em íntima relação com a região inferior da cápsula articular da articulação escapuloumeral até alcançar o espaço quadrangular, através do qual essas duas estruturas deixam a axila, sendo que o nervo localiza-se em posição lateral e superior dentro do espaço. O espaço quadrangular é limitado cranialmente pelos músculos subescapular (anterior) e redondo menor (posterior), caudalmente pelo músculo redondo maior, lateralmente pelo colo cirúrgico do úmero e medialmente pela cabeça longa do músculo tríceps. O nervo axilar e a artéria circunflexa umeral posterior deixam a axila através desse espaço, com o nervo ocupando posição mais lateral e superior. O nervo se encontra relativamente fixo nesse espaço e, portanto, mais susceptível a sofrer lesões (Fig. 29-1).[1-3]

Distalmente ao espaço quadrangular, o nervo se divide em ramos anterior e posterior. O ramo anterior descreve trajeto superolateral e rodeia o colo cirúrgico do úmero, acompanhado pelos vasos umerais circunflexos posteriores na profundidade do músculo deltoide, inervando suas porções anterior e média. O ramo posterior continua em trajeto medial e inerva a porção posterior do músculo deltoide e o músculo redondo menor. Na região do limite inferior da borda posterior do músculo deltoide, o ramo posterior perfura a fáscia braquial e continua como nervo cutâneo lateral superior do braço (NCL-SB), que inerva a pele sobre os dois terços inferiores da parte posterior do músculo deltoide (Fig. 29-2).[1,4]

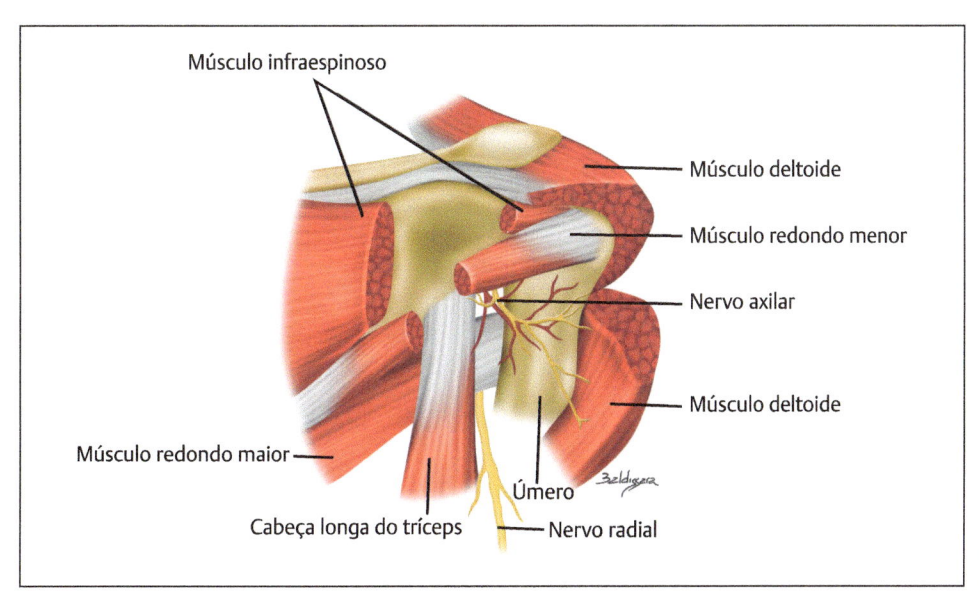

Fig. 29-1 Anatomia do nervo axilar e espaço quadrangular.

INCIDÊNCIA

A perda da função do ombro por lesão do nervo axilar está associada, na maioria dos casos, a lesões combinadas do plexo braquial. As lesões infraclaviculares isoladas do nervo axilar representam entre 0,3 e 0,6% das lesões do plexo braquial e compreendem aproximadamente 1% das lesões nervosas. É o ramo terminal do plexo braquial que se lesiona com maior frequência.[6-8]

As lesões do nervo axilar estão associadas a fraturas do úmero em até 58% dos casos e em luxações anteriores da articulação glenoumeral em 19% a 55% dos casos. Nas luxações glenoumerais, a probabilidade de lesão se incrementa com a idade (> 50 anos), com o tempo decorrido desde o traumatismo até a redução da luxação (> 12 horas), e com a gravidade do trauma.[6]

ETIOLOGIA E MECANISMOS DE LESÃO

Em razão de sua localização e relações anatômicas com a articulação do ombro, a causa mais frequente de lesão do nervo axilar são os traumas fechados. Essas lesões ocorrem, na maioria dos casos, na região proximal ao espaço quadrangular em virtude de menor mobilidade do nervo neste espaço.[7-10]

Os mecanismos de lesão geralmente envolvem a aplicação de forças de compressão e tração sobre o nervo axilar, mas, com menor frequência, o nervo pode ser seccionado em um trauma penetrante.[6]

As causas mais frequentes de lesão são consequentes à contusão direta sobre a região anterolateral do ombro como nos esportes de contato (futebol, voleibol, hóquei, esqui, etc.). Geralmente a lesão é provocada por tração do nervo consequente a uma abdução forçada da extremidade em rotação interna ou por carga excessiva de peso sobre os ombros, luxação da articulação glenoumeral (mais frequente na luxação anterior) (Fig. 29-3) ou, ainda, por fratura do segmento proximal do úmero (ao nível do colo cirúrgico). Outras causas menos frequentes são os traumas penetrantes com objetos cortantes ou projéteis de arma de fogo; lesões iatrogênicas consequentes a injeções intramusculares ou intra-articulares aplicadas de forma inadequada na região do ombro, malposição na mesa cirúrgica com abdução excessiva da extremidade superior por cima da cabeça, lesões intraoperatórias nas substituições de articulação, artroscopias, cirurgia do manguito rotador ou osteossíntese. Em menor frequência, o nervo pode estar sujeito à compressão crônica por bandas fibrosas ou hipertrofia muscular, como na síndrome do espaço quadrangular (Quadro 29-2).[6,8,11-17]

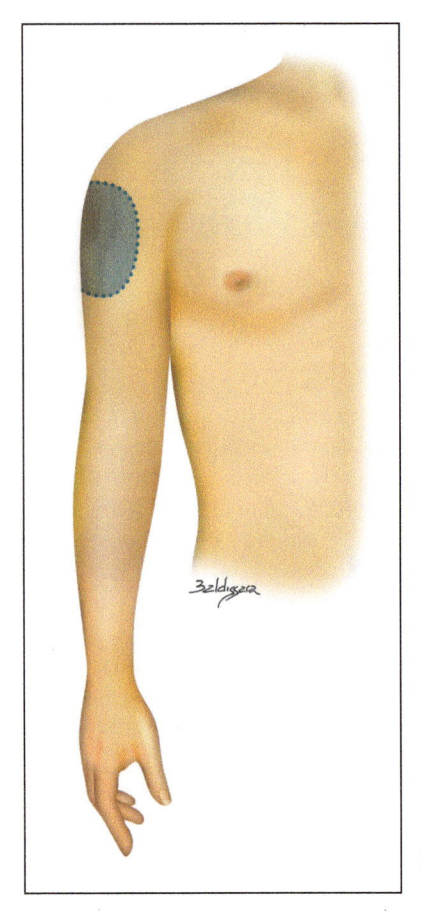

Fig. 29-2 Inervação cutânea do nervo axilar.

As fibras motoras que seguem através do ramo anterior e que inervam as porções mais anteriores do músculo deltoide levam ao movimento de abdução (30° a 90°), flexão e extensão do ombro. As fibras motoras que seguem pelo ramo posterior e que inervam o músculo redondo menor levam ao movimento de rotação externa do ombro, em conjunto com o músculo supraespinoso. Parte das fibras motoras do ramo posterior segue para a porção posterior do músculo deltoide, responsável pela movimentação posterior e superior do braço abduzido (Quadro 29-1). A estrutura interna do nervo é monofascicular na região da axila, e trifascicular no espaço quadrangular, os fascículos que inervam o músculo deltoide se situam em nível superolateral e os que inervam o músculo redondo menor e o NCLSB se situam no nível inferomedial.[5]

Quadro 29-1 Visão Geral do Nervo Axilar

Modalidade	Estrutura alvo	Função	Exploração física
Sensitivo	Nervo cutâneo lateral superior do braço	Sensibilidade da região lateral e superior do ombro	Tato, dor, temperatura e sensibilidade profunda
	Cápsula articular glenoumeral anterior	Sensibilidade glenoumeral	–
Motor	Deltoide: do terço lateral da clavícula, acrômio e espinha da escápula até a tuberosidade deltóidea do úmero	Abdução do ombro (30°-90°)	Abdução, flexão e extensão do ombro contra resistência
	Redondo menor: da borda lateral da escápula até a faceta inferior da tuberosidade maior do úmero	Adução e rotação externa do úmero	Rotação externa do ombro contra resistência

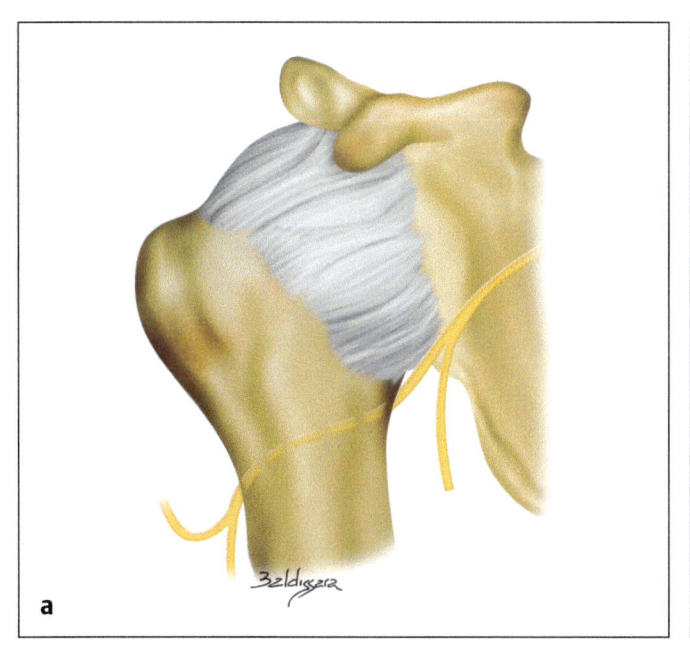

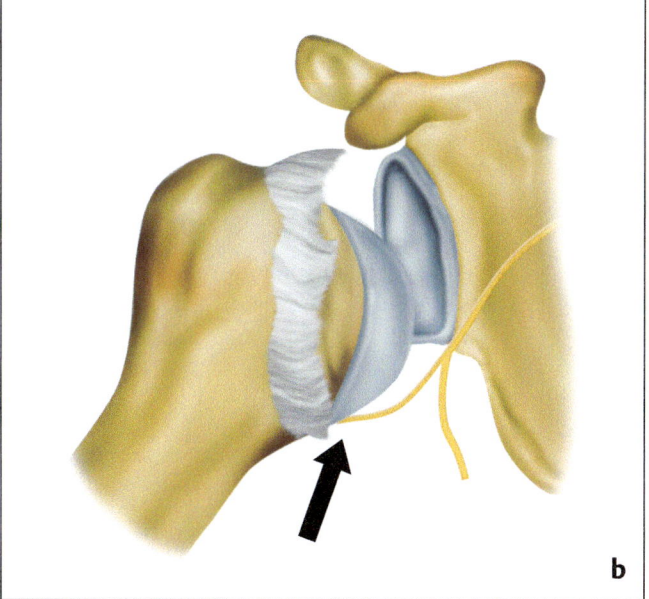

Fig. 29-3 Mecanismo de lesão: (**a**) Normal; (**b**) tração e compressão.

Quadro 29-2 Etiologia das Lesões do Nervo Axilar

- Traumatismo fechado: contusões sobre o ombro, luxação glenoumeral, fraturas umerais proximais, tração sobre o ombro
- Traumatismo penetrante: objeto cortante, projétil de arma de fogo
- Iatrogenia: injeções intramusculares, injeções intra-articulares, artroplastia, artroscopia, osteossíntese, cirurgia de manguito rotador
- Trauma crônico: síndrome do espaço quadrangular

CLÍNICA

Os sintomas consequentes a lesão do nervo axilar são variáveis. Em alguns pacientes, a perda da função do músculo deltoide por lesão do nervo axilar (completa ou incompleta) pode não ser evidente de imediato após o trauma, especialmente se existir comprometimento da articulação glenoumeral, do manguito rotador ou lesão associada ao nervo supraescapular. A dor, em geral, não é um sintoma decorrente da lesão nervosa em si e pode estar presente em razão de uma lesão osteoarticular associada. Na ausência de antecedente de trauma deve-se considerar a plexite braquial como diagnóstico diferencial. Em contrapartida, alguns pacientes podem ser assintomáticos pelo fato de que, na fase aguda, a fraqueza do músculo deltoide pode ser compensada pela musculatura vizinha (músculo supraespinhoso) e somente manifestar fadiga nos movimentos, sobretudo nos atletas. Isso também é evidente nas lesões incompletas, onde pode existir comprometimento somente da porção anterior ou posterior do músculo deltoide, sem desenvolvimento de atrofia muscular significativa e, com preservação da função do manguito rotador, as amplitudes de movimentos podem ser normais. A única função que não pode ser compensada é a extensão do ombro.[11]

O quadro típico de perda da função do nervo axilar se manifesta com incapacidade na abdução e rotação externa do ombro, com atrofia progressiva concomitante do músculo deltoide, subluxação da articulação glenoumeral e diminuição da sensibilidade na região lateral do ombro (Fig. 29-4).[11,14,15]

DIAGNÓSTICO

Em pacientes com antecedente de cirurgia do ombro ou traumatismo do ombro associado a deformidades esqueléticas óbvias como uma luxação, deve-se pensar sempre na possibilidade de lesão do nervo axilar.[13,14]

O diagnóstico correto se baseia em dois pontos: uma anamnese detalhada que permita determinar o mecanismo e identificar os pontos de maior probabilidade de lesão e uma exploração física completa que permita descartar lesão nervosa combinada. O conhecimento adequado da anatomia do ombro e de sua relação com o nervo axilar é fundamental.[6,11,18] A suspeita clínica deve ser confirmada mediante estudos eletrodiagnósticos (EED) e deve-se considerar a necessidade de realizar estudos de imagem para avaliar lesões osteoarticulares. Os diagnósticos diferenciais a serem descartados são: radiculopatia C5-C6, lesão alta do plexo braquial (raízes C5 e C6), lesão do tronco posterior do plexo braquial, síndrome de Personage-Turner e síndrome do espaço quadrangular.[14,19]

Na exploração física, o colo, o ombro e a extremidade superior devem ser examinados na busca de sinais que orientem outros diagnósticos diferenciais. Durante a inspeção se avalia a presença de equimose, hematomas, deformidades, massas ou atrofia da musculatura do ombro (quando já passaram semanas depois do trauma). Na palpação podem ser localizados pontos dolorosos que podem identificar comprometimentos osteoarticulares ou ligamentares subjacentes.[20]

Deve-se avaliar a mobilidade passiva na busca de limitações nos arcos de movimento do ombro. Na mobilidade ativa contra resistência se avalia a força muscular do músculo redondo menor (rotação externa) e do músculo deltoide (flexão, abdução e extensão do ombro). É importante lembrar que, nos casos crônicos, a atrofia muscular que respeita a porção posterior do deltoide e do redondo menor é de localização distal ao espaço quadrangular.[3,11,20] As provas de extensão e de abdução-rotação interna permitem avaliar a função isolada do músculo deltoide, eliminando os movimentos compensatórios dos músculos sinérgicos (Fig. 29-5).[21]

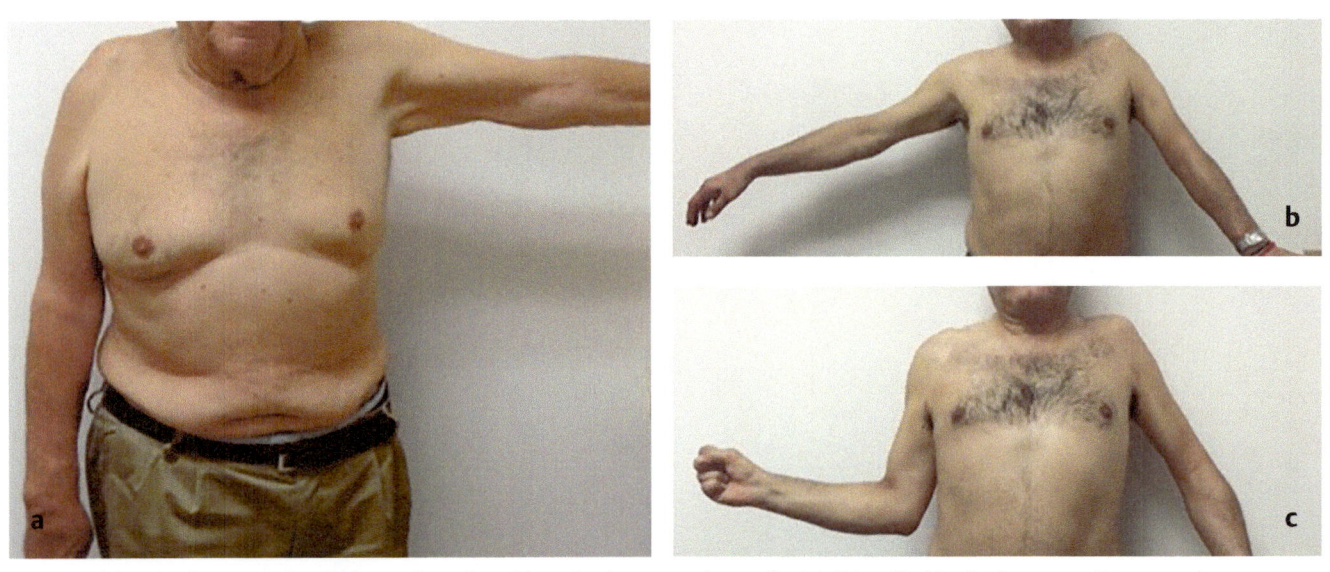

Fig. 29-4 (**a**) Lesão do nervo axilar direito por luxação: subluxação glenoumeral e atrofia deltóidea. (**b,c**) Lesão do nervo axilar esquerdo por contusão: (**b**) perda da abdução e (**c**) rotação externa do ombro.

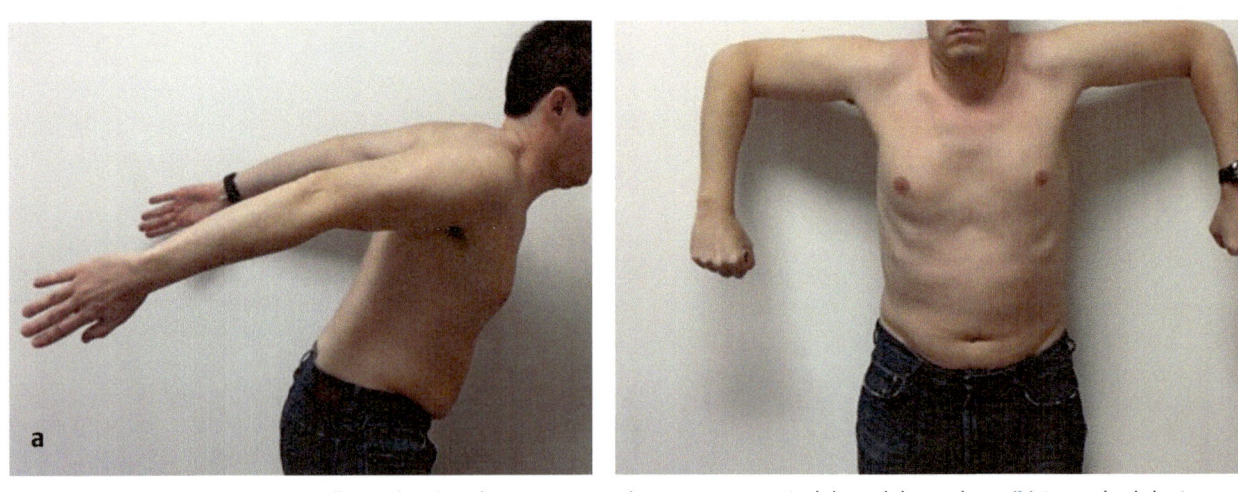

Fig. 29-5 (**a**) Teste de extensão (*swallow-tail test*): inclinação anterior do tronco e extensão bilateral dos ombros. (**b**) Prova de abdução e rotação interna: abdução ativa dos ombros em rotação interna e com flexão dos cotovelos; se existe incapacidade, o examinador coloca passivamente a extremidade nesta posição e solicita ao paciente que a mantenha.

Na avaliação da sensibilidade do nervo axilar, os achados podem não mostrar alterações importantes pela possibilidade de superposição de outros territórios de inervação sensitivos das raízes do plexo cervical (C3-C4).[7]

Estudos de Imagem

Em pacientes com antecedentes de trauma e suspeita clínica de lesão aguda isolada do nervo axilar, a utilidade dos estudos de imagem está limitada à avaliação das estruturas musculoesqueléticas que formam a união escapuloumeral. Para esse objetivo, os estudos de radiologia simples permitem avaliar luxações da articulação glenoumeral e fraturas proximais do úmero, o que é muito útil para o planejamento dos tratamentos ortopédicos (Fig. 29-6).[11]

Nos últimos anos foram descritas a utilidade do ultrassom na avaliação das lesões do nervo axilar e a sua correlação com os achados cirúrgicos. Contudo, por ser operador-dependente, essa modalidade de estudo está susceptível a falsos positivos ou falsos negativos.[22]

Na avaliação de lesões crônicas do nervo axilar, a ressonância magnética sustenta o diagnóstico clínico identificado e incrementa a intensidade do sinal dos músculos deltoide e redondo menor produzido pela denervação (Fig. 29-6). É também possível avaliar a região do espaço quadrangular na busca de alterações anatômicas ou massas que comprimam o nervo, além de permitir avaliar os tecidos moles adjacentes e os componentes articulares para descartar patologia associada.[23,24]

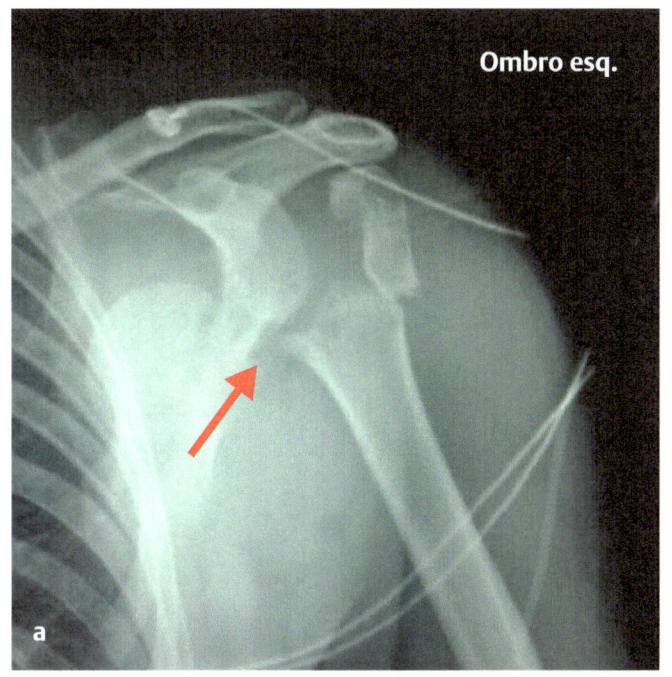

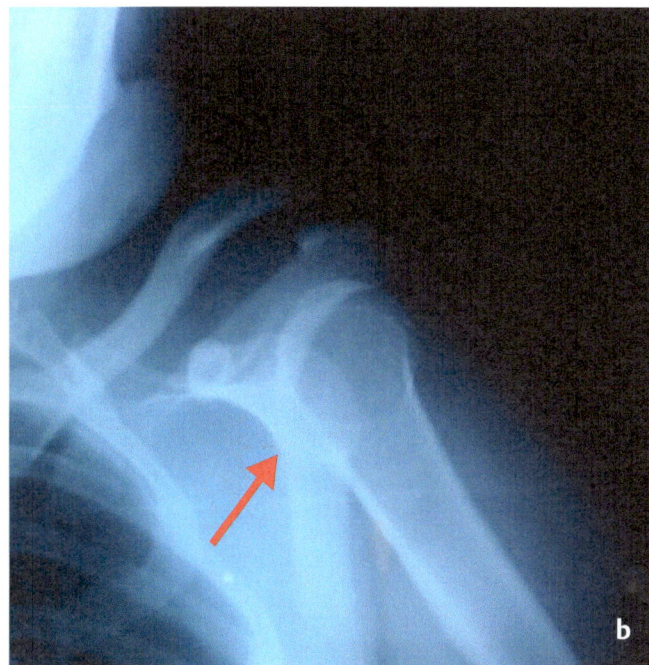

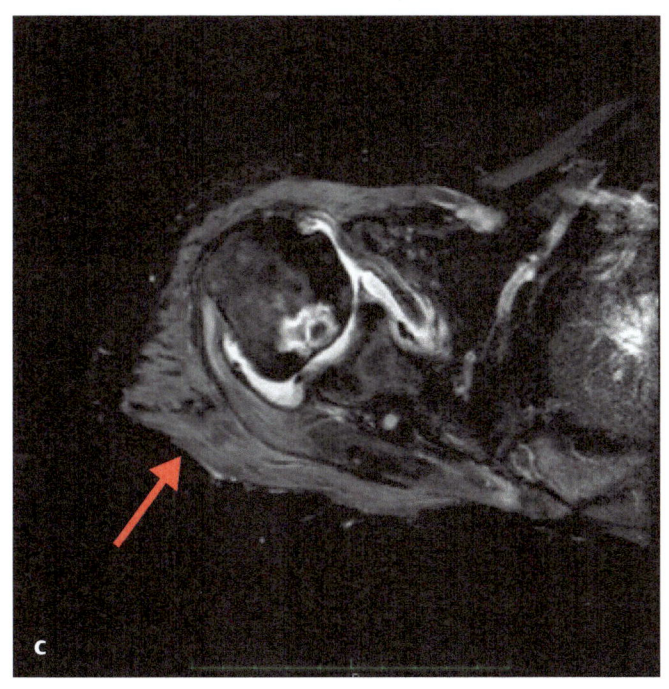

Fig. 29-6 (a,b) Radiografia simples do ombro esquerdo: (a) Fratura proximal do úmero e (b) luxação glenoumeral (setas).
(c) Ressonância magnética do ombro direito com lesão do nervo axilar: hiperintensidade do músculo deltoide pela denervação (seta).

Estudos Eletrodiagnósticos

Todo paciente com suspeita clínica de lesão do nervo axilar deve ser avaliado com EED, que inclui estudos de condução nervosa (ECN) sensitiva e motora e a eletromiografia (EMG). Essas técnicas permitem diferenciar lesões isoladas do nervo axilar de lesões combinadas do plexo braquial. Como regra geral, a primeira avaliação com EED está indicada após transcorrer a terceira semana da lesão, tempo em que é possível estabelecer a gravidade, uma vez que se completa o processo de degeneração walleriana. Os achados dependerão da gravidade (grau de lesão), do tipo de lesão (desmielinizante ou axonal) e do tempo de evolução.[24,25]

Nos ECN avalia-se a função motora do nervo axilar por meio do estímulo no ponto de Erb e o registro do potencial de ação muscular composto (PAMC) no músculo deltoide. Os achados característicos, quando existe mielinopatia (neuropraxia), são incrementos na latência distal, diminuição na velocidade de condução e bloqueio de condução do PAMC. Por outro lado, quando o comprometimento é axonal (axonotmese ou neurotmese) pode existir diminuição na velocidade de condução e na amplitude do PAMC (Fig. 29-7).[26]

Durante a avaliação do músculo deltoide pela EMG é possível encontrar atividade irritativa durante a fase de inserção da agulha. Na fase de repouso pode-se observar atividade espontânea em forma de ondas agudas positivas e fibrilações,

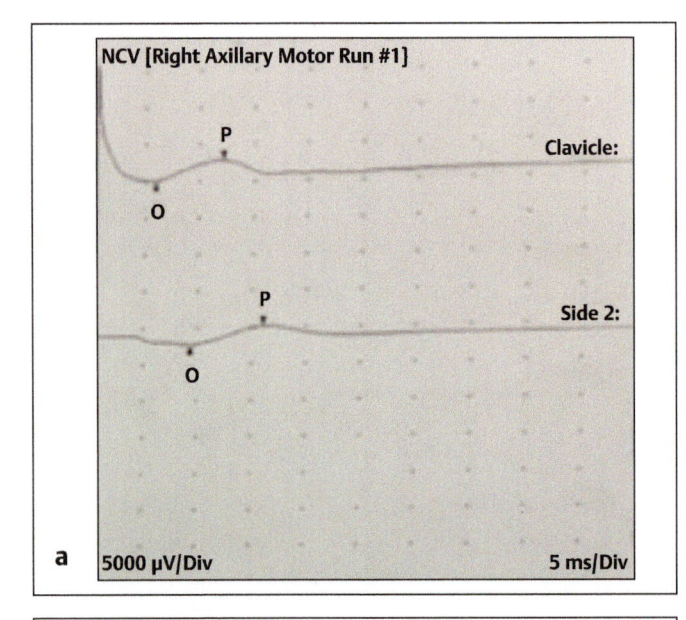

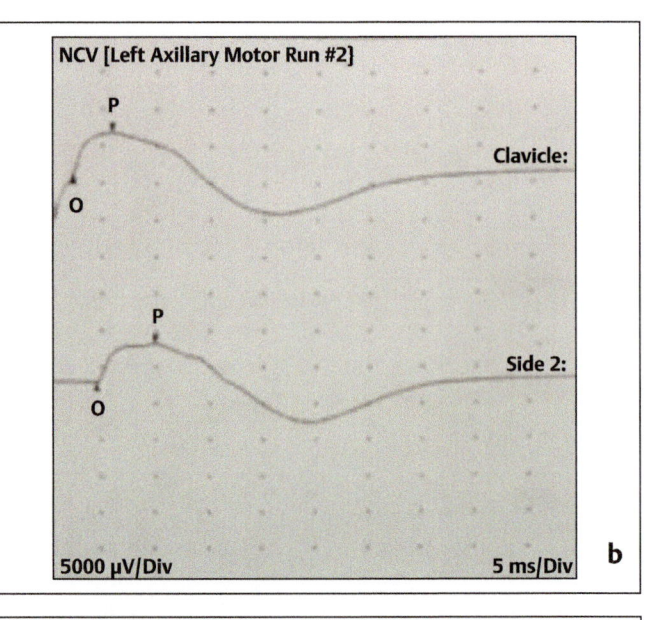

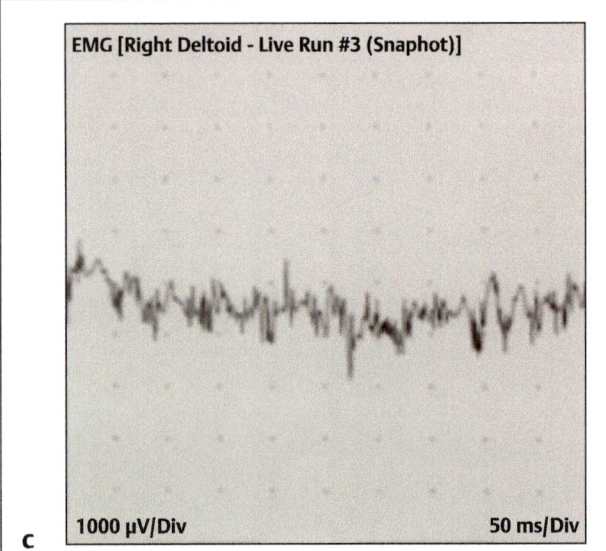

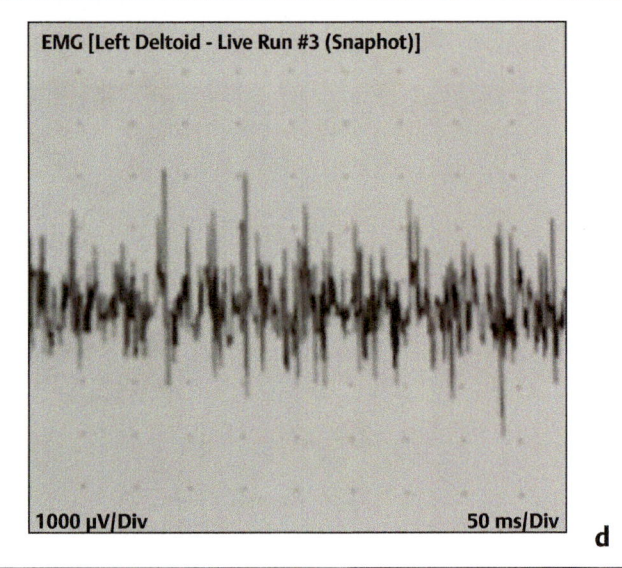

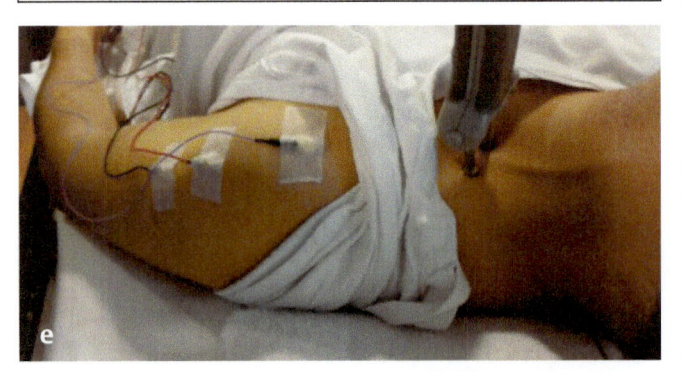

Fig. 29-7 Lesão isolada do nervo axilar direito: (**a**,**b**) Estudos de condução nervosa motora. (**a**) Lesão: redução de amplitude do potencial de ação muscular e incremento na velocidade de condução e latência e (**b**) contralateral normal. (**c**,**d**) Eletromiografia: (**c**) Redução do padrão de interferência e amplitude do potencial muscular e (**d**) contralateral normal. (**e**) Estudo de condução nervosa motora. Estimulação no ponto de Erb e registro sobre a superfície do músculo deltoide.

achados que traduzem um comprometimento axonal na etapa aguda da lesão. Nessa etapa, as fases de contração evidenciam diminuição no recrutamento de unidades motoras por denervação com diminuição do padrão de interferência. Se a lesão é crônica observam-se potenciais polifásicos de amplitude variável como resultado do desenvolvimento de surtos axonais colaterais pela remielinização e reinervação.[27]

Em conjunto, os ECN e EMG permitem confirmar o diagnóstico clínico da lesão e avaliar o curso evolutivo mediante estudos seriados durante os primeiros 3 a 4 meses. Nessa época, os EED associados à clínica são úteis para determinar a necessidade de exploração cirúrgica no caso de existir dados de reinervação.[28]

TRATAMENTO

Durante a fase aguda, toda lesão ligamentar ou osteoarticular deve ser tratada. Cerca de 80% das lesões do nervo axilar são por neuropraxia ou axonotmese, isso quer dizer que, podem resolver-se espontaneamente. Entretanto, essa evolução benigna não é uma regra, pois cerca de 20% dos casos não recuperam a função espontaneamente, mantendo um déficit permanente.[8]

Manejo Conservador

A maioria das lesões pode ser tratada de maneira conservadora, utilizando terapia física e eletroestimulação. Se os EED revelam lesão completa ou incompleta, o paciente deve ser avaliado periodicamente até o terceiro ou quarto mês após a lesão. Após esse tempo, se a lesão for por neuropraxia ou axonotmese, poderá existir recuperação, em razão da curta extensão do nervo desde a sua origem até o músculo-alvo. O tratamento conservador deve incluir um programa de reabilitação física com atenção às amplitudes dos movimentos passivos e ativos, além do fortalecimento do manguito rotador, músculo deltoide e o restante da musculatura periescapular. As contraturas do ombro devem ser evitadas, pois a limitação da mobilidade de origem articular pode afetar o prognóstico funcional apesar de uma regeneração nervosa adequada. Os resultados do tratamento conservador são favoráveis na maioria dos casos, apresentando recuperação da função nos primeiros 6 a 12 meses, mesmo nas lesões completas, muitas vezes com recuperação da força igual ou maior a M4 (escala do British Medical Research Council – BMRC).[21]

Manejo Cirúrgico

Nos casos em que não existam dados de reinervação clínica ou elétrica, após 3 ou 4 meses, é recomendada exploração cirúrgica, preferencialmente antes de decorridos 6 meses desde a lesão.

A técnica cirúrgica empregada dependerá dos achados intraoperatórios (gravidade, tipo e extensão da lesão) e sempre será realizada segundo os princípios das técnicas microcirúrgicas.

Nas lesões por compressão sem interrupção da anatomia externa do tronco nervoso e, havendo tecido cicatricial perineural, está indicada a neurólise externa do nervo axilar como procedimento único. Se, após a neurólise, for possível obter-se a condução de potencial de ação (PA) nervoso intraoperatório através da lesão, pode-se esperar por melhora igual ou maior a M3 em até 79% dos casos. As técnicas de reconstrução para restaurar a função do nervo axilar, quando existe neuroma em continuidade que não conduz o PA ou quando existe interrupção do tronco nervoso, são a neurorrafia direta, a reconstrução com enxertos e a transferência nervosa de um ramo do tríceps (nervo radial) ao nervo axilar.[13,21,29]

A neurorrafia direta está limitada às lesões por laceração produzidas por objetos cortantes e devem ser realizadas na fase aguda. Os resultados são favoráveis em decorrência da estrutura monofascicular do nervo e da sua proximidade com os órgãos-alvo.[13,15,21,30]

Na reconstrução com enxertos se utiliza o nervo sural, em uma extensão dependente do espaço entre os cotos proximal e distal. Para expor o nervo axilar se utiliza o acesso anterior infraclavicular ao plexo braquial. Identifica-se a artéria axilar e, posterior a esta, localiza-se o cordão posterior, que é dissecado distalmente até o ponto em que o cordão se divide em nervos axilar e radial. Dependendo da extensão da lesão pode ser necessário realizar um acesso posterior que permita a exposição da porção distal do nervo axilar. Para tal se realiza uma incisão seguindo a borda posterior do músculo deltoide, identificando os ramos terminais do nervo axilar e seguindo-os proximalmente até a bifurcação do nervo, o que permite localizar o extremo distal da lesão. O segmento lesionado é ressecado e a reconstrução com enxertos é realizada. Ao término do procedimento é necessário manter o membro superior imobilizado por ao menos 3 semanas, tempo em que se consolida a coaptação terminoterminal.[31,32]

A neurotização do nervo axilar consiste em transferir o ramo da cabeça longa do tríceps (nervo radial) para a divisão anterior do nervo axilar (Fig. 29-8). Os nervos são acessados por via posterior por meio de incisão longitudinal no terço proximal do braço. As cabeças do músculo tríceps são identificadas e o nervo radial é localizado dentro do espaço triangular. Um dos ramos para o tríceps (geralmente o correspondente à

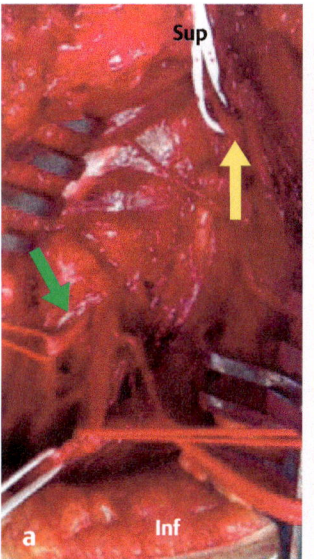

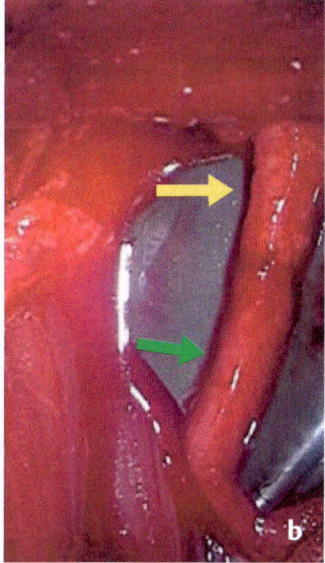

Fig. 29-8 Neurotização do nervo axilar com ramo da cabeça longa do tríceps. (**a**) Nervo axilar no espaço quadrangular (seta amarela) e ramo da cabeça longa do tríceps (seta verde), (**b**) transferência nervosa realizada. Sup, superior; Inf, inferior.

porção longa) é identificado e dissecado o mais distalmente possível. Em seguida se completa a dissecção proximalmente até a borda posterior do músculo deltoide, inferior ao qual se localiza a borda superior do músculo redondo maior e, cranialmente a este, identifica-se o espaço quadrangular que contém o nervo axilar e os vasos circunflexos umerais posteriores. O nervo axilar (ramo anterior) é dissecado proximalmente e seccionado. O ramo para a cabeça longa do tríceps é então coaptado ao ramo anterior do nervo axilar de forma terminoterminal, sem tensão. À semelhança da reconstrução com enxertos, é necessária uma imobilização pós-operatória do membro superior operado pelo período de 3 a 4 semanas.[30,33] As vias de acesso anterior e axilar também foram descritas para a realização dessa neurotização.[34,35]

RESULTADOS

A reconstrução nas lesões isoladas do nervo axilar apresenta melhores resultados comparados com a reconstrução feita em lesões combinadas do plexo braquial.[36]

Tradicionalmente, o tratamento cirúrgico consiste na reconstrução com enxertos de nervo sural, com melhoria na força do músculo deltoide (> M3) de 73 a 100% dos pacientes. O êxito deste procedimento depende da carga axonal fornecida pelo coto proximal do nervo axilar, da extensão do enxerto, da precocidade da cirurgia e da extensão distal da lesão. Deve ser lembrado que a retirada do enxerto pode ser causa de morbidade, mas geralmente é bem tolerada.[31,36,37]

Existem potenciais doadores para transferir ao nervo axilar: raízes de C5, C6, C7 ipsilaterais, C7 contralateral, cordões posteriores e mediais, nervo acessório, nervos intercostais, nervo frênico e nervo peitoral medial. No entanto, quando a função do nervo radial está conservada e considerando a proximidade com os músculos efetores, o doador mais recomendado é um dos ramos para o músculo tríceps. Embora a reconstrução do nervo axilar permita a inclusão de suas duas divisões, em geral se reinerva somente a divisão anterior. A divisão posterior contribui com 20% da mobilidade do ombro, enquanto, na reinervação do ramo anterior, permite que uma mobilidade e força adequadas (> M3) sejam alcançadas em até 90% dos casos.[37] Outros fatores a considerar para a obtenção de resultados favoráveis com esta técnica são a função sinérgica do nervo doador, a menor dificuldade técnica no procedimento (acesso único) e a possibilidade de realização da técnica em pacientes com períodos mais prolongados desde a lesão. Esse último ponto em geral é um efeito negativo na reconstrução de enxertos.[7]

PROGNÓSTICO

Em geral, as lesões isoladas do nervo axilar têm bom prognóstico por diversos fatores. Em primeiro lugar, o nervo tem trajetória curta desde a sua origem até a sua bifurcação, o que facilita o processo de regeneração, reduzindo a probabilidade de mudanças irreversíveis na placa motora. Em segundo lugar, a maioria das lesões é por neuropraxia ou axonotmese, o que significa que a estrutura anatômica externa do tronco nervoso está mantida. Esses dois fatores favorecem a reinervação com retorno espontâneo da função em um intervalo curto de tempo.

No contexto cirúrgico os principais fatores que determinam a evolução de uma lesão isolada do nervo axilar são:

1. O tempo transcorrido entre a lesão e o diagnóstico.
2. A cirurgia oportuna (antes dos 6 meses).

Quando o diagnóstico é rápido e a exploração cirúrgica é precoce, existem maiores possibilidades de retorno na função, independentemente da técnica utilizada. A estrutura interna monofascicular do nervo nas proximidades do espaço quadrangular (lugar mais frequente de lesão) confere ao nervo axilar menor risco de desajuste na reconstrução, o que reduz a probabilidade de resultados indesejados.[32,38] É necessário considerar que a associação com lesões complexas osteoarticulares do ombro tem efeito negativo nos resultados da reconstrução neural.[32]

A função do ombro requer complexa interação entre o músculo deltoide e os componentes do manguito rotador. Na ausência de função normal do músculo deltoide o ombro se fatiga facilmente, limitando as atividades cotidianas do paciente. Por esse motivo, na ausência de adequada função do nervo axilar, a mobilidade do ombro pode ser alterada por potenciais rompimentos do manguito rotador.[36]

Concluindo, em todo traumatismo do ombro deve-se pensar na possibilidade de lesão associada do nervo axilar. Essa lesão pode ser confirmada com adequadas avaliações clínica e eletrofisiológica. Uma vez feito o diagnóstico, recomenda-se iniciar o tratamento o mais breve possível e acompanhar de perto a evolução com avaliações seriadas até o 4º mês após a lesão para determinar a necessidade de exploração cirúrgica no caso de não existir nenhum outro dado indicativo de reinervação.

REFERÊNCIAS BIBLIOGRÁFICAS

1. Siqueira MG, Martins RS. Anatomia cirúrgica das vias de acesso aos nervos periféricos. Rio de Janeiro: Di Livros Editora; 2006.
2. Maniker AH. Operative exposures in peripheral nerve surgery. New York: Thieme; 2005.
3. Russell S. Examination of peripheral nerve injuries: an anatomical approach. 2nd ed. New York: Thieme; 2015.
4. Kline DG, Hudson AR, Kim DH. Atlas of peripheral nerve surgery. 2nd ed. Philadelphia: Saunders; 2001.
5. Aszmann OC, Dellon AL. The internal topography of the axillary nerve: an anatomic and histologic study as it relates to microsurgery. Journal of Reconstructive Microsurgery 1996;12:359-63.
6. Safran MR. Nerve injury about the shoulder in athletes: Suprascapular nerve and axillary nerve. American Journal of Sports Medicine 2004;32:803-19.
7. Domínguez-Páez M, Socolovsky M, di Masi G, Arráez-Sánchez MÁ. Lesiones traumáticas aisladas del nervio axilar: Experiencia en 4 casos de transferencia nerviosa radial y revisión de la literatura. Neurocirugia 2012;23:226-33.
8. Hems TEJ, Mahmood F. Injuries of the terminal branches of the infraclavicular brachial plexus: Patterns of injury, management and outcome. Journal of Bone and Joint Surgery (British Volume) 2012;94:799-804.
9. Rochwerger A, Benaim LJ, Tolédano E, Samson P, Legré R. Réparations chirurgicales du nerf axillaire: Résultats à cinq ans de recul. Chirurgie de La Main 2000;19:31-5.
10. Degeorges R, Lebellec Y, Alnot J-Y. Facteurs pronostiques de la chirurgie du nerf axillaire. Revue de Chirurgie Orthopédique et Réparatrice de L'appareil Moteur 2004;90:103-10.

11. Steinmann SP, Moran EA. Axillary nerve injury: Diagnosis and treatment. Journal of the American Academy of Orthopaedic Surgeons 2001;9:328-35.
12. Tubbs RS, Tyler-Kabara EC, Aikens AC, Martin JP, Weed LL, Salter EG et al. Surgical anatomy of the axillary nerve within the quadrangular space. Journal of Neurosurgery 2005;102:912-4.
13. Kline DG, Kim DH. Axillary nerve repair in 99 patients with 101 stretch injuries. Journal of Neurosurgery 2003;99:630-6.
14. Perlmutter GS, Apruzzese W. Axillary nerve injuries in contact sports: recommendations for treatment and rehabilitation. Sports Medicine 1998;26:351-61.
15. Lee S, Saetia K, Saha S, Kline DG, Kim DH. Axillary nerve injury associated with sports. Neurosurgical Focus 2011;31:E10.
16. Gurushantappa PK, Kuppasad S. Anatomy of axillary nerve and its clinical importance: A cadaveric study. Journal of Clinical and Diagnostic Research: JCDR 2015;9:AC13-7.
17. Haninec P, Mencl L, Bačinský P, Kaiser R. Serious axillary nerve injury caused by subscapular artery compression resulting from use of backpacks. Journal f Neurological Surgery 2013;74 Suppl 1:e225-8.
18. Uno A, Bain GI, Mehta JA. Arthroscopic relationship of the axillary nerve to the shoulder joint capsule: An anatomic study. Journal of Shoulder and Elbow Surgery 1999;8:226-30.
19. Vitanzo Jr PC, Kenneally BE. Diagnosis of isolated axillary neuropathy in athletes: Case studies. Journal Of Musculoskeletal Medicine 2009;26:307.
20. Campbell WW. Evaluation and management of peripheral nerve injury. Clinical Neurophysiology 2008;119:1951-65.
21. Mitchell JJ, Chen C, Liechti DJ, Heare A, Chahla J, Bravman JT. Axillary nerve palsy and deltoid muscle atony. JBJS Reviews 2017;5:e1.
22. Gruber H, Peer S, Gruber L, Loescher W, Bauer T, Loizides A. Ultrasound imaging of the axillary nerve and its role in the diagnosis of traumatic impairment. Ultraschall In Der Medizin 2014;35:332-8.
23. Rezzouk J, Farlin F, Boireau P, Fabre T, Durandeau A. La prise en charge des lésions traumatiques du nerf axillaire: À propos de 83 cas opérés. Chirurgie de la Main 2003;22:73-7.
24. Tuckman GA, Devlin TC. Axillary nerve injury after anterior glenohumeral dislocation: MR findings in three patients. American Journal of Roentgenology 1996;167:695-7.
25. Rodríguez-Aceves CA, Domínguez-Páez M. Electrodiagnostic pre-, intra- and postoperative evaluations. In: Socolovsky M, Rasulic L, Midha R, Garozzo D, editors. Manual of peripheral nerve surgery: from the basics to complex procedures. New York: Thieme; 2017.
26. Westphal T, Woischnik S, Adolf D, Feistner H, Piatek S. Axillary nerve lesions after open reduction and internal fixation of proximal humeral fractures through an extended lateral deltoid-split approach: Electrophysiological findings. Journal of Shoulder and Elbow Surgery 2017;26:464-71.
27. Freedman M, Helber G, Pothast J, Shahwan TG, Simon J, Sher L. Electrodiagnostic evaluation of compressive nerve injuries of the upper extremities. Orthopedic Clinics of North America 2012;43:409-16.
28. Williams FH, Kumiga B. Less common upper limb mononeuropathies. PM & R: The Journal Of Injury, Function, And Rehabilitation 2013;5:S22-30.
29. Bonnard C, Anastakis DJ, van Melle G, Narakas AO. Isolated and combined lesions of the axillary nerve. A review of 146 cases. Journal of Bone and Joint Surgery (British Volume) 1999;81:212-7.
30. Terzis JK, Barmpitsioti A. Axillary nerve reconstruction in 176 posttraumatic plexopathy patients. Plastic and Reconstructive Surgery 2010;125:233-47.
31. Baltzer HL, Kircher MF, Spinner RJ, Bishop AT, Shin AY. A comparison of outcomes of triceps motor branch-to-axillary nerve transfer or sural nerve interpositional grafting for isolated axillary nerve injury. Plastic and Reconstructive Surgery 2016;138:256e-264e.
32. Okazaki M, Al-Shawi A, Gschwind CR, Warwick DJ, Tonkin MA. Outcome of axillary nerve injuries treated with nerve grafts. Journal of Hand Surgery (European Volume) 2011;36:535-40.
33. Leechavengvongs S, Witoonchart K, Uerpairojkit C, Thuvasethakul P, Leechavengvongs S, Uerpairojkit C, et al. Nerve transfer to deltoid muscle using the nerve to the long head of the triceps, part I: an anatomic feasibility study. Journal of Hand Surgery 2003;28:628-32.
34. Bertelli JA, Kechele PR, Santos MA, Duarte H, Ghizoni MF. Axillary nerve repair by triceps motor branch transfer through an axillary access: Anatomical basis and clinical results. Journal of Neurosurgery 2007;107:370-7.
35. Jerome JTJ, Rajmohan B. Axillary nerve neurotization with the anterior deltopectoral approach in brachial plexus injuries. Microsurgery 2012;32:445-51.
36. Wheelock M, Clark TA, Giuffre JL. Nerve transfers for treatment of isolated axillary nerve injuries. Plastic Surgery 2015;23:77-80.
37. Chen WA, Schippert DW, Daws SB, Koman LA, Li Z. Surgical algorithm and results of isolated traumatic axillary nerve injuries. Journal of Reconstructive Microsurgery 2016;32:208-14.
38. Galvin JW, Eichinger JK. Outcomes following closed axillary nerve injury: A case report and review of the Literature. Military Medicine 2016;181:e291-7.

LESÕES DO NERVO MUSCULOCUTÂNEO

CAPÍTULO 30

Mario G. Siqueira ▪ Luciano Foroni

INTRODUÇÃO

A disfunção do nervo musculocutâneo (NMC) geralmente está associada à lesão por tração do plexo braquial, pois, como este nervo é bem protegido no interior da axila e no braço, sua lesão isolada é rara.[1,2] Em uma série de 14.000 lesões de nervos ocorridas durante a II Grande Guerra, as lesões do NMC compreenderam menos de 2% dos casos.[2] Os poucos casos de mononeuropatia do NMC relatados na literatura ocorreram primariamente em adultos. As causas mais frequentes foram traumatismos diretos; movimentos repetitivos de arremessadores de beisebol *(pitchers)* e de futebol americano *(quarterbacks)*;[3-5] hipertrofia muscular dos fisiculturistas;[6,7] atividade física extenuante, trauma na região anterior do ombro e em consequência de lesão iatrogênica, seja pelo posicionamento inadequado do paciente na mesa cirúrgica ou por lesão direta do nervo durante o procedimento cirúrgico.[2,8-15] Existe relato na literatura de lesão bilateral do NMC consequente à queda de prancha de madeira sobre o paciente, com impacto direto no aspecto anterossuperior de ambos os ombros.[16]

ASPECTOS ANATÔMICOS

O NMC recebe fibras nervosas sensitivas e motoras das raízes cervicais C5 e C6, podendo, em alguns casos, haver mínima contribuição de C7.[14] Origina-se da bifurcação terminal do cordão lateral do plexo braquial, ao nível da borda inferior do músculo peitoral menor, na região infraclavicular (Fig. 30-1), acima e lateral ao nervo mediano e artéria axilar.[17] Em seguida direciona-se caudal e lateralmente, seguindo o curso da terceira porção da artéria axilar e entra no aspecto anterior do braço, emitindo um ou mais ramos para o músculo coracobraquial.[18] Em seguida, cruza o tendão do músculo subescapular e, cerca de 3 a 8 centímetros posterior ao processo coracoide, penetra no músculo coracobraquial, na região do tendão do músculo grande dorsal.[2,5,14,18] O NMC atravessa o músculo coracobraquial para depois cursar distalmente, de forma oblíqua, no plano entre os músculos bíceps e braquial, que também recebem inervação motora do NMC (Fig. 30-2). Depois de fornecer inervação motora ao músculo braquial, o NMC passa a ser exclusivamente sensitivo e, próximo à fossa antecubital, cerca de 2 a 5 centímetros proximal ao cotovelo, emerge entre os músculos bíceps e braquial e passa a ser denominado nervo cutâneo lateral do antebraço.[17] Esse nervo perfura a fáscia do braço, lateral ao tendão do músculo bíceps e medial e profundo à veia cefálica. Desse ponto

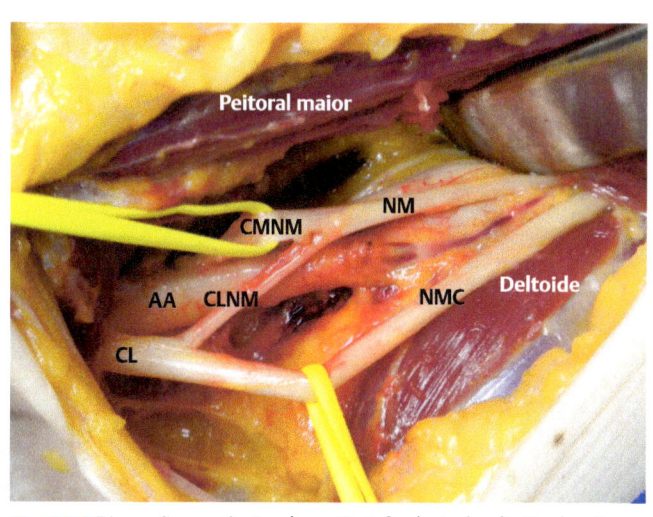

Fig. 30-1 Dissecção anatômica da região infraclavicular direita da origem do nervo musculocutâneo (NMC) a partir do cordão lateral (CL).
AA, artéria axilar; CLNM, contribuição lateral para o nervo mediano; CMNM, contribuição medial para o nervo mediano; NM, nervo mediano.

dirige-se lateralmente e divide-se em dois ramos terminais, anterior e posterior. O ramo anterior segue anterior à veia cefálica para a face anterior do antebraço, enquanto o ramo posterior segue mais lateralmente. Ambos terminam em pequenos ramos na pele da região anterolateral do antebraço que cursam no tecido subcutâneo para fornecer inervação sensitiva à pele do aspecto lateral do antebraço, desde o cotovelo até o limite proximal da eminência tenar.[18] Conforme mencionado, o NMC supre, do ponto de vista motor, os músculos anteriores do braço: o coracobraquial, ambas as cabeças do bíceps e a maior parte do músculo braquial. Envia ainda ramos articulares para as articulações do cotovelo e carpo, além de fibras para o úmero.

Brandt e Mackinnon observaram, em 21 cadáveres, a existência de dois ramos para o músculo coracobraquial, em média com origem 28 centímetros proximal ao epicôndilo medial, dois ramos para o bíceps com origem em torno de 18 centímetros proximal ao epicôndilo medial e, geralmente, um ramo para o braquial, que se origina 13,5 centímetros proximal ao epicôndilo medial.[19] O número de fibras mielinizadas encontrado proximalmente ao ramo motor para o bíceps foi em torno de 14.000 fibras e no ramo cutâneo foi de aproximadamente 6.900 fibras. Nos mesmos níveis foi observada a

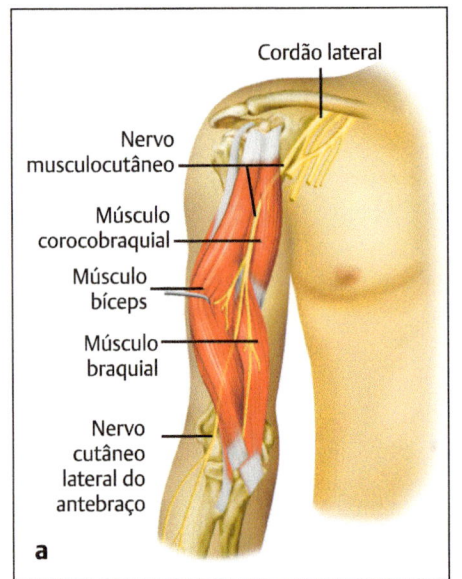

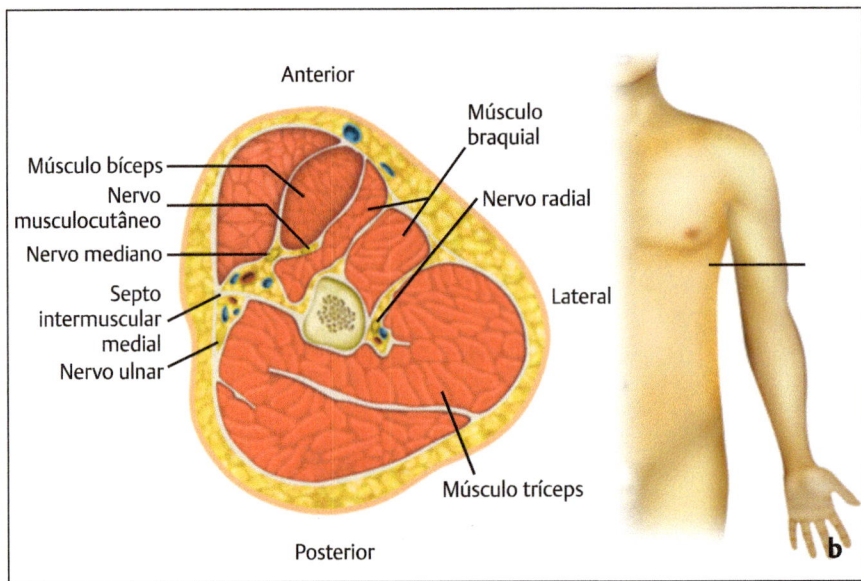

Fig. 30-2 (**a**) Desenho demonstrando o trajeto e os músculos inervados pelo nervo musculocutâneo. (**b**) Desenho de corte transverso do braço em seu terço médio, demonstrando a posição do nervo musculocutâneo.

existência de 6 e 5 fascículos, respectivamente. Outra observação interessante foi a possibilidade de dissecção dos ramos motores para os músculos bíceps e braquial, no interior do tronco do NMC por distâncias de até 10 centímetros.

Dissecando 24 cadáveres sem fixação, Yang *et al.* verificaram que o ponto de saída do ramo motor mais proximal para inervação do bíceps posicionava-se, em média, 12,2 centímetros distal ao processo coracoide.[20] Em 20 espécimes havia somente um ramo motor primário para o bíceps, com comprimento médio de 9 milímetros, que se bifurcava em dois ramos, uma para cada cabeça do músculo (Fig. 30-3). Em dois espécimes havia dois ramos motores primários originando-se do tronco do NMC. O ramo proximal inervava a cabeça curta do bíceps e o ramo distal, a cabeça longa. A distância média entre os dois ramos primários foi de 2,6 centímetros. Em outros dois espécimes foi identificado um terceiro tipo de ramificação do ramo primário motor para o bíceps. Existia um ramo primário que, de forma semelhante ao primeiro tipo, bifurcava-se em dois ramos secundários para inervar as duas cabeças do bíceps e havia um ramo motor primário adicional. Esse segundo ramo originava-se aproximadamente 8,5 centímetros do primeiro e inervava a porção distal do bíceps, em sua cabeça comum. Com relação ao ramo motor para inervar o músculo braquial, sua saída do tronco principal do NMC ocorreu a uma distância média de 17 centímetros do processo coracoide e apresentava comprimento médio de 3,4 centímetros. Em um dos espécimes dois ramos primários para o músculo braquial foram identificados separados por uma distância de 1,5 centímetros. As distâncias nas quais fascículos motores independentes puderam ser dissecados proximalmente no interior do NMC variaram de 0,9 a 10,3 centímetros, com média de 4,4 centímetros para os fascículos motores para o músculo bíceps e de 5,3 centímetros para os fascículos motores para o músculo braquial.

Chiarapattanakom *et al.* estudaram os ramos primários motores do NMC para os músculos bíceps e braquial em 112 cadáveres formolizados e chegaram aos seguintes resultados:[21]

- O ramo para o músculo bíceps geralmente origina-se do NMC distal ao músculo coracobraquial, cerca de 13 centímetros desde o acrômio. Geralmente existe um ramo primário que depois se divide para suprir as duas cabeças do músculo (62% dos casos). Em número menor de casos (33%) ocorrem dois ramos primários, um para cada cabeça do bíceps, sendo que o ramo mais proximal sempre supre a cabeça curta do músculo. De forma menos frequente (5%) podem existir três ramos primários, sendo que o terceiro geralmente é bem delgado. O comprimento médio do nervo para o bíceps foi de 2,5 centímetros.

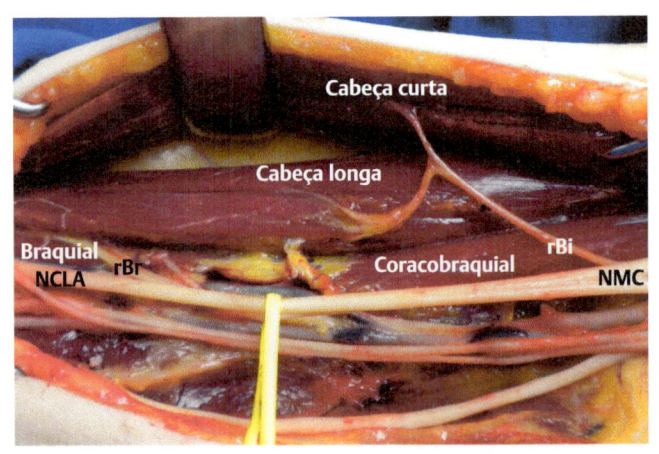

Fig. 30-3 Dissecção anatômica do nervo musculocutâneo (NMC) no braço direito com seus ramos para o músculo bíceps (rBi) e para o músculo braquial (rBr). Observe a divisão do ramo para o bíceps para suprir as cabeças curta e longa do músculo. Após fornecer o ramo para o músculo braquial, o nervo musculocutâneo recebe o nome de nervo cutâneo lateral do antebraço (NCLA) e passa a ser essencialmente sensitivo.

- O ramo para o músculo braquial originava-se cerca de 4,0 centímetros distal ao ramo para o bíceps e apresentava uma distância média do acrômio de 17,5 centímetros. Em 92% dos casos era um ramo único e nos casos restantes havia dois ramos primários.
- Os grupos de fascículos dos nervos para os músculos bíceps e braquial e para o nervo cutâneo lateral do antebraço apresentaram posicionamento constante, de lateral para medial. Contudo, a quantidade e o padrão topográfico dos fascículos de cada ramo modificavam-se a cada nível. O grupo de fascículos do nervo para o músculo bíceps foi identificado como entidade anatômica distinta com extensão média de 6,3 centímetros, proximal ao ponto de saída do nervo principal. No ramo para o músculo braquial esse padrão de individualização fascicular apresentou extensão média de 9,7 centímetros.

Com base na dissecção de 12 cadáveres e nos achados de 69 cirurgias, Macchi *et al.* observaram que o comprimento médio do NMC desde sua origem até o ponto de entrada no músculo coracobraquial é de 6,7 centímetros, até o ponto de saída deste músculo é de 11,0 centímetros e até o ramo motor para o músculo bíceps é de 14,1 centímetros.[22] Quando as medidas foram realizadas desde o processo coracoide, os valores médios encontrados foram 2,9 centímetros até a origem do nervo, 7,7 cm até o ponto de entrada do coracobraquial, 11,6 cm até a saída deste músculo e 17 cm até o ramo motor para o bíceps.

O NMC tem trajeto relativamente curto e apresenta quatro pontos de fixação relativa: na entrada no músculo coracobraquial, na origem de seus ramos para o bíceps e braquial e em sua entrada no antebraço. Seu suprimento sanguíneo é robusto e origina-se a partir da artéria umeral circunflexa para o seu segmento proximal e da artéria braquial, mais distalmente.

O músculo coracobraquial origina-se do ápice do processo coracoide, sendo o menor dos músculos que se inserem nesta proeminência óssea da escápula. Os outros músculos são o peitoral menor e a cabeça curta do bíceps. O coracobraquial apresenta origem comum com a cabeça curta do bíceps no processo coracoide e também no septo intermuscular que se posiciona entre estes dois músculos. Sua inserção é feita através de um tendão achatado no meio da superfície medial do úmero, entre as origens do braquial e do tríceps. Geralmente único, o ramo motor para o coracobraquial origina-se antes do NMC penetrar no músculo, mas em 15% dos casos pode ramificar-se diretamente do cordão lateral.[17,23] Agindo na articulação glenoumeral, o coracobraquial flete e aduz o úmero, age como estabilizador da cabeça umeral (juntamente com o deltoide e a cabeça longa do tríceps) e auxilia na rotação interna do braço.[24] A cabeça curta do músculo bíceps origina-se da ponta do processo coracoide, enquanto a cabeça longa origina-se do tubérculo supraglenoide. Sua inserção se faz por tendão único na tuberosidade do rádio. Na sua inserção o tendão envia medialmente uma expansão, a aponeurose bicipital, que espessa a fáscia que reveste o músculo e ganha fixação na ulna. O músculo braquial origina-se do aspecto anterior do úmero e insere-se na tuberosidade da ulna. O bíceps e o braquial são fortes flexores da articulação do cotovelo. O músculo braquial é um flexor puro do cotovelo, enquanto o músculo bíceps é um flexor do cotovelo e supinador do antebraço.[2,25,26] Com o cotovelo fletido, o bíceps é o principal supinador do antebraço. O nervo radial supre parcialmente o músculo braquial. Na ausência de inervação pelo NMC, o segmento do músculo inervado pelo radial assume a função de um fraco flexor do cotovelo. Esses três músculos são ativados com a flexão e abdução do ombro e discretamente ativados com sua adução e rotação interna.[25,26] Com isso, colaboram na estabilização da articulação do ombro e mantêm a posição estática do braço. Na paralisia completa dos mesmos pode ocorrer discreta fraqueza de todos os movimentos do ombro.

As variações anatômicas do NMC não são raras:

A) O nervo pode originar-se do quarto nervo cervical, do tronco superior ou do nervo mediano.
B) Fibras originadas de C7 podem participar da constituição do nervo em 20% dos casos.
C) O nervo pode circundar o músculo coracobraquial, sem perfurá-lo, ou perfurar o bíceps.
D) Podem existir comunicações entre os nervos musculocutâneo e mediano.[2,6,23,27,28]

Essas comunicações são as variações anatômicas mais comuns do plexo braquial infraclavicular e sua frequência ocorre entre 12 e 36% dos indivíduos.[29-34] Diversas variações podem ocorrer: fibras conectando os dois nervos (variáveis em forma e nível), a raiz lateral do nervo mediano originando-se do nervo musculocutâneo, todas as fibras do nervo musculocutâneo originando-se da raiz lateral do nervo mediano e o nervo musculocutâneo estar ausente e as fibras para os músculos anteriores do braço originando-se do nervo mediano.[32,35,36] Essas comunicações podem ter significado clínico, pois, nas lesões dessas interconexões podem ocorrer manifestações mistas de comprometimento do musculocutâneo e do mediano e as lesões do NMC proximais a esses ramos podem provocar sintomas clínicos particulares e inesperados, como fraqueza dos músculos flexores do antebraço e tênares.[37,38]

MECANISMOS DE LESÃO

As mononeuropatias do NMC são incomuns, existindo poucos relatos na literatura. Na maioria dos casos a causa da lesão desse nervo é traumática e existe comprometimento concomitante do plexo braquial.[14]

Do ponto de vista biomecânico, a abdução forçada e a rotação externa do braço em seus graus mais amplos parece exercer papel importante no mecanismo patológico da lesão do NMC.[4] A área onde o nervo aparenta ser particularmente vulnerável às lesões por tração/estiramento é na passagem pelo músculo coracobraquial.[9] Uma teoria alternativa hipotetiza que o NMC possa ser estirado em nível mais cranial, quando cursa sobre a cabeça do processo coracoide.[39]

Três mecanismos traumáticos são descritos nas lesões do NMC:

- As **lesões por microtrauma**, também conhecidas como síndrome do túnel do NMC, geralmente são provocadas pela hipertrofia ou fortes contrações repetidas do músculo coracobraquial, o que pode provocar estiramento ou compressão do NMC no seu trajeto por este músculo. O uso exagerado e a hipertrofia dos músculos bíceps e braquial podem contribuir para desencadear essa síndrome compressiva.[40] O risco de compressão é ainda maior com o braço em abdução

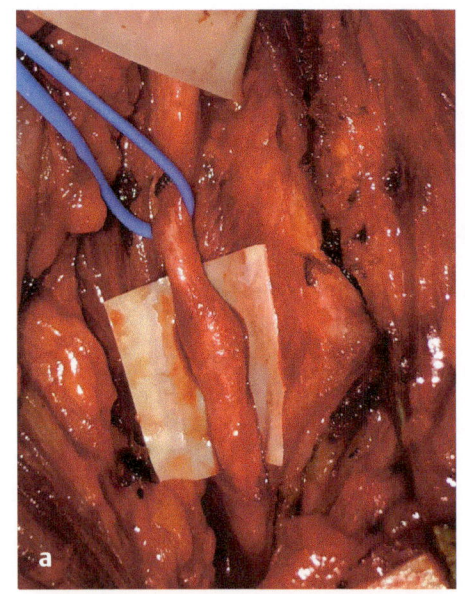

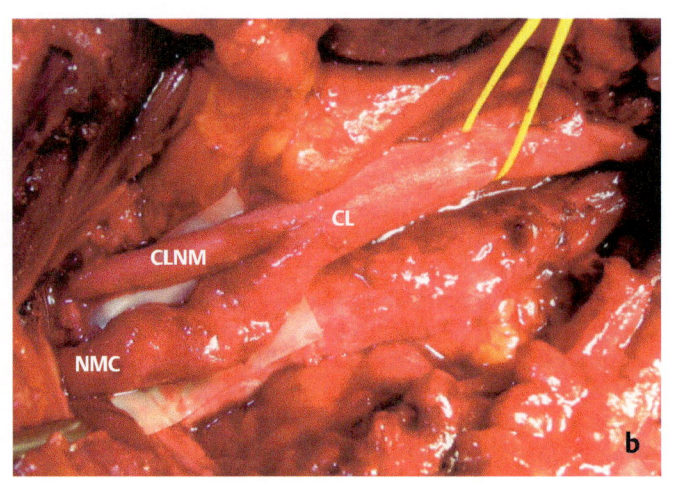

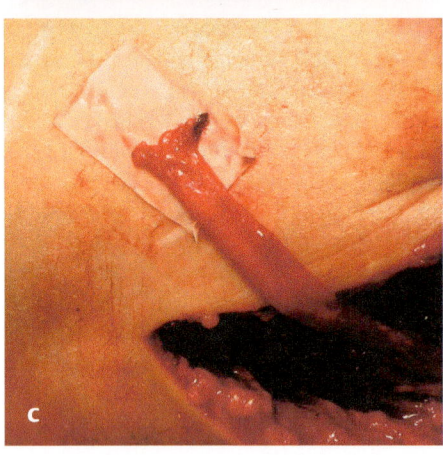

Fig. 30-4 Tipos de lesões do nervo musculocutâneo produzidas por estiramento. (**a**) Pequeno neuroma em continuidade no braço. (**b**) Lesão em continuidade do nervo musculocutâneo (NMC) imediatamente após sua origem do cordão lateral (CL) do plexo braquial esquerdo. (**c**) Rotura do nervo musculocutâneo no terço proximal do braço. CLNM, contribuição lateral para o nervo mediano.

e retroposição, em razão da tensão provocada no músculo coracobraquial.[41] Rovesta *et al.* observaram quatro pacientes com essa síndrome do túnel do NMC: dois ginastas, um fazendeiro e uma dona de casa.[42] A dona de casa foi operada em razão da persistência de sintomas a despeito do tratamento conservador. A artéria axilar apresentava curso anômalo, perfurando o músculo coracobraquial juntamente com o NMC e aparentemente exercendo compressão sobre o nervo. Uma combinação de neurólise e arteriólise levou à remissão completa da dor.

- O NMC tem três pontos de fixação relativa. No ponto em que penetra no músculo coracobraquial (principal), no cordão lateral e quando perfura a fáscia braquial. No **trauma indireto**, movimentos que tracionam esses pontos para longe um do outro produzem tração no nervo, produzindo diferentes tipos de lesões (Fig. 30-4). Conforme já mencionado, o movimento típico é uma rápida retroposição do ombro, com o braço abduzido e em rotação externa, que resulta em estiramento do NMC e em tensão do músculo coracobraquial, o que pode resultar em lesão do nervo. Rovesta *et al.* relataram 10 pacientes com esse tipo de lesão, todos tendo sofrido traumatismo no ombro em retroposição.[42] Dois casos tiveram recuperação espontânea e oito foram operados.

Todas as lesões foram localizadas desde a origem do nervo até sua saída do músculo coracobraquial, com neuromas em continuidade em quatro casos. Foram realizadas duas neurólises e seis enxertias de nervos, com resultados bons ou excelentes em seis pacientes (bíceps M4-M5).

- A lesão por **trauma direto** do NMC pode ser provocada por fratura do úmero, por ferimentos perfurantes (arma de fogo, arma branca e cortes com vidro) e por ferimentos rombos (Fig. 30-5). Trauma direto também pode ocorrer em lesões iatrogênicas, resultantes de prolongado posicionamento intraoperatório do braço em abdução e rotação externa, durante cirurgias ortopédicas envolvendo fixação interna do úmero e, ainda com maior frequência, em cirurgias para correção de instabilidade anterior do ombro, quando pode ocorrer secção inadvertida do nervo ou seu estiramento durante a transferência da ponta do processo coracoide.[12,15,43,44] As lesões iatrogênicas são relativamente comuns e em certa porcentagem dos casos provavelmente inevitáveis, embora um conhecimento adequado da anatomia cirúrgica possa reduzir sua frequência.[45] Rovesta *et al.* observaram 14 pacientes com esse tipo de lesão: uma lesão por projétil de arma de fogo, dois ferimentos abertos profundos e sete lesões iatrogênicas em cirurgias do ombro.[42]

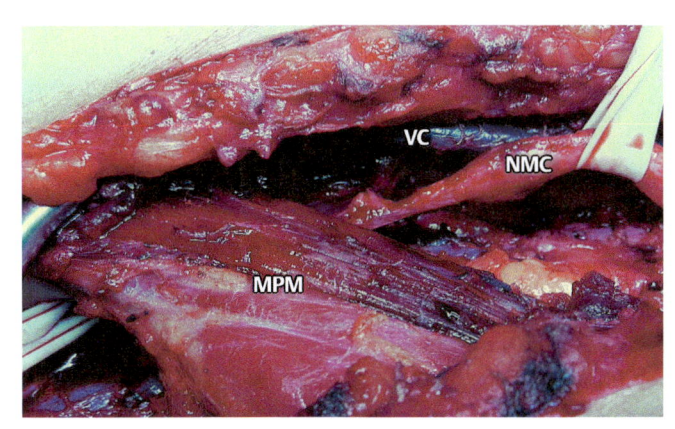

Fig. 30-5 Lesão do nervo musculocutâneo (NMC) por trauma direto (arma branca) na região infraclavicular. MPM, músculo peitoral maior; VC, veia cefálica.

Oito pacientes apresentaram recuperação espontânea e seis foram tratados com cirurgia (quatro neurólises e dois enxertos). Dois pacientes recuperaram o bíceps aos graus M2-M3 e 4 a M4-M5.

A proximidade do NMC com as artérias axilar e braquial resulta em alta incidência de lesões vasculares associadas.[14]

A constrição em ampulheta de nervos periféricos representa fenômeno intrigante de etiologia desconhecida.[46] A maioria dos relatos desse tipo de lesão menciona o nervo radial, o nervo mediano e o nervo axilar como os principais locais de ocorrência.[47-50] Mais recentemente foi relatado um caso no NMC por Wu *et al*.[51] A apresentação clínica incluiu dor aguda, paralisia subsequente e atrofia muscular progressiva. O tratamento deve ser cirúrgico e realizado de forma imediata.

QUADRO CLÍNICO

O quadro clínico varia com a gravidade e mecanismo da lesão. Os pacientes queixam-se, tipicamente, de dor, dormência e formigamento na superfície lateral do antebraço associados à fraqueza sem dor da flexão do cotovelo. A dor pode ser reproduzida pela flexão do braço contra resistência. Ao exame, pode haver sinal de Tinel positivo sobre o nervo, em seu ponto de entrada no músculo coracobraquial, na região subcoracoide, e a dor referida pelo paciente pode ser desencadeada pela contração contra resistência do músculo coracobraquial. Pode ser detectada hipoestesia na superfície lateral do antebraço.

Nos acometimentos mais intensos podem ocorrer paralisia e atrofia dos músculos bíceps e braquial, com resultante redução da força de flexão e supinação do antebraço. Mesmo nesses casos, esses movimentos podem, ainda, ser parcialmente mantidos pela ação dos músculos braquiorradial e pronador redondo no primeiro movimento, e do músculo supinador no segundo.[14,26,52]

Além da relação com o mecanismo da lesão, o quadro clínico das lesões do NMC também está relacionado com o nível da lesão. Lesões proximais do nervo envolvem fibras motoras e sensitivas, causando fraqueza e atrofia dos músculos bíceps, braquial e coracobraquial e distúrbios sensitivos no lado radial do antebraço. As lesões distais provocam, primariamente, distúrbio da inervação sensitiva, resultante de neuropatia pura do nervo cutâneo lateral do antebraço.[14,53]

É importante considerar a possibilidade de lesão em dois níveis. Em alguns casos de lesão alta, escoriações na parte superior do braço, ao longo do trajeto do NMC, podem levar a suspeita de segunda lesão, mais periférica, do nervo.

Nos casos de lesões traumáticas, o diagnóstico clínico de neuropatia do NMC pode ser complicado, porque a fraqueza na flexão do cotovelo pode ser atribuída a outro músculo ou a problemas articulares.

EXAMES COMPLEMENTARES

Os achados da eletroneuromiografia dependem da intensidade da lesão. O exame pode ser normal ou apresentar evidências de comprometimento discreto nos músculos bíceps e braquial, com lentificação das velocidades de condução sensitiva e motora. Nos casos de maior gravidade podem existir padrões de denervação.[42]

O progressivo refinamento de transdutores de alta frequência e os novos desenvolvimentos dos programas de processamento de sinais estão produzindo contínua melhora no contraste e resolução da ultrassonografia (US) para o exame de tecidos moles superficiais. Embora a área de corte transverso do NMC seja significativamente menor que aquela de outros nervos do membro superior, a US é capaz de propiciar um exame adequado do nervo.[54-56]

Os requisitos para que a RM demonstre o NMC são altos campos estáticos, altos gradientes, alta tecnologia, terminal dos sensores (*coils*) de superfície e, principalmente, absoluta imobilização do paciente, o que nem sempre é fácil de alcançar. Imagens ponderadas em T1, sem administração de contraste, em geral não demonstram o nervo. As imagens ponderadas em T2 com saturação de gordura demonstram as lesões do nervo como pontos hiperintensos.[55]

DIAGNÓSTICO DIFERENCIAL

Outros tipos de lesões podem mimetizar uma neuropatia do NMC e devem ser considerados no diagnóstico diferencial:[3]

- *Tendinopatia da cabeça longa do músculo bíceps*: não existem déficits motores ou sensitivos.
- *Rotura do tendão do músculo bíceps*: provoca dor aguda e fraqueza da flexão do cotovelo. No entanto, não haverá perda sensitiva, o músculo apresenta-se retraído e a ENMG não demonstrará evidências de denervação do músculo bíceps.[57]
- *Radiculopatia C5-C6*: pode provocar dor e denervação do bíceps, mas tipicamente envolve outros músculos, como serrátil anterior, peitoral maior, deltoide, supraespinhal e infraespinhal, com perda de outros movimentos, além da flexão do cotovelo. Além disso, a ressonância magnética da coluna cervical pode ser anormal na radiculopatia e os movimentos da coluna cervical geralmente desencadeiam a dor.
- *Plexopatia braquial:* pode incluir fraqueza do bíceps e perda sensitiva no antebraço, mas tipicamente incluirá, também, um distúrbio sensitivo mais amplo na extremidade superior, juntamente com evidências eletrofisiológicas de comprometimento de maior número de músculos que o observado nas lesões isoladas do NMC.

TRATAMENTO

Na literatura, a maioria dos casos de neuropatia isolada do NMC alcançou recuperação plena com o tratamento conservador, mas eventualmente pode haver necessidade de tratamento cirúrgico.[4,5,7,8,10,16,40,58] Nos casos indicados, a reconstrução cirúrgica do NMC alcança alto índice de bons resultados, em geral melhores que de outros nervos do membro superior, mesmo sob condições desfavoráveis, como nas cirurgias tardias.[59] Seddon relatou resultados satisfatórios em todos os 10 casos de sua série.[60] Kline e Hudson também obtiveram bons resultados em 29 casos de rotura infraclavicular.[61] Na maior série da literatura, Osborne et al. analisaram os resultados do tratamento cirúrgico em 85 pacientes: foram obtidos 74 resultados bons e satisfatórios e 11 resultados ruins.[14] Samii et al. reconstruíram o NMC em 54 pacientes portadores de lesões do plexo braquial, alcançando bons resultados em 70% dos casos.[62] Osborne et al., em sua publicação de 20 anos atrás, hipotetizaram que o grau de individualização dos ramos musculares no interior do nervo e o número relativamente pequeno de fascículos facilitaria o reparo e a possibilidade de bons resultados.[14] Recentemente, Foroni et al. estudaram o nervo musculocutâneo de 26 cadáveres adultos e verificaram que, na origem do nervo, a partir do cordão lateral, as fibras relacionadas com os músculos bíceps e braquial estão concentradas na porção lateral do nervo (100%), e as fibras sensitivas alojam-se, preferencialmente, na porção medial (78%) (aceito para publicação – Operative Neurosurgery). A aplicação clínica desses conhecimentos certamente deverá melhorar os resultados do reparo cirúrgico de lesões do nervo musculocutâneo.

O momento ideal para se explorar uma lesão do NMC não está bem estabelecido. No entanto, nas lesões fechadas a maioria dos autores concorda que na ausência de sinais de recuperação espontânea, a exploração cirúrgica está indicada entre 3 e 6 meses após a lesão.[2,63-66]

REFERÊNCIAS BIBLIOGRÁFICAS

1. Guerra WKWK-W, Baldauf J, Schroeder HWS, Schroetter HWS. Long-term results after microsurgical repair of traumatic nerve lesions of the upper extremities. Zentralblatt Fur Neurochirurgie 2007;68:195-99.
2. Sunderland SS, SMITH JW. Nerves and Nerve Injuries. 2nd ed. Churchill Livingstone: Edinburgh; 1978.
3. Henry D, Bonthius DJ. Isolated musculocutaneous neuropathy in an adolescent baseball pitcher. Journal of Child Neurology 2011;26:1567-70.
4. Hsu JC, Paletta Jr GA, Gambardella RA, Jobe FW. Musculocutaneous nerve injury in major league baseball pitchers: a report of 2 cases. The American Journal of Sports Medicine 2007;35:1003-6.
5. Kim SM, Goodrich JA. Isolated proximal musculocutaneous nerve palsy: case report. Archives of Physical Medicine and Rehabilitation 1984;65:735-6.
6. Flatow EL, Bigliani LU, April EW. An anatomic study of the musculocutaneous nerve and its relationship to the coracoid process. Clinical Orthopaedics and Related Research 1989;166-71.
7. Mastaglia FL. Musculocutaneous neuropathy after strenuous physical activity. The Medical Journal of Australia 1986;145:153-4.
8. Cisneros CM, Geiringer SR, Loewenson R. Isolated Musculocutaneous Nerve Injury: A Case Report. International Journal of Occupational and Environmental Health 1995;1:257-9.
9. Simonetti S. Musculocutaneous nerve lesion after strenuous physical activity. Muscle & nerve. 1999;22:647-9.
10. Yilmaz C, Eskandari MM, Colak M. Traumatic musculocutaneous neuropathy: a case report. Archives of Orthopaedic and Trauma Surgery 2005;125:414-6.
11. Bateman JE. Nerve injuries about the shoulder in sports. The Journal of Bone and Joint Surgery American Volume 1967;49:785-92.
12. Dundore DE, DeLisa JA. Musculocutaneous nerve palsy: an isolated complication of surgery. Archives of Physical Medicine and Rehabilitation 1979;60:130-3.
13. EWING MR. Postoperative paralysis in the upper extremity; report of five cases. Lancet (London, England) 1950;1:99-103.
14. Osborne AWHH, Birch RM, Munshi P, Bonney G. The musculocutaneous nerve. The Journal of Bone and Joint Surgery British Volume 2000;82:1140-2.
15. Scully WF, Wilson DJ, Parada SA, Arrington ED. Iatrogenic nerve injuries in shoulder surgery. The Journal of The American Academy of Orthopaedic Surgeons 2013;21:717-26.
16. Kuhlman KA, Batley RJ. Bilateral musculocutaneous nerve palsy. A case report. American Journal of Physical Medicine and Rehabilitation 1996;75:227-31.
17. Lambert SM. Shoulder girdle and arm. In: Standring S, editor. Gray's anatomy: The anatomical basis of clinical practice. Elsevier: Amsterdam; 2016. p. 797-836.
18. Biant LC. Elbow and forearm. In: Standring S, editor. Gray's anatomy: The anatomical basis of clinical practice. Elsevier: Amsterdam; 2016. p. 837-61.
19. Brandt KE, Mackinnon SE. A technique for maximizing biceps recovery in brachial plexus reconstruction. The Journal of Hand Surgery 1993;18:726-33.
20. Yang Z-XX, Pho RWH, Kour A-KK, Pereira BP. The musculocutaneous nerve and its branches to the biceps and brachialis muscles. The Journal of Hand Surgery 1995;20:671-5.
21. Chiarapattanakom P, Leechavengvongs S, Witoonchart K, Uerpairojkit C, Thuvasethakul P. Anatomy and internal topography of the musculocutaneous nerve: The nerves to the biceps and brachialis muscle. The Journal of Hand Surgery 1998;23:250-55.
22. Macchi V, Tiengo C, Porzionato A, Parenti A, Stecco C, Bassetto F et al. Musculocutaneous nerve: histotopographic study and clinical implications. Clinical Anatomy (New York, NY) 2007;20:400-6.
23. Linell EA. The distribution of nerves in the upper limb, with reference to variabilities and their clinical significance. Journal of Anatomy 1921;55:79-112.
24. Saladin KS. Anatomy and Physiology: The Unit of Form and Function. McGraw-Hill: New York; 2012.
25. BASMAJIAN J v, LATIF A. Integrated actions and functions of the chief flexors of the elbow: a detailed electromyographic analysis. The Journal of Bone and Joint Surgery American Volume 1957;39-A:1106-8.
26. Kendall FP. Upper extremity and shoulder girdle strength tests. Muscles Testing and Function 1993.
27. Gelberman RH. Operative nerve repair and reconstruction. Lippincott: Philadelphia; 1991.
28. Guerri-Guttenberg RA, Ingolotti M. Classifying musculocutaneous nerve variations. Clinical Anatomy (New York, NY) 2009;22:671-83.
29. Anyanwu GE, Obikili EN, Esom AE, Ozoemana FN. Prevalence and pattern of communication of median and musculocutaneous nerves within the black population: Nigeria-a case study. International Journal of Biomedical And Health Sciences 2021;5.

30. el Falougy H, Selmeciova P, Kubikova E, Stenova J, Haviarova Z, El-Falougy H et al. The variable communicating branches between musculocutaneous and median nerves: a morphological study with clinical implications. Bratislava Medical Journal 2013;114:290-4.
31. Choi D, Rodríguez-Niedenführ M, Vázquez T, Parkin I, Sañudo JR. Patterns of connections between the musculocutaneous and median nerves in the axilla and arm. Clinical Anatomy (New York, NY) 2002;15:11-7.
32. le Minor JM. [A rare variation of the median and musculocutaneous nerves in man]. Archives D'anatomie, D'histologie Et D'embryologie Normales et Experimentales 1990;73:33-42.
33. Pacha Vicente D, Forcada Calvet P, Carrera Burgaya A, Llusá Pérez M. Innervation of biceps brachii and brachialis: Anatomical and surgical approach. Clinical Anatomy (New York, NY) 2005;18:186-94.
34. Venieratos D, Anagnostopoulou S. Classification of communications between the musculocutaneous and median nerves. Clinical Anatomy (New York, NY) 1998;11:327-31.
35. Kocabiyik N, Yalcin B, Yazar F, Ozan H. An accessory branch of musculocutaneous nerve joining median nerve. Neuroanatomy 2005;4:13-15.
36. Sarkar A, Saha A. Bilateral absence of musculocutaneous nerve: a case report. Journal of clinical and diagnostic research: JCDR. 2014;8:AD06-7.
37. Arora J, Kapur V, Suri RK, Khan RQ. Inter-communications between median and musculocutaneous nerves with dual innervation of brachialis muscle-a case report. J Anat Soc India 2003;52:66-8.
38. Chauhan R, Roy TS. Communication between the median and musculocutaneous nerve – a case report. J Anat Soc India 2002;51:72-5.
39. Ma H, van Heest A, Glisson C, Patel S. Musculocutaneous nerve entrapment: an unusual complication after biceps tenodesis. The American Journal of Sports Medicine 2009;37:2467-9.
40. Braddom RL, Wolfe C. Musculocutaneous nerve injury after heavy exercise. Archives of Physical Medicine And Rehabilitation 1978;59:290-3.
41. Pećina M, Bojanić I. Musculocutaneous nerve entrapment in the upper arm. International Orthopaedics 1993;17:232-4.
42. Rovesta C, Marangin MC, Bonanno G, Celli C. Traumatic isolated lesions of musculocutaneous nerve. In: Celli A, Celli C, Morrey BF, editors. Treatment of elbow lesions: New aspects in diagnosis and surgical techniques. Springer: Milan; 2008. p. 299-304.
43. Bach BRJ, O'Brien SJ, Warren RF, Leighton M. An unusual neurological complication of the Bristow procedure. A case report. The Journal of Bone and Joint Surgery American Volume 1988;70:458-60.
44. Weidmann E, Huggler AH. Die Laesion des Nervus Musculo-Cutaneus bei der Operativen Behandung der Habituellen Schulterluxation. 1978.
45. Zhang J, Moore AE, Stringer MD. Iatrogenic upper limb nerve injuries: a systematic review. ANZ Journal Of Surgery 2011;81:227-36.
46. Lundborg G. Commentary: hourglass-like fascicular nerve compressions. The Journal of Hand Surgery 2003;28:212-4.
47. Fernandez E, di Rienzo A, Marchese E, Massimi L, Lauretti L, Pallini R. Radial nerve palsy caused by spontaneously occurring nerve torsion. Case report. Journal of Neurosurgery 2001;94:627-9.
48. Kotani H, Miki T, Senzoku F, Nakagawa Y, Ueo T. Posterior interosseous nerve paralysis with multiple constrictions. The Journal of Hand Surgery 1995;20:15-7.
49. Nagano A, Shibata K, Tokimura H, Yamamoto S, Tajiri Y. Spontaneous anterior interosseous nerve palsy with hourglass-like fascicular constriction within the main trunk of the median nerve. The Journal of Hand Surgery 1996;21:266-70.
50. Oberlin C, Shafi M, Diverres J-P, Silberman O, Adle H, Belkheyar Z. Hourglass-like constriction of the axillary nerve: report of two patients. The Journal of Hand Surgery 2006;31:1100-4.
51. Wu G, Li C, Sun H, Zhu Q, Cui S. Hourglass-like constriction of the musculocutaneous nerve: case report. The Journal of Hand Surgery 2010;35:1652-4.
52. Sunderland S. Voluntary movements and the deceptive action of muscles in peripheral nerve lesions. Australian And New Zealand Journal of Surgery 1944;13:160-83.
53. Stewart JD, Bourque P. Other mononeuropathies of the upper limbs. In: Brown WF, Bolton CF, Aminoff MJ, editors. Neuromuscular function and disease: casic, clinical and electrodiagnostic aspects. Saunders: Philadelphia; 2002. p. 937-53.
54. Schafhalter-Zoppoth I, Gray AT. The musculocutaneous nerve: ultrasound appearance for peripheral nerve block. Regional Anesthesia And Pain Medicine 2005;30:385-90.
55. Tagliafico AS, Michaud J, Marchetti A, Garello I, Padua L, Martinoli C. US imaging of the musculocutaneous nerve. Skeletal Radiology 2011;40:609-16.
56. Toros T, Karabay N, Ozaksar K, Sugun TS, Kayalar M, Bal E. Evaluation of peripheral nerves of the upper limb with ultrasonography: a comparison of ultrasonographic examination and the intra-operative findings. The Journal of Bone and Joint Surgery British Volume 2009;91:762-65.
57. Pitkow RB. Partial neurapraxia of the biceps brachii motor nerve simulating tendon rupture. A case report. The Journal of Bone and Joint Surgery American Volume 1978;60:1148.
58. Inaba A, Yokota T. Isolated musculocutaneous nerve palsy during sleep. Muscle & nerve. 2003;28:773-4.
59. Birch R, Bonney G, Parry CBW. Surgical disorders of the peripheral nerves. Edinburgh: Churchill Livingstone; 1998.
60. Seddon HJ. Surgical disorders of the peripheral nerve. 2nd ed. Edinburgh: Churchill-Livingstone; 1975.
61. Kline DG, Hudson AR. Nerve injuries: operative results for major nerve injuries, entrapments, and tumors. Philadelphia: WB Saunders; 1995.
62. Samii M, Carvalho GA, Nikkhah G, Penkert G. Surgical reconstruction of the musculocutaneous nerve in traumatic brachial plexus injuries. Journal of Neurosurgery 1997;87:881-6.
63. Alnot JY. Traumatic paralysis of the brachial plexus: preoperative problems and therapeutic indications. In: Terzis JK, editor. Microreconstruction of nerve injuries. Philadelphia: WB Saunders; 1987. p. 325-45.
64. Hudson AR. Peripheral nerve surgery. In: Dyck PJB, Thomas PK, Griffin JW, Low PA, Oduslo JF, editors. Peripheral Neuropathy. Philadelphia: WB Saunders; 1993. p. 1674-89.
65. Millesi H. Surgical management of brachial plexus injuries. The Journal of Hand Surgery 1977;2:367-78.
66. Spinner M. Current concept of the management of nerve compression lesions. In: Spinner M, editor. Injuries to major branches of peripheral nerves of the forearm. Philadelphia: WB Saunders; 1978. p. 26-39.

Parte VII

Clínica, Técnicas de Reparo e Resultados do Tratamento de Lesões de Nervos do Membro Inferior

NERVO CIÁTICO

Marcio de Mendonça Cardoso

INTRODUÇÃO

Dentre os nervos dos membros inferiores, o nervo ciático é o mais frequentemente acometido por lesões traumáticas.[1] Essas lesões podem ser muito debilitantes, pois o nervo ciático é responsável pela inervação de parte da musculatura (posterior) da coxa, da perna e do pé, e apresenta, portanto, papel importante em todo o ciclo da marcha. Além disso, o nervo é responsável pela sensibilidade da face plantar do pé, e, em caso de lesão, pode predispor o aparecimento de úlceras.

ANATOMIA

O nervo ciático é formado pelas divisões anteriores e posteriores das raízes ventrais de L4, L5, S1, S2 e S3. Ele é formado na pelve e atravessa a incisura isquiática, emergindo coberto pelo músculo piriforme. Segue inferiormente e, no terço médio da coxa, divide-se nos nervos fibular comum e tibial. Na parte proximal da coxa, a porção tibial do nervo ciático origina os ramos para inervação dos músculos semimembranáceo, semitendíneo, cabeça longa do bíceps e parte do adutor magno; a cabeça curta do bíceps é inervada pela porção fibular do nervo ciático. Na perna, o nervo tibial inerva os músculos do compartimento posterior (gastrocnêmio, sóleo, tibial posterior, flexor longo dos dedos e flexor longo do hálux) e, distalmente, inerva a musculatura intrínseca do pé, sendo também responsável pela sensibilidade da face plantar do pé. O nervo fibular comum é responsável pela inervação dos músculos dos compartimentos anterior (músculos tibial anterior, extensor longo do hálux e extensor dos dedos) e lateral da perna (músculos fibular longo e curto) e pela inervação sensitiva do dorso do pé.[2]

PRINCIPAIS CAUSAS DE LESÃO

A administração de medicações por via intramuscular na região glútea constitui uma das causas mais frequentes de lesão do nervo ciático, de acordo com alguns autores.[3] O mecanismo de ação pode ser: por trauma direto ocasionado pela agulha, inoculação de substâncias neurotóxicas dentro do nervo e lesão crônica ocasionada por ação das medicações ao redor do nervo.[4] A maior parte dos casos apresenta bom prognóstico (maiores detalhes sobre esse tipo de lesão no capítulo sobre lesões iatrogênicas).

As lesões por projétil de arma de fogo também são comuns. No período das grandes guerras mundiais constituíram a principal causa. A injúria do nervo pode ser ocasionada por lesão direta, ondas de choque e efeitos de cavitação.[5] Na maior parte dos casos a lesão é parcial, com acometimento predominante da porção fibular do nervo.[6]

As fraturas do quadril ou fêmur (Fig. 31-1), com ou sem luxação associada, podem lesar o nervo ciático e, por vezes, quando ocorre estiramento, a lesão estende-se dentro da pelve, o que limita as possibilidades de tratamento. Algumas vezes, o próprio tratamento cirúrgico das fraturas pode estar associado à lesão do nervo, por ação direta de afastadores, instrumental cirúrgico, uso de bisturi elétrico, etc.

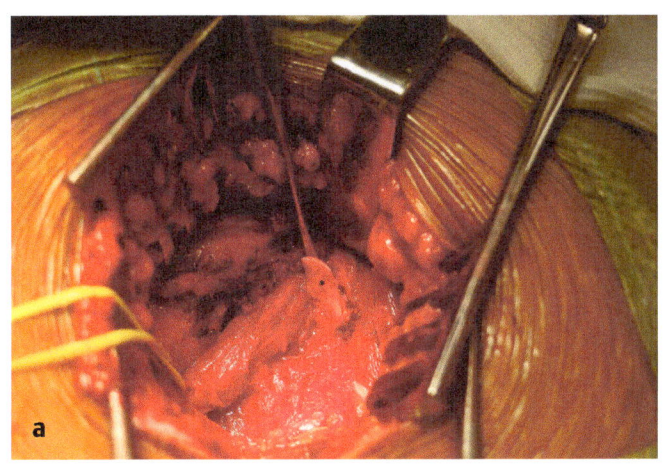

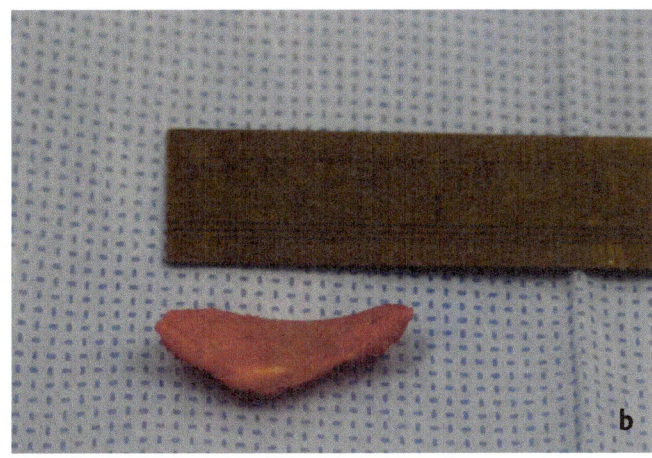

Fig. 31-1 Fotografias cirúrgicas de lesão de nervo ciático após fratura do quadril. (**a**) O nervo ciático está reparado por uma fita amarela, sendo possível observar o fragmento ósseo (*) que ocasionou a lesão da porção fibular do nervo. (**b**) Fragmento ósseo isolado.

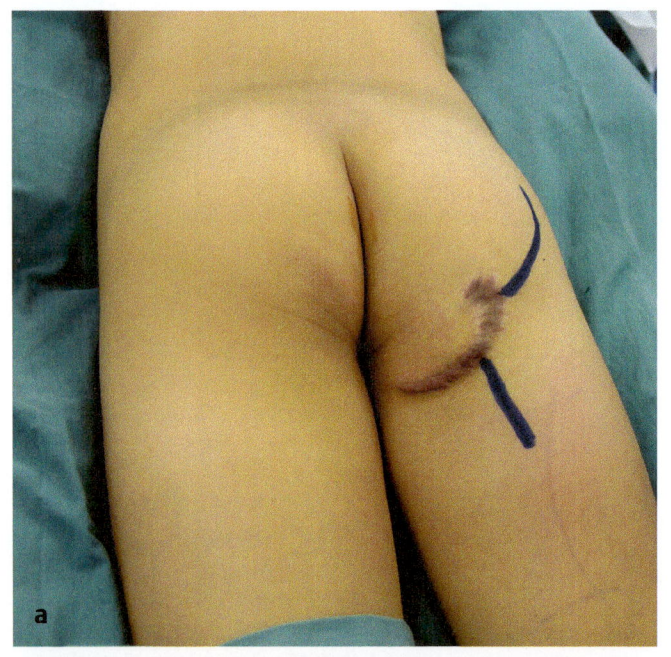

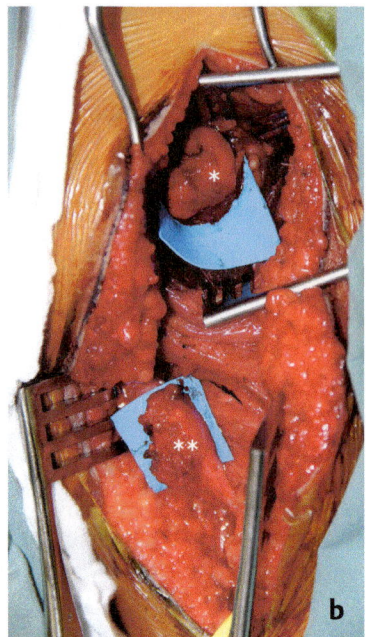

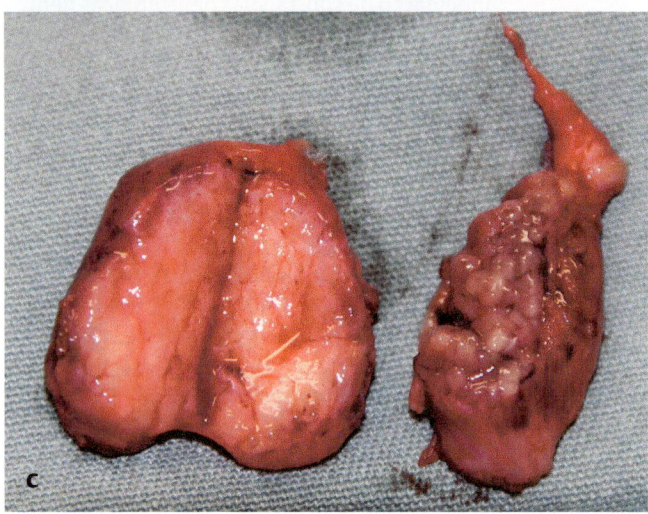

Fig. 31-2 Fotografias cirúrgicas de lesão do nervo ciático ocasionada por objeto cortante. (a) Cicatriz indicando local da lesão e demarcação da incisão. (b) Nervo ciático seccionado com seus cotos proximal (*) e distal (**). (c) No neuroma seccionado à esquerda só se evidencia fibrose, enquanto à direita já existem alguns fascículos nervosos.

Também podemos incluir as artroplastias e cirurgias vasculares[7] para tratamento de varizes como causa de lesão.[8,9]

As lesões cortantes (Fig. 31-2) são mais raras e apresentam melhor prognóstico quando tratadas precocemente.[10]

No Quadro 31-1, identificamos as principais causas de lesão do nervo ciático de acordo com a topografia da lesão.

Quadro 30-1 Principais Causas de Lesão do Nervo Ciático por Região

Região glútea	<ul><li>Uso de medicações por via intramuscular na região glútea</li><li>Lesões por projétil de arma de fogo</li><li>Fratura e/ou luxação do quadril</li><li>Iatrogênia (cirurgias no quadril ou cirurgias vasculares)</li><li>Lacerações</li></ul>
Coxa	<ul><li>Lesões por projétil de arma de fogo</li><li>Fraturas de fêmur</li><li>Iatrogênia (cirurgias ortopédicas e vasculares)</li><li>Lacerações</li></ul>

QUADRO CLÍNICO

Os pacientes com lesões mais proximais podem apresentar diminuição da força de flexão do joelho, mas isso não é frequente, pois a porção tibial e mais medial do nervo ciático geralmente é preservada ou acometida parcialmente. Em casos de lesão completa ocorre paralisia da musculatura plantiflexora (inervada pelo nervo fibular) e extensora do pé (inervada pelo nervo tibial).[11] A fraqueza da musculatura glútea, quando presente, sugere lesão mais proximal, muitas vezes da porção intrapélvica do nervo ciático.

Também pode ocorrer anestesia da região plantar inervada pela porção tibial, com abolição da sensibilidade protetora, o que predispõe a lesões traumáticas e ao desenvolvimento de úlceras no pé.[12]

Como a porção fibular geralmente é mais atingida, a marcha escarvante é característica. O paciente aumenta a flexão do quadril para não arrastar o pé no solo.[13]

Muitas vezes, os pacientes desenvolvem dor neuropática e alodinia.[1]

EXAMES COMPLEMENTARES

A eletroneuromiografia permite avaliar se há sinais de reinervação da musculatura acometida, além de contribuir para o diagnóstico topográfico da lesão. Sinais de denervação da musculatura glútea e dos músculos quadrado da coxa e obturador são indicativos de lesão no nível da pelve. O acometimento da cabeça curta do bíceps sugerindo lesão do nervo ciático proximal ao joelho pode ser a principal informação para topografar a lesão. O estudo eletrofisiológico do gastrocnêmio também é muito importante, pois, geralmente, pode ser o primeiro músculo a indicar sinais de reinervação, apesar de que sinais de melhora associados a divisão tibial do nervo não é garantia de recuperação da divisão fibular.[1] Muitas vezes o exame é repetido para acompanhamento evolutivo.

A ultrassonografia, assim como a ressonância magnética,[14] pode identificar a presença de neuroma e sinais de denervação da musculatura.[15] A presença de instrumental cirúrgico ou fragmentos metálicos de projétil de arma de fogo geralmente dificulta a avaliação do nervo ciático na ressonância, o que não ocorre no ultrassom.[16]

TRATAMENTO

Infelizmente as lesões traumáticas do nervo ciático apresentam prognóstico reservado, principalmente as lesões localizadas na região glútea. Isso ocorre em virtude da longa distância que os axônios em regeneração precisam percorrer até alcançar os músculos da perna e do pé. As lesões da porção fibular do nervo apresentam menor chance de recuperação independente do mecanismo de lesão. Algumas hipóteses para justificar essa observação seriam: menor quantidade de tecido conjuntivo no nervo, maior complexidade para reinervação da musculatura do pé que precisaria de uma sequência ordenada de estímulos para ação efetiva, menor vascularização e fixação relativa ao nível da cabeça da fíbula.[10]

O tratamento cirúrgico está indicado nos casos em que não ocorre recuperação clínica do nervo ciático nos primeiros 3 meses. Uma exceção a essa orientação ocorre nas lesões lacerantes, em que a cirurgia pode ser indicada mais precocemente. Em caso de dor neuropática refratária ao tratamento conservador, o tratamento cirúrgico com realização de epineurólise pode levar a melhora.

Durante a cirurgia, muitas vezes é importante realizar estudo eletrofisiológico intraoperatório. A presença do potencial de ação do nervo (NAP – *Nerve Action Potential*) indica recuperação e, nesse caso, é realizada somente epineurólise. São as lesões que apresentam melhor prognóstico. Em caso de ausência de NAP, é realizada a secção do neuroma em continuidade e reconstrução com ou sem enxerto.[1]

Na maior parte dos casos está indicado expor inicialmente as partes proximal e distal da lesão, onde há menos fibrose. Preferencialmente, as porções fibular e tibial do nervo são separadas e o estudo eletrofisiológico é realizado isoladamente em cada uma delas. Como o nervo ciático é muito espesso, com frequência somente alguns fascículos são lesados, de forma que somente parte do nervo é reconstruído.[17]

Nas lesões glúteas pode ser realizada uma incisão transversal na direção das fibras do músculo glúteo máximo e a divulsão de suas fibras, minimizando o trauma sobre o músculo. O nervo ciático é identificado e o uso de afastadores proximal e distal propicia a exposição de longa extensão do nervo.[18] Também pode ser realizada uma incisão curvilínea,[17] de medial para lateral, seguindo-se secção do músculo glúteo máximo próximo da sua inserção; o músculo é rebatido medialmente e um grande segmento do nervo ciático é exposto. Nas lesões associadas a politrauma, com fratura-luxação do quadril, as lesões do nervo podem ser extensas e estender-se na pelve. Deve-se evitar expor o nervo ciático proximalmente ao músculo piriforme, pois, em caso de lesões vasculares (das artérias glúteas, por exemplo), pode ser muito difícil a hemostasia e o vaso pode retrair até entrar na pelve e impedir a coagulação do mesmo por essa via de acesso.

Nos casos das lesões por administração intramuscular de medicamentos, alguns autores indicam a cirurgia precoce em caso de déficit neurológico, a fim de lavar e tentar retirar a medicação que afeta o nervo.[19] Kline considera que esse tipo de lesão apresenta bom prognóstico, mas indica que se espere alguns meses antes de cirurgia.[10]

As lesões do nervo ciático na coxa apresentam melhor prognóstico e o acesso cirúrgico é bastante facilitado pela localização do nervo próximo à linha média.

Vale a pena mencionar a possibilidade de realizar uma transferência nervosa nos casos de lesão da porção fibular do nervo ciático, principalmente em sua porção proximal. Geralmente, um ramo do nervo tibial (como o ramo para o músculo sóleo) é transferido para o ramo profundo do nervo fibular ou para o ramo do músculo tibial anterior. O resultado é controverso na literatura.[20,21] A metanálise realizada por Head *et al.* indica força média (BMRC) de 2,1 para dorsiflexão do pé.[22] Um fator que pode justificar um pior prognóstico estaria relacionado com o uso de um ramo de nervo antagonista à função do músculo tibial anterior como doador.

Nos casos tardios, em que não há melhora, pode ser indicada a transferência do tendão do músculo tibial posterior (desde que haja força muscular adequada) a fim de se obter a dorsiflexão do pé.[23] Alguns autores indicam que a reconstrução do nervo realizada junto com a transferência tendinosa apresenta melhor prognóstico.[24]

É importante ressaltar que, após a lesão do nervo, o processo de reabilitação deve ser instituído o mais breve possível, visando ao treino de marcha (muitas vezes com uso de órtese tornozelo-pé), tratamento de dor neuropática quando presente e evitar encurtamento da musculatura isquiotibial e desenvolvimento de deformidade no pé ("pé equino").

REFERÊNCIAS BIBLIOGRÁFICAS

1. Kim DH, Hudson AR, Kline DG. Atlas of peripheral nerve surgery. 2nd ed. Philadelphia: Elsevier Saunders; 2012.
2. Siqueira MG, Martins RS. Anatomia cirúrgica das vias de acesso aos nervos periféricos. Rio de Janeiro: Di Livros; 2006.
3. Yeremeyeva E, Kline DG, Kim DH. Iatrogenic sciatic nerve injuries at buttock and thigh levels. Neurosurgery 2009;65(suppl 4):A63-A66.
4. Geyik S, Geyik M, Yigiter R, Kuzudisli S, Saglam S, Elci MA, et al. Preventing sciatic nerve injury due to intramusculer injection: Ten-year single center experience and literature review. Turkish Neurosurgery 2016;27:636-40.
5. Samardzić MM, Rasulić LG, Vucković CD. Missile injuries of the sciatic nerve. Injury 1999;30:15-20.

6. Weil YA, Pearle AD, Palladas L, Liebergall M, Mosheiff R. Long-term functional outcome of penetrating sciatic nerve injury. Journal of Trauma 2008;64:790-5.
7. Shahid KR, Dellon AL, Amrami KK, Spinner RJ. Sciatic and peroneal nerve injuries after endovascular ablation of lower extremity varicosities. Annals of Plastic Surgery 2015;74:64-8.
8. Regev GJ, Drexler M, Sever R, Dwyer T, Khashan M, Lidar Z, et al. Neurolysis for the treatment of sciatic nerve palsy associated with total hip arthroplasty. Bone and Joint Journal 2015;97:1345-9.
9. Kayani B, Rahman J, Hanna SA, Cannon SR, Aston WJ, Miles J. Delayed sciatic nerve palsy following resurfacing hip arthroplasty caused by metal debris. British Medical Journal 2012;2012:1-5.
10. Kline DG, Kim D, Midha R, Harsh C, Tiel R. Management and results of sciatic nerve injuries: a 24-year experience. Journal of Neurosurgery 1998;89:13-23.
11. Russel S. Examination of peripheral nerve injuries. An anatomical approach. 2nd ed. New York: Thieme; 2015.
12. Clawson DK, Lawson DK, Seddon HJ. The late consequences of sciatic nerve injury. Journal of Bone and Joint Surgery (British Volume) 1960;42:213-25.
13. Ropper A, Samuels MA, Klein J. Adams and Victor's principles of neurology. 10th ed. Philadelphia: McGraw-Hill, 2014.
14. Noguerol TM, Barousse R, Socolovsky M, Luna A. Quantitative magnetic resonance (MR) neurography for evaluation of peripheral nerves and plexus injuries. Quantitative Imaging in Medicine and Surgery 2017;7:398-421.
15. Socolovsky M, Rasulic L, Midha R, Garozzo D. Manual of peripheral nerve surgery: From the basics to complex procedures. New York: Thieme; 2017.
16. Wolf M, Bäumer P, Pedro M, Dombert T, Staub F, Heiland S, et al. Sciatic nerve injury related to hip replacement surgery: imaging detection by MR neurography despite susceptibility artifacts. PLoS One 2014;9:e89154.
17. Kim DH, Kline DG, Hudson A. Atlas de cirurgia em nervos periféricos. 2ª ed. Rio de Janeiro: Dilivros; 2018.
18. Socolovsky M, Masi G. Exposure of the sciatic nerve in the gluteal region without sectioning the gluteus maximus: Analysis of a series of 18 cases. Surgical Neurology International 2012;3:15.
19. Jung Kim H, Hyun Park S. Sciatic nerve injection injury. Journal of Internal Medicine Research 2014;42:887-97.
20. Nath R, Lyons A, Paizi M. Successful management of foot drop by nerve transfers to the deep peroneal nerve. Journal of Reconstructive Microsurgery 2008;24:419-27.
21. Flores LP, Martins RS, Siqueira MG. Clinical results of transferring a motor branch of the tibial nerve to the deep peroneal nerve for treatment of foot drop. Neurosurgery 2013;73:609-16.
22. Head L, Hicks K, Wolff G, Boyd K. Clinical outcomes of nerve transfers in peroneal nerve palsy: A systematic review and meta-analysis. Journal of Reconstructive Microsurgery 2019;35:57-65.
23. Cho B-K, Park K-J, Choi S-M, Im S-H, SooHoo NF. Functional outcomes following anterior transfer of the tibialis posterior tendon for foot drop secondary to peroneal nerve palsy. Foot and Ankle International 2017;38:627-33.
24. Ferraresi S, Garozzo D, Buffatti P. Common peroneal nerve injuries. Neurosurgical Review 2003;26:175-9.

NERVO TIBIAL

Ricardo de Amoreira Gepp

INTRODUÇÃO

O nervo tibial é importante ramo do nervo ciático com funções representativas para a função do membro inferior, incluindo a sensibilidade da região plantar e o movimento de flexão do pé e artelhos. Lesões do nervo tibial podem levar a anestesia da região plantar e ocasionar lesões ulcerativas graves, incapacitando o paciente para a marcha.[1] Apesar da gravidade resultante, as lesões do nervo tibial são menos frequentes do que as ocorridas no nervo fibular, principalmente pela sua posição anatômica mais protegida, situado mais profundamente na coxa, fossa poplítea e perna em relação ao nervo fibular.[2,3] Neste capítulo discutiremos as lesões relacionadas com o nervo tibial e seus principais ramos, o quadro clínico resultante e os aspectos do tratamento.

ANATOMIA

O nervo tibial recebe contribuições das raízes de L4 até S3, originando-se a partir da bifurcação do nervo ciático, em situação medial, que ocorre geralmente na região do terço médio ou inferior da coxa. O nervo situa-se profundamente em relação aos músculos isquiotibiais e, ao atingir a região da fossa poplítea, posiciona-se posterior a artéria e veia poplítea. Seguindo o seu percurso, o nervo tibial segue inferiormente ao grupo muscular do complexo gastrocnêmio e sóleo, profundamente às cabeças medial e lateral do músculo gastrocnêmio (Fig. 32-1). Nesta região são originados vários ramos para os músculos da região proximal da perna. Na porção mais profunda da perna, o nervo segue acompanhado da artéria e veia tibial, medial à tíbia e posterior ao septo intermuscular.[1] Na região do tornozelo, o nervo tibial situa-se medial ao maléolo medial passando sob o retináculo flexor onde geralmente origina os nervos plantares medial e lateral. Essa origem pode ocorrer proximal ao retináculo, como demonstrado no estudo de Norzana *et al.*, realizado por meio da dissecção de 20 espécimes. Nesse trabalho observou-se que os ramos plantares se originavam cerca de 5 centímetros proximal ao retináculo flexor em 75% dos casos e dentro do túnel do tarso em 25%. As fibras nervosas do nervo plantar lateral suprem os músculos intrínsecos do pé e estão relacionadas com a sensibilidade da região lateral e plantar. O nervo plantar medial está relacionado com a sensibilidade da superfície medial do pé e inerva os músculos abdutor do hálux, flexor curto do hálux e dos dedos e 1º lumbrical. O ramo calcâneo pode-se originar proximalmente à divisão dos nervos plantares ou do nervo plantar medial.[1]

O túnel do tarso é um espaço osteofibroso situado posterior ao maléolo medial cujo teto é formado pelo retináculo flexor. Neste túnel situam-se o nervo tibial, a artéria e veia tibiais posteriores e os tendões dos músculos tibial posterior, flexor longo dos dedos e flexor longo do hálux. Uma análise comparativa entre outros túneis osteofibrosos no corpo humano demonstram que o túnel do tarso é uma região complexa associada a diversas variações anatômicas que podem causar compressão do nervo. Doenças metabólicas, principalmente o diabetes, podem estar associadas à compressão. Lesões traumáticas também podem ocorrer nesta região.

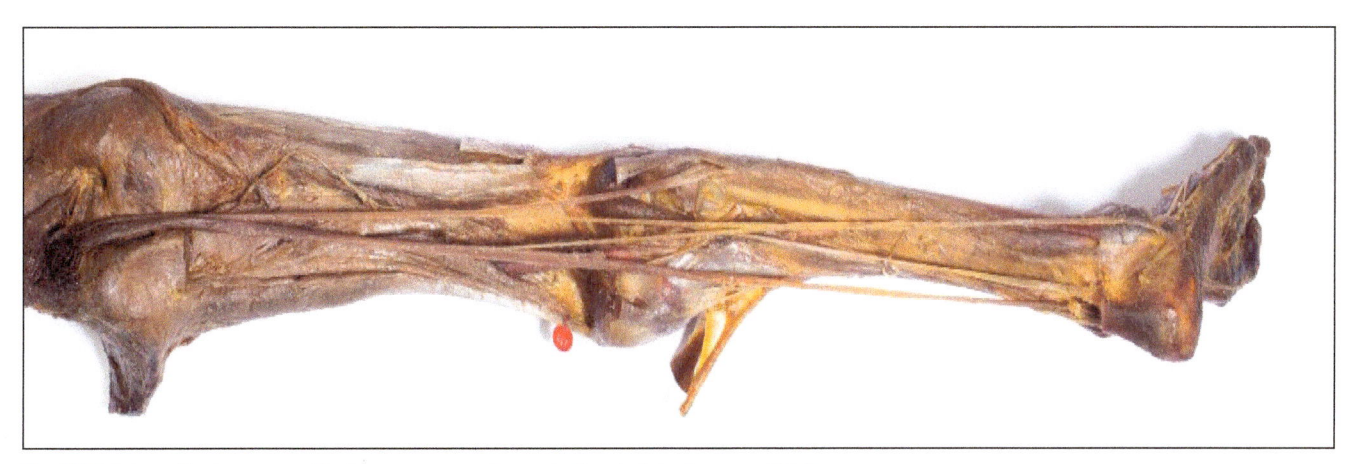

Fig. 32-1 Fotografia de peça anatômica em que se observa todo o trajeto do nervo tibial.

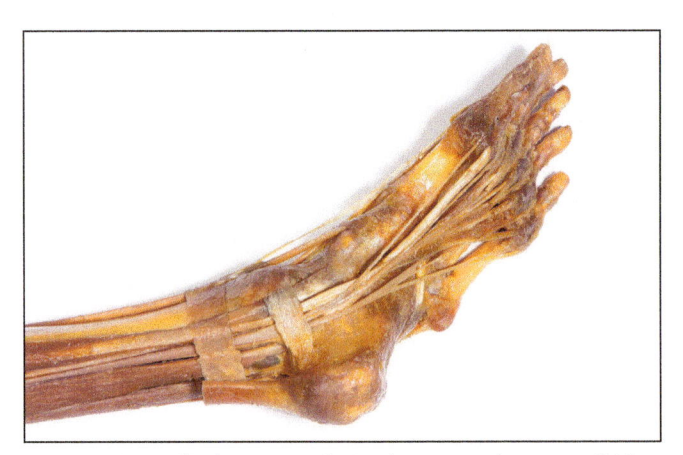

Fig. 32-2 Fotografia de peça anatômica demonstrando o nervo tibial e os ramos plantares na região do túnel do tarso e na superfície plantar.

ANATOMIA CIRÚRGICA E EXPOSIÇÃO DO NERVO

As lesões mais frequentes do nervo tibial ocorrem na região da fossa poplítea e podem estar associadas à lesão do nervo fibular. O paciente é posicionado em decúbito ventral para a exposição do nervo na região posterior do membro inferior. A região da fossa poplítea é explorada por meio de incisão linear longitudinal no terço inferior da coxa, dirigindo-se lateralmente sobre a prega flexora do joelho e direcionando-se inferiormente sobre a panturrilha proximal, acompanhando a borda medial do ventre lateral do músculo gastrocnêmio. A dissecção inicial deve ser cuidadosa já que há íntimo contato do nervo com a artéria e veia tibiais e vários ramos, muitos de diminuto calibre, são originados para os músculos gastrocnêmio e sóleo (Fig. 32-2).

As lesões no terço médio da perna são acessadas por meio de incisão vertical e paralela à borda posterior da tíbia. Geralmente há necessidade de ampla incisão linear. O músculo gastrocnêmio é afastado e o nervo é identificado junto à artéria e anterior aos músculos tibial posterior e flexor longo dos dedos.

Para a exposição cirúrgica na região distal do tornozelo e no pé, o paciente é posicionado em posição supina com a perna rodada externamente. O nervo tibial é identificado anterior ao tendão de Aquiles e posterior ao maléolo medial. O feixe vasculonervoso é acessado após abertura do retináculo dos flexores, permitindo a dissecção do nervo tibial no interior do túnel do tarso. É importante lembrar que a artéria tibial pode estar próxima ao nervo, dificultando essa dissecção. Após o túnel, o nervo tibial divide-se nos dois ramos plantares e o acesso aos mesmos exige a abertura ampla do túnel do tarso e, eventualmente, ressecção do septo que separa ambos os nervos. Lesões dessa região são raras, mas, na presença das mesmas, cuidados devem ser tomados em relação à recuperação em decorrência da dificuldade de cicatrização local.

ETIOLOGIA, QUADRO CLÍNICO E EXAMES DIAGNÓSTICOS

Etiologia

As lesões traumáticas podem ser abertas ou fechadas e podem também ser classificadas como agudas ou crônicas. Os mecanismos de trauma podem ter etiologias diversas, também relacionadas com o local do trauma. As lesões penetrantes associadas à disfunção do nervo tibial são pouco frequentes e geralmente ocorrem em associação com trauma vascular dos ligamentos do joelho e do nervo fibular. O nervo tibial é mais frequentemente lesionado por lacerações devida a ferimentos penetrantes ou contusões associadas a fraturas na perna. Em estudo que analisou 175 pacientes foi identificada como principal causa a ocorrência de fraturas, principalmente na região do tornozelo.

Lesões atípicas podem ocorrer por diversas etiologias e são descritas na literatura. A utilização do nervo tibial erroneamente como tendão para transferência em casos de lesão do nervo fibular foi descrita como uma das causas raras. Corredores podem apresentar lesão por esforço repetitivo do nervo tibial e dos ramos plantares na região do túnel do tarso.[4] Pacientes com lesão neurológica central como paralisia cerebral ou deformidades do pé, como na mielomeningocele, podem apresentar lesões compressivas e traumáticas pelo posicionamento inadequado do pé.

As lesões iatrogênicas são importantes causas de lesão do nervo tibial. Procedimentos cirúrgicos na fossa poplítea e procedimentos artroscópicos na região do tornozelo podem ocasionar lesões do nervo.[2,5]

As síndromes compressivas do túnel do tarso podem ser primárias ou secundárias. As causas secundárias têm maior incidência quando consideradas as outras síndromes compressivas. Alterações de posicionamento da região plantar são importante fator etiológico para a lesão crônica do nervo tibial. Pacientes com pé plano e que realizam atividades físicas contínuas com impacto na superfície plantar e tornozelo, como corredores e bailarinos, têm maior possibilidade de desenvolver lesão e compressão do nervo tibial e seus ramos plantares.

Quadro Clínico

As lesões traumáticas do nervo tibial costumam ocasionar déficit de flexão do pé e artelhos e alterações de sensibilidade na face plantar. A sensibilidade da região distal do membro inferior é conduzida pelos nervos sural, safeno e ramos do nervo tibial. Os ramos calcâneos, plantares medial e lateral são responsáveis pela sensibilidade na região do calcanhar e região plantar do pé. Lesões do nervo tibial ocasionam alterações profundas da sensibilidade da região plantar que frequentemente propiciam a formação de úlceras. Ocasionalmente os pacientes podem desenvolver osteomielite por feridas profundas nesta região. A alteração da flexão plantar interfere na marcha por perda de parte da força necessária à propulsão.

Os principais achados clínicos são:

- Alteração da flexão plantar do pé em razão das alterações da função dos músculos gastrocnêmio e sóleo.
- Inversão do pé na flexão plantar.
- Paralisia dos músculos intrínsecos do pé levando a garra.
- Alteração da sensibilidade no território do nervo tibial na perna e na parte interna e plantar do pé.

Exames Diagnósticos

O diagnóstico é realizado pela avaliação clínica do paciente. Os exames complementares são importantes nas lesões fechadas do nervo tibial, principalmente na região distal. Geralmente, nas lesões penetrantes com perda de função completa, não há indicação absoluta para a realização de imagem ou eletroneuromiografia, mas o exame complementar pode ser importante nas lesões combinadas de nervo tibial e fibular. Exames como a angiotomografia ou o ultrassom com Doppler podem ser úteis nos ferimentos penetrantes e devem ser realizados de rotina para identificação de eventual lesão vascular como pseudoaneurismas. A ressonância magnética (RM) é importante na avaliação anatômica do nervo e das estruturas vizinhas associadas principalmente na região do túnel do tarso, onde causas secundárias podem causar compressão do nervo e doenças inflamatórias podem manifestar-se por depósitos identificados no exame.

CONDUTA

A conduta é exploração cirúrgica nas lesões abertas com comprometimento total do nervo. Nas lesões fechadas a conduta deve ser expectante por pelo menos 90 dias se há manutenção de algum grau de função e, nesse período, o grau de recuperação deve ser periodicamente avaliado. A cirurgia deve ser considerada nos casos de lesões fechadas que não apresentam recuperação de função após o período de observação. Os exames subsidiários podem auxiliar na determinação da conduta especialmente nas lesões fechadas.

TÉCNICAS DE REPARO

A avaliação do mecanismo de trauma associado ao tempo decorrido da lesão é um importante fator para a definição da programação e técnica cirúrgica necessária para o reparo do nervo. O grau de lesão do nervo e a ausência de recuperação espontânea são os principais fatores determinantes para a definição do tratamento cirúrgico. Por exemplo, nos ferimentos penetrantes na região posterior do joelho com suspeita de secção do nervo tibial, quanto mais precoce é a correção, melhor é o resultado funcional para o paciente. Ocasionalmente, se a correção é adiada, há risco de retração dos cotos e, com isso, há necessidade de uso de enxertos, o que pode piorar o prognóstico.

O principal objetivo da cirurgia será restabelecer a função do nervo, recuperando suas funções motora e sensitiva e, consequentemente, restabelecendo a proteção sensitiva do pé.

Na cirurgia, a ampla exposição do nervo tibial com limpeza de cicatrizes e neurólise externa é o ponto de partida para o entendimento do grau de lesão e para definição da conduta. As lesões em continuidade devem ser dissecadas totalmente até que proximalmente e distalmente se obtenha nervo de aspecto normal. Essa dissecção deve ser realizada no sentido da área preservada até o local da lesão. Quando necessário, o túnel do tarso deve ser aberto para permitir total visualização do nervo e, muitas vezes, será necessária a exposição do nervo ciático ou de ramos distais do nervo tibial. Com o nervo exposto e a lesão visualizada procede-se à análise neurofisiológica intraoperatória. Caso não se obtenha potencial de ação através do neuroma, o mesmo deve ser seccionado e ressecado até a identificação de fascículos bem definidos e com bom aspecto nos dois cotos. O mesmo procedimento é realizado nas lesões com perda de continuidade do nervo. Após preparação dos cotos se define se o reparo será realizado por meio de sutura direta ou indireta (com interposição de enxertos autólogos), seguindo os preceitos de técnica microcirúrgica. Caso haja PAN transmitida através do neuroma em continuidade, a cirurgia resume-se à neurólise externa e

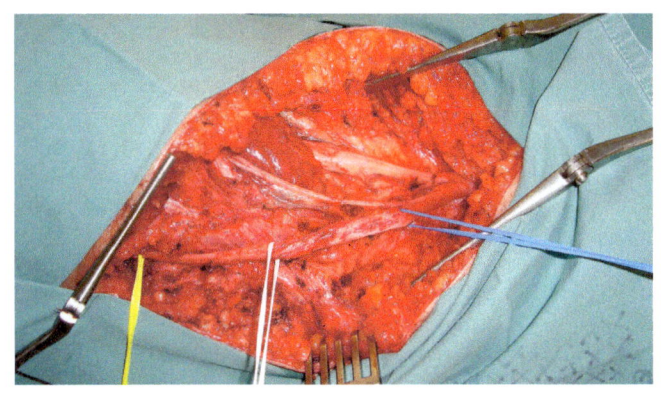

Fig. 32-3 Trauma na região da fossa poplítea demonstrando lesão dos nervos fibular e tibial. Observa-se que o nervo fibular apresenta maior grau de lesão quando comparado ao nervo tibial. Observa-se também como a posição anatômica mais profunda do nervo tibial o proteje de lesões mais graves.

o paciente tem grande chance de recuperar ao menos o grau 3 de força de flexão do pé (Fig. 32-3).

Nas lesões de membro inferior com comprometimento do nervo tibial, a utilização da flexão da perna pode facilitar a sutura direta do nervo, substituindo a reconstrução com interposição de enxertos autólogos.[6] A abertura de túneis anatômicos associada à flexão do joelho facilita a sutura direta entre os cotos do nervo tibial em algumas situações particulares onde a sutura primária sem flexão pode ocasionar tensão na linha da sutura e falha na regeneração. Nesses casos recomenda-se a imobilização por cerca de seis semanas com redução gradativa da angulação da flexão.

A transferência nervosa é pouco utilizada nas lesões de nervos tibiais. A transferência do nervo obturador para o nervo tibial foi descrita por Yin *et al.*, com necessidade de utilização de enxerto longo.[7] Moore *et al.* descreveram a técnica de transferência de ramos distais do nervo femoral direcionados para os músculos vasto medial e lateral para os ramos do nervo tibial que inervam o músculo gastrocnêmio.[8] O estudo anatômico realizado neste trabalho demonstrou que, em algumas situações, é possível a sutura direta para o ramo medial do tibial para o músculo gastrocnêmio.

RESULTADOS

A recuperação da flexão do pé e da sensibilidade na região plantar são os dois grandes objetivos do tratamento, pois essas duas funções são importantes para a marcha e a proteção do pé. Com os avanços da microcirurgia e dos estudos neurofisiológicos houve também melhora dos resultados cirúrgicos.

Nos pacientes submetidos a tratamento por contusão após fratura, em geral, a expectativa é de melhora espontânea atingindo-se pelo menos grau 3 de força. Nas lesões mais distais, como as que aocorrem no tornozelo, observa-se na literatura que 75% dos pacientes apresentarão recuperação de pelo menos grau 3.

O resultado também é bom nas lesões penetrantes e lacerativas corrigidas precocemente. Nas lesões parciais do nervo por ferimento penetrante, o resultado é bom em 95% dos casos, segundo a experiência do grupo da Universidade da Louisiania. Um bom resultado foi alcançado em 94% dos casos mesmo nos pacientes com lesão grave em que houve a necessidade de utilização de enxerto. Nos pacientes que apresentaram lesões iatrogênicas por injeção direta no nervo, o índice de recuperação espontânea é de 50%.

Provavelmente as lesões mais graves e desafiadoras são os traumas por arma de fogo. Algumas séries demonstram recuperação espontânea para pelo menos grau 3 em até 40% dos casos. A melhora depende se houve secção do nervo, do tipo do projétil e da quantidade de energia liberada pelo mesmo. Pacientes que não apresentam qualquer grau de recuperação devem ser submetidos à cirurgia exploratória. O resultado da cirurgia depende da resposta ao estudo neurofisiológico durante a cirurgia, da necessidade de uso de enxerto e do comprimento dos mesmos. O aumento do número de lesões por armas de fogo de maior potência e com maior energia cinética podem também ser fator de pior prognóstico para a recuperação neurológica.

No estudo realizado por Moore sobre a transferência nervosa, foram operados dois pacientes com lesão de nervo tibial. O paciente em que não houve a necessidade de enxerto apresentou melhor resultado.[8]

A reabilitação influencia sobremaneira os resultados após lesão do nervo tibial. A perda de impulsão do pé durante a marcha resulta em dificuldade na fase cinética da marcha e os músculos gastrocnêmio e sóleo são também importantes na estabilização do tornozelo. O programa de reabilitação deve incluir um programa intensivo de recuperação da marcha.[8,9]

CONCLUSÃO

As lesões do nervo tibial ocorrem principalmente na região do joelho e do tornozelo. As fraturas, os ferimentos penetrantes e as lesões iatrogênicas são as principais causas de lesão do nervo tibial. O prognóstico em geral é bom, com grande chance de recuperação pelo menos parcial da função. As lesões de nervo sem recuperação espontânea são indicativas de tratamento cirúrgico que envolve a exploração de toda a área de trauma, estudo neurofisiológico, avaliação anatômica, neurólise e/ou enxertia. As transferências nervosas podem ser realizadas, mas estudos mais amplos e comparativos são ainda necessários para determinar a sua eficácia.

REFERÊNCIAS BIBLIOGRÁFICAS

1. Norzana AG, Farihah HS, Fairus A, et al. Higher division of the tibial nerve in the leg: gross anatomical study with clinical implications. La Clinica Terapeutica 2013;164:1-3.
2. Hajek V, Dussart C, Klack F, et al. Neuropathic complications after 157 procedures of continuous popliteal nerve block for hallux valgus surgery. A retrospective study. Orthopaedics & Traumatology 2012;98:327-33.
3. Bernardi G, Tudisco C. Transient common peroneal and tibial nerve palsy following knee arthroscopy for the treatment of discoid lateral meniscus. Joints 2017;05:118-20.
4. Lorei MP, Hershman EB. Peripheral nerve injuries in athletes. Sports Medicine 1993;16:130-47.
5. Wendt MC, Spinner RJ, Shin AY. Iatrogenic transection of the peroneal and partial transection of the tibial nerve during arthroscopic lateral meniscal debridement and removal of osteochondral fragment. American Journal of Orthopedics 2014;43:182.5.
6. Doring R, Ciritsis B, Giesen T, et al. Direct nerve suture and knee immobilization in 90 flexion as a technique for treatment of common peroneal, tibial and sural nerve injuries in complex knee trauma. Journal of Surgical Case Reports 2012;2012:rjs019-rjs019.
7. Yin G, Chen H, Hou C, et al. Obturator nerve transfer to the branch of the tibial nerve innervating the gastrocnemius muscle for the treatment of sacral plexus nerve injury. Neurosurgery 2016;78:546-51.
8. Moore AM, Krauss EM, Parikh RP, et al. Femoral nerve transfers for restoring tibial nerve function: an anatomical study and clinical correlation: a report of 2 cases. Journal of Neurosurgery 2018;129:1024-33.
9. Kahn LC, Moore AM. Donor activation focused rehabilitation approach. Hand Clinics 2016;32:263-77.

NERVO FIBULAR

Wilson Faglioni Junior

INTRODUÇÃO

As lesões dos nervos periféricos nos membros inferiores são mais raras que as dos membros superiores e representam 20% de todas as lesões nervosas.[1] O nervo fibular, em decorrência do seu trajeto anatômico peculiar, parcialmente fixo e posicionado sobre superfície óssea, é o nervo dos membros inferiores mais comumente susceptível a lesões traumáticas.[1-3] Fraturas de tíbia e fíbula, entorses do joelho e tornozelo, lesões durante a prática de esportes e até mesmo contato prolongado da perna com superfícies rígidas podem ocasionar lesão do nervo fibular.[4] Lesões iatrogênicas durante artroplastias e osteossínteses também são relatadas.[2,5]

O pé caído é a expressão clínica desta lesão, por causa da incapacidade de realizar a dorsiflexão e eversão do pé, levando a limitante dificuldade de marcha.

Em geral, o tratamentos cirúrgico das lesões dos membros inferiores têm um resultado pior que os reparos nos nervos periféricos no membro superior.[1] Além da maior propensão ao trauma, as lesões de nervo fibular apresentam pior prognóstico e, portanto, o reconhecimento da lesão, o tratamento em tempo adequado e com a técnica ideal são particularmente importantes nas lesões deste nervo.[1,2]

Dentre as técnicas cirúrgicas, a reconstrução direta ou com enxertos e as transferências miotendinosas são as técnicas mais comumente utilizadas. Transferências de nervos tendo como doadores ramos do nervo tibial também são descritas.

ANATOMIA E FUNÇÃO DO NERVO FIBULAR

O nervo fibular comum (L4 a S2) é uma das divisões do nervo ciático, originando-se no terço distal da coxa, proximal a fossa poplítea, quando se separa da outra divisão, o nervo tibial.[6,7] Após a bifurcação do nervo ciático, o nervo fibular comum toma curso lateral e posterior na margem medial da cabeça curta do músculo bíceps femoral em direção à cabeça da fíbula. Ao passar pela cabeça da fíbula, o nervo fibular tem íntimas conexões com as fáscias musculares dos músculos fibular longo e sóleo (Fig. 33-1).[8] Inferior e lateralmente à cabeça da fíbula, o nervo fibular comum trifurca-se em um ramo fibular superficial, um ramo fibular profundo e um ramo articular destinado a articulação tibiofibular (Fig. 33-2).[6,7]

O nervo fibular superficial percorre o compartimento lateral da perna entre os músculos fibular longo e extensor longo dos dedos. No terço distal do pé, o nervo torna-se subcutâneo e é responsável pela inervação sensitiva da pele da maior parte do dorso do pé.[6,7]

O nervo fibular profundo percorre o compartimento anterior da perna. Na porção superior deste compartimento, o nervo encontra-se ao lado da artéria tibial anterior e entre o músculo tibial anterior e o extensor longo dos dedos. Na porção inferior, encontra-se entre os músculos tibial anterior e extensor longo do hálux. Conforme o nervo se aproxima do pé, imediatamente anterior ao tálus, divide-se em ramos terminais medial e lateral.[6,7]

O compartimento anterior da perna contém os músculos tibial anterior, extensor longo dos dedos, extensor longo do hálux e fibular terceiro. Todos os músculos são inervados pelo nervo fibular profundo e são responsáveis pela dorsiflexão do tornozelo e dedos.

O compartimento lateral da perna contém os músculos fibulares longo e curto. Ambos são eversores do pé e inervados pelo nervo fibular superficial. Além da inervação motora, o nervo fibular superficial carrega fibras sensitivas do aspecto anterolateral da extremidade inferior que se estendem do meio da perna até a maior parte do aspecto dorsal do pé e dos dedos. O nervo fibular profundo carrega fibras sensitivas para a pele do primeiro espaço interdigital.[6,7]

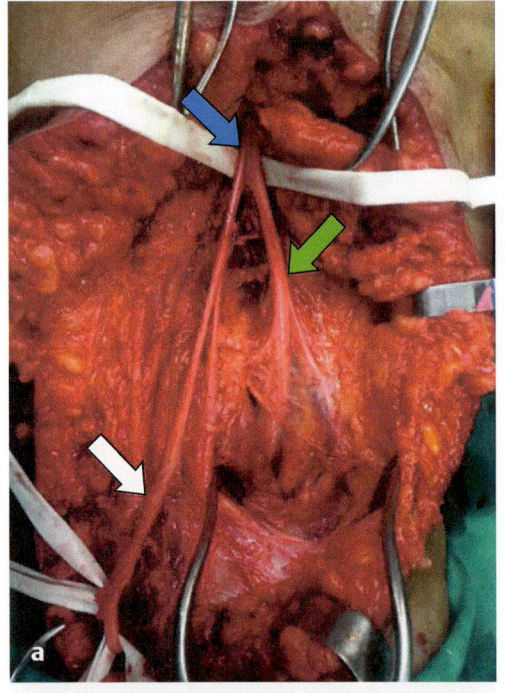

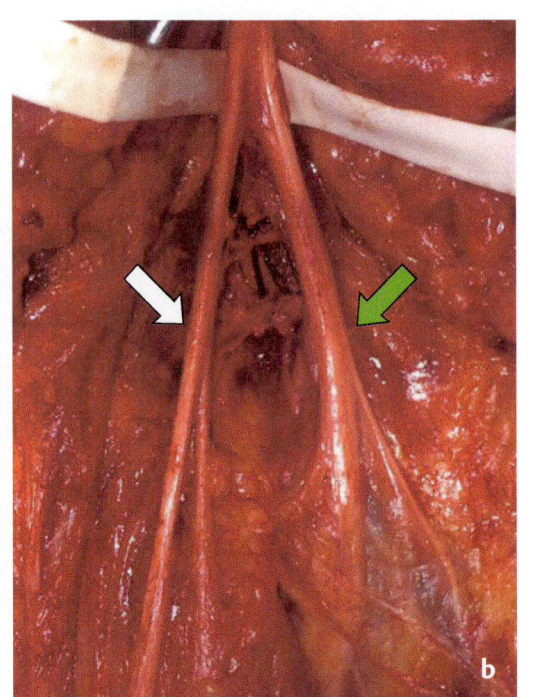

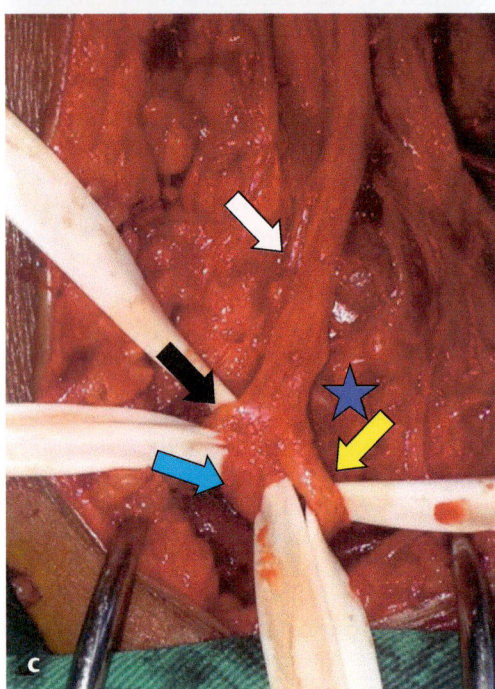

Fig. 33-1 Fotografias cirúrgicas de dissecção do nervo ciático no terço distal da coxa. (**a**) Nervo ciático (seta azul) e seus ramos, nervo tibial (seta verde) e nervo fibular (seta branca); (**b**) detalhe da divisão do nervo ciático em seus ramos, nervo tibial (seta verde) e nervo fibular (seta branca); (**c**) detalhe da divisão do nervo fibular comum na altura da cabeça da fíbula (estrela azul): nervo fibular superficial (seta amarela), nervo fibular profundo (seta azul) e ramo articular (seta preta).

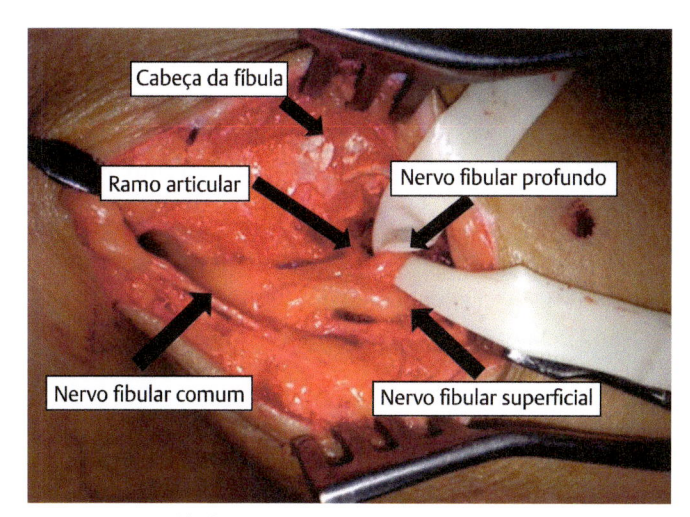

Fig. 33-2 Nervo fibular e seus ramos na cabeça da fíbula.

ETIOLOGIA DAS LESÕES DO NERVO FIBULAR
Lesões Fechadas
As lesões traumáticas fechadas do nervo fibular podem estar associadas a luxação do joelho, lesões graves por entorse do tornozelo e traumatismo contuso direto. Essas lesões, na maioria das vezes representadas como lesões nervosas em continuidade, estão tipicamente associadas a piores prognósticos.[9,10] Lesões iatrogênicas fechadas também podem ocorrer em razão do posicionamento inadequado na mesa cirúrgica em procedimentos cirúrgicos e anestésicos, uso de dispositivos de compressão pneumática e má adaptação de órteses.[11-13] As fraturas proximais da tíbia e fíbula também são associadas à lesão do nervo fibular. Acredita-se que, em cada 100 ocorrências de fratura do platô tibial, ocorre uma lesão do nervo fibular comum.[14] Fraturas do acetábulo estão associadas à lesão do nervo isquiático em 3,3% dos casos e a maioria (53,1%) apresenta apenas disfunção do componente fibular comum.[15]

Os entorses de tornozelo são extremamente comuns na população em geral e as lesões mais comuns em atletas.[16] A incidência é alta em adolescente e jovens e mais da metade ocorre durante atividade física esportiva (Fig. 33-3).[17] Nesses casos, a lesão do nervo fibular pode ocorrer em conjunto com a lesão dos ligamentos colaterais do joelho, após lesão em inversão do tornozelo. Os sintomas da lesão podem iniciar agudamente após a torção ou podem-se desenvolver tardiamente. Exames neurofisiológicos realizados nestes pacientes podem mostrar disfunção do nervo fibular comum, mesmo na ausência de expressão clínica.[18,19] A incidência da paralisia do nervo fibular após entorse de tornozelo é desconhecida e descrita como rara pela maioria dos autores.[20] Entretanto, a maioria dos relatos da literatura são séries com reduzido número de casos e, como existem casos subclínicos, a verdadeira incidência deve ser subestimada.[18,19] Existem evidências de que a gravidade da lesão ligamentar está associada à ocorrência da lesão do nervo fibular. Nitz et al., analisando medidas de condução nervosa na eletroneuromiografia, verificaram que 86% dos pacientes com entorse grave do tornozelo (grau 3) tiveram lesão associada do nervo fibular e 83% tiveram lesão do nervo tibial.[21] Achados semelhantes foram descritos por diversos autores.[22,23] Estas lesões podem ser extremamente graves e de prognóstico ruim (Fig. 33-3).

Nervos periféricos são lesionados quando são tracionados além de seus limites fisiológicos. O nervo fibular é particularmente vulnerável à tração provocada por inversão e flexão plantar do pé, por causa de sua posição anterolateral e excursão ao redor do colo da fíbula.[19,24] Após somente 15% de alongamento do nervo fibular já ocorra a interrupção do fluxo sanguíneo com consequente lesão isquêmica do nervo e comprometimento funcional.[25,26] Em lesões que envolvem maior energia, suficientes para causar a fratura do tornozelo, o risco de lesão nervosa é ainda maior. Em um estudo, 15% dos pacientes que tiveram fratura de tornozelo apresentaram lesão do nervo fibular superficial sintomática.[26]

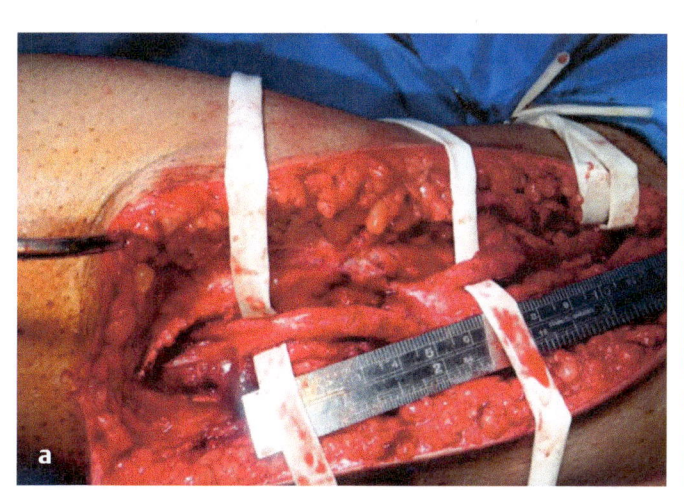

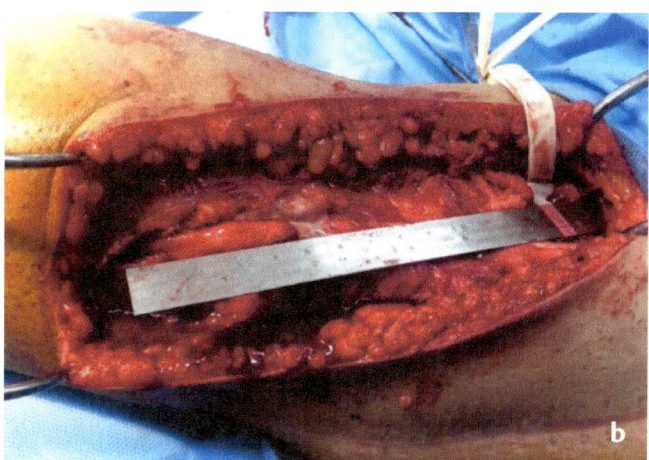

Fig. 33-3 Fotografias cirúrgicas de lesão grave do nervo fibular comum consequente à entorse do tornozelo e lesão ligamentar do joelho durante prática esportiva (basquete). (a) Aspecto da lesão em continuidade após dissecção e neurólise externa. A trifurcação do nervo fibular comum está visível na extremidade distal do campo operatório (esquerda); (b) grande distanciamento dos cotos proximal e distal após ressecção do segmento lesionado do nervo.

A diminuição ou o aumento da capacidade de deslizamento do nervo são relatados como fatores de risco para lesão do nervo fibular.[27,28] Isto pode ocorrer no caso de presença de fibrose perineural em pós-operatórios ortopédicos, após lesões inflamatórias do joelho (por diminuição do deslizamento), na instabilidade articular crônica do joelho ou lesão do ligamento talofibular anterior que aumenta a amplitude do movimento do tornozelo (por aumento do deslizamento). A incidência de lesão do nervo fibular comum em casos de instabilidade do joelho é alta, chegando a 40% em algumas publicações.[29,30]

O início dos sintomas da lesão do nervo fibular pode ocorrer agudamente.[24,31] Nesses casos, acredita-se que o mecanismo envolvido seja o de tração e diminuição do fluxo sanguíneo regional. Nos casos que os sintomas desenvolvem-se gradualmente, acredita-se que o trauma possa causar contusão e compressão do nervo. Os músculos fibulares e o músculo sóleo resistem aos vetores de força envolvidos no trauma, causando contratura muscular e consequente compressão do nervo. Esse mecanismo pode resultar em hematoma intraneural em virtude da ruptura dos *vasa nervorum* ou em neuropatia compressiva.[9,24,32]

Apesar de não serem diretamente as causas das lesões fechadas, alguns fatores de risco são tradicionalmente associados à maior incidência ou gravidade destas lesões. A conexão entre diabetes melito e neuropatias dos membros inferiores (polineuropatia, mononeuropatia) é bem estabelecida.[33] Também foi demonstrado que a perda significativa de peso está relacionada com a compressão do nervo na cabeça da fíbula e pode estar associada à perda de gordura subcutânea neste nível.[34]

Lesões Abertas

Lesões abertas do nervo fibular são mais comuns que em outros nervos do membro inferior (tibial e ciático) por seu trajeto superficial na cabeça da fíbula e pela vulnerabilidade dos membros inferiores durante acidentes motociclísticos e automobilísticos (Fig. 33-4). Por outro lado, as lesões por arma branca ou por projétil de arma de fogo não são comuns.

As lesões iatrogênicas do nervo fibular podem ocorrer em cirurgias ortopédicas, como osteossíntese de fraturas da tíbia e fíbula e artroplastias do joelho e quadril. Rasulic *et al.* estudaram 110 pacientes com lesões iatrogênicas de nervos periféricos e encontraram 11,5% de pacientes com lesões de nervo fibular.[35] Halm *et al.* descreveram a lesão dos ramos cutâneos do nervo fibular superficial. A lesão peroperatória levou à disestesia na porção anterior e lateral do dorso do pé e dedos.[36] Em cirurgias artroscópicas do tornozelo as lesões neurovasculares são as complicações mais frequentemente relatadas, ocorrendo em 1,92% a 5,4% dos casos.[37] Pattyn *et al.* relataram a lesão do nervo fibular durante cirurgias de osteossíntese de fraturas do platô tibial em 16,4% dos casos. Apenas 60% dos pacientes se recuperaram espontaneamente após 14 semanas, sendo que houve perda permanente da função motora e/ou sensitiva em 7% dos pacientes estudados.[38] Além de cirurgias ortopédicas, lesões de nervos periféricos são descritas em cirurgias vasculares. Moawad *et al.* demonstraram alta incidência de lesões de nervos sensitivos após cirurgia vascular de membros inferiores (66,7% dos casos).[30] Não houve lesão de nervos motores nesta série. Giannas *et al.* relataram dois casos de lesão do nervo fibular comum em cirurgias de varizes. Os dois pacientes tiveram lesão completa e foram submetidos à reconstrução com enxerto, sem recuperação após 1 ano, sendo necessário realizar transferência tendínea.[39]

Causas Não Traumáticas

Os hábitos de cruzar as pernas e ficar em posição agachada durante período prolongado também estão associados a risco aumentado de pé caído. Lesões compressivas, neoplásicas ou não, podem causar os sintomas progressivos de lesão do nervo fibular. A neuropatia compressiva do nervo fibular por bandas fibrosas provenientes da inserção do músculo fibular longo também é causa comum.

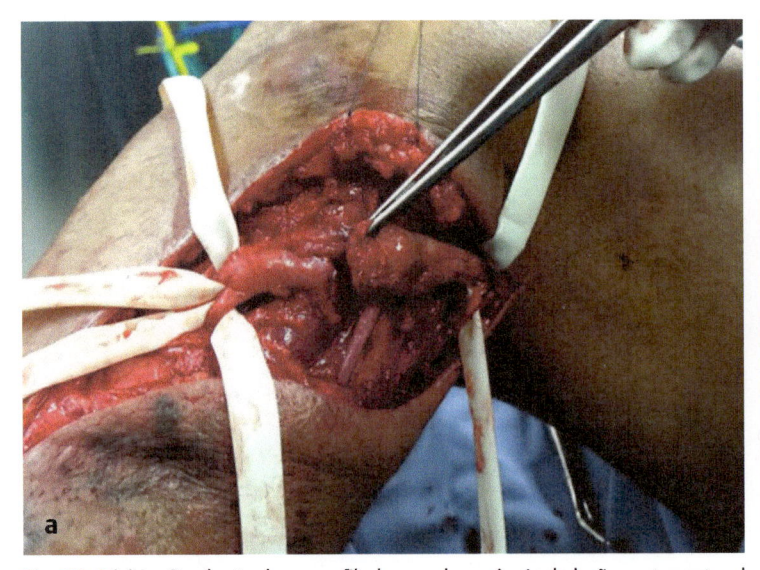

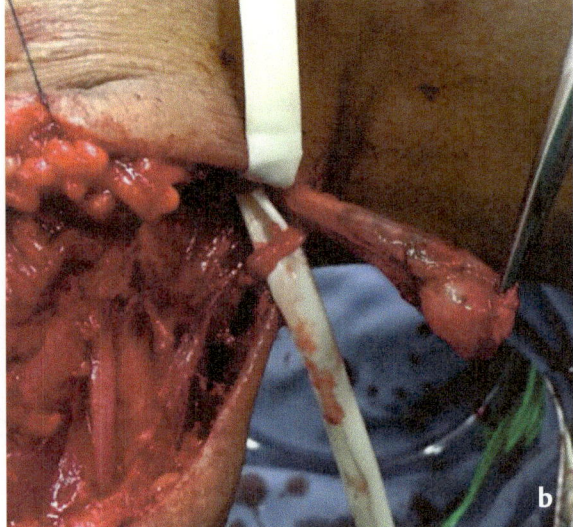

Fig. 33-4 (**a**) Lesão aberta do nervo fibular em decorrência de lesão cortocontundente após acidente motociclístico; (**b**) detalhe do coto proximal com sinais de abrasão do nervo pelo asfalto.

APRESENTAÇÃO CLÍNICA

O marco clínico da lesão do nervo fibular é o pé caído em decorrência de denervação da musculatura dorsiflexora do pé. Para o diagnóstico, todos os músculos do membro inferior devem ser examinados, graduados quanto à força muscular e comparados com o lado contralateral. Fraqueza dos músculos dorsiflexores e eversores do pé e extensores dos artelhos são características da neuropatia fibular.[5,13]

Na maioria das lesões traumáticas o pé caído é percebido logo após a ocorrência do trauma. Porém, em lesões causadas por entorses do tornozelo, o déficit motor pode-se instalar de forma progressiva. Lesões isoladas dos ramos profundo ou superficial também podem ocorrer. No primeiro caso ocorre preservação da eversão do pé e praticamente ausência de queixas sensitivas. No segundo caso, as queixas sensitivas são preponderantes, associadas à paresia da eversão, com preservação da dorsiflexão.

Em uma série de 303 pacientes com pé caído (incluindo origem neurogênica central), quase 31% foram decorrentes de neuropatia fibular. Outros 19,7% desses casos foram decorrentes da radiculopatia L5, e, com menor frequência, a plexopatia lombossacral também pode resultar em fraqueza semelhante.[5,40]

A perna do paciente deve ser examinada à procura de equimoses, edema ou úlceras. Evidências de trauma ou comprometimento vascular podem ajudar a determinar a causa da lesão. O nervo fibular deve ser palpado na cabeça da fíbula, podendo estar espessado. Sua percussão pode causar disestesia e choque na superfície lateral da panturrilha ou pé (sinal de Tinel). Dor intensa espontânea é incomum, mas, quando presente, também se localiza na porção lateral da perna e do pé. Quando a dor ocorre concomitante na região lombar e na região posterior da coxa, os sintomas sugerem radiculopatia de L5.

O exame sensitivo cuidadoso pode ajudar a localizar a lesão. O nervo fibular profundo supre a área de pele no primeiro espaço interdigital. O restante do dorso de o pé é inervado pelo nervo fibular superficial, exceto por uma pequena área lateralmente suprida pelo nervo sural. É importante salientar que a sensibilidade da face plantar do pé não é afetada pela lesão do nervo fibular.[5,13]

O principal diagnóstico diferencial é a radiculopatia de L5, que tem prevalência muito maior que as de lesões do nervo fibular, sejam traumáticas ou não.[41] Os músculos inversores do pé, inervados pelo nervo tibial, recebem a maior parte das fibras provenientes de L5. Desta forma, se associada aos sintomas de lesão do nervo fibular observamos também a fraqueza na inversão, estaremos frente a uma radiculopatia de L5 e não a uma lesão do nervo fibular.

O Quadro 33-1 apresenta os músculos envolvidos e diagnósticos diferenciais para um paciente com pé caído.

Quadro 33-1 Correlação dos Achados de Exame Físico, Músculos Afetados e Diagnóstico Diferencial Topográfico das Lesões do Nervo Fibular

Nervo	Músculos afetados	Alterações motoras	Alterações sensitivas
Raiz de L5	<ul><li>Glúteo máximo, médio e mínimo</li><li>Tensor da fáscia lata</li><li>Semitendinoso</li><li>Semimembranoso</li><li>Bíceps femoral</li><li>Tibial anterior</li><li>Fibular longo</li><li>Fibular curto</li><li>Extensor longo dos dedos</li><li>Extensor longo do hálux</li></ul>	<ul><li>Fraqueza na abdução do quadril e rotação interna</li><li>Fraqueza na flexão do joelho</li><li>Fraqueza na dorsiflexão, inversão e eversão do pé</li><li>Fraqueza na flexão plantar dos dedos</li></ul>	Lateral da perna Dorso do pé I, II, III e IV dedos
Plexo lombossacro	<ul><li>Glúteo máximo, médio e mínimo</li><li>Tensor da fáscia lata</li><li>Semitendinoso</li><li>Semimembranoso</li><li>Bíceps femoral</li><li>Tibial posterior</li><li>Flexor longo dos dedos</li><li>Flexor curto do hálux</li><li>Abdutor do 5º dedo</li><li>Abdutor do hálux</li><li>Flexor curto dos dedos</li><li>Interósseos</li><li>Tibial anterior</li><li>Fibular longo</li><li>Fibular curto</li><li>Extensor longo dos dedos</li><li>Extensor longo do hálux</li><li>Gastrocnêmio, sóleo</li><li>Adutor magno (parcialmente)</li></ul>	<ul><li>Fraqueza na abdução e rotação interna do quadril</li><li>Fraqueza na flexão do joelho</li><li>Fraqueza na dorsiflexão, flexão plantar, inversão, eversão do pé</li><li>Fraqueza na flexão plantar dos dedos</li></ul>	Posterior da coxa Lateral da perna Face plantar e dorsal do pé

(Continua.)

Quadro 33-1 *(Cont.)* Correlação dos Achados de Exame Físico, Músculos Afetados e Diagnóstico Diferencial Topográfico das Lesões do Nervo Fibular

Nervo	Músculos afetados	Alterações motoras	Alterações sensitivas
Nervo ciático	<ul><li>Glúteo máximo, médio e mínimo</li><li>Tensor da fáscia lata</li><li>Semitendinoso</li><li>Semimembranoso</li><li>Bíceps femoral</li><li>Tibial posterior</li><li>Flexor longo dos dedos</li><li>Flexor curto do hálux</li><li>Abdutor do 5º dedo</li><li>Abdutor do hálux</li><li>Flexor curto dos dedos</li><li>Interósseos</li><li>Tibial anterior</li><li>Fibular longo</li><li>Fibular curto</li><li>Extensor longo dos dedos</li><li>Extensor longo do hálux</li><li>Gastrocnêmio, sóleo</li><li>Adutor magno (parcialmente)</li></ul>	<ul><li>Fraqueza na flexão do joelho</li><li>Fraqueza na dorsiflexão, flexão plantar, inversão, eversão do pé</li><li>Fraqueza na flexão plantar dos dedos</li></ul>	Lateral da perna Face plantar e dorsal do pé
Fibular comum	<ul><li>Fibular longo</li><li>Fibular curto</li><li>Tibial anterior</li><li>Extensor longo dos dedos</li><li>Extensor curto dos dedos</li><li>Extensor longo do hálux</li><li>Extensor curto do hálux</li></ul>	<ul><li>Fraqueza na dorsiflexão do pé</li><li>Fraqueza na eversão do pé</li></ul>	Lateral da perna e dorso do pé (poupa face plantar e lateral do pé)
Fibular profundo	<ul><li>Tibial anterior</li><li>Extensor longo dos dedos</li><li>Extensor curto dos dedos</li><li>Extensor longo do hálux</li><li>Extensor curto do hálux</li></ul>	<ul><li>Fraqueza na dorsiflexão do pé</li></ul>	Primeiro espaço interdigital
Fibular superficial	<ul><li>Fibular longo</li><li>Fibular curto</li></ul>	<ul><li>Fraqueza na eversão do pé</li></ul>	Dorso do pé, exceto primeiro espaço interdigital e lateral do pé

MANEJO DAS LESÕES DO NERVO FIBULAR

Após o diagnóstico clínico de lesão do nervo fibular, exames neurofisiológicos e de imagem podem auxiliar na definição da topografia da lesão, na indicação ou não de tratamento cirúrgico e no momento ideal para tal tratamento.

Eletroneuromiografia

A necessidade de realização de estudo neurofisiológico em lesões abertas do nervo fibular é bastante controversa, pois este tipo de lesão é caracterizado por se apresentar como neurotmeses e, portanto, tem indicação cirúrgica obrigatória. Já, nos casos de lesões fechadas, o estudo neurofisiológico pode ser de grande validade, seja na definição da topografia da lesão, da sua gravidade ou no prognóstico. Os estudos da velocidade de condução e de miografia devem se realizados somente após 3 semanas depois da lesão, no caso de lesões fechadas, para obtermos informações significativas na condução do caso. Exames precoces, enquanto a degeneração walleriana está se instalando, podem não ser fidedignos e subestimar a gravidade da lesão. O exame deve ser realizado a fim de obter um parâmetro de comparação em todos os pacientes que apresentam sintomas após o trauma. Pode ser repetido a cada 3 meses ou dependendo das reavaliações clínicas, para monitorar o potencial de recuperação e prognóstico.[42] Estudos de condução sensitiva devem ser realizados para avaliar os ramos sensitivos do nervo fibular superficial no tornozelo. A avaliação sensitiva do nervo fibular profundo é de difícil execução por causa da pequena área de cobertura sensitiva (primeiro espaço interdigital). Como as fibras do nervo fibular profundo são mais suscetíveis a tração que as fibras do nervo fibular superficial, exames de condução sensitiva podem indicar normalidade, mesmo em pacientes sintomáticos.[42] Avaliação neurofisiológica sensitiva pode ser utilizada, ainda, no estabelecimento do diagnóstico diferencial. Estudos envolvendo as distribuições dos nervos tibial e sural podem ser realizados para ajudar a descartar outras patologias, incluindo plexopatias ou lesão do nervo ciático.[13] O estudo de miografia (agulha) fornece detalhes para identificar a localização e a gravidade das lesões do nervo fibular. Os músculos inervados tanto pelo nervo fibular profundo quanto pelo nervo fibular superficial devem ser testados, principalmente o músculo tibial anterior que é o mais comumente afetado em pacientes com paralisia fibular.[42] Estudos devem também ser realizados na cabeça curta do bíceps para identificar lesões mais proximais ou lesão do nervo ciático. Se os achados forem anormais na cabeça curta do músculo bíceps, a investigação deve ser estendida para incluir músculos proximais, como músculos glúteos e músculos paravertebrais lombossacrais, para identificação de lesões de plexo lombossacral ou de radiculopatias de L5. Os estudos neurofisiológicos podem ser utilizados na definição do tratamento cirúrgico. Alguns autores acreditam que, se os exames demonstram alterações graves, incluindo atraso na condução através do nervo fibular comum maiores que 50% e evidências no exame de agulha de denervação extensa da musculatura inervada pelo nervo fibular comum, a cirurgia deve ser indicada e pode aumentar a probabilidade de resultado favorável.[13]

Exames de Imagem

O diagnóstico de lesões do nervo fibular prescinde de exames de imagem. Porém, a avaliação por ressonância magnética e ultrassonografia de alterações de tecidos moles e de neuromas pode ser útil na condução do caso. Exames de RX e tomografia são importantes na avaliação das lesões ósseas concomitantes. O estudo de ressonância magnética do joelho é mandatório no momento do diagnóstico de lesão traumática do nervo fibular, para a avaliação da integridade do sistema ligamentar e para possibilitar o tratamento adequado de instabilidades (Fig. 33-5).[13]

Lesões Fechadas × Lesões Abertas

Assim como todas as demais lesões de nervo periférico, as lesões do nervo fibular obedecem às regras gerais de manejo quando avaliamos lesões abertas ou fechadas. Porém, especial atenção deve ser dada às lesões do nervo fibular. É descrito que a lesão do nervo fibular tem pior prognóstico quando comparada às outras lesões nervosas do membro inferior.[2] Quando não tratada, a paralisia do nervo fibular comum está associada a pé caído, deformidade em equinovaro e incapacidade definitiva do membro, variando de 30% a 35%.[43]

Lesões abertas são caracterizadas por neurotmeses e devem ser manejadas o mais breve possível. Quando realizadas por objetos cortantes, com leito adequado e bordas regulares, o tratamento cirúrgico deve ser imediato e, se possível, por coaptação direta dos cotos. Já lesões abertas provocadas por objetos cortocontundentes devem ser tratadas após 2 a 4 semanas. Nesses casos é interessante a inspeção da ferida agudamente, com limpeza exaustiva do ferimento, identificação e fixação dos cotos na musculatura/fáscia adjacentes para evitar retração excessiva.

As lesões fechadas são de manejo mais complexo. Apresentam um espectro amplo de gravidade, neuropraxias, axonotmeses (lesões em continuidade) e neurotmeses (lesões em descontinuidade) e existe a possibilidade de recuperação espontânea. Nos casos de lesões fechadas, a abordagem conservadora deve ser instituída na maioria dos casos, por pelo menos 3 meses. Durante este período, o paciente deve ser encaminhado para reabilitação e reavaliado periodicamente. A reabilitação, incluindo fisioterapia e uso de aparelhos ortopédicos, pode ser eficaz para contornar os sintomas. A fisioterapia deve inicialmente focar no alongamento dos grupos musculares antagonistas, incluindo os flexores plantares do pé e inversores, evitando deformidade e perda da mobilidade articular no tornozelo. No cenário de fraqueza muscular grave, a estimulação elétrica pode ser usada para iniciar as contrações musculares. O fortalecimento progressivo dos dorsiflexores e eversores deve começar assim que a contração muscular autônoma estiver presente.[13]

A cirurgia deve ser indicada quando não ocorre melhora com tratamento conservador após o período de 3 meses. Neste momento o exame de eletroneuromiografia pode ajudar na definição.

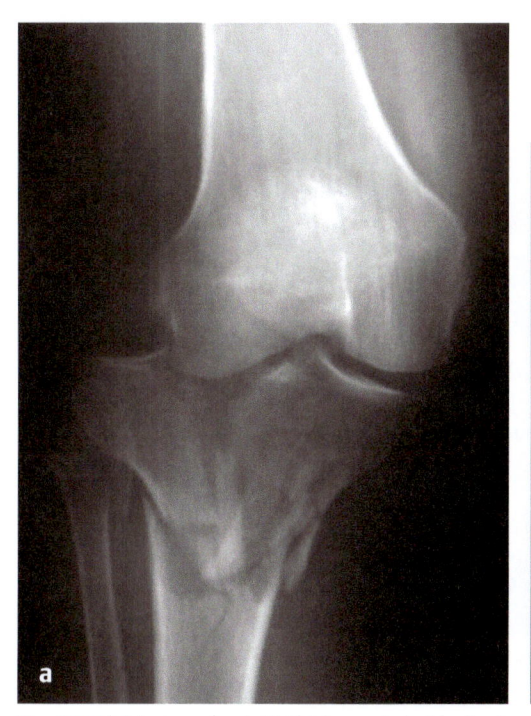

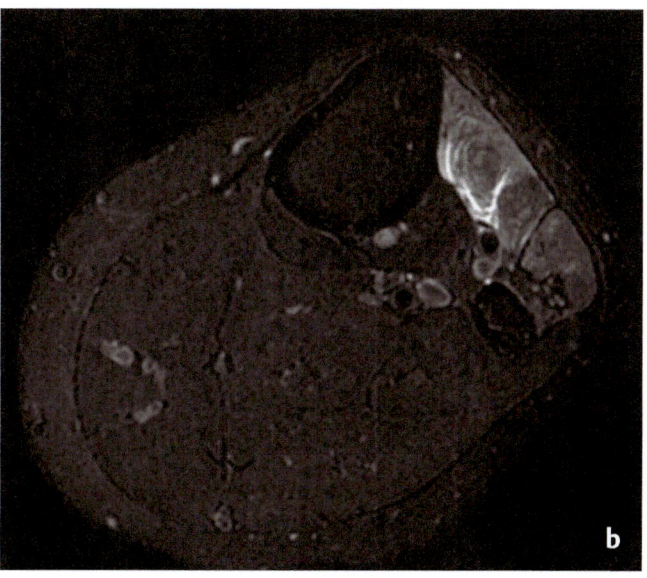

Fig. 33-5 (**a**) Fratura do platô tibial associada à lesão do nervo fibular; (**b**) sinal de denervação muscular (área esbranquiçada) do compartimento anterior da perna, sugestivo de lesão do nervo fibular – RM em T2, supressão de gordura.

Naqueles casos que encontramos melhora progressiva do quadro, o paciente deve ser mantido em acompanhamento e a cirurgia só deve ser indicada caso não haja melhora funcional após 6 meses de acompanhamento.

Na última seção deste capítulo, sugerimos uma sequência de condutas para manejo dessas lesões, levando em conta o momento operatório e as principais técnicas possíveis de tratamento.

OPÇÕES CIRÚRGICAS

Neurólise

A neurólise externa que consiste na exploração, dissecção e retirada de todo tecido fibrocicatricial que envolve o nervo e eventualmente a preparação dos cotos para a sutura é o passo inicial de qualquer cirurgia de lesões de nervos periféricos.

O procedimento inicia-se pela incisão proximal a cabeça da fíbula. O tendão da cabeça curta do músculo bíceps é dissecado e o nervo fibular comum é encontrado logo abaixo. A dissecção continua distalmente retirando o tecido cicatricial ao redor do nervo. Logo distal à cabeça da fíbula, a fáscia superficial do músculo fibular longo é aberta e os ramos profundo, superficial e articular são identificados e isolados (Fig. 33-6).

Em casos de lesão em continuidade, a neurólise pode ser o único método de tratamento cirúrgico. Dentro de neuromas de lesões em continuidade podem existir fascículos viáveis bloqueados em razão do aumento da pressão intraneural, provocado pela constrição por tecido fibrocicatricial exuberante. Kline, em 1964, em estudos experimentais em primatas, descreveu que a presença de potencial de ação (NAP) translesional (estimulação antes e registro depois do neuroma em continuidade) indica um potencial de recuperação de força M3 em cerca de 80% dos casos.[44] O mesmo grupo, cerca de 3 décadas depois, demonstrou que, para lesões de nervo fibular, bons resultados eram alcançados em 89% dos casos em lesão em continuidade com NAP positivo.[45] Kim et al, em trabalho com 121 pacientes submetidos à neurólise de lesões em continuidade no nervo fibular, encontraram 88% de resultados positivos naqueles pacientes com lesão do nervo fibular em continuidade e com registros de NAP positivos.[2] Em uma revisão sistemática de 28 estudos foram relatados 80% de bons resultados após 359 neurólises. Porém, nesses estudos relacionados na revisão não são diferenciados pacientes com lesões traumáticas propriamente ditas e pacientes com pé caído em virtude de síndromes compressivas.[46] Desta forma esses achados podem ter ser sido superestimados.

O uso de neurólise externa como procedimento isolado pode ser opção nos serviços que dispõem de monitorização neurofisiológica e utilizam a avaliação intraoperatória de NAP translesional. Porém, sem essa tecnologia disponível, somente a avaliação macroscópica do neuroma pode não ser o suficiente para a correta identificação de fascículos viáveis dentro do mesmo. Nesses casos, o tratamento com ressecção da lesão e enxerto é o mais apropriado. Técnicas como ultrassonografia de alta penetração e tractografia por ressonância magnética em nervos periféricos podem auxiliar nesse diagnóstico pré ou peroperatório, mas ainda não são utilizadas rotineiramente na prática clínica.[47]

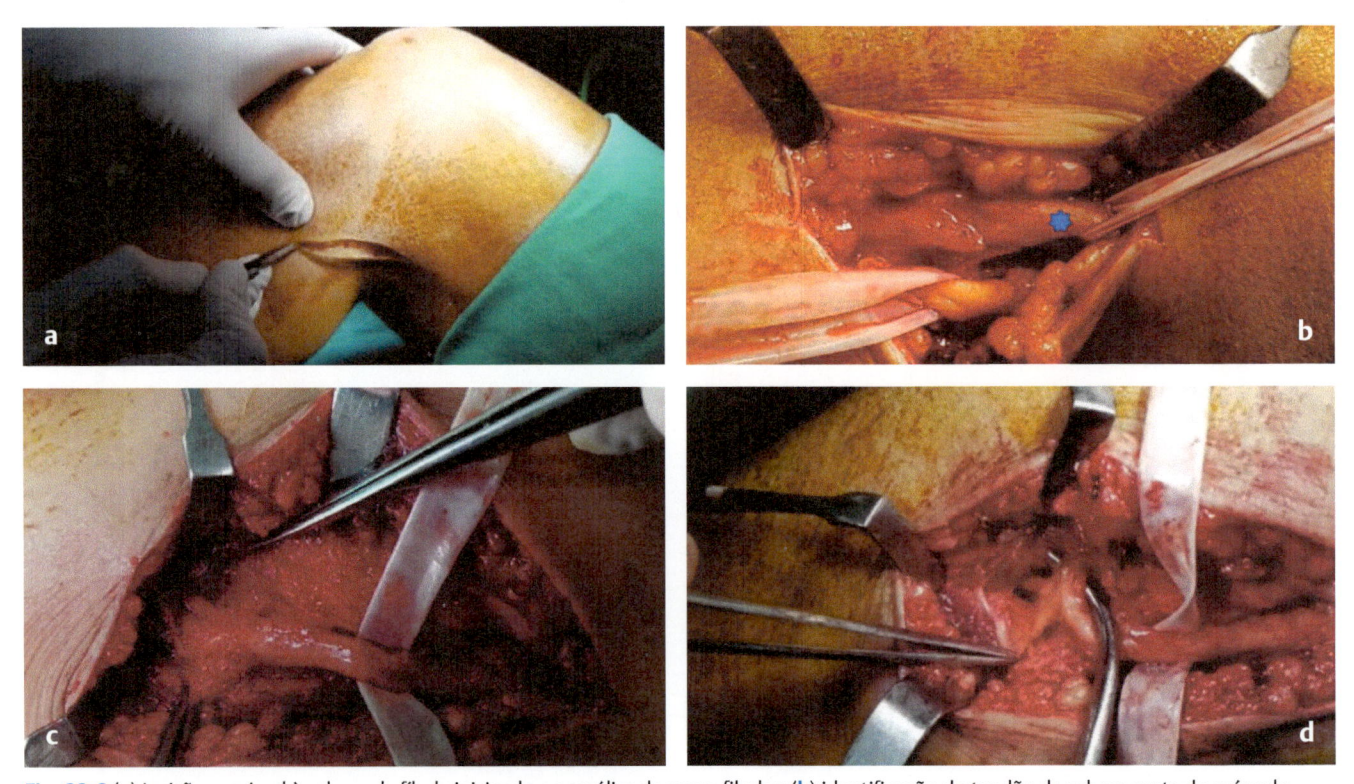

Fig. 33-6 (a) Incisão proximal à cabeça da fíbula iniciando a neurólise do nervo fibular; (b) identificação do tendão da cabeça curta do músculo bíceps (estrela azul), o nervo fibular comum é encontrado logo abaixo; (c) descompressão e dissecção do nervo em toda extensão; (d) dissecção e identificação dos ramos profundo, superficial e articular.

Reparo Direto (Sutura Terminoterminal)

A sutura terminoterminal é o padrão ouro nas reconstruções de nervos periféricos. Os resultados são melhores que a reconstrução por enxerto em decorrência de uma única linha de sutura ser envolvida, não ocorrer aumento da distância a ser percorrida por axônios em regeneração e não existir morbidade no sítio doador de enxerto. Infelizmente as ocasiões em que esta técnica pode ser realizada são raras. Após a secção de um nervo geralmente ocorre distanciamento dos cotos inviabilizando a sutura sem tensão. Na maioria das lesões em continuidade, após a ressecção dos neuromas, encontramos um intervalo entre cotos impeditivo para a sutura terminoterminal.

O reparo direto geralmente é realizado em lesões cortantes tratadas agudamente. Após a realização da liberação de todos os tecidos ao redor do nervo e preparação dos cotos para coaptação terminoterminal, a microssutura é realizada sob magnificação por microscópio, utilizando fios de *mononylon* 9-0 ou 10-0. Em algumas ocasiões, a coaptação livre de tensão não é possível, sendo melhor a utilização de enxertos. Intervalos entre os cotos com extensão superior a 2 cm não são, geralmente, passíveis de reparo direto. Uma boa estratégia para descobrir se é possível ou não o reparo direto é realizar a aproximação dos cotos e a fixação provisória com fio mais calibroso (7-0 ou 6-0). Caso não haja o esgarçamento do epineuro, a sutura com mononylon 9-0 e 10-0 é feita e o ponto de fixação mais calibroso é retirado.

Em alguns casos, a dissecção proximal e distal mais extensa é capaz de aproximar os cotos, diminuindo a tensão. Fibulectomias podem ser realizadas a fim de aproximar os cotos, mas requerem cuidado para não causar instabilidade articular adicional. Outra estratégia possível é a flexão de articulações para aproximação dos cotos. Jennette *et al.* estudaram em cadáveres a quantificação de comprimento adicional do nervo fibular comum obtido após a neurólise com vários graus de flexão do membro inferior. Com 90 graus de flexão do joelho e com neurólise do nervo fibular comum, foram conseguidos em média 6,8 cm adicionais de nervo.[48] Socolovsky *et al.* publicaram um relato de caso de reconstrução de lesão cortante do nervo fibular comum em criança de 11 anos com aproximação dos cotos após flexão do joelho em 60 graus.[49] O paciente foi colocado em uma órtese flexível e a extensão foi aumentada progressivamente, guiada por ultrassonografia com Doppler para avaliação da sutura. Houve recuperação grau M4 após 15 semanas.[49] Essa técnica apresenta algumas resistências na literatura. Milesi *et al.* acreditavam que uma sutura com flexão de articulação impede o funcionamento ideal do tecido perineural de deslizamento (*glidding tissue*) e, portanto, esta estratégia não deveria substituir a interposição de enxertos em caso de impossibilidade da sutura sem tensão.[50] A Figura 33-7 mostra um exemplo da aplicação dessa técnica.

O retorno do membro para a posição em extensão deve ser realizado progressivamente. Inicialmente deixamos o membro engessado por 4 semanas, substituindo por órtese articulada com ganho de 10 graus de extensão a cada 15 dias. Idealmente a extensão deve ser guiada por exame de ultrassonografia e Doppler para avaliar a formação de neuromas ou deiscência da sutura. Na ocorrência dessas complicações, o paciente deve ser prontamente reoperado e o nervo deve ser reconstruído com enxertos.[49]

Reconstrução com Enxertos

Os enxertos interfasciculares foram popularizados por Millesi, tendo por principal finalidade alcançar a coaptação dos cotos do nervo, sem tensão nas linhas de sutura.[50] A reconstrução com enxertos é a técnica clássica para o tratamento da maioria das lesões traumáticas de nervos periféricos, e, no caso das lesões do nervo fibular, apresenta resultados inferiores aos outros nervos do membro inferior.[2,50] As etapas cirúrgicas são as mesmas do reparo direto, porém os cotos são conectados por interposição de um ou mais fragmentos de enxerto, geralmente obtido do nervo sural (Fig. 33-8).

Kim *et al.* encontraram bons resultados com uso de enxertos para reparos de lesões do nervo fibular, em 57 dos 138 casos operados (41%).[2] No mesmo estudo, quando avaliados os resultados do reparo primário terminoterminal, os autores encontraram 84% de bons resultados, 16 dos 19 casos reparados. Esses achados corroboram a afirmação de que, quando possível, o reparo primário deve ser preferido. Os bons resultados encontrados com reconstrução com enxertos foram relacionados ao comprimento do enxerto. Enxertos menores que 6 cm tiveram 75% de bons resultados, enxertos entre 6 e 12 cm, 38%.[2,51] Roganovic *et al.* trataram 150 lesões do nervo fibular por projéteis de arma de fogo com interposição de enxertos, alcançando bons resultados em somente 31% dos casos.[52] Bons resultados foram encontrados em 57% dos enxertos com menos de 4 cm, 22% com enxertos entre 4 e 8 cm e 0% com enxertos com mais de 8 cm.[52] Em estudo de revisão, George *et al.* relataram apenas 36% de bons resultados nas reconstruções do nervo fibular com enxertos.[46] Quanto ao comprimento dos enxertos, o estudo concluiu que enxertos menores que 6 cm produziram bons resultados em 64%, enquanto os enxertos maiores que 12 cm mostraram bons resultados apenas em somente 11% dos casos (p < 0,0002).[46]

Por causa da precariedade dos resultados das reconstruções com enxertos, especial atenção deve ser dada ao momento cirúrgico ideal. Roganovic *et al.* mostraram que os bons resultados em pacientes operados com mais de 4 meses de lesão caíram drasticamente de 48% para 8%. Nenhum paciente teve recuperação satisfatória após 8 meses de lesão.[52] Seidel *et al.* contraindicam o tratamento com enxertos após 12 meses de lesão, exceto em crianças muito jovens.[54] Em estudo de revisão, o tempo entre a lesão e o tratamento foi fator preponderante na determinação do resultado (p = 0,0046).[46]

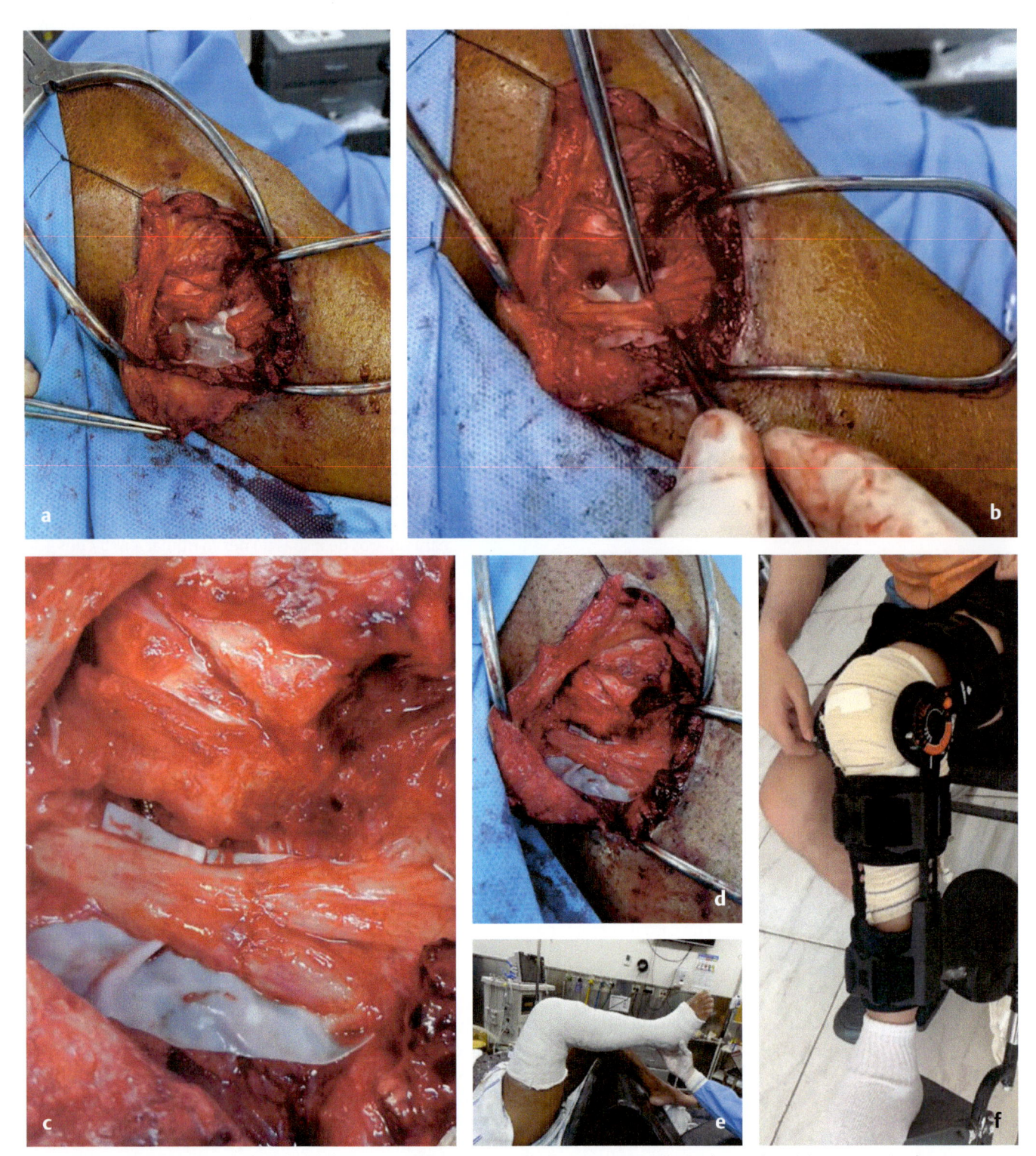

Fig. 33-7 (**a**) Cotos de lesão cortante (serra oscilante) na divisão do nervo fibular comum, sem flexão do membro; (**b**) aproximação dos cotos com a flexão do joelho; (**c,d**) reparo direto da lesão com flexão do joelho; (**e**) membro engessado por 4 semanas; (**f**) órtese flexível para extensão progressiva do joelho.

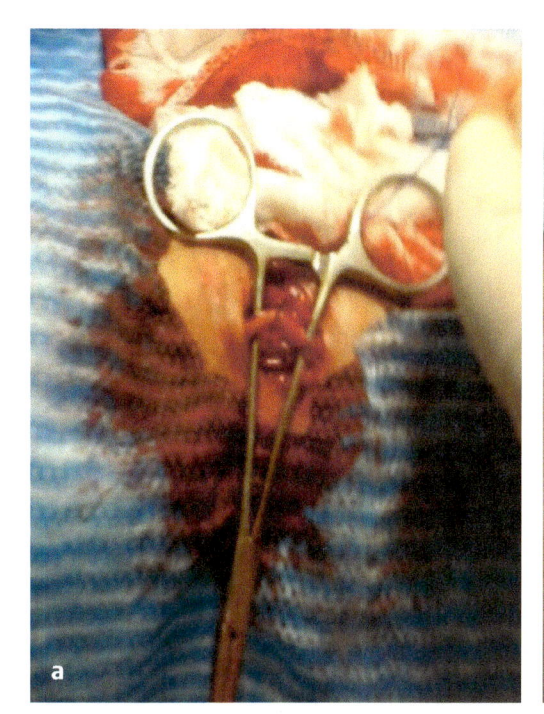

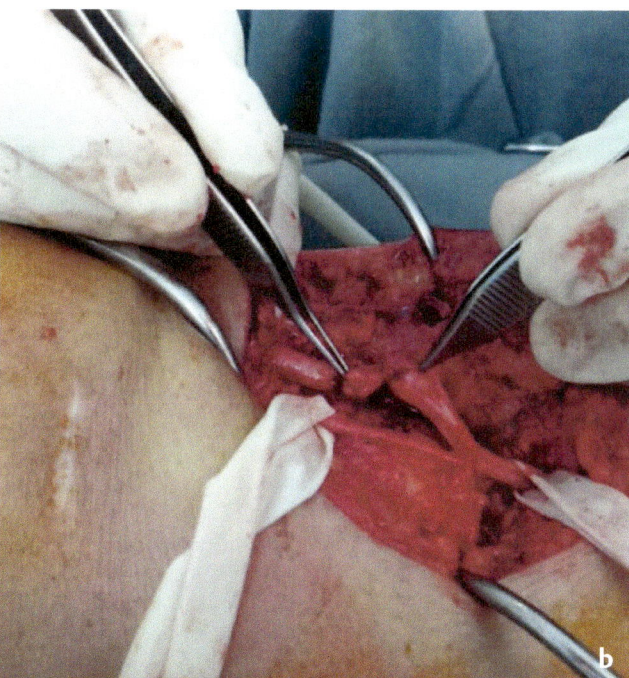

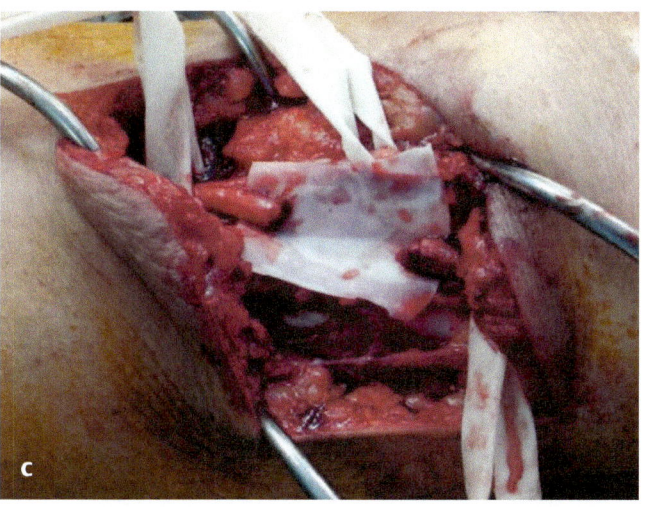

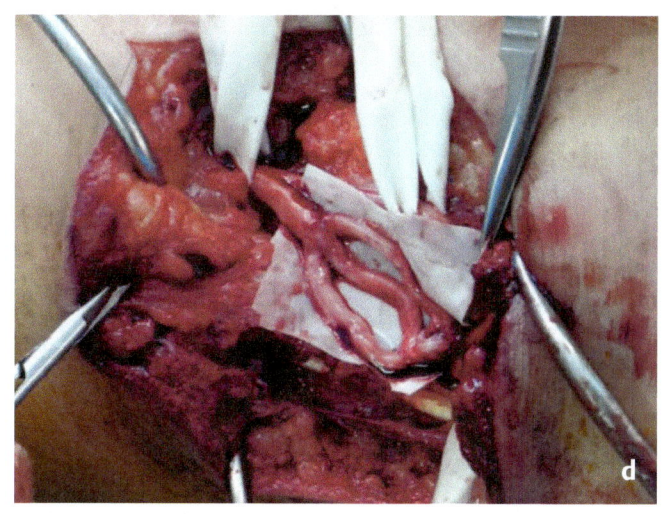

Fig. 33-8 Fotografias cirúrgicas do tratamento de lesão inadvertida do nervo fibular comum, por ligadura, em procedimento ambulatorial. (**a**) Aspecto do nervo com a ligadura, em posição adjacente ao tendão do músculo bíceps; (**b**) formação de neuroma em posicionamento imediatamente proximal ao local da ligadura; (**c**) após a preparação dos cotos persistiu hiato entre eles, com dimensão que proibia a realização de sutura terminoterminal; (**d**) reparo da lesão com três enxertos de nervo sural.

Quando os mesmos fatores são avaliados para os resultados de lesões do nervo tibial, os vários autores são unânimes em afirmar que os resultados são superiores se comparados ao nervo fibular comum.[2,46,51,53] Existem algumas possíveis explicações para este fato:[51]

1. O nervo tibial sofre lesões menos graves que nervo fibular comum porque este último é mais superficial e próximo a superfícies ósseas.
2. O nervo tibial tem a capacidade de maior alongamento durante o impacto, pois está fixo apenas na incisura isquiática, enquanto o nervo fibular comum está fixo na incisura isquiática e no músculo fibular longo após atravessar o colo da fíbula.
3. O nervo tibial tem um suprimento de sangue melhor que o nervo fibular comum.
4. O nervo tibial possui mais fascículos e tecido conjuntivo do que o nervo fibular comum, o que aumenta a resistência do nervo à lesão.
5. O nervo tibial inerva os músculos gastrocnêmio e sóleo, volumosos, que requerem apenas pequeno grau de reinervação para resultar em contração funcional. Os ramos do nervo fibular profundo espalham-se pelo compartimento anterior da perna por vários músculos e a reinervação não homogênea pode dificultar o resultado funcional da dorsiflexão.

Transferências de Nervos

As transferências de nervos (ou neurotizações) consistem na utilização de nervos ou fascículos redundantes para a reabilitação de nervos lesados com função primordial para o desempenho motor e sensitivo do membro. Nesse tipo de técnica, os fascículos doadores são posicionados bem próximos ao alvo (placa muscular ou corpúsculo de sensibilidade), diminuindo o tempo necessário para a reinervação. Portanto, o método é especialmente útil em pacientes admitidos com intervalo de tempo prolongado entre a lesão e o tratamento cirúrgico. Por outro lado, os resultados podem sofrer interferência negativa da função prévia do nervo doador, como, por exemplo: transferências entre nervos com ações antagônicas tendem a apresentar resultados inferiores. Além disso, não é recomendada a realização de transferências quando os nervos doadores apresentam disfunção, mesmo que parcial.

As transferências nervosas são amplamente utilizadas para tratamento de lesões nervosas nos membros superiores, mas pouco usadas para a reconstrução de lesões nervosas nos membros inferiores. Para reconstrução das lesões do nervo fibular, a escolha de ramos do nervo tibial como doadores é intuitiva pela proximidade destes nervos na fossa poplítea. Porém, são nervos com funções antagônicas, o que dificulta a reabilitação. Alguns estudos anatômicos foram realizados para demonstrar a factibilidade desse tipo de transferência. Bodily et al. demonstraram que os ramos para os músculos flexor longo do hálux e flexor longo dos dedos são doadores ideais para o nervo fibular profundo, tanto em extensão quanto em corte seccional.[54] Flores, em outro estudo anatômico, descreve que os ramos para as cabeças lateral e medial do gastrocnêmio e o ramo para o músculo sóleo podem ser usados como doadores para restaurar a função do nervo fibular profundo em casos de lesão alta do nervo ciático. No entanto, a dissecção intraneural proximal da divisão fibular profunda do nervo fibular comum também deve ser realizada para aproximação sem tensão. O autor indica o ramo para o músculo sóleo como primeira escolha.[55] Mesma conclusão foi alcançada por Chen et al.[56] Apesar de ter se mostrado anatomicamente factível, o uso clínico deste tipo de transferência não é frequente. Séries de casos demonstraram resultados discretos ou ruins, iguais ou piores que as outras opções terapêuticas. Giuffre et al. demonstraram apenas 20% de bons resultados para a dorsiflexão.[57,58] Flores et al. analisaram 10 pacientes submetidos a essa técnica e observaram que apenas dois apresentaram recuperação adequada da dorsiflexão (M3 ou M4). O possível desbalanceamento entre a força muscular nos compartimentos anterior e posterior da perna e o uso de doador com função antagônica ao receptor foram indicados como possíveis explicações para o mau resultado.[59] Chen et al., em série de 8 casos, obtiveram apenas 50% de recuperação adequada da dorsiflexão.[56]

Apesar dos resultados pouco satisfatórios a transferência de nervos pode ser uma opção para o tratamento da lesão do nervo fibular quando a reconstrução direta ou com enxertos não é possível.

Transferência Miotendinosa

A transferência do tendão do músculo tibial posterior para restauração da dorsiflexão do pé apresenta resultados encorajadores, dado que as alternativas para tratamento do pé caído resultante da lesão do nervo fibular apresentam resultados apenas moderados, conforme discutimos nas seções anteriores deste capítulo. Frequentemente é levantada a questão entre a diferença do uso de órtese e o resultado de uma transferência tendínea para restauração da dorsiflexão, já que, no último caso, não há recuperação sensitiva. Existem alguns fatores a serem esclarecidos:[60]

1. A transferência do tendão do músculo tibial posterior proporciona a melhora na dorsiflexão do tornozelo e da cinemática do plano sagital e diminuição da flexão compensatória do quadril e joelho em comparação com pacientes tratados apenas com órteses. Isto diminui os **vícios** de marcha, melhorando o desempenho e evitando sobrecarga e lesão de outras articulações.[17]
2. A transferência do tendão tibial posterior resulta em melhora consistente nos escores de resultados funcionais, embora a transferência restaure apenas 33% da força de dorsiflexão em comparação com a extremidade contralateral.[61]
3. O paciente fica livre do incomodo da órtese, gastos com manutenção e trocas, além de inconvenientes como alergias ao material da órtese, dermatites e abrasões da perna por contato e calor.

Existem algumas variações de técnicas na transferência do tendão do músculo tibial posterior: (1) A primeira diz respeito à rota de transferência do tendão do músculo tibial posterior (transmembrana interóssea × circumtibial). Na rota transmembrana, o tendão do músculo tibial posterior é tunelizado através da membrana interóssea. A vantagem desta técnica é maior grau de movimento do tornozelo. Esteticamente apresenta melhor resultado, pois a excursão do tendão não fica visível na pele. Porém existe risco maior de lesão da artéria tibial, o que não ocorre na rota circumtibial, pois o tendão é tunelizado pelo subcutâneo da porção medial do tornozelo; (2) A segunda relaciona-se ao local de ancoramento do tendão. Após o tendão ser tunelizado, ele pode ser ancorado no osso cuboide com parafusos ou âncoras ou tenorrafiado nos tendões dos músculos extensor longo dos dedos e do hálux. A fixação óssea traz a vantagem de ser mais resistente e impedir que o grau de dorsiflexão diminua com o tempo. A tenorrafia tem como maior complicação a deiscência da sutura. Como tendões são pouco vascularizados, caso a execução da tenorrafia não seja perfeita ou a imobilização seja retirada precocemente, existe maior risco de soltura com necessidade de nova cirurgia. Durante a tenorrafia deve-se realizar a sutura nos tendões dos músculos extensores longos dos dedos e hálux. Caso seja feita a sutura de forma errônea no tendão do músculo tibial anterior, haverá um desvio tibial do pé.

Quando existe deformidade em pé equino previamente, a cirurgia deve ser precedida de alongamento do tendão de Aquiles, para propiciar maior mobilidade articular do tornozelo. A Figura 33-9 exemplifica uma transposição do músculo tibial posterior por via circumtibial e com tenorrafia.

Os resultados são bons, com a maioria dos pacientes ficando livre de órteses e com diminuição do risco de quedas pela alteração da marcha.

Yep et al. acompanharam 12 pacientes que foram submetidos à transferência do tendão tibial posterior, com um

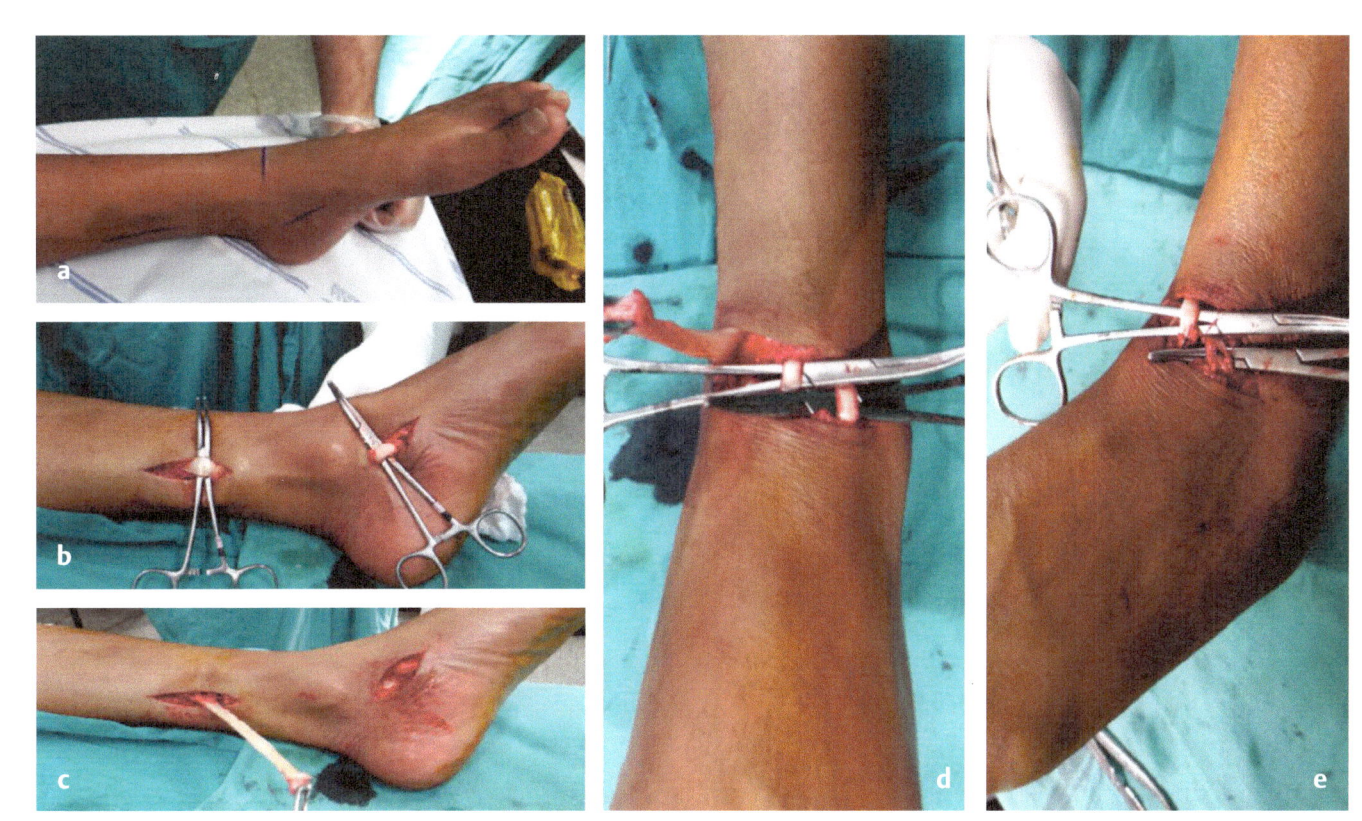

Fig. 33-9 Fotografias cirúrgicas de transposição do músculo tibial posterior por via circumtibial, com tenorrafia. (**a**) Incisões para transferência do tendão do músculo tibial posterior; (**b**) identificação do tendão do m. tibial posterior e sua inserção no osso navicular; (**c**) desinserção do osso navicular e exteriorização do tendão; (**d**) identificação dos tendões extensores longo do hálux e dedos. Note que o tendão do m. tibial posterior foi tunelizado pela pele; (**e**) tenorrafia.

seguimento médio de 90 meses. Onze pacientes apresentaram melhora para força M4 ou M5 na dorsiflexão do pé, apesar da geração de apenas 30% do torque quando comparado ao lado contralateral. Além disso, 83% dos pacientes classificaram seus resultados como excelente ou bom, com os melhores resultados em pacientes do sexo masculino com idade inferior a 30 anos. A maioria dos pacientes (83%) não necessitou de órtese para deambular no pós-operatório.[62] Molund *et al.* relataram o resultado de transferências de tendão realizadas especificamente em pacientes que sofreram lesão do nervo fibular comum secundária a luxação do joelho. Dos 12 pacientes, todos recuperaram a capacidade de dorsiflexão contra a gravidade com força de 42% e um alcance de movimento de 72% quando comparado ao lado não afetado (p < 0,001).[63] Em 2003, Garozzo *et al.* publicaram uma série de casos de pacientes com lesões do nervo fibular, separados em dois grupos: 9 pacientes submetidos apenas a reconstrução com enxertos (grupo A) e 39 pacientes submetidos a reconstrução com enxertos e no mesmo tempo cirúrgico realizada transferência miotendínea (grupo B). Os pacientes foram avaliados clinicamente e por exame de eletroneuromiografia. Os resultados dos pacientes foram marcadamente melhores no grupo B. Enquanto, no grupo A, houve apenas 2 resultados considerados bons, 1 resultado **razoável** e 6 resultados ruins, o grupo B apresentou 28 casos considerados como bons resultados, 7 **razoáveis** e apenas 4 ruins. Além de melhores resultados clínicos, o grupo B apresentou 90% de sinais de reinervação muscular vista em eletroneuromiografias. Pacientes operados tardiamente ou com enxertos acima de 10 cm também apresentaram sinais de reinervação, diferente do esperado e afirmado pela literatura até então. Os autores apresentaram possíveis explicações para tais achados:

A) A neurorregeneração em pacientes submetidos a reconstrução isolada do nervo fibular é diferente daqueles tratados por reconstrução e transferência tendínea de forma concomitante. O rebalanceamento precoce das forças de flexão e extensão do pé favoreceriam o crescimento axonal e consequente reinervação.
B) O fato de iniciar a deambulação precocemente em virtude da realização de transferência tendínea, no mesmo estágio, funcionaria como uma reabilitação contínua.
C) A transferência serviria como um imobilizador interno, dispensando mais precocemente o uso de órtese e favorecendo um meio ambiente mais próximo ao normal para a neurorregeneração.

De fato, a deambulação precoce proporcionada aos pacientes submetidos à transferência tendínea é uma das vantagens desta técnica, propiciando melhor qualidade de vida. A Figura 33-10 ilustra um paciente submetido a esta técnica concomitante.

Proposta de Tratamento

Como o atraso no tratamento definitivo das lesões de nervos impacta negativamente na recuperação e como a recuperação funcional pós-operatória do nervo fibular é notadamente pior que em outros nervos, acreditamos que, nas

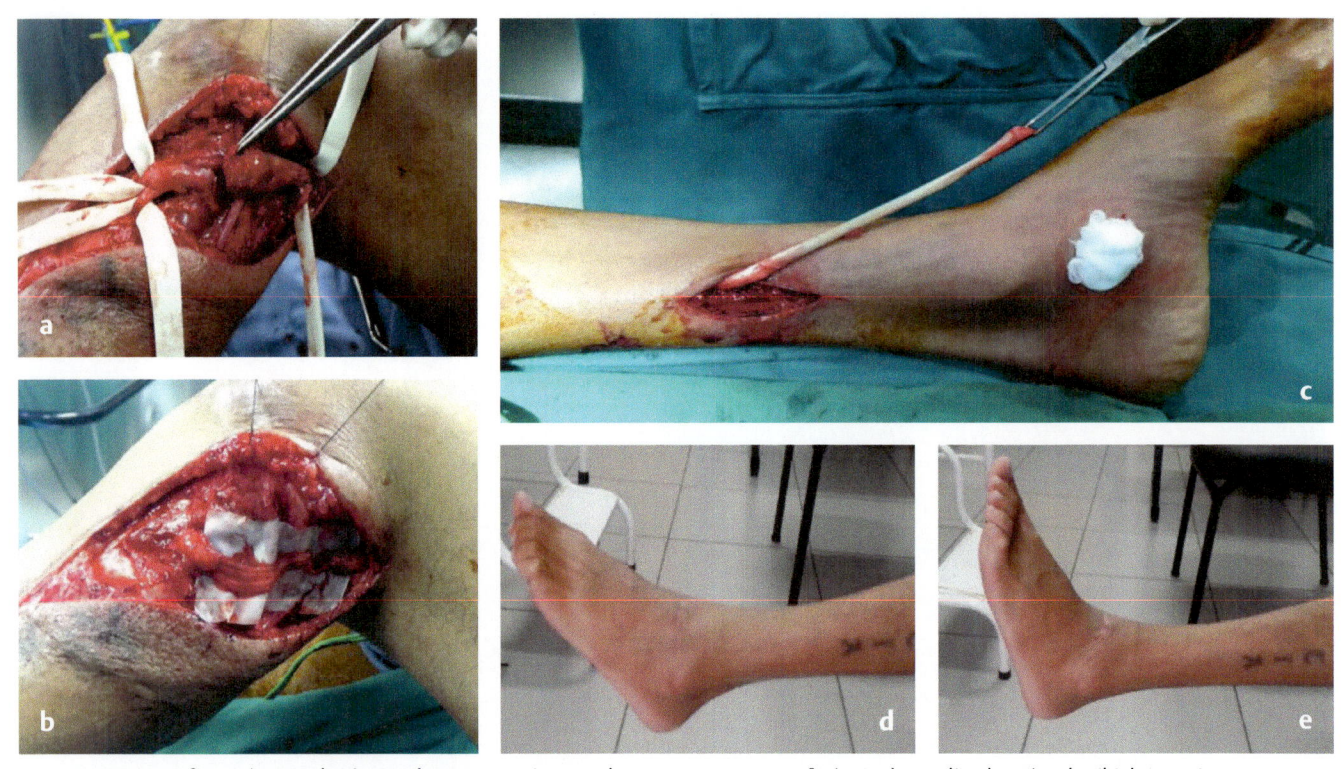

Fig. 33-10 Fotografias cirúrgicas da técnica de reconstrução neural com enxertos e transferência do tendão do músculo tibial posterior no mesmo tempo cirúrgico. (**a**) Lesão com perda da continuidade do nervo fibular comum; (**b**) reconstrução do nervo com enxertos de nervo sural; (**c**) tendão do nervo tibial posterior dissecado; (**d,e**) flexão plantar e dorsiflexão recuperada.

lesões traumáticas deste nervo, as condutas devem ser mais agressivas.

Pacientes com lesões cortantes devem ser tratados assim que possível com reparo direto ou reconstrução com enxertos. Por se tratarem de lesões em descontinuidade, não há motivo para atrasar o tratamento mais que 2 a 4 semanas nos casos de lesões feitas por objetos contundentes. Os pacientes com lesões abertas por arma de fogo são um capítulo a parte, pois podem apresentar recuperação espontânea. Nestes casos, encaminhamento para reabilitação e reavaliação clínica e neurofisiológica em 3 meses deve ser considerado. Na ausência de recuperação, o procedimento cirúrgico deve ser indicado.

As lesões fechadas, por regra, devem ser tratadas conservadoramente no início, avaliando a recuperação clínica ou sinais neurofisiológicos em 3 meses. Casos que não apresentem recuperação devem ser tratados cirurgicamente com neurólise e interposição de enxertos. Porém, a gravidade e a intensidade da lesão devem ser levadas em consideração. Os casos associados a lesões ligamentares graves do joelho, fraturas da tíbia e entorses graves do tornozelo devem ser analisados com mais cuidado e o tratamento deve ser mais precoce, pois estão associados a mau prognóstico. Pacientes com mais de seis meses de evolução também devem ser tratados mais agressivamente. A realização de tratamento combinado de reconstrução nervosa com enxertos e transferência tendínea concomitante é uma opção nestes casos. Outra possibilidade, desde que factível, é o reparo direto com flexão articular na tentativa de dispensar o uso de enxertos e maximizar o resultado.

Casos recebidos tardiamente após 12 meses ou aqueles casos em que a reconstrução primária falhou, devem ser tratados com transferência miotendinosa. A abordagem concomitante de transferência tendínea e reconstrução com enxertos também é uma opção em casos tardios. Mesmo que não haja reinervação motora é possível a recuperação de algum grau de sensibilidade, já que a janela de tempo para reconstruções sensitivas não é tão bem determinada quanto para reconstruções motoras.

Na Figura 33-11, sugerimos um algoritmo para análise dos casos de lesão traumática do nervo fibular.

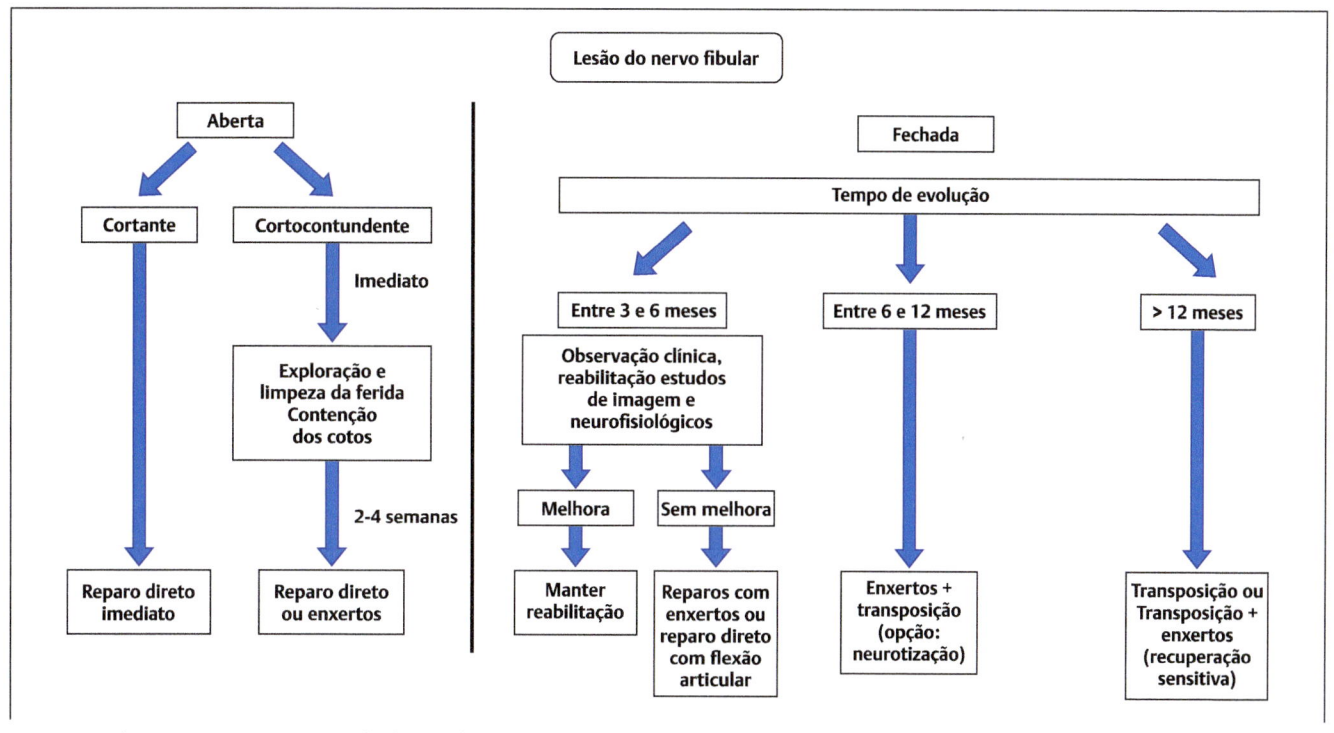

Fig. 33-11 Algoritmo para tratamento das lesões do nervo fibular.

REFERÊNCIAS BIBLIOGRÁFICAS

1. Horteur C, Forli A, Corcella D, et al. Short-and long-term results of common peroneal nerve injuries treated by neurolysis, direct suture or nerve graft. European Journal of Orthopaedic Surgery and Traumatology 2019;29:893-8.
2. Kim DH, Murovic JA, Tiel RL, Kline DG. Management and outcomes in 318 operative common peroneal nerve lesions at the Louisiana State University Health Sciences Center. Neurosurgery 2004;54:1421-9.
3. Mackinnon SE, Dellon AL. Surgery of the Peripheral Nerve. New York: Thieme; 1988.
4. Stewart JD. Foot drop: Where, why and what to do? Practical Neurology 2008;8:158-69.
5. Baima J, Krivickas L. Evaluation and treatment of peroneal neuropathy. Current Reviews in Musculoskeletal Medicine 2008;1:147-53.
6. Garrett A, Geiger Z. Anatomy, bony pelvis and lower limb, calf deep peroneal (fibular) nerve. StatPearls [Internet] Treasure Island (FL), 2021.
7. Hardin JM, Devendra S. Anatomy, bony pelvis and lower limb, calf common peroneal (fibular) nerve. Treasure Island (FL), 2021.
8. Dellon AL, Ebmer J, Swier P. Anatomic variations related to decompression of the common peroneal nerve at the fibular head. Annals of Plastic Surgery 2002;48:30-4.
9. Brief JM, Brief R, Ergas E, et al. Peroneal nerve injury with foot drop complicating ankle sprain: A series of four cases with review of the literature. Bulletin of the New York University Hospital for Joint Diseases 2009;67:374-7.
10. Krych AJ, Giuseffi SA, Kuzma SA, et al. Is peroneal nerve injury associated with worse function after knee dislocation? Clinical Orthopaedics and Related Research 2014;472:2630-6.
11. Fukuda H. Bilateral peroneal nerve palsy caused by intermittent pneumatic compression. Internal Medicine 2006;45:93-4.
12. Kida K, Hara K, Sata T. Postoperative palsies of the common peroneal nerve and the tibial nerve associated with lateral position. Masui 2013;62:217-9. (em japonês)
13. Poage C, Roth C, Scott B. Peroneal nerve palsy: Evaluation and management. Journal of the American Academy of Orthopaedic Surgeons 2016;24:1-10.
14. Epps CH. Complications in orthopaedic surgery. Philadelphia: JB Lipincott Company; 1994.
15. Simske NM, Krebs JC, Heimke IM, Scarcella NR, Vallier HA. Nerve injury with acetabulum fractures: Incidence and factors affecting recovery. Journal of Orthopaedic Trauma 2019;33:628-34.
16. Mitsiokapa E, Mavrogenis AF, Drakopoulos D, Mauffrey C, Scarlat M. Peroneal nerve palsy after ankle sprain: An update. European Journal of Orthopaedic Surgery and Traumatology 2017;27:53-60.
17. Werner BC, Norte GE, Hadeed MM, Park JS, Miller MD, Hart JM. Peroneal nerve dysfunction due to multiligament knee injury: Patient characteristics and comparative outcomes after posterior tibial tendon transfer. Clinical Journal of Sport Medicine 2017;27:10-9.
18. Shooshtari SMJ, Didehdar D, Esfahani ARM. Tibial and peroneal nerve conduction studies in ankle sprain. Electromyography and Clinical Neurophysiology 2007;47:301-4.
19. O'Neill PJ, Parks BG, Walsh R, Simmons LM, Miller SD. Excursion and strain of the superficial peroneal nerve during inversion ankle sprain. Journal of Bone and Joint Surgery (American Volume) 2007;89:979-86.
20. Ferran NA, Maffulli N. Epidemiology of sprains of the lateral ankle ligament complex. Foot and Ankle Clinics 2006;11:659-62.
21. Nitz AJ, Dobner JJ, Kersey D. Nerve injury and grades II and III ankle sprains. American Journal of Sports Medicine 1985;13:177-82.
22. Kleinrensink GJ, Stoeckart R, Meulstee J, Sukul DMK, Vleeming A, Snijders CJ et al. Lowered motor conduction velocity of the

22. peroneal nerve after inversion trauma. Medicine and Science in Sports and Exercise 1994;26:877-83.
23. Streib EW. Traction injury of peroneal nerve caused by minor athletic trauma: Electromyographic studies. Archives of Neurology 1983;40:62-3.
24. Schneider C. Paralysie du sciatique poplité externe après un traumatisme de la cheville. Schweizerische Rundschau Fur Medizin Praxis 1974;63:476-81.
25. Brown R, Pedowitz R, Rydevik B, Woo S, Hargens A, Massie J et al. Effects of acute graded strain on efferent conduction properties in the rabbit tibial nerve. Clinical Orthopaedics and Related Research 1993;(296):288-94.
26. Redfern DJ, Sauvé PS, Sakellariou A. Investigation of incidence of superficial peroneal nerve injury following ankle fracture. Foot and Ankle International 2003;24:771-4.
27. Acus RW 3rd, Flanagan JP. Perineural fibrosis of superficial peroneal nerve complicating ankle sprain: A case report. Foot and Ankle 1991;11:233-5.
28. Johnston EC, Howell SJ. Tension neuropathy of the superficial peroneal nerve: Associated conditions and results of release. Foot and Ankle International 1999;20:576-82.
29. LaPrade RF, Terry GC. Injuries to the posterolateral aspect of the knee: Association of anatomic injury patterns with clinical instability. American Journal of Sports Medicine 1997;25:433-8.
30. Moatshe G, Dornan GJ, Løken S, Ludvigsen TC, LaPrade RF, Engebretsen L. Demographics and injuries associated with knee dislocation: A prospective review of 303 patients. Orthopaedic Journal of Sports Medicine 2017;5:2325967117706521.
31. Hyslop GH. Injuries to the deep and superficial peroneal nerves complicating ankle sprain. American Journal of Surgery 1941;51:436-8.
32. Nobel W. Peroneal palsy due to hematoma in the common peroneal nerve sheath after distal torsional fractures and inversion ankle sprains. Journal of Bone and Joint Surgery (American Volume) 1966;48:1484-95.
33. Stamboulis E, Vassilopoulos D, Kalfakis N. Symptomatic focal mononeuropathies in diabetic patients: Increased or not? Journal of Neurology 2005;252:448-52.
34. Cruz-Martinez A, Arpa J, Palau F. Peroneal neuropathy after weight loss. Journal of the Peripheral Nervous System 2000;5:101-5.
35. Rasulić L, Savić A, Vitošević F, et al. Iatrogenic peripheral nerve injuries: Surgical treatment and outcome: 10 years'experience. World Neurosurgery 2017;103:841-51.
36. Halm JA, Schepers T. Damage to the superficial peroneal nerve in operative treatment of fibula fractures: Straight to the bone? Case report and review of the literature. Journal of Foot and Ankle Surgery 2012;51:684-6.
37. Malagelada F, Vega J, Guelfi M, et al. Anatomic lectures on structures at risk prior to cadaveric courses reduce injury to the superficial peroneal nerve, the commonest complication in ankle arthroscopy. Knee Surgery, Sports Traumatology, Arthroscopy 2020;28:79-85.
38. Pattyn R, Loder R, Mullis BH. Iatrogenic peroneal nerve palsy rates secondary to open reduction internal fixation for tibial plateau fractures using an intraoperative distractor. Journal of Orthopaedic Trauma 2020;34:359-62.
39. Giannas J, Bayat A, Watson SJ. Common peroneal nerve injury during varicose vein operation. European Journal of Vascular and Endovascular Surgery 2006;31:443-5.
40. van Langenhove M, Pollefliet A, Vanderstraeten G. A retrospective electrodiagnostic evaluation of footdrop in 303 patients. Electromyography and Clinical Neurophysiology 1989;29:145-52.
41. Casey E. Natural history of radiculopathy. Physical Medicine and Rehabilitation Clinics of North America 2011;22:1-5.
42. Marciniak C. Fibular (peroneal) neuropathy: Electrodiagnostic features and clinical correlates. Physical Medicine and Rehabilitation Clinics of North America 2013;24:121-37.
43. Aldea PA, Shaw WW. Lower extremity nerve injuries. Clinics in Plastic Surgery 1986;13:691-9.
44. Kline DG, Hackett ER, May PR. Evaluation of nerve injuries by evoked potentials and electromyography. Journal of Neurosurgery 1969;31:128-36.
45. Tiel RL, Happel LTJ, Kline DG. Nerve action potential recording method and equipment. Neurosurgery 1996;39:103-9.
46. George SC, Boyce DE. An evidence-based structured review to assess the results of common peroneal nerve repair. Plastic and Reconstructive Surgery 2014;134:302-11.
47. Strakowski JA. Ultrasound-guided peripheral nerve procedures. Physical Medicine and Rehabilitation Clinics of North America 2016;27:687-715.
48. Jennette MR, Payne R, Rizk E. Internal neurolysis of the common peroneal nerve with lower extremity flexion increases likelihood for direct end-end nerve repairs. Cureus 2020;12:e10355
49. Socolovsky M, Bataglia D, Barousse R, Robla-Costales J. Use of ultrasound and targeted physiotherapy in the management of a nerve suture performed under joint flexion. Acta Neurochirurgica 2018;160:1597-601.
50. Millesi H. Factors affecting the outcome of peripheral nerve surgery. Microsurgery 2006; 26:295-302.
51. Murovic JA. Lower-extremity peripheral nerve injuries: A Louisiana State University Health Sciences Center literature review with comparison of the operative outcomes of 806 Louisiana State University Health Sciences Center sciatic, common peroneal, and tibial nerve. Neurosurgery 2009;65:A18-23.
52. Roganovic Z. Missile-caused complete lesions of the peroneal nerve and peroneal division of the sciatic nerve: results of 157 repairs. Neurosurgery 2005;57:1201-12.
53. Seidel JA, Koenig R, Antoniadis G, Richter HP, Kretschmer T. Surgical treatment of traumatic peroneal nerve lesions. Neurosurgery 2008;62:664-73.
54. Bodily KD, Spinner RJ, Bishop AT. Restoration of motor function of the deep fibular (peroneal) nerve by direct nerve transfer of branches from the tibial nerve: An anatomical study. Clinical Anatomy 2004;17:201-5.
55. Flores LP. Proximal motor branches from the tibial nerve as direct donors to restore function of the deep fibular nerve for treatment of high sciatic nerve injuries: A cadaveric feasibility study. Operative Neurosurgery 2009;65:215-8.
56. Chen H, Zong H, Meng D, Cai Y, Hou C, Lin H. Experimental study on repair of high deep peroneal nerve injury by nerve transposition methods using different proximal tibial nerve muscular branches. Chinese Journal of Microsurgery 2018;41:57-61.
57. Giuffre JL, Bishop AT, Spinner RJ, Levy BA, Shin AY. Partial tibial nerve transfer to the tibialis anterior motor branch to treat peroneal nerve injury after knee trauma. Clinical Orthopaedics and Related Research 2012;470:779-90.
58. Giuffre JL, Bishop AT, Spinner RJ, Shin AY. Surgical technique of a partial tibial nerve transfer to the tibialis anterior motor branch for the treatment of peroneal nerve injury. Annals of Plastic Surgery 2012;69:48-53.
59. Flores LP, Martins RS, Siqueira MG. Clinical results of transferring a motor branch of the tibial nerve to the deep peroneal nerve for treatment of foot drop. Neurosurgery 2013; 73:609-16.

60. Park JS, Casale MJ. Posterior tibial tendon transfer for common peroneal nerve injury. Clinics in Sports Medicine 2020;39:819-28.
61. Cho BK, Park KJ, Choi SM, Im SH, SooHoo NF. Functional outcomes following anterior transfer of the tibialis posterior tendon for foot drop secondary to peroneal nerve palsy. Foot and Ankle International 2017;38:627-33.
62. Yeap JS, Birch R, Singh D. Long-term results of tibialis posterior tendon transfer for drop-foot. International Orthopaedics 2001;25:114-8.
63. Molund M, Engebretsen L, Hvaal K, Hellesnes J, Ellingsen Husebye E. Posterior tibial tendon transfer improves function for foot drop after knee dislocation. Clinical Orthopaedics and Related Research 2014;472:2637-43.

Parte VIII

Clínica, Técnicas de Reparo e Resultados do Tratamento de Lesões de Nervos Abdominopélvicos

NERVO FEMORAL

Wilson Faglioni Junior

INTRODUÇÃO

O nervo femoral inerva os músculos anteriores da coxa que flexionam a articulação do quadril (pectíneo, ilíaco, sartório) e estendem a perna (quadríceps femoral: reto femoral, vasto lateral, vasto medial e vasto intermédio). Lesões desse nervo resultam na dificuldade de deambular, principalmente, durante movimentos como subir escadas e levantar-se de cadeiras. Além de alterações motoras, o nervo femoral emite ramos cutâneos sensitivos para a região anteromedial da coxa (nervos cutâneos intermédio e medial da coxa) e para o aspecto medial da perna e do pé (nervo safeno).

Lesões traumáticas do nervo femoral são mais comumente descritas em decorrência de ferimentos penetrantes da coxa e por causa de lesões iatrogênicas durante artroplastia do quadril e herniorrafias.[1-3] Pacientes anticoagulados podem apresentar disfunção do nervo femoral em razão de hematoma compressivo no trígono femoral ou na porção abdominal do músculo iliopsoas após extensão vigorosa da coxa.[4]

Como parte do tratamento das lesões do nervo femoral estão descritos o tratamento conservador, neurólise, reconstrução direta e com enxertos, além de transferências neurais utilizando ramos do nervo obturatório.[5,6]

ANATOMIA

O nervo femoral é o maior nervo do plexo lombar. Ele se forma a partir das divisões dorsais dos ramos ventrais de L2, L3 e L4.[7,8] No abdome, o nervo femoral inicia o seu trajeto passando pelo músculo psoas maior. Emerge da superfície lateral desse músculo no seu terço inferior para posicionar-se entre o músculo ilíaco e o psoas maior. Nesse ponto originam-se os ramos motores para o músculo psoas maior e para o músculo ilíaco.[7]

O nervo femoral então adentra o trígono femoral na região proximal e anterior da coxa após cursar posteriormente ao ligamento inguinal. Profundamente a este ligamento, o nervo femoral atravessa um túnel osteofibroso rígido, a *lacuna musculorum*, próximo ao tendão do músculo iliopsoas e separado da artéria e veia femoral pelo arco iliopectíneo. O trígono femoral é delimitado por três estruturas: o músculo sartório (lateralmente), o músculo adutor longo (medialmente) e o ligamento inguinal (superiormente).[7,9] Dentro do trígono femoral o nervo femoral é acompanhado pela artéria e veia femorais, pelo canal femoral e por vasos linfáticos. Essas estruturas se dispõem de lateral para medial dentro do trígono femoral e são envolvidas pela bainha femoral que as separa em compartimentos vascular e muscular. O nervo femoral encontra-se no compartimento muscular na companhia do músculo iliopsoas.[7,10] Cerca de 4 cm distal ao ligamento inguinal, o nervo femoral bifurca-se em divisões anterior e posterior. As duas divisões do nervo femoral são bem distinguíveis porque a artéria cutânea femoral lateral se interpõe entre as mesmas.[7,11]

A divisão anterior do nervo femoral possui quatro ramos terminais, dois motores e dois sensoriais. Os ramos motores são destinados aos músculos pectíneo e sartório. Os ramos sensitivos da divisão anterior são os nervos cutâneos medial e intermédio da coxa. Esses nervos são responsáveis pela inervação sensitiva anteromedial da coxa.[7,11]

A divisão posterior do nervo femoral ramifica-se em um nervo sensitivo, quatro ramos motores e nervos para as articulações do quadril e joelho. Os quatro ramos motores da divisão posterior do nervo femoral são os nervos destinados aos músculos reto femoral, vasto medial, vasto lateral e vasto intermédio. Esses músculos são os principais extensores da perna e são denominados, em conjunto, de músculo quadríceps da coxa.[7] O nervo sensitivo é chamado de nervo safeno e é o maior ramo cutâneo do nervo femoral. É responsável pela inervação sensitiva ao longo das faces anteromedial e posteromedial da perna e pé.[7,12] O nervo safeno é o ramo terminal do nervo femoral e assume este nome no momento em que adentra o canal dos adutores. Ele percorre o canal dos adutores até a altura da metade da tíbia, onde se divide em dois ramos (Fig. 34-1). Um ramo é mais posterior e termina no tornozelo. O outro ramo é mais anterior e continua ao longo da face medial do pé.[7]

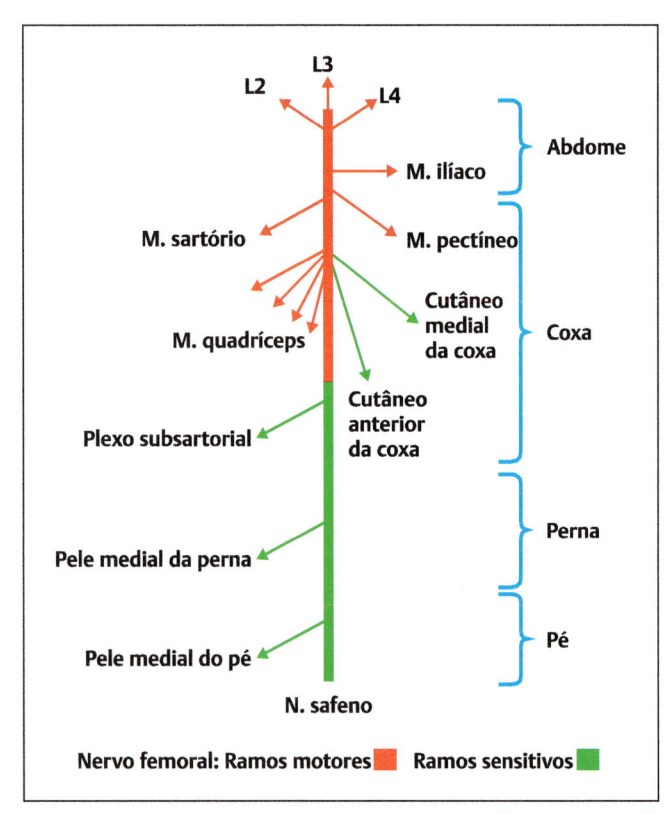

Fig. 34-1 Esquematização da distribuição do nervo femoral e seus ramos.

ETIOLOGIA DAS LESÕES DO NERVO FEMORAL

A maioria das publicações sobre lesões traumáticas do nervo femoral são relatos de casos e séries com número reduzido de casos. Na maior série de casos publicada na literatura sobre lesões do nervo femoral (119 casos), Kim *et al.* descreveram cinco tipos básicos de lesões: lacerações (7%), associadas a fraturas de pelve e quadril (15%), lesões por arma de fogo (8%), lesões por neoplasias (25%) e iatrogênicas (44%).[6]

Na maioria dos casos as lacerações do nervo femoral ocorrem na altura do trígono femoral em virtude do curso superficial do nervo nesta localização, susceptível a lesões por fragmentos de vidros, metais ou aço em acidentes automobilísticos ou agressões por arma branca. Essas lesões podem estar associadas à perda sanguínea volumosa e ser potencialmente fatais pela associação com lesão da artéria femoral.[13] Lacerações não iatrogênicas no curso intrapélvico do nervo femoral são incomuns.

Fraturas pélvicas, do osso sacro ou das articulações sacroilíacas podem lesar o plexo lombossacral e seus ramos terminais: os nervos ciático e femoral. Nestes casos o diagnóstico neurológico, por vezes, é tardio, em decorrência de lesões graves associadas, como lesões vasculares, geniturinárias e/ou esqueléticas.[6]

Lesões por arma de fogo podem ocorrer em qualquer ponto do trajeto do nervo femoral. As lesões infrainguinais por arma de fogo tendem a causar lesões incompletas por causa da intensa ramificação do nervo cerca de 3 a 4 cm distal ao ligamento inguinal.

As lesões iatrogênicas ocorrem durante diversos tipos de procedimentos:

A) *Acesso de cirurgias abdominais e pélvicas:* a lesão é causada geralmente por afastadores que comprimem o nervo contra a parede pélvica ou sobre o ligamento inguinal.[14,15] Goldman e colaboradores relataram a diminuição da incidência de neuropatia do femoral depois de cirurgias abdominais e pélvicas, de 7,5% para 0,7%, após ser abolido o uso de afastadores.[16]

B) *Cirurgias ginecológicas:* a compressão do nervo pode ocorrer pelo posicionamento da paciente para litotomia durante cirurgia ginecológica e outras cirurgias pélvicas. Nessa posição, em que a coxa é flexionada, abduzida e rodada externamente, o nervo femoral pode ser agudamente comprimido sob o ligamento inguinal.[17,18]

C) *Cirurgia vascular: bypass* aortofemoral pode causar lesão direta do nervo durante a dissecção ou lesão compressiva por afastadores ou por hematomas.[6]

D) *Herniorrafias inguinais:* o nervo femoral está em risco de lesão durante a correção de hérnia inguinal aberta ou laparoscópica, quando pode ser comprimido por hematoma ou pela tela utilizada no reforço da parede abdominal. Outra possibilidade é a sutura ou grampeamento inadvertido durante a ligadura do saco herniário. Essa complicação é mais comum em reoperações do que na correção primária da hérnia.[6,19]

E) *Cirurgias do quadril:* a artroplastia do quadril é outra situação em que o nervo femoral pode ser danificado inadvertidamente, particularmente durante os acessos lateral e anterolateral da articulação. Causas prováveis: compressão por afastadores, hematomas e hiperextensão do membro inferior.[20]

F) *Punção durante bloqueios anestésicos:* complicação reconhecida, mas incomum, do bloqueio do nervo femoral. O mecanismo de lesão parece ser a penetração direta da agulha no nervo, agravada pela isquemia local e toxicidade neural se o agente anestésico local for administrado em grandes doses.[20,21]

G) *Punção para acesso vascular:* pode causar lesão direta do nervo ou compressão por hematoma ou pseudoaneurisma, especialmente se várias tentativas forem feitas.[6,22]

APRESENTAÇÃO CLÍNICA

A queixa mais frequentemente descrita pelos pacientes nos casos de lesões do nervo femoral é a de "joelho fraco," que se dobra ao caminhar, resultando em quedas frequentes.

Como o quadríceps da coxa é um músculo volumoso, é comum os pacientes notarem diminuição do diâmetro da coxa em razão da atrofia muscular. A queixa de parestesia é limitada a porção anteromedial da coxa e/ou face medial da perna e pé, dependendo da altura da lesão (comprometimento do nervo femoral ou somente do nervo safeno).

Lesões completas do nervo femoral causam amiotrofias vistas ao exame físico, fraqueza na extensão da perna, abolição do reflexo patelar e hipoestesia na face anteromedial da coxa, perna e pé. Em terreno plano o paciente pode ser capaz de andar mantendo o joelho hiperestendido, mas tem sérias dificuldades em aclives, declives e escadas.

Nas lesões parciais do nervo femoral podem ser vistas várias combinações de perda motora e sensitiva, em parte ou toda a distribuição femoral.

O músculo iliopsoas e os adutores do quadril devem ser examinados cuidadosamente. Fraqueza do iliopsoas indica envolvimento na origem do nervo femoral: plexo lombar ou raízes nervosas L2 ou L3. A fraqueza concomitante dos adutores da coxa, que são inervados por raízes de L2 a L4, plexo lombar e nervo obturatório, indica radiculopatia ou plexopatia lombar.[23]

Massas palpáveis na região inguinal em contexto de trauma ou pacientes anticoagulados sugerem hematoma, assim como equimoses na região inguinal, ao redor do flanco ou na parte superior da coxa. Nesses casos é frequente que o paciente mantenha a perna flexionada sobre o quadril como postura antálgica. Hematomas volumosos podem ser acompanhados por anemia e até mesmo choque.[23]

MANEJO DAS LESÕES DO NERVO FEMORAL

Como em qualquer outro nervo periférico, o resultado do tratamento das lesões do nervo femoral está diretamente associado ao pronto reconhecimento da lesão e tratamento no tempo ideal. Khan *et al.* relataram um atraso médio de 10 meses entre a lesão nervosa e o tratamento cirúrgico apropriado em 291 pacientes com lesões iatrogênicas de nervo periférico e destacaram esta demora como uma causa de litígio.[20,24] Alto índice de suspeição para lesão do nervo femoral é necessário no atendimento de pacientes politraumatizados com fraturas de quadril e em pacientes com lesões vasculares da artéria femoral. Além disso, é importante a conscientização dos cirurgiões de que, após procedimentos abdominais, pélvicos ou ortopédicos, se o paciente apresenta sinais e sintomas sugestivos de lesão nervosa, é essencial o encaminhamento imediato para o especialista em tratamento de lesões de nervos periféricos.

A eletroneuromiografia (ENMG) é útil na confirmação do diagnóstico, na determinação da topografia da lesão e no estabelecimento do prognóstico. Em virtude da instalação da degeneração walleriana, esses exames só devem ser solicitados após 3 semanas da lesão, para que os resultados sejam fidedignos. Em pacientes submetidos a tratamento inicialmente conservador e que não evoluem satisfatoriamente, a repetição do exame após 3 meses pode ajudar na orientação da sequência do tratamento.

O exame com agulha do músculo quadríceps pode demonstrar patologia do neurônio motor inferior na distribuição do nervo femoral. Esse mesmo exame da musculatura paravertebral lombar, dos músculos adutores do quadril e de outros músculos da extremidade inferior pode definir se há envolvimento de outros nervos, além do nervo femoral, o que sugere patologia de raízes lombares, do plexo lombossacro ou de múltiplos nervos. Anormalidades no músculo iliopsoas indicam lesão proximal do nervo femoral.[23]

Estudos de condução neural do nervo safeno são úteis para confirmar os danos aos fascículos sensitivos do nervo femoral e na determinação da localização da lesão. Lesões pré-ganglionares nas radiculopatias de L4 têm amplitudes normais de potencial de ação do nervo safeno. Já nas lesões pós-ganglionares, como plexopatias lombares ou neuropatias femorais, classicamente apresentam potencial de ação do nervo safeno reduzido. A Figura 34-2 demonstra as alterações eletroneuromiográficas de paciente com lesão do nervo femoral distal ao ligamento inguinal.[23]

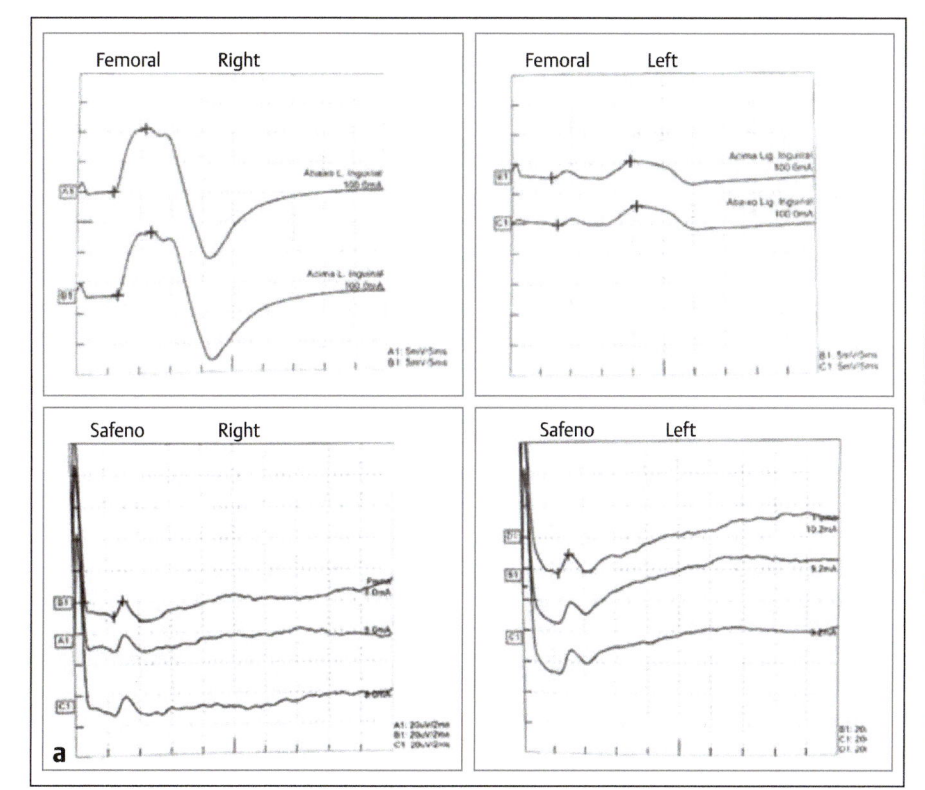

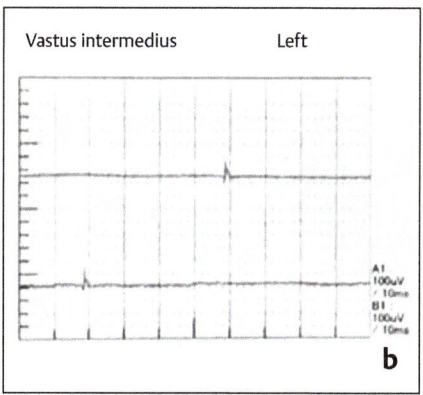

Fig. 34-2 Alterações eletroneuromiográficas de lesão do nervo femoral distal ao ligamento inguinal. (**a**) Estudo de condução nervosa diminuída nos nervos femoral (motora) e safeno (sensitiva) em paciente com lesão do nervo femoral; (**b**) estudo de eletromiografia (agulha) em paciente com lesão grave do nervo femoral.

Exames de imagem são úteis no diagnóstico diferencial com neuropatias não traumáticas do nervo femoral, diagnosticando hematomas em expansão, neoplasias e neuropatias compressivas, como, por exemplo, a compressão do nervo femoral pelo arco iliopectíneo no trígono femoral.

Os exames de ultrassonografia são cada vez mais utilizados na avaliação de lesões de nervos periféricos. A identificação por ultrassonografia do segmento suprainguinal do nervo femoral é difícil, em decorrência da sua localização profunda e da interposição de gases intestinais. Na região infrainguinal, a área transversal média do nervo femoral é de aproximadamente 22,7 mm.[2,25,26] No entanto, o nervo parece desaparecer cerca de 3 a 4 cm distal ao ligamento inguinal, quando se divide nos seus diversos pequenos ramos.[26]

A ressonância magnética (RM), além do diagnóstico diferencial, pode auxiliar no diagnóstico topográfico da lesão do nervo femoral pela observação de neuromas, com ou sem continuidade. Além disso, o padrão de denervação muscular visto na RM pode ajudar no estabelecimento da topografia da lesão. Por exemplo, sinais de denervação da musculatura do compartimento anterior da coxa, poupando o músculo iliopsoas, topografam a lesão distal ao ligamento inguinal.

Os padrões característicos de intensidade de sinal de denervação muscular aguda e subaguda em imagens de RM incluem alta intensidade de sinal para músculo desnervado em imagens obtidas com sequências sensíveis a fluidos, como T2 ou STIR, e intensidade de sinal normal em imagens ponderadas em T1 (Fig. 34-3).[27]

A atrofia e o depósito de gordura ocorrem em músculos cronicamente desnervados e, nestes casos, as imagens ponderadas em T1 mostram a diminuição do volume muscular e maior intensidade de sinal para o músculo desnervado, em comparação com os tecidos musculares normais.[27] McDonald *et al.* relataram que a sequência STIR tem sensibilidade de 84% e especificidade de 100% para detecção de denervação e que estes achados são observados mais precocemente que o diagnóstico pelo exame neurofisiológico. Por outro lado, a ENMG tem a vantagem de, quando realizada de forma evolutiva, evidenciar padrões de reinervação, o que não é possível com exames de imagem.[27,28] A Figura 34-2 demonstra as alterações encontradas no estudo por ressonância magnética (RM) dos músculos da coxa de paciente com lesão do nervo femoral distal ao ligamento inguinal.

Após o diagnóstico da lesão do nervo femoral algumas situações devem ser distinguidas para a elaboração da conduta terapêutica:

- Lesões abertas do nervo femoral, por objetos cortantes ou cortocontundentes, devem ser tratadas mais precocemente por serem lesões em descontinuidade, não passíveis de recuperação sem tratamento cirúrgico. Lesões com bordas regulares e leito propício podem ser tratadas imediatamente. Lesões causadas por instrumentos cortocontundentes devem ser tratadas após 2 a 4 semanas, quando a formação do neuroma do coto proximal está completa. No entanto, por causa da gravidade das lesões frequentemente associadas, o tratamento é muitas vezes postergado para quando as condições clínicas do paciente permitirem.

- Lesões fechadas devem ser tratadas inicialmente de forma conservadora. Todos os pacientes devem receber fisioterapia para minimizar a atrofia muscular e reduzir o risco de trombose venosa profunda. O tratamento deve incluir alongamento, exercícios passivos, proteção de áreas com deficiência sensitiva, estimulação elétrica, órtese para estabilizar o joelho e exercícios para quadríceps quando a função motora começar a se recuperar.[20,29] Nesse período de tratamento conservador, exames neurofisiológicos e de imagem devem ser solicitados e, naqueles pacientes sem melhora clínica substancial após 3 a 6 meses, o tratamento cirúrgico deve ser indicado.

- Neuropatia compressiva por hematoma: Mesmo sendo, por vezes, uma causa fechada de neuropatia femoral, os

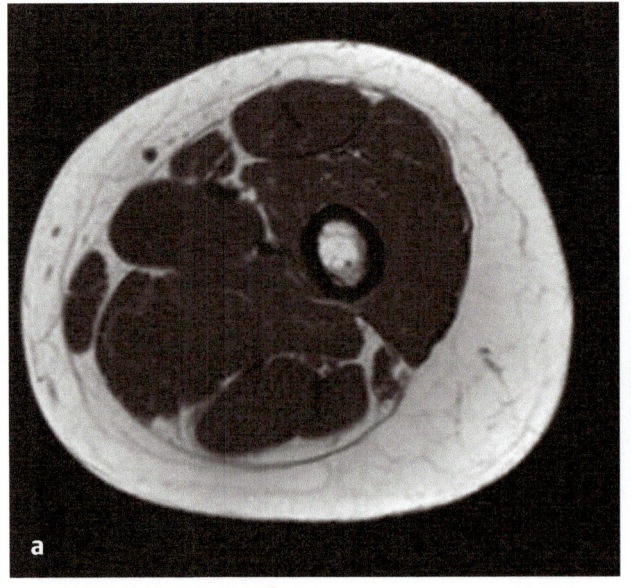

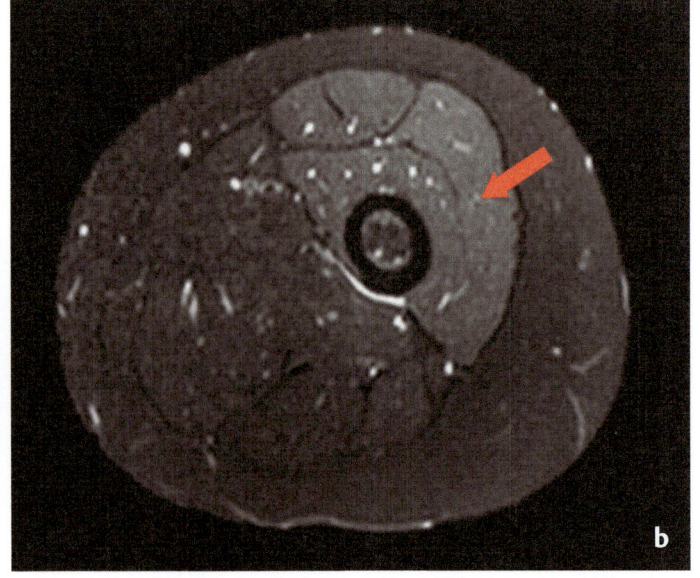

Fig. 34-3 Imagem por ressonância magnética de cortes axiais da coxa em paciente com lesão do nervo femoral distal ao ligamento inguinal. (a) Normalidade do sinal em sequência ponderada em T1; (b) anormalidade de sinal na musculatura do compartimento anterior da coxa (seta vermelha) na sequência em STIR.

hematomas devem ser drenados o mais prontamente possível para propiciar melhores resultados.[20,29]

OPÇÕES DE TRATAMENTO CIRÚRGICO
Neurólise
Neurólise externa é a etapa inicial de qualquer cirurgia de nervos periféricos. Consiste na exploração, dissecção e retirada de todo tecido fibrocicatricial em torno do nervo e, eventualmente, na preparação dos cotos para a sutura. Lesões em continuidade podem ser tratadas somente com neurólise externa, mas a indicação desta técnica depende da existência ou não de fascículos viáveis dentro do neuroma. Essa avaliação é feita com o uso da monitorização do potencial de ação translesional (NAP). Quando o exame demonstra a passagem do potencial de ação através do neuroma significa que o número de fascículos viáveis em seu interior será suficiente para produzir recuperação de grau M3 ou maior em mais de 80% dos casos, conforme demonstrado inicialmente em estudos experimentais.[30] Kim *et al.* relataram o emprego da neurólise em 22 pacientes com lesões do nervo femoral em continuidade na coxa. Todos os pacientes tiveram NAP positivo e todos tiveram recuperação igual ou maior a força M3 no seguimento clínico. Um mesmo número de pacientes (22) com lesões do nervo femoral na pelve foram submetidos a mesma técnica cirúrgica (neurólise após NAP positivo). Todos os pacientes também recuperaram força M3 ou maior no pós-operatório. Portanto, não houve influência da altura da lesão nos resultados pós-neurólise. Entretanto, alguns pacientes com lesões incompletas foram incluídos nesse grupo e, por isso, o resultado pode não significar exatamente uma correlação entre a melhora e o procedimento.[6] Kretschmer *et al.* relataram que, em pacientes com neuromas em continuidade, utilizam sempre a monitorização do NAP, além da palpação e avaliação microscópica do neuroma antes da decisão de realizar somente neurólise ou executar reconstrução com enxertos.[31] Essa conclusão é baseada nos estudos de Millesi *et al.* que estudaram microscopicamente o padrão de fibrose interna nos neuromas, classificando-os em quatro tipos (A, B, C, D). A reconstrução com enxertos implicaria em pelo menos uma lesão de Sunderland tipo III, com fibrose Millesi tipo D.[32] Não recomendamos a realização de apenas neurólise em pacientes com mais de 3 a 6 meses de lesão, principalmente aqueles com lesão completa, caso a realização do NAP não seja possível. Acreditamos que a avaliação macroscópica e por palpação do neuroma é subjetiva e insuficiente para a correta avaliação da viabilidade fascicular do neuroma. A neurólise interna microscópica necessária para essa avaliação é técnica complexa que por si só pode levar a lesão fascicular. Exceção pode ser feita naquelas lesões em que claramente apenas uma pequena parte do nervo foi lesada. Neste caso pode-se lançar mão de técnica combinada (*split repair*), em que parte do nervo é neurolisada e parte é reconstruída com enxerto. A Figura 34-4 demonstra o acesso cirúrgico ao nervo femoral no trígono femoral com objetivo de neurólise em paciente com lesão após extensão vigorosa da coxa durante exercício físico.

Reparo Direto
O reparo direto é a técnica com melhor resultado, seja para nervos dos membros superiores ou membros inferiores.[33] Porém, as oportunidades que temos para realizá-la são infrequentes. Nos casos de lesões altas do nervo femoral, principalmente na emergência no plexo lombar, esta técnica se torna mais complexa em razão da profundidade do acesso cirúrgico e dificuldade em acessar o coto proximal. No trabalho de Kim *et al.*, nenhum reparo do nervo femoral no trajeto abdominopélvico foi tentado. Quando realizado na coxa em 9 procedimentos, 8 resultaram em força igual ou maior que M3 para a extensão da coxa.[6] A Figura 34-5 exemplifica um reparo direto do nervo cutâneo intermédio da coxa, ramo sensitivo do nervo femoral.

Reconstrução com Enxertos
A reconstrução com enxertos é a técnica tradicional para o tratamento da maioria das lesões de nervos periférico. O procedimento cirúrgico inicia-se com uma neurólise externa e os cotos são conectados por interposição de um ou mais fragmentos de enxerto. O enxerto comumente utilizado é o obtido de nervo sural.

Os resultados das reconstruções de nervos com enxerto estão ligados a distância entre a lesão e os órgãos-alvo (corpúsculos de sensibilidade ou placa motora).[33] Portanto, nas lesões intrapélvicas do nervo femoral, principalmente aquelas na sua emergência do plexo lombar, esperamos resultados menos positivos nas reconstruções com enxertos. Kim *et al.* relataram 13 reconstruções do nervo femoral com enxertos na coxa, resultando em 10 bons resultados com força igual ou maior que M3.[6] Já as lesões do nervo femoral na pelve tiveram resultados bem inferiores. Dos 23 pacientes submetidos à reconstrução com enxerto, somente 12 deles tiveram bons resultados; as lesões com melhores resultados foram lacerações de menor gravidade. As Figuras 34-6 e 34-7 são exemplos de reparos do nervo femoral com a técnica de enxertos.

Transferências de Nervos
As transferências de nervos (ou neurotizações) consistem na transferência de nervos ou fascículos redundantes para a reabilitação de nervos lesados com função primordial para o desempenho motor e sensitivo do membro. Nesse tipo de técnica, os fascículos doadores são posicionados bem próximos ao alvo (placa muscular ou corpúsculo de sensibilidade), diminuindo o tempo necessário para a reinervação. Portanto, essa técnica é especialmente útil em pacientes avaliados com tempo avançado entre a lesão e o tratamento cirúrgico. Bastante populares nos tratamentos de lesões de nervos em membros superiores, os relatos para tratamento de lesões nos membros inferiores com transferências de nervos são menos frequentes.[34] Em casos de intervalos grandes entre os cotos de uma lesão do nervo femoral, quando o coto proximal não é dissecável em virtude do tecido cicatricial exuberante, ou em lesões muito proximais em que esperamos resultados menos favoráveis, a transferência de nervo pode ser uma opção interessante. Existem poucos relatos na literatura da transferência de um ramo do nervo obturatório para o nervo femoral ou seus ramos. Campbell *et al.* descreveram

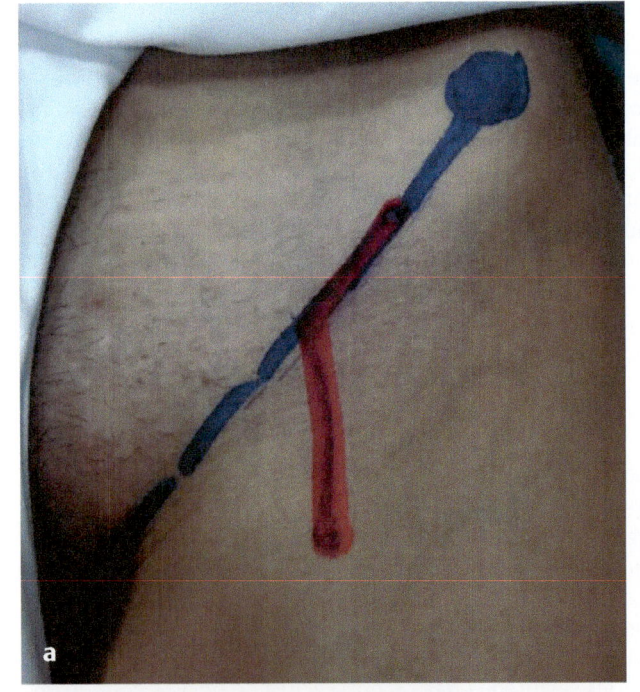

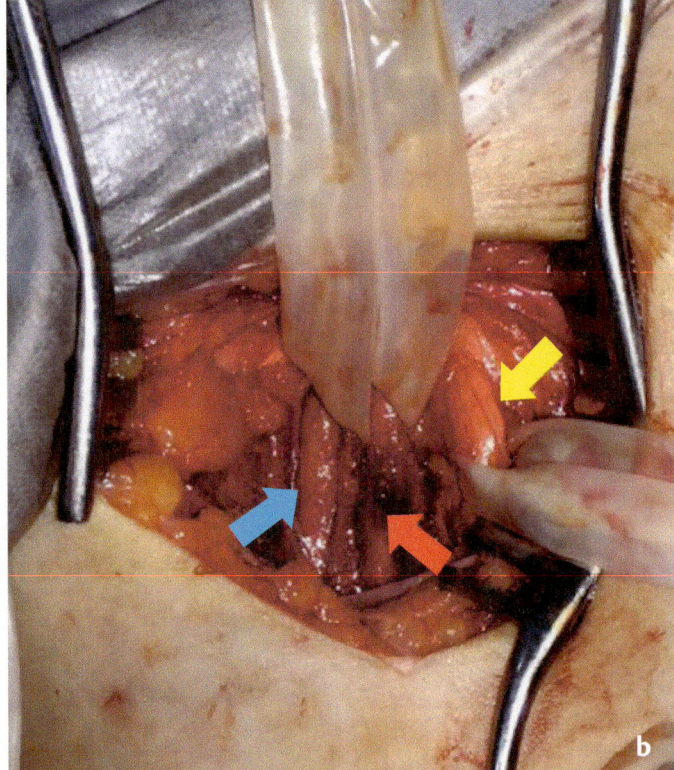

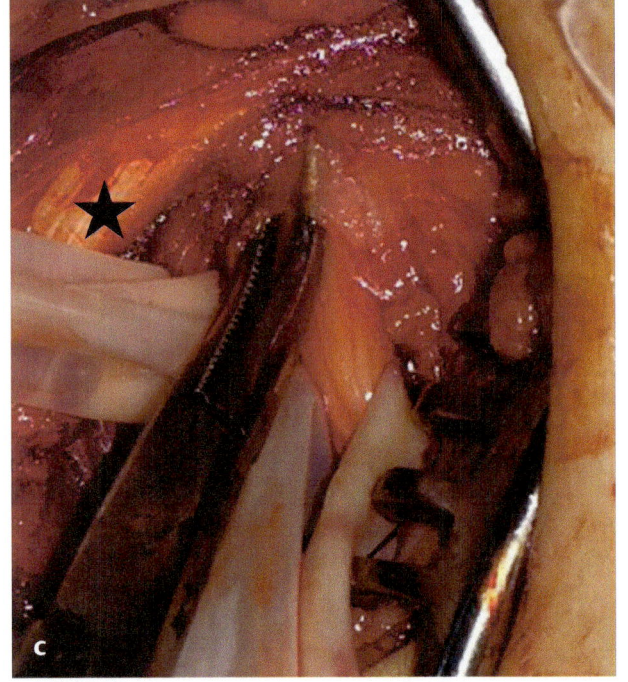

Fig. 34-4 Nervo femoral com lesão fechada após exercício exaustivo de extensão da coxa em academia. (**a**) Marcação da incisão para acesso cirúrgico ao trígono femoral (vermelho). Espinha ilíaca anterossuperior e ligamento inguinal marcados em azul; (**b**) trígono femoral dissecado: nervo femoral (seta amarela), artéria femoral (seta vermelha) e veia femoral (seta azul); (**c**) neurólise de banda fibrosa da bainha femoral que comprimia o nervo femoral. Estrela preta, ligamento inguinal.

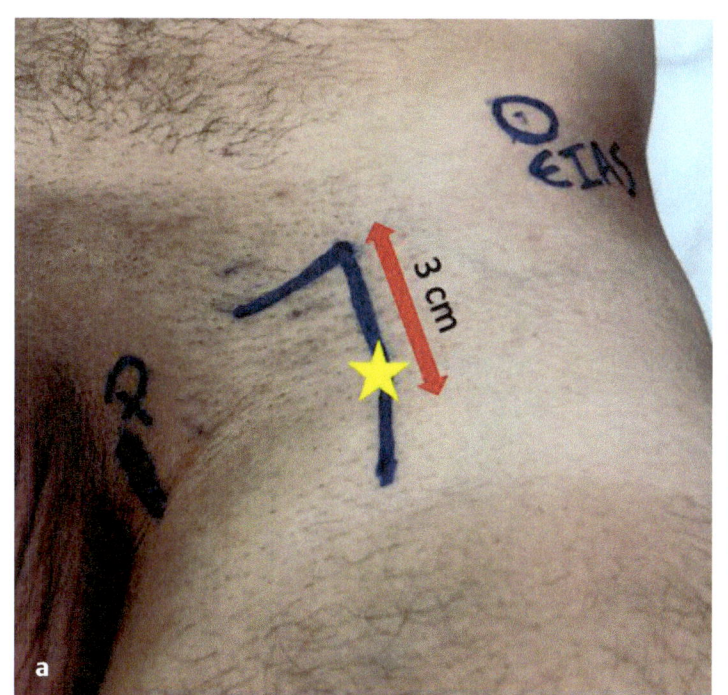

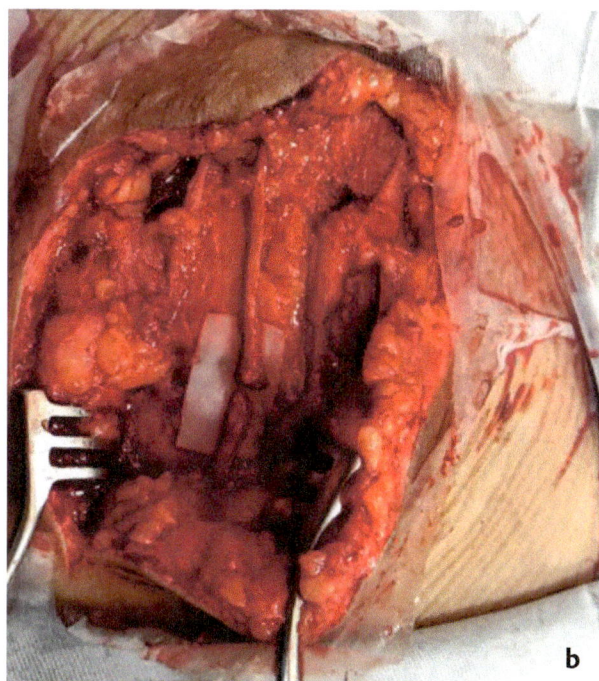

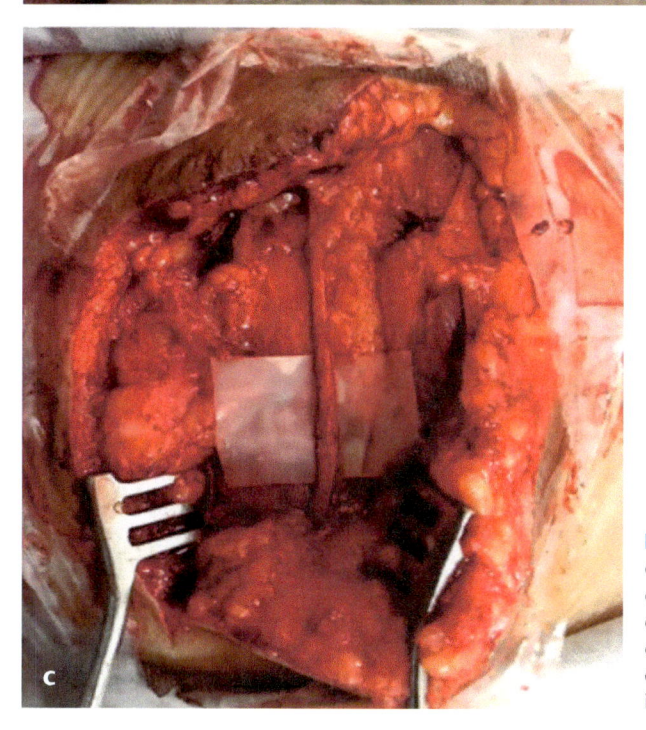

Fig. 34-5 Reparo direto do nervo cutâneo intermédio da coxa, ramo sensitivo do nervo femoral, lesionado em lesão cortante (faca). (**a**) Marcação na pele do ponto de origem do nervo cutâneo intermédio da coxa (estrela amarela), cerca de 3-4 cm distal ao ligamento inguinal. (**b**) Lesão em descontinuidade do nervo cutâneo intermédio da coxa. (**c**) Reparo da lesão por meio de sutura epineural terminoterminal, com *nylon* monofilamentar 10-0. EIAS, espinha ilíaca anterossuperior; P, pubes.

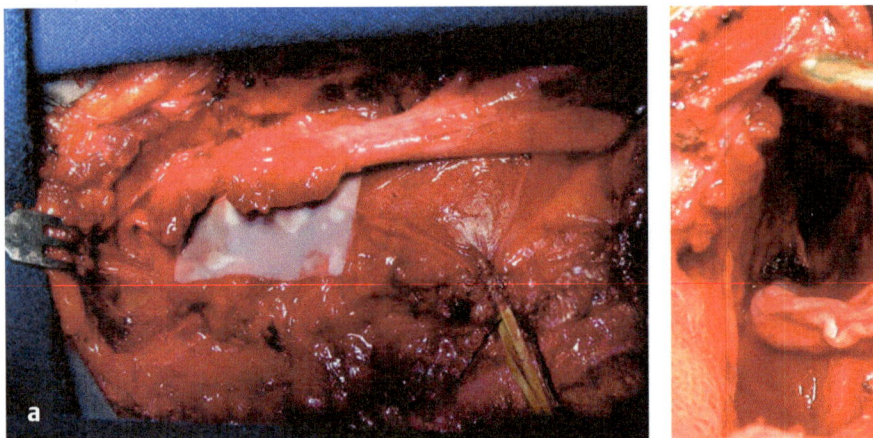

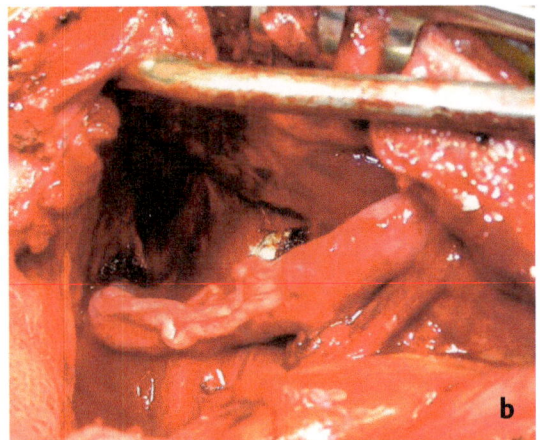

Fig. 34-6 Lesão intrapélvica do nervo femoral por projétil de arma de fogo. (**a**) Identificação de lesão parcial; (**b**) ressecção do neuroma e reparo com enxertos pela técnica de *split-repair*. (Fotografias cedidas pelos editores do livro.)

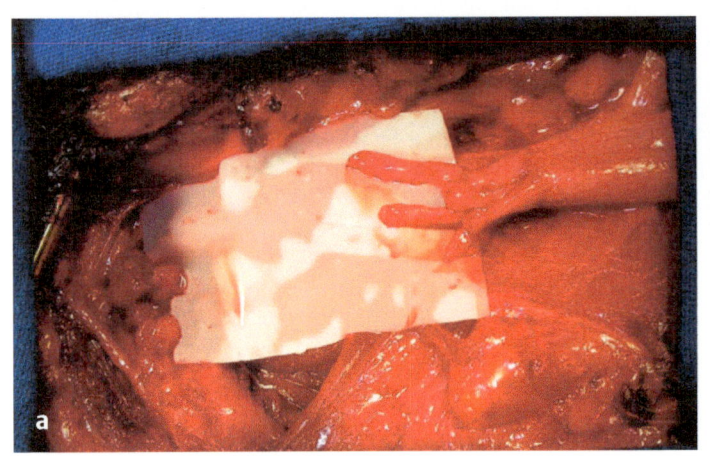

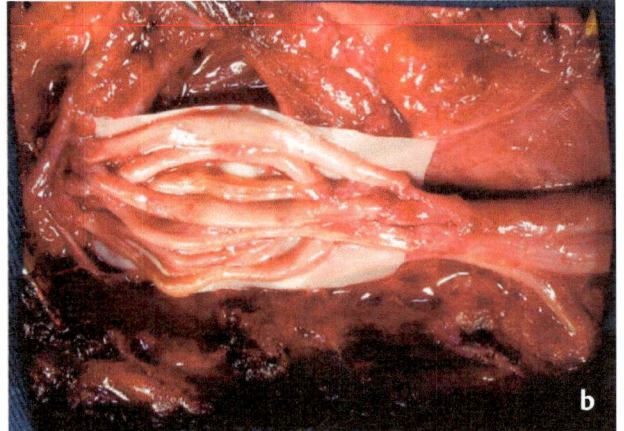

Fig. 34-7 Lesão do nervo femoral na coxa provocada por ferimento por arma branca. (**a**) Aspecto do nervo após ressecção da lesão e preparação dos cotos proximal (esquerda) e distal; (**b**) reparo com a interposição de enxertos de nervo sural. (Fotografias cedidas pelos editores do livro.)

um caso de ressecção do nervo femoral durante a exérese de schwannoma retroperitoneal.[21] Para tratamento da lesão, todo o nervo obturatório foi transferido para o nervo femoral na pelve, resultando em força M4 e marcha próxima ao normal 2 anos após o reparo.[21] Tung *et al.* transferiram o ramo anterior do nervo obturatório para os ramos motores dos músculos reto femoral e vasto medial em dois pacientes, o que resultou na restauração da contração muscular completa em ambos os casos. A vantagem dessa variação da técnica é minimização do déficit relacionado com o doador, já que é utilizado somente o ramo anterior do nervo obturatório.[5] Rastrelli *et al.* publicaram um caso com a mesma técnica, utilizada após a ressecção de lipossarcoma mixoide com margem oncológica muscular.[35] Foi transferido o ramo anterior do nervo obturatório para o ramo motor para o músculo reto femoral e rotação de retalho muscular para cobertura da área cruenta. Excelente resultado foi alcançado, sem deterioração importante da função adutora da coxa.[35]

ALGORITMO DE TRATAMENTO

As lesões abertas do nervo femoral devem ser tratadas o mais breve possível. Lacerações no nervo causadas por objetos cortantes devem ser tratadas, se possível, com reparo primário. Lesões causadas por objetos cortocontundentes devem ser submetidas a tratamento cirúrgico após 2 a 4 semanas, quando o neuroma do coto proximal já se formou. Caso o neuroma resultante esteja em descontinuidade, a reconstrução com enxertos deve ser realizada. Lesões com neuromas em continuidade (que são incomuns em lesões abertas) podem ser submetidas ao NAP peroperatório, e, se positivo, ser tratadas com neurólise externa. Em caso de NAP negativo deve ser procedida a reconstrução com enxertos.

Lesões fechadas devem ser tratadas inicialmente de forma conservadora, exceto no caso de hematomas compressivos, que devem ser drenados. Após 3 a 6 meses de acompanhamento e depois de exames complementares, se não há melhora clínica, o tratamento cirúrgico deve ser instituído. Se for possível a realização do NAP e ele for positivo, a neurólise externa deve ser realizada. Em caso de NAP negativo ou incapacidade técnica da sua realização, a reconstrução da lesão com enxertos após a ressecção do neuroma é o método de escolha.

Em lesões com grandes intervalos entre os cotos após a neurólise, com cotos proximais das lesões não disponíveis, em lesões muito proximais ou já com bastante tempo decorrido entre a lesão e o tratamento cirúrgico, a transferência

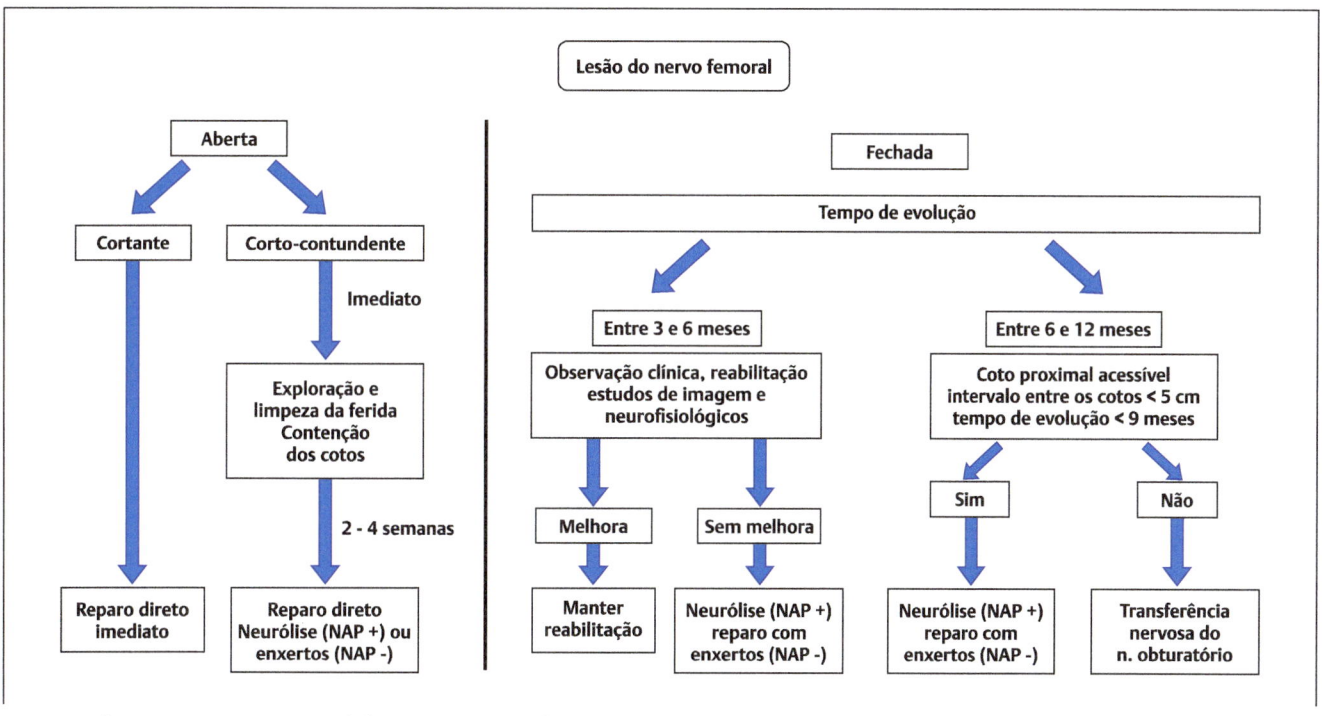

```
                          Lesão do nervo femoral
                                   |
              ┌────────────────────┴────────────────────┐
            Aberta                                   Fechada
              |                                         |
      ┌───────┴───────┐                         Tempo de evolução
   Cortante    Corto-contundente                       |
      |               |                        ┌───────┴───────┐
      |            Imediato                Entre 3 e 6 meses  Entre 6 e 12 meses
      |               |                        |                      |
      |       Exploração e              Observação clínica,     Coto proximal acessível
      |       limpeza da ferida         reabilitação            intervalo entre os cotos < 5 cm
      |       Contenção                 estudos de imagem e     tempo de evolução < 9 meses
      |       dos cotos                 neurofisiológicos               |
      |               |                        |                 ┌─────┴─────┐
      |          2 - 4 semanas          ┌──────┴──────┐         Sim         Não
      |               |               Melhora      Sem melhora   |           |
      |               |                 |             |          |           |
  Reparo direto  Reparo direto       Manter      Neurólise (NAP +)  Neurólise (NAP +)  Transferência
  imediato       Neurólise (NAP +) ou reabilitação reparo com    reparo com        nervosa do
                 enxertos (NAP -)                 enxertos (NAP -)  enxertos (NAP -)  n. obturatório
```

Fig. 34-8 Algoritmo para tratamento de lesões traumáticas do nervo femoral.

do ramo anterior do nervo obturatório para um ramo motor do nervo femoral para o quadríceps é uma opção atrativa. A Figura 34-8 demonstra o algoritmo para o tratamento das lesões do nervo femoral.

REFERÊNCIAS BIBLIOGRÁFICAS

1. Krähenbühl L, Striffeler H, Baer HU, Büchler MW. Retroperitoneal endoscopic neurectomy for nerve entrapment after hernia repair. British Journal of Surgery 1997;84:216-9.
2. Weale AE, Newman P, Ferguson IT, Bannister GC. Nerve injury after posterior and direct lateral approaches for hip replacement: A clinical and electrophysiological study. Journal of Bone and Joint Surgery (British Volume) 1996;78:899-902.
3. Wood MB. Peripheral nerve injuries to the lower extremity. In: Gelberman RH, editor. Operative nerve repair and reconstruction, Volume 2, Philadelphia: JB Lippincott Williams & Wilkins; 1991. p. 489-504.
4. Fealy S, Paletta GAJ. Femoral nerve palsy secondary to traumatic iliacus muscle hematoma: Course after nonoperative management. Journal of Trauma 1999;47:1150-2.
5. Tung TH, Chao A, Moore AM. Obturator nerve transfer for femoral nerve reconstruction: Anatomic study and clinical application. Plastic and Reconstructive Surgery 2012;130:1066-74.
6. Kim DH, Murovic JA, Tiel RL, Kline DG. Intrapelvic and thigh-level femoral nerve lesions: Management and outcomes in 119 surgically treated cases. Journal of Neurosurgery 2004;100:989-96.
7. Refai NA, Tadi P. Anatomy, bony pelvis and lower limb, thigh femoral nerve. StatPearls [Internet]. Treasure Island (FL): StatPearls Publishing; 2020 Oct.
8. Wong TL, Kikuta S, Iwanaga J, Tubbs RS. A multiply split femoral nerve and psoas quartus muscle. Anatomy and Cell Biology 2019;52:208-10.
9. Basinger H, Hogg JP. Anatomy, abdomen and pelvis, femoral triangle. StatPearls [Internet]. Treasure Island (FL): StatPearls Publishing; 2021 Jan.
10. Clar DT, Bordoni B. Anatomy, abdomen and pelvis, femoral region. 2019 StatPearls Publishing; 2021 Jan.
11. Orebaugh SL. The femoral nerve and its relationship to the lateral circumflex femoral artery. Anesthesia and Analgesia 2006;102:1859-62.
12. Mathew K, Varacallo M. Anatomy, bony pelvis and lower limb, saphenous nerve, artery, and vein. StatPearls [Internet]. Treasure Island (FL): StatPearls Publishing; 2021 Jan.
13. Rakolta GG, Omer GEJ. Combat-sustained femoral nerve injuries. Surgery, Gynecology and Obstetrics 1969;128:813-7.
14. Chan JK, Manetta A. Prevention of femoral nerve injuries in gynecologic surgery. American Journal of Obstetrics and Gynecology 2002;186:1-7.
15. Vosburgh LF, Finn WF. Femoral nerve impairment subsequent to hysterectomy. American Journal of Obstetrics and Gynecology 1961;82:931-7.
16. Goldman JA, Feldberg D, Dicker D, Samuel N, Dekel A. Femoral neuropathy subsequent to abdominal hysterectomy. A comparative study. European Journal of Obstetrics, Gynecology, and Reproductive Biology 1985;20:385-92.
17. Bohrer JC, Walters MD, Park A, Polston D, Barber MD. Pelvic nerve injury following gynecologic surgery: A prospective cohort study. American Journal of Obstetrics and Gynecology 2009;201:531.
18. Kuo LJ, Penn IW, Feng SF, Chen CM. Femoral neuropathy after pelvic surgery. Journal of the Chinese Medical Association 2004;67:644-6.
19. García-Ureña MA, Vega V, Rubio G, Velasco MA. The femoral nerve in the repair of inguinal hernia: Well worth remembering. Hernia 2005;9:384-7.
20. Moore AE, Stringer MD. Iatrogenic femoral nerve injury: A systematic review. Surgical and Radiologic Anatomy 2011;33:649-58.

21. Campbell AA, Eckhauser FE, Belzberg A, Campbell JN. Obturator nerve transfer as an option for femoral nerve repair: Case report. Neurosurgery 2010;66(6 Suppl Operative):375.
22. Ozcakar L, Isik M, Erol O, Dagan S, Onat AM. Iliopsoas muscle injury during a femoral artery puncture: Benign but disabling. Journal of Critical Care 2003;18:259-60.
23. Busis NA. Femoral and obturator neuropathies. Neurologic Clinics 1999;17:633-53.
24. Khan R, Birch R. Iatropathic injuries of peripheral nerves. Journal of Bone and Joint Surgery (British Volume) 2001;83:1145-8.
25. Gruber H, Peer S, Kovacs P, Marth R, Bodner G. The ultrasonographic appearance of the femoral nerve and cases of iatrogenic impairment. Journal of Ultrasound in Medicine 2003;22:163-72.
26. Martinoli C, Miguel-Perez M, Padua L, Gandolfo N, Zicca A, Tagliafico A. Imaging of neuropathies about the hip. European Journal of Radiology 2013;82:17-26.
27. Kim SJ, Hong SH, Jun WS, Choi JY, Myung JS, Jacobson JA, et al. MR imaging mapping of skeletal muscle denervation in entrapment and compressive neuropathies. Radiographics 2011;31:319-32.
28. McDonald CM, Carter GT, Fritz RC, Anderson MW, Abresch RT, Kilmer DD. Magnetic resonance imaging of denervated muscle: Comparison to electromyography. Muscle and Nerve 2000;23:1431-4.
29. Gupta R, Valecha V, Walia SS. Femoral neuropathy after lithotomy position: Its treatment modalities. Indian Journal of Anaesthesia 2006;50:143-4.
30. Kline DG, Hackett ER, May PR. Evaluation of nerve injuries by evoked potentials and electromyography. Journal of Neurosurgery 1969;31:128-36.
31. Kretschmer T, Heinen CW, Antoniadis G, Richter HP, König RW. Iatrogenic nerve injuries. Neurosurgery Clinics of North America 2009;20:73-90.
32. Millesi H, Rath T, Reihsner R, Zoch G. Microsurgical neurolysis: Its anatomical and physiological basis and its classification. Microsurgery 1993;14:430-9.
33. Murovic JA. Lower-extremity peripheral nerve injuries: A Louisiana State University Health Sciences Center literature review with comparison of the operative outcomes of 806 Louisiana State University Health Sciences Center sciatic, common peroneal, and tibial nerve. Neurosurgery 2009; 65:18-23.
34. Mackinnon SE, Colbert SH. Nerve transfers in the hand and upper extremity surgery. Techniques in Hand and Upper Extremity Surgery 2008;12:20-33.
35. Rastrelli M, Tocco-Tussardi I, Tropea S, Rossi CR, Rizzato S, Vindigni V. Transfer of the anterior branch of the obturator nerve for femoral nerve reconstruction and preservation of motor function: A case report. International Journal of Surgery 2018;51:58-61.

NERVO OBTURATÓRIO

Mario G. Siqueira ▪ Luciano Foroni ▪ Artur Nóbrega L. R. de Morais

INTRODUÇÃO

A lesão traumática isolada do nervo obturatório é rara, provavelmente em decorrência do seu posicionamento anatômico profundo no interior da pelve e da região medial da coxa. As lesões são geralmente brandas e reversíveis, não afetando muito a função do membro inferior. Contudo, as lesões mais graves, apesar de raras, podem produzir distúrbios funcionais importantes, principalmente em relação à marcha.[1,2]

ANATOMIA[3]

O nervo obturatório é um nervo misto que se origina das divisões anteriores dos ramos ventrais das raízes nervosas do segundo, terceiro e quarto nervos do plexo lombar, sendo o maior dos ramos de L3 e o menor de L2 (Fig. 35-1). Esses vários nervos coalescem para formar o nervo obturatório no interior do músculo psoas maior, que segue em sentido distal para emergir sob a borda inferomedial deste músculo, próximo da vértebra L5.[4,5] Em seguida, o nervo cursa no espaço retroperitoneal, sobre a borda pélvica, no sentido da pelve menor. Curva-se anteroinferiormente e, seguindo a parede lateral da pelve, sobre o músculo obturatório interno e anterossuperior aos vasos obturatórios, direciona-se ao forame obturatório. Nesse trajeto ao longo da parede da pelve, o nervo cruza a articulação sacroilíaca e cursa posterior aos vasos ilíacos comuns e lateral aos vasos ilíacos internos. O nervo obturatório é o único nervo motor originado do plexo lombar que cursa através da pelve sem inervar nenhuma estrutura.[6] Na parede pélvica lateral, o posicionamento mais comum (cerca de 50% dos casos) do nervo e vasos obturatórios é, de superior para inferior, nervo, artéria e veia.[7] O forame obturatório, delimitado pelos ossos ísquio e púbis, é ocluído por uma fina membrana fibrosa (membrana obturatória) em quase toda sua extensão, exceto por um orifício em sua porção mais superior e lateral, onde se inicia o canal obturatório. Esse canal osteofibroso tem cerca de 2 a 3 centímetros de extensão e apresenta curso oblíquo e inferior, conectando a pelve ao compartimento medial da coxa. É delimitado superior e lateralmente pela margem óssea do sulco obturatório do púbis e inferiormente pelos músculos obturatórios interno e externo, além da borda inferior, livre, da membrana obturatória.[8] Nervo e vasos obturatórios deixam a pelve e penetram na coxa através do canal obturatório.

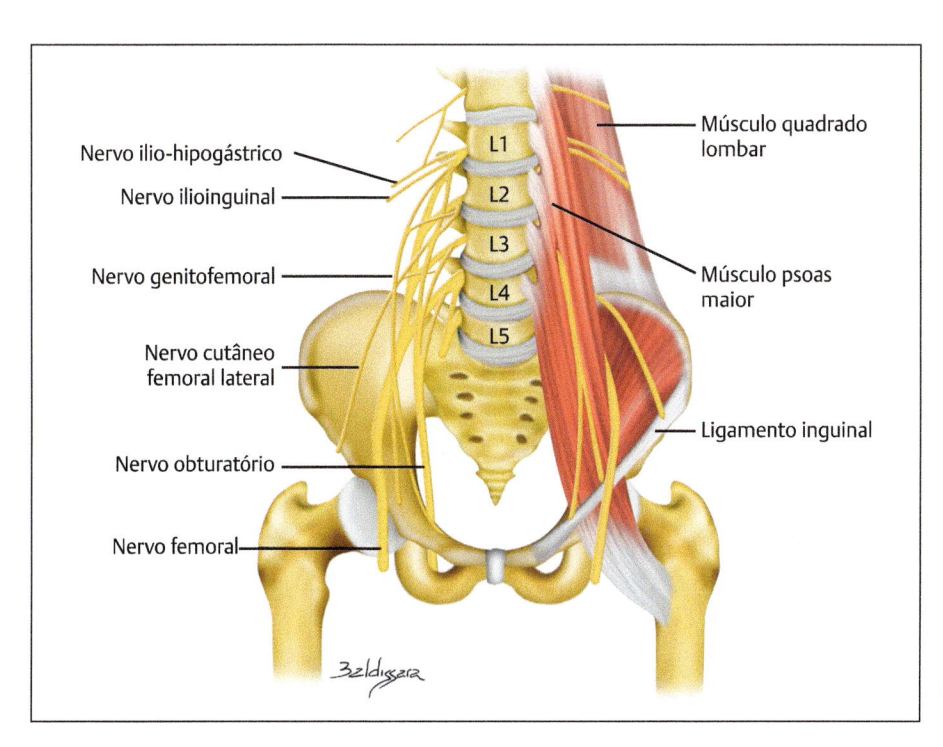

Fig. 35-1 Desenho demonstrando a origem e o trajeto intrapélvico do nervo obturatório.

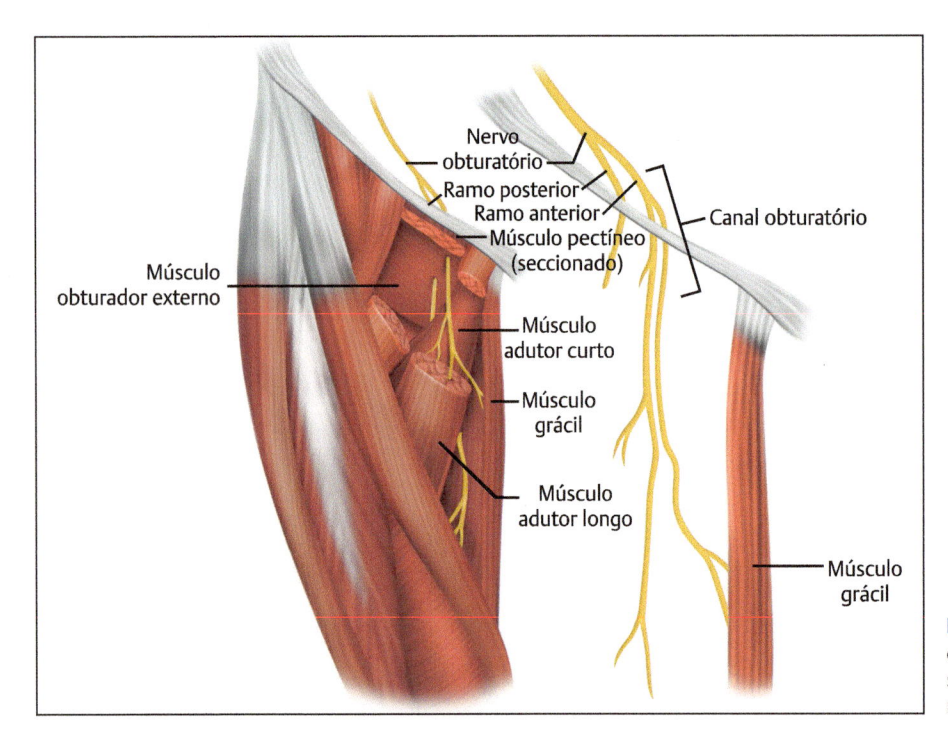

Fig. 35-2 Desenho modificado de Rozen et al.[11] demonstrando os trajetos dos ramos superficial e profundo do nervo obturatório na coxa.

No interior do canal o nervo envia um ramo para o músculo obturador interno e divide-se em seus dois ramos principais, anterior ou superficial e posterior ou profundo, para inervar os músculos do compartimento adutor na região medial da coxa e fornecer sensibilidade a parte da superfície medial da coxa.[9,10] Os ramos principais são inicialmente separados por parte do músculo obturador externo e mais distalmente pelo músculo adutor curto (Fig. 35-2).[11] Na coxa, o nervo obturatório geralmente está localizado em um triângulo limitado pela artéria femoral, pelo músculo adutor longo e pelo ligamento inguinal.[12]

Próximo a sua origem, o **ramo anterior ou superficial** do nervo obturatório emite um ramo para a articulação do quadril e um ramo cutâneo que passa profundamente ao músculo adutor longo em trajetória obliqua através do canal dos adutores para inervar pequena e variável área de pele na superfície medial e inferior da coxa (Fig. 35-3). A área de inervação cutânea do nervo obturatório superpõe-se com inervações cutâneas dos nervos femoral e ciático, o que explica a grande variação na delimitação desta área em diversos indivíduos.[13] O ramo anterior deixa a pelve em posição anterior aos músculos obturador externo e adutor curto e posterior aos músculos pectíneo e adutor longo. Fibras musculares oriundas do ramo anterior suprem os músculos adutor longo, adutor curto, grácil e ocasionalmente o pectíneo (Fig. 35-4). O **ramo posterior ou profundo** perfura o músculo obturador externo e segue distalmente, posterior ao músculo adutor curto e anterior ao músculo adutor magno. Proximalmente esse ramo origina fibras para a articulação do quadril. As fibras musculares do ramo posterior inervam o músculo obturador externo, uma porção do músculo adutor magno e o músculo adutor curto, quando este último não é suprido pelo ramo anterior. Fibras articulares desse ramo perfuram o músculo adutor magno, penetram na fossa poplítea ao longo da artéria poplítea e suprem a articulação do joelho.

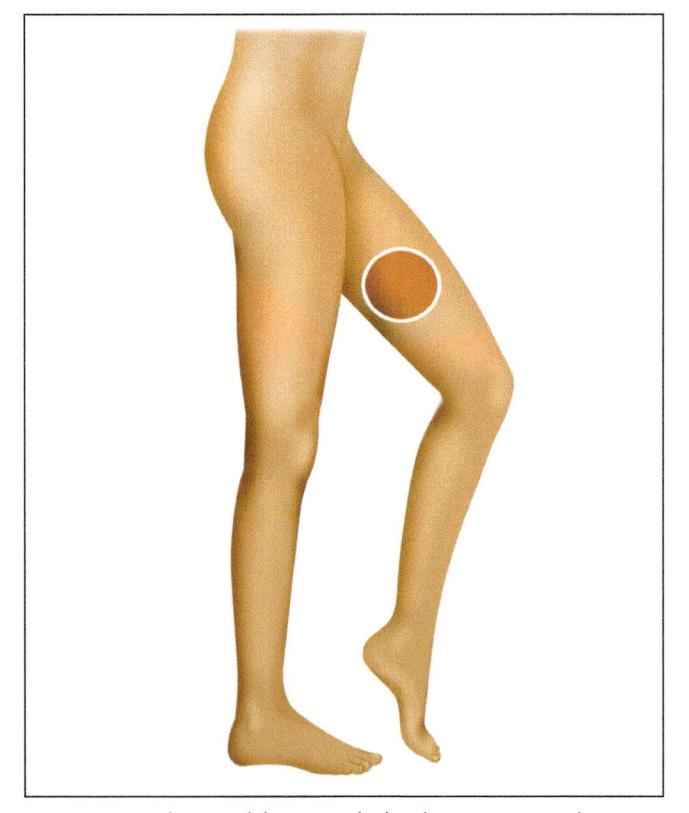

Fig. 35-3 Desenho com delimitação da distribuição sensitiva do ramo anterior do nervo obturatório na superfície medial da coxa.

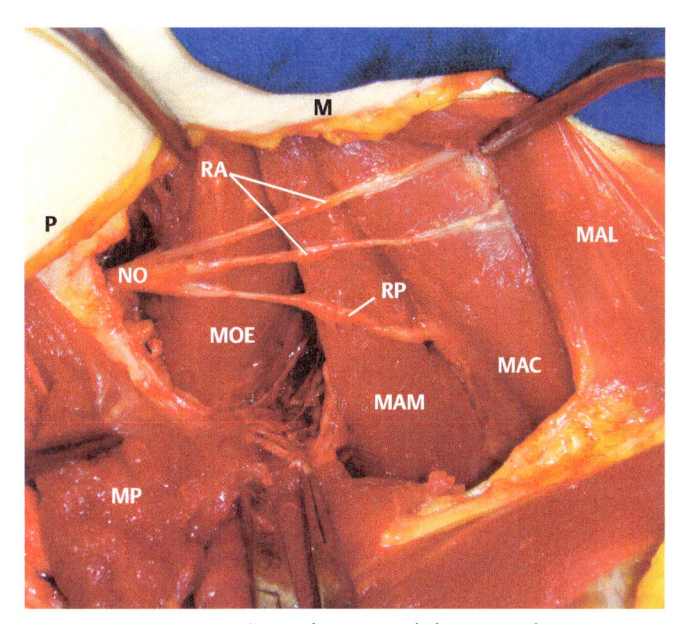

Fig. 35-4 Dissecção anatômica da coxa medial e proximal demonstrando a relação do nervo obturatório (NO) e seus ramos com os músculos adutores. M, medial; MAC, músculo adutor curto; MAL, músculo adutor longo; MAM, músculo adutor magno; MOE, músculo obturatório externo; MP, músculo pectíneo (seccionado); RA, ramo anterior; RP, ramo profundo; P, proximal.

É importante ressaltar que os músculos pectíneos e adutor magno recebem inervação dupla. O nervo femoral fornece 90% da inervação do pectíneo e o componente tibial do nervo ciático fornece a maior parte da inervação do adutor magno.[14] Na publicação de um estudo morfométrico do nervo obturatório em cadáveres, Jo et al. definiram alguns marcos anatômicos importantes ao redor do forame obturatório:[12]

1. O nervo obturatório estava localizado a uma distância média desde a saída do nervo do forame obturatório até a espinha ilíaca anterossuperior e até o tubérculo púbico de 114 mm e 30 mm, respectivamente.
2. As distâncias médias horizontal e vertical entre o tubérculo púbico e a zona de saída do nervo obturatório do forame obturatório foram 17 mm e 27 mm, respectivamente.
3. A distância mais curta desde a zona de saída do forame obturatório e o ligamento inguinal foi de 19 mm.
4. As distâncias médias desde a zona de saída do forame obturatório até o músculo adutor longo e artéria femoral foram de 41 mm e 28 mm, respectivamente.

Gang et al. em outro estudo histomorfométrico realizado em 20 nervos obturatórios observaram que o número de fibras nervosas variou de 4.300 a 7.800.[15] Em um estudo não publicado, dissecamos 20 cadáveres não fixados e observamos que, em todos os casos, o NO e seus ramos foram encontrados em uma região anatômica triangular delimitada pela borda lateral do músculo pectíneo, pela borda inferior do ligamento inguinal e pela borda superior do músculo adutor curto. Contrariamente ao descrito em livros clássicos, em 14 cadáveres (70%), observamos que a bifurcação do NO em seus ramos anterior e posterior ocorreu antes do nervo alcançar o forame obturatório.[10] O tronco do nervo obturatório apresentava espessura média de 5,9 mm e os ramos anterior e posterior, 3,7 mm e 2,6 mm, respectivamente. O nervo obturatório acessório, presente em 13% a 40% da população, origina-se da porção ventral de L3 e L4 e, em geral, cursa ao longo da borda medial do músculo psoas maior, cruza sobre o ramo superior do púbis, profundamente ao músculo pectíneo;[6] contudo, seu trajeto é bastante inconstante. Seus ramos suprem o pectíneo, comunicam-se com o ramo anterior do nervo obturatório e contribuem para a inervação da articulação do quadril.[6] Com base em dissecções de 500 cadáveres, Katritsis et al. reportaram frequência de 13,2% desse nervo, com predominância pelo lado esquerdo.[16] A ocorrência desse nervo acessório é potencialmente importante, pois pode explicar a variabilidade da morbidade associada à lesão do nervo obturatório. O posicionamento de linfonódios na pelve é extremamente variável, com alguns firmemente aderidos ao nervo e vasos obturatórios.[7]

INCIDÊNCIA

A frequência precisa das lesões do nervo obturatório consequentes a doenças ou iatrogenias não é conhecida, mas certamente é muito baixa. Na literatura, a grande maioria dos trabalhos é de séries com número reduzido de casos e de relatos de casos isolados.[4,17-19] Só existe uma série com maior número de casos de neuropatia obturatória na literatura, com 22 pacientes coletados durante período de 24 anos.[20] Apesar de rara, a lesão do nervo obturatório é complicação importante de cirurgias pélvicas radicais, sendo relatada em frequência de 0,2% a 5,7%.[21] Segundo Cardosi et al., as neuropatias pós-operatórias ocorrem em até 1,9% das mulheres submetidas a cirurgias pélvicas extensas e cerca de 40% destes casos são consequentes a lesões do nervo obturatório.[22]

ETIOLOGIA E MECANISMOS DE LESÃO

As lesões do nervo obturatório podem ocorrer no interior da pelve ou na região medial da coxa e, geralmente, são brandas e reversíveis. Mais comuns no nível pélvico, geralmente são complicações de procedimentos ortopédicos, ginecológicos, urológicos ou oncológicos. As complicações ortopédicas que podem resultar nessa neuropatia incluem fratura de ossos pélvicos, posicionamento inadequado de parafuso acetabular, extrusão de cimento ortopédico, deslocamento anterior do quadril, trauma direto durante a cirurgia e lesão durante o acesso cirúrgico.[23-28] Os procedimentos ginecológicos associados com lesão do nervo obturatório incluem ligadura tubal, compressão pela cabeça do feto durante parto vaginal, durante parto à fórceps, histerectomia abdominal e ooforectomia, mas a cirurgia que apresenta maior risco é a linfadenectomia pélvica em cirurgia para tratamento de doença ginecológica maligna.[20,29-32] Na lesão durante parto vaginal, o nervo é vulnerável à compressão contra a parede lateral da pelve, no ponto em que cruza a margem superior do músculo obturatório interno.[33] Entre os procedimentos urológicos com maior risco de produzir lesão do nervo obturatório, o principal é a cirurgia para exérese de tumores.[34] O nervo pode ser lesado no ponto em que cruza o ureter ou por estiramento no forame obturatório resultante prolongada flexão da coxa durante o procedimento cirúrgico.[34,35] A lesão do nervo obturatório também foi relatada durante cirurgia laparoscópica e robótica.[36-38] O posicionamento na mesa cirúrgica pode contribuir para lesão do nervo, como, por exemplo, a posição para litotomia, que produz uma angulação anormal do nervo no ponto onde sai do forame obturatório.[39]

Existe grande número de mecanismos de lesão descritos na literatura, incluindo secção inadvertida, lesão térmica pela eletrocoagulação, clampeamento acidental do nervo, compressão por retratores ou fragmentos ósseos, lesão por estiramento, compressão por fibrose pós-operatória, aprisionamento do nervo por cimento ortopédico extravasado e sacrifício proposital do nervo durante procedimento de exenteração pélvica total.[22,40-42] O nervo também pode ser lesado por compressão de hérnia obturatória ou ser envolvido junto com o nervo femoral em lesões retroperitoneais que ocorram próximo à origem do plexo lombar.[43,44] Uma compressão mais distal do nervo decorrente de músculos adutores hipertrofiados em atletas pode causar dor crônica medial na coxa, conforme descrito em esquietistas.[45] As lesões do nervo obturatório decorrentes de procedimentos cirúrgicos podem ser evitadas ou minimizadas por meio do conhecimento preciso da anatomia pélvica e com a utilização de técnicas cirúrgicas adequadas.

CLÍNICA

As lesões do nervo obturatório são, em sua maioria, parciais, brandas e reversíveis, mas o seu diagnóstico nem sempre é simples. O sintoma mais proeminente na lesão isolada do nervo obturatório é dor, geralmente em queimação, constante, localizada no quadril e face interna da coxa. Além disso, os pacientes referem perda sensitiva que pode se estender por área variável desde a virilha até a metade do aspecto medial da coxa. O paciente pode apresentar claudicação com marcha de base larga por causa da abdução anormal da coxa e tendência a fazer uma curva para fora com a perna durante a deambulação. Em casos mais graves e crônicos pode ser observada atrofia da musculatura adutora da coxa. Ao exame, além da confirmação da perda sensitiva, pode ser observada fraqueza da musculatura adutora da coxa, que é a única manifestação motora, ausência do reflexo tendíneo dos adutores e, se existir um neuroma, o sinal de Tinel pode estar presente.[6,44,46,47] A perda sensitiva pode apresentar grande variação nos pacientes, o que pode ser devido à variabilidade da distribuição cutânea do nervo obturatório ou decorrente das conexões com outros nervos cutâneos da coxa.[43] A perda completa da sensibilidade é incomum e ocasionalmente não existe perda sensitiva. É importante enfatizar que a fraqueza adutora da coxa na lesão do nervo obturatório nem sempre é importante, podendo, em alguns casos, nem mesmo existir. Alguns fatores podem influenciar no grau desse comprometimento:

1. A maior parte do músculo pectíneo é inervada pelo nervo femoral e o músculo adutor magno recebe grande parte de sua inervação pelo componente tibial do nervo ciático, além da inervação pelo nervo obturatório.[1,6]
2. O nervo obturatório acessório pode estar presente, colaborando na inervação dos músculos adutores.
3. Os músculos rotadores da coxa também podem auxiliar na adução da coxa.[43]

A perda ipsilateral do reflexo tendíneo de adução da coxa (percussão cerca de 5 cm acima do joelho, na superfície medial inferior da coxa) sugere neuropatia obturatória, mas, como este reflexo pode estar ausente em indivíduos saudáveis, o achado só terá significado se o reflexo contralateral for facilmente obtido.[33] O sinal de Howship-Romberg, que consiste em dor importante na região interna da coxa e que pode estender-se até o joelho durante a rotação interna da coxa, é um indicador de irritação do nervo obturatório.[48] É considerado por alguns autores como característico da compressão do nervo por alças intestinais herniadas através do forame obturatório, estando presente em até 50% dessas hérnias obturatórias.[49]

Nos casos brandos com lesão neuropráxica é esperada uma recuperação espontânea dentro de 6 semanas. Nas lesões mais graves, do tipo axonotmético, em geral também ocorre recuperação espontânea, mas em um período mais longo, em geral dentro de 6 meses a 1 ano. Nos casos de lesão neurotmética, com perda da continuidade do nervo, obviamente não há possibilidade de recuperação espontânea.[6]

EXAMES COMPLEMENTARES

Na procura de compressão focal, secção ou de evidências de desmielinização, a ressonância magnética pode identificar o nervo obturatório, mas, na maioria das vezes, não existe nenhuma imagem específica de anormalidade no mesmo. A avaliação intrapélvica tem a finalidade adicional de afastar eventuais lesões tumorais. Nos casos mais crônicos, a ressonância magnética pode demonstrar atrofia da musculatura adutora, por meio de sinal aumentado nas sequências baseadas em T2 e em T1 curto.[50] A eletroneuromiografia pode confirmar a distribuição do déficit obturatório e excluir uma neuropatia não reconhecida do plexo lombossacral ou do nervo femoral. Os achados eletroneuromiográficos mais significativos são os relacionados com a denervação crônica dos músculos adutores da coxa. Sinais de atividade espontânea e de padrão de interferência reduzido ou a perda de potenciais de unidades motoras confirmam o diagnóstico.[43] Os estudos de condução nervosa são de valor limitado pela posição profunda do nervo em relação aos eletrodos de registro na superfície. O nervo obturatório pode ser bloqueado seletivamente utilizando-se anestésico local.[51,52] Nos últimos anos, as técnicas guiadas por ultrassom têm demonstrado superioridade em relação às técnicas baseadas em marcos anatômicos. Existem várias técnicas de bloqueio guiadas por ultrassom, que reportam índices de sucesso que variam de 93% a 100%.[53-55] Os métodos são classificados em proximal e distal. O acesso proximal consiste na injeção de anestésico local no interior do plano interfascial entre o músculo pectíneo e o obturador externo. Esse método é aparentemente superior ao acesso distal porque, além de alcançar alto índice de sucesso no bloqueio dos dois ramos do nervo, ainda reduz a dose necessária de anestésico local, que é disponibilizado em uma única injeção. Além disso, o acesso proximal também bloqueia o ramo articular para o quadril. O bloqueio anestésico deve aliviar a dor e produzir fraqueza adutora. Dessa forma, o diagnóstico pode ser confirmado antes de se efetuar um tratamento cirúrgico definitivo e, em alguns casos, pode ser o próprio tratamento.

DIAGNÓSTICO DIFERENCIAL

Os sintomas da neuropatia do nervo obturatório podem ser de difícil diferenciação de outras neuropatias de nervos pélvicos. No diagnóstico diferencial devem ser incluídas lesões do nervo femoral e de outros nervos do plexo lombossacral. Essas lesões podem ser descartadas pela distribuição característica dos comprometimentos sensitivo e motor no exame clínico e pela investigação eletroneuromiográfica. As neuropatias ilioinguinal e genitofemoral, que também provocam dor na região do quadril, apresentam outras distribuições de déficits sensitivos e achados eletroneuromiográficos normais.[56] No diagnóstico diferencial com lesão do plexo lombar ou radiculopatia (L3 ou L4), uma força normal no músculo quadríceps e reflexo patelar ativo apontam para lesão do nervo obturatório. Em casos duvidosos, o alívio da dor após bloqueio do nervo com anestésico local pode colaborar para o diagnóstico definitivo.[43] Na diferenciação entre as diversas neuropatias pélvicas deve-se ter em mente que a análise do teste de força de adução da coxa muitas vezes é complicada pela inervação dupla de dois dos músculos da coxa e pela possibilidade da presença de um nervo obturatório acessório.

TRATAMENTO

Não existe estratégia padronizada para o manejo das lesões do nervo obturatório. Os poucos casos existentes na literatura foram tratados com estratégias diferentes, dependendo do tipo e tempo da lesão e, principalmente, da preferência do médico. Independente da causa e da gravidade da lesão, a maioria das neuropatias obturatórias agudas apresenta boa recuperação com o tratamento conservador. Por outro lado, a recuperação nas neuropatias obturatórias mais graves ou crônicas geralmente é precária e dependente da doença que a causou.[20,43] Quando o mecanismo de lesão do nervo obturatório é por estiramento ou por compressões decorrentes de retração excessiva, o nervo em geral não perde sua continuidade e seu comprometimento só é descoberto no pós-operatório. Nesses casos, a dor frequentemente é o único sintoma e a maioria dos pacientes responde adequadamente ao tratamento conservador. Esse tratamento consiste em repouso, terapia física, massagem suave, exercícios de fortalecimento da musculatura relacionada na coxa e pelve, analgésicos, anti-inflamatórios orais, exercícios de alongamento da virilha e, eventualmente, bloqueio seletivo do nervo obturatório.[4,46] Cirurgia, nesses casos, só deve ser considerada quando os sintomas persistirem por alguns meses e não existirem evidências de recuperação clínica ou eletrofisiológica.[47] A lesão pode ser reconhecida de imediato durante cirurgias intrapélvicas e, nestes casos, é importante que o reparo seja efetuado durante a própria cirurgia que gerou a lesão ou o mais precocemente possível.[6,28,37,38,46,57,58] Nos casos mais graves, em que ocorre secção completa do nervo durante a procedimento cirúrgico, seja aberto ou endoscópico, o ideal é realizar a coaptação direta imediata terminoterminal sem tensão.[28,36,46,58,59] Geralmente, em cerca de 6 meses, há um resultado médio relatado de 3-4/5 de força de adução da coxa. Contudo, o nervo obturatório é relativamente fixo e sua mobilização para ganhar comprimento adicional geralmente não é possível, o que torna o reparo direto terminoterminal, sem tensão, difícil ou impossível de ser realizado. Nesses casos, a interposição de enxertos se faz necessária e também tem alcançado bons resultados (Fig. 35-5).[14,39,46,60]

Outra técnica disponível para o tratamento cirúrgico de lesões do nervo obturatório é por meio da transferência distal de nervos, que oferece algumas vantagens em potencial em relação à interposição de enxertos e, às vezes, mesmo em relação ao reparo direto terminoterminal.[61] A transferência distal permite que o cirurgião evite a exploração em áreas com extensas aderências e denso tecido cicatricial, o que coloca em risco órgãos, nervos e vasos adjacentes. Além disso, as transferências em geral reduzem a distância

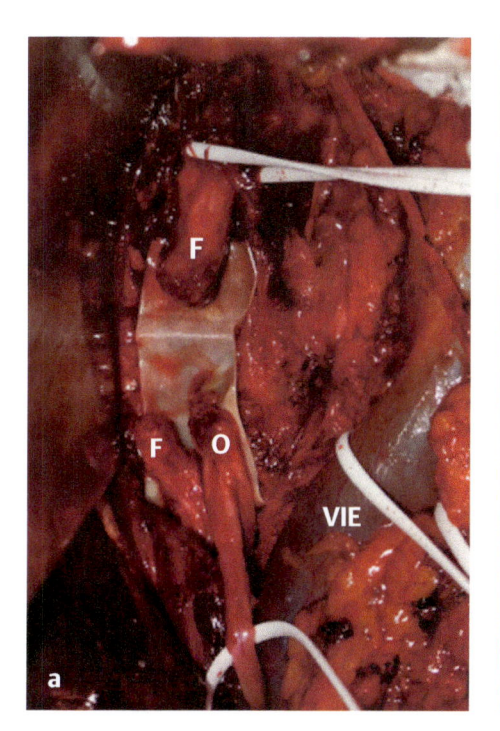

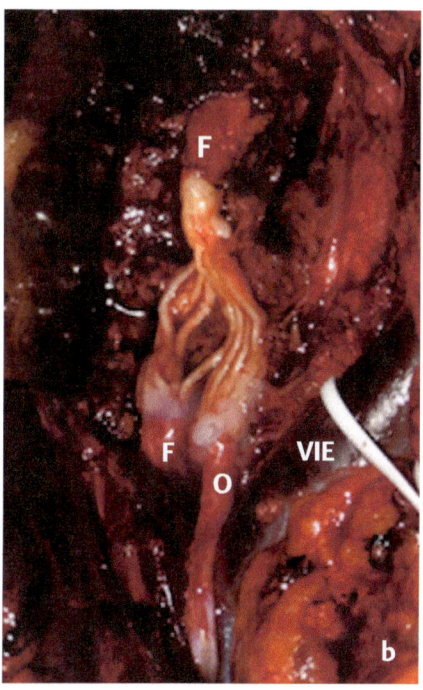

Fig. 35-5 Fotografias cirúrgicas de lesão intrapélvica dos nervos femoral e obturatório consequente a agressão por arma branca (faca). (**a**) Perda da continuidade dos nervos que se encontravam envolvidos por densa fibrose cicatricial e aderidos à veia ilíaca externa. O coto proximal do nervo obturatório não foi encontrado. (**b**) Foram interpostos três enxertos de nervo sural entre os dois cotos do nervo femoral e sete enxertos entre o coto proximal do nervo femoral e o coto distal do nervo obturatório. Todos os enxertos medindo 5 centímetros em extensão. Coaptação com suturas de *nylon* e adesivo de fibrina. Avaliação clínica realizada 18 meses após a cirurgia demonstrou força M2 nos músculos iliopsoas e quadríceps e força M4 na musculatura adutora da coxa. F, nervo femoral; O, nervo obturatório; VIE, veia ilíaca externa.

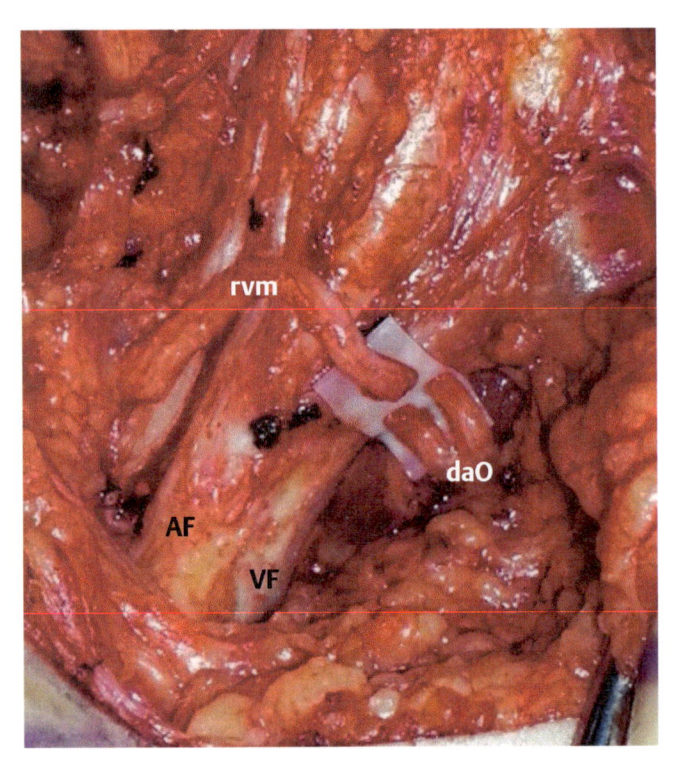

Fig. 35-6 Fotografia cirúrgica da dissecção preparatória na transferência do ramo do nervo femoral para a cabeça medial do músculo quadríceps (rvm) para a divisão anterior do nervo obturatório (daO). AF, artéria femoral; VF, veia femoral.

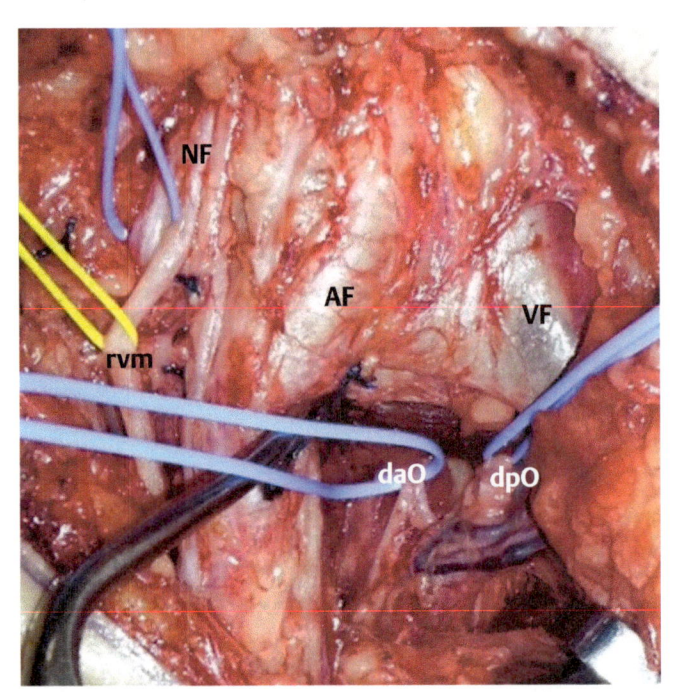

Fig. 35-7 Fotografia cirúrgica da dissecção preparatória para transferência da divisão anterior do nervo obturatório para o nervo femoral (NF). AF, artéria femoral; daO, divisão anterior do nervo obturatório; dpO, divisão posterior do nervo obturatório; rvm, ramo do nervo femoral para a cabeça medial do músculo quadríceps; VF, veia

entre o reparo e o músculo a ser inervado, o que reduz o tempo necessário para a reinervação do órgão terminal.[62] O doador descrito para reinervar o nervo obturatório foi o nervo femoral (Fig. 35-6).[61] A lesão intraoperatória do nervo geralmente passa despercebida, sendo reconhecida somente com o desenvolvimento de déficits neurológicos pós-operatórios. Nesses casos, sempre que possível, a reconstrução do nervo deve ser realizada precocemente, pois o desenvolvimento posterior de novas aderências cicatriciais pode tornar o procedimento muito difícil ou mesmo impossível. Existe uma disparidade de opiniões com relação ao prognóstico das lesões do nervo obturatório. Enquanto alguns autores as consideram devastadoras, outros observaram recuperação completa, com ou sem reparo cirúrgico.[63-67] Com base no conhecimento de que algumas vezes o déficit decorrente da lesão do nervo obturatório é mínimo ou inexistente, alguns autores utilizaram este nervo como doador em transferências para reinervar o plexo lombossacro e o nervo femoral (Fig. 35-7).[68-70]

Técnica Cirúrgica

O tratamento cirúrgico da neuropatia obturatória pode ser feito por via intrapélvica e através de acesso na coxa. A **via intrapélvica** é realizada através de acesso transabdominal extraperitoneal, que permite a completa visibilização do nervo, desde sua origem no músculo psoas maior até o forame obturatório. Uma incisão oblíqua de 6-7 cm de extensão é feita cranial e paralela ao ligamento inguinal, estendendo-se medialmente a partir da espinha ilíaca anterossuperior. As fibras musculares dos músculos oblíquos do abdome são divulsionadas para expor a gordura pré-peritoneal. O peritônio e a bexiga são então retraídos após dissecção romba permitindo a dissecção do curso intrapélvico do nervo obturatório e de estruturas adjacentes.[23,46,71] Gözen *et al.* analisaram 5 casos de lesão do nervo obturatório em 2.531 casos de dissecção de linfonódio pélvico e 1.027 prostatectomias radicais, por via endoscópica.[41] Uma de suas conclusões foi de que a porção proximal do NO está sob maior risco e que sua dissecção precoce minimiza a possibilidade de lesão. O **acesso na coxa** é realizado através de incisão oblíqua com 5 a 7,5 cm de extensão, que tem início ao nível do ligamento inguinal, na metade de uma linha que une a artéria femoral (identificada por palpação) e a sínfise pubiana.[4] A incisão estende-se distalmente para a coxa, sobre o aspecto lateral do músculo adutor longo. Na camada subcutânea, a veia safena é retraída lateralmente. A fáscia lata, que recobre o músculo adutor longo e o pectíneo, é exposta e dividida, ao longo da borda lateral do músculo adutor longo. Utilizando dissecção romba, é aberto espaço entre esses dois músculos. O ramo anterior do NO é visto cursando sobre o músculo adutor curto, posicionado sob a espessa fáscia do quadril, que recobre este músculo. A fáscia é dividida em linha com o nervo, que é dissecado em sentido proximal até a margem do músculo adutor curto, onde geralmente se localiza o ramo posterior. A dissecção proximal desses ramos do NO, sob o músculo pectíneo, alcança o forame obturatório, onde se encontra o tronco principal do nervo. Eventualmente é necessário ligadura e secção de ramos da artéria e veia circunflexa femoral medial para facilitar o acesso cirúrgico. No pós-operatório deve ser evitada a flexão exagerada da coxa para evitar tensão na linha de sutura do nervo. O tratamento fisioterápico deve ser direcionado no sentido de fortalecer a ativação voluntária da musculatura adutora da coxa.

CONCLUSÃO

A neuropatia obturatória é condição rara. Mais frequente em localização intrapélvica, pode ser resultante de ampla variedade de procedimentos ortopédicos, ginecológicos, urológicos e oncológicos. O conhecimento anatômico e uso de técnica operatória meticulosa colaboram na prevenção dessas lesões e seu reparo precoce propicia os melhores resultados. A dor pré-operatória geralmente é bastante aliviada ou suprimida, mas o comprometimento motor nem sempre melhora.

REFERÊNCIAS BIBLIOGRÁFICAS

1. Haninec P, Horak L, Kaiser R. Obturator nerve injury in laparoscopic inguinal hernia mesh repair. Hernia 2013;17:801-4.
2. Wang S, Xue Y. Obturator nerve transfer to repair lumbosacral plexus nerve root avulsion injuries: Anatomic study and clinical application. Chinese Journal of Orthopaedics 2009;29:387-92.
3. Shoja MM. Pelvic girdle, gluteal region and thigh. In: Standring S, editor. Gray's anatomy: The anatomical basis of clinical practice. Amsterdam: Elsevier; 2016. p. 1337-75.
4. Bradshaw C, McCrory P. Obturator nerve entrapment. Clinical Journal of Sport Medicine 1997;7:217-9.
5. Kirchmair L, Lirk P, Colvin J, et al. Lumbar plexus and psoas major muscle: Not always as expected. Regional Anesthesia and Pain Medicine 2008;33:109–14.
6. Vasilev SA. Obturator nerve injury: A review of management options. Gynecologic Oncology 1994;53:152-5.
7. Won HS, Kim JH, Lee UY, et al. Topographical relationships between the obturator nerve, artery, and vein in the lateral pelvic wall. International Urogynecology Journal 2016;27:213-8.
8. Gerlach UJ, Lierse W. Functional construction of the superficial and deep fascia system of the lower limb in man. Acta Anatomica 1990;139:11–25.
9. Harvey G, Bell S. Obturator neuropathy: An anatomic perspective. Clinical Orthopaedics and Related Research 1999;(363):203-211.
10. Rouvière H, Delmas A. Anatomie humaine: Descriptive, topographique et fonctionnelle. Système nerveux central, voies et centres nerveux. Paris: Elsevier Masson; 2002.
11. Rozen S, Rodriguez-Lorenzo A, Audolfsson T, et al. Obturator nerve anatomy and relevance to one-stage facial reanimation: Limitations of a retroperitoneal approach. Plast Reconstr Surg 2013;131:1057-64.
12. Jo SY, Chang JC, Bae HG, et al. A morphometric study of the obturator nerve around the obturator foramen. Journal of Korean Neurosurgical Society 2016;59:282-6.
13. Labat JJ, Rigaud J, Robert R, Riant T. Les douleurs neuropathiques somatiques pelvi-périnéales. Pelvi-Périnéologie 2006;1:100-12.
14. Benes J. Immediate grafting of the damaged obturator nerve by gynaecological surgery. Acta Neurochirurgica 1999;141:435-6.
15. Gang Y, Wang T, Sheng J, et al. Anatomical feasibility of transferring the obturator and genitofemoral nerves to repair lumbosacral plexus nerve root avulsion injuries. Clinical Anatomy 2014;27:783-8.
16. Katritsis E, Anagnostopoulou S, Papadopoulos N. Anatomical observations on the accessory obturator nerve (based on 1000 specimens). Anatomischer Anzeiger 1980;148:440-5.
17. Kleiner JB, Thorne RP. Obturator neuropathy caused by an aneurysm of the hypogastric artery. A case report. Journal of Bone and Joint Surgery (American Volume) 1989;71:1408-9.
18. Redwine DB, Sharpe DR. Endometriosis of the obturator nerve. A case report. Journal of Reproductive Medicine 1990;35:434-5.
19. Rogers LR, Borkowski GP, Albers JW, et al. Obturator mononeuropathy caused by pelvic cancer: Six cases. Neurology 1993;43:1489-92.
20. Sorenson EJ, Chen JJ, Daube JR. Obturator neuropathy: Causes and outcome. Muscle & Nerve 2002;25:605-7.
21. Yıkılmaz TN, Öztürk E, Hamidi N, et al. Management of obturator nerve injury during pelvic lymph node dissection. Turkish Journal of Urology 2019;45:S26-S29.
22. Cardosi RJ, Cox CS, Hoffman MS. Postoperative neuropathies after major pelvic surgery. Obstetrics and Gynecology 2002;100:240-4.
23. Fricker RM, Troeger H, Pfeiffer KM. Obturator nerve palsy due to fixation of an acetabular reinforcement ring with transacetabular screws. A case report. Journal of Bone and Joint Surgery (American Volume) 1997;79:444–6.
24. Lavernia CJ, Cook CC, Hernandez RA, et al. Neurovascular injuries in acetabular reconstruction cage surgery: An anatomical study. The Journal of Arthroplasty 2007;22:124-32.
25. Sinha SK, Abrams JH, Houle TT, Weller RS. Ultrasound-guided obturator nerve block: An interfascial injection approach without nerve stimulation. Regional Anesthesia and Pain Medicine 2009;34:261-4.
26. Weale AE, Newman P, Ferguson IT, Bannister GC. Nerve injury after posterior and direct lateral approaches for hip replacement. A clinical and electrophysiological study. Journal of Bone and Joint Surgery (British Volume) 1996;78:899-902.
27. Yang KH, Han DY, Park HW, Park SJ. Intraarticular entrapment of the obturator nerve in acetabular fracture. Journal of Orthopaedic Trauma 2001;15:361-3.
28. Zhao W, Jiang W, He C, Tian Y, Wang J. Laparoscopic repair of obturator nerve transection during pelvic lymphadenectomy. International Journal of Gynaecology and Obstetrics 2015;129:273-4.
29. Hoffman MS, Roberts WS, Cavanagh D. Neuropathies associated with radical pelvic surgery for gynecologic cancer. Gynecologic Oncology 1988;31:462-6.
30. Hopf HC. Obturatorius-Lähmung unter der Geburt. Journal of Neurology 1974;207:165-6.
31. Warfield CA. Obturator neuropathy after forceps delivery. Obstetrics and Gynecology 1984;64:47S-48S.
32. Zorlu CG, Aydoğlu T, Ergün Y, et al. Complications of radical hysterectomy: Clinical experience of 115 early stage cervical cancers. Gynecologic and Obstetric Investigation 1998;45:137-9.
33. Nogajski JH, Shnier RC, Zagami AS. Postpartum obturator neuropathy. Neurology 2004;63:2450-1.
34. Pellegrino MJ, Johnson EW. Bilateral obturator nerve injuries during urologic surgery. Archives of Physical Medicine and Rehabilitation 1988;69:46-7.
35. Crews DA, Dohlman LE. Obturator neuropathy after multiple genitourinary procedures. Urology 1987;29:504-5.
36. Fishman JR, Moran ME, Carey RW. Obturator neuropathy after laparoscopic pelvic lymphadenectomy. Urology 1993;42:198-200.
37. Göçmen A, Şanlıkan F. Immediate repair of an incompletely transected obturator nerve during robotic-assisted pelvic lymphadenectomy. Journal of Minimally Invasive Gynecology 2015;22:302-4.
38. Spaliviero M, Steinberg AP, Kaouk JH, Desai MM, Hammert WC, Gill IS. Laparoscopic injury and repair of obturator nerve during radical prostatectomy. Urology 2004;64:1030.
39. Ghaemmaghami F, Behnamfar F, Saberi H. Immediate grafting of transected obturator nerve during radical hysterectomy. International Journal of Surgery 2009;7:168-9.
40. Busis NA. Femoral and obturator neuropathies. Neurologic Clinics 1999;17:633-53.
41. Gözen AS, Aktoz T, Akin Y, Klein J, Rieker P, Rassweiler J. Is it possible to draw a risk map for obturator nerve injury during

pelvic lymph node dissection? The Heilbronn experience and a review of the literature. Journal of Laparoendoscopic & Advanced Surgical Techniques 2015;25:826-32.
42. Rafii A, Querleu D. Laparoscopic obturator nerve neurolysis after pelvic lymphadenectomy. Journal of Minimally Invasive Gynecology 2006;13:17-9.
43. Bischoff C, Schönle PW. Obturator nerve injuries during intra-abdominal surgery. Clinical Neurology and Neurosurgery 1991;93:73-6.
44. Hannington-Kiff JG. Absent thigh adductor reflex in obturator hernia. Lancet 1980; 1:180.
45. Anderson K, Strickland SM, Warren R. Hip and groin injuries in athletes. American Journal of Sports Medicine 2001;29:521-33.
46. Kitagawa R, Kim D, Reid N, Kline D. Surgical management of obturator nerve lesions. Neurosurgery 2009;65:A24-8.
47. Tipton JS. Obturator neuropathy. Current Reviews in Musculoskeletal Medicine 2008;1:234-7.
48. Rastogi V, Singh D, Tekiner H, Ye F, Mazza JJ, Yale SH. Abdominal physical signs and medical eponyms: Movements and compression. Clinical Medicine & Research 2018;16:76-82.
49. Karasaki T, Nakagawa T, Tanaka N. Obturator hernia: The relationship between anatomical classification and the Howship-Romberg sign. Hernia 2014;18:413-6.
50. McDonald CM, Carter GT, Fritz RC, Anderson MW, Abresch RT, Kilmer DD. Magnetic resonance imaging of denervated muscle: Comparison to electromyography. Muscle & Nerve 2000;23:1431-4.
51. Felsenthal G. Nerve blocks in the lower extremities: Anatomic considerations. Archives of Physical Medicine and Rehabilitation 1974;55:504-7.
52. Magora F, Rozin R, Ben-Menachem Y, Magora A. Obturator nerve block: An evaluation of technique. British Journal of Anaesthesia 1969;41:695-8.
53. Lee SH, Jeong CW, Lee HJ, Yoon MH, Kim WM. Ultrasound guided obturator nerve block: A single interfascial injection technique. Journal of Anesthesia 2011;25:923-6.
54. Siliski JM, Scott RD. Obturator-nerve palsy resulting from intrapelvic extrusion of cement during total hip replacement: Report of four cases. Journal of Bone and Joint Surgery (American Volume) 1985;67:1225-8.
55. Yoshida T, Onishi T, Furutani K, Baba H. A new ultrasound-guided pubic approach for proximal obturator nerve block: Clinical study and cadaver evaluation. Anaesthesia 2016;71:291-7.
56. Kopell HP, Thompson WA. Peripheral entrapment neuropathies of the lower extremity. New England Journal of Medicine 1960;262:56-60.
57. Andan C, Bakır MS, Şen S, Aksin Ş. Concurrent primary repair of obturator nerve transection during pelvic lymphadenectomy procedure via laparoscopical approach. International Journal of Surgery 2018;53:394-6.
58. Menderes G, Vilardo N, Schwab CL, Azodi M. Incidental injury and repair of obturator nerve during laparoscopic pelvic lymphadenectomy. Gynecologic Oncology 2016;142:208.
59. Rigaud J, Labat JJ, Riant T, Bouchot O, Robert R. Obturator nerve entrapment: Diagnosis and laparoscopic treatment: technical case report. Neurosurgery 2007;61:E175.
60. Dias ARJ, Silva e Silva A, Carvalho JP, Baracat EC, Favero G. Correction of iatrogenic injury of the obturator nerve during pelvic laparoscopic lymphadenectomy by the use of sural nerve grafts. Gynecologic Oncology 2014;10:16-8.
61. Spiliopoulos K, Williams Z. Femoral branch to obturator nerve transfer for restoration of thigh adduction following iatrogenic injury. Journal of Neurosurgery 2011;114:1529-33.
62. Tung TH, Mackinnon SE. Nerve transfers: Indications, techniques, and outcomes. Journal of Hand Surgery 2010;35:332-41.
63. Gusberg SB, Shingleton HM, Gunter D. Female genital cancer. London: Churchill Livingstone; 1988.
64. Mattingly RF, Thompson JD. TeLinde's operative gynecology. Philadelphia: Lippincott; 1985.
65. Meigs JV. Surgical treatment of cancer of the cervix. New York: Grune and Stratton; 1954.
66. Piver MS, Lele SB. Complications of pelvic and aortic lymphadenectomy. In: Delgado G, Smith JP, editors. Management of complications in gynecologic oncology. New York: Wiley; 1982. p. 199-211.
67. Skinner DG, Smith RB. Complications of urological surgery: prevention and management. Philadelphia: WB Saunders; 1976.
68. Campbell AA, Eckhauser FE, Belzberg A, Campbell JN. Obturator nerve transfer as an option for femoral nerve repair: Case report. Neurosurgery 2010;66:375.
69. Goubier JN, Teboul F, Yeo S. Transfer of two motor branches of the anterior obturator nerve to the motor portion of the femoral nerve: An anatomical feasibility study. Microsurgery 2012;32:463-5.
70. Tung TH, Chao A, Moore AM. Obturator nerve transfer for femoral nerve reconstruction: Anatomic study and clinical application. Plastic and Reconstructive Surgery 2012;130:1066-74.
71. Martins RS, Monaco BA, Siqueira MG, et al. Critical analysis of extra peritoneal antero-lateral approach for lumbar plexus. Arquivos de Neuro-Psiquiatria 2011;69:666-9.

NERVOS INGUINAIS

CAPÍTULO 36

Mario G. Siqueira ▪ Luciano Foroni

INTRODUÇÃO

Os nervos ilioinguinal, ílio-hipogástrico e genitofemoral geralmente são lesados durante procedimentos cirúrgicos ou em consequência a reação tecidual do tecido conjuntivo no pós-operatório. Em alguns casos a sintomatologia só surge anos após a cirurgia por alterações que ocorrem na parede abdominal, como na gestação ou obesidade.[1] As lesões consequentes a procedimentos cirúrgicos são mais frequentes após herniorrafias inguinais, mas também podem ocorrer em consequência a incisões abdominais baixas, como para apendicectomia, histerectomia e parto cesáreo.[2,3]

Diversos pacientes persistem sem diagnóstico, sofrendo com a dor crônica por muitos anos. No entanto, o diagnóstico correto e o tratamento adequado podem trazer alívio significativo aos sintomas álgicos desses pacientes.

ANATOMIA[1,4-9]

O **nervo ílio-hipogástrico (NIH)** geralmente se origina do ramo ventral de L1, mas pode também originar-se, totalmente ou em parte, do ramo ventral de T12. Em 30% dos indivíduos, os nervos ílio-hipogástrico e ilioinguinal originam-se de um tronco comum formado pelos ramos ventrais primários de L1 (principal) e de T12, que se divide nos dois nervos na margem lateral do músculo psoas maior ou entre o músculo oblíquo interno e o transverso do abdome. O nervo ílio-hipogástrico, mais superior que o ilioinguinal, atravessa o músculo psoas maior, perfura sua borda lateral superior e cruza obliquamente por trás do rim, sobre a superfície anterior do músculo quadrado lombar, 1 cm paravertebral ao nível do disco intervertebral L1/L2. Após trajeto por trás da porção média do rim direito, o nervo direito surge sob a borda lateral do rim, 2 cm cranial ao seu polo inferior, enquanto o nervo esquerdo cursa posterior ao polo do rim. Segue então pela parede abdominal lateral, com trajeto semelhante ao dos nervos intercostais. O nervo ílio-hipogástrico perfura a aponeurose do músculo transverso do abdome cranial à crista ilíaca, a meio caminho entre a crista e a ponta da décima segunda costela. Desse ponto, o nervo progride horizontalmente sob a aponeurose do músculo oblíquo interno (Fig. 36-1). Cerca de 3 cm medial à espinha ilíaca anterossuperior, o nervo pode ser encontrado entre as camadas dos músculos transverso e oblíquo interno (Fig. 36-2). Em seguida, o nervo perfura o músculo oblíquo interno e segue por cerca de 4 cm cranial e paralelo ao ligamento inguinal,

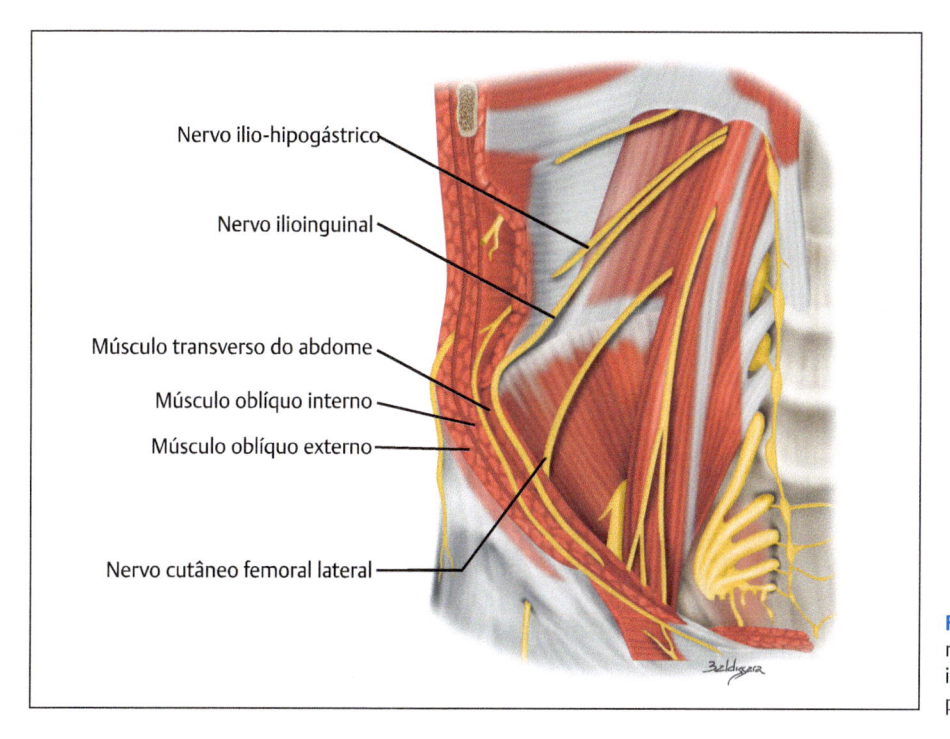

Fig. 36-1 Desenho demonstrando as relações dos nervos ílio-hipogástrico e ilioinguinal com as camadas musculares da parede abdominal.

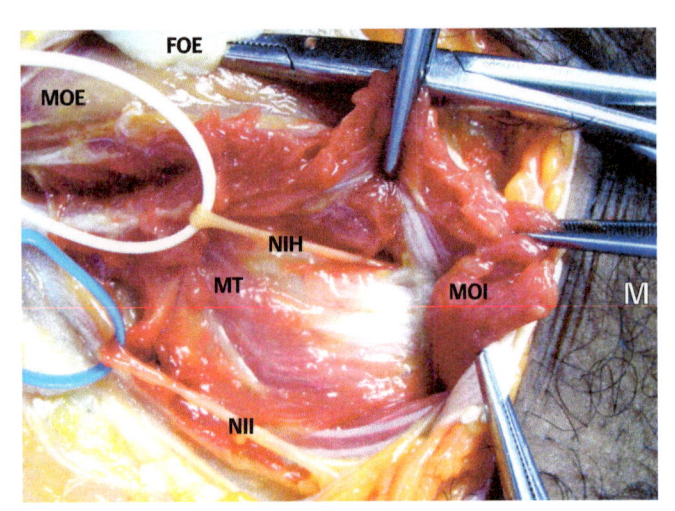

Fig. 36-2 Dissecção anatômica do nervo ílio-hipogástrico em seu trajeto entre os músculos oblíquo interno e transverso. FOE, fáscia do músculo oblíquo externo; M, medial; MOE, músculo oblíquo externo; MOI, músculo oblíquo interno; MT, músculo transverso; NIH, nervo ílio-hipogástrico; NII, nervo ilioinguinal.

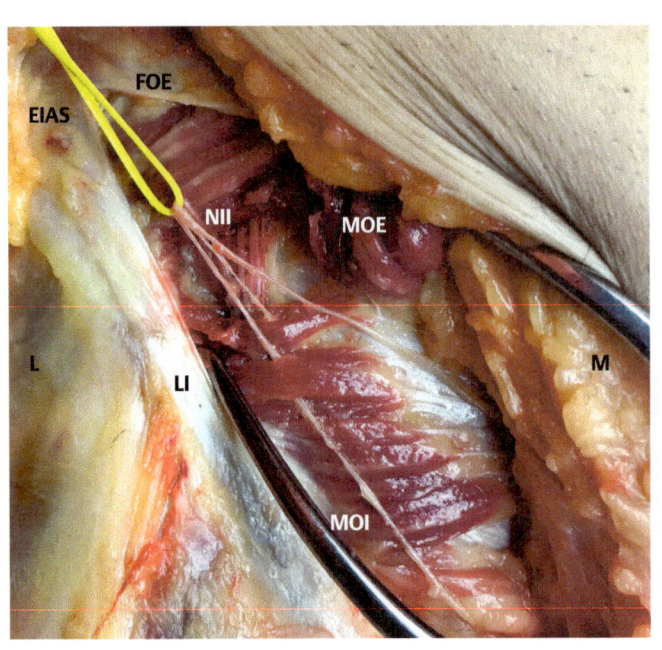

Fig. 36-3 Dissecção anatômica do nervo ilioinguinal em seu trajeto entre o músculo oblíquo externo e o interno. EIAS, espinha ilíaca anterossuperior; FOE, fáscia do músculo oblíquo externo; L, lateral; LI, ligamento inguinal; M, medial; MOE, músculo oblíquo externo; MOI, músculo oblíquo interno; NII, nervo ilioinguinal.

coberto pela aponeurose do músculo oblíquo externo. O nervo ílio-hipogástrico fornece fibras motoras para as porções mais inferiores dos músculos transverso do abdome e oblíquo interno e divide-se em dois ramos cutâneos, um lateral e um anterior. O ramo lateral recebe aferências cutâneas da porção superior e lateral da região glútea, enquanto o anterior perfura o músculo oblíquo interno e o externo e torna-se subcutâneo ao passar através de orifício na fáscia aponeurótica do músculo oblíquo externo, cerca de 2-3 centímetros cranial ao anel inguinal superficial, para suprir a sensibilidade cutânea da pequena região hipogástrica-suprapúbica. O nervo ílio-hipogástrico apresenta, de forma relativamente constante, conexões com o nervo ilioinguinal e, menos comumente, com o nervo subcostal. O diâmetro do nervo ílio-hipogástrico geralmente é inversamente proporcional ao do nervo ilioinguinal.

O **nervo ilioinguinal (NII)** geralmente se origina do ramo ventral de L1 ao nível do disco intervertebral L1/L2, podendo receber contribuição de T12 ou L2, ou, conforme mencionado, pode ter origem a partir de um tronco único com o nervo ílio-hipogástrico. Emerge sob a borda lateral do músculo psoas maior, juntamente ou imediatamente inferior ao nervo ílio-hipogástrico, tendo trajeto semelhante, inferior e mais oblíquo a este nervo (Fig. 36-1). O nervo ilioinguinal direito cruza o rim direito posterior ao seu polo inferior. No lado esquerdo, o nervo não tem relação com o rim. Apresenta curso oblíquo sobre o músculo quadrado lombar e parte superior do músculo ilíaco e penetra no músculo transverso do abdome cerca de 1 cm cranial à crista ilíaca e 2 cm anterior ao nervo ílio-hipogástrico. Inerva esse músculo e depois cursa entre o mesmo e o músculo oblíquo interno (Fig. 36-3). Cerca de 4 a 5 cm medial à espinha ilíaca anterossuperior, o nervo penetra no músculo oblíquo interno e o inerva. Em seguida, o nervo adentra o canal inguinal em posição superficial e medial ao cordão espermático ou ao ligamento redondo (72% dos casos), ou lateral em pequeno número de casos (10%). Emerge pelo anel inguinal superficial e divide-se em ramos sensitivos terminais.

Numerosas variações anatômicas são descritas. Os nervos ilioinguinal e genitofemoral podem interconectar-se no interior do canal inguinal, e, consequentemente, cada um inerva a pele da genitália numa extensão variável. O nervo ilioinguinal pode perfurar a aponeurose oblíqua externa proximal ao anel inguinal superficial ou dividir-se em ramos terminais no interior do canal inguinal. Pode formar um tronco comum com o ílio-hipogástrico, tão distal como o ponto médio do canal inguinal. Pode ser muito pequeno ou completamente ausente, e, nestes casos, o nervo ílio-hipogástrico e o ramo genital do genitofemoral suprem seu território. De forma rara, pode originar-se como um ramo do genitofemoral.

Supre fibras motoras aos músculos transverso do abdome, oblíquo interno e para o músculo piramidal, quando presente. Seu componente sensitivo recebe aferências da pele da virilha, da coxa medial proximal e da pele sobre a raiz do pênis e parte superior do escroto em homens ou da pele que recobre o monte púbico e o lábio maior adjacente em mulheres.

Conforme mencionado anteriormente, o nervo ilioinguinal apresenta inúmeras comunicações com o nervo ílio-hipogástrico e seu diâmetro é inversamente proporcional a este último nervo (Fig. 36-4).

O **nervo genitofemoral** origina-se dos ramos ventrais de L1 e L2 que se fundem no interior do músculo psoas maior. Desce anterior e obliquamente através desse músculo e perfura sua margem anterior, no nível da terceira ou quarta vértebra lombar, justo medial ao músculo psoas menor, quando presente. Cursando sob o peritônio e sobre o músculo psoas maior, o nervo genitofemoral segue distalmente cruzando obliquamente posterior ao ureter e divide-se em ramos genital e femoral, imediatamente proximal ao ligamento inguinal. Eventualmente essa divisão pode ocorrer próximo à origem do nervo, de tal forma que os ramos emergem separadamente através do músculo psoas maior.

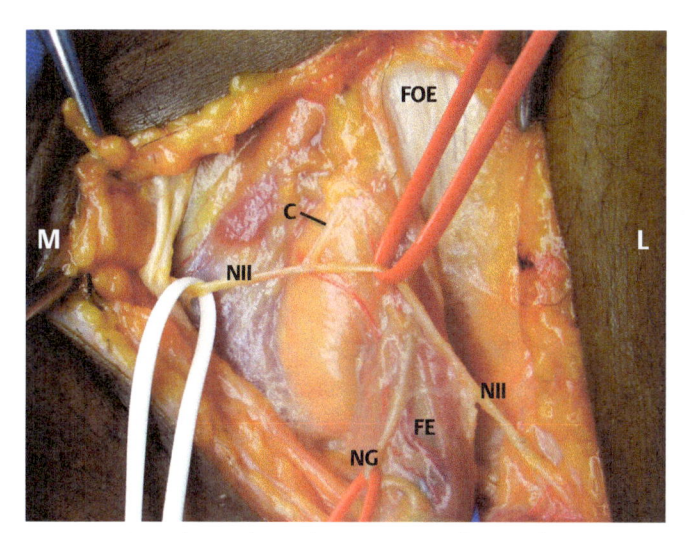

Fig. 36-4 Dissecção anatômica da região inguinal esquerda demonstrando os nervos ilioinguinal (NII) e genitofemoral (NG). Observe o ramo (C) que conecta o nervo ilioinguinal com o nervo ílio-hipogástrico (achado frequente). FE, funículo espermático; L, lateral; M, medial; FOE, fáscia do músculo oblíquo externo.

O ramo genital cruza a parte inferior da artéria ilíaca externa, penetra no canal inguinal através do anel inguinal profundo e acompanha o cordão espermático em homens (Fig. 36-5) ou o ligamento redondo do útero em mulheres. Emerge do canal inguinal através do anel inguinal superficial, geralmente dorsal ao cordão espermático ou ligamento redondo, supre o músculo cremaster e inerva a pele do escroto em homens ou do monte púbico e lábio maior em mulheres.

O ramo femoral posiciona-se lateralmente ao ramo genital e à artéria ilíaca externa, antes de cruzar a artéria ilíaca circunflexa profunda, para passar posterior (ocasionalmente através) do ligamento inguinal, justo lateral à artéria femoral, em um ponto a cerca de 3 a 10 centímetros medial à espinha ilíaca anterossuperior. Penetra na porção proximal da coxa contido no interior da bainha femoral, juntamente com a artéria femoral. A seguir, o ramo femoral perfura a camada anterior da bainha femoral e a fáscia lata, para suprir a pele da porção superior do triângulo femoral.

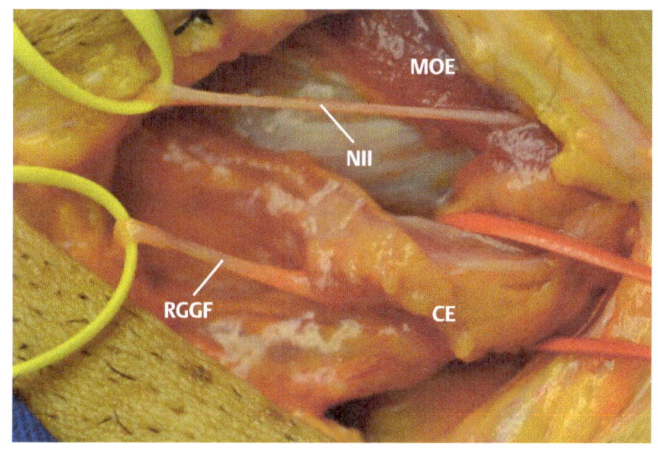

Fig. 36-5 Dissecção anatômica do canal inguinal direito demonstrando o ramo genital do nervo genitofemoral (RGGF) em íntimo contato com o cordão espermático (CE). MOE, músculo oblíquo externo; NII, nervo ilioinguinal.

Embora em menor quantidade, o nervo genitofemoral também apresenta comunicações com o nervo ilioinguinal. Pode conectar-se ainda com os nervos cutâneo femoral lateral e cutâneo femoral intermédio.

INCIDÊNCIA

A cirurgia que mais frequentemente apresenta a neuralgia inguinal como complicação pós-operatória é o reparo de hérnia inguinal. Dados estatísticos dos EUA referem que são realizadas 2.800 herniorrafias por 1 milhão de pessoas por ano.[10] A despeito desse grande número de cirurgias, o número de dores inguinais pós-operatórias reportado é relativamente baixo. Provavelmente existe subnotificação, seja pelo desconhecimento das causas ou pela preocupação com implicações legais. Os dados na literatura são bastante heterogêneos, com índices variando de 6% a 36%.[6,11-13] Essa variação provavelmente decorre das diferentes definições de dor crônica, dos diferentes momentos de avaliação da dor e dos diferentes métodos de mensuração da dor. Uma incidência ainda menor foi verificada por um grupo de estudo internacional que revisou a literatura e encontrou prevalência de 0,5% a 6% de dor crônica após cirurgia para hérnia inguinal.[14] Em metanálise da Cochrane sobre tratamento de hérnia inguinal, McCormack *et al.* encontraram incidência bem mais alta de dor crônica: 14% a 19%.[15] Além da cirurgia para hérnia inguinal, existem outros procedimentos abdominais, tais como apendicectomia, histerectomia e parto cesáreo, que também apresentam altas incidências de dor crônica pós-operatória, variando de 18% a 26%.[16]

A neuralgia do nervo GF é bem mais rara. Um levantamento da literatura até 1987 encontrou somente 25 casos descritos.[17] Mais recentemente, Murovic *et al.* reportaram dados da série de Kline com 10 casos, coletados durante um período de 33 anos.[18]

ETIOLOGIA E MECANISMOS DE LESÃO

Os nervos ílio-hipogástrico e ilioinguinal raramente são lesados de forma isolada. A causa mais comum de lesão são procedimentos cirúrgicos, em especial a herniorrafia inguinal aberta. Incisões abdominais transversas baixas que ultrapassam as margens laterais das porções inferiores dos músculos retos do abdome também podem lesar nervos inguinais, assim como cirurgias urológicas e ginecológicas intrapélvicas. Outras causas em potencial dessas neuropatias incluem abscesso do músculo psoas, doença de Pott, uso prolongado de roupas constritivas, trauma rombo abdominal, aderências viscerais, radiculopatias T12, L1 e L2 e patologias do plexo lombar.[9]

O quadro clínico pode ser consequente à lesão cirúrgica direta dos nervos (secção parcial ou completa, estiramento e/ou contusão), por sutura posicionada ao redor do nervo (p. ex., no fechamento da aponeurose do músculo oblíquo externo), por sutura ou clipe metálico utilizados para fixar a tela durante procedimento laparoscópico, por compressão por tecido cicatricial, por formação de neuroma doloroso no local da lesão ou por irritação consequente a processo inflamatório adjacente como, por exemplo, um granuloma de sutura.[19] Com a introdução dos procedimentos laparoscópicos houve redução da incidência dessas neuropatias, mas aumento das lesões de outros nervos. A lesão do nervo genitofemoral, menos frequente, pode ser decorrente de reparo de hérnia inguinal, apendicectomia, biópsias e parto cesáreo.

Diversos tipos de incisões abdominais baixas utilizados nas cirurgias abdominopélvicas podem comprometer um ou mais nervos inguinais (Fig. 36-6):

1. A **incisão de McBurney** é uma das mais frequentemente utilizadas em apendicectomias. Sua extensão varia entre 4 e 6 cm e projeta-se por um terço acima do ponto de McBurney (situado a dois terços da distância da cicatriz umbilical à espinha ilíaca anterossuperior) e dois terços caudal ao mesmo.[20,21] No estudo de Avsar et al., o nervo ílio-hipogástrico passa a uma distância de, no mínimo, 2,2 cm e, no máximo, 6,9 cm da incisão de McBurney, enquanto, para o nervo ilioinguinal, essas distâncias seriam de 0,2 cm e 6,1 cm.[22] Há, portanto, maior risco de lesão ao nervo ilioinguinal (em especial seu ramo anterior).
2. A **incisão paramediana direita de Battle** é preferida em homens, quando se necessita de ampla exploração abdominal, e em mulheres acima de 35 anos de idade com partos prévios que tenham queixas relacionadas com a vesícula biliar e o aparelho genital. Esse tipo de incisão é realizado verticalmente, de 2 a 3 cm à direita da linha média abdominal.[14,23] Segundo Avsar et al., o nervo ílio-hipogástrico posiciona-se a uma distância de pelo menos 5 cm e no máximo de 11,2 cm, enquanto que, para o nervo ilioinguinal, essas distâncias seriam, respectivamente, de 4,6 e 10 cm.[22]
3. Durante a incisão da aponeurose do músculo oblíquo externo na **incisão inguinal oblíqua**, o nervo ilioinguinal pode ser lesado em seu trajeto no canal inguinal. Outra possibilidade é seu aprisionamento quando as camadas dos músculos oblíquo interno e transverso são suturadas juntas.[24] Quando a incisão é estendida medialmente, o ramo anterior do nervo ílio-hipogástrico também pode ser lesado.[25]
4. Na **incisão pararretal**, o nervo ílio-hipogástrico é passível de lesão cerca de 4 centímetros cranial ao ligamento inguinal. Nos casos em que a incisão é estendida cranialmente, os nervos segmentares para o músculo reto do abdome podem ser seccionados.[24]
5. O nervo ílio-hipogástrico pode ser lesado próximo à borda lateral do músculo reto do abdome quando se realiza **a incisão medial inferior de Pfannenstiel**.[26] No entanto, se a incisão for realizada pelo menos 4 centímetros cranial ao ligamento inguinal, geralmente o nervo é mantido íntegro.[24]
6. Na **incisão lombar oblíqua de Bergman-Israel** o nervo ílio-hipogástrico pode ser lesado principalmente do lado direito, posterior ao meio do rim direito. Como o rim esquerdo posiciona-se 2 centímetros mais alto em 66% dos casos, o nervo ílio-hipogástrico, deste lado, pode ser facilmente liberado inferiormente, a partir de sua posição posterior em relação ao polo inferior do rim.[27]

QUADRO CLÍNICO

Pacientes com neuralgia dos nervos II e IH referem dor e parestesias crônicas na virilha. A dor, em geral, é permanente, podendo ser muito intensa, em queimação, e estendendo-se desde a região da incisão cirúrgica até a região inguinal.

A lesão do nervo ílio-hipogástrico geralmente provoca dor na região suprapúbica, enquanto a dor na lesão do nervo ilioinguinal, localizada ao longo do ligamento inguinal, pode estender-se à superfície medial e superior da coxa, à bolsa escrotal ou ao testículo nos homens, ou ao lábio maior em mulheres. Hiperestesia geralmente está presente.[28]

Com frequência, os pacientes com neuralgia dos nervos II e IH referem que tossir, espirrar, caminhar e a inclinação ou hiperextensão da articulação do quadril exacerbam a dor, enquanto a posição deitada e a flexão da coxa a aliviam. O paciente, por vezes, assume postura que reduz o desconforto, com discreta flexão da coxa e pequena inclinação anterior do tronco.

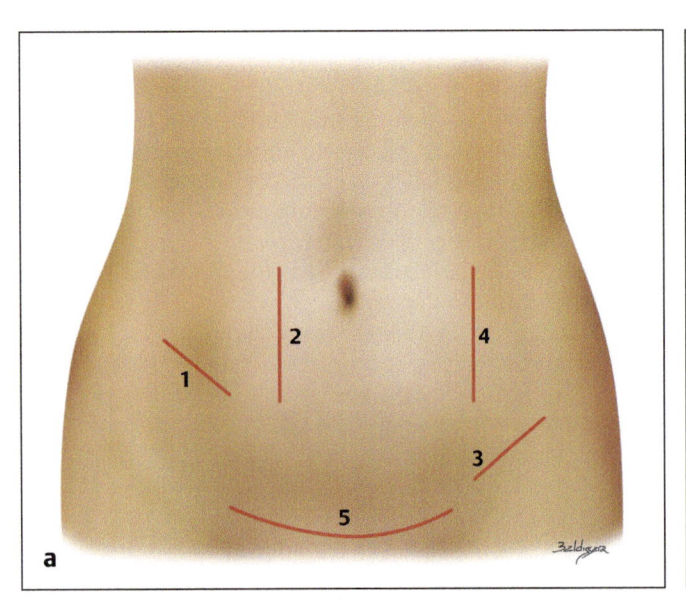

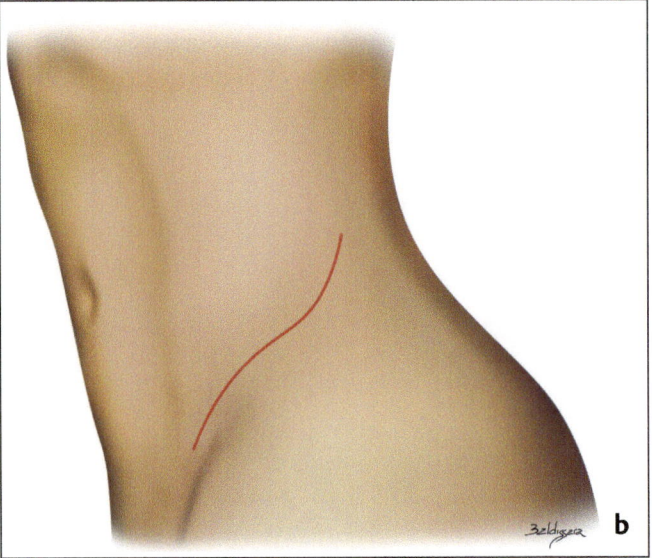

Fig. 36-6 Incisões abdominais com risco de lesão de nervos inguinais. (**a**) 1. incisão de McBurney; 2. incisão paramediana direita de Battle; 3. incisão inguinal oblíqua; 4. incisão pararretal; 5. incisão medial inferior de Pfannenstiel. (**b**) Incisão lombar oblíqua de Bergman-Israel.

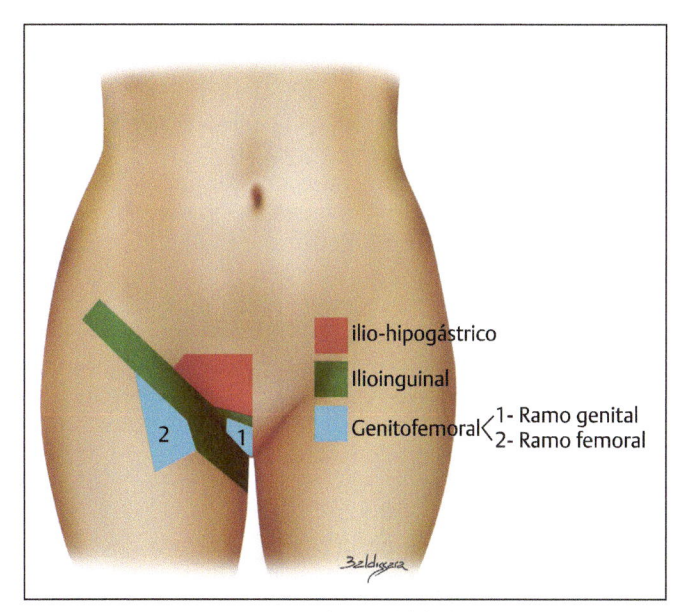

Fig. 36-7 Esquema com as áreas de sensibilidade relacionadas aos nervos inguinais. (Desenho modificado de Russell.)[37]

Os dados objetivos ao exame físico são o sinal de Tinel no local da lesão e a perda sensitiva no trajeto do nervo acometido (Fig. 36-7).

Segundo Kim *et al.*, a tríade diagnóstica de lesão desses dois nervos consiste em:

1. Dor em queimação de forte intensidade próxima ao local da cirurgia que acarretou a complicação, que se irradia à área suprida pelo nervo.
2. Comprometimento sensitivo no território do nervo comprometido.
3. Alívio da dor por infiltração do nervo com anestésico.[29]

A lesão do ramo genital do nervo genitofemoral também provoca dor na região inguinal, bolsa escrotal ou lábio maior.[30] No exame geralmente observa-se dor ou dolorimento à palpação da área de cicatrização/compressão, cuja percussão pode desencadear irradiação da dor (sinal de Tinel). A percepção sensitiva na área do nervo comprometido geralmente está alterada, podendo haver hipoestesia, hiperestesia ou disestesia. Em geral, o reflexo cremastérico, que auxilia na mediação da termorregulação testicular, está abolido. Na maioria das vezes, mesmo quando a lesão é isolada, a sobreposição de áreas de inervação cutânea e a presença de inúmeras conexões anatômicas entre os nervos inguinais impedem a identificação precisa do nervo comprometido.

EXAMES COMPLEMENTARES
Ultrassom
A ultrassonografia permite a visualização em tempo real do canal inguinal, podendo determinar o local e aspecto da lesão e dos tecidos adjacentes. A demonstração do nervo ilioinguinal partindo da margem do músculo psoas maior é difícil em decorrência do pequeno tamanho e da profundidade do nervo, principalmente em pacientes obesos. É mais fácil acompanhar o nervo desde a crista ilíaca em trajeto distal, no sentido do anel inguinal superficial, para observar a causa da lesão (p. ex., cicatriz cirúrgica).

Eletroneuromiografia
O benefício dos exames eletrofisiológicos para o diagnóstico das dores inguinais crônicas é questionável. De difícil realização, em geral são mais direcionados para excluir outras doenças (p. ex., radiculopatia lombar, plexopatia). Foi proposto que o exame do músculo piramidal poderia auxiliar no diagnóstico de lesão do nervo ilioinguinal.[1] Esse músculo triangular de pequenas dimensão e espessura, localizado na parte inferior da parede abdominal anterior, posiciona-se entre a superfície anterior do músculo reto do abdome e a superfície posterior de sua bainha, e apresenta grande índice de variações anatômicas. Sua ocorrência varia nas publicações, mas, segundo estudo nacional recente, o músculo piramidal ocorre em 86,67% dos indivíduos (83,33% de forma bilateral e 3,33% unilateral).[31] Existe variação considerável com relação à inervação do músculo piramidal. Embora, na maioria dos casos, essa inervação se origine de ramos cutâneos anteriores dos nervos intercostais, envolvendo T12, L1 e L2, pode originar-se também dos nervos subcostal, ílio-hipogástrico, ilioinguinal e/ou do ramo genital do nervo genitofemoral.[17,32] A eventual ausência do músculo, suas características morfológicas que tornam a inserção precisa de agulha em seu ventre uma tarefa difícil e a variabilidade de sua inervação motora tornam a ENMG do músculo piramidal um exame pouco confiável no diagnóstico da neuralgia do nervo ilioinguinal.

Ressonância Magnética
Geralmente é realizada para excluir radiculopatias lombares e lesões expansivas intrapélvicas, mas também é sensível no diagnóstico de algumas alterações ósseas (p. ex., edema da medula óssea na osteíte púbica).

DIAGNÓSTICO DIFERENCIAL
Muitas vezes as neuropatias inguinais se confundem e, por isto, sempre se deve tentar definir (o que nem sempre é possível) se os nervos ilioinguinal, ílio-hipogástrico e genitofemoral estão sendo comprometidos de forma isolada ou combinada. Além disso, deve ser afastada a existência de radiculopatia lombar, plexopatia lombar, hérnia inguinal, hidrocele e varicocele, síndrome de compressão de nervos cutâneos abdominais, hérnia incisional, linfadenopatia, síndrome simpática pélvica, tensão da musculatura abdominal e periostite do tubérculo púbico.[33]

TRATAMENTO
Tratamento Conservador
Deve ser sempre a primeira opção e consiste no emprego de medicamentos orais (tramadol, gabapentina, carbamazepina, anti-inflamatórios não hormonais, antidepressivos tricíclicos e corticosteroides), associados a drogas tópicas, como creme de capsaicina e lidocaína. Medidas relacionadas com a medicina física, na forma de crioterapia, de estimulação elétrica transcutânea do nervo (TENS), liberação miofascial e acupuntura também podem ser utilizadas nessa fase inicial. A próxima etapa do tratamento é a infiltração com anestésico local, associado ou não a corticosteroides, que é realizada na região onde os nervos ílio-hipogástrico e ilioinguinal ultrapassam o músculo oblíquo interno, e na região paravertebral (nível de

L1-L2) ou no ponto onde os sintomas podem ser reproduzidos por palpação. Esses bloqueios, que podem provocar remissão da dor ou disestesia, são tanto diagnósticos quanto terapêuticos e podem ser guiados por ultrassom.[34]

Técnicas de Bloqueio[35]

- *Ilioinguinal/Ílio-hipogástrico*: uma agulha de calibre 25 é introduzida em um ponto 5 cm medial e 5 cm inferior à espinha ilíaca anterossuperior e avançada de forma oblíqua, no sentido da sínfise pubiana. À medida que a agulha perfura a fáscia do músculo oblíquo externo, um total de 5 a 7 mL de lidocaína a 1,0% e 40 mg de metilprednisolona são injetados em forma de leque. Deve-se ter cuidado para não introduzir demais a agulha pelo risco de perfurar o peritônio. Por causa da superposição das inervações cutâneas dos nervos ilioinguinal e ílio-hipogástrico, geralmente, ambos são bloqueados.
- *Genitofemoral*: para bloqueio do ramo genital do nervo genitofemoral, uma agulha de calibre 25 é introduzida em um ponto justo lateral ao tubérculo púbico e é avançada, de forma oblíqua, em direção à sínfise pubiana. São injetados de 3 a 5 mL de lidocaína a 1,0%, em forma de leque, assim que a agulha perfura o ligamento inguinal. Deve-se ter cuidado para não penetrar na cavidade peritoneal e perfurar uma víscera abdominal. Se houver evidência de processo inflamatório, 40 a 80 mg de metilprednisolona podem ser acrescentados à solução anestésica. O nervo genitofemoral também pode ser bloqueado por uma via transpsoas. Com o paciente em posição prona, uma agulha calibre 21 ou 22 é introduzida na região paravertebral, aproximadamente 5 cm da linha média, ao nível do interespaço L3-L4. A agulha é avançada no sentido do processo transverso de L3 ou L4 e a profundidade do processo transverso é observada. A agulha é retirada e marcada em um ponto correspondente a duas vezes a profundidade do processo transverso. Uma nova punção é realizada, passando perpendicularmente entre os processos transversos e através do músculo quadrado lombar, onde uma perda de resistência identificará o primeiro compartimento do músculo psoas. A agulha continua a ser avançada até que uma segunda perda de resistência é notada, indicando o espaço localizado anteriormente ao músculo psoas maior. Nesse ponto são depositados 2 a 3 mL do anestésico local.

Para bloqueio do ramo femoral do nervo genitofemoral são injetados 3 a 5 mL de lidocaína a 1,0% no subcutâneo justo inferior ao terço médio do ligamento inguinal. Se a agulha for direcionada medialmente existe risco de atingir artéria e veia femorais, além do nervo femoral.

Os resultados dos bloqueios são variados. Geralmente perduram por 1 a 4 semanas e podem ser repetidos, se necessário. A redução da dor, em geral, é bastante importante e, eventualmente, pode haver sua remissão completa.

Tratamento Cirúrgico

Quando as medidas terapêuticas conservadoras não surtem efeito, o tratamento cirúrgico pode resultar em alívio da dor, com risco baixo de complicações. Seja por cirurgia convencional ou por técnica endoscópica, o procedimento consiste em ressecar o segmento lesado do nervo, sepultando seu coto proximal na musculatura adjacente ou em seccioná-los no interior do abdome. A principal complicação do procedimento, que não resulta em morbidade considerável, é a hipoestesia no território do nervo. Em razão das comunicações centrais e periféricas entre os nervos da região inguinal, definir com precisão qual o nervo acometido pode ser muito difícil[37] ou mesmo impossível. Por esse motivo alguns autores preconizam que o tratamento cirúrgico deva incluir a neurectomia dos três nervos.[36,37]

Existem dois aspectos técnicos na cirurgia da hérnia inguinal que podem impactar na ocorrência da dor pós-operatória. O primeiro é a secção eletiva do nervo ilioinguinal durante a herniorrafia. Esse nervo geralmente é preservado, mas pode interferir no posicionamento da tela ou ser traumatizado durante a cirurgia. Estudo comparando a secção e a preservação do nervo não conseguiu demonstrar diferenças com relação às queixas de dor ou dormência.[38] O segundo envolve a fixação da malha no espaço pré-peritoneal no reparo laparoscópico da hérnia inguinal com grampos para evitar deslocamento, que poderia levar à recorrência. O uso de grampos está associado com pequeno número de complicações, incluindo lesão de nervo e hematoma. Uma alternativa é a aplicação de selante de fibrina. Os resultados alcançados com a utilização dos grampos e do selante aparentemente são semelhantes.[5] O acesso cirúrgico pode ser aberto ou laparoscópico.

Via de Acesso Aberta aos Nervos Ilioinguinal e Ílio-hipogástrico[29,39]

Esses nervos são identificados por meio de incisão abdominal oblíqua (muitas vezes uma extensão da incisão do procedimento original), que geralmente tem início 2 a 3 cm superior e imediatamente medial à espinha ilíaca anterossuperior e estende-se em sentido inferomedial por cerca de 6 centímetros. Após a incisão, a gordura subcutânea é retraída para expor a bainha do músculo reto anterior medialmente e a bainha do músculo oblíquo externo lateralmente. A aponeurose do músculo oblíquo externo é seccionada na direção de suas fibras e o músculo é aberto, também, em linha com suas fibras. O nervo ilioinguinal, que apresenta diâmetro de aproximadamente 1 mm, é observado cursando sobre o músculo oblíquo interno em direção à virilha, muitas vezes acompanhado por veia pouco calibrosa. O nervo ílio-hipogástrico é identificado com o mesmo acesso, mas geralmente a abertura na aponeurose do músculo oblíquo externo é realizada cerca de 2 cm mais cranial com relação à abertura feita para identificar o nervo ilioinguinal. Uma vez identificado(s) o(s) nervo(s), a dissecção prossegue em sentido medial até o ponto onde penetra em cicatriz ou está encarcerado por sutura. Em geral, o nervo está em continuidade. Após a identificação do ponto da lesão, o nervo é seccionado o mais próximo possível do ponto onde deixa o retroperitônio e é ressecado perifericamente com o tecido cicatricial. Eventualmente o procedimento pode não resultar em deficit sensitivo, presumivelmente em virtude do suprimento adicional subsequente da área provido por nervos adjacentes.

Via de Acesso Aberta ao Nervo Genitofemoral[18,39]

O ramo genital do nervo genitofemoral também pode ser exposto na virilha. Sua exposição é alcançada por meio de incisão diretamente sobre o ligamento inguinal. Em decorrência de possível cirurgia prévia (p. ex., reparo de hérnia inguinal), é necessária dissecção cuidadosa, sob magnificação, quando se penetra no canal inguinal e identifica-se seu conteúdo. O nervo, que em geral ocupa posição lateral e algo posterior em relação ao cordão espermático, é dissecado primeiro distalmente ao longo do canal para excluir comunicações com o nervo ilioinguinal. Em seguida, é dissecado proximalmente até o pré-peritônio, onde é seccionado. É importante que o nervo seja seccionado o mais proximalmente possível e sob tensão, para que retraia posteriormente em relação ao peritônio, evitando que ele cicatrize e fique aderido à região inguinal, o que certamente resultaria em retorno da dor. Quando há necessidade de acesso abdominal, o preferido é o lateral extraperitoneal. Com o paciente em posição supina, o tórax e o quadril direitos são elevados. É realizada incisão transversa no flanco, semelhante à utilizada para simpatectomia lombar. A incisão começa logo cranial e lateral à cicatriz umbilical e estende-se diversos centímetros no sentido da linha axilar anterior. Os músculos oblíquos externo e interno são divididos com o bísturi elétrico e o músculo transverso é dividido no sentido de suas fibras. A gordura extraperitoneal e o peritônio são retraídos medialmente, o extraperitônio é exposto e um plano anterior aos músculos quadrado lombar e psoas maior é definido e desenvolvido, ao mesmo tempo que se identifica e protege o ureter. O nervo genitofemoral é identificado à medida que emerge do músculo psoas maior, através de sua borda medial. Por vezes, em homens, quando o nervo está lesionado parcialmente, sua identificação pode ser auxiliada pela estimulação elétrica, que provoca contração do músculo cremaster. O nervo é seccionado proximal ao local da lesão e um segmento de 2 a 3 cm do nervo, que geralmente inclui sua bifurcação, deve ser ressecado.

Via de Acesso Laparoscópica Retroperitoneal[40]

Com o paciente em decúbito lateral, a mesa cirúrgica é fletida para abrir o espaço entre a crista ilíaca e a margem costal. Uma incisão transversa de 12 mm é feita na linha axilar média, 3 a 4 cm cranial à crista ilíaca. A fáscia do músculo oblíquo externo é incisada e os músculos oblíquos são separados até que o retroperitônio seja alcançado. A gordura retroperitoneal é dissecada medialmente para expor os músculos quadrado lombar e psoas. Uma vez que os troncos principais dos nervos ilioinguinal, ílio-hipogástrico e genitofemoral foram identificados no plexo lombar, os nervos ilioinguinal e ílio-hipogástrico são clipados e ressecados sobre o músculo quadrado lombar e o nervo genitofemoral é clipado e ressecado sobre o músculo psoas.

Resultado do Tratamento

As publicações a respeito dos resultados da neurectomia no tratamento da dor inguinal crônica pós-operatória são escassas e geralmente sob a forma de relatos de casos ou pequenas séries.

Uma ideia sobre esses resultados pode ser obtida por meio da análise da série de Kline, importante nome na área de cirurgia de nervos periféricos:

- Kim *et al.* relataram a experiência de Kline com uma série de 33 portadores de neuralgia dos nervos ilioinguinal/ílio-hipogástrico submetidos a neurectomia. Houve controle da dor completo ou pelo menos ao ponto de não necessitar mais de analgésicos em 30 pacientes (90,9%).[29]
- Murovic *et al.* analisaram 10 casos de neuralgia do nervo genitofemoral submetidos à neurectomia relatando melhora em todos os pacientes.[18]

Embora a maioria dos pacientes submetidos ao tratamento cirúrgico obtenha alívio significativo da dor, alguns persistem com dor crônica, que afeta muito sua qualidade de vida.

RISCOS E COMPLICAÇÕES DA NEURECTOMIA

Além dos riscos usuais de qualquer cirurgia, os riscos e complicações específicos das neurectomias incluem dormência permanente, hipersensibilidade por deaferentação, inabilidade para acessar ou identificar os nervos inguinais, flacidez da parede abdominal por causa da denervação parcial dos músculos oblíquos na neurectomia retroperitoneal, dormência nos lábios vaginais que pode interferir com a sensação sexual, e atrofia testicular e perda do reflexo cremastérico em homens.

CONCLUSÕES

A dor inguinal crônica pós-operatória apresenta consequências que afetam a produtividade, a atividade laborativa e a qualidade de vida dos pacientes. Ainda existem muitas questões a respeito de sua etiologia, dos fatores de risco envolvidos e das formas de tratar essa complicação. A prevenção é a forma mais importante e efetiva de se evitar a dor crônica e, assim, melhorar os resultados do tratamento cirúrgico. A compreensão dos mecanismos de lesão e dos fatores de risco, associados a conhecimento anatômico e técnica cirúrgica adequados ampliam a possibilidade de prevenção da dor inguinal crônica pós-operatória.

REFERÊNCIAS BIBLIOGRÁFICAS

1. Melville K, Schultz EA, Dougherty JM. Ilioinguinal-iliohypogastric nerve entrapment. Annals of Emergency Medicine 1990;19:925-9.
2. Bohrer JC, Walters MD, Park A, et al. Pelvic nerve injury following gynecologic surgery: A prospective cohort study. American Journal of Obstetrics and Gynecology 2009;201: 531.e1-7.
3. Cardosi RJ, Cox CS, Hoffman MS. Postoperative neuropathies after major pelvic surgery. Obstetrics and Gynecology 2002;100:240-4.
4. Eckmann I. Ein Beitrag zur Kenntnis des terminalen Verlaufs des N. ilioinguinalis. Anatomischer Anzeiger 1976;140:15-30.
5. Katkhouda N, Mavor E, Friedlander MH, et al. Use of fibrin sealant for prosthetic mesh fixation in laparoscopic extraperitoneal inguinal hernia repair. Annals of Surgery 2001;233:18-25.
6. Köninger J, Redecke J, Butters M. Chronic pain after hernia repair: A randomized trial comparing Shouldice, Lichtenstein and TAPP. Langenbeck's Archives of Surgery 2004;389:361-5.
7. Pitman AG, Moss D, Stringer MD. Posterior abdominal wall and retroperitoneum. In: Standring S, editor. Gray's anatomy: The anatomical basis of clinical practice. Amsterdam: Elsevier; 2016. p. 1083-97.
8. Poobalan AS, Bruce J, King PM, et al. Chronic pain and quality of life following open inguinal hernia repair. British Journal of Surgery 2001;88:1122-6.
9. Rauchwerger JJ, Giordano J, Rozen D, et al. On the therapeutic viability of peripheral nerve stimulation for ilioinguinal neuralgia: Putative mechanisms and possible utility. Pain Practice 2008;8:138-43.

10. Klaassen Z, Marshall E, Tubbs RS, et al. Anatomy of the ilioinguinal and iliohypogastric nerves with observations of their spinal nerve contributions. Clinical Anatomy 2011;24:454-61.
11. Bay-Nielsen M, Perkins FM, Kehlet H. Pain and functional impairment 1 year after inguinal herniorrhaphy: A nationwide questionnaire study. Annals of Surgery 2001;233:1-7.
12. Hawn MT, Itani KM, Giobbie-Hurder A, et al. Patient-reported outcomes after inguinal herniorrhaphy. Surgery 2006;140:198-205.
13. Rab M, Ebmer And J, Dellon AL. Anatomic variability of the ilioinguinal and genitofemoral nerves: Implications for the treatment of groin pain. Plastic and Reconstructive Surgery 2001;108:1618-23.
14. Alfieri S, Amid PK, Campanelli G, et al. International guidelines for prevention and management of post-operative chronic pain following inguinal hernia surgery. Hernia 2011;15:239-49.
15. Mc Cormack K, Scott NW, Go PM, Grant AM. EU Hernia trialist collaboration: Laparoscopic techniques vs open techniques for inguinal hernie repairs. Cochrane Database Syst Rev 2003;1:415-20.
16. Dualé C, Ouchchane L, Schoeffler P, Dubray C. Neuropathic aspects of persistent postsurgical pain: A French multicenter survey with a 6-month prospective follow-up. Journal of Pain 2014;15:24.e1-24.e20.
17. Tokita K. Anatomical significance of the nerve to the pyramidalis muscle: a morphological study. Anatomical Science International 2006;81:210-24.
18. Murovic JA, Kim DH, Tiel RL, Kline DG. Surgical management of 10 genitofemoral neuralgias at the Louisiana State University Health Sciences Center. Neurosurgery 2005;56:298-303.
19. Siqueira MG, Martins RS. Síndromes compressivas de nervos periféricos dos membros inferiores. In: Siqueira MG, editor. Tratado de Neurocirurgia. Barueri: Manole; 2016. p. 1142-56.
20. Kortz WJ, Sabiston DC. Hernias. In: Sabiston DC, editor. Essentials of Surgery. Philadelphia: Saunders; 1987. p. 639-54.
21. Wantz GE. Abdominal wall hernias. In: Schwartz SI, Schires GJ, Spencer FC, editors. Principles of surgery. Singapore: McGraw-Hill; 1989. p. 1585-611.
22. Avsar FM, Sahin M, Arikan BU, et al. The possibility of nervus ilioinguinalis and nervus iliohypogastricus injury in lower abdominal incisions and effects on hernia formation. Journal of Surgical Research 2002;107:179-85.
23. Grose WE, Read RC. Basic features of abdominal wall herniation and its repair. In: Zuidema GD, editor. Surgery of the alimentary tract. Philadelphia: Saunders; 1991. p. 87-96.
24. Mandelkow H, Loeweneck H. The iliohypogastric and ilioinguinal nerves. Distribution in the abdominal wall, danger areas in surgical incisions in the inguinal and pubic regions and reflected visceral pain in their dermatomes. Surgical and Radiologic Anatomy 1988;10:145-9.
25. Condon RE, Nyhus LM. Complications of groin hernia and of hernial repair. Surgical Clinics of North America 1971;51:1325-36.
26. Grosz CR. Iliohypogastric nerve injury. American Journal of Surgery 1981; 142:628.
27. Lang J, Schmidt R. Über die Lagebeziehungen der Niere zu Nachbarstrukturen. Medical Molecular Morphology 1982;2:167-77.
28. Russell S. Examination of peripheral nerve injuries: An anatomical approach. 2nd ed. New York: Thieme; 2015.
29. Kim DH, Murovic JA, Tiel RL, Kline DG. Surgical management of 33 ilioinguinal and iliohypogastric neuralgias at Louisiana State University Health Sciences Center. Neurosurgery 2005;56:1013-20.
30. Starling JR, Harms BA, Schroeder ME, Eichman PL. Diagnosis and treatment of genitofemoral and ilioinguinal entrapment neuralgia. Surgery 1987;102:581-6.
31. Hojaij FC, Kogima RO, Moyses RA, et al. Morphometry and frequency of the pyramidalis muscle in adult humans: A pyramidalis muscle's anatomical analysis. Clinics 2020;75:e1623.
32. Ashley-Montagu MF. Anthropological significance of the musculus pyramidalis and its variability in man. American Journal of Physical Anthropology 1939;25:435-90.
33. Stulz P, Pfeiffer KM. Peripheral nerve injuries resulting from common surgical procedures in the lower portion of the abdomen. Archives of Surgery 1982;117:324-7.
34. Eichenberger U, Greher M, Kirchmair L, Curatolo M, Moriggl B. Ultrasound-guided blocks of the ilioinguinal and iliohypogastric nerve: Accuracy of a selective new technique confirmed by anatomical dissection. British Journal of Anaesthesia 2006;97:238-43.
35. Waldman SD. Atlas of pain management injection techniques. 2nd ed. Philadelphia: Saunders-Elsevier; 2007.
36. Bjurström MF, Nicol AL, Amid PK, et al. Neurophysiological and clinical effects of laparoscopic retroperitoneal triple neurectomy in patients with refractory postherniorrhaphy neuropathic inguinodynia. Pain Practice 2017;17:447-59.
37. Moore AM, Bjurstrom MF, Hiatt JR, Amid PK, Chen DC. Efficacy of retroperitoneal triple neurectomy for refractory neuropathic inguinodynia. American Journal of Surgery 2016;212:1126-32.
38. Ravichandran D, Kalambe BG, Pain JA. Pilot randomized controlled study of preservation or division of ilioinguinal nerve in open mesh repair of inguinal hernia. British Journal of Surgery 2000;87:1166-7.
39. Maniker AH. Operative Exposures in Peripheral Nerve Surgery. New York: Thieme; 2005.
40. Chen DC, Hiatt JR, Amid PK. Operative management of refractory neuropathic inguinodynia by a laparoscopic retroperitoneal approach. JAMA Surgery 2013;148:962-7.

Parte IX Lesões Associadas

MANEJO DAS LESÕES DE NERVOS PERIFÉRICOS ASSOCIADAS A LESÃO CEREBRAL TRAUMÁTICA, FRATURAS ÓSSEAS, LESÃO DE PARTES MOLES, LESÃO VISCERAL E LESÃO VASCULAR

Hugo Sterman Neto

INTRODUÇÃO

A avaliação de pacientes com suspeita de lesão traumática do sistema nervoso periférico deve ser dirigida, já que a etiopatogenia é de causa externa. Essa avaliação pode ocorrer em dois momentos distintos: numa fase aguda/precoce (atendimento em estabelecimento de urgência/emergência) ou numa fase mais crônica ou subaguda/tardia (ambulatorialmente).

Na fase aguda, o espectro de apresentação dos pacientes é muito variável: de quadros localizados a politraumatismos graves; de lesões únicas ou lesões múltiplas e associadas. Quando existe a possibilidade de colaboração do paciente, a anamnese dirigida é suficiente para a constatação de lesão nervosa, visto que é possível obter o relato de perda de função sensitivo-motora do indivíduo com a anamnese e exame físico além de nexo causal com o evento traumático. Já no paciente não colaborativo (agitado, inconsciente ou sedado), essa avaliação fica prejudicada e a conduta dependerá da avaliação de probabilidade de lesão nervosa e da gravidade do paciente.

Na avaliação tardia o trabalho do médico especialista assemelha-se a um trabalho investigativo: deve-se estabelecer se a disfunção referida é de origem nervosa e sua magnitude, a topografia da lesão, além do agente e mecanismo de lesão para, dessa forma, estabelecer nexo causal com o evento traumático, pois esse pode ser decorrente do traumatismo em si ou de alguma intervenção médica que o paciente possa ter sofrido (cirurgia vascular, ortopédica, imobilismo por internação prolongada, etc.). Estabelecer esse nexo causal e temporal tem implicações importantes na conduta terapêutica.

Para isso, o conhecimento completo de anatomia (tanto macroscópica como microscópica e ultraestrutural), fisiopatologia (classificação das lesões, resposta celular e axonal à lesão, degeneração e regeneração) e estudos imagenológicos (raios X, ultrassom, ressonância e tomografia computadorizada) e neurofisiológicos (eletroneuromiografia) é de grande importância.

Abordaremos, nesse capítulo, as neuropatias periféricas traumáticas (NPTs) no paciente com lesões associadas.

CENÁRIO DO TRAUMATISMO

As lesões de nervos associadas a traumatismos são situações que trazem grandes dificuldades, tanto no diagnóstico como na conduta, já que as lesões não nervosas comumente produzem riscos iminentes à vida do paciente. Dessa forma, os indivíduos comumente recebem diagnóstico tardio, visto que as neuropatias não são prioridade no tratamento. Uma escala utilizada para quantificar a gravidade do traumatismo (ISS – *Injury Severity Scale*), por exemplo, não leva em consideração lesões nervosas periféricas. A despeito de não ter relação com a mortalidade, a presença de neuropatias periféricas decorrentes de traumatismo causa importante morbidade, impactando de forma pujante a qualidade de vida dos indivíduos e sua reabilitação.

Quando citamos o traumatismo estamos nos referindo a uma situação de amplo espectro: desde pequenos acidentes, como precipitação de pequenas alturas, queimaduras e escoriações, até grandes lesões, como capotamentos e ejeção de veículos, precipitação de grandes alturas e ferimentos extensos (arma de fogo e grandes queimados). Portanto, a separação do tipo de traumatismo é importante na avaliação do paciente. Com isso é possível prever o tipo de lesão nervosa e orientar a decisão terapêutica caso haja neuropatia identificada.

Para melhor entendimento podemos separar as lesões com base na ordem da energia que a causaram (extrapolando da traumatologia forense):[1]

- *Mecânica*: armas brancas, armas de fogos, veículos, precipitações de altura, explosões, etc.
- *Física*: temperatura, pressão atmosférica, eletricidade, radioatividade.
- *Química*: substâncias químicas, venenos.
- *Físico-química*: Asfixias por substâncias, sufocamento, enforcamento, estrangulamento, esganadura, soterramento.
- *Biodinâmica (desbalanço da homeostase)*: choques, síndrome de falência múltipla de órgãos, isquemias e síndromes compartimentais, coagulação intravascular disseminada.
- *Bioquímica*: inanição, doenças carenciais, intoxicações alimentares, etc.
- *Mista*: doenças parasitárias, sevícias, abandono, etc.

Em teoria, lesões nervosas podem ocorrer por aplicação de energias de qualquer ordem. Por isso, a anamnese do traumatismo e o exame clínico inicial são de suma importância.

Na prática diária, as lesões nervosas periféricas de interesse cirúrgico são as neuropatias focais traumáticas que decorrem, na maioria dos casos, de energias de ordem mecânica.

As lesões causadas por energia de ordem mecânica são subdivididas em abertas (com solução de continuidade do tegumento) e fechadas. Além disso, o mecanismo de lesão, ou seja, a forma com que o agente (energia mecânica) foi empreendido (mecanismo) é importante na avaliação da neuropatia traumática já que tem relação direta com a conduta, visto que pode prever o grau de lesão nervosa.

Classificação das lesões de ordem mecânica e mecanismos sobre os nervos:[1]

- Lesões fechadas:
  - *Baixa energia (corte, perfuração)*: objetos cortantes (facas, lâminas de bisturi, cerâmica, vidro) – Figs. 37-1 e 37-2.
  - *Aplicação direta (impacto, compressão, tração)*: fraturas fechadas, esmagamentos, contusões – Fig. 37-3.
  - *Aplicação indireta (inércia, aceleração angular)*: entorses, trações.
- Lesões abertas (aplicação direta da energia mecânica):
  - *Alta energia (ferimentos cortocontusos, lacerocontusos e perfurocontusos)*: encravamento, esmagamentos e amputações, fraturas expostas, ferimentos por projétil de arma de fogo (principalmente de baixa velocidade) – Fig. 37-4.

FISIOPATOLOGIA DA LESÃO NERVOSA

O conhecimento da microanatomia dos nervos bem como a fisiopatologia da degeneração e regeneração é de suma importância para estabelecer a conduta terapêutica pertinente. Além disso, em casos raros e atípicos, este conhecimento, associado a história (agente, mecanismo e tempo de lesão), exames físicos e complementares, possibilita estabelecer conduta sem nunca se ter visto caso semelhante previamente (situação que não é infrequente).

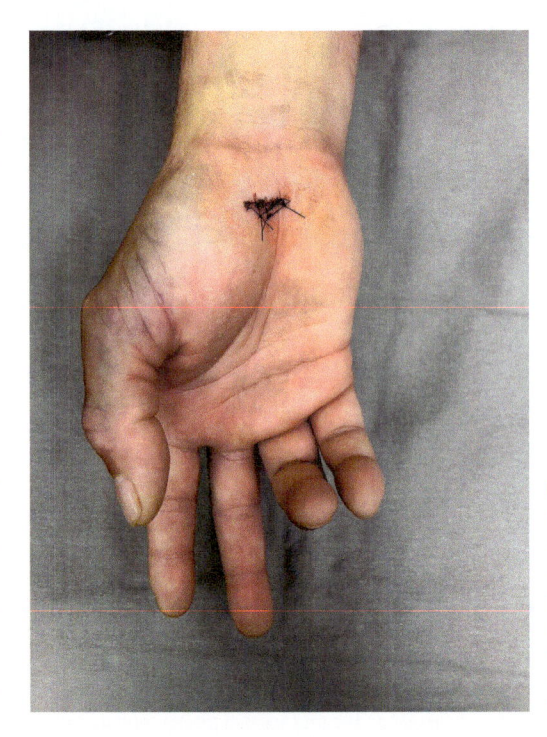

Fig. 37-1 Lesão cortante aguda do punho em paciente com neuropatia do nervo mediano.

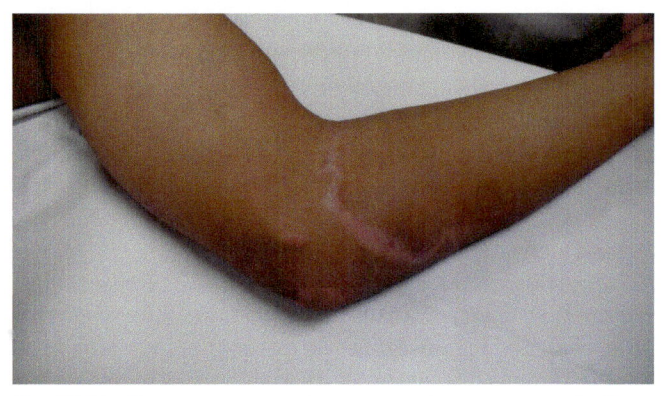

Fig. 37-2 Lesão cortante no antebraço esquerdo com neuropatia do nervo ulnar.

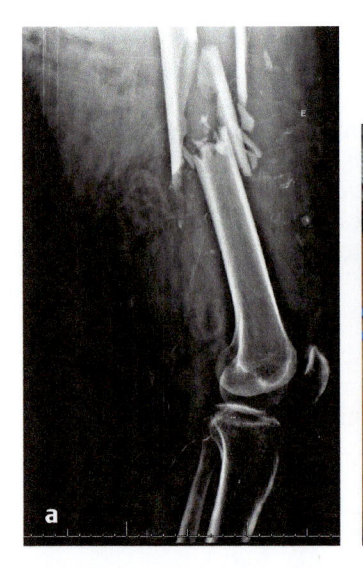

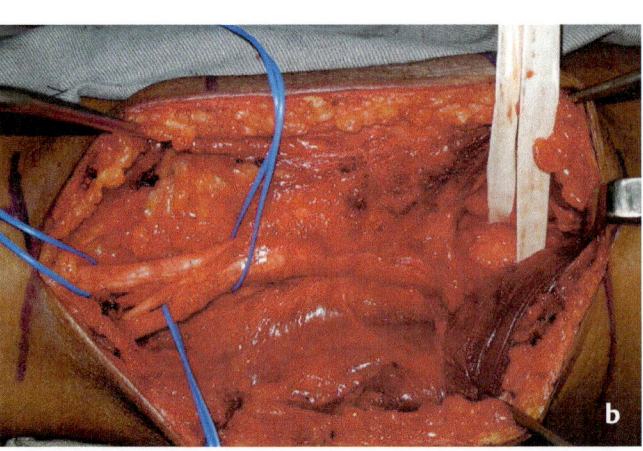

Fig. 37-3 (a) Raios X evidenciando fratura fechada de fêmur em paciente com neuropatia do nervo ciático. (b) Fotografia obtida do campo operatório evidenciando lesão em continuidade do nervo ciático.

CAPÍTULO 37 • MANEJO DAS LESÕES DE NERVOS PERIFÉRICOS ASSOCIADAS A LESÃO CEREBRAL TRAUMÁTICA...

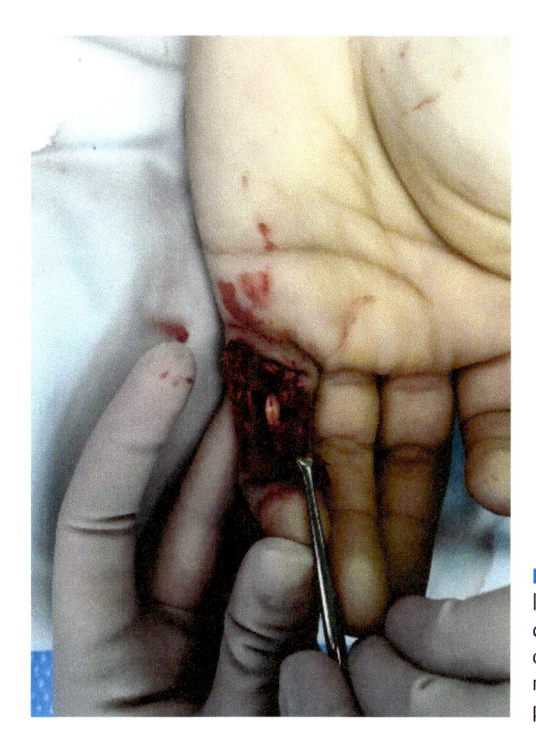

Fig. 37-4 Lesão lacerocontusa de quinto dedo com lesão dos ramos digitais próprios.

As lesões de nervos possuem duas classificações: Seddon e Sunderland. O interesse na classificação recai sobre o prognóstico: saber qual tipo de lesão que estamos tratando tem implicação direta na conduta, já que existe correlação do grau de lesão com possibilidade de regeneração espontânea. O Quadro 37-1 mostra as duas classificações de forma comparativa, bem como a patologia correlata e o prognóstico de regeneração de cada uma.[2]

Quadro 37-1 Classificação das Lesões Traumáticas dos Nervos Periféricos

Seddon	Sunderland	Patologia	Prognóstico
Neurapraxia	1º grau	Lesão da mielina e isquemia	Excelente: semanas a poucos meses
Axoniotmese	2º grau	Perda axonal com elementos neurais intactos	Bom
	3º grau	Perda axonal com interrupção dos tubos endoneurais	Ruim: cirurgia provável
	4º grau	Perda axonal com interrupção endo e perineural	Ruim: cirurgia muito provável
Neurotmese	5º grau	Perda axonal com interrupção completa do nervo	Ausente: necessária reconstrução

EPIDEMIOLOGIA

Existe muita variabilidade em relação à epidemiologia da NPT provavelmente relacionada com questões socioeconômicas da região geográfica de onde os dados são coletados. Apesar disso, a frequência de neuropatias traumáticas em centros de trauma varia de 2% a 5%. Sua incidência estimada é de 0,14/1.000 indivíduos por ano. Indivíduos do sexo masculino são mais acometidos (4:1), especialmente na 3ª e 4ª décadas de vida.[3,4,5]

Com frequência o diagnóstico de NPT passa despercebido, visto que algumas lesões sistêmicas possuem alta mortalidade na avaliação do politrauma ou podem dificultar sua avaliação objetiva. Um exemplo são os traumatismos cranioencefálicos (TCE) concomitantes: algumas séries apresentam frequência de 34% a 60% de NPT em pacientes com TCE.[4,5]

Nos pacientes com politraumatismo a frequência de NPT é estimada em 1% a 3% e, quando associado a lesões em extremidades, pode acometer 16% a 33% dos indivíduos. Com frequência existem lesões associadas às NPTs: até 75% podem apresentar fraturas de ossos longos; 30%, lesão vascular associada; 10%, traumatismo raquimedular e lesões extensas de partes moles.[6,7]

A maioria quase que absoluta das NPTs é decorrente de agentes de ordem mecânica, causando lesões fechadas. Apesar disso, em lesões abertas, podemos identificar NPT em 8% a 14% dos casos. Por causa de sua frequência os acidentes automobilísticos e motociclísticos são os maiores causadores de NPTs.[4,5,8]

Em relação aos nervos, nos membros superiores, a frequência de acometimento, em ordem decrescente, é: radial, ulnar e mediano. Já nos membros inferiores é: ciático e fibular.[6,7]

AVALIAÇÃO INICIAL E CONDUTA

A identificação de neuropatias traumáticas em pacientes politraumatizados e/ou graves pode ser, em alguns causos, muito desafiadora. Algumas pistas podem auxiliar: presença de flacidez, arreflexia e assimetria na movimentação. Além disso, as lesões abertas que acometem regiões de trajeto anatômico de nervos também devem alertar o avaliador.

O manejo das lesões nervosas depende do cenário no qual foram identificadas, conforme já citado anteriormente. Independente do momento do diagnóstico da lesão podemos generalizar as condutas com base no tipo de lesão nervosa, já que todas as lesões de 5º grau (neurotmese) necessitam de correção cirúrgica. Como uma proporção variável das lesões axonotméticas necessitarão de correção cirúrgica e sua pronta identificação no cenário agudo na maioria das vezes não é possível, os casos suspeitos devem ser seguidos para que o diagnóstico não seja feito de forma muito tardia ou nem seja realizado, e para que não haja perda de seguimento dos casos que necessitarão de correção. As lesões de 2º, 3º e 4º graus comumente são referidas como lesões em continuidade.

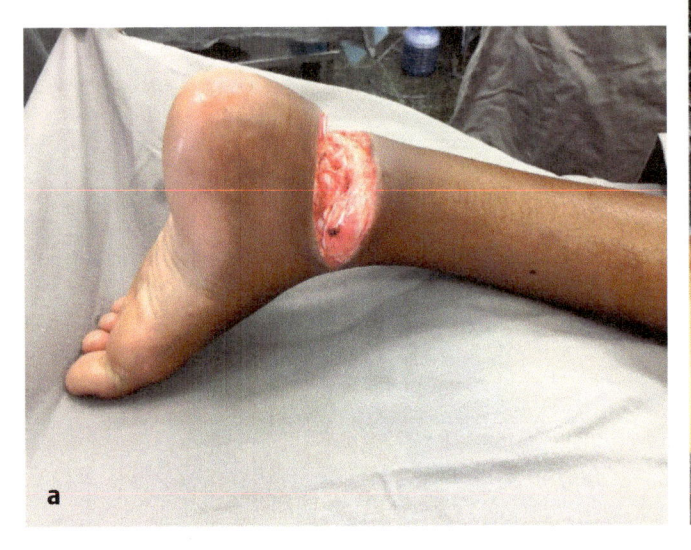

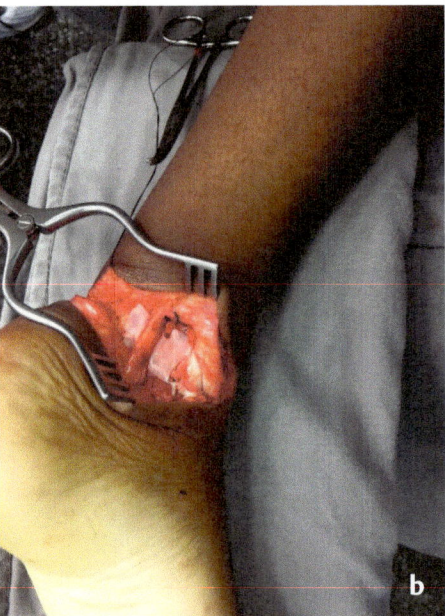

Fig. 37-5 (a) Lesão cortante do tornozelo em exploração de oportunidade. **(b)** Lesão concomitante de tendões, vasos e nervo tibial.

Como regra geral o mecanismo de lesão pode auxiliar a predição do grau de lesão nervosa (tenha em mente que essa relação não é absoluta, mas pode ajudar o manejo inicial do paciente, tanto no momento precoce como tardio):

- Lesões abertas, especialmente decorrentes de agente de baixa energia (ferimentos cortantes, ferimentos perfurantes – "armas brancas"): geralmente a lesão é de 5º grau – Figs. 37-5 e 37-6.
- Lesões abertas de alta energia (caso específico de lesões por projétil de arma de fogo – ferimentos cortocontusos, lacerocontusos, perfurocontusos): geralmente as lesões encontradas variam entre o 2º e 4º graus, raramente sendo de 5º grau – Fig. 37-7.
- Lesões fechadas (ferimentos contusos): raramente se encontram lesões de 5º grau (maior ocorrências de lesões em continuidade) – Fig. 37-8.

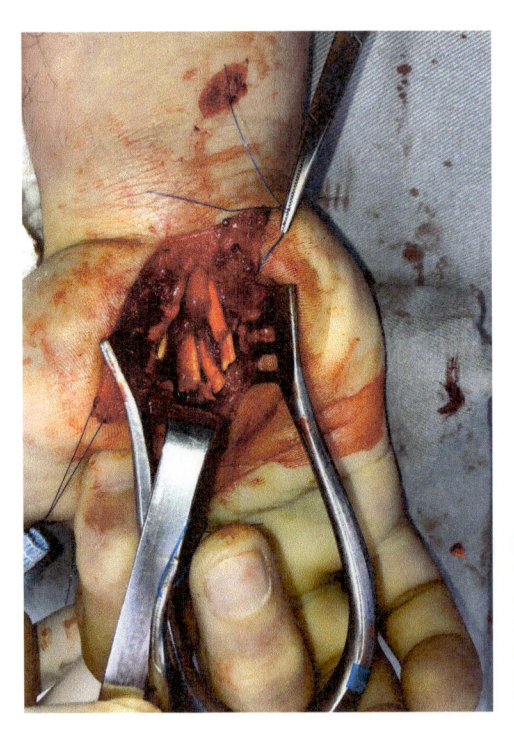

Fig. 37-6 Exploração do punho com lesão do nervo mediano e tendões flexores.

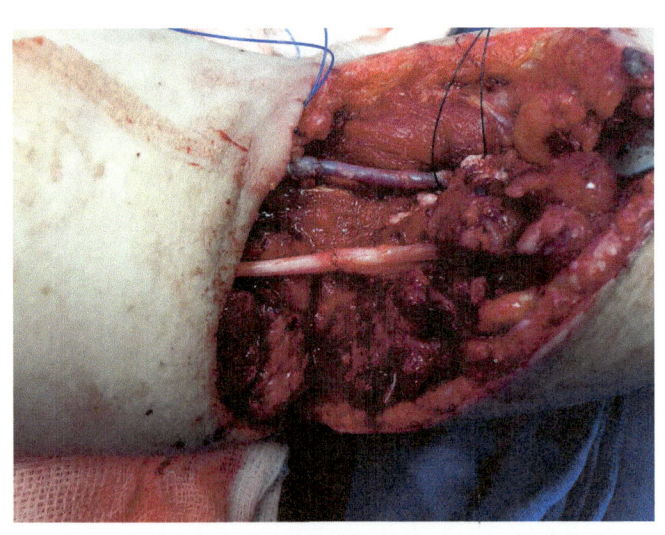

Fig. 37-7 Lesão lacerocontusa da região da fossa antecubital direita com lesão (já corrigida com neurorrafia primária) do nervo mediano, lesão da artéria braquial (já corrigida com enxerto venoso) e lesão do tendão do bíceps braquial.

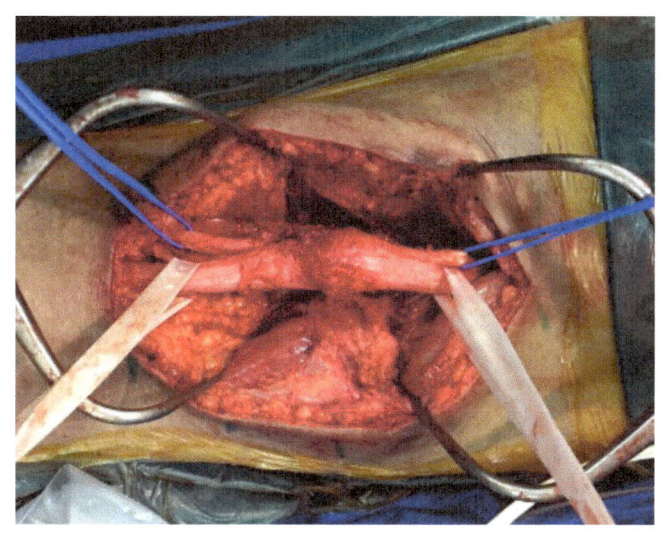

Fig. 37-8 Exploração tardia de lesão perfurocontusa (ferimento por arma de fogo) da região da fossa poplítea esquerda com lesão em continuidade do nervo ciático.

SITUAÇÕES ESPECÍFICAS

Como citado anteriormente é frequente a existência de lesões associadas às NPTs. Com frequência essas lesões impactam sobremaneira a mortalidade dos pacientes. Por isso, seu tratamento é prioritário sobre as lesões nervosas. De qualquer forma, citaremos as peculiaridades de algumas dessas lesões quando associadas às neuropatias traumáticas.

Traumatismo Cranioencefálico (TCE)

Como exposto anteriormente, a associação de TCE com NPTs é frequente. Apesar dos dados não serem objetivos, deve ser levada em consideração as sequelas cognitivas geradas, visto que indivíduos com sensório muito comprometido podem ter limitações tão grandes que o déficit gerado pelas NPTs não comprometa o já debilitado estado geral ou que as correções cirúrgicas não sejam satisfatórias, seja no que se refere à reabilitação física ou cerebral.

Fraturas Ósseas

A presença de fraturas no paciente traumatizado pode trazer grande dificuldade na avaliação (já que a grande maioria será submetida a algum tipo de imobilização ou poderá apresentar quadro doloroso tão importante que os déficits não sejam notados ou avaliados), sejam elas de qualquer tipo: fechada ou aberta; simples ou cominuta; submetidas a tratamento cruento ou incruento. Nessa última situação, o estabelecimento do momento dos déficits (logo após o evento ou após o procedimento cirúrgico) é crucial, visto que o agente etiológico é diferente. O diagnóstico das NPTs nesse cenário comumente passa despercebido.

Na eventual possibilidade de se realizar a exploração nervosa de oportunidade, ou acompanhar de forma ativa o paciente, o diagnóstico pode ser feito rapidamente e realizar-se o seguimento, caso pertinente, de forma menos angustiante.

Algumas fraturas e/ou luxações devem sempre levantar a suspeita de NPTs: fratura de fêmur com desvio posterior, fratura da diáfise do úmero (Fig. 37-11), fratura supracondiliana de úmero distal e tríade terrível do cotovelo.

Infelizmente a determinação do grau de lesão nem sempre pode ser feita. Apesar disso, o objetivo principal da avaliação é a determinação da existência de neurotmese, visto que é o tipo de lesão que necessita sempre de correção cirúrgica. O diagrama da Figura 37-9 mostra o fluxo da determinação da conduta com base no grau de lesão.[9]

Nos casos em que não há dúvida que se trata de lesão de 5º grau, a exploração e o reparo estão indicados. Porém, nos casos em que não há certeza, a exploração pode ser indicada principalmente de oportunidade, ou seja, o paciente será operado de alguma lesão associada (vasos, tendão, osso) e, caso haja suspeita de lesão (clínica ou anatômica – traumatismo em região ou trajeto nervoso), pode-se prosseguir a exploração cirúrgica do nervo para avaliação anatômica. Dessa forma, a exploração de oportunidade no momento agudo pode ser uma ferramenta para assegurar que não se trata de lesão neurotmética e conduzir o caso de forma mais confortável (Fig. 37-10).

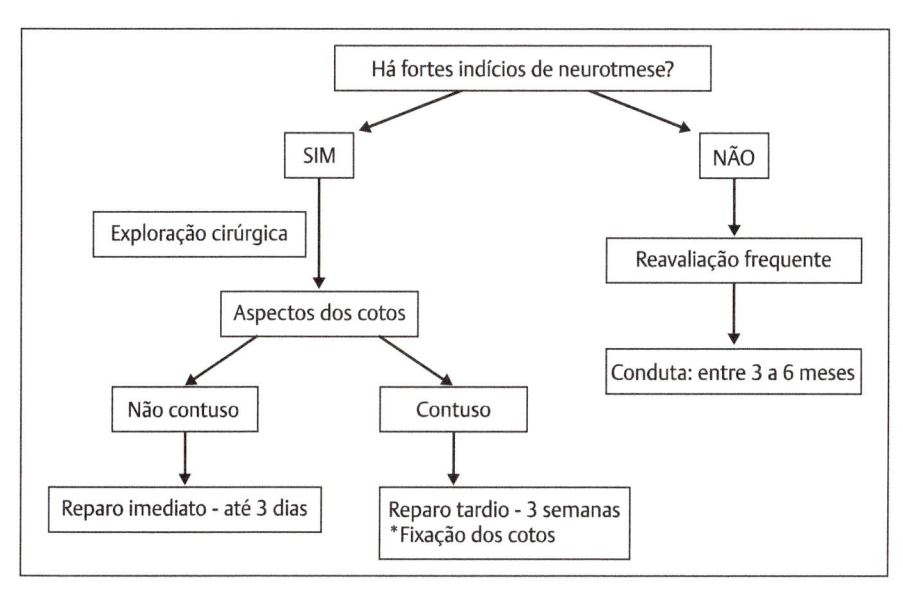

Fig. 37-9 Fluxo de conduta com base no tipo de lesão nervosa. A reavaliação frequente otimizada é realizada com exame físico e, quando possível, com ultrassonografia e eletroneuromiografia.

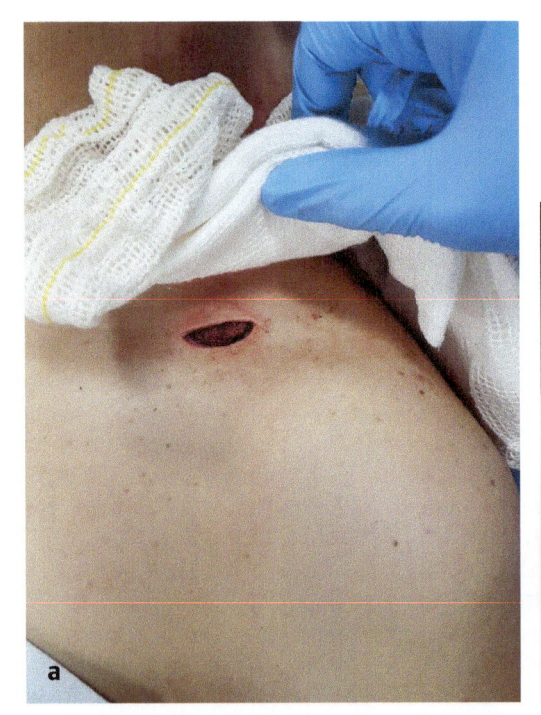

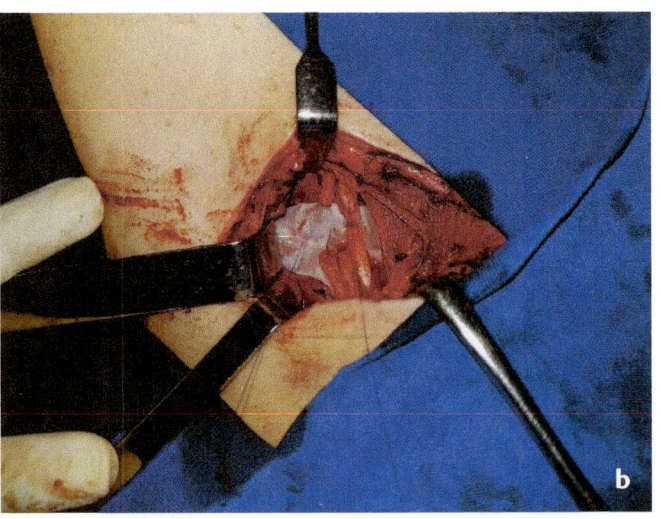

Fig. 37-10 (**a**) Lesão cortante em região supraclavicular esquerda com déficit do tronco superior do plexo braquial. (**b**) Foi realizada cervicotomia exploradora por hemorragia e exploração do plexo de oportunidade (em decorrência de tensão dos cotos foi optado por fixação e exploração com reparo tardio).

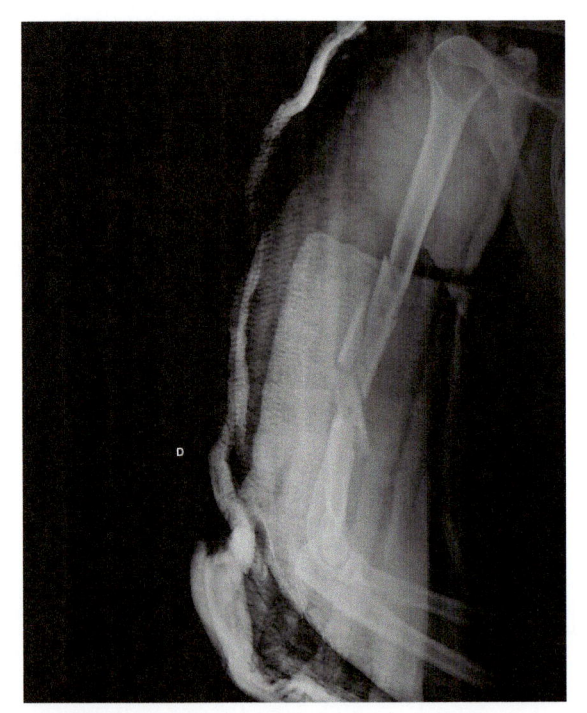

Fig. 37-11 Raios X evidenciando fratura de úmero em paciente com neuropatia do nervo radial.

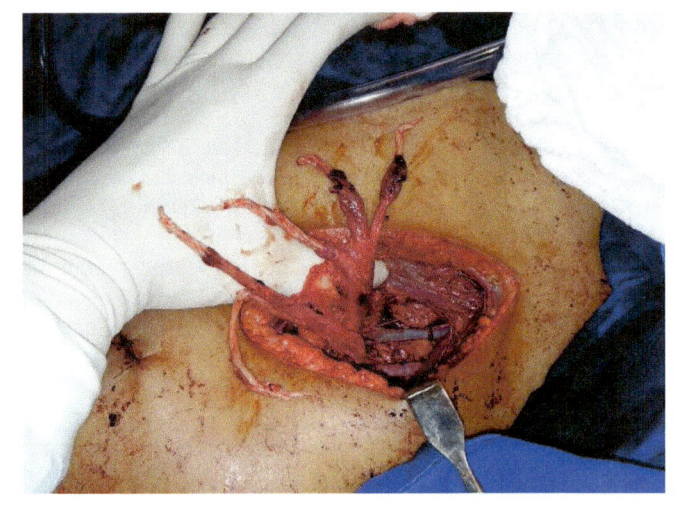

Fig. 37-12 Exploração em lesão vascular de artéria subclávia evidenciando avulsão de todas as raízes em lesão grave escapulotorácica.

Lesões de Partes Moles e Viscerais

Esses tipos de lesão são de grande impacto para o indivíduo com NPTs: seja para a realização do diagnóstico seja por causa da gravidade do traumatismo. Nesse grupo encontramos os pacientes com lesões multiviscerais (traumatismo torácico, abdominal, múltiplas fraturas, grandes perdas de partes moles, etc. – Fig. 37-12). O tratamento das lesões associadas é prioritário e a avaliação de déficits periféricos deve ser feita em momento oportuno e com a colaboração do indivíduo. São indivíduos que frequentemente sofrem com síndrome de imobilismo por internação prolongada em UTI e que merecem atenção especial. Nesses casos, o exame de eletroneuromiografia de quatro membros no momento da alta pode auxiliar a condução e avaliação dos casos.

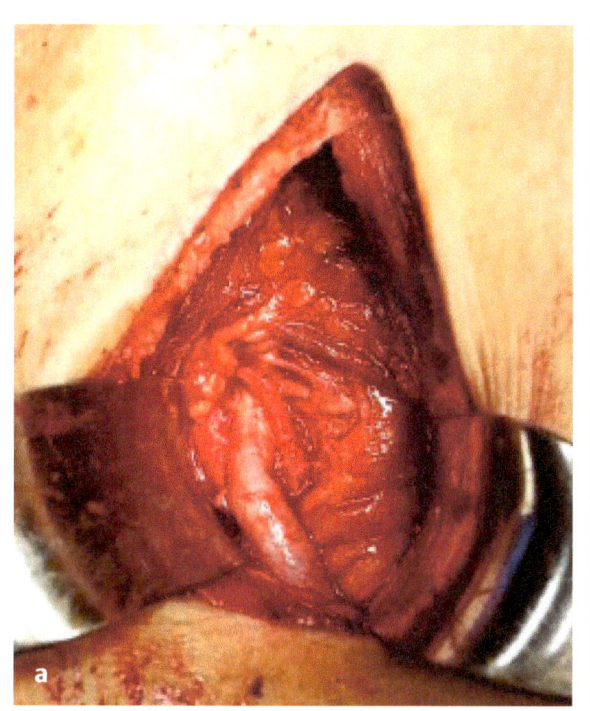

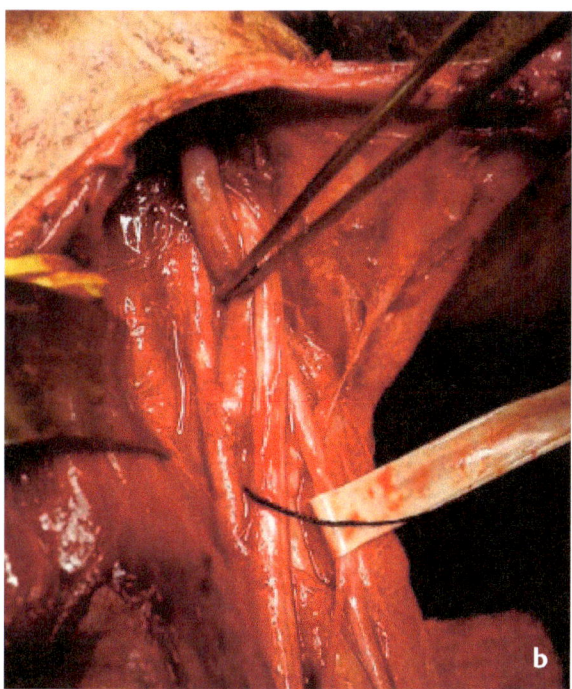

Fig. 37-13 (**a**) Enxerto subclávio-braquial direito com veia safena para tratamento de oclusão traumática de artéria axilar concomitante a (**b**) exploração e correção de lesão de nervo radial no braço distal.

Lesões Vasculares

As lesões vasculares, especialmente a arterial, necessitam de tratamento rápido e crítico já que podem levar a desfechos fatais. Dessa forma, assim como nas fraturas de ossos longos, o diagnóstico do evento que levou a lesão nervosa é muito importante, mas, com frequência, pode ser feito de forma tardia ou, até mesmo, não ser feito.

A lesão nervosa pode ocorrer de forma concomitante à vascular ou ser decorrente de neuropatia isquêmica quando há oclusão arterial. Como exemplo, a trombose da artéria braquial pode levar a lesão isquêmica do nervo mediano e o diagnóstico correto dessa situação é de suma importância para evitar submeter o paciente a procedimentos desnecessários (como exploração do nervo). Algumas pistas no exame podem auxiliar: ausência de lesão aberta em trajeto nervoso, alterações tróficas do membro e déficits tardios ao evento traumático (Fig. 37-13). Além disso, as deficiências de irrigação geradas pelas oclusões arteriais podem prejudicar os resultados em eventuais reconstruções nervosas com enxertos, já que o leito onde permanecerão os cabos não receberá nutrição adequada.

O leito cirúrgico para exploração de NPTs em indivíduos com lesões vasculares pregressas submetidas a tratamento cirúrgico é extremamente hostil: seja pela alteração vascular, seja pela manipulação cirúrgica. Dessa forma, recomendamos que, caso haja possibilidade, a exploração de oportunidade dos nervos seja realizada nesses indivíduos no momento agudo. Assim, o diagnóstico pode ser feito de forma rápida e precisa e a conduta estabelecida de forma mais eficaz e precoce.

CONCLUSÃO

Em resumo, em pacientes traumatizados, a existência de lesões nervosas associadas deve sempre ser considerada. Sempre que possível, a exploração e correção das lesões neurotméticas (grau 5) devem ser realizadas e, quando pertinente e/ou possível, a avaliação intraoperatória de lesões fechadas deve ser considerada visando um seguimento ambulatorial mais consistente.

REFERÊNCIAS BIBLIOGRÁFICAS

1. França GV. Medicina legal. Rio de Janeiro: Guanabara Koogan; 2011.
2. Lundborg G. Nerve injury: Regeneration, reconstruction, and cortical remodeling. Philadelphia: Elsevier; 2004.
3. Ciaramitaro P, Mondelli M, Logullo F, Grimaldi S, Battiston B, Sard A, et al. Traumatic peripheral nerve injuries: epidemiological findings, neuropathic pain and quality of life in 158 patients. J Peripher Nerv Syst 2010;15:120-7.
4. Noble J, Munro CA, Prasad VS, Midha R. Analysis of upper and lower extremity peripheral nerve injuries in a population of patients with multiple injuries. J Trauma 1998;45:116-22.
5. Robinson LR. Traumatic injury to peripheral nerves. Muscle Nerve 2000;23:863-73
6. Huckhagel T, Nuchtern J, Regelsberger J, Gelderblom M, Lefering R. Nerve trauma of the lower extremity: evaluation of 60,422 leg injured patients from the TraumaRegister DGU(R) between 2002 and 2015. Scand J Trauma Resusc Emerg Med 2018;26:40.
7. Huckhagel T, Nuchtern J, Regelsberger J, Lefering R. Nerve injury in severe trauma with upper extremity involvement: evaluation of 49,382 patients from the TraumaRegister DGU(R) between 2002 and 2015. Scand J Trauma Resusc Emerg Med 2018;26:76.
8. Dahlin LB, Wiberg M. Nerve injuries of the upper extremity and hand. EFORT Open Rev 2017;2:158-70.
9. Martins RS, Bastos D, Siqueira MG, Heise CO, Teixeira MJ. Traumatic injuries of peripheral nerves: a review with emphasis on surgical indication. Arq Neuropsiquiatria 2013;71:811-4.

LESÕES DE NERVOS ASSOCIADAS A PRÁTICAS ESPORTIVAS

Ricardo de Amoreira Gepp

INTRODUÇÃO

As lesões de nervo periférico podem ocorrer em diversas práticas esportivas e estudos recentes vêm demonstrando o crescente número dessas lesões tanto em atletas amadores como profissionais. A medicina esportiva vem progressivamente detectando um aumento da incidência de trauma por causa do crescente número de praticantes, pela busca de alto rendimento e pelo fato do esporte profissional tornar-se cada vez mais competitivo. Estima-se que cerca de 4% das neuropatias crônicas são devidas a traumas na prática esportiva.[1] Os esportes com contato físico e as atividades que envolvem alta velocidade podem ocasionar traumas diretos e trações graves sobre os nervos periféricos.[2] Outro fato importante nas lesões esportivas são os traumas por movimentos repetitivos, geralmente de baixa energia, mas que, por ocorrer repetitivamente, acabam ocasionando neuropatia. Exemplos disto ocorrem em nadadores e jogadores de voleibol que, por repetição de movimentos de ombro, podem ser acometidos de lesão do nervo supraescapular.[3]

Quando se analisa os tipos de lesões, observa-se que as lesões penetrantes acometendo os nervos periféricos são raras no esporte, sendo a lesão mais frequente a fechada, com trauma direto levando a contusão ou tração excessiva no nervo. As neuropatias compressivas podem ser geradas e/ou agravadas pelo esporte. Como exemplo, podemos citar os esportistas que utilizam muito a mão e, por isto, tem maior incidência de síndrome de túnel do carpo e compressão do nervo ulnar no canal cubital.[3]

As lesões podem ser agudas e crônicas quanto à etiologia temporal. Os traumas agudos são relacionados, em geral, a traumas intensos com alta energia. São menos frequentes e geralmente associados a fraturas e luxações de articulações. As lesões crônicas são decorrentes de esforço repetitivo e têm o diagnóstico mais difícil. São mais frequentes e ocorrem em diversos tipos de esporte.[4]

Alguns fatores são importantes na ocorrência de lesões de nervo durante o esporte como idade do paciente, técnica esportiva inadequada, número de repetições e utilização ou não de equipamento de proteção.

MECANISMOS DE LESÃO

As lesões de nervo podem ser divididas em dois tipos básicos de acordo com o tempo de exposição à injúria: agudas e crônicas. Mais recentemente a ressonância magnética foi adaptada como uma forma de analisar a consequência muscular da lesão do nervo.[5] A classificação de Seddon também é utilizada como forma de quantificar a lesão do nervo e de termos uma possível avaliação prognóstica. A classificação de Seddon divide as lesões de nervo em três graus, indo de grau I (neuropraxia) em que há uma lesão local com desmielinização sem alteração axonal até a ruptura completa do nervo no grau III (neurotmese).[6]

Os traumas agudos que já ocasionam lesão imediata do nervo são mais simples de ser diagnosticados e têm mecanismo direto de ação sobre o nervo. As lesões agudas abertas são geralmente ocasionadas por instrumentos utilizados no esporte. Felizmente essas lesões são raras.[4] As lesões agudas fechadas são mais frequentes e ocorrem geralmente em decorrência de fraturas de ossos longos, como o úmero e o fêmur, e luxações articulares, como o joelho e cotovelo. Nessas situações específicas destacam-se as lesões em esportes de contato físico, como as artes marciais, o futebol no nosso meio e o futebol americano.

Os traumas crônicos e contínuos são frequentes tanto em práticas esportivas de alto nível como nos atletas amadores. O nervo submetido a constante trauma por alongamento e compressão vai sendo acometido progressivamente. A hipertrofia muscular ao redor do nervo e a compressão em túneis osteofibrosos naturais ocasionam estresse sobre o nervo, edema, isquemia e lesão axonal progressiva que leva a alterações da velocidade de condução do nervo.

Grande parte da literatura disponível sobre lesões de nervos em práticas esportivas envolve esportes praticados nos Estados Unidos e na Europa, sendo algumas dessas modalidades esportivas pouco praticadas no Brasil. A seguir, faremos uma descrição de alguns esportes e a fisiopatologia relacionada com a lesão de nervo na sua prática.

Lesões de nervo relacionadas com os esportes mais frequentemente praticados no Brasil:

- *Tênis*: lesão de nervo supraescapular e radial durante o movimento de saque. Outro trauma por ação repetitiva é a síndrome do nervo interósseo posterior na região da arcada de Frohse. Essa lesão, apesar de ser rara, deve ser pensada em razão de muitas vezes ser tratada inicialmente apenas como epicondilite.[7]
- *Levantamento de peso*: lesão do nervo peitoral medial em virtude da hipertrofia muscular.
- *Corrida*: lesão de nervo interdigital (neuroma de Morton) secundário ao estiramento no empuxo plantar. O nervo tibial pode sofrer compressão no tornozelo com trauma repetitivo. O nervo plantar medial (pé do corredor) pode ser

comprimido externamente ou sofrer *entrapment*. Esta lesão costuma ocasionar dor persistente e ser confundida com lesões ósseas ou fasceíte plantar.
- *Ciclismo*: compressão do nervo no canal de Guyon levando a fraqueza na mão (paralisia do ciclista). O mesmo pode ocorrer com o nervo mediano, mas com menor frequência. Outro nervo acometido no ciclismo é o nervo pudendo em decorrência do uso de selins inadequados.
- *Voleibol*: lesão do nervo supraescapular pelo movimento repetitivo de saque e cortadas.
- *Basquete*: a lesão do nervo supraescapular pode ocorrer por movimento de arremesso frequente. Pacientes portadores de paraplegia que praticam o basquete em cadeiras de rodas podem ter neuropatia do nervo ulnar e mediano.
- *Natação*: neste esporte relacionado com muita movimentação de ombro, as lesões mais frequentes são neuropatias crônicas do nervo supraescapular e axilar. Outra situação descrita é a possibilidade da hipertrofia do músculo peitoral ocasionar síndrome de desfiladeiro torácico.
- *Futebol*: é o esporte mais praticado no Brasil e apresenta possibilidade de lesão de nervo associada principalmente a fraturas e luxações articulares. O nervo ulnar pode ser lesionado por causa de quedas e fraturas supracondilianas de úmero. Este trauma, em específico, é mais frequente em crianças. As luxações de joelho são frequentes no futebol e, nos casos graves, podem ocasionar lesão do nervo fibular.
- *Lutas e artes marciais*: neste tipo de esporte, os praticantes estão sujeitos a vários tipos de lesões. Esportes com contato físico intenso podem resultar em lesões de nervos na mão. As luxações de cotovelo e ombro podem ocasionar lesões de nervo ulnar e axilar respectivamente. Esportes, como o judô e o jiu-jítsu, têm alto índice de luxações articulares e lesões de nervo associadas. Nesses dois esportes, os traumas graves de joelho são responsáveis pela lesão do nervo fibular e consequente pé caído. Alguns atletas têm musculatura avantajada e conseguem compensações, mas o pé caído tem alto impacto sobre o desempenho.
- *Golfe*: O movimento de ombro intenso e movimentos rotacionais do joelho podem ocasionar lesão de nervo.

Esportes menos frequentes no Brasil:

- *Futebol americano*: provavelmente a maior parte da literatura envolvendo esporte e trauma se deve a relatos envolvidos na prática desta modalidade. As lesões podem ocorrer por diversos mecanismos e estão principalmente relacionadas com a posição em que atuam os jogadores. Na prática desse esporte podem ocorrer graves lesões de nervo, inclusive lesão do plexo braquial. Estas lesões podem ocorrer por trauma direto, queda ou tração excessiva. As lesões com luxação do ombro podem comprometer o nervo axilar. O nervo supraescapular também é afetado por trauma na região do ombro e por movimento repetitivo de elevação do mesmo em arremessadores. O nervo mediano e o ulnar podem sofrer neuropatia por trauma repetitivo e hipertrofia dos túneis fibrosos. Nos membros inferiores destacam-se as lesões do nervo fibular no joelho e do nervo ciático.[8]
- *Hockey*: na prática desse esporte de inverno, além de lesões diretas por ser um esporte de alto impacto e agressividade, existem relatos de lesões do nervo tibial no túnel do tarso.
- *Boliche*: lesão de nervo digital do polegar no posicionamento e no arremesso da bola.
- *Arco e flecha*: podem ocorrer lesões de nervos digitais e do nervo mediano pela posição de segurar o arco e pela tensão exercida para segurar o mesmo.
- *Esqui*: trata-se também de esporte com diversas modalidades e com elevado número de lesões nos membros superiores e inferiores. As fraturas e luxações causam a maioria das lesões. O nervo fibular é um dos mais acometidos em razão das frequentes luxações graves de joelho que ocorrem nesse esporte.
- *Baseball*: os jogadores sofrem grande estresse nos ombros e cotovelos durante os movimentos de arremesso e rebatidas. O nervo supraescapular pode sofrer neuropatia crônica pelo movimento repetitivo, e, além disso, atletas podem desenvolver síndrome do canal cubital.[9]

DIAGNÓSTICO

Os atletas de competição e praticantes de modalidades esportivas estão sujeitos a traumas e lesões por esforço repetitivo e nem sempre a lesão de nervo é pensada no primeiro momento. Como relatado anteriormente, as lesões podem ter causas agudas e crônicas. As lesões agudas são mais rapidamente diagnosticadas em virtude da perda imediata da função nervosa de forma total ou parcial. As lesões crônicas por esforço repetitivo têm, muitas vezes, o seu diagnóstico estabelecido de forma tardia. É necessário que o médico que está avaliando a situação pense na possibilidade de lesão traumática do nervo, principalmente quando os sintomas forem dor e distúrbios sensitivos. As lesões que são mais crônicas e já apresentam perda motora e atrofia muscular são mais facilmente diagnosticadas, mas elas já se encontram em patamar mais avançado, o que dificulta o tratamento.

Os nervos frequentemente mais acometidos são:

- *Nervo ulnar*: as fraturas supracondilianas são frequentes em crianças em práticas esportivas (Fig. 38-1). Elas podem levar a lesão do nervo ulnar. As neuropatias compressivas também ocorrem em pacientes que praticam esportes que ocasionam hipertrofia muscular na região dos túneis do canal cubital e na região do canal de Guyon.

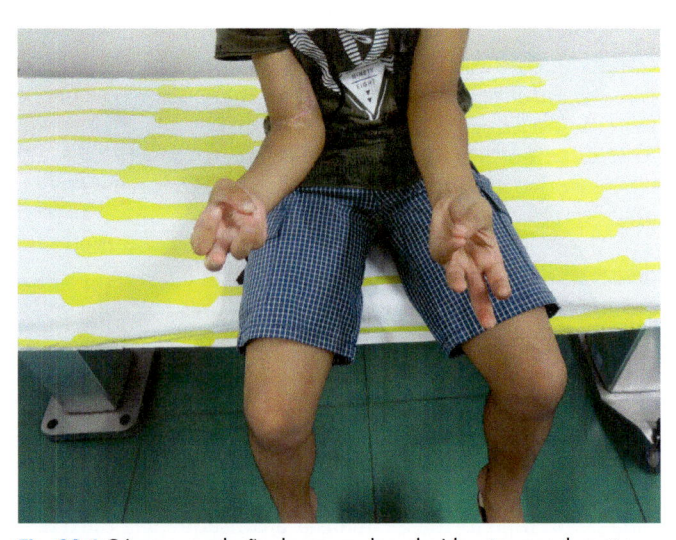

Fig. 38-1 Criança com lesão do nervo ulnar devida a trauma durante partida de futebol.

- *Nervo supraescapular*: esportes que envolvem arremesso ou movimentos bruscos do ombro podem ocasionar lesões do nervo supraescapular. Este é um nervo que não é tão frequentemente lesionado em atividades cotidianas e, por este fato, chama a atenção a ocorrência de lesões em práticas esportivas, principalmente aquelas que envolvem movimentos repetitivos com o ombro.
- *Nervo mediano*: apesar de ser um nervo importante e seguir por todo o membro superior, o nervo mediano é pouco lesionado em atividades esportivas. Os traumas na região do túnel do carpo tendem a piorar uma síndrome compressiva.
- *Nervo radial*: as lesões de nervo radial são facilmente diagnosticadas pela fraqueza dos extensores do punho e pela mão caída. As principais lesões desse nervo durante atividades esportivas estão associadas a fraturas da diáfise do úmero, com lesão do nervo no momento do trauma ou na correção cirúrgica. O nervo interósseo posterior pode ser lesionado em atividades de levantamento de peso e em esporte com raquetes. O nervo radial superficial também está sujeito a trauma repetitivo local.
- *Nervo fibular*: um dos ramos do nervo ciático, o nervo fibular é frequentemente traumatizado na região do joelho em decorrência de sua íntima proximidade com a cabeça da fíbula (Fig. 38-2). Esportes que ocasionam luxações graves do joelho podem causar déficit da dorsiflexão do pé. Nas lesões altas do nervo ciático geralmente há maior dano da porção fibular, que tem maior dificuldade em regenerar quando comparada à porção tibial do nervo ciático.
- *Nervo tibial*: as lesões mais frequentes deste nervo ocorrem distalmente, principalmente próximo ao túnel do tarso. Esportes que utilizam botas ou têm trauma direto frequente no pé são os que propiciam mais lesões.
- *Nervo ciático*: o nervo ciático pode ser lesionado em toda a sua extensão, mas observam-se mais lesões secundárias às luxações do quadril. Esportes que podem ter impacto de alta energia, como o automobilismo, equitação e futebol americano, estão sujeitos a traumas com lesão secundária do nervo ciático. A clínica pode variar desde uma lesão parcial em que o componente fibular é mais importante até perda completa da função do nervo.

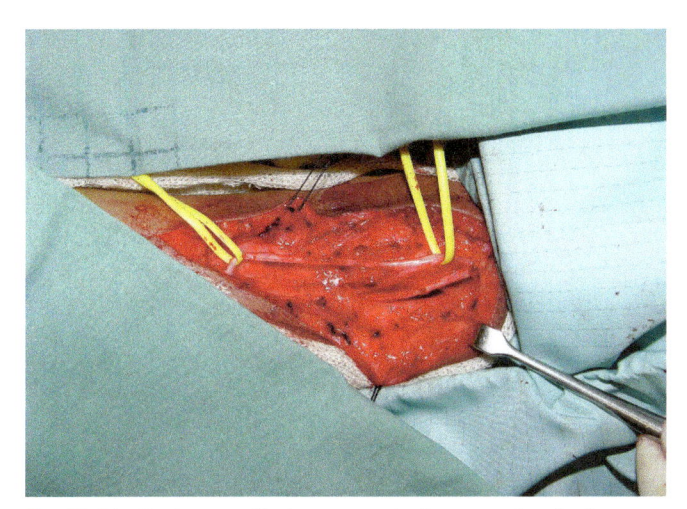

Fig. 38-2 Lesão do nervo fibular com contusão e manutenção de continuidade do nervo. O paciente praticava judô e apresentou pé caído após lesão ligamentar.

Os exames complementares têm papel importante no diagnóstico e na corroboração da suspeita clínica. A eletroneuromiografia (ENMG) é geralmente realizada quando há a suspeita da lesão de nervo e ajuda na definição, quantificação da lesão, assim como na avaliação do possível prognóstico. A medicina esportiva utiliza muito o recurso da imagem para a avaliação das lesões osteomusculares. A ressonância magnética (RM) pode apresentar alguns dados interessantes no diagnóstico e na lesão de nervo. Na neuropraxia ou lesão grau I de Seddon, observa-se a presença de músculo normal, enquanto a ENMG pode demonstrar bloqueio de condução nervosa. No outro extremo, em uma lesão grave de nervo com total secção do mesmo, a ENMG vai apresentar total alteração de condução nervosa e a RM vai demonstrar alterações no músculo e no nervo. Haverá aumento do sinal no músculo na sequência em T2 e STIR, associado com infiltração gordurosa do músculo e atrofia. Essas alterações musculares tendem a ocorrer a partir de 4 dias da lesão nervosa, enquanto a ENMG pode demorar de 2 a 3 semanas para demonstrar alterações. Especialmente em atletas de alto rendimento, essa informação e o tratamento precoce são importantes para a rápida recuperação e volta de *performance* esportiva.

TRATAMENTO

O tratamento das lesões relacionadas com o esporte é complexo principalmente nos atletas profissionais. O afastamento da modalidade esportiva acarreta importante prejuízo financeiro e perda de rendimento em atividades esportivas, até mesmo com afastamento temporário ou definitivo. O atleta tem geralmente uma demanda de rápido restabelecimento. O tratamento vai depender do grau da lesão do nervo. Lesões leves por esforço repetitivo muitas vezes demandam apenas afastamento temporário, enquanto lesões graves podem exigir cirurgias descompressivas e restabelecimento da continuidade do nervo. A realização de transferências nervosas é rara.

PREVENÇÃO

O ideal seria que significativa parte dessas lesões fossem evitadas.[10,11] Programas de prevenção com alongamento e aquecimento muscular prévio à prática esportiva podem resultar em menor incidência de lesões de nervo. A prevenção também envolve a utilização de equipamentos de proteção adequados para cada esporte. Especialmente esportistas que utilizam cadeira de rodas devem proteger a mão na sua superfície volar. Evitar longas jornadas de treino e uma adequada orientação também podem evitar lesões. Nos esportes com contato físico, os árbitros devem ficar atentos a lesões mais graves e, quando elas ocorrem, devem afastar o atleta ou praticante imediatamente para evitar a piora da lesão. A mesma recomendação deve ser dada aos médicos do esporte que devem tentar evitar o retorno precoce às atividades esportivas dos atletas de competição. As lesões crônicas por esforços repetitivos são mais frequentes do que imaginado e, muitas vezes, o diagnostico é feito apenas tardiamente. É importante que os profissionais de saúde tenham conhecimento da possibilidade de ocorrência dessas lesões para realizarem o diagnóstico correto e rápido.

REFERÊNCIAS BIBLIOGRÁFICAS

1. Olivo R, Tsao B. Peripheral nerve injuries in sport. Neurologic Clinics 2017;35:559-72.
2. Krivickas LS, Wilbourn AJ. Peripheral nerve injuries in athletes: A case series of over 200 injuries. Seminars in Neurology 2000;20:225-32.
3. Toth C. The Epidemiology of injuries to the nervous system resulting from sport and recreation. Physical Medicine and Rehabilitation Clinics of North America 2009;20:1-28.
4. Hirasawa Y, Sakakida K. Sports and peripheral nerve injury. The American Journal of Sports Medicine 1983;11:420-6.
5. Mitchell CH, Brushart TM, Ahlawat S, Belzberg AJ, Carrino JA, Fayad LM. MRI of sports-related peripheral nerve injuries. American Journal of Roentgenology 2014;203:1075-84.
6. Seddon HJ. A classification of nerve injuries. BMJ 1942;2:237-9.
7. Colak T. Nerve conduction studies of upper extremities in tennis players. British Journal of Sports Medicine 2004;38:632-5.
8. Toth C. Peripheral nerve injuries attributable to sport and recreation. Physical Medicine and Rehabilitation Clinics of North America 2009;20:77-100.
9. Cummins CA, Schneider DS. Peripheral nerve injuries in baseball players. Physical Medicine and Rehabilitation Clinics of North America 2009;20:175-93.
10. Lorei MP, Hershman EB. Peripheral nerve injuries in athletes. Sports Medicine 1993;16:130-47.
11. Lewis J. A systematic literature review of the relationship between stretching and athletic injury prevention. Orthopaedic Nursing 2014;33:312-20.

Parte X Complicações

COMPLICAÇÕES DAS CIRURGIAS DE NERVOS PERIFÉRICOS

CAPÍTULO 39

Fernando Martínez ▪ Pablo Devoto ▪ Mariano Socolovsky ▪ Mario G. Siqueira

INTRODUÇÃO

Complicação cirúrgica é um resultado direto, indesejável e não intencional de uma cirurgia que afeta o paciente e que, dentro da planificação do procedimento, não deveria ter ocorrido.[1]

A incidência de complicações em cirurgias de nervos periféricos é baixa. A maioria dos estudos na literatura que relatam essas complicações apresenta dados extraídos de pequenas séries que analisaram limitado número de procedimentos e que não tinham o índice de complicações como foco principal do estudo.[2] Estudos que analisam a morbidade precoce e os fatores de risco são escassos e, por isso, as características relacionadas com os pacientes e as cirurgias que aumentam o risco de prognósticos perioperatórios adversos e de readmissões hospitalares não planejadas nos primeiros 30 dias pós-cirurgia não são bem compreendidas.

A variedade de possíveis complicações em qualquer tipo de cirurgia está sempre associada a aumento do estresse pós-operatório (que, por seu lado, está associado à diminuição da imunidade e da cicatrização), aumento do tempo de internação, possível comprometimento de funções importantes (inclusive comprometimento vital), aumento dos custos econômicos para o sistema de saúde e dos custos econômicos e sociais para o paciente e seus familiares. Por isso é fundamental que os cirurgiões de nervos periféricos conheçam as possíveis complicações de cada tipo de procedimento cirúrgico para que possam:

1. Avaliar corretamente os riscos e benefícios da indicação da cirurgia.
2. Ser capazes de informar adequadamente aos pacientes para que os mesmos participem no processo de decisão sobre a cirurgia.
3. Prevenir o aparecimento de complicações tomando as medidas necessárias.
4. Investigar de forma precoce as complicações, caso elas ocorram, a despeito de todos os cuidados.
5. Tratá-las o mais precocemente possível. A inabilidade ou falha em reconhecer uma complicação pode acarretar retardo no tratamento e, como algumas delas podem se tornar irreversíveis, é essencial que seja dada atenção meticulosa a todos os detalhes pré e intraoperatórios.[3]

FATORES DE RISCO

Além dos diferentes graus de complexidade do procedimento cirúrgico proposto, as complicações podem estar relacionadas com diversos fatores de risco:

- Pacientes com mau estado geral (albumina baixa, diabéticos, desnutridos e anêmicos) têm maior probabilidade de apresentar deiscência de ferida.[4]
- Pacientes recebendo corticosteroides ou que são imunossuprimidos apresentam maior incidência de complicações infecciosas e de deiscências da ferida operatória.[5,6]
- Cirurgias de emergência apresentam maior incidência de complicações infecciosas.
- Pacientes anticoagulados, antiagregados ou portadores de discrasias sanguíneas têm maior probabilidade de desenvolver coleções sanguíneas.
- Obesidade é considerada, por alguns, como um fator de risco[4] e, por outros, não.[7]
- Diagnóstico errado.
- Cirurgia inapropriada.
- Falta de capacitação do cirurgião.[3]
- Prevenção precária de infecção.
- Cirurgias de longa duração.

CLASSIFICAÇÃO DAS COMPLICAÇÕES

As complicações cirúrgicas podem ser classificadas segundo sua relação temporal com a cirurgia ou quanto ao grau de severidade.

Com relação ao momento das complicações, podemos dividi-las em precoces (até o terceiro dia pós-cirurgia) e em tardias (entre 3 e 30 dias pós-cirurgia). As complicações precoces geralmente são coleções líquidas relacionadas ao acesso cirúrgico (linfoceles e hematomas do leito cirúrgico). As complicações tardias, em geral, são deiscências ou infecção da ferida operatória.

Quanto à severidade, as complicações podem ser classificadas em **graves**, quando colocam em risco uma função importante ou a vida (p. ex., óbito, perda do membro, infarto do miocárdio, AVC, embolia pulmonar, lesão de estruturas adjacentes ou do próprio nervo); **intermediárias**, quando requerem reinternação e/ou retorno ao centro cirúrgico (p. ex., deiscência ou infecção da ferida operatória, hematoma, seroma, trombose venosa profunda) e **leves**, quando não comprometem funções importantes (p. ex., infecção da ferida operatória controlada com antibióticos orais, deiscência superficial da ferida operatória tratada com sucesso com cuidados locais, seroma tratado em caráter ambulatorial, com ou sem aspiração).[2,8]

As complicações leves são as mais frequentes, sendo as complicações graves muito raras ou ausentes na maioria das séries publicadas.

COMPLICAÇÕES GERAIS

- *Fibrose cicatricial*: todas as cirurgias resultam em cicatrizes. Inicialmente a cicatriz pode ser espessa e sensível, mas, com o passar do tempo, geralmente se torna mais delgada e menos sensível. As cicatrizes podem persistir insensíveis permanentemente. Massagens no local podem auxiliar na redução da cicatriz. Pacientes propensos podem desenvolver cicatrizes hipertróficas (queloides) (Fig. 39-1).
- *Cicatrização retardada*: por vezes as feridas operatórias demoram a cicatrizar e suas bordas eventualmente podem se separar (deiscência) (Fig. 39-1). Motivos para tal incluem infecção, sangramento ou suprimento sanguíneo insuficiente nas paredes da ferida. Tabagismo e uso crônico de corticosteroides podem contribuir para essa complicação.[9,10]
- *Infecciosas*: a infecção da ferida operatória ocorre principalmente quando as exposições cirúrgicas são extensas e o procedimento é de longa duração. Cuidados no estabelecimento e manutenção de ambiente estéril durante toda a duração da cirurgia é a melhor e mais simples forma de se evitar a infecção cirúrgica. Manipulação cuidadosa dos tecidos e cuidados adequados com a ferida cirúrgica também colaboram na prevenção. A utilização de antibióticos profiláticos intraoperatórios (p. ex., Cefazolina 1,0 g IV/repetindo-se a cada 6 horas, se necessário) auxiliam na prevenção da infecção.

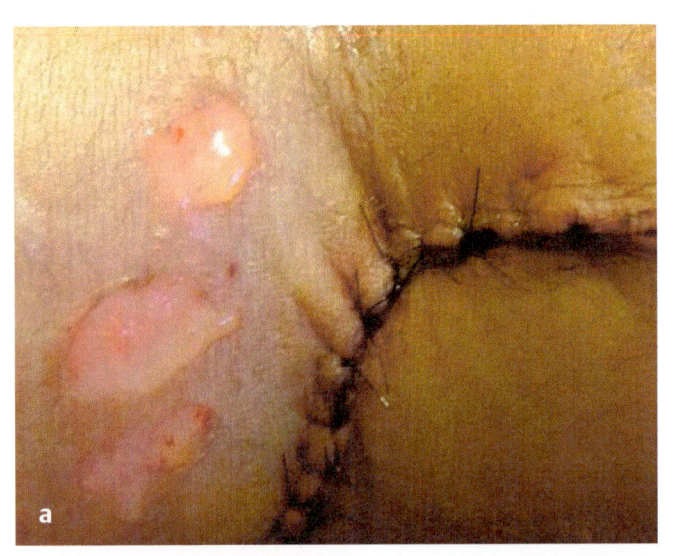

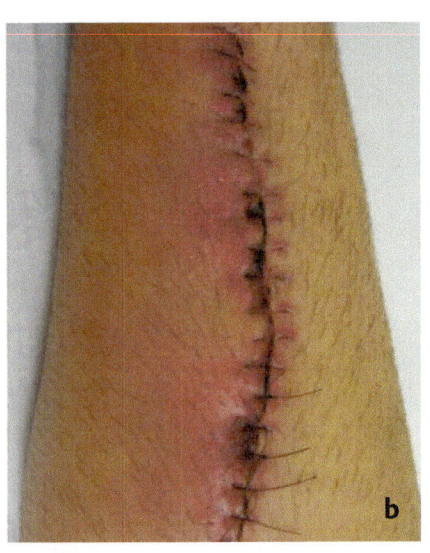

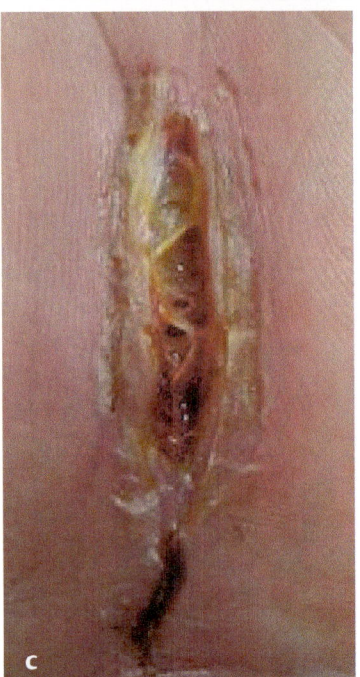

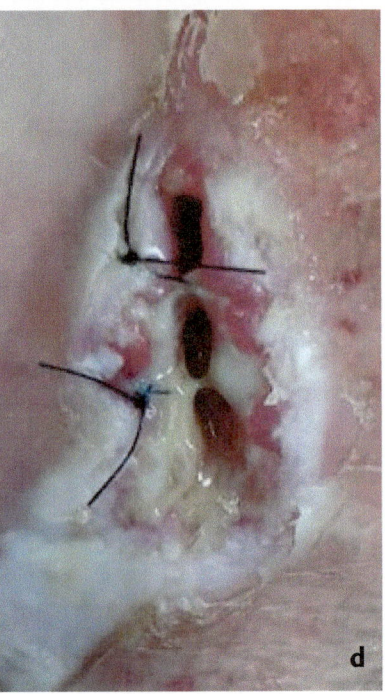

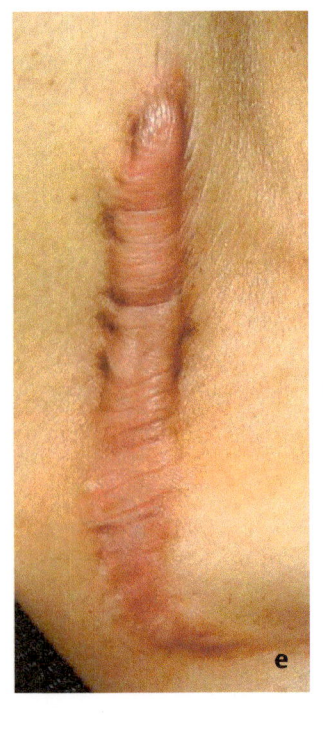

Fig. 39-1 Complicações da ferida operatória. (**a**) Formação de bolhas por reação alérgica ao Micropore; (**b**) edema e eritema nas bordas da ferida; (**c**) infecção superficial e deiscência da sutura; (**d**) infecção superficial e profunda; (**e**) formação de queloide.

Antibióticos pós-operatórios não são necessários, a menos que a ferida operatória esteja evidentemente contaminada. Infecções superficiais são relativamente comuns e podem provocar vermelhidão, inchaço, pus ao redor dos pontos e dor. Esse tipo de infecção tende a responder bem à administração oral de antibióticos (Fig. 39-1). As infecções mais profundas, que alcançam tendões e ossos, são relativamente raras e podem demandar reinternação para tratamento com antibióticos intravenosos e, eventualmente, nova cirurgia.

No pós-operatório o local da cirurgia deve ser inspecionado regularmente para a detecção precoce de qualquer alteração sugestiva de infecção.

As feridas cirúrgicas na porção distal da perna e pé cicatrizam mais lentamente e apresentam índices de infecção maiores que em outros locais do membro inferior ou em qualquer outro local do corpo. O posicionamento da perna em elevação por 48 horas pode colaborar para evitar as infecções.

- *Sangramento*: áreas cruentas são comuns após cirurgias. Pequenos sangramentos difusos podem ocorrer, mas, em geral, param espontaneamente. Sangramento contínuo ou coleções sanguíneas (hematomas) no leito operatório pode necessitar da remoção de algumas suturas e/ou retorno à sala cirúrgica para interromper o sangramento. Hematomas pós-operatórios clinicamente significativos não são frequentes (Fig. 39-2). Deve ser lembrado que, além de comprimir estruturas adjacentes, os hematomas são excelentes meios para crescimento de bactérias.
- *Rigidez*: o inchaço, o tecido cicatricial e a imobilidade podem produzir rigidez, que será piorada pela infecção e outras complicações. A reabilitação minimiza ou controla completamente a rigidez. O paciente deve ser encorajado a mobilizar as articulações e aumentar as atividades o mais precocemente possível, de preferência no primeiro dia de pós-operatório, para melhorar a circulação e evitar aderências entre os tecidos. A fisioterapia pode aumentar essa mobilização e ampliar a recuperação funcional.

COMPLICAÇÕES ESPECÍFICAS

- *Lesão neural*: lesão inadvertida de tecidos adjacentes pode ocorrer durante a cirurgia, sendo mais frequentes em lesões traumáticas ou em casos em que existe muita fibrose local. Pode ocorrer nova perda funcional na distribuição de ramo do nervo lesado ou de algum nervo adjacente, mesmo quando a dissecção parece ter sido cuidadosa e a retração ou outra manipulação não tenha sido excessiva. Para evitar essa intercorrência é importante visibilizar bem as estruturas relacionadas com o nervo lesado, dissecando-as, mobilizando-as para longe do local da lesão e protegendo-as ao máximo. Por vezes, o próprio reparo da lesão acarreta em piora do quadro clínico. Um exemplo são os casos de lesão em continuidade com retenção parcial distal da função. Se a lesão for ressecada para reparo, o déficit aumentará.[11] Outra possibilidade de piora é a execução de neurólise, principalmente a interna, de um nervo parcialmente lesado. O reparo neural também pode ser complicado pela coaptação de cotos proximal e distal errados ou pela sutura de um nervo em um tendão (Fig. 39-3) ou vaso sanguíneo. O comprometimento adicional da função de um nervo parcialmente lesado, como resultado do tratamento cirúrgico, é complicação que impacta diretamente no prognóstico. Esse tipo de complicação, em geral, pode ser evitado quando o cirurgião tem um bom conhecimento da anatomia regional.
- *Dor neuropática*: piora de dor existente no pré-operatório ou o surgimento de dor neuropática podem complicar o pós-operatório. Essa desagradável possibilidade pode ocorrer a despeito de boa técnica e a possibilidade de sua ocorrência deve ser alertada ao paciente. A ocorrência de dor neuropática aumenta nos casos em que um nervo parcialmente lesionado é muito manipulado, estirado ou comprimido ou se uma área de encarceramento não é removida ou o nervo é liberado incompletamente.[11]

O tratamento da dor de nervo periférico foca-se no alívio imediato por meio da identificação e bloqueio de zonas locais de gatilho e manutenção da amplitude dos movimentos com fisioterapia. De forma subsequente, além dos medicamentos antiálgicos disponíveis, pode ser empregada a infusão perineural de anestésico ou eletródios de estimulação para controlar a dor.

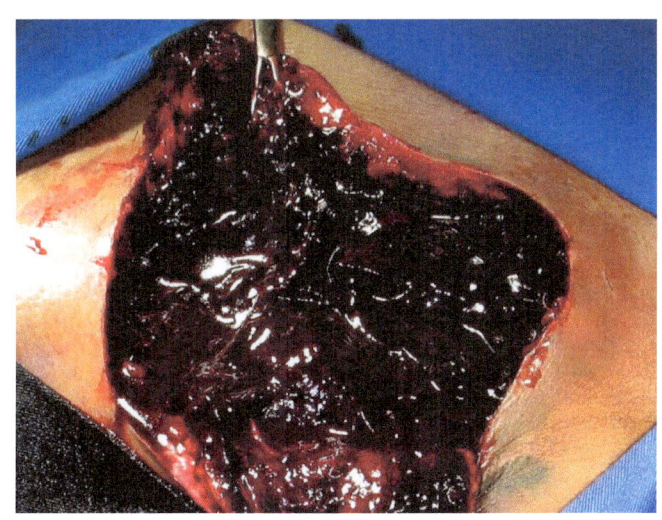

Fig. 39-2 Hematoma em leito cirúrgico após exérese de sarcoma envolvendo nervos do braço.

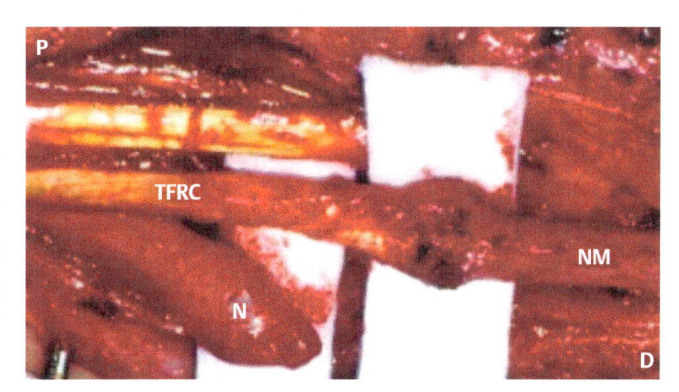

Fig. 39-3 Lesão cortante no antebraço, operada em caráter de urgência, com torniquete. Sutura inadvertida do tendão do músculo flexor radial do carpo (TFRC) no coto distal do nervo mediano seccionado (NM). D, distal; N, neuroma no coto proximal; P, proximal.

Eventualmente pode ocorrer o aparecimento da síndrome da dor complexa regional (SDCR), uma síndrome dolorosa crônica, imprevisível e de etiologia mal definida. O paciente refere dor, rigidez e inchaço desproporcionais à cirurgia, além de intolerância ao frio (Fig. 39-4). A dor incomoda muito, não responde a analgésicos comuns e é descrita como em queimação ou choques elétricos. De difícil controle, com grande frequência essa síndrome é consequente a cirurgias de menor porte. Os casos mais graves são de difícil tratamento.

Existem algumas complicações que são específicas para cada nervo:[11]

1. *Nervo radial*: se a porção proximal do nervo estiver envolvida por densa fibrose cicatricial é possível a ocorrência de lesão de ramos para o tríceps, não envolvidos na lesão. Isso pode ocorrer quando o nervo radial está sendo dissecado na região proximal e medial do braço ou, por vezes, mesmo na região do sulco umeral. Na região do cotovelo, os ramos do músculo braquiorradial podem ser seccionados inadvertidamente. Da maior importância é o comprometimento do ramo para o músculo extensor radial do carpo que pode ser lesionado em decorrência de sua origem variável. Nayak *et al.* estudaram a origem desse ramo dissecando 72 membros superiores e observaram que o mesmo originava-se mais frequentemente do ramo profundo (interósseo posterior) do nervo radial (50% dos casos), seguido da origem a partir do ramo superficial do nervo radial (34,7% dos casos) e finalmente do próprio nervo radial em 15,2% dos casos.[12] Experiência com reoperação de lesões do nervo interósseo posterior sugere que frequentemente a cabeça volar do músculo supinador não é seccionada por completo, o que está indicado na maioria dos casos.
2. *Nervo mediano*: a dissecção do nervo mediano proximal, quando envolto por cicatriz, pode estar associada à lesão da artéria braquial. A rotina de dissecar e envolver a artéria proximal e distal ao foco da lesão com um dreno de Penrose pode permitir o controle de sangramento e eventual sutura do vaso, caso ocorra sua rotura. No cotovelo e imediatamente distal ao mesmo o risco não é somente de lesão vascular, mas também dos ramos interósseo posterior e superficial sensitivo do nervo radial. Uma exposição ampla do nervo mediano no terço médio do antebraço inclui a divisão de parte do músculo flexor superficial dos dedos, o que pode ocasionar fraqueza nova ou intensificada da flexão dos dedos no pós-operatório. Complicações na cirurgia de lesões do nervo mediano no punho podem incluir lesão da artéria próxima e nervo ulnares e secção de ramos sensitivos palmares. Na região palmar, ramos sensitivos ou o ramo recorrente palmar podem ser lesionados.
3. *Nervo ulnar*: a dissecção do nervo ulnar na porção proximal do braço pode ocasionar lesão do nervo mediano por retração ou manuseio grosseiro. Complicações ao nível do antebraço incluem a lesão da artéria ulnar.
4. *Nervo ciático*: ao nível da incisura isquiática os vasos glúteos podem ser seccionados e retrair para o interior da pelve produzindo grande hematoma retroperitoneal. Quando o acesso ao nervo ciático é feito por meio da técnica em que a musculatura glútea é seccionada e depois suturada pode haver alguma perda da massa glútea e da força de contração. Na tentativa de separar as duas divisões do nervo ciático pode ocorrer lesão inadvertida do componente sem lesão.
5. *Nervos tibial e fibular*: quando envoltos por fibrose, as dissecções dos nervos fibular no compartimento anterior da perna e do nervo tibial no compartimento posterior podem ser difíceis. No caso do nervo tibial a potencial complicação é a lesão da artéria tibial posterior.
6. *Nervo sural*: é o nervo mais comumente utilizado como enxerto autólogo nas reconstruções de nervos. Todos os pacientes desenvolvem uma área de hipoestesia na superfície lateral do pé que tem sua extensão reduzida, de forma significativa, durante o primeiro ano de seguimento. Alguns pacientes referem dores em choque ou em pontadas desencadeadas por estímulo mecânico ou deambulação, que desaparecem espontaneamente 3 a 6 meses após a cirurgia.[13] Existem relatos na literatura da formação de neuromas sintomáticos na extremidade do coto proximal do nervo após retirada de segmento do mesmo para enxerto, que eventualmente pode necessitar de tratamento cirúrgico.[14]

REVISÃO DA LITERATURA

A literatura relacionada com complicações de cirurgias de nervos periféricos é escassa e consiste, em sua maioria, de pequenas séries de um só centro e associadas a procedimentos individuais.[5,15,16] No passado nenhum esforço sistemático relacionado com a incidência e os índices de complicações em uma grande série de cirurgias de nervos periféricos foi relatado. A partir de 2011 surgiram três publicações reportando resultados de grandes séries e descrevendo as complicações em curto prazo após cirurgias de nervos periféricos. Um dos trabalhos descreve a experiência de um serviço universitário que analisou as complicações de cirurgias de nervos em 1.819 pacientes[2] e os outros dois extrairam dados do

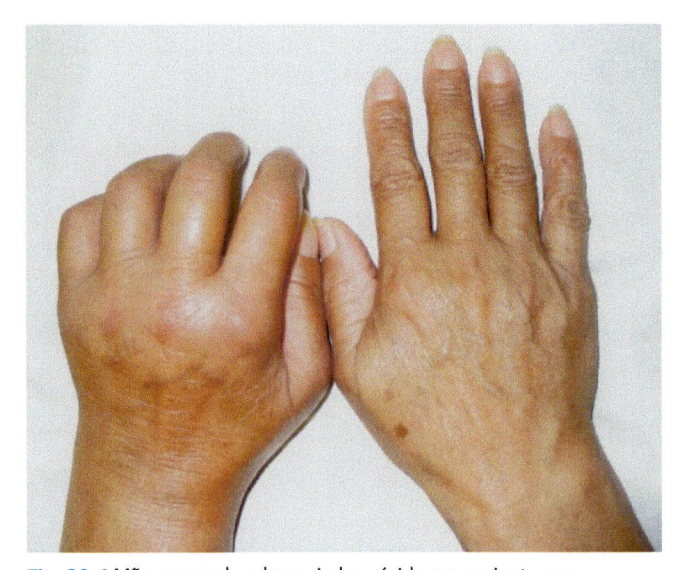

Fig. 39-4 Mão esquerda edemaciada e rígida em paciente com síndrome da dor complexa regional pós-operatória.

American College of Surgeons National Surgical Quality Improvement Program, que contém dados selecionados de diversos centros avaliando as complicações cirúrgicas em 2.840 e 2.351 pacientes.[4,17] Embora os dois últimos trabalhos tenham utilizado a mesma fonte de dados, os grupos foram diferentes em número e homogeneidade.

A incidência de complicações cirúrgicas nesses estudos variou de 2,9% a 4,4% e elas foram, em sua grande maioria, categorizadas como leves. Em torno de 1,55% dos pacientes necessitou de reoperação para tratar uma complicação. A grande maioria das complicações ocorreu após a alta hospitalar.

TRATAMENTO

As complicações nas cirurgias de nervos periféricos podem provocar disfunções temporárias, mas, nos casos mais severos, pode-se instalar paralisia completa do nervo acometido, gerando incapacidade permanente. Por isso, na suspeita de ocorrência de uma complicação, o paciente deve ser avaliado clinicamente e, por vezes, também com exames de imagem, o mais precocemente possível, para que se defina, pela gravidade e extensão da lesão, se o tratamento será conservador ou cirúrgico. A inabilidade ou falha em reconhecer a lesão de um nervo periférico pode levar a um retardo na intervenção cirúrgica, prejudicando a regeneração funcional. Outros fatores que podem contribuir para complicações cirúrgicas são um diagnóstico errôneo, técnica cirúrgica ruim ou inapropriada e controle precário de infecção. Como, em muitos casos, os problemas acarretados pela complicação são irreversíveis, atenção meticulosa deve ser dada a todos os detalhes pré e intraoperatórios. Até que haja uma confirmação pelos achados intraoperatórios, a lesão deve ser considerada como uma neurotmese e não como simples neuropraxia.[3]

O paciente deve ser encorajado a mobilizar-se e aumentar as atividades do dia a dia o mais rápido possível, de preferência iniciando no primeiro dia de pós-operatório para melhorar a circulação e evitar aderências entre os tecidos. A fisioterapia e a terapia ocupacional podem aumentar essa mobilização, acelerando a recuperação funcional.

CONCLUSÃO

A cirurgia de nervos periféricos é uma subespecialidade multidisciplinar praticada por neurocirurgiões, ortopedistas, cirurgiões plásticos e cirurgiões da mão. Embora essas cirurgias sejam geralmente vistas como tendo baixo índice de complicações, estudos que analisam a morbidade precoce e os fatores de risco são escassos. Com isso, os fatores relacionados com os pacientes e as características cirúrgicas que aumentam o risco de prognósticos perioperatórios adversos e de readmissões hospitalares não planejadas nos 30 dias pós-cirurgia não são bem compreendidos. No entanto, esses fatores são importantes porque contribuem para aumentar custos, aumentam a internação hospitalar e diminuem a qualidade de vida do paciente. Certamente um melhor entendimento desses fatores que custam muito aos sistemas de saúde é da maior importância.[4,16]

É evidente que o prognóstico pode ser otimizado e as complicações minimizadas com o aumento da experiência da equipe e melhoria dos equipamentos envolvidos. Deve ser lembrado que o treinamento do especialista conduzindo o caso pode variar consideravelmente, da mesma forma que a prática do cirurgião. Em tese um bom treinamento em combinação com um grande volume cirúrgico deve ser um preditor de melhores resultados, menor tempo cirúrgico, menores índices de complicações e menor custo de tratamento.[2]

REFERÊNCIAS BIBLIOGRÁFICAS

1. Sokol DK, Wilson AEJ. What is a surgical complication? World Journal of Surgery 2008;32:942-4.
2. Ducic ID, Hill L, Maher P, Al-Attar A. Perioperative complications in patients undergoing peripheral nerve surgery. Annals of Plastic Surgery 2011;66:69-72.
3. Pham CJ, Cho Y-J, Kim DH. Complications of peripheral nerve surgery. In: Benzel EC, editor. Spine surgery: Techniques, complications avoidance, and management. 2nd ed. Volume 2. Philadelphia: Elsevier Churchill Livingstone; 2005. p. 1379-93.
4. Martin E, Muskens IS, Senders JT, Cote DJ, Smith TR, Broekman MLD. A nationwide analysis of 30-day adverse events, unplanned readmission, and length of hospital stay after peripheral nerve surgery in extremities and the brachial plexus. Microsurgery 2019;39:115-123.
5. Hilton DA, Jacob J, Househam L, Tengah C. Complications following sural and peroneal nerve biopsies. Journal of Neurology, Neurosurgery, and Psychiatry 2007;78:1271-2.
6. Wood WA, Wood MA. Decompression of peripheral nerves for diabetic neuropathy in the lower extremity. Journal of Foot and Ankle Surgery 2003;42:268-75.
7. London DA, Stepan JG, Lalchandani GR, Okoroafor UC, Wildes TS, Calfee RP. The impact of obesity on complications of elbow, forearm, and hand surgeries. Journal of Hand Surgery (American Volume) 2014;39:1578-84.
8. Martinez F, Pinazzo S, Moragues R, Suarez E. Complicaciones de la cirugía del plexo braquial. Neurocirugia 2015;26:73-7.
9. Goltsman D, Munabi NCO, Ascherman JA. The association between smoking and plastic surgery outcomes in 40.465 patients: An analysis of the American College of Surgeons National Surgical Quality Improvement Program data sets. Plastic and Reconstructive Surgery 2017;139:503-11.
10. Ismael H, Horst M, Farooq M, Jordon J, Patton JH, Rubinfeld LS. Adverse effects of preoperative steroid use on surgical outcomes. American Journal of Surgery 2011;201:305-9.
11. Kline DG, Hudson AR. Nerve Injuries: Operative Results for Major Nerve Injuries, Entrapments, and Tumors. Philadelphia: WB Saunders; 1995.
12. Nayak SR, Ramanathan L, Krishnamurthy A, Prabhu LV, Madhyastha S, Potu BK et al. Extensor carpi radialis brevis origin, nerve supply and its role in lateral epicondylitis. Surgical and Radiologic Anatomy 2010;32:207-11.
13. Martins RS, Barbosa RA, Siqueira MG, Soares MS, Heise CO, Foroni L, Teixeira MJ. Morbidity following sural nerve harvesting: A prospective study. Clinical Neurology and Neurosurgery 2012;114:1149-52.
14. Martins RS, Siqueira MG, Tedesco-Marquese AJ. Neuroma sintomático do nervo sural: Uma complicação rara após retirada do nervo: Relato de caso. Arquivos de Neuropsiquiatria 2002;60:866
15. Benson LS, Bare AA, Nagle DJ, et al. Complications of endoscopic and open carpal tunnel release. Arthroscopy 2006;22:919-24.
16. Braun RM, Rechnic M, Fowler E, Complications related to carpal tunnel release. Hand Clinics 2002;18:347-357.
17. Hu K, Zhang T, Hutter M, Xu W, Williams Z. Thirty-day perioperative adverse outcomes after peripheral nerve surgery: an analysis of 2351 patients in the American College of Surgeons National Surgical Quality Improvement Program database. World Neurosurgery 2016;94:409-17.

LESÕES IATROGÊNICAS DE NERVOS

CAPÍTULO 40

Marcio de Mendonça Cardoso

INTRODUÇÃO

O termo iatrogenia significa a geração de atos ou pensamentos a partir da prática médica. Apesar da imagem negativa que a palavra geralmente impõe, nem sempre está associada ao erro médico. Alguns medicamentos, como, por exemplo, quimioterápicos, podem ser fundamentais para o tratamento de certas neoplasias e apresentar efeitos colaterais já previstos, antes mesmo do seu uso. Alguns autores consideram que todo profissional da área médica é sujeito a cometer iatrogenia, à medida que não existe tratamento sem riscos.[1] Balint afirma que todo médico é, em graus variáveis, iatrogênico, de modo que ele deve sempre considerar esse aspecto quando trata o seu paciente.[2]

Os nervos periféricos podem ser lesados por iatrogenia, como qualquer outro tecido ou órgão do corpo humano.

A incidência exata é bastante variável. Antoniadis observou que, em 722 casos de lesão traumática de nervo periférico, 17,4% eram decorrentes de iatrogenia.[3] Acredita-se que haja uma subnotificação dos casos principalmente por questões legais como também pela falta de experiência do médico responsável pelo tratamento em reconhecer a lesão de nervo.[4]

MECANISMOS DE LESÃO

As lesões iatrogênicas podem ser decorrentes de procedimentos cirúrgicos ou não (Fig. 40-1). Na primeira situação, pode haver uma relação direta, como, por exemplo, quando o nervo radial é lesado por parafuso ou placa no tratamento das fraturas de úmero, ou uma relação indireta, como em casos de hematoma no leito cirúrgico que levam a compressão de nervo.

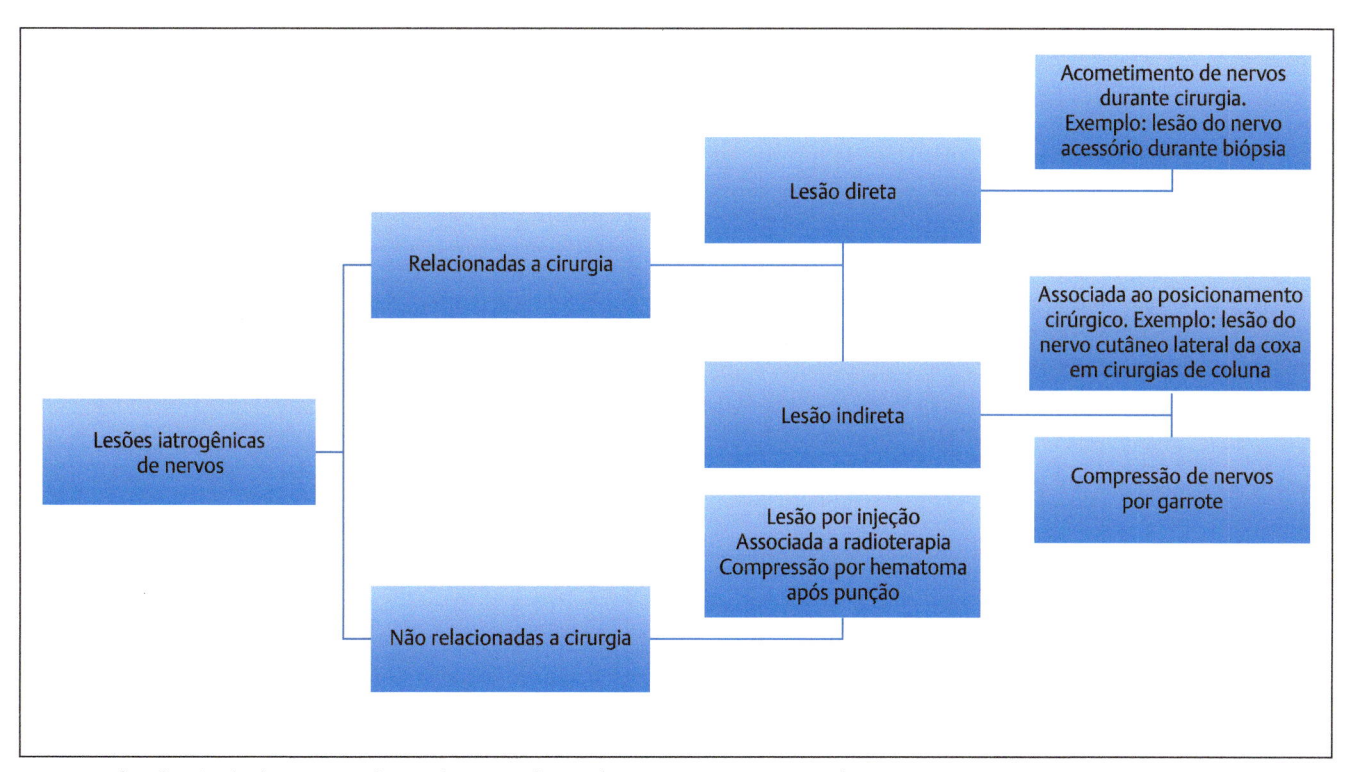

Fig. 40-1 Classificação das lesões iatrogênicas de nervos de acordo com o mecanismo causal.

Lesões Iatrogênicas Relacionadas com Procedimentos Cirúrgicos

Lesão Direta

Constitui o principal mecanismo de lesão iatrogênica. Ocorre no momento de um procedimento cirúrgico, com secção ou traumatismo de nervos adjacentes ao acesso. Pode estar associada a diversos fatores, como o uso de bisturi frio ou elétrico (secção ou lesão por calor), de pinça bipolar, de afastadores autostáticos, lesão por parafusos, placas ou outros materiais metálicos, e até por tração em procedimentos em que há alongamento nos membros superiores ou inferiores.

As cirurgias ortopédicas apresentam maior incidência de iatrogenia, podendo estar relacionadas com osteossínteses, osteotomias, reparo de ligamentos, etc. Outros tipos de procedimentos também podem lesar os nervos, como a biópsia de linfonodo cervical (acometimento do nervo acessório) ou até procedimentos vasculares para tratamento de varizes em membros inferiores, podendo afetar desde nervos sensitivos até motores.[5] A ressecção de tumores de nervo periférico também apresenta possibilidade de piora neurológica.

Alguns nervos estão mais sujeitos a lesão. O **nervo acessório** é considerado um dos nervos mais susceptíveis a lesão em decorrência de sua localização mais superficial.[3,6] Geralmente é lesado em seu trajeto pelo trígono posterior do pescoço durante a biópsia de linfonodo cervical. Algumas vezes, uma incisão pequena pode propiciar condição favorável ao acometimento do nervo. Quando o procedimento é realizado sob anestesia local, o paciente pode relatar sensação de choque no pescoço no momento da lesão. No pós-operatório, o paciente apresenta dificuldade para abdução do ombro acima de 90°. Com o tempo ocorre atrofia do trapézio e escápula alada. Muitas vezes, o diagnóstico é realizado tardiamente, pois existem outros músculos que contribuem para o movimento do ombro e isso pode confundir profissionais não especializados em doenças dos nervos periféricos.

O tratamento indicado consiste em acesso cirúrgico para reconstrução do nervo desde que realizada em tempo hábil. Alguns estudos indicam que bons resultados podem ser obtidos até em cirurgias com nove meses de lesão, pois a distância até o músculo-alvo é curta.[7] Pode haver retração dos cotos e, nessa situação, será necessário o uso de enxerto. Caso, durante a exploração cirúrgica, seja evidenciada a continuidade do nervo, e o estudo eletrofisiológico transoperatório evidencie passagem de potencial de ação, poderá ser realizada somente epineurólise. Em casos de lesão tardia pode ser realizada transferência musculotendínea.

O **nervo mediano** e seus ramos apresentam maior frequência de lesão iatrogênica a nível do punho, principalmente durante a cirurgia para tratamento da síndrome do túnel do carpo.[5] As lesões podem ocorrer tanto nas cirurgias tradicionais como nas realizadas sob endoscopia[8] e, muitas vezes, estão relacionadas com um conhecimento anatômico insuficiente da região e com a presença de variações anatômicas.

Dependendo do tipo de anestesia realizada, o paciente apresenta dor imediata no momento da lesão que se distribui ao território do nervo mediano. Após passar o efeito da anestesia podem ser observadas tanto alterações de sensibilidade como motoras. A presença de comunicações entre os nervos mediano e ulnar no antebraço (comunicação de Martin-Gruber) ou na mão (Riche-Cannieu) pode fazer variar o quadro clínico após a lesão do nervo.[9]

Existem outras causas menos frequentes de lesão do nervo mediano associadas a procedimentos cirúrgicos no punho e na mão (tratamento cirúrgico da contratura de Dupuytren, tenólises, etc). Há relato inclusive de lesão do nervo mediano após ser confundido com o tendão do músculo palmar longo, durante transferência musculotendínea.[10]

O acometimento do **nervo radial** após fratura de úmero constitui a lesão nervosa mais frequente associada a fraturas de ossos longos.[11] A lesão pode ocorrer no momento da fratura, na sua redução ou por compressão pelo material de síntese utilizado (placa e parafusos) (Fig. 40-2). A história clínica pode ajudar a definir se a lesão do nervo ocorreu antes ou depois da cirurgia. O ultrassom pode identificar o nervo radial e a presença de neuroma e, por vezes, é possível segui-lo até a entrada no foco da fratura.[12] Durante a cirurgia para o tratamento desse tipo de lesão, caso se observe que o nervo penetra no foco de fratura, provavelmente a lesão ocorreu no momento da redução. As lesões de nervo radial apresentam bom prognóstico após reconstrução, com recuperação da extensão do punho e, em menor grau, da extensão dos dedos. Caso não haja boa resposta após a cirurgia é possível a realização de procedimentos de transferência musculotendínea para recuperação de movimentos.

É importante destacar que o ramo superficial do nervo radial pode ser lesado durante o acesso para tratamento de fraturas de antebraço e punho, o que pode levar a alteração de sensibilidade e dor neuropática de difícil tratamento.[13]

O **nervo ciático**, o **nervo femoral** e o **nervo cutâneo lateral da coxa** podem ser lesados durante o tratamento cirúrgico de fraturas no quadril ou artroplastia.[14-16] As lesões podem ser diretas por instrumental cirúrgico ou térmicas por cimento ósseo nas artroplastias. O uso de afastadores autostáticos também pode levar a lesões. No caso de acometimento do nervo cutâneo lateral da coxa, o paciente desenvolve meralgia parestésica; esse nervo também pode ser acometido em cirurgias pélvicas[17] e na abordagem adjacente à espinha ilíaca para retirada de enxerto ósseo.[18]

Distalmente, o **nervo fibular comum e seus ramos**, além do **nervo tibial**, podem, da mesma forma, ser lesados durante o tratamento de fraturas, mas outros procedimentos ortopédicos podem ter um papel importante, como artroscopia no joelho, reconstrução de ligamentos e artroplastia.[19]

As cirurgias para varizes ou as cirurgias vasculares podem acometer vários nervos do membro inferior, principalmente aqueles localizados na perna, como os nervos fibular e tibial.[20,21]

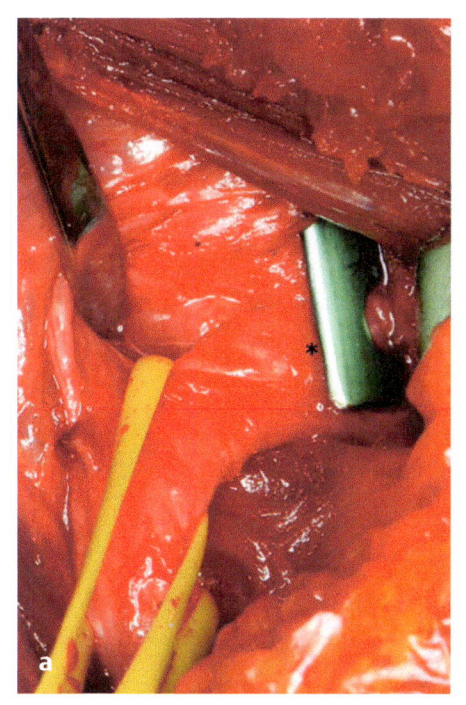

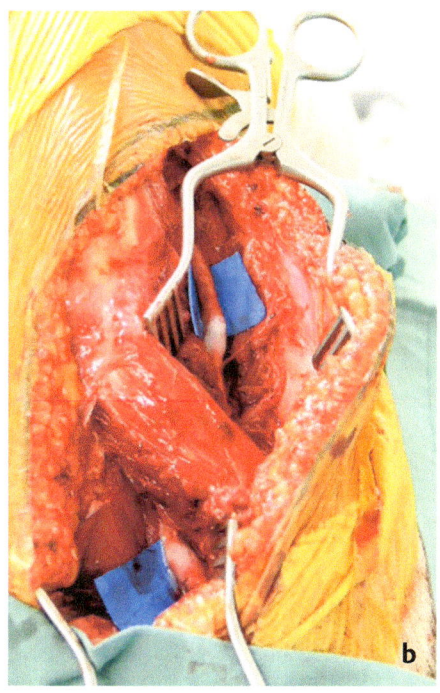

Fig. 40-2 Lesão do nervo radial ocorrida após colocação de placa para tratamento de fratura de úmero. Na imagem (**a**) é possível ver o esmagamento do nervo radial e, na imagem (**b**), observamos a reconstrução do nervo radial com enxerto de nervo sural após secção do segmento lesado. *, nervo radial posicionado por baixo da placa.

Lesão Indireta

A lesão associada ao posicionamento cirúrgico pode ocorrer por compressão, isquemia e tração ou pela combinação desses mecanismos. Alguns fatores podem ser predisponentes, como diabetes, baixo peso e desnutrição.[22] Geralmente acomete nervos superficiais que apresentam relação próxima com superfícies ósseas, de forma que medidas como acolchoar a região com algodão ortopédico ou algum outro tipo de material protetor podem prevenir danos. O nervo ulnar no cotovelo (mais comumente afetado) é susceptível a esse tipo de lesão, principalmente, quando o antebraço está pronado e o cotovelo apoiado sobre a mesa ou braçadeira; a flexão excessiva do cotovelo pode aumentar a pressão sobre o nervo ulnar e aumentar a chance de lesão. O nervo cutâneo lateral da coxa pode ser acometido nas cirurgias de coluna em que o paciente fica em decúbito ventral, sobre algum tipo de coxim, apoiado na crista ilíaca.[23] O nervo fibular em seu trajeto no colo cirúrgico da fíbula também pode ser lesado principalmente quando o paciente fica em decúbito lateral[23] ou em posição de litotomia (esta última associada ao uso de suporte sob a perna, próximo do joelho).[24] O plexo braquial pode ser acometido em diferentes tipos de cirurgia. Nas cirurgias em que o paciente fica em decúbito dorsal, a abdução do ombro acima de 90°, associando-se rotação externa e extensão, apresenta risco aumentado de pressão da cabeça do úmero sobre o plexo e, quando há rotação da cabeça para o lado oposto, associa-se tração e há risco aumentado de lesão.[25] Nos casos em que o paciente é colocado em decúbito ventral deve-se prevenir o posicionamento do braço em abdução , a fim de se evitar compressão do plexo braquial sobre o processo coracoide da escápula; uma boa opção é manter os braços ao longo do corpo. O decúbito lateral também é uma posição que necessita de alguns cuidados, como colocar um coxim na axila do lado que está apoiando o corpo a fim de evitar compressão da cabeça do úmero sobre nervos na axila.[26,27] Nas situações descritas anteriormente o risco de dano maior envolve o tronco superior e médio do plexo braquial. Em cirurgias cardíacas, havendo esternotomia, o tronco inferior pode ser afetado durante o afastamento do esterno seccionado, em decorrência da rotação ou fratura da primeira costela.[28]

Pode ocorrer lesão de nervos consequente à utilização de garrote. Esse tipo de lesão apresenta algumas características típicas como: acometimento de todos os nervos que atravessam a região do garrote (algumas vezes com diferentes graus de lesão) e ausência do sinal de Tinel.[29] O mecanismo de injúria das fibras nervosas está associado aos gradientes de pressão aplicados pelo garrote sobre o nervo, levando a uma característica anormalidade nos nodos de Ranvier.[30] O quadro clínico pode variar desde manifestações leves e reversíveis até lesões completas e definitivas. A melhor forma de evitar esse tipo de lesão é por meio de medidas preventivas: verificar sempre se a pressão aferida no manguito pneumático é fidedigna, usar o torniquete de tamanho mais adequado para o paciente, usar a mínima pressão necessária para interromper o fluxo sanguíneo e manter o garrote inflado pelo menor tempo possível.[31] Uma recomendação geral indica manter a pressão do manguito entre 50 e 75 mmHg acima da pressão sistólica em membro superior e entre 100 e 150 mmHg em membro inferior.[5]

Lesões Iatrogênicas não Relacionadas com Procedimentos Cirúrgicos

Lesões por Injeções

A administração intramuscular de medicações pode afetar os nervos periféricos quando o medicamento é injetado dentro do nervo ou na periferia do mesmo.[5] Na primeira situação, o desenvolvimento de dor, parestesia e até paralisia é imediato; na segunda situação, a lesão ocorre por processo irritativo da medicação e as manifestações clínicas são mais tardias.

Quadro 40-1. Relação entre Local da Lesão Vascular e Estrutura Nervosa Acometida

Vasos sanguíneos	Nervos afetados
Vasos subclávios	Plexo braquial
Jugular interna	Plexo braquial
Artéria braquial	Nervo mediano
Artéria ulnar no cotovelo	Nervo ulnar
Artéria radial no punho	Nervo mediano
Vasos femorais	Nervo femoral

Alguns medicamentos de maior uso intramuscular apresentam maior neurotoxidade, como a dexametasona e o diazepam. As lesões também são ocasionadas por dano direto da agulha ou desenvolvimento de hematoma local. Os nervos mais afetados são: ciático e radial. Crianças e pessoas magras são mais afetadas, considerando que os nervos são mais superficiais.[32] O tratamento desse tipo de lesão apresenta dois tipos de condutas principais. Alguns grupos defendem a cirurgia precoce, imediatamente após a administração do medicamento, com lavagem do tecido adjacente e do nervo acometido com soro fisiológico,[33] enquanto outros grupos consideram que a maior parte dos casos tem recuperação espontânea e as cirurgias ficariam reservadas para os casos sem melhora após alguns meses.[4]

Compressão dos Nervos por Hematoma após Lesão Vascular

O desenvolvimento de hematoma após a punção de vasos sanguíneos pode ser um risco de compressão de nervos. (Quadro 40-1).[34,35] O tratamento envolve acesso cirúrgico (incluindo técnicas endovasculares) para deter o sangramento e drenar o hematoma. Os pacientes em uso de medicação anticoagulante apresentam maior risco.

Neuropatia após Radioterapia

Acomete principalmente o plexo braquial após o tratamento radioterápico de neoplasias de mama e do pescoço, mas também pode acometer o plexo lombossacral em caso de tumores abdominopélvicos.[36,37] Os sintomas apresentam evolução progressiva e podem-se iniciar anos após a radioterapia. Os pacientes podem apresentar dor neuropática e alteração da sensibilidade e da motricidade. O prognóstico é reservado, principalmente nas lesões tardias. Alguns autores propõem descompressão e epineurólise dos nervos acometidos, mas o resultado é controverso. O uso de corticosteroides também pode ser considerado.

PRINCÍPIOS GERAIS DE TRATAMENTO

O tratamento das lesões iatrogênicas dos nervos segue conceitos semelhantes aos das lesões traumáticas de outras etiologias. Se a transecção do nervo é evidenciada durante a cirurgia, o nervo deve ser reconstruído no mesmo tempo cirúrgico. Caso a lesão seja observada no período pós-operatório e não haja certeza de transecção, o paciente deve ser acompanhado por alguns meses (geralmente 3 meses). Se não houver melhora deverá ser indicada cirurgia para exploração do nervo, estudo eletrofisiológico intraoperatório e, caso não seja obtido potencial de ação do nervo, e para reconstrução com ou sem uso de enxerto.[4,38] Se houver potencial de ação do nervo deve ser realizada somente epineurólise. As lesões por injeção apresentam características peculiares, como foi citado.

REFERÊNCIAS BIBLIOGRÁFICAS

1. Tavares FDM. Reflexões acerca da iatrogenia e educação médica. Revista Brasileira de Educação Médica 2007;31:180-5.
2. Balint M. The doctor, his patient and the illness. 2nd ed. London: Churchill Livingstone; 2000.
3. Kretschmer T, Antoniadis G, Braun V, et al. Evaluation of iatrogenic lesions in 722 surgically treated cases of peripheral nerve trauma. Journal of Neurosurgery 2001;94:905-12.
4. Kline DG. Selected basic considerations. In: Kim D, Midha R, Murovic JA, Spinner R, editors. Kline and Hudson's nerve injuries: Operative results for major nerve injuries, entrapments, and tumors. 2nd ed. Philadelphia: Saunders; 2008. p. 1-22.
5. Kretschmer T, Heinen CW, Antoniadis G, Richter H-P, König RW. Iatrogenic nerve injuries. Neurosurgical Clinic of North America 2009;20:73-90.
6. Rasulić L, Savić A, Vitošević F, et al. Iatrogenic peripheral nerve injuries - surgical treatment and outcome: 10 Years' experience. World Neurosurgery 2017;103:841-51.
7. Matz PG, Barbaro NM. Diagnosis and treatment of iatrogenic spinal accessory nerve injury. Annals of Surgery 1996; 62:682-5.
8. Braun RM, Rechnic M, Fowler E. Complications related to carpal tunnel release. Hand Clinics 2002;18:347-57.
9. Wood MD, Johnson PJ, Myckatin TM. Anatomy and physiology for the peripheral nerve surgeon. In: Mackinnon SE, editor. Nerve surgery. New York: Thieme; 2015. p. 1-40.
10. Vastamäki M. Median nerve as free tendon graft. Journal of Hand Surgery (British) 1987;12B:187-8.
11. DeFranco MJ, Lawton JN. Radial nerve injuries associated with humeral fractures. Journal of Hand Surgery (American) 2006;31:655-63.
12. Li Y, Ning G, Wu Q, et al. Review of literature of radial nerve injuries associated with humeral fractures—An integrated management strategy. PLoS One 2013;8:e78576.
13. Bertelli JA, Ghizoni MF. Nerve transfer for sensory reconstruction of C8-T1 dermatomes in tetraplegia. Microsurgery 2016, 36:637-41.
14. Fleischman AN, Rothman RH, Parvizi J. Femoral nerve palsy following total hip arthroplasty: Incidence and course of recovery. Journal of Arthroplasty 2018; 33:1194-9.
15. Cheatham SW, Kolber MJ, Salamh PA. Meralgia paresthetica: a review of the literature. International Journal of Sports and Physical Therapy 2013;8:883-93.
16. Kawano S, Sonohata M, Kitajima M, Mawatari M. Risk factors for the development of nerve palsy following primary total hip arthroplasty. Open Orthopedic Journal 2018;12:164-72.
17. Peters G, Larner AJ. Meralgia paresthetica following gynecologic and obstetric surgery. International Journal of Gynaecology and Obstetrics 2006;95:42-3.
18. Pollock R, Alcelik I, Bhatia C, et al. Donor site morbidity following iliac crest bone harvesting for cervical fusion: a comparison between minimally invasive and open techniques. European Spine Journal 2008;17:845-52.
19. Yacub JN, Rice JB, Dillingham TR. Nerve injury in patients after hip and knee arthroplasties and knee arthroscopy. American Journal of Physiology and Medical Rehabilitation 2009;88:635-41.

20. Herman J, Sekanina Z, Utikal P, et al. Peroneal nerve injury during varicose veins surgery. International Angiology 2009;28:458-60.
21. Shahid KR, Dellon AL, Amrami KK, Spinner RJ. Sciatic and peroneal nerve injuries after endovascular ablation of lower extremity varicosities. Annals of Plastic 2015;74:64-8.
22. Winfree CJ, Kline DG. Intraoperative positioning nerve injuries. Surgical Neurology 2005;63:5-18.
23. Yang SH, Wu CC, Chen PQ. Postoperative meralgia paresthetica after posterior spine surgery: incidence, risk factors, and clinical outcomes. Spine 2005;30:E547-50.
24. Graling PR, Colvin DB. The lithotomy position in colon surgery. Postoperative complications. AORN Journal 1992;55:1029-39.
25. Cooper DE, Jenkins RS, Bready L, Rockwood CA. The prevention of injuries of the brachial plexus secondary to malposition of the patient during surgery. Clinical Orthopedics and Related Research 1988;228:33-41.
26. Practice Advisory for the Prevention of Perioperative Peripheral Neuropathies 2018: An Updated Report by the American Society of Anesthesiologists Task Force on prevention of Perioperative Peripheral Neuropathies. Anesthesiology 2018;1281:11-26.
27. Epstein N. More risks and complications for elective spine surgery in morbidly obese patients. Surgical Neurology International 2017;8:66.
28. Unlu Y, Velioglu Y, Kocak H, et al. Brachial plexus injury following median sternotomy. Interactive Cardiovascular Thoracic Surgery 2006;6:235-7.
29. Landi A, Saracino A, Pinelli M, et al. Tourniquet paralysis in microsurgery. Annals of the Academy of Medicine of Singapore 1995;24(4 Suppl):89-93.
30. Ochoa J, Danta G, Fowler TJ, Gilliatt RW. Nature of the nerve lesion caused by a pneumatic tourniquet. Nature 1971;233:265-6.
31. Spruce L. Back to basics: Pneumatic tourniquet use. AORN Journal 2017;106:219-26.
32. Geyik S, Geyik M, Yigiter R, et al. Preventing sciatic nerve injury due to intramuscular injection malpractice: a literature review and ten years single center experience. Turkish Neurosurgery 2016;27:636-40.
33. Birch R, Bonney G, Dowell J, Hollingdale J. Iatrogenic injuries of peripheral nerves. Journal of Bone and Joint Surgery (British) 1991;73B:280-2.
34. Sila C. Neurologic complications of cardiac tests and procedures. Handbook of Clinical Neurology 2014;119:41-7.
35. Masoorli S. Nerve injuries related to vascular access insertion and assessment. Journal of Infusion Nursing 2007; 30:346-50.
36. Giglio P, Gilbert MR. Neurologic complications of cancer and its treatment. Current Oncology Reports 2010;121:50-9.
37. Gosk J, Rutowski R, Reichert P, Rabczyński J. Radiation-induced brachial plexus neuropathy - aetiopathogenesis, risk factors, differential diagnostics, symptoms and treatment. Folia Neuropathologica 2007;451:26-30.
38. Khan R, Birch R. Iatropathic injuries of peripheral nerves. Journal of Bone and Joint Surgery (British) 2001;838:1145-8.

Parte XI Reabilitação Funcional

ABORDAGEM FISIOTERAPÊUTICA ANTES E DEPOIS DA RECONSTRUÇÃO CIRÚRGICA DE NERVOS PERIFÉRICOS

CAPÍTULO 41

José Vicente Martins ▪ Fernanda Guimarães de Andrade ▪ Wandilson dos Santos Rodrigues Junior

INTRODUÇÃO

As lesões nervosas periféricas podem-se apresentar de diversas maneiras. Independentemente da etiologia, podem acarretar consequências negativas para a funcionalidade, levando a incapacidade e prejuízos, muitas vezes permanentes.[1,2,3] O impacto destas lesões pode ocorrer não apenas nos aspectos físicos, mas ocasionar também dificuldades financeiras, ocupacionais e psicossociais,[4,5] principalmente em relação à interrupção da atividade laboral e de lazer, levando a implicações socioeconômicas significativas.[6]

Indivíduos com lesões nervosas periféricas podem apresentar níveis diferentes de incapacidade, que resultam da combinação de fatores biomédicos e psicossociais.[7] São inúmeras as possibilidades de complicações que podem levar à perda da independência e diminuição da qualidade de vida.[8] Ao avaliar um paciente com lesão nervosa periférica é importante prestar atenção aos sinais e sintomas da síndrome periférica observada, que poderá levar a prejuízos em funções corporais (p. ex.: força muscular, sensibilidade, tônus, mobilidade articular) e estruturas corporais, além de limitações em suas atividades de vida diária (tais como andar, lavar-se, beber, comer, vestir-se, escrever, pentear os cabelos) e restrições à participação (como, por exemplo, estudar, trabalhar, relacionar-se, praticar esportes, etc.). Todo este quadro apresentado poderá impactar na funcionalidade e no estilo de vida do paciente.[9,10]

Além disso, sabe-se que uma lesão em um nervo periférico pode causar alterações não apenas no sistema nervoso periférico, mas também no sistema nervoso central. Tais mudanças começam imediatamente após a lesão e continuam durante o período de recuperação.[11] A reabilitação é essencial para alcançar bons resultados, otimizando a funcionalidade do indivíduo. São diversas as estratégias que podem ser empregadas pela equipe de reabilitação. Os principais objetivos da reabilitação para pacientes com lesões nervosas periféricas são voltados para a funcionalidade do indivíduo, mantendo a locomoção independente, facilitando a realização de tarefas, prevenindo deformidades musculoesqueléticas, proporcionando acesso à plena integração na sociedade, com boa qualidade de vida. O tratamento deve ser pautado em um olhar integral no cuidado e assistência prestados às necessidades de cada indivíduo, independentemente da etiologia.[1,12]

FUNCIONALIDADE NO INDIVÍDUO COM LESÃO NERVOSA PERIFÉRICA

A abordagem fisioterapêutica tem como principal objetivo maximizar a funcionalidade do indivíduo, proporcionando-lhe o maior nível de independência possível. Para que o tratamento seja bem conduzido é imprescindível realizar uma avaliação minuciosa, identificando e direcionando os aspectos específicos da anamnese e do exame físico, compreendendo as particularidades dos diferentes tipos de lesões e as necessidades e perspectivas de cada paciente.[2,9] Nos pacientes que necessitarem de intervenção cirúrgica, o tratamento fisioterapêutico deverá ser iniciado precocemente, ainda no período pré-operatório, com a realização de uma avaliação detalhada, além de orientações gerais dadas ao paciente e sua família e/ou cuidadores. As abordagens fisioterapêuticas, tanto no período pré quanto no pós-operatório, têm como principais objetivos o ganho de força muscular, redução e controle da dor, manutenção da amplitude de movimento, reeducação sensório-motora, prevenção de possíveis complicações secundárias (tais como encurtamentos, feridas, edemas, deformidades musculoesqueléticas, atrofias por desuso), retorno às atividades e participação social, visando maior funcionalidade e melhor qualidade de vida para o indivíduo.[1,12,13]

A Classificação Internacional de Funcionalidade, Incapacidade e Saúde (CIF) como um Modelo de Orientação da Avaliação e Elaboração do Projeto Terapêutico

Tendo em vista o grande impacto das lesões nervosas periféricas na funcionalidade dos indivíduos, há necessidade de avaliar de forma sistemática essa população. O modelo de orientação da Classificação Internacional de Funcionalidade, Incapacidade e Saúde (CIF) é atualmente o modelo orientador das propostas de descrição dos desfechos utilizados nos estudos de revisão sistemática em reabilitação.[14] Desenvolvida pela Organização Mundial da Saúde (OMS) e aprovada em 2001, a CIF constitui um sistema de classificação que descreve a funcionalidade e a incapacidade relacionada com as condições de saúde, refletindo uma nova filosofia que deixa de focalizar apenas as consequências da doença para destacar também a funcionalidade como componente da saúde.[15] A classificação constitui instrumento adequado para identificar as condições da funcionalidade e do ambiente, assim como as características pessoais que interferem na qualidade de vida, permitindo abordar diferentes perspectivas para adequar as condições de atenção às necessidades dos pacientes[16,17]

A CIF tem sido recomendada pela comunidade científica internacional.[18] Trata-se da possibilidade de estruturar as evidências científicas dos estudos de acordo com os componentes do modelo biopsicossocial. A utilização clínica da CIF pode colaborar na operacionalização de um sistema de informação que permita o acompanhamento longitudinal da funcionalidade e serve, portanto, para descrever o impacto da deficiência e os desfechos orientados às necessidades reais dos pacientes.[19] A utilização do modelo da CIF sustenta a construção de projeto terapêutico desenhado pela equipe interdisciplinar e permite melhor comunicação interprofissional com intervenções mais apropriadas.[20]

Na CIF a informação é organizada em duas partes, com dois componentes cada. A parte 1 (Funcionalidade e Incapacidade) consiste nos domínios de Funções do Corpo (funções fisiológicas dos sistemas orgânicos), Estruturas do Corpo (partes anatômicas), Atividades (execução de uma tarefa ou ação) e Participação (envolvimento do indivíduo em uma situação real). Já a parte 2 (Fatores Contextuais) é formada pelos Fatores Ambientais (ambiente físico, social e de atitudes em que a pessoa vive) e pelos Fatores Pessoais (histórico particular da vida e do estilo de vida de um indivíduo),[21] conforme demonstrado na Figura 41-1.

Na Figura 41-1, podemos observar o modelo de interação dos conceitos da CIF. Esse modelo conceitual da CIF pode servir como ferramenta de organização dos dados de Funcionalidade Humana, usualmente coletados na avaliação realizada pelo fisioterapeuta em sua prática clínica. Após a avaliação do indivíduo, cabe estabelecer as relações entre as variáveis observadas (deficiências, limitações, restrições e fatores contextuais), a fim de identificar as intervenções mais apropriadas, apreciando o que o indivíduo considera ser mais significativo e relevante para o seu dia a dia. O estabelecimento das relações entre limitações de atividades e deficiências de funções e estruturas corporais é essencial no processo diagnóstico e na determinação do prognóstico e de um plano de tratamento. O preenchimento do modelo de interação dos conceitos pelo profissional ou pela equipe multiprofissional de reabilitação, descrevendo as associações e inter-relações entre os componentes, pode funcionar como modelo de referência para as escolhas terapêuticas e desenvolvimento de estratégias preventivas.[22]

Após a avaliação do indivíduo, conhecendo suas deficiências, limitações, restrições e fatores do contexto (ambientais e pessoais), cabe estabelecer as relações entre estas variáveis para identificar as intervenções mais apropriadas, considerando o que o indivíduo considera ser mais significativo e relevante para o seu dia a dia.[2,10] Podemos exemplificar com o caso clínico a seguir (Fig. 41-2) sobre um paciente hipotético com lesão traumática do plexo braquial.

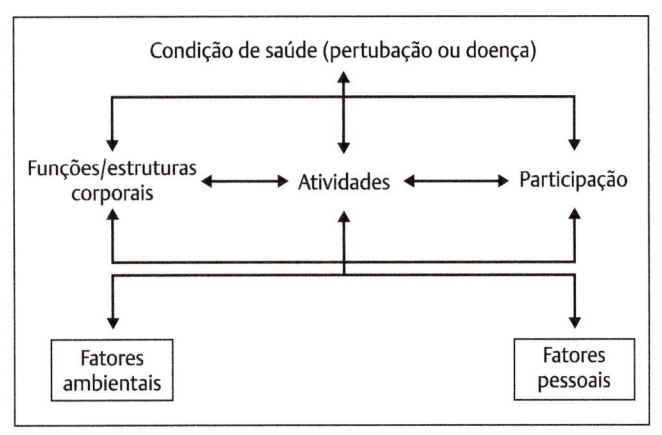

Fig. 41-1 Modelo de interação dos conceitos da Classificação Internacional de Funcionalidade, Incapacidade e Saúde (CIF).

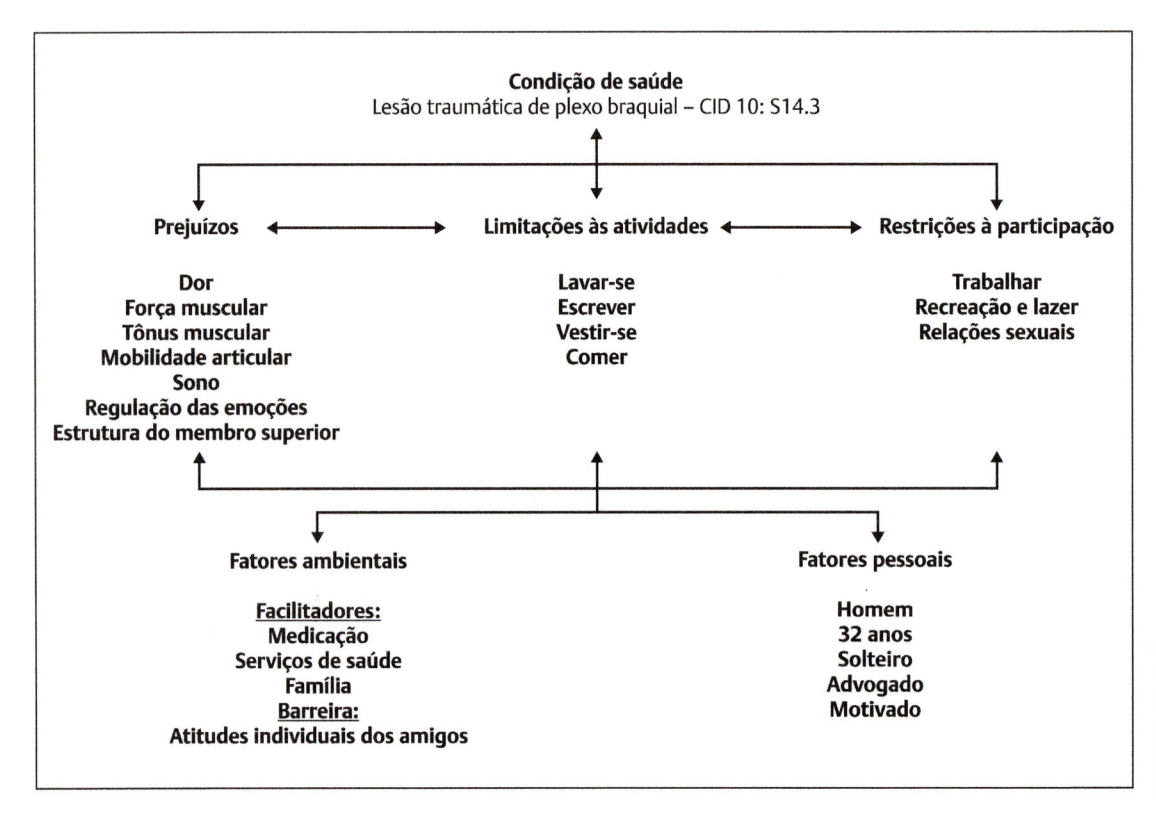

Fig. 41-2 Classificação hipotética de paciente vítima de lesão traumática de plexo braquial.

Após avaliação detalhada e organização dos dados no modelo da CIF é preciso fazer a análise da inter-relação entre todos os seus componentes: Quais atividades/participações se encontram limitadas/restritas e quais prejuízos nas funções e estruturas corporais interferem em cada uma delas? Que fatores ambientais interferem nesse processo como facilitadores e barreiras? Qual a importância dos fatores pessoais no processo terapêutico? Por meio dessa análise será possível traçar os objetivos de tratamento adequados e elaborar um plano terapêutico centrado no paciente e sua família.

ABORDAGEM FISIOTERAPÊUTICA

Diferente do sistema nervoso central, o nervo periférico lesado possui a capacidade de se regenerar e reinervar os respectivos órgãos efetores.[23] Entretanto, complicações como inflamação, atrofia muscular, retardo na reinervação, axotomia crônica e denervação podem surgir como um grande desafio para que os clínicos alcancem os resultados almejados. Apesar dos avanços nas abordagens terapêuticas ao longo das últimas décadas, a recuperação dos pacientes acometidos por lesão do sistema nervoso periférico ainda apresenta resultados insatisfatórios do ponto de vista funcional, principalmente em casos crônicos e naqueles onde há longas distâncias entre o local da transecção e o alvo a ser reinervado.[24]

O processo de reabilitação é fundamental, para que seja alcançado o retorno à funcionalidade após intervenções cirúrgicas do sistema nervoso periférico.[25] O nervo periférico, uma vez lesado, desencadeia uma série de mudanças que se iniciam imediatamente após o processo de lesão e mantêm-se durante todo o processo de recuperação, comprometendo tanto o sistema nervoso central quanto o periférico.[11] Dessa maneira, as abordagens de reabilitação devem incluir estratégias direcionadas à reorganização do sistema sensório-motor tanto ao nível periférico quanto central.[26]

Diferentes técnicas e estratégias relacionadas com o processo de reabilitação vêm sendo utilizadas como opções terapêuticas para pacientes com lesão nervosa periférica, variando desde o uso de eletroestimulação até exercícios de fortalecimento e de reorganização sensório-motora.[11]

Principais Recursos Fisioterapêuticos

Dentre as principais abordagens terapêuticas voltadas para o processo de reabilitação pós-cirurgia do nervo periférico, enumeramos:

Exercício como Intervenção Terapêutica

O exercício, realizado passivamente ou ativamente, é abordagem não invasiva amplamente utilizada como ferramenta de reabilitação após afecções do sistema nervoso, permitindo ao paciente aumentar gradativamente o seu engajamento na realização de atividades físicas que estão associadas a grandes benefícios terapêuticos, como preservação de massa muscular, recuperação sensitiva e motora após lesão, diminuição dos mecanismos inflamatórios na região da lesão e potencialização de respostas plásticas do sistema nervoso por meio da produção de fatores neurotróficos.[27,28,29]

O aumento dos níveis de fatores tróficos [fator neurotrófico derivado do cérebro (BNDF), fator neurotrófico derivado de células gliais (GDNF), neurotrofina-3 (NT-3) e neurotrofina-4 (NT-4)] pelo exercício vem sendo associado ao aumento da regeneração axonal, diminuição na ativação de vias intracelulares relacionadas com morte celular e melhora do quadro de dor neuropática em casos de lesão medular e do sistema nervoso periférico.[30]

Cinesioterapia

A cinesioterapia é o recurso fisioterapêutico mais utilizado no tratamento pós-operatório imediato e tardio de nervos periféricos, podendo ser passiva, assistida, resistida ou livre.

Mobilizações Passivas

As mobilizações passivas feitas pelo fisioterapeuta, por cuidadores, familiares e pelo próprio paciente são fundamentais para inibir a formação de contraturas articulares, encurtamentos musculares e retrações tendinosas. Essas deformidades osteoarticulares devem ser evitadas, pois a melhora da função motora e sensitiva deve vir acompanhada de uma liberdade adequada da amplitude de movimento articular. As mobilizações passivas são técnicas usadas para tratar disfunções articulares, como rigidez, hipomobilidades reversíveis e dor. Essas mobilizações podem ser com movimentos fisiológicos e/ou acessórios.

Mobilização com movimentos fisiológicos são movimentos que o paciente pode fazer voluntariamente (flexão, abdução e rotação externa) e o termo osteocinemática é usado para descrevê-los. Mobilização com movimentos acessórios são aqueles dentro da articulação e tecidos vizinhos, que são necessários para a amplitude de movimento (ADM) normal, mas não podem ser executados pelo paciente. O termo artrocinemática é utilizado para descrever esses movimentos das superfícies ósseas dentro da articulação. Esses movimentos incluem tração, aproximação, deslizamentos, rolamentos e giros. O fisioterapeuta pode, por exemplo, mobilizar as articulações interfalangeanas da mão de um paciente usando o deslizamento e a tração dos dedos para melhorar a mobilidade articular. Isso ajuda a restaurar a mobilidade intra-articular.

O fisioterapeuta australiano Geoffrey Maitland criou, na década de 1960, o **conceito Maitland**, que, por meio do raciocínio clínico, avalia o paciente de forma analítica e soma informações colhidas na anamnese a exames e testes objetivos, para a tomada de decisão do procedimento terapêutico. A contribuição de Geoffrey Maitland na terapia manual foi classificar os graus de mobilização articular, para que tivessem maior aplicabilidade clínica.[31]

- *Grau I*: Mobilização de pequena amplitude que não chega à barreira restritiva.
- *Grau II*: Mobilização de grande amplitude que não chega à barreira restritiva.
- *Grau III*: Mobilização de grande amplitude que chega à barreira restritiva.
- *Grau IV*: Mobilização de pequena amplitude que chega à barreira restritiva.

Os graus I e II são utilizados em quadros álgicos enquanto os graus III e IV são utilizados para restrição de amplitude de movimento. O Conceito Maitland preconiza duas formas de aplicação das técnicas passivas articulares, sustentadas ou oscilatórias, que podem ser utilizadas por meio de movimentos passivos fisiológicos e acessórios. Essas mobilizações devem ser feitas diariamente pelo fisioterapeuta e as mobilizações fisiológicas devem ser ensinadas ao próprio paciente e aos familiares e ser feitas também todos os dias e, em alguns casos, duas a três vezes ao dia. Devemos, com isso, evitar encurtamentos capsulares, anquiloses articulares e retrações tendinosas.

Alongamentos

Os alongamentos musculares sustentados ou mantidos devem ser prescritos para que o paciente faça em casa. O encurtamento do tríceps sural, por exemplo, deve ser evitado, pedindo para que o paciente posicione o tornozelo dorsifletido e sustente esse músculo em estado de alongamento por 10 a 15 minutos todos os dias. Esses alongamentos devem ser prescritos quando a amplitude de movimento está limitada em consequência de contraturas, adesões e formação de tecido cicatricial, levando a encurtamento de músculos, ligamentos, tecido conjuntivo e pele. Os objetivos do alongamento devem ser recuperar e manter a amplitude de movimento normal das articulações e a mobilidade dos tecidos moles que as circundam, assim como prevenir contraturas.

O fisioterapeuta deve evitar que os alongamentos provoquem tensão neural. Como exemplo, sabemos que a flexão do cotovelo coloca o nervo ulnar em tensão. Estiramentos que levem a isso não devem ser realizados, pois poderão comprometer a cirurgia do nervo em questão. O estudo da neurodinâmica clínica é fundamental para que o fisioterapeuta, por meio de suas mobilizações, não coloque o nervo recém-operado em tensão, preservando a saúde neural.

Fortalecimento Muscular Progressivo

Os exercícios ativos assistidos são feitos pelos pacientes que têm grau de força 1 ou 2. Eles podem ser feitos a favor da gravidade para facilitar a contração muscular. Quando o paciente atinge o grau 3 ou 4 de força os exercícios resistidos devem ser recomendados. Essa resistência pode ser manual ou por meio de elásticos e pesos. Esses exercícios devem ser feitos 3 a 4 vezes por semana e a carga deve ser aumentada de acordo com as possibilidades do paciente.

Facilitação Neuromuscular Proprioceptiva

Um dos conceitos que deve ser utilizado é a Facilitação Neuromuscular Proprioceptiva. Esse conceito foi criado no final da década de 40 pelo neurologista Herman Kabat e a fisioterapeuta Margareth Knott.[32] A FNP, como é conhecida no Brasil, é um conceito de tratamento que se baseia em cinco pilares da sua filosofia: abordagem positiva, abordagem funcional, mobilização de reservas, considerar a pessoa como um todo e princípios de controle motor da aprendizagem.

A) *Abordagem positiva*: quer dizer que devemos tratar sem causar dor ou fadiga. Significa também que podemos utilizar partes fortes do corpo para trabalhar as partes mais fracas. O conceito FNP usa o termo irradiação para definir essa estratégia.[33] Por exemplo: no paciente com uma lesão do nervo fibular comum, que não consiga fazer a dorsiflexão do tornozelo e a extensão dos dedos, o fisioterapeuta poderá utilizar a resistência no tronco, com o paciente em pé, para facilitar a dorsiflexão (ativando a estratégia de tornozelo). Irradiação é quando outra parte do corpo é utilizada para gerar resposta no segmento afetado (Figs. 41-3 a 41-5).

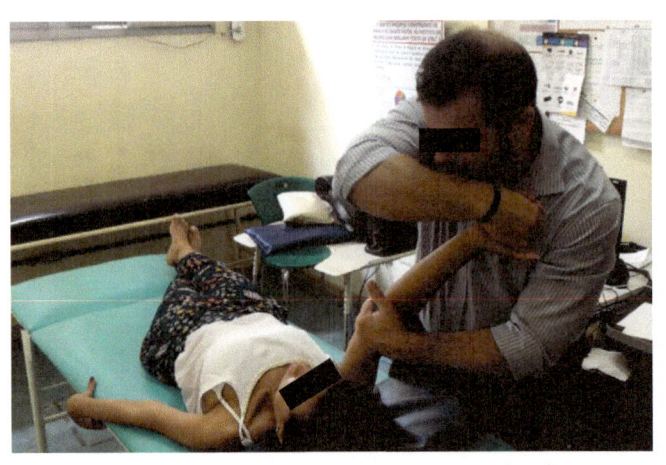

Fig. 41-3 Irradiação motora do membro superior não afetado para o membro superior comprometido em paciente com lesão traumática do tronco superior do plexo braquial.

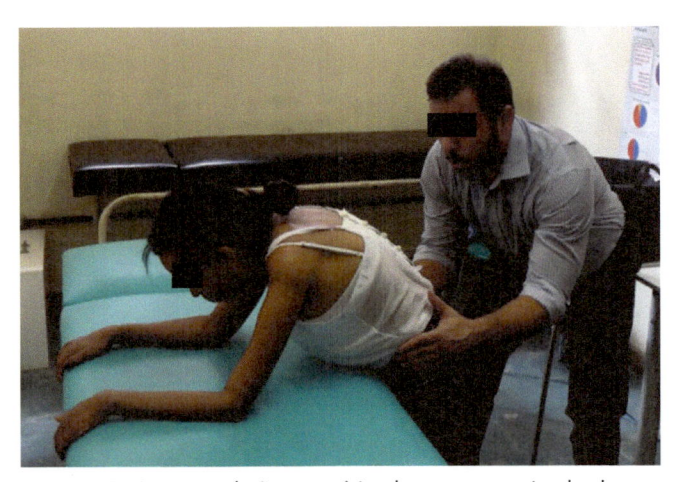

Fig. 41-4 Paciente com lesão traumática do tronco superior do plexo braquial segura na borda da maca enquanto o terapeuta puxa a pelve para trás e o paciente retorna para a posição inicial. Objetivo: ativar os flexores de cotovelo por meio da irradiação motora.

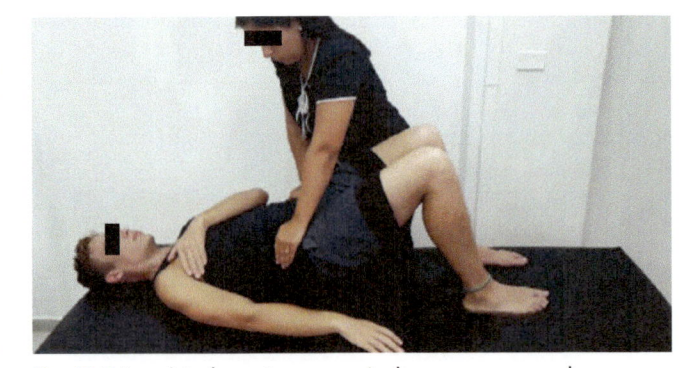

Fig. 41-5 Exercício de ponte com apoio de apenas um membro superior na maca. O fisioterapeuta está aplicando resistência na crista ilíaca. O objetivo é a irradiação motora para extensão do ombro e cotovelo que estão apoiados na maca.

Um protocolo com base em irradiação foi criado por de Oliveira et al.[34] para tratar pacientes no pós-operatório de lesões do tronco superior de plexo braquial.

B) *Abordagem funcional*: significa que o tratamento deve ser orientado para funcionalidade. O conceito trabalha com a CIF – Classificação Internacional de Funcionalidade, Incapacidade e Saúde. Preconiza que os objetivos são minimizar as deficiências relacionadas com as funções corporais no nível estrutural, tais como: melhorar a força muscular, a amplitude de movimento, o tônus muscular e a dor. Da mesma forma tem como prioridade diminuir as limitações relacionadas com o nível de atividade e as restrições relacionadas com a participação social. Como exemplo temos o tratamento voltado para facilitar a realização de tarefas como as Atividades Básicas de Vida Diária (ABVDs) e as atividades instrumentais. Um paciente com lesão de um nervo periférico do membro superior deve ser incentivado a fazer exercícios para melhorar tarefas como alimentação, vestuário, higiene (lavar o rosto e as mãos, pentear os cabelos, escovar os dentes, fazer a barba e a maquiagem) e banho (Fig. 41-6). Um paciente com lesão de um nervo do membro inferior deve ser estimulado a fazer exercícios relacionados com tarefas como andar (fases de apoio e balanço da marcha) e subir escadas. O tratamento deve ser direcionado para facilitar essas ABVDs, como também facilitar tarefas relacionadas com o trabalho, esporte e lazer.

C) *Mobilização de reservas*: o tratamento deve ser ativo e buscar o potencial máximo do paciente. Deve ser realizado em várias posições e ambientes para facilitar o melhor recrutamento das unidades motoras. Podemos usar posições em decúbito dorsal, decúbito lateral, decúbito ventral, quatro apoios, ajoelhado, semiajoelhado, em pé, dentre outras, dependendo do objetivo do tratamento. Um programa de exercícios para executar em casa deve ser recomendado.

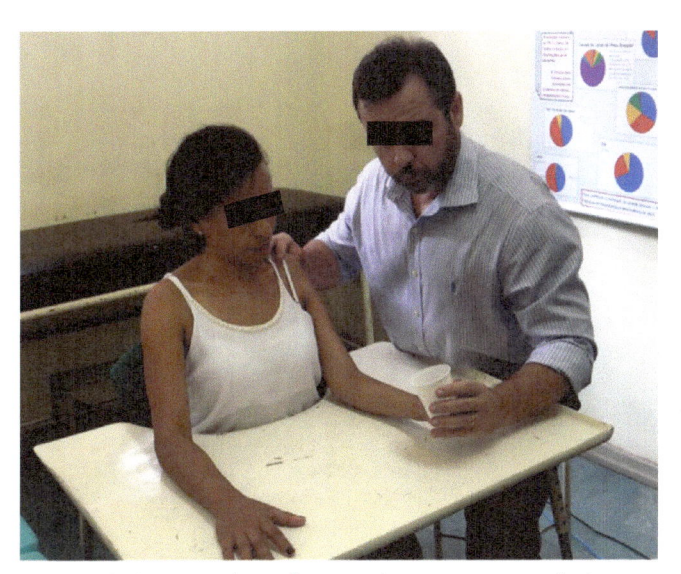

Fig. 41-6 Treinamento de tarefas manuais como, por exemplo, levar o copo à boca, em paciente com lesão traumática do tronco superior do plexo braquial.

D) *Considerar a pessoa como um todo*: o conceito entende que cada indivíduo possui sua história, suas crenças e atitudes e que, durante o atendimento, devemos trabalhar com aspectos físicos, emocionais e cognitivos de cada paciente. Portanto o tratamento é personalizado de acordo com as características individuais de cada um.

E) *Princípios de controle motor e aprendizagem motora*: o conceito FNP preconiza que o tratamento seja com base na prescrição de exercícios que melhorem e facilitem a aprendizagem e o controle motor. Para isso, várias estratégias são utilizadas para que o paciente retenha o aprendizado e facilite a plasticidade neural e a reorganização do mapa cortical.

Além desses cinco tópicos da filosofia, o conceito PNF utiliza técnicas como Contrair-Relaxar e Manter-Relaxar (para ganho de ADM), Combinações de Isotônicas (contrações concêntricas, isométricas e excêntricas para ganho de força), Reversão de Estabilizações e Estabilização Rítmica (para ganho de estabilidade), dentre outras, com objetivos bem específicos. Portanto a FNP é conceito bem utilizado para pacientes no pós-operatório de nervos periféricos.

TERAPIA DO ESPELHO E ALTERAÇÕES CENTRAIS APÓS LESÃO DO SISTEMA NERVOSO PERIFÉRICO

A representação topográfica do corpo é um dos princípios básicos de organização cerebral, sendo os mapas sensoriais e motores susceptíveis a alterações mediante treino, estimulação e lesão inclusive lesões nervosas periféricas.[35,36,37]

Nos primeiros minutos após lesão do sistema nervoso periférico já se pode observar alterações corticais em consequência do processo de deaferentação.[38,39] Grande parte do conhecimento adquirido sobre as alterações plásticas nos mapas corticais sensoriais e motores após lesão periférica vem de estudos conduzidos em amputados, onde a área de representação cortical original era "preenchida" por áreas corticais adjacentes.[40,41]

Sabe-se que as estratégias relacionadas tanto com a intervenção cirúrgica quanto com o processo de reabilitação que estão alinhados com o conhecimento sobre as propriedades plásticas do sistema nervoso vêm apresentando melhores resultados funcionais.[42] Desta maneira, a terapia do espelho vem sendo utilizada com o intuito de minimizar os efeitos da deaferentação sobre o córtex somatossensorial, auxiliando na preservação cortical da área corpórea afetada e, consequentemente, facilitando melhores resultados funcionais.[43,44] A estratégia terapêutica ocorre por meio do posicionamento de um espelho verticalmente no plano sagital do paciente, de maneira que ele possa olhar para o reflexo da área corpórea não acometida no espelho e tal reflexo apareça sobreposto à região contralateral acometida (Fig. 41-7).[45]

Essa abordagem terapêutica foi proposta inicialmente por Ramachandran, em 1996, para o tratamento de dor fantasma em pacientes amputados que referiam seus membros fantasmas paralisados em posições dolorosas. Desta maneira, o *feedback* visual por meio do espelho proporcionava ao paciente a sensação de movimento do membro comprometido e consequentemente melhora do quadro álgico.[46] Apesar de ter sido inicialmente proposto para o tratamento de dor fantasma em pacientes com amputação do membro superior,

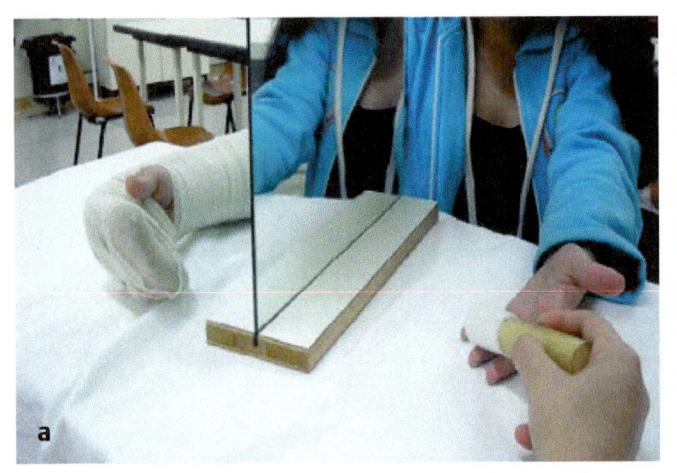

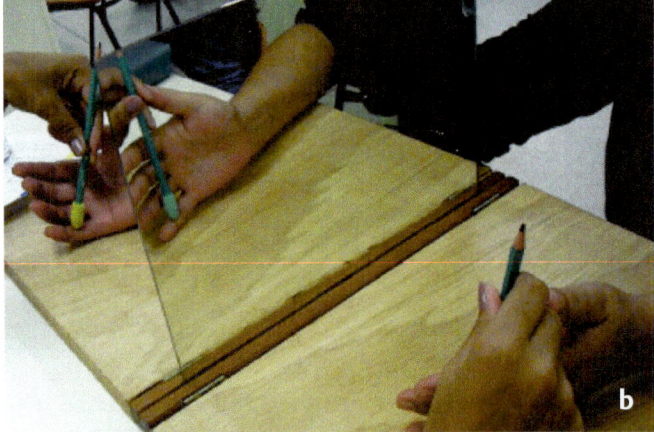

Fig. 41-7 (a,b) Terapia do espelho. (Adaptada de Paula MH et al.)[46]

atualmente existem relatos da eficácia dessa abordagem terapêutica como treino sensório-motor em fases precoces também em afecções dos membros inferiores, assim como em outras condições neurológicas como após acidente vascular encefálico (AVE), lesões do plexo braquial e síndrome complexa de dor regional.

ELETROTERAPIA

A eletroterapia vem sendo utilizada há muitos anos em programas de reabilitação de pacientes com comprometimento do sistema nervoso. As indicações terapêuticas variam e o tipo de corrente a ser utilizada e o local de aplicação depende do objetivo terapêutico. A eletroterapia é definida pela polaridade, comprimento, intensidade, frequência de estimulação, tipo de aplicação (transcutânea ou invasiva) e local de estimulação (nervo ou músculo). Algumas técnicas são utilizadas na prática clínica, outras ainda estão sendo amplamente investigadas em modelos experimentais.[47]

De acordo com a Organização Mundial da Saúde, a densidade mínima necessária para que se obtenham efeitos biológicos é de 10 nA/mm^2. Intensidades 100 vezes maiores (1.000 nA/mm^2) podem ter efeitos potencialmente destrutivos, entretanto a eletroterapia utiliza correntes de baixa intensidade, abaixo do potencial destrutivo, não oferecendo, em geral, riscos de danos aos tecidos biológicos, exceto se mal aplicada ou em situações muito específicas.[9]

A lesão nervosa, em organismos biológicos, desencadeia correntes elétricas endógenas que estão diretamente relacionadas com o processo de recuperação. Com base nessas alterações fisiológicas desencadeadas pelo processo lesivo, a eletroterapia baseia-se na utilização de correntes elétricas e/ou campos magnéticos com o intuito de desencadear efeitos biológicos com ampla variedade de efeitos terapêuticos, dentre eles a potencialização do processo de regeneração do nervo, diminuição da degeneração e manutenção (por períodos de tempo prolongado) da integridade da fibra muscular desnervada, modulação da dor, substituição de órteses e aceleração do processo de reparo tecidual, tanto em modelos animais quanto em humanos.[25,48,49,50]

Dentre as principais técnicas utilizadas na prática clínica estão:

- *Estimulação elétrica nervosa transcutânea (TENS)*: é abordagem não invasiva que vem sendo amplamente utilizada na prática clínica, sendo seus efeitos relacionados com a regeneração de tecidos (como tendões e ossos), aumento da circulação sanguínea e principalmente para controle do quadro álgico, como a dor neuropática. Os efeitos analgésicos dessa técnica estão relacionados com a inibição pré-sináptica nociceptiva.[51] Entretanto, a exposição crônica a esse tipo de abordagem vem sendo relacionada com o desenvolvimento de tolerância farmacológica e inibição de diferentes estágios do processo de restauração do nervo periférico pós-lesão.[52,53] Apesar da existência de grande quantidade de trabalhos descrevendo os efeitos analgésicos do TENS, revisões sistemáticas recentes vêm chamando a atenção para a baixa qualidade da metodologia dos estudos realizados e da falta de padronização dos parâmetros utilizados, o que torna inviável a confirmação dos efeitos associados ao TENS no tratamento da dor neuropática pós lesão nervosa periférica em humanos.[54,55]

- *Técnicas de estimulação elétrica neuromuscular (NMES) e estimulação elétrica funcional (FES)*: são amplamente descritas como abordagens eletroterápicas eficazes, por desencadear contração muscular em situações neurológicas em que o nervo periférico encontra-se intacto, como paralisia cerebral, acidente vascular encefálico e lesão medular. Entretanto, em lesões nervosas periféricas do tipo axonotmese ou neurotmese, em que ocorre denervação muscular, não há indicação para a utilização de eletroterapia.[56] Adicionalmente, existem evidências em modelos animais de que a utilização dessa técnica é prejudicial ao processo de regeneração nervosa e de reinervação muscular em musculaturas parcialmente desnervadas.[57] Um dos fatores descritos como limitante para o alcance de resultados satisfatórios após lesão nervosa periférica é a baixa velocidade de crescimento do nervo (aproximadamente 1 mm/dia). A busca por medidas que possam potencializar esse processo vem gerando grande esforço da comunidade clínica e científica, uma vez que longos períodos de denervação muscular são relacionados com mau prognóstico funcional.[58,59]

- *Eletroestimulação intraoperatória*: vem apresentando bons resultados relacionados com a regeneração nervosa e reinervação muscular.[60,61] Dentre os efeitos associados a esta abordagem estão: aumento na expressão de fatores de crescimento e de seus receptores, tanto em neurônios quanto em células de Schwann; aumento na expressão gênica neuronal de proteínas de citoesqueleto, como actina e tubulina, e de proteínas ligadas ao crescimento axonal, como a GAP-43.[62,63,64,65] Entretanto, essas alterações não são mantidas por longos períodos de tempo, resultando em mudanças que não mais suportam o processo de regeneração axonal.[66,67,68]

Apesar dos promissores resultados apresentados na literatura, principalmente em modelos experimentais, os resultados da eletroestimulação em humanos ainda estão longe de ser similares aos observados em animais, principalmente por causa das dificuldades que os neurônios apresentam em encontrar seus respectivos alvos em consequência das longas distâncias a serem percorridas e também pelas alterações que acometem o músculo desnervado, como fibrose e atrofia muscular.[69]

ULTRASSOM

Ultrassom é uma onda mecânica acústica que possui frequência acima da capacidade auditiva humana, capaz de desencadear efeitos fisiológicos térmicos (exposição contínua a onda) e não térmicos (exposição de maneira pulsada a onda) nos tecidos corpóreos. Essa tecnologia vem sendo utilizada há mais de 50 anos na prática clínica fisioterapêutica com o intuito de melhora do quadro álgico, modulação dos efeitos inflamatórios e do processo de regeneração tecidual.[70] Os parâmetros utilizados variam de acordo com a proposta terapêutica: frequências mais altas (3 MHz) são utilizadas para o tratamento de tecidos superficiais em virtude da maior capacidade de absorção e frequências mais baixas (1 MHz) para o tratamento de tecidos mais profundos.[71]

Apesar da existência de trabalhos relacionados com o uso terapêutico do ultrassom como abordagem complementar no processo de tratamento fisioterapêutico de diferentes condições neuromusculares, a efetividade de sua utilização ainda é questionável. A falta de padronização dos parâmetros quanto ao tempo de aplicação, frequência e intensidade, tanto para o módulo contínuo quanto para o pulsado, faz com que as evidências sejam questionáveis e diferentes revisões sistemáticas não vêm encontrando diferença significativa entre o uso do ultrassom terapêutico e o placebo em estudos que buscam avaliar a melhora do quadro álgico e funcional em diferentes condições neuromusculares, dentre elas a síndrome do túnel do carpo.[72,73,74,75]

LASERTERAPIA DE BAIXA INTENSIDADE

O termo laserterapia de baixa potência refere-se à utilização de *laser* ou luz mediante emissão estimulada por radiação com comprimentos de onda que variam entre 600 e 1.000 nm, não invasiva e sem irradiação térmica, que visa estimular e/ou potencializar atividades biológicas, sendo amplamente aceita como modalidade terapêutica segura.[76]

Diferentes benefícios terapêuticos vêm sendo atribuídos a laserterapia de baixa potência, como melhora do quadro álgico, potencialização da neurotransmissão do sistema opioide, aumento da circulação sanguínea local, potencialização dos mecanismos de reparo tecidual e produção de citosinas anti-inflamatórias.[77,78,79,80] Em decorrência da grande quantidade de efeitos biológicos, essa abordagem terapêutica, que classicamente vem sendo utilizada com objetivo analgésico e de cicatrização tecidual, passou a ser utilizada de forma adjuvante no tratamento de diferentes condições médicas, como afecções do sistema musculoesquelético, síndromes nervosas periféricas, desordens autoimunes e desordens traumáticas e degenerativas do sistema nervoso central.[81,82,83]

Diferentes estudos, tanto em modelos animais quanto em humanos, vêm apresentando resultados clínicos e neurofisiológicos satisfatórios relacionados com a utilização da laserterapia de baixa potência em afecções do sistema nervoso periférico, porém esses resultados não são mantidos por longos períodos de tempo.[84,85]

Pela falta de consenso com relação aos mecanismos biológicos envolvidos, a grande variedade de parâmetros utilizados e a baixa qualidade metodológica dos trabalhos, revisões sistemáticas classificam como insuficientes as evidências que suportem a utilização da laserterapia como abordagem clínica eficaz no tratamento de lesões nervosas periféricas em humanos.[86]

REFERÊNCIAS BIBLIOGRÁFICAS

1. Scott KR, Ahmed A, Scott L, Kothari MJ. Rehabilitation of brachial plexus and peripheral nerve disorders. Handbook of Clinical Neurology 2013;110:499-514.
2. Andrade FG, Martins JV. Avaliação fisioterapêutica de pacientes com lesões traumáticas do plexo braquial. In: PROFISIO Fisioterapia Neurofuncional, ciclo 6, vol 2, 2018.
3. Duarte JF, Martins JV, Andrade FG, Castaneda L. Validação de um instrumento de avaliação da funcionalidade para indivíduos com lesão traumática do plexo braquial – perspectiva dos pacientes. Revista Brasileira de Neurologia 2018;54:14-20.
4. Franzblau L, Chung KC. Psychosocial outcomes and coping after complete avulsion traumatic brachial plexus injury. Disability and Rehabilitation 2015;37:135-43.
5. Landers ZA, Jethanandani R, Lee SK, et al. The psychological impact of adult traumatic brachial plexus injury. Journal of Hand Surgery (American Volume) 2018;43:950.e1-950.e6.
6. Venkatramani H, Bhardwaj P, Faruquee SR, Sabapathy SR. Functional outcome of nerve transfer for restoration of shoulder and elbow function in upper brachial plexus injury. Journal of Brachial Plexus and Peripheral Nerve Injury 2008;3:15.
7. Novak CB, Anastakis DJ, Beaton DE, et al. Biomedical and psychosocial factors associated with disability after peripheral nerve injury. Journal of Bone and Joint Surgery (American Volume) 2011;93:929-36.
8. van Schie CH. Neuropathy: mobility and quality of life. Diabetes Metabolism Research and Reviews 2008;24 (Suppl)1:S45-51.
9. Bijos P, Guedes F. Plexo braquial. Rio de Janeiro: Dilivros; 2011.
10. Hill BE, Dip G, Williams G, Bialocerkowski AE. Clinimetric evaluation of questionnaires used to assess activity after traumatic brachial plexus injury in adults: A systematic review. Archives of Physical Medicine and Rehabilitation 2011;92:2082-9.
11. Novak CB, von der Heyde RL. Evidence and techniques in rehabilitation following nerve injuries. Hand Clinic 2013;29:383-92.
12. Carter GT. Rehabilitation management of peripheral neuropathy. Seminars in Neurology 2005;25:229-37.

13. Bromberg MB. An approach to the evaluation of peripheral neuropathies. Seminars in Neurology 2005;25:153-9.
14. Stucki G, Pollock A, Engkasan JP, Selb M. How to use the International Classification of Functioning, Disability and Health as a reference system for comparative evaluation and standardized reporting of rehabilitation interventions. European Journal of Physical and Rehabilitation Medicine 2019;55:384-94.
15. Castaneda L, Bergmann A, Bahia L. The International Classification of Functioning, Disability and Health: a systematic review of observational studies. Revista Brasileira de Epidemiologia 2014;17:437-51.
16. WHO - World Health Organization. Family of International Classifications. Available on the Internet: who.int/classifications/en/WHOFICFamily.pdf.
17. Stucki G. International Classification of Functioning, Disability, and Health (ICF): a promising framework and classification for rehabilitation medicine. American Journal of Physical Medicine and Rehabilitation 2005;84:733-40.
18. Madden RH, Bundy A. The ICF has made a difference to functioning and disability measurement and statistics. Disability and Rehabilitation 2019;41:1450-62.
19. Stucki G, Bickenbach J. Functioning: the third health indicator in the health system and the key indicator for rehabilitation. European Journal of Physical Rehabilitation Medicine 2017;53:134-8.
20. Hopfe M, Prodinger B, Bickenbach JE, Stucki G. Optimizing health system response to patient's needs: an argument for the importance of functioning information. Disability and Rehabilitation 2018;40:2325-30.
21. Castaneda L, Silveira H, Andrade FG, Martins J. Abordagem da funcionalidade de pacientes hemiparéticos crônicos através da Classificação Internacional de Funcionalidade. Fisioterapia Brasil 2011;12:78-89.
22. Andrade FG, Castaneda, L. Operacionalização da Classificação Internacional de Funcionalidade, Incapacidade e Saúde na prática do fisioterapeuta. In: PROFISIO Fisioterapia Neurofuncional, ciclo 5, vol 3, 2018.
23. Meyers EC, Kasliwal N, Solorzano BR, et al. Enhancing plasticity in central networks improves motor and sensory recovery after nerve damage. Nature Communications 2019;10:5782.
24. Qian Y, Cheng Y, Cai J, et al. Advances in electrical and magnetic stimulation on nerve regeneration. Regenerative Medicine 2019;14:969-79.
25. Michlovitz SL. Is there a role for ultrasound and electrical stimulation following injury to tendon and nerve? Journal of Hand Therapy 2005;18:292-6.
26. Novak CB, von der Heyde RL. Rehabilitation of the upper extremity following nerve and tendon reconstruction: when and how. Seminars of Plastic Surgery 2015;29:73-80.
27. Houle JD, Morris K, Skinner RD, et al. Effects of fetal spinal cord tissue transplants and cycling exercise on the soleus muscle in spinalized rats. Muscle & Nerve 1999;22:846-56.
28. Hutchinson KJ, Gómez-Pinilla F, Crowe MJ, Ying Z, Basso DM. Three exercise paradigms differentially improve sensory recovery after spinal cord contusion in rats. Brain 2004;127:1403-14.
29. Sandrow-Feinberg HR, Houlé JD. Exercise after spinal cord injury as an agent for neuroprotection, regeneration and rehabilitation. Brain Research 2015;1619:12-21.
30. Armada-da-Silva PA, Pereira C, Amado S, Veloso AP. Role of physical exercise for improving posttraumatic nerve regeneration. International Review of Neurobiology 2013;109:125-49.
31. Lee KS, Lee JH. Effect of maitland mobilization in cervical and thoracic spine and therapeutic exercise on functional impairment in individuals with chronic neck pain. Journal of Physical Therapy Science 2017;29:531-5.
32. Guiu-Tula FX, Cabanas-Valdés R, Sitjà-Rabert M, et al. The Efficacy of the proprioceptive neuromuscular facilitation (PNF) approach in stroke rehabilitation to improve basic activities of daily living and quality of life: a systematic review and meta-analysis protocol. British Medical Journal Open 2017;7:e016739.
33. Oliveira L, Pedron C, Andrade F, et al. Motor recovery after bilateral brachial plexus injury using motor irradiation: a case report. International Journal of Therapy and Rehabilitation 2019;26(4):1-12.
34. Chagas ACS, Wanderley D, Barboza PJM, et al. Proprioceptive neuromuscular facilitation compared to conventional physiotherapy for adults with traumatic upper brachial plexus injury: A protocol for a randomized clinical trial. Physiotherapy Research International 2021;26:e1873.
35. Makin TR, Filippini N, Duff EP, et al. Network-level reorganisation of functional connectivity following arm amputation. Neuroimage 2015;114:217-25.
36. Zeharia N, Hertz U, Flash T, Amedi A. New whole-body sensory-motor gradients revealed using phase-locked analysis and verified using multivoxel pattern analysis and functional connectivity. Journal of Neurosciences 2015;35:2845-59.
37. Makin TR, Flor H. Brain (re)organisation following amputation: Implications for phantom limb pain. Neuroimage 2020;218:116943.
38. Lundborg G. Brain plasticity and hand surgery: An overview. Journal of Hand Surgery 2000;25:242-52.
39. Miller LK, Chester R, Jerosch-Herold C. Effects of sensory reeducation programs on functional hand sensibility after median and ulnar repair: A systematic review. Journal of Hand Therapy 2012;25:297-307.
40. Anastakis DJ, Malessy MJ, Chen R, et al. Cortical plasticity following nerve transfer in the upper extremity. Hand Clinics 2008;24:425-44.
41. Elbert T, Flor H, Birbaumer N, et al. Extensive reorganization of the somatosensory cortex in adult humans after nervous system injury. Neuroreport 1994;5:2593-7.
42. Zink PJ, Philip BA. Cortical plasticity in rehabilitation for upper extremity peripheral nerve injury: A scoping review. American Journal of Occupational Therapy 2020;74:7401205030p1-7401205030p15.
43. Grünert-Plüss N, Hufschmid U, Grünert J. Mirror therapy in hand rehabilitation: A review of the literature, the St Gallen protocol for mirror therapy and evaluation of a case series of 52 Patients. The British Journal of Hand Therapy 2008;13:4-11.
44. Rosén B, Lundborg G. Enhanced sensory recovery after median nerve repair using cortical audio-tactile interaction. A randomised multicentre study. The Journal of Hand Surgery (British Volume) 2007;32:31-7.
45. Paula MH, Barbosa RI, Marcolino AM, Elui VM, Rosén B, Fonseca MCR. Early sensory re-education of the hand after peripheral nerve repair based on mirror therapy: a randomized controlled trial. Brazilian Journal of Physical Therapy 2016;20:58-65.
46. Ramachandran VS, Rogers-Ramachandran D. Synaesthesia in phantom limbs induced with mirrors. Proceedings of Biological Sciences 1996;263:377-86.
47. Castel-Lacanal E. Sites of electrical stimulation used in neurology. Annals of Physical and Rehabilitation Medicine 2015;58:201-7.
48. Fu SY, Gordon T. Contributing factors to poor functional recovery after delayed nerve repair: Prolonged denervation. Journal of Neurosciences 1995;15:3886-95.
49. Gordon T, Sulaiman OA, Ladak A. Electrical stimulation for improving nerve regeneration: where do we stand? International Review of Neurobiology 2009;87:433-44.
50. Fu T, Jiang L, Peng Y, et al. Electrical muscle stimulation accelerates functional recovery after nerve injury. Neuroscience 2020;426:179-88.

51. Johnson MI, Bjordal JM. Transcutaneous electrical nerve stimulation for the management of painful conditions: Focus on neuropathic pain. Expert Review of Neurotherapeutics 2011;11:735-53.
52. Baptista AF, Gomes JR, Oliveira JT, et al. High- and low-frequency transcutaneous electrical nerve stimulation delay sciatic nerve regeneration after crush lesion in the mouse. Journal of the Peripheral Nervous System 2008;13:71-80.
53. Ju C, Park E, Kim T, et al. Effectiveness of electrical stimulation on nerve regeneration after crush injury: Comparison between invasive and non-invasive stimulation. PLoS One 2020;15:e0233531.
54. Mokhtari T, Ren Q, Li N, et al. Transcutaneous electrical nerve stimulation in relieving neuropathic pain: Basic mechanisms and clinical applications. Current Pain and Headache Reports 2020;24(4):14.
55. Gibson W, Wand BM, O'Connell NE. Transcutaneous electrical nerve stimulation (TENS) for neuropathic pain in adults. Cochrane Database Systematic Reviews 2017;9(9):CD011976.
56. Tam SL, Archibald V, Jassar B, et al. Increased neuromuscular activity reduces sprouting in partially denervated muscles. Journal of Neurosciences 2001;21:654-67.
57. Love FM, Son YJ, Thompson WJ. Activity alters muscle reinnervation and terminal sprouting by reducing the number of Schwann cell pathways that grow to link synaptic sites. Journal of Neurobiology 2003;54:566-76.
58. Eberstein A, Eberstein S. Electrical stimulation of denervated muscle: is it worthwhile? Medicine & Science in Sports & Exercise 1996;28:1463-9.
59. Ma CH, Omura T, Cobos EJ, Latrémolière A, Ghasemlou N, Brenner GJ, et al. Accelerating axonal growth promotes motor recovery after peripheral nerve injury in mice. Journal of Clinical Investigation 2011;121:4332-47.
60. Gordon T, Amirjani N, Edwards DC, Chan KM. Brief post-surgical electrical stimulation accelerates axon regeneration and muscle reinnervation without affecting the functional measures in carpal tunnel syndrome patients. Experimental Neurology 2010;223:192-202.
61. Power HA, Morhart MJ, Olson JL, Chan KM. Postsurgical electrical stimulation enhances recovery following surgery for severe cubital tunnel syndrome: A double-blind randomized controlled trial. Neurosurgery 2020;86:769-77.
62. Gordon T. Electrical stimulation to enhance axon regeneration after peripheral nerve injuries in animal models and humans. Neurotherapeutics 2016;13:295-310.
63. Al-Majed AA, Tam SL, Gordon T. Electrical stimulation accelerates and enhances expression of regeneration-associated genes in regenerating rat femoral motoneurons. Cellular and Molecular Neurobiology 2004;24:379-402.
64. Jara JS, Agger S, Hollis ER 2nd. Functional electrical stimulation and the modulation of the axon regeneration program. Frontiers in Cell and Developmental Biology 2020;8:736.
65. Willand MP, Nguyen M-A, Borschel GH, Gordon T. Electrical stimulation to promote peripheral nerve regeneration. Neurorehabilitation and Neural Repair 2016;30:490-6.
66. Höke T, Gordon DW, Zochodne OAR, Sulaiman. A decline in glial cell-line-derived neurotrophic factor expression is associated with impaired regeneration after long-term schwann cell denervation. Experimental Neurology 2002;173:77-85.
67. You S, Petrov T, Chung PH, Gordon T. The expression of the low affinity nerve growth factor receptor in long-term denervated Schwann cells. Glia 1997;20:87-100.
68. Chen ZL, Yu WM, Strickland S. Peripheral regeneration. Annual Review of Neurosciences 2007;30:209-33.
69. Scheib J, Höke A. Advances in peripheral nerve regeneration. Nature Reviews Neurology 2013;9:668-76.
70. Kerry GB, Valma JR, Francis AD. A review of therapeutic ultrasound: Biophysical effects. Physical Therapy 2001;81:1351-8.
71. Ozçakar L, Carli AB, Tok F, et al. The utility of musculoskeletal ultrasound in rehabilitation settings. American Journal of Physical Medicine and Rehabilitation 2013;92:805-17.
72. Leite APB, Pontin JCB, Martimbianco ALC, et al. Efetividade e segurança do ultrassom terapêutico nas afecções musculoesqueléticas: overview de revisões sistemáticas Cochrane. Acta Fisiátrica 2013;20:157-60.
73. Page MJ, O'Connor D, Pitt V, Massy-Westropp N. Therapeutic ultrasound for carpal tunnel syndrome. Cochrane Database Systematic Reviews 2013;(3):CD009601.
74. Rutjes AW, Nüesch E, Sterchi R, Jüni P. Therapeutic ultrasound for osteoarthritis of the knee or hip. Cochrane Database Systematic Reviews 2010;(1):CD003132.
75. Casimiro L, Brosseau L, Robinson V, et al. Therapeutic ultrasound for the treatment of rheumatoid arthritis. Cochrane Database Systematic Reviews 2002;(3):CD003787.
76. Clijsen R, Brunner A, Barbero M, Clarys P, Taeymans J. Effects of low-level laser therapy on pain in patients with musculoskeletal disorders: a systematic review and meta-analysis. European Journal of Physical and Rehabilitation Medicine 2017;53:603-10.
77. Hagiwara S, Iwasaka H, Hasegawa A, Noguchi T. Pre-irradiation of blood by gallium aluminum arsenide (830 nm) low-level laser enhances peripheral endogenous opioid analgesia in rats. Anesthesia and Analgesia 2008;107:1058-63.
78. Schindl A, Schindl M, Schön H, et al. Low-intensity laser irradiation improves skin circulation in patients with diabetic microangiopathy. Diabetes Care 1998;21:580-4.
79. Ferraresi C, Sousa MVP, Huang Y-Y, et al. Time response of increases in ATP and muscle resistance to fatigue after low-level laser (light) therapy (LLLT) in mice. Lasers in Medical Science 2015;30:1259-67.
80. Kushibiki T, Hirasawa T, Okawa S, Ishihara M. Low reactive level laser therapy for mesenchymal stromal cells therapies. Stem Cells International 2015;2015:974864.
81. Rochkind S, Leider-Trejo L, Nissan M, et al. Efficacy of 780-nm laser phototherapy on peripheral nerve regeneration after neurotube reconstruction procedure (double-blind randomized study). Photomedicine and Laser Surgery 2007;25:137-43.
82. Wickenheisser VA, Zywot EM, Rabjohns EM, et al. Laser light therapy in inflammatory, musculoskeletal, and autoimmune disease. Current Allergy and Asthma Reports 2019;19:37.
83. Hashmi JT, Huang YY, Osmani BZ, et al. Role of low-level laser therapy in neurorehabilitation. PM&R 2010;2(12 Suppl 2):S292-305.
84. Ozkan FU, Saygı EK, Senol S, et al. New treatment alternatives in the ulnar neuropathy at the elbow: ultrasound and low-level laser therapy. Acta Neurologica Belgica 2015;115:355-60.
85. Rochkind S, Drory V, Alon M, et al. Laser phototherapy (780 nm), a new modality in treatment of long-term incomplete peripheral nerve injury: a randomized double-blind placebo-controlled study. Photomedicine and Laser Surgery 2007;25:436-42.
86. Rankin IA, Sargeant H, Rehman H, Gurusamy KS. Low-level laser therapy for carpal tunnel syndrome. Cochrane Database of Systematic Reviews 2017, I8: CD012765.

ÓRTESES: QUANDO E COMO UTILIZAR?

Suzana Bleckmann Reis • Mariane Campopiano Abrahão Silva
Fernanda Pontes Cardoso • Larissa Rodrigues Leite Oyama

INTRODUÇÃO

Apesar da grande quantidade de estudos relacionados com a lesão traumática do nervo periférico, a reabilitação funcional do membro envolvido ainda constitui um desafio para os profissionais da área. Tanto o tratamento conservador quanto a reabilitação pós-operatória podem exigir tempo prolongado de afastamento do trabalho, mudanças de função ou até mesmo a aposentadoria do paciente. A intervenção precoce, por meio de terapia especializada em que se utilize de técnicas e recursos específicos é, por conseguinte, importante diferencial para minimizar sequelas e possibilitar que o paciente retorne à sua rotina com o máximo de autonomia.

Na reabilitação especializada, um dos recursos mais tradicionais são as órteses, com estudos que datam da década de 1920, após a Primeira Guerra Mundial.[1] Adjuvantes aos demais procedimentos de reabilitação, elas não podem ser consideradas como conduta isolada, ao passo que, seu uso apropriado, sob orientação de profissional capacitado, favorece ao paciente o alcance do seu potencial máximo de recuperação.[2,3]

DEFINIÇÃO

A etimologia da palavra *órtese* vem do grego – *orthós-*, que significa reto, direito ou correto.[4] Refere-se a qualquer dispositivo utilizado externamente ao corpo com o objetivo de modificar características estruturais e/ou funcionais do sistema neuromusculoesquelético.[5]

Aplicadas a qualquer parte do corpo, dentro da perspectiva da reabilitação, as órteses têm como objetivo estabilizar uma ou mais articulações; imobilizar e/ou proteger um segmento ou uma articulação específica; prevenir ou corrigir deformidades; proteger contra lesões; auxiliar na recuperação e maximizar ou assistir à função.[4,6,7] De forma geral, a indicação e prescrição de órteses para as mãos visarão a preservação das funções de preensão palmar e pinças, ao passo que para os membros inferiores visarão proporcionar sustentação e suporte para a realização da marcha e/ou auxiliar no ortostatismo.[8,9]

MATERIAIS

A princípio fabricadas por ferreiros ou protéticos não treinados, as órteses eram confeccionadas a partir de materiais rústicos, como madeira, correias de aço, ferro, alumínio, tecidos, couro e gesso, dentre outros.[1,10,11] Algumas dessas matérias primas continuam a ser utilizadas até os dias de hoje, porém de forma mais refinada e manuseadas por profissionais especializados.

A grande revolução na confecção de órteses se deu a partir do desenvolvimento dos materiais termomoldáveis na década de 1960 – o termoplástico de alta temperatura, em 1960, moldável a partir de 260°C em molde positivo de gesso, e o de baixa temperatura, em 1964, moldável a partir de 72°C diretamente sobre a pele do paciente.[11]

O termoplástico de baixa temperatura proporcionou maior proximidade entre terapeutas e cirurgiões visto que as órteses passaram a ser confeccionadas no próprio consultório ou centro cirúrgico, de acordo com protocolos específicos com base na cicatrização e fisiologia dos tecidos, sendo remodeladas na medida em que o paciente progredia no processo de reabilitação.[4] Estas características, associadas à leveza, estética e facilidade de higienização e utilização, fazem do termoplástico de baixa temperatura o material atualmente mais utilizado pelos terapeutas para a reabilitação da lesão de nervos periféricos dos membros superiores.

Recentemente, uma nova técnica de confecção de órteses tem-se de desenvolvido a partir da elaboração de moldes por impressoras 3D. A técnica não difere substancialmente da empregada em termoplástico de baixa temperatura e garante um bom resultado estético e variabilidade de cores, com menor custo do material, o que pode contribuir para a adesão do cliente. Sua maior restrição se refere à dificuldade na modelagem no corpo do paciente, em decorrência do resfriamento e endurecimento rápido do material, e, também, por causa da menor conformabilidade em relação ao termoplástico de baixa temperatura, o que implica em modelagem menos precisa como, por exemplo, em comissuras e arcos palmares. A menor resistência, também em relação ao termoplástico, costuma ser compensada pelo formato da órtese que passa a ser, na maioria das vezes, circular, garantindo assim a sustentação do segmento/articulação a ser imobilizado.

Diversos modelos de órteses pré-fabricadas para os membros superiores também se encontram à venda no mercado, mas dificilmente atendem às demandas específicas de cada lesão nervosa periférica. Isso se aplica tanto para o tratamento conservador quanto para o tratamento no pós-operatório, indicando-se a confecção de órteses feitas sob medida pelo terapeuta que acompanha o caso.

Em relação às órteses para membros inferiores, a prescrição de modelos pré-fabricados é prática comum e necessária, visto que sua confecção, em geral, necessita valer-se de materiais mais resistentes a fim de suportar possível descarga de peso. Os materiais mais comumente utilizados para estes casos são: plástico (termoplástico de alta temperatura e termorrígidos), couro, metais (aço inoxidável, alumínio e titânio), borracha, espuma e tecidos.[12] A escolha dos materiais, no entanto, pode variar de acordo com o tipo de lesão, objetivos do terapeuta, facilidade de moldagem, resistência à descarga de peso, custo, flexibilidade, peso, durabilidade e estética.

TERMINOLOGIA E CLASSIFICAÇÃO DAS ÓRTESES

Observa-se, frequentemente, que as órteses não possuem nomenclatura uniformizada e isso pode gerar dúvidas, equívocos e dificuldade no momento da prescrição e aquisição desses dispositivos.

No Brasil, as terminologias mais utilizadas são aquelas padronizadas em inglês ou português, além das nomenclaturas designadas pelo Sistema Único de Saúde (SUS) por meio da "Tabela Unificada de Procedimentos, Medicamentos e OPM do SUS", sendo OPM a abreviação para "órteses, próteses e materiais especiais".[13]

A nomenclatura padronizada em inglês advém da International Organization for Starndardization (ISO) que elaborou a ISO 8549-3:1989 – Prosthetics and Orthotics – Vocabulary – Part 3: Terms relating to external orthoses.[14] Nela, utilizam-se as iniciais das articulações ou dos segmentos no sentido craniocaudal, além da letra "O" ao final de cada nome, que corresponde a *Orthose* [e.g., WHO (Wrist Hand Orthose); EWHO (Elbow Wrist Hand Orthose); KAFO (Knee Ankle Foot Orthose) e AFO (Ankle Foot Orthose)].

Em relação à nomenclatura em português, seguem-se as orientações propostas pela Associação Brasileira de Normas Técnicas (ABNT), publicadas em 1999: *ABNT NBR ISO 8549-3:1999 – Próteses e órteses – Vocabulário – Parte 3: Termos relativos a órteses externas*, que se assemelha à proposta pela ISO 8549-3:1989.[15] As iniciais das articulações ou segmentos também são utilizados no sentido craniocaudal, com a letra "O" ao início de cada nome, designando "órtese" [e.g. OPM (Órtese Punho – Mão); OCPM (Órtese Cotovelo – Punho – Mão); OJTP (Órtese Joelho –Tornozelo – Pé) e OTP (Órtese Tornozelo – Pé)].

No SUS, a "Tabela Unificada de Procedimentos, Medicamentos e OPM do SUS" dispõe de nomenclatura diferenciada, na qual se nota que os dispositivos são descritos com terminologias e especificações mais detalhadas em comparação às da ISO e ABNT.[13] Como exemplo podem-se citar as AFO/OTP que recebem diversas nomenclaturas na tabela do SUS, como: "órtese dinâmica suropodálica tipo mola de codeville"; "órtese suropodálica articulada em polipropileno"; "órtese suropodálica sem articulação em polipropileno"; "órtese metálica suropodálica", entre outras.

Na prática clínica, entretanto, especificamente em território brasileiro, a nomenclatura adotada pela ISO/ABNT ou Tabela Unificada – SUS raramente é utilizada. Os termos utilizados para a designação da órtese são basicamente expressos pelo seu objetivo de uso (e.g., estabilizador de punho; abdutor de polegar; órtese de posicionamento), diagnóstico ao qual será empregada (e.g., órtese para rizartrose; órtese para síndrome do túnel do carpo; órtese para garra) ou, simplesmente, nomes populares lhes são concedidos (e.g., *cock-up*; órtese tipo banjo; barra em C).

Apesar dessas designações não padronizadas serem aceitáveis na prática clínica, as especificações das características biomecânicas das órteses, bem como sua indicação terapêutica, são pontos críticos para a confecção do modelo adequado. Entre as características biomecânicas, destacam-se os segmentos e articulações envolvidos; o objetivo que se pretende atuar na articulação envolvida (e.g., imobilização, flexão ou extensão) e a superfície sobre a qual a órtese é confeccionada (e.g., apoio volar, dorsal, radial ou ulnar).

Já em relação às indicações terapêuticas, as órteses podem ser classificadas como: estática (i.e., não possui componentes móveis e fornece suporte a uma ou mais articulações em uma única posição); articulada (i.e., possui dois componentes estáticos conectados, permitindo movimentação em um plano, com o arco de movimento controlado); dinâmica (i.e., possui componentes elásticos que geram força de mobilização); ou estática seriada ou progressiva (i.e., assemelha-se à órtese estática quanto à sua confecção, porém a biomecânica da órtese exerce uma força sobre determinada articulação de modo a ampliar o arco de movimento progressivamente).[16]

Assim, seguindo esses pontos críticos, uma órtese para o tratamento conservador de lesão de nervo radial, popularmente conhecida como *banjo*, poderia ser designada como: *órtese dinâmica (*indicação terapêutica*), antebraquiopalmar (*segmentos envolvidos*), de apoio dorsal (*superfície sobre a qual é confeccionada*), para extensão de articulações metacarpofalangianas (*objetivo de atuação*)*.

EDUCAÇÃO AO PACIENTE

A adesão do paciente é fundamental para o sucesso de qualquer tratamento. No caso de lesões de nervos periféricos, não raro, o tratamento é realizado com diferentes tipos de órteses ao longo do dia e/ou da noite; ou de acordo com a atividade realizada, por todo o período de recuperação. Por esses motivos, não apenas a estética e o conforto, mas também a educação do paciente acerca do seu próprio processo de reabilitação, são indispensáveis para uma boa adesão ao uso das órteses e consequente êxito da terapêutica.

É incumbência do terapeuta esclarecer a função de cada órtese em cada etapa do processo, bem como as possíveis consequências – aquisição de deformidades e perda de resultados cirúrgicos, dentre outros – do não uso ou do uso inadequado do equipamento. O paciente precisa ser esclarecido quanto à forma correta de colocar e retirar o dispositivo; quanto ao método adequado de higienização; quanto ao surgimento de possíveis efeitos indesejados, como pontos de pressão, alergia na pele, ou algias e, sobretudo, quanto ao fato de que seu uso não substitui as sessões de terapia e uma rotina rigorosa de exercícios.[17]

É também função do terapeuta avaliar as questões sociopsicoemocionais que podem levar determinado paciente a não compreender o tratamento ortótico de forma adequada. É preciso ter em mente que, por se tratar de dispositivo biomecânico que aplica forças sobre determinado segmento do corpo, a órtese pode ocasionar lesões se mal utilizada ou mesmo prejudicar a funcionalidade residual do membro. Nestes casos convém ao terapeuta, em conjunto com o cirurgião, ponderar o risco-benefício do uso da órtese e valer-se de sua *expertise* e experiência clínica na regeneração do nervo lesado e demais tecidos envolvidos, a fim de oferecer ao paciente outras possibilidades de tratamento – por vezes fora de protocolos tradicionais de reabilitação – que estejam sob sua possibilidade de adesão.

USO DA ÓRTESE NO TRATAMENTO CONSERVADOR

A depender das peculiaridades de determinada lesão do nervo periférico e do mecanismo de trauma, bem como de questões clinicas do paciente, o cirurgião pode optar por não realizar cirurgias de imediato, cabendo assim ao terapeuta prevenir as deformidades características da lesão e otimizar a função manual, a marcha e/ou ortostatismo do paciente durante o período de reinervação.

Neste cenário a órtese entra como recurso terapêutico com os seguintes objetivos:

1. *Prevenir o estiramento da musculatura desnervada e a contratura dos antagonistas*[18]: em uma lesão nervosa isolada, a musculatura desnervada estará constantemente tensionada pela musculatura antagonista ainda ativa. Em longo prazo, o desequilíbrio entre ambas acarretará na contratura da musculatura preservada e no estiramento da musculatura comprometida, com consequente prejuízo da função mesmo após a reinervação, visto que a amplitude de movimento total de uma articulação depende do comprimento ótimo tanto da musculatura agonista quanto da antagonista. Em vista disso, a órtese mantém o membro no posicionamento adequado de modo a preservar o equilíbrio ente ambas as musculaturas envolvidas.
2. *Prevenir rigidez articular*[18]: para manter a integridade e lubrificação da cápsula articular, uma articulação deve frequentemente ser levada à sua completa amplitude de movimento de forma multidirecional. Neste sentido, alguns tipos de órteses, como as dinâmicas ou de tenodese (p. ex., caso de lesões do nervo radial), exercem a função da musculatura comprometida, permitindo a movimentação de um segmento por seu arco de movimento, o que, em conjunto com os exercícios de um programa intenso de reabilitação, contribui para a preservação da articulação durante o período de reinervação.
3. *Prevenir o desenvolvimento de padrões de movimento compensatório*[18]: com a inativação da musculatura desnervada e a preservação da musculatura antagonista o paciente pode desenvolver padrões compensatórios de movimento em busca da otimização da função. Esta atitude compensatória aumenta a representatividade da musculatura ativa do córtex motor, de forma que, após a reinervação da musculatura comprometida, tem-se dificultada a reintrodução espontânea no movimento.[18] A órtese previne esta substituição do movimento, habilitando o paciente para o retorno mais rápido à função.
4. *Maximizar a função do membro durante a reinervação*[18]: as órteses, além de auxiliarem na preservação das estruturas do corpo, também podem exercer papel de auxílio ou substituição da função manual, marcha e/ou ortostatismo, quando ao menos as fibras sensitivas necessárias para o desempenho desta mesma função estiverem preservadas. Nestes casos, deve ser dada atenção especial ao material utilizado para a confecção das órteses para membros inferiores, visto ser necessário um material resistente à descarga de peso durante a marcha.

No decorrer do tratamento conservador as órteses com objetivo de prevenção de deformidades (estiramentos, contraturas e rigidez articular) e padrões anormais de movimento devem ser utilizadas em período noturno e diurno, ao passo que as órteses com objetivos prioritariamente funcionais devem ser utilizadas apenas em período diurno. Ambas devem ser retiradas diariamente para a realização de exercícios, banho e atividades de autocuidado e seu uso deve ser estendido até o completo retorno motor ou procedimento cirúrgico, conforme o protocolo de reabilitação adotado (Fig. 42-1).

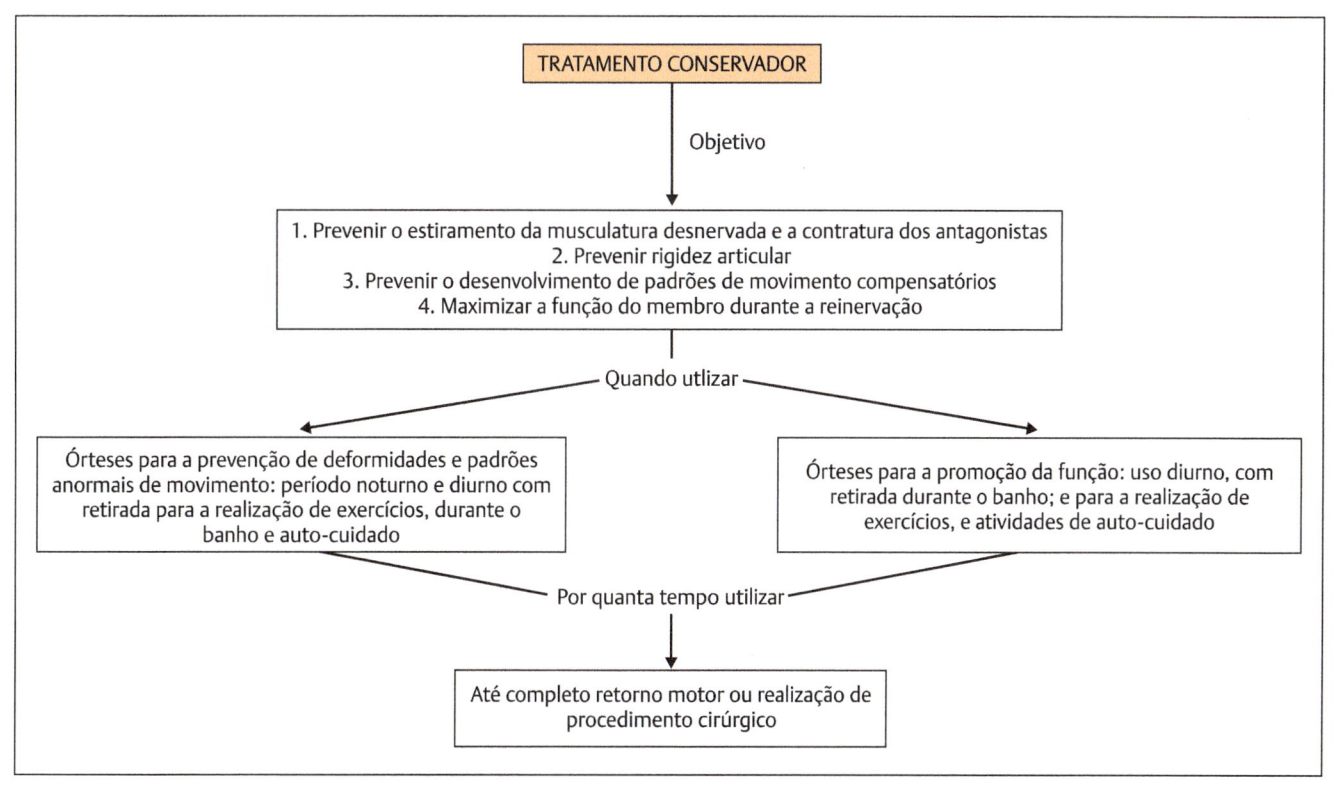

Fig. 42-1 Mapa conceitual do uso da órtese no tratamento conservador da lesão nervosa em membros superiores e inferiores.

USO DA ÓRTESE NO TRATAMENTO PÓS-OPERATÓRIO

Quando a reinervação da musculatura não é possível somente com o tratamento conservador, seja pela complexidade ou altura da lesão, e não se espera o retorno satisfatório da função do membro, o cirurgião poderá optar pela reconstrução do nervo – neurorrafia terminoterminal ou enxertia.[19] Em ambos os casos o principal objetivo terapêutico das órteses consistirá em proteger a estrutura suturada de possíveis estiramentos até sua cicatrização completa.

O tempo de imobilização, bem como o posicionamento do membro no pós-operatório, irá variar de acordo com as peculiaridades da lesão, das condições clínicas do paciente e das técnicas cirúrgicas empregadas; por isso, o diálogo entre o terapeuta e o cirurgião durante todo o processo de reabilitação será de fundamental importância.

Pós-Operatório de Lesões em Membros Superiores

De modo geral, após a cirurgia de neurorrafia ou enxerto de nervo em membros superiores os segmentos envolvidos devem permanecer imobilizados por 3 a 4 semanas para a proteção da sutura.[2,3] Nesta fase pode ser aconselhado o uso do gesso para a imobilização, em virtude de seu baixo custo e pouco tempo de uso. Nesta primeira fase pós-operatória, considerada de proteção cirúrgica, a órtese ou a tala gessada deve ser utilizada em período contínuo, sem interrupções.

Após a fase de imobilização pode-se adotar o uso de órtese em termoplástico de baixa temperatura que, por sua leveza e fácil higienização, favorece o conforto do paciente, que ainda deverá fazer uso do dispositivo por até mais 2 semanas. O termoplástico de baixa temperatura na confecção da órtese também permitirá que o mesmo dispositivo seja remodelado para atender as necessidades do paciente em cada etapa do tratamento sem perda do material.

Nesta segunda fase, na quinta e na sexta semana pós-operatória, a órtese pode ser retirada para higienização e realização de exercícios cuidadosamente orientados pelo terapeuta responsável a fim de não tensionar a sutura, podendo ou não ter sua angulação remodelada de modo a não provocar, como evento adverso, a contratura e/ou estiramento das musculaturas envolvidas.

A partir da sétima semana, considerada a terceira fase pós-operatória, o uso da órtese protetora é descontinuado e o paciente retoma o mesmo modelo designado ao tratamento conservador até a reinervação total da musculatura ou até a realização de cirurgia para transferência tendínea que, usualmente, é recomendada de 4 a 6 meses após reconstrução nervosa com resultado insatisfatório. Neste período, órteses para a correção de possíveis complicações também podem ser introduzidas (Fig. 42-2).

Pós-Operatório de Lesões em Membros Inferiores

Em geral, a reconstrução nervosa nas lesões dos membros inferiores apresenta pior resultado funcional se comparada à recuperação nos reparos dos membros superiores, sobretudo em razão do tamanho e comprimento do segmento, fazendo com que a regeneração nervosa não aconteça da forma esperada.[20] Pelo mesmo motivo, o uso de órteses em termomoldável com ação protetora à sutura é incomum, sendo a tala gessada a escolha padrão para a imobilização.

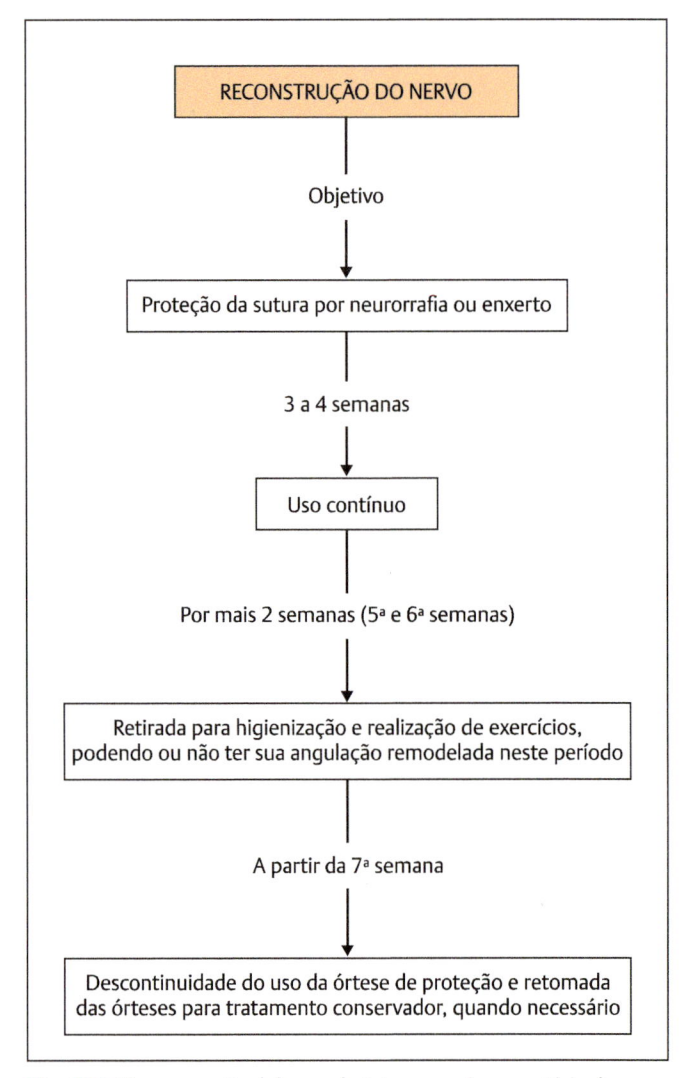

Fig. 42-2 Mapa conceitual do uso da órtese no pós-operatório da reconstrução cirúrgica de nervos dos membros superiores.

Se, por um lado, os resultados funcionais são mais difíceis de ser obtidos no pós-operatório de membros inferiores, por outro, os protocolos de imobilização e de reabilitação são de menor complexidade em relação aos protocolos dos membros superiores. É de consenso na literatura que, tanto após a neurorrafia terminoterminal quanto após a enxertia, o membro deve permanecer imobilizado por 6 semanas, estando, após este período, apto a iniciar os treinos de ortostatismo e marcha sem restrição.[21-23] Entretanto, dependendo das características da lesão, do paciente e da técnica cirúrgica empregada, o cirurgião pode sugerir o uso contínuo de órtese viável ao treino de marcha por mais quatro semanas e uso noturno por três semanas adicionais.[24]

ÓRTESE PARA LESÕES DO NERVO MEDIANO

Implicações Funcionais

A lesão do nervo mediano pode acarretar diferentes déficits motores a depender da região do trauma. Nas lesões altas e ao nível do cotovelo toda a musculatura inervada por ele se apresenta acometida, traduzindo-se em comprometimento da pronação do antebraço, flexão do punho e perda de flexão e oponência do polegar e de flexão das interfalangianas do 2º e 3º dedos. Nas lesões do ramo interósseo anterior há fraqueza do flexor longo do polegar, flexor profundo do 2º dedo e pode haver também déficits funcionais do 3º dedo e do pronador quadrado. Nas lesões distais do mediano, na altura do punho, observa-se paralisia da musculatura tenar e dos músculos lumbricais, perda de oponência do polegar, e consequente comprometimento na realização de pinças.[25-27] No entanto, é importante frisar que a lesão traumática isolada do nervo mediano ao nível do punho é atípica.

Funcionalmente a perda da pronação será compensada pela flexão e pela rotação interna do ombro, porém a realização de pinças estará gravemente prejudicada pela inexistência da oponência do polegar. O paciente manipulará os objetos com ação do abdutor longo do polegar, flexor curto do polegar e adutor do polegar, mantendo flexão prejudicada do 2º dedo. Como a sensibilidade de todos os dedos que participam do movimento de pinça é de responsabilidade do nervo mediano, mesmo que haja certa função motora, esta estará ainda mais prejudicada em decorrência do déficit sensitivo. Também a preensão palmar estará afetada, pois o polegar não será capaz de se opor aos demais dedos. Nos casos de perda de flexão das interfalangianas proximais, por lesões proximais, a perda funcional será ainda maior.[27,28]

Em lesões distais, ao nível de punho, a deformidade característica instalada é conhecida como mão simiesca, na qual há atrofia da musculatura tenar, com o polegar situado paralelamente ao 2º dedo, hiperextensão das metacarpofalangeanas de 2º e 3º dedos por causa da ação dos extensores e ausência destes lumbricais e flexão das interfalangianas de 2º e 3º dedos pela ação dos flexores que permanece preservada. Em razão da ausência de oponência do polegar a primeira comissura pode perder sua extensão e abertura normais.[27]

Em lesões proximais a flexão de interfalangianas do 2º e 3º dedos é inibida pelo comprometimento dos flexores superficiais e profundos destes dedos, ao passo que a flexão de interfalangianas proximais do 4º e 5º dedos é compensada pelos flexores profundos de inervação ulnar. Este desequilíbrio muscular faz com que a mão assuma a deformidade conhecida como "sinal de bênção".

Uso da Órtese no Tratamento Conservador
Visando preservar a abdução do polegar e a primeira comissura, tanto em lesões proximais como distais do nervo mediano, deve ser confeccionada uma órtese estática noturna para manutenção deste espaço, conhecida como "Barra em C" (Fig. 42-3). Uma órtese curta, com o polegar em abdução palmar (posição funcional), pode ser utilizada em período diurno para facilitar as atividades de pinça. Nesses casos, as metacarpofalangianas de 2º e 3º dedos também podem ser bloqueadas em flexão a fim de favorecer alguma atividade funcional por meio da ativação dos flexores, em caso de lesões mais distais. Nas lesões proximais, em que a estabilidade do punho também está comprometida pela ausência do flexor radial do carpo, a órtese estática de imobilização do polegar em abdução pode ser confeccionada imobilizando também o punho em posição funcional (10° a 15° de extensão).[18,29,30]

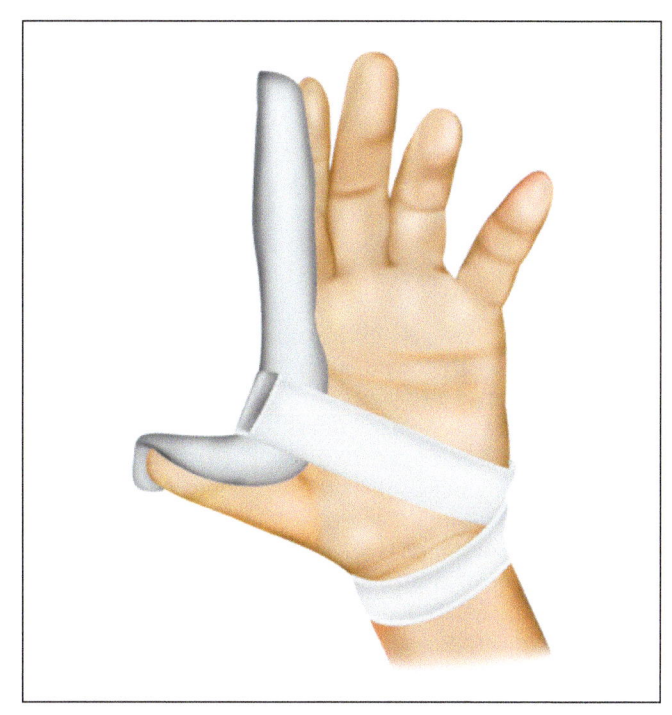

Fig. 42-3 Exemplo de órtese utilizada no tratamento conservador de lesão do nervo mediano. "Barra em C" para uso noturno.

Dependendo da recuperação da força muscular e do controle motor dos dedos acometidos pela lesão pode-se optar pela confecção de órteses em materiais mais flexíveis, como o neoprene, para promover suporte durante o movimento.[18,30]

Órteses Pós-Reconstrução do Nervo Mediano
Na fase de proteção cirúrgica normalmente uma órtese estática é confeccionada para uso contínuo, por três a quatro semanas, objetivando a proteção do nervo reconstruído. Em lesões em nível do antebraço e punho deve ser confeccionada uma órtese de bloqueio dorsal, imobilizando o punho em 30° de flexão. Em caso de suturas realizadas mediante tensão, o cirurgião pode solicitar que a órtese seja confeccionada com maior grau de flexão de punho durante as três primeiras semanas, porém, sem ultrapassar os 45° de flexão.[30] Após a terceira ou quarta semana a órtese pode ser reajustada para 20° de flexão de punho e, após a quinta ou sexta semana, para 10° de extensão de punho. O uso da órtese geralmente é descontinuado após a sexta semana.[30]

ÓRTESES PARA LESÕES DO NERVO ULNAR
Implicações Funcionais
O nervo ulnar é o principal responsável pela inervação da musculatura intrínseca da mão, de modo que sua lesão impacta diretamente na capacidade funcional manual.[27,31]

O nervo mediano configura-se como o nervo terminal do fascículo medial e tem origem nas fibras das raízes de C7, C8 e T1. No braço segue próximo ao nervo mediano, coloca-se medialmente à artéria braquial, atravessa o septo intermuscular medial e continua distalmente próximo à artéria ulnar superior. No nível do cotovelo passa na região posterior do epicôndilo medial e, a seguir, chega ao antebraço.

Neste segmento supre as duas cabeças do flexor ulnar do carpo e flexor profundo do quarto e quinto dedos. A partir do terço médio do antebraço, o nervo ulnar segue junto à artéria ulnar e, na porção distal do antebraço torna-se superficial, entrando no nível do punho pelo canal de Guyon entre o flexor ulnar do carpo e o flexor superficial dos dedos. Nesse ponto originam-se os ramos palmar e dorsal, responsáveis pela sensibilidade da metade ulnar da mão. Após passar pela porção anterior do retináculo dos flexores, atinge a região volar da mão, dividindo-se em dois ramos terminais: ramo cutâneo superficial, responsável pela sensibilidade da metade ulnar do quarto dedo e de todo o quinto dedo, e ramo motor profundo. Este último inerva os músculos interósseos dorsais e volares; o terceiro e quarto lumbricais; os músculos hipotenares (abdutor do quinto dedo, flexor curto do quinto dedo e oponente do quinto dedo); a cabeça do músculo flexor curto do polegar e o adutor do polegar.[3,32]

As lesões traumáticas do nervo ulnar podem ser divididas em distais e proximais. Nas lesões distais, localizadas no terço médio do antebraço e no punho, os músculos intrínsecos da mão encontram-se paralisados resultando no comprometimento do músculo adutor do polegar, perda da adução e abdução dos dedos e incapacidade de realização da flexão ativa da metacarpofalangeana do quarto e quinto dedos com extensão simultânea das interfalangianas, levando à deformidade em garra ulnar (Fig. 42-4), uma vez que a musculatura extrínseca se sobrepõe à intrínseca paralisada, gerando desequilíbrio de forças.[3,33] Tal deformidade impacta na capacidade de realizar pinças e preensões de objetos, afetando o fazer e a funcionalidade do paciente, uma vez que o mesmo apresentará dificuldade para apreender objetos e manuseá-los com precisão. A perda sensitiva ocorre pela paralisia do ramo terminal cutâneo superficial.

Nas lesões proximais, na altura ou acima do cotovelo, observa-se paralisia adicional do flexor profundo do quarto e quinto dedos e do flexor ulnar do carpo. A sensibilidade encontra-se alterada em todo o quinto dedo, metade ulnar do quarto dedo, região hipotenar e na parte dorsal ulnar da mão, apresentando pior prognóstico funcional.[34]

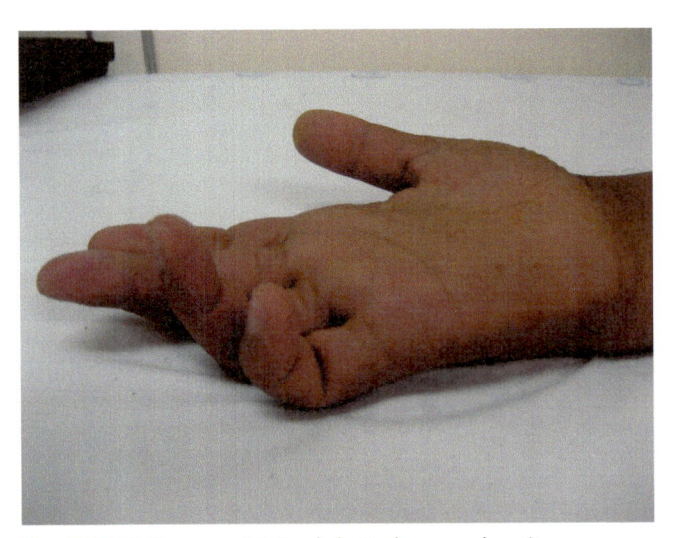

Fig. 42-4 Mão "em garra" típica de lesão do nervo ulnar. (Imagem cedida pelos editores.)

Como pontuado, não apenas a musculatura intrínseca encontra-se paralisada, mas também alguns músculos extrínsecos são afetados nas lesões proximais do nervo ulnar. Em virtude disso pode-se afirmar que o surgimento de deformidade em garra nesses casos é mais raro.[18]

Uso da Órtese no Tratamento Conservador

O principal objetivo das órteses para lesão de nervo ulnar, no tratamento conservador, é evitar o estiramento da musculatura intrínseca da mão responsável pela movimentação do quarto e quinto dedos. O modelo de órtese funcional mais utilizado bloqueia as articulações metacarpofalangianas do quarto e quinto dedos em leve flexão, o que permite a extensão das interfalangianas e previne a deformidade em garra.[18]

Para confeccionar esse modelo de órtese o terapeuta precisará de uma tira longa de termoplástico e é recomendado que as articulações metacarpofalangianas estejam posicionadas em 90 graus de flexão durante a modelagem.[31]

Além do posicionamento adequado, o terapeuta deverá se atentar para abranger o mínimo possível da palma da mão com o material termomoldável e distribuir a pressão de modo uniforme no dorso das falanges proximais do quarto e quinto dedos, evitando bloquear a interfalangiana proximal. Esses cuidados visam não só a prevenção da deformidade em garra, mas também facilitam a função do paciente durante a realização de suas atividades de vida diária.

Em casos de lesão onde há deformidade em garra significativa, com encurtamento ou rigidez articular, pode-se confeccionar um modelo de órtese dinâmico de uso diurno.[31] Esse modelo possui três partes que são confeccionadas pelo terapeuta: o componente palmar em termoplástico que sustentará o arco palmar; um bloqueio em termoplástico nas falanges proximais do quarto e quinto dedos prevenindo a hiperextensão da metacarpofalangeana; e o componente dinâmico de aço em espiral que liga os dois componentes em termoplástico e mantém a articulação metacarpofalangeana do quinto dedo em 60 graus de flexão.

O componente dinâmico tem como objetivo evitar a hiperextensão das metacarpofalangianas do quarto e quinto dedos por meio da aplicação de força. Entretanto é importante salientar que o paciente com lesão do nervo ulnar não apresenta apenas déficit motor, mas também alteração de sensibilidade e, por isso, o terapeuta deverá orientar o paciente a sempre checar a região abarcada pela órtese com o auxílio da visão, verificando, assim, possíveis pontos de pressão ou demasiada força exercida pelo componente dinâmico. Em caso de desconforto, a órtese precisará ser revista pelo terapeuta para a realização de possíveis adequações.

Órteses Pós-Reconstrução do Nervo Ulnar

Nos casos de pós-operatório de neurorrafia ou enxertia do nervo ulnar, a prioridade do terapeuta deverá ser posicionar e proteger o nervo reparado por meio da confecção de órtese dorsal longa, de bloqueio, de uso contínuo, nas primeiras 4-6 semanas, de acordo com o tipo de lesão, o tipo de cirurgia e a presença de outras estruturas lesionadas, como tendões e artérias.

No pós-operatório de reparação isolada do nervo ulnar em nível do antebraço e punho o terapeuta deverá confeccionar uma órtese de bloqueio dorsal que deverá respeitar o seguinte posicionamento nas primeiras 4 semanas: punho a 30 graus de flexão e metacarpofalangianas do quarto e quinto dedos em 45 graus de flexão.[30]

A partir da quarta semana a órtese pode ser remodelada para 20 graus de flexão de punho; na quinta semana, passa-se para 10 graus de flexão de punho e, na sexta semana, o uso da órtese de bloqueio é descontinuado, dando início aos exercícios para ganho de amplitude de movimento, prevenção de complicações motoras, simpáticas e sensitivas, além da prevenção de deformidades e facilitação da função manual por meio do uso das órteses funcionais.

LESÕES MISTAS DE NERVO MEDIANO E ULNAR

A lesão mista mais comum nos membros superiores envolve os nervos mediano e ulnar pela sua proximidade na região volar do punho.[18] Neste tipo de lesão toda a função da musculatura intrínseca da mão está prejudicada, observando-se garra do segundo ao quinto dedo e adução do polegar.

O objetivo da órtese no tratamento conservador é bloquear a hiperextensão do segundo ao quinto dedo e manter o polegar em abdução e oposição para facilitar a função manual. O modelo de órtese funcional em termoplástico mais utilizado nesses casos configura-se como um abdutor curto de polegar (com o objetivo de manter a primeira comissura e a abdução palmar deste dedo) junto com uma barra palmar em tira que envolve os dedos longos, mantendo as metacarpofalangianas em 45 graus de flexão (Fig. 42-5a e b).[30] Seu uso ocorre até a reinervação ou realização de cirurgia para transferência tendínea.

Em alguns casos uma órtese dinâmica, conhecida como "Órtese Plástica para Tenodese do Instituto de Reabilitação de Chicago", para as lesões mistas de nervo ulnar e nervo mediano também pode ser utilizada.[18] A indicação terapêutica para esta órtese parte do pressuposto de que, como apenas o nervo radial está preservado, pode-se aproveitar a força de extensão do punho para provocar a flexão dos dedos (tenodese), fornecendo movimentação de preensão limitada, mas suficiente para manter algum movimento de flexão dos dedos e deslizamento tendíneo. Esse modelo de órtese foi descrito em 1959 e produzido pelo Laboratório de Pesquisa de Órteses do Instituto de Reabilitação de Chicago.[35]

Essa órtese possui quatro componentes, sendo três em termoplástico e um dispositivo de conexão inelástico, como cordão, barbante ou linha de *nylon*. O primeiro componente em termoplástico é confeccionado para a estabilização em leve flexão das articulações interfalangianas proximais e distais do segundo e terceiro dedos com abordagem dorsal e dois velcros® volares para estabilização; o segundo consiste num abdutor curto de polegar com o objetivo de manter o dedo em abdução e oponência para a realização do movimento de pinça; e o terceiro componente servirá como ponto de ancoragem do cordão, consistindo numa tira de aproximadamente 5 cm de termoplástico envolvendo o antebraço distal volarmente e permitindo que a articulação do punho fique livre, com fecho em velcro®. O cordão é fixado na parte volar do primeiro componente, entre o segundo e terceiro dedos, junto ao velcro®. Depois é ancorado ao termoplástico do terceiro componente (antebraço) na região volar, enquanto o polegar se mantém em abdução e oposição, encontrando a polpa do segundo e terceiro dedos quando o movimento for realizado. Por meio da conexão com o cordão, o princípio da tenodese é facilitado e o paciente conseguirá executar algumas tarefas simples.[36]

Todavia deve-se considerar que esse modelo de órtese foi proposto, inicialmente, para ser utilizada junto a pacientes com diagnóstico de tetraplegia traumática incompleta e não para pacientes com lesão mista dos nervos ulnar e mediano. Essa órtese pode auxiliar na função manual para a realização de algumas atividades, porém não posiciona e tampouco previne a deformidade em garra no quarto e no quinto dedo,

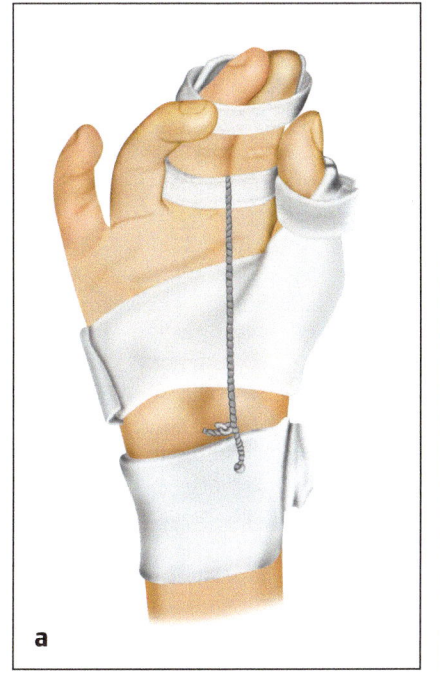

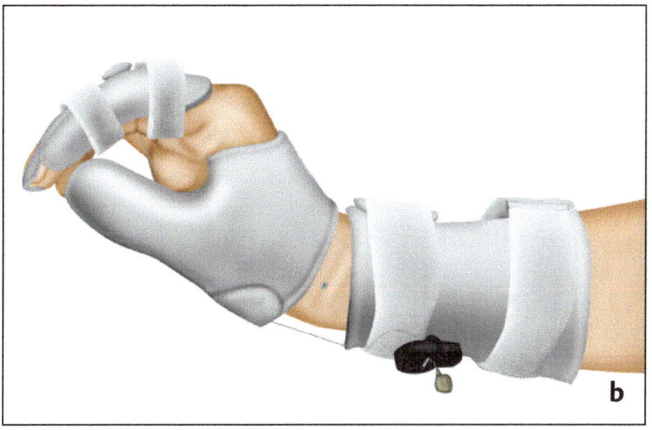

Fig. 42-5 Modelo de órtese dinâmica para tratamento conservador de lesões mistas do nervo mediano e do ulnar. (a) Vista frontal; (b) vista de perfil.

sendo essencial uma órtese estática, como descrito anteriormente, para a prevenção de deformidades e encurtamentos na mão lesionada, abrangendo todos os dedos afetados.

LESÃO DE NERVO RADIAL
Anatomia e Implicações Funcionais
O nervo radial tem sua origem no cordão posterior do plexo braquial, segue pelo braço medialmente ao úmero, atravessa o sulco radial do úmero dirigindo-se para a sua face lateral e, ao nível do epicôndilo lateral, divide-se em dois ramos – o superficial (ramo terminal superficial), que se estende até a mão, e o profundo (nervo interósseo posterior), que tem suas fibras finalizadas no punho.[3,25] No seu trajeto, o nervo radial é responsável pela inervação dos músculos tríceps (ao nível do úmero); braquiorradial e extensor radial longo do carpo (após alcançar a face lateral do cotovelo); e seu ramo profundo pela inervação do extensor radial curto do carpo, ancôneo, supinador, extensor comum dos dedos, extensores próprios do segundo e quinto dedos, extensor ulnar do carpo, extensores longo e curto do polegar e abdutor longo do polegar. O ramo superficial, por sua vez, penetra a fáscia profunda do antebraço e emite fibras sensitivas para a porção radial do dorso da mão (1º dedo, 2º dedo e metade do 3º dedo).[3,25]

Considerando o trajeto percorrido pelo nervo radial, tem-se que uma lesão deste nervo no nível proximal acarreta em perda da extensão ativa do cotovelo; fraqueza no movimento de supinação do antebraço; fraqueza na flexão do cotovelo; perda da extensão de punho; perda da extensão de metacarpofalangianas de segundo a quinto dedo; e perda da extensão e abdução radial de polegar. A lesão distal ao cotovelo, até o nível do punho, resultará nos mesmos comprometimentos da lesão anterior, porém mantendo preservadas a extensão e flexão do cotovelo. Nas lesões no nível de antebraço, quando apenas o ramo profundo é comprometido, não ocorre déficit sensitivo; ao passo que, quando apenas o ramo superficial é lesionado, como em lesões no nível de punho, somente a sensibilidade é comprometida.[3,25]

A perda da movimentação ativa do tríceps implica em déficit para extensão do cotovelo e, por conseguinte, acarreta em dificuldade para o alcance de objetos acima da cabeça para empurrar estes objetos contra resistência.[25] Em relação ao movimento de flexão do cotovelo, tem-se que seu comprometimento por causa da lesão do nervo radial é apenas parcial, visto que o músculo braquiorradial é adjuvante para o movimento e o bíceps braquial encontra-se preservado, pois sua inervação é proveniente do nervo musculocutâneo. O comprometimento da inervação do músculo supinador não é considerado problema demasiado grave, uma vez que a esta função também pode ser parcialmente suprida pelo bíceps braquial.[18] A ausência de extensão de punho e dedos são, desta forma, os principais responsáveis pelo prejuízo funcional na lesão do nervo radial, uma vez que é a extensão do punho que sustenta a mão em posição funcional e a extensão dos dedos que age como antagonista da musculatura flexora, permitindo então o movimento de preensão da mão.

Em decorrência do posicionamento assumido pelos segmentos do antebraço, punho e dedos em virtude da denervação da musculatura, é comum que o membro superior com lesão de nervo radial apresente-se em pronação e com a "mão caída" (Fig. 42-6).[18] A subsequente contratura de flexores de punho e dedos e da musculatura intrínseca da mão e o estiramento dos extensores de punho e dedos podem ocasionar deformidades e importante prejuízo na reabilitação funcional.

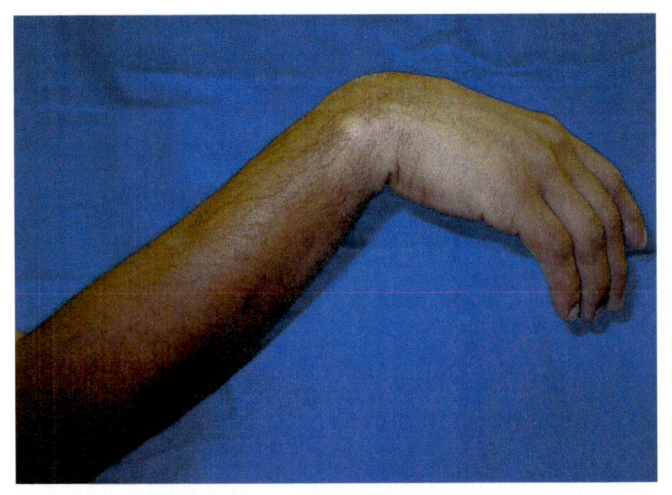

Fig. 42-6 Deformidade da "mão caída" característica da lesão distal do nervo radial. (Imagem cedida pelos editores.)

Uso da Órtese no Tratamento Conservador
Na literatura existem relatos do uso de órtese para a lesão de nervo radial desde a década de 1920, após a Primeira Guerra Mundial.[1] Desde então já se preconizava a importância da prevenção da instalação de deformidades na musculatura extensora acometida e sua antagonista, a liberação da superfície palmar para o aproveitamento da função tátil preservada e a extensão passiva dos dedos por uma força de tração que permitisse a função de preensão da mão pela contração da musculatura flexora e intrínseca preservadas.[1] Tanto a órtese para tenodese quanto a órtese dinâmica para lesão de nervo radial, descritas a seguir, são conhecidas como "banjo", em razão do posicionamento de suas cordas que tracionam as articulações metacarpolangianas à extensão, remetendo às cordas do instrumento musical.

Órtese de Tenodese (Fig. 42-7a)
O modelo de órtese para uso diurno proposto por Colditz previa um suporte dorsal no antebraço, a liberação do punho e linhas estáticas, dando o suporte às falanges proximais do segundo ao quinto dedo, mantendo as articulações metacarpofalangianas em completa extensão.[37] A vantagem biomecânica na utilização de linhas estáticas estaria em não permitir a flexão do punho para além da posição neutra, o que acarreta a extensão do punho, por meio do movimento de tenodese, quando se contrai a musculatura flexora dos dedos. Durante o relaxamento o punho retorna à posição neutra, as metacarpofalangianas permanecem estendidas passivamente e a extensão das interfalangianas proximais é garantida pela musculatura intrínseca, que se encontra preservada.

Neste modelo de órtese não há a necessidade de manter o polegar em extensão no sistema de polias, visto que a movimentação restrita do punho tende a mantê-lo posicionado para fora da região palmar.[37] Ademais, a maioria dos pacientes poderá substituir, em termos funcionais, a extensão do

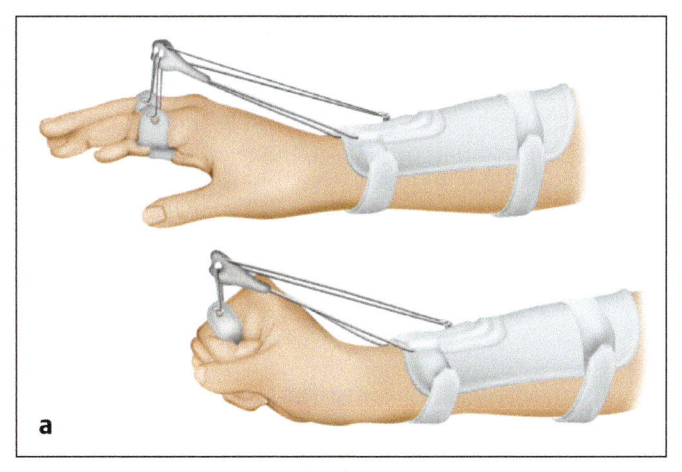

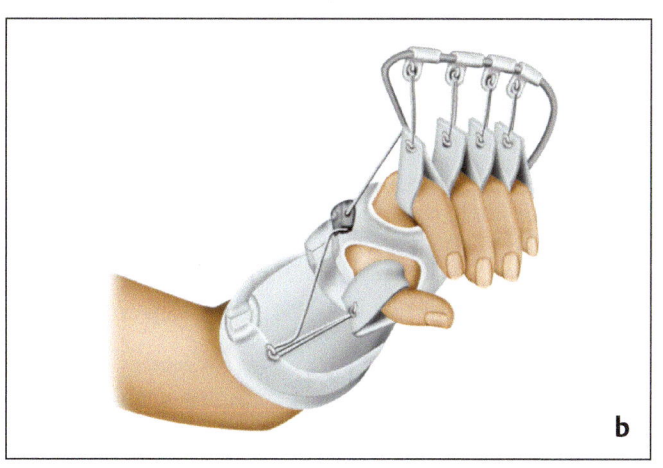

Fig. 42-7 Modelos de órteses utilizados no tratamento conservador da lesão de nervo radial. (**a**) Órtese de tenodese: o punho fica livre e a tração é feita por fios de náilon. Pode incluir ou não o polegar. (**b**) Órtese dinâmica: a tração é feita por elásticos que pode ser reduzida ao nível da mão, quando a reinervação alcança o nível do punho. O polegar é necessariamente incluído.

polegar pela abdução palmar, realizada por musculatura que recebe inervação do nervo mediano.[18] Entretanto, se a paralisia do abdutor longo ainda interferir na flexão dos dedos, uma órtese discreta que imobilize a metacarpofalangiana em extensão, liberando a movimentos das articulações interfalangiana e carpometacarpiana, pode ser utilizada.[3]

Este modelo descrito por Colditz garante, de qualquer forma, um movimento de preensão muito semelhante ao natural, graças ao efeito de tenodese, o que favorece o treino ativo após a reinervação da musculatura acometida.

Órtese Dinâmica (Fig. 42-7b)

Uma variação do modelo de órtese de tenodese, também para uso diurno, consiste em um estabilizador de punho, com apoio dorsal, que mantenha o punho a aproximadamente 15° de extensão (posição funcional). Semelhante sistema de polias é confeccionado, mantendo as articulações metacarpofalangeianas em extensão, porém com força de tração elástica. Com o punho estabilizado e as falanges proximais suspensas por um elástico, a musculatura flexora dos dedos é acionada sem gerar o movimento de tenodese, garantindo, porém, a preensão. O soltar é garantido pela força elástica que traciona novamente as metacarpofalangianas à extensão quando a musculatura flexora é relaxada. Neste caso é conveniente que a articulação metacarpofalangiana do polegar esteja incluída no sistema de polias, visto que o posicionamento do punho em extensão e a ausência do abdutor longo e extensores de polegar tendem a mantê-lo em um posicionamento que compromete a flexão dos demais dedos.

Apesar da liberação do movimento de tenodese ser útil para o retorno à função após a reinervação, ambas as órteses descritas – de tenodese e dinâmica – proporcionam ao paciente o mesmo desempenho funcional da mão durante o seu uso, podendo ser levado a critério do terapeuta qual modelo utilizar.[38] Em relação à órtese de tenodese, a órtese dinâmica apresenta apenas a vantagem de poder ser reduzida ao nível da mão quando a reinervação alcançar o nível do punho.

Órtese Estática de Posicionamento de Punho

Alguns terapeutas sugerem o uso de uma órtese de imobilização de punho de abordagem volar ou dorsal, também conhecida como *cock-up*, para as lesões do nervo radial. Tal modelo atrairia maior adesão por parte do paciente e maior aplicabilidade em sua rotina diária, pelo seu menor volume.

Entretanto, diversos autores consentem que, além de não permitir a extensão dos dedos, essencial para a função manual, a órtese de posicionamento de punho de abordagem volar cobre uma grande superfície palmar, impactando na funcionalidade do paciente, tendo em vista que a capacidade sensitiva desta região encontra-se preservada.[3,37]

Mesmo se confeccionada em abordagem dorsal, a órtese estática posiciona apenas o punho em extensão, mantendo as metacarpofalanginas em flexão. Este posicionamento gera a tensão nos ligamentos colaterais dos dedos, dificultando a extensão completa das interfalangianas, ainda que a musculatura intrínseca permaneça com inervação preservada.[37]

Além de não favorecer a funcionalidade manual, portanto, com a mesma eficácia dos demais modelos propostos anteriormente, a órtese de posicionamento de punho implica em maior chance de instalação de deformidade pela contratura da musculatura intrínseca.[38]

Um estudo de coorte recente comparou o uso da órtese estática e dinâmica em 34 indivíduos com lesão de nervo radial e concluiu que a órtese dinâmica favorece o desempenho em atividades de pinça em comparação com a órtese estática.[39]

Em contrapartida, a órtese de posicionamento de punho com abordagem ventral pode ser indicada para uso noturno, com o intuído de prevenir o encurtamento da musculatura flexora, enquanto os modelos funcionais são utilizados durante o dia para a execução de atividades.[3,31]

Outros Modelos de Órtese para a Lesão do Nervo Radial

Apesar de suas vantagens biomecânicas, tanto a órtese de tenodese quanto a órtese dinâmica são sabidamente volumosas, de modo que alguns pacientes acabam não aderindo ao seu uso. Atendendo a necessidade de um modelo com menor estrutura e de fácil confecção, Peck e Ollason propõe uma nova versão da órtese dinâmica sem o sistema de polias, em que as falanges proximais de todos os dedos, incluindo o polegar, permanecem suspensas em extensão por meio de faixa elástica.[40]

A órtese é desenhada em duas estruturas de termoplástico distintas, para antebraço e mão, ambas posicionadas na face dorsal. O punho é mantido em extensão pela junção destas duas estruturas com um parafuso que, segundo Peck e Ollason, otimiza a função por viabilizar o desvio ulnar e radial do punho.[40]

Semelhante à órtese dinâmica, este modelo conta também com a vantagem de poder ser reduzida apenas à estrutura da mão quando a reinervação alcançar a musculatura do punho, conferindo ainda maior conforto ao paciente que faz uso do dispositivo.

A órtese proposta por Peck e Ollason pode vir a substituir, portanto, a órtese proposta por Colditz no que diz respeito à sua disseminação dentro da prática clínica.[37,40]

Órteses Pós-Reconstrução do Nervo Radial

Em pós-operatório de neurorrafia ou enxertia no nervo radial proximal ao nível do cotovelo, uma órtese axilo-palmar deverá ser confeccionada para bloquear a flexoextensão do cotovelo, mantendo-o em flexão de 90° a 100°; o antebraço deverá permanecer em médio-prono; o punho em 30° de extensão; metacarpofalangianas em extensão; e interfalangianas poderão permanecer livres. Em lesões distais ao cotovelo, a imobilização desta articulação não se faz necessária. Este período de imobilização varia entre 3 a 4 semanas e, a partir da 4ª ou 5ª semana, a órtese poderá ser retirada para higienização e realização de exercícios.

Alguns sugerem que, após a fase de imobilização, a órtese seja remodelada a fim de favorecer a prevenção de outras complicações, como encurtamentos ou estiramentos miotendíneos. Assim, na 4ª semana, o cotovelo pode ser estendido para 60° de flexão e, na 5ª semana, para 30° de flexão; o punho, por sua vez, na 4ª semana, poderia ser ajustado para 20° de extensão e, na 5ª semana, para 10° de extensão.[30]

ÓRTESES PARA LESÕES TRAUMÁTICAS DE NERVOS MOTORES DO MEMBRO INFERIOR

As lesões nervosas dos membros inferiores são relativamente raras, correspondendo a apenas 20% de todas as lesões dos nervos periféricos; porém, apresentam pior prognóstico em relação às lesões nervosas de membros superiores.[41] Assim como no caso das órteses para membros superiores, o uso das órteses de membros inferiores poderá ser temporário ou permanente, mas, em decorrência dos seus objetivos funcionais, seu uso geralmente será associado a outros dispositivos auxiliares de marcha de acordo com a necessidade de cada paciente, como andadores, muletas e bengalas.

Esta parte do capítulo apresentará apenas as órteses utilizadas para o tratamento conservador ou pós-operatório tardio, visto que, como descrito anteriormente, as órteses com função protetora para o pós-operatório imediato se limitam ao uso de tala gessada pelo período de 6 semanas de acordo com o tipo de lesão.[21-23]

Anatomia e Implicações Funcionais

A inervação dos membros inferiores ocorre pelos ramos terminais do plexo lombossacral. O plexo é constituído pelos ramos ventrais dos nervos espinhais de L2 a S4 que se organizam para formar os nervos femoral, obturatório, glúteo superior e inferior, e ciático. Apesar de inervarem principalmente a musculatura abdominopélvica, os nervos femoral, obturatório e glúteos são essenciais para a função da marcha e ortostatismo. O nervo ciático, por sua vez, emerge da pelve e estende-se até o terço distal da coxa, dividindo-se em nervo tibial e nervo fibular comum que posteriormente se bifurcará no ramo profundo e superficial.

O conhecimento da musculatura inervada por cada um dos nervos motores dos membros inferiores e as implicações de uma lesão para cada uma das fases da marcha são fundamentais para a prescrição assertiva de determinado modelo de órtese. Em todas as lesões, porém, a órtese terá como principal objetivo a estabilização das principais articulações envolvidas durante a passada, isto é, quadril, joelho e tornozelo.

- *Nervo femoral*: este nervo é responsável pela inervação motora das principais musculaturas flexoras do quadril (iliopsoas) e extensoras de joelho (quadríceps), atuando basicamente em todas as fases da marcha. As lesões traumáticas não são comuns, sobretudo as secções completas, mas podem ocorrer por meio de ferimentos por arma branca ou ferimentos por arma de fogo.[20] Sua lesão irá requerer uma avaliação cuidadosa para órteses que estabilizem a articulação do joelho, tanto para a marcha quanto para o ortostatismo. Por causa do comprometimento do músculo sartório, que atua também como rotador lateral de quadril, um *sling* para a rotação pode ser necessário, embora sua ação possa ser compensada por musculaturas de inervação do obturatório e glúteo inferior.
- *Nervo obturatório*: este nervo atua nos músculos adutores do quadril e no músculo obturatório externo, responsável pela rotação externa do quadril. A lesão traumática isolada do nervo obturatório não é comum, mas já existem no mercado órteses específicas para a estabilização do quadril e *slings* para auxiliar na rotação externa desta articulação quando for necessário. Quando associada a lesões de nervo femoral, ciático ou fibular, uma órtese do tipo HKAFO pode ser indicada.
- *Nervo glúteo superior e inferior*: atuam principalmente na rotação do quadril durante a marcha e sua ação pode ser compensada por um *sling* de rotação. A necessidade de um estabilizador de quadril pode ser cogitada caso a lesão do nervo glúteo superior interfira na abdução do quadril durante a passada.
- *Nervo isquiático ou ciático*: este nervo emerge da pelve e estende-se até o terço distal da coxa, dividindo-se em nervo tibial e nervo fibular comum e, portanto, a altura da lesão poderá comprometer o funcionamento destes dois últimos nervos, além da musculatura isquiotibial formada pelos músculos bíceps femoral, semitendinoso e semimembranoso. As lesões traumáticas do nervo ciático podem ocorrer em razão de acidentes automobilísticos que causem fratura ou luxação de quadril; perfuração por meio de objetos pontiagudos ou rígidos; e injeções intramusculares aplicadas de forma inadequada na região glútea. Entretanto as lesões mais comuns no nervo ciático são as compressivas,

geralmente causadas por prolapsos de discos intervertebrais, compressão de raízes nervosas do plexo lombossacral, tumores ou inflamação. Quando a lesão não comprometer os nervos tibial e fibular é preciso avaliar apenas a necessidade da estabilização de quadril e joelho.

- *Nervo fibular comum*: este nervo cursa através do gastrocnêmio lateral, torna-se subcutâneo e vulnerável a lesões ao redor do colo da fíbula e, após penetração no septo intramuscular posterior, divide-se em nervo fibular superficial e profundo. As lesões traumáticas do nervo fibular comum podem ocorrer isoladamente por mecanismos de tração, compressão ou laceração nervosa (estes geralmente causados por estilhaços de vidro, facas, hélices de barcos, motosserras ou lâminas de cortadores de grama),[42] ou em associação com lesões do aparelho musculoesquelético, como luxação da articulação do joelho e fratura do colo da fíbula.[43] Como resultado, ocorre fraqueza da musculatura promotora da dorsiflexão e eversão do pé, fazendo com que o mesmo adote uma atitude em equino, com flexão plantar (pé caído) e inversão. A avaliação para o uso de órtese estabilizadora de tornozelo, AFO, é fundamental.
- *Nervo tibial*: este nervo encontra-se em posição anatômica profunda e é protegido na fossa poplítea, passando pelos músculos gastrocnêmio e sóleo e raramente sofre lesão traumática. A lesão do nervo tibial não acarreta grandes comprometimentos para a função da marcha básica, pois sua atuação de flexão plantar nas fases de médio apoio, retirada do calcanhar e retirada dos dedos pode ser compensada por outros padrões de marcha, que evocarão as musculaturas mais proximais para executar a fase de balanço. Em geral nenhuma órtese é prescrita para sua lesão isolada.

ÓRTESES MAIS INDICADAS PARA LESÕES TRAUMÁTICAS DE NERVOS PERIFÉRICOS DOS MEMBROS INFERIORES

HKAFO ou OQJTP (*Hip Knee Ankle Foot Orthose* ou Órtese de Quadril, Joelho, Tornozelo e Pé, ou Órtese Pélvico-Podálica)

Indicada quando o paciente apresenta uma deficiência que limita os movimentos da articulação coxofemoral. Esse tipo de órtese envolve todo o membro inferior incluindo ainda a região abdominal, conectando o tronco e o membro inferior. A HKAFO é composta por uma banda pélvica que tem a função de manter a pelve em posição neutra e articulações de quadril conectadas aos prolongamentos das hastes laterais.[12] É possível limitar a flexoextensão e a abdução e adução de quadril e o cinto pélvico pode ou não possuir uma trava com o objetivo de auxiliar na marcha e prevenir movimentos compensatórios. Como desvantagens deste dispositivo, podem ser mencionados o peso do material, o fator estético e a dificuldade para realizar transferências na posição sentada.[44]

KAFO ou OJTP (*Knee Ankle Foot Orthose* ou Órtese de Joelho, Tornozelo e Pé, ou Órtese Cruropodálica)

Indicada para pessoas com necessidade de proteção temporária ou definitiva da articulação do joelho e tornozelo; instabilidade destas articulações; fraqueza de quadríceps; hiperextensão de joelho; e monoplegia ou diplegia nos membros inferiores.[45] Por envolver todo o membro inferior, a KAFO tem como objetivo o alinhamento corporal e o restabelecimento funcional da marcha ao proporcionar estabilidade do joelho e do pé na deambulação. Esta órtese é confeccionada sob medida em termoplástico de alta temperatura, mas outros materiais também podem ser utilizados como: fibra de carbono, aço, alumínio e fibra de vidro. Possui hastes metálicas, velcros® e fivelas para promover estabilidade e encaixe do dispositivo, sendo possível prescrever joelho livre ou com trava e tornozelo articulado ou rígido.

- *KAFO com articulação livre do joelho*: indicada para pacientes com geno valgo, geno varo e/ou hiperextensão de joelho, e fraqueza da musculatura extensora desta articulação. A fraqueza da musculatura extensora de joelho não impede, necessariamente, a realização da marcha com o joelho livre, mas a órtese deve ter deslocamento posterior do centro de rotação com relação às hastes laterais.[12] Esse recuo oferecerá vantagem biomecânica ao quadríceps por deslocamento anterior do vetor de reação do solo.
- *KAFO com trava na articulação do joelho*: indicada para pacientes que não possuem controle motor da articulação do joelho. Existem diversos modelos de trava que podem ser prescritos de acordo com a necessidade do paciente e disponibilidade do recurso. A trava proporciona o bloqueio e desbloqueio articular do joelho, sobretudo para o paciente levantar e sentar com segurança.

KO ou OJ (*Knee Orthose* ou Órtese de Joelho)

Indicada para promover a estabilidade do joelho podendo limitar o movimento de flexoextensão e controlar a rotação medial e lateral desta articulação. Esse modelo de órtese pode ser rígido ou articulado, pré-fabricado ou confeccionado sob medida. Normalmente é prescrita quando o complexo tornozelo-pé apresenta função satisfatória, não sendo necessária a prescrição do modelo KAFO.

- *Órtese de joelho rígida*: confeccionada com hastes metálicas, lona ou brim e fechos em velcro® ou fivela, sendo mais utilizada com o paciente deitado e em repouso.
- *Órtese de joelho articulada*: oferece suporte e estabilidade anteroposterior para o joelho e apresenta a opção de limitar a amplitude de movimento desta articulação de forma individualizada permitindo que o paciente desempenhe suas atividades com maior autonomia e segurança.
- *Órtese de joelho flexível*: geralmente confeccionada em tecido ou neoprene, com ou sem fechos de velcro®. Esse modelo pode ser indicado em casos que necessitem de maior *input* sensorial e informação proprioceptiva.

AFO ou OTP (*Ankle Foot Orthose* ou Órtese de Tornozelo e Pé ou Órtese Suropodálica)

Utilizada para imobilizar ou limitar a movimentação da articulação do tornozelo, prevenir deformidades em equino e melhorar o padrão de marcha de pacientes com sequelas de traumatismos, como lesão de nervo fibular e pé equino secundário à lesão. Configura-se como o modelo de órtese mais prescrito para membros inferiores, sendo pré-fabricada ou confeccionada sob medida em termoplástico de alta temperatura, como polipropileno e polietileno. Pode apresentar tornozelo rígido ou articulado, com ou sem trava, além de ter a possibilidade de ser usada com ou sem calçado. Quando prescrita para ser utilizada sem sapato, pode-se solicitar a instalação de antiderrapante no solado da órtese para prevenir quedas e proporcionar maior estabilidade para o paciente no momento da marcha.

- *AFO rígida:* não permite flexão plantar e eversão ou inversão do tornozelo e bloqueia a dorsiflexão súbita por meio dos fechos de velcro®. O posicionamento do tornozelo com uma AFO rígida com ângulo fixo em 90° de dorsiflexão do tornozelo auxilia também a reduzir a hiperextensão do joelho, com melhora na velocidade da marcha.[46]
- *AFO articulada:* possui articulação no tornozelo permitindo a dorsiflexão e a flexão plantar. A articulação pode ter uma trava, limitando a amplitude de movimento de acordo com a necessidade do paciente.
- *AFO tipo mola de codeville:* confeccionada em metal ou em termoplástico de alta temperatura com fixação em velcro® e/ou tiras de couro. Possui eretores mediais e laterais com um mecanismo de articulação do tornozelo, minimizando o derreamento do pé causado pela fraqueza dos músculos fibulares, podendo ser indicada para lesão do nervo fibular profundo.[12]
- *AFO tipo Férula de Harris ou Tira Anti-equino Stus:* é uma órtese simples, de fácil confecção e adaptação, sendo composta por uma braçadeira de couro fixada na perna do paciente por meio de velcros® e tirantes de elástico fixados ao calçado na região dorsal do pé. Auxilia na dorsiflexão e pode ser indicada para lesão do nervo fibular profundo.[8]

FAIXA ELÁSTICA OU *SLING* PARA ROTAÇÃO DE QUADRIL

Não sendo composta por materiais rígidos, mas apenas por uma banda elástica fixada na cintura pélvica, proximalmente, e no tornozelo, distalmente, este dispositivo favorece a rotação interna e externa de quadril quando há a lesão de algum nervo abdominopélvico. Por seu tamanho reduzido e praticidade de uso pode estar associada ao uso de outras órteses rígidas.

O Quadro 42-1 associa os principais nervos motores do plexo lombossacral às musculaturas por ele inervadas, sua

Quadro 42-1 Associação entre Nervos, Músculos, Fases da Marcha e Órtese a Ser Avaliada

Nervos	Músculos	Principal atuação na marcha	Fases da marcha								Órteses indicadas			
			1	2	3	4	5	6	7	8				
Glúteo superior	Glúteo médio e mínimo	Q: abdução e rotação medial	C	C	C						HKAFO			*Sling* de rotação
	Tensor da fáscia lata	Q: flexão, abdução e rotação medial				C	C	C						
Glúteo inferior	Glúteo máximo	Q: extensão e rotação lateral	E	C						E				
Obturatório	Obturatório externo	Q: rotação lateral	C						C	C				
	Grácil	Q: adução				C	C	C						
	Adutor longo	Q: adução				C	C	C						
	Adutor curto	Q: adução				C	C	C						
	Adutor magno	Q: adução				C	C	C						
	Pectíneo	Q: flexão e adução				C	C	C						
Femoral	Pectíneo	Q: flexão e adução				C	C	C				KAFO	KO	
	Iliopsoas	Q: flexão						C	C					
	Quadríceps	J: extensão	E	C	C		C							
Ciático	Bíceps femoral	Q: extensão		C										AFO
		J: flexão e rotação lateral	E					C	C	E				
	Semitendinoso	Q: extensão do quadril			C									
		J: flexão e rotação medial						C	C	E				
	Semimembranoso	Q: extensão do quadril			C									
		J: flexão e rotação medial						C	C	E				
Fibular profundo	Tibial anterior	T: dorsiflexão e inversão	C	E				C	C	C				
	Sóleo	T: plantiflexão			C	C	C							

Q: quadril; J: joelho; T: tornozelo; C: contração concêntrica; E: contração excêntrica. Fases da marcha: 1: contato inicial; 2: aplainamento do pé; 3: médio apoio; 4: retirada do calcanhar; 5: retirada dos dedos; 6: balanço inicial; 7: balanço médio; 8: balanço terminal.

função durante as diferentes fases da marcha e possibilidades de 'órteses para estabilização das articulações envolvidas. O nervo fibular superficial e o tibial, que possuem como principal função a plantifexão do tornozelo durante as fases de médio apoio, retirada do calcanhar e retirada dos dedos, não estão representados na tabela, por não haver demanda para órteses específicas que substituam sua função. É importante salientar que a tabela se refere ao padrão locomotor básico, não incluindo mudanças de direção, escadas ou terrenos irregulares, corridas ou a prática de esporte. Cada paciente deve ser avaliado em suas peculiaridades por profissional especializado, levando em consideração os padrões compensatórios desenvolvidos e meios auxiliares de locomoção disponíveis.

REFERÊNCIAS BIBLIOGRÁFICAS

1. Highet WB. Splintage of peripheral nerve injuries. The Lancet 1942;239:555-8.
2. Mattar Júnior R, Azze RJ. Lesão dos nervos periféricos. Atualização em traumatologia do aparelho locomotor. São Paulo: Instituto de Ortopedia e Traumatologia (HC-FMUSP); 2000. p. 3-27.
3. Ferrigno ISV, Freitas PP, Freitas AD. Lesões dos nervos periféricos. In: Freitas PP, editor. Reabilitação da mão. São Paulo: Atheneu; 2006. p. 211-30.
4. Assumpção T. Órteses – Princípios básicos. In: Freitas PP, editor. Reabilitação da mão. São Paulo: Atheneu; 2006. p. 539-53.
5. Bougie IT. ISO 9999 assistive products for persons with disability – Classification and terminology. In: Helal A, Mokhtari M, Abdulrazak B, editors. The engineering handbook of smart technology for aging, disability and independence. 2008. p. 117-26.
6. Deshaies ID. Órteses para membro superior. In: Trombly C, Radomski M, editores. Terapia ocupacional para disfunções físicas. 5ª ed. São Paulo: Editora Santos; 2005. p. 313-49.
7. Sauron FN. Órteses para membros superiores. In: Teixeira E, Sauron F, Santos L, Oliveira M, editores. Terapia ocupacional na reabilitação física. São Paulo: Roca; 2003. p. 265-96.
8. Carvalho JA. Órteses. Um recurso terapêutico complementar. Barueri: Manole; 2006.
9. Lianza S, Rocha EMC. Órteses. In: Lianza S, editor. Medicina de reabilitação. 4ª ed. Rio de Janeiro: Guanabara Koogan; 2007. p. 57-74.
10. Colditz JC. Low profile dynamic splinting of the injured hand. American Journal of Occupational Therapy 1983;37:182-8.
11. Breger-Lee DE, Buford WLJ. Update in splinting materials and methods. Hand Clinics 1991;7:569-85.
12. Aparecida L, Fernandes L, Shimano SGN. Órteses do membro inferior. In: Fonseca MCR, Marcolino AM, Barbosa RI, Elui VMC, editores. Órteses e próteses: Indicação e tratamento. São Paulo: Águia Dourada; 2015. p. 67-101.
13. SIGTAP. Consulta à Tabela Unificada de Procedimentos, Medicamentos e OPM do SUS. http://sigtap.datasus.gov.br/tabela-unificada/app/sec/inicio.jsp (accessed 10 Aug 2020).
14. Standardization IOf. ISO 8549-1:1989: Prosthetics and Orthotics – Vocabulary. Part 1: General terms for external limb prostheses and external orthoses. Geneva, 1989.
15. ABNT. Próteses e órteses – Vocabulário. Parte 3: Termos relativos a órteses externas. São Paulo, 1999.
16. Ferrigno IS. O uso de órteses em terapia da mão. In: Ferrigno IS, editor. Terapia da mão – Fundamentos para a prática clínica. São Paulo: Editora Santos; 2007. p. 123-37.
17. Boscheinen-Morrin J, Davey V, Conolly W, editores. A mão: Bases da terapia. 2ª ed. São Paulo: Manole; 2002.
18. Colditz JC. Splinting the hand with a peripheral nerve injury. In: Mackin EJ, Callahan AD, Osterman S, Schneider LH, Hunter JM, editors. Rehabilitation of the hand and upper extremity. Mosby: Maryland Heights; 2011. p. 622-34.
19. Batista KT, Araújo HJ. Microcirurgia das lesões traumáticas de nervo periférico do membro superior. Revista Brasileira de Cirurgia Plástica 2010;25:708-14.
20. Flores LP. Nerve transfers for the lower limb. In: Tubbs RS, Rizk E, Shoja MM, Loukas M, Barbarot N, Spinner RJ, editors. Nerve and nerve injuries: Pain, treatment, injury, disease, and future directions. Volume 2. Amsterdam: Elsevier; 2015. p. 331-9.
21. Ferraresi S, Garozzo D, Buffatti P. Common peroneal nerve injuries: Results with one-stage nerve repair and tendon transfer. Neurosurgical Review 2003;26:175-9.
22. Döring R, Ciritsis B, Giesen T, Simmen H-P, Giovanoli P. Direct nerve suture and knee immobilization in 90° flexion as a technique for treatment of common peroneal, tibial and sural nerve injuries in complex knee trauma. J Surg Case Rep 2012;12:rjs019.
23. Martínez FM, Navarro MG, Soto MS, Fernández JMM, López AG. Neurotization of femoral nerve using the anterior branch of the obturator nerve. Eur J Anatomy 2020;24:129-33.
24. Monteiro TA, Zaffani E, Silva Júnior MRL, Albertini R, Ignácio H, Figueiredo MG. Correção do "pé caído" por paralisia do nervo fibular, pela transferência do tendão tibial posterior para o dorso do pé via membrana interóssea. Revista ABTPé 2012;6:3-10.
25. Grieve J, Tyldesley B, editors. Músculos, nervos e movimento na atividade humana. 3ª ed. São Paulo: Editora Santos; 2006.
26. Sobotta J. Atlas de anatomia humana. 23ª ed. Rio de Janeiro: Guanabara Koogan; 2012.
27. Pardini JAG. Anatomia Funcional. In: Freitas PP, editor. Reabilitação da mão. São Paulo: Atheneu; 2006. p. 1-18.
28. Fees E, Philips C. Hand splinting: Principles and methods. 2nd ed. Maryland Heights: Mosby; 1987.
29. Dillingham TR, Olaje FH, Belandres PV, Thornton-Vogel MI. Orthosis for the complete median and radial nerve-injured war casualty. J Hand Ther 1992;5:212-7.
30. Cannon N. Diagnosis and treatment manual for physicians and therapists: Upper extremity rehabilitation. The Hand Rehabilitation Center of Indiana. Indianapolis, IN; 2001.
31. Chan RKY. Splinting for peripheral nerve injury in upper limb. Hand Surgery 2002;7:251-9.
32. Dangelo JG, Fattini CA. Anatomia básica dos sistemas orgânicos. São Paulo: Atheneu; 2001.
33. Greene WB, Netter FH. Netter's orthopaedics. Philadelphia: Saunders Elsevier; 2006.
34. Freitas AD. Semiologia. In: Reabilitação da mão. São Paulo: Atheneu; 2006.
35. Sabine C, Sammons F, Michela BJ. Report of development of the RIC plastic tenodysis splint. Archives of Physical Medicine and Rehabilitation 1959;40:513-5.
36. Sabine CL, Addison RG, Fischer HK. A plastic yenodesis splint; preliminary evaluation of a functional brace for a paralyzed hand with effective wrist extensors. J Bone Joint Surg 1965;47:533-6.
37. Colditz JC. Splinting for radial nerve palsy. Journal of Hand Therapy 1987;1:18-23.
38. Hannah SD, Hudak PL. Splinting and radial nerve palsy: a single-subject experiment. Journal of Hand Therapy 2001;14:195-201.
39. CanteroTéllez R, Villafañe JH, Garcia-Orza SG, Valdes K. Analyzing the functional effects of dynamic and static splints after radial nerve injury. Hand Surgery & Rehabilitation 2020;39:564-7.
40. Peck J, Ollason J. Low profile radial nerve palsy orthosis with radial and ulnar deviation. Journal of Hand Therapy 2015;28:421-3.
41. Babaei-Ghazani A, Eftekharsadat B, Samadirad B, Mamaghany V, Abdollahian S. Traumatic lower extremity and lumbosacral

peripheral nerve injuries in adults: Electrodiagnostic studies and patients symptoms. Journal of Forensic and Legal Medicine 2017;52:89-92.
42. Nascimento M, Diogo C, Alves C. Lesão do nervo peroneal comum – Uma urgência ortopédica pouco habitual. Revista Portuguesa de Ortopedia e Traumatologia 2017;25:42-8.
43. Morris BL, Grinde AS, Olson H, Brubacher JW, Schroeppel JP, Everist BM. Lariat sign: An MRI finding associated with common peroneal nerve rupture. Radiology Case Reports 2018;13:743-6.
44. Spers VRE, Garbellini D, Penachim EAS. Mielomeningocele. Parnamirim: Unigráfica; 2011.
45. Fox JR, Lovegreen W. Lower-limb orthoses. In: Webster JB, Murphy DP, editors. Atlas of orthoses and assistive devices. Amsterdam: Elsevier; 2019. p. 239-46.
46. Rezende FB, Viana CAP, Fari JLC. Análise da hiperextensão de joelho em pacientes hemiparéticos usando órtese para neutralização da flexão plantar. Revista Neurociências 2006;14:140-3.

Parte XII Dor

NEUROPATIA DOLOROSA PÓS-TRAUMÁTICA: CARACTERIZAÇÃO E TRATAMENTO CLÍNICO

Gabriel Taricani Kubota ▪ Manoel Jacobsen Teixeira ▪ Daniel Ciampi de Andrade

INTRODUÇÃO

A dor neuropática (DN) é condição que acomete entre 6,9% a 10% da população mundial.[1] Dados epidemiológicos sobre esta condição no Brasil são escassos, porém os resultados de estudo realizado em São Luís (Maranhão) e publicado em 2012 evidenciaram prevalência de 10%.[2] Além de provocar significativo comprometimento à funcionalidade e à qualidade de vida dos pacientes, o fardo econômico a ela relacionado é oneroso.[3] De fato, em 2014, os custos anuais diretos e indiretos *per capita* associados à DN foram estimados em US$ 2.219,00 e US$ 19.000,00, respectivamente.[4]

Lesões traumáticas de nervos periféricos são causa frequente de DN. Estima-se que a incidência de lesões de nervos periféricos na população varie de 2,8% a 5%.[5] Entre doentes com neuropatia traumática de membros superiores submetidos a cirurgia, 50% desenvolvem dor crônica, sendo que, desses, 73% apresentam componente neuropático.[6] São preditores do risco de desenvolvimento de dor neuropática persistente após cirurgia: presença de dor após 48 horas, área de hiperalgesia após 48 horas, estresse psicológico e índice de massa corpórea elevado.[7]

SÍNDROMES DOLOROSAS NO DOENTE COM NEUROPATIA TRAUMÁTICA

Antes de discutirmos com maiores detalhes as características clínicas, o diagnóstico e o tratamento da DN, é importante primeiramente enfatizar que com frequência em doentes com dor crônica é comum a presença de mais de um mecanismo de dor.[8] De fato, os processos fisiopatológicos subjacentes à dor não são particulares às doenças de base do indivíduo.[9-11] Um mecanismo de dor pode ser comum a diversas doenças e vários mecanismos diferentes podem ocorrer em um mesmo doente. O reconhecimento do mecanismo preponderante da dor no indivíduo é fundamental para que seja estabelecida a melhor estratégia terapêutica.

Atualmente são reconhecidos quatro mecanismos principais de dor, também denominados de síndromes dolorosas: nociceptivo, neuropático, nociplástico e misto.[11] A dor nociceptiva é definida pela Associação Internacional para o Estudo da Dor (IASP) como a que decorre da lesão real ou potencial do tecido não nervoso e resulta da ativação de nociceptores.[12] Nesse tipo de dor não há comprometimento estrutural ou funcional das vias neuronais somatossensitivas periféricas ou centrais. Por outro lado, a dor neuropática decorre da lesão ou doença do sistema nervoso somatossensitivo periférico ou central.[12] Ela não deve ser confundida com a dor nociceptiva presente nos doentes neurológicos, resultante da espasticidade ou rigidez. A dor nociplástica, descrita apenas mais recentemente, ocorre nas situações em que não há evidência de doença ou lesão do sistema somatossensitivo ou de lesão tecidual real ou potencial que ative os nociceptores.[12,13] Ou seja, é aquela que não é compatível com as definições de dor neuropática nem de dor nociceptiva. Ela inclui diversas doenças, como a migrânea e outras cefaleias primárias, a síndrome complexa da dor regional tipo I, a lombalgia inespecífica crônica e os transtornos dolorosos viscerais funcionais (síndrome do intestino irritável, vulvodínea, síndrome da bexiga dolorosa). Por fim, a dor mista é o resultado da sobreposição das demais síndromes dolorosas acima descritas, em diferentes combinações, atuando simultânea e concomitantemente numa mesma região do corpo.[8]

No caso do doente com neuropatia periférica traumática, é evidente que a dor pode ser resultado de mecanismo neuropático. Esse tipo de dor é consequência de uma série de alterações patológicas que ocorrem no tecido neural após a lesão e incluem: brotamento anormal de terminações nervosas, formação de neuromas e microneuromas, surgimento de focos ectópicos geradores de potencial de ação, fibrose endoneural, hiperatividade simpática, aumento da expressão de canais de sódio na superfície neuronal e redução do seu limitar de ativação e hiperatividade de transdutores de estímulos nociceptivos.[14] No entanto, nem sempre a lesão de uma estrutura neuropática provoca dor. Ademais, consequências secundárias da disfunção do nervo periférico lesionado poderiam resultar em dor por diferentes mecanismos. Por exemplo, a amiotrofia provocada pela lesão de fibras motoras do nervo em questão poderia levar ao desenvolvimento da síndrome dolorosa miofascial, uma dor de natureza essencialmente nociceptiva. Além disso, a fraqueza muscular segmentar pode induzir a uma série de alterações biomecânicas compensatórias e contraturas que produzem sobrecarga de músculos sinérgicos e antagonistas e de articulações, também resultando em dor nociceptiva.[15] Alguns indivíduos, por outro lado, podem desenvolver síndrome dolorosa complexa regional tipo 2 (previamente conhecida como causalgia) após a lesão de um tronco nervoso, um tipo de dor nociplástica.[16]

IDENTIFICANDO A DOR NEUROPÁTICA

Considerando o acima exposto, ao se defrontar com um paciente com dor após lesão traumática de nervo periférico, é importante avaliar se há de fato a presença de DN e qual sua importância para o quadro clínico do paciente.

Tipicamente, a DN distribui-se no território de inervação específico da estrutura nervosa acometida e é frequentemente descrita como queimor, formigamento, frio doloroso, choque e ou alfinetada. Sintomas associados como prurido, parestesias e dormência no local onde se localiza a dor também sugerem mecanismo neuropático. O exame físico pode revelar anormalidades sensitivas positivas ou negativas no território inervado. As positivas incluem a hiperalgesia (percepção aumentada da intensidade do estímulo doloroso), a hiperestesia (percepção aumentada da intensidade do estímulo não doloroso), a alodinia (dor evocada por estímulos habitualmente não dolorosos, como o toque leve de tecidos), a disestesia (percepção anormal do estímulo sensitivo) e a hiperpatia (dor muito intensa evocada com estímulos dolorosos subliminares repetidos). As anormalidades negativas são representadas pela hipalgesia e hipoestesia térmica e ou tátil. Anormalidades tróficas (lesões teciduais, amiotrofia, distrofia cutânea e ou dos anexos da pele, dos ossos, dos tendões e articulações) e anormalidades neurovegetativas (hiperemia) podem ser evidenciadas nas regiões acometidas.[17,18] Na Figura 43-1 representa-se a sequência de raciocínio e os critérios que estabelecem a possibilidade e a probabilidade de DN.

O rastreamento de componentes neuropáticos da dor pode ser realizado com a aplicação de questionários direcionados (como Leeds Assessment of Neuropathic Symptoms and Signs ou LANSS, Neuropathic Pain Questionnaire ou NPQ, painDETECT ou ID Pain, e o Douleur Neuropathique 4 questions ou DN4 [Fig. 43-2]).[19] O DN4 é prático, rápido e validado para a língua portuguesa-brasileira.[20] O seu valor de corte é 4 e tem acurácia de 96%, sensibilidade de 100% e especificidade de 93,2% para detectar a DN.[20]

Uma condição particular associada às neuropatias periféricas traumáticas dolorosas é o surgimento de neuromas de amputação (também conhecidos como neuromas traumáticos).[21] Estes são lesões não neoplásicas, geralmente dolorosas, que resultam da desorganização dos processos de regeneração nervosa após o traumatismo.[21] Eles podem ser classificados em neuromas de coto (ou terminais), quando localizados no fim do nervo lesionado, ou de continuidade, nos casos em que se formam no trajeto do mesmo.[22] A dor provocada por neuromas é de natureza essencialmente neuropática, semelhante ao acima descrito. No exame físico, sensações disestésicas ao toque e presença de sinal de Tinel mediante a sua percussão são particularmente frequentes.[22] Também, ocasionalmente, é possível notar à palpação espessamento focal ou abaulamento endurecido do nervo, que pode estar aderido às estruturas adjacentes.[23] No caso de dúvida diagnóstica, exames de ultrassonografia, ressonância magnética e tomografia computadorizada do segmento corpóreo traumatizado podem auxiliar a identificar esse tumor.[23]

TRATAMENTO DA DOR NEUROPÁTICA

O tratamento inicial da DN tem como alicerce principal condutas farmacológicas. As classes medicamentosas de primeira linha para tratamento dessa síndrome dolorosa são: ligantes da subunidade α2-delta de canais de cálcio voltagem-dependentes (**gabapentinoides**), inibidores da recaptação de serotonina e noradrenalina, antidepressivos tricíclicos, lidocaína 5% tópica e capsaicina 8% tópica.[24] Como segunda linha terapêutica podem ser utilizados: tramadol, aplicação de toxina botulínica e combinações de medicações.[24,25] O tramadol é preferido em relação a outros opioides fracos, pois, além de ser agonista do receptor μ-opioide, ele é também um inibidor fraco da recaptação de noradrenalina e serotonina.[24] As combinações medicamentosas mais estudadas são: gabapentina com opioides, pregabalina e duloxetina, pregabalina e nortriptilina, pregabalina e imipramina.[24] Na falha terapêutica, podem ser considerados o uso de opioides fortes, neuromodulação não invasiva e invasiva, e, em casos selecionados, abordagens cirúrgicas.[24,25] Os principais fármacos utilizados no tratamento da DN são apresentados no Quadro 43-1.

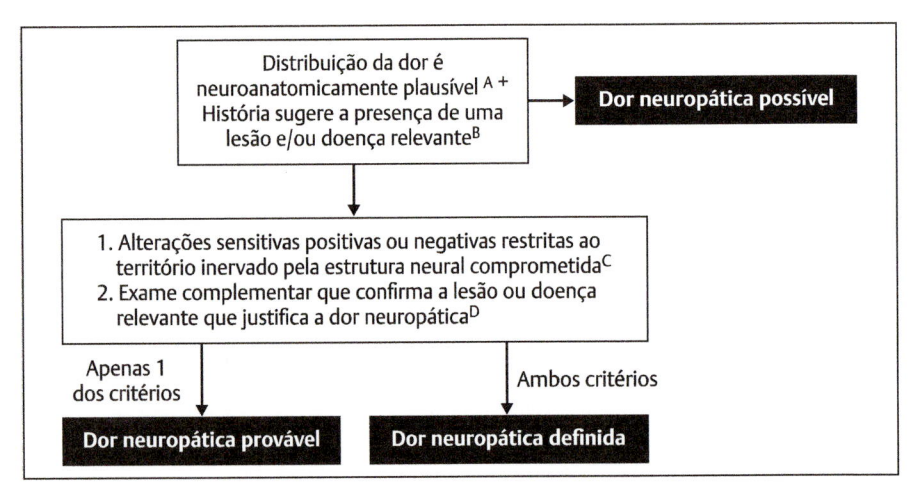

Fig. 43-1 Sistema para classificação quanto à probabilidade da presença de dor de mecanismo neuropático. A, Uma região que corresponde ao território de inervação de uma estrutura do sistema nervoso periférico ou central. B, doença ou lesão que justifique o comprometimento da estrutura neural em questão e que esteja associada à dor, tendo relação temporal com o seu início. C, essas alterações podem ser identificadas por meio do exame neurológico a beira-leito ou por exames mais objetivos (p. ex., teste sensorial quantitativo). D, os exames complementares podem variar de acordo com a lesão ou doença suspeita (p. ex., exames de neuroimagem, exames neurofisiológicos). (Adaptada de Haanpää & Treede, 2010 e Treede et al., 2008.)[17,18]

Questionário para Diagnóstico de Dor Neuropática – DN4

Por favor, nas 4 perguntas abaixo, complete o questionário marcando 1 resposta para cada número

ENTREVISTA DO PACIENTE:

Questão 1: A sua dor tem uma ou mais das seguintes características?

	SIM	NÃO
1- Queimação		
2- Sensação de frio dolorosa		
3- Choque elétrico		

Questão 2: Há presença de um ou mais dos seguintes sintomas na mesma área da sua dor?

	SIM	NÃO
4- Formigamento		
5- Alfinetada ou agulhada		
6- Adormecimento		
7- Coceira		

EXAME DO PACIENTE

Questão 3: A dor está localizada numa área onde o exame físico pode revelar uma ou mais das seguintes características?

	SIM	NÃO
8- Hipoestesia ao toque		
9- Hipoestesia a picada de agulha		

Questão 4: Na área dolorosa a dor pode ser causada ou aumentada por:

	SIM	NÃO
10- Escovação		

ESCORE

0 — Para cada item negativo 1 — Para cada item positivo
Dor neuropática: Escore total a partir de 4/10.
(   ) Dor Nociceptiva   (   ) Dor Neuropatica

Fig. 43-2 Versão do questionário Doulour Neuropathique 4 questions – DN4. (Adaptada por Santos et al. para uso na população brasileira.)[20]

Quadro 43-1 Fármacos de Primeira e Segunda Linha para o Tratamento da Dor Neuropática

Fármaco	Doses (mg/dia)	NNT (variação)	Efeitos adversos	Precauções e contraindicações
Gabapentina	600-3.600	6,3 (5-8,4)	Sedação, tontura, edema periférico e ganho de peso	Ajustar a dose em caso de insuficiência renal
Pregabalina	150-600	7,7 (6,5-9,4)		
Duloxetina	30-60	6,4 (5,2-8,2)	Náuseas, dor abdominal e constipação	Insuficiência hepática, hipertensão arterial sistêmica, uso de tramadol
Venlafaxina	37,5-225	6,4 (5,2-8,2)	Náuseas, hipertensão arterial sistêmica em altas doses	Cardiopatia, hipertensão arterial sistêmica, uso de tramadol
Amitriptilina	10-150	3,6 (3-4,4)	Sonolências, efeitos anticolinérgicos* e ganho de peso	Cardiopatia, glaucoma, adenoma prostático, epilepsia
Nortriptilina	10-150			Altas doses devem ser evitadas em pacientes com > 65 anos e naqueles com amiloidose
Lidocaína 5% tópica	1 a 3 emplastros aplicados por 12 horas 1 vez ao dia	Não relatado	Eritema, prurido e *rash* local	Não aplicar em locais com pele não íntegra

(Continua.)

Quadro 43-1 *(Cont.)* Fármacos de Primeira e Segunda Linha para o Tratamento da Dor Neuropática

Fármaco	Doses (mg/dia)	NNT (variação)	Efeitos adversos	Precauções e contraindicações
Capsaicina 8% tópica	1-4 adesivos a cada 3 meses	10,6 (7,4-19)	Piora inicial da dor, vermelhidão, prurido e *rash*, casos de aumento de pressão arterial	Cautela em casos de neuropatia progressiva. A aplicação pode provocar dor intensa, e, por isso, recomenda-se que ela seja realizada em ambiente monitorizado. Ademais, alguns especialistas sugerem administrar analgesia com opioide antes da aplicação
Tramadol	50-400	4,7 (3,6-6,7)	Náusea, vômitos, constipação, tontura e sonolência	Histórico de abuso de substâncias, risco de suicídio e uso de antidepressivos em idosos
Onabotulinumtoxina A	Até 300 UI por aplicação	1,9 (1,5-2,4)	Dor no local da injeção	Infecção no local da aplicação

NNT: Número necessário para tratar.
* São efeitos anticolinérgicos: xerostomia, xeroftalmia, dificuldade de memória, constipação intestinal.
Adaptado de Bates *et al.*, 2019[24] e Colloca *et al.*, 2017.[26]

A aplicação de toxina botulínica A para o tratamento da DN localizada por lesão de nervos periféricos tem obtido resultados promissores em estudos recentes. Benefícios do uso dessa medicação foram descritos para o controle da DN na neuropatia diabética, na neuralgia do trigêmeo e na neuralgia pós-herpética.[27-30] A eficácia do uso da toxina botulínica A para tratamento da DN em doentes com neuropatia periférica traumática foi avaliada pelo estudo BOTNEP.[31] Esse foi um ensaio clínico randomizado e placebo-controlado que incluiu doentes com DN focal periférica por diversas causas, sendo 70% desses devidos a trauma e/ou cirurgia. Nos doentes do braço ativo foram administrados 5 UI de onabotulinumtoxina A em pontos separados entre si por 1,5 a 2 cm, no subcutâneo da região onde o paciente apresentava DN (máximo de 300 UI por aplicação). No total, duas aplicações foram administradas, intercaladas por 12 semanas, e os pacientes foram seguidos por 24 semanas. Em relação ao placebo, o tratamento com onabotulinumtoxina A levou a redução significativa da dor (p < 0,001) com número necessário para tratar de 7,3.[31]

A escolha pela medicação para o tratamento da DN depende das características individuais do doente, dos outros fármacos que ele faz uso e do tamanho da área de distribuição da dor (focal/área pequena *vs.* área extensa). Um fluxograma proposto pela Sociedade Francesa de Estudos em Dor para o tratamento da DN periférica, e endossado pelos autores deste capítulo, é apresentado na Figura 43-3.[25]

Além das terapias farmacológicas, outras modalidades terapêuticas tem ganhado espaço nos últimos anos para tratamento da DN. A estimulação magnética transcraniana de alta frequência no córtex motor primário recebeu nível A de recomendação para o tratamento da DN por grupos de especialistas europeu e latino-americano.[32,33] A estimulação medular espinhal por meio de dispositivos implantáveis também demonstrou sistematicamente benefício no controle da DN em doentes com síndrome pós-laminectomia e neuropatia diabética.[25] Além do mais, ao menos um ensaio clínico identificou benefício dessa intervenção no tratamento da dor na síndrome dolorosa complexa regional.[34] Há menos dados disponíveis sobre a eficácia desse tratamento no contexto da neuropatia periférica dolorosa traumática refratária, porém essa é uma indicação comum para a estimulação medular espinhal.[35]

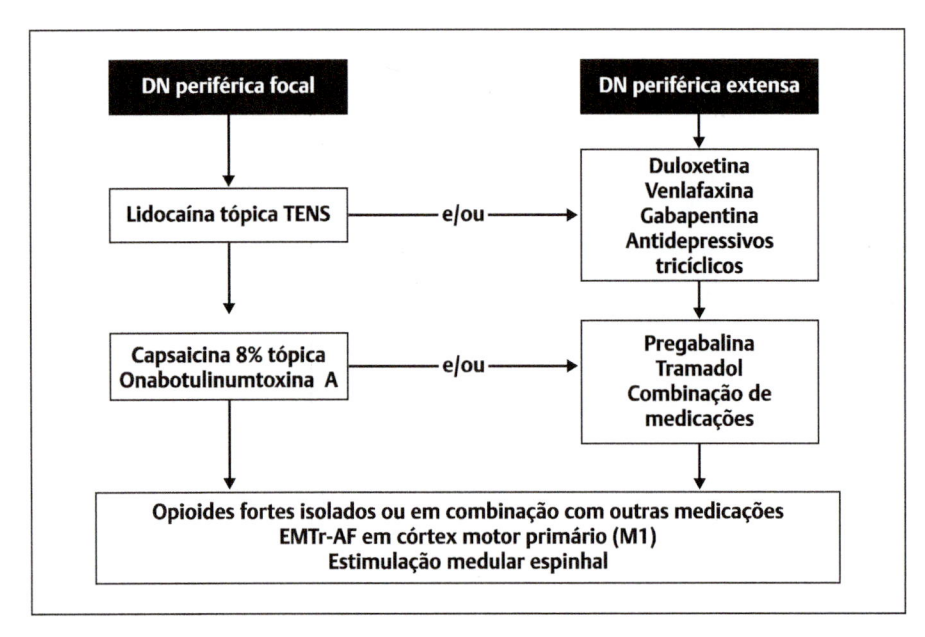

Fig. 43-3 Fluxograma para tratamento da dor neuropática proposto pela Sociedade Francesa de Estudos em Dor. EMTr-AF, estimulação magnética transcraniana de alta frequência; TENS, estimulação nervosa elétrica transcutânea. Recomenda-se a aplicação por ≥ 30 minutos por dia. (Adaptada de Moisset *et al.*, 2020.)[25]

Abordagens cirúrgicas também podem ser consideradas em casos selecionados. Por exemplo, a abordagem microcirúrgica do trato de Lissauer (denominada tractotomia de Lissauer ou DREZotomia) pode ser utilizada em casos de avulsão traumática do plexo braquial. A evidência do benefício deste procedimento neste contexto, no entanto, provém apenas de estudos abertos não controlados.[25] Outra indicação de cirurgia é no tratamento de neuromas traumáticos dolorosos. Apesar da abordagem farmacológica ser a primeira linha terapêutica também nesses casos, o controle da DN, em geral, é difícil.[23] Infiltração de corticosteroides e ablação química local com fenol e/ou álcool podem ser consideradas.[36] No entanto, em casos refratários, é possível realizar-se a ressecação cirúrgica do neuroma.[36] Porém, é importante considerar o impacto desta cirurgia sobre as funções residuais do nervo em questão. De forma geral, o risco de deterioração destas funções é menor para a ressecação de neuromas terminais e maior para a de neuromas de continuidade.[36] Cabe aqui a observação de que as taxas de recorrência do neuroma após a excisão cirúrgica são altas, variando de 15% a 50% na literatura.[23]

REFERÊNCIAS BIBLIOGRÁFICAS

1. van Hecke O, Austin SK, Khan RA, Smith BH, Torrance N. Neuropathic pain in the general population: a systematic review of epidemiological studies. Pain 2014;155:654-62.
2. de Moraes Vieira EB, Garcia JBS, da Silva AAM, Mualem Araújo RLT, Jansen RCS. Prevalence, characteristics, and factors associated with chronic pain with and without neuropathic characteristics in São Luís, Brazil. Journal of Pain and Symptom Management 2012;44:239-51.
3. Doth AH, Hansson PT, Jensen MP, Taylor RS. The burden of neuropathic pain: a systematic review and meta-analysis of health utilities. Pain 2010;149:338-44.
4. Sadosky A, Schaefer C, Mann R, Daniel S, Parsons B, Tuchman M, et al. Pain severity and the economic burden of neuropathic pain in the United States: BEAT Neuropathic Pain Observational Study. Clinico Economics and Outcomes Research 2014;6:483.
5. Fonseca PRB da, Gatto BEO, Tondato VA. Post-trauma and postoperative painful neuropathy. Revista Dor 2016;17:59-62.
6. Miclescu A, Straatmann A, Gkatziani P, Butler S, Karlsten R, Gordh T. Chronic neuropathic pain after traumatic peripheral nerve injuries in the upper extremity: prevalence, demographic and surgical determinants, impact on health and on pain medication. Scandinavian Journal of Pain 2019;20:95-108.
7. Boogaard S, Heymans MW, de Vet HCW, Peters ML, Loer SA, Zuurmond WWA, et al. Predictors of persistent neuropathic pain - A systematic review. Pain Physician 2015;18:433-57.
8. Freynhagen R, Parada HA, Calderon-Ospina CA, Chen J, Rakhmawati Emril D, Fernández-Villacorta FJ et al. Current understanding of the mixed pain concept: a brief narrative review. Current Medical Research and Opinion 2019;35:1011.
9. Teixeira MJ. Fisiopatologia da Dor. In: Alves Neto O, Costa CMC, Siqueira JTT, Teixeira MJ. Dor: Princípios e Prática. Artmed: Porto Alegre: Artmed; 2009. p. 145-75.
10. Treede R-D, Rief W, Barke A, Aziz Q, Bennett MI, Benoliel R, et al. A classification of chronic pain for ICD-11. Pain 2015;156:1003-7.
11. Vardeh D, Mannion RJ, Woolf CJ. Toward a mechanism-based approach to pain diagnosis. The Journal of Pain 2016;17:T50-T69.
12. IASP Terminology – IASP. https://www.iasp-pain.org/Education/Content.aspx?ItemNumber=1698 (accessed 11 Feb 2021).
13. Kosek E, Cohen M, Baron R, Gebhart GF, Mico J-A, Rice ASC, et al. Do we need a third mechanistic descriptor for chronic pain states? Pain 2016;157:1382-6.
14. Campbell JN, Meyer RA. Mechanisms of neuropathic pain. Neuron 2006;52:77-92.
15. Gerwin R. Myofascial trigger point pain syndromes. Seminars in Neurology 2016;36:469-73.
16. Birklein F, O'Neill D, Schlereth T. Complex regional pain syndrome: An optimistic perspective. Neurology 2015;84:89-96.
17. Treede RD, Jensen TS, Campbell JN, Cruccu G, Dostrovsky JO, Griffin JW, et al. Neuropathic pain: Redefinition and a grading system for clinical and research purposes. Neurology 2008;70:1630-5.
18. Haanpää M, Treede R. Diagnosis and classification of neuropathic pain. In: IASP – Pain; Clinical Updates 2010;18:1-6.
19. Bouhassira D, Attal N, Alchaar H, Boureau F, Brochet B, Bruxelle J, et al. Comparison of pain syndromes associated with nervous or somatic lesions and development of a new neuropathic pain diagnostic questionnaire (DN4). Pain 2005;114:29-36.
20. Santos JG, Brito JO, de Andrade DC, Kaziyama VM, Ferreira KA, Souza I, et al. Translation to Portuguese and validation of the Douleur Neuropathique 4 questionnaire. Journal of Pain 2010;11:484-90.
21. Fanburg-Smith JC. Chapter 10 – Nerve Sheath and Neuroectodermal Tumors. In: Folpe AL, Inwards CY, editors. Bone and soft tissue pathology. Philadelphia: WB Saunders; 2010. p. 193-238.
22. Eberlin KR, Ducic I. Surgical algorithm for neuroma management. Plastic and Reconstructive Surgery – Global Open 2018;6:e1952.
23. Zabaglo M, Dreyer MA. Neuroma. StatPearls [Internet]. Treasure Island (FL): StatPearls Publishing 2021 Jan.
24. Bates D, Schultheis BC, Hanes MC, Jolly SM, Chakravarthy KV, Deer TR, et al. A comprehensive algorithm for management of neuropathic pain. Pain Medicine 2019;20:S2-S12.
25. Moisset X, Bouhassira D, Avez Couturier J, Alchaar H, Conradi S, Delmotte MH, et al. Pharmacological and non-pharmacological treatments for neuropathic pain: Systematic review and French recommendations. Revue Neurologique 2020;176:325-52.
26. Colloca L, Ludman T, Bouhassira D, Baron R, Dickenson AH, Yarnitsky D, et al. Neuropathic pain. Nature Reviews Disease Primers 2017;3:17002.
27. Lakhan SE, Velasco DN, Tepper D. Botulinum Toxin-A for painful diabetic neuropathy: A meta-analysis. Pain Medicine 2015;16:1773-80.
28. Mehta SP, Weinstock-Zlotnick G, Akland KL, Hanna MM, Workman KJ. Using carpal tunnel questionnaire in clinical practice: A systematic review of its measurement properties. Journal of Hand Therapy 2020;33:493-506.
29. Morra ME, Elgebaly A, Elmaraezy A, Khalil AM, Altibi AMA, Vu TLH, et al. Therapeutic efficacy and safety of Botulinum Toxin A therapy in trigeminal neuralgia: A systematic review and meta-analysis of randomized controlled trials. The Journal of Headache and Pain 2016;17:63.
30. Shackleton T, Ram S, Black M, Ryder J, Clark GT, Enciso R. The efficacy of botulinum toxin for the treatment of trigeminal and postherpetic neuralgia: a systematic review with meta-analyses. Oral Surgery, Oral Medicine, Oral Pathology and Oral Radiology 2016;122:61-71.
31. Attal N, de Andrade DC, Adam F, Ranoux D, Teixeira MJ, Galhardoni R, et al. Safety and efficacy of repeated injections of botulinum toxin A in peripheral neuropathic pain (BOTNEP): a randomised, double-blind, placebo-controlled trial. The Lancet Neurology 2016;15:555-65.

32. Lefaucheur J-P, André-Obadia N, Antal A, Ayache SS, Baeken C, Benninger DH, et al. Evidence-based guidelines on the therapeutic use of repetitive transcranial magnetic stimulation (rTMS). Clinical Neurophysiology 2014;125:2150-206.
33. Baptista AF, Fernandes AMBL, Sá KN, Okano AH, Brunoni AR, Lara-Solares A, et al. Latin American and Caribbean consensus on noninvasive central nervous system neuromodulation for chronic pain management (LAC2-NIN-CP). PAIN Reports 2019;4:e692.
34. Kemler MA, Barendse GAM, van Kleef M, de Vet HCW, Rijks CPM, Furnée CA, et al. Spinal cord stimulation in patients with chronic reflex sympathetic dystrophy. New England Journal of Medicine 2000;343:618-24.
35. Dones I, Levi V. Spinal cord stimulation for neuropathic pain: Current trends and future applications. Brain Sciences 2018;8:138.
36. Lu C, Sun X, Wang C, Wang Y, Peng J. Mechanisms and treatment of painful neuromas. Reviews in the Neurosciences 2018;29:557-66.

NEUROPATIA DOLOROSA PÓS-TRAUMÁTICA: NEUROMODULAÇÃO

Fabrício Vianna do Vale ▪ Kleber Paiva Duarte
Manoel Jacobsen Teixeira ▪ Fabio Luiz Franceschi Godinho

INTRODUÇÃO

As lesões traumáticas dos nervos periféricos causam grandes consequências socioeconômicas, uma vez que atingem a faixa etária mais produtiva e economicamente ativa. Elas geram incapacidades muitas vezes devastadoras, associadas a elevado percentual de síndromes dolorosas crônicas refratárias.[1]

Os mecanismos de lesão dos nervos periféricos são variados, ocorrendo durante acidentes domésticos, de trabalho, procedimentos cirúrgicos ou associados a síndromes compressivas. Independente do mecanismo, estas lesões podem resultar em dor neuropática, presente em cerca de 7% da população.[2]

A dor neuropática é definida como decorrente de lesão ou doença que afeta o sistema nervoso somatossensitivo.[3,4] Alguns dos seus atributos clínicos, apesar de não específicos, facilitam o seu diagnóstico clínico. Dentre estes, temos os seguintes: choque, queimação, formigamento, prurido, anodinia (sensação de dor à estimulação não dolorosa), disestesia (percepção desagradável ao estímulo não doloroso), paroxismos (sensação isolada ou repetida de agulhada ou choque de aparecimento súbito e de curta duração) e a presença de alteração na sensibilidade térmica/dolorosa.[4]

A dor neuropática pode ser refratária e consequentemente afetar a qualidade de vida dos pacientes, favorecendo o aparecimento de sintomas depressivos e ansiosos.[5]

O tratamento neurocirúrgico pode ser indicado no tratamento da dor neuropática refratária às medidas clínicas. Dentre as opções neurocirúrgicas, temos os procedimentos ablativos e a neuromodulação (elétrica ou química).

Os procedimentos ablativos buscam reduzir a dor por meio de lesões aplicadas em pontos específicos de um circuito neuronal hiperativo e ligado ao processamento da dor.[6] A neuromodulação elétrica visando a analgesia utiliza estímulos elétricos para reduzir a hiperexcitabilidade desses mesmos circuitos ou aumentar a atividade de sistemas de analgesia intrínseca. O estímulo pode ser empregado nos nervos periféricos, na medula espinhal, no tronco cerebral e no córtex motor.[7]

Ao estimular determinado ponto do circuito de processamento da dor busca-se restaurar a função de uma ampla rede de estruturas neurais, trazendo a percepção dolorosa ao seu nível fisiológico mais próximo. Uma das vantagens da estimulação elétrica é a sua reversibilidade. Contudo, estes procedimentos, se invasivos, envolvem o uso de próteses de alto custo, além dos riscos inerentes ao uso de implantes (infecções e danos físicos dos equipamentos).

A neuromodulação química com fins analgésicos consiste na injeção intratecal de analgésicos. Envolve também o implante de próteses e destaca-se pela reversibilidade.[7] A escolha de um ou outro método de neuromodulação se faz de acordo com a etiologia, dinâmica temporal e outras características clínicas da dor neuropática.

Nesse capítulo, discutiremos as indicações, vantagens e desvantagens da neuromodulação no tratamento da dor crônica neuropática, com ênfase às lesões traumáticas de nervo periférico.

INDICAÇÃO DA NEUROMODULAÇÃO NO TRATAMENTO DA DOR NEUROPÁTICA CRÔNICA

A neuromodulação deve ser aplicada no tratamento da dor neuropática crônica grave, refratária ao tratamento clínico.[8] O tratamento clínico foi discutido em capítulo prévio deste livro e inclui o uso de doses adequadas de fármacos antidepressivos, anticonvulsivantes, analgésicos opioides, neurolépticos, antagonistas de receptores de glutamato do tipo N-metil-D-aspartato (NMDA), quelantes de substância P e anestésicos locais. Estes fármacos devem ser associados à reabilitação física e à psicoterapia. Cada modalidade de neuromodulação apresenta indicações específicas que serão expostas a seguir.

ESTIMULAÇÃO ELÉTRICA NERVOSA TRANSCUTÂNEA

A estimulação elétrica nervosa transcutânea (EENT) é uma técnica de analgesia não invasiva, usada no tratamento de uma variedade de síndromes dolorosas. Com base na teoria das comportas da dor, acredita-se que a EENT induz à inibição sináptica envolvendo o nociceptor e o neurônio de projeção situado nas lâminas superficiais do corno posterior da substância cinzenta da medula espinal.[9]

Além disso, a EENT pode trazer inibição sináptica entre os neurônios periféricos de grande calibre e os neurônios localizados nos diversos núcleos do tronco cerebral.[10] Evidências também apontam para inibição de neurônios nociceptivos específicos presentes na substância gelatinosa da medula espinhal, hiperexcitados no contexto da dor crônica.[11] Dados experimentais ainda indicam ativação de vias inibitórias descendentes que se iniciam na substância cinzenta periaquedutal do mesencéfalo e na porção rostroventromedial do bulbo.[12]

A técnica consiste no uso de pulsos elétricos quadrados bifásicos e assimétricos, aplicados através de eletrodos instalados na superfície da pele. A intensidade varia de 1 a 100 mA, a frequência de 2 a 150 Hz (de modo tônico ou *burst*) e a largura de pulso de 50 a 250 s (ao redor de 200 μs). Por estimular fibras de pequeno e grande calibre, esta técnica não deve ser considerada nos pacientes com desaferentação periférica significativa.

Além disso, a analgesia é obtida por até 2 horas pós-estimulação quando a dor apresentar distribuição espacial restrita e o território nervoso afetado for facilmente acessível. Os eletrodos geralmente são colocados nos territórios onde a dor é percebida. Contudo, isto pode não ser possível quando o paciente apresentar alodinia ou disestesia. Neste caso, os eletrodos devem ser instalados em território proximal de sensibilidade preservada.[13]

A analgesia pode ser limitada pelo desenvolvimento de tolerância. Nesse sentido, uma das estratégias para postergar o quadro pode incluir a variação dos parâmetros de estimulação.

Vale salientar que a EENT pode ser utilizada como método de rastreio para indicação da estimulação de nervo periférico ou da estimulação medular.[14]

ESTIMULAÇÃO MAGNÉTICA TRANSCRANIANA REPETITIVA (EMTr)

Descrita inicialmente por Baker em 1985, a estimulação magnética transcraniana (EMTr) é uma das formas mais eficientes de estimulação não invasiva do encéfalo.[15]

O campo magnético induzido pela EMTr gera despolarização neuronal nas camadas superficiais do córtex cerebral, alterando assim a excitabilidade cortical local e a distância da estimulação. No tratamento da dor, a EMTr leva à estimulação de fibras eferentes ao córtex motor que se projetam para outras regiões corticais e subcorticais pertencentes à matriz da dor.[13,16]

A modulação de sistemas opioidérgicos, glutamatérgicos e gabaérgicos nestas regiões está provavelmente envolvida no mecanismo de ação. Essas alterações favorecem o processo de reorganização e plasticidade sináptica, reestruturando a nocicepção ao seu estado fisiológico mais próximo.[11,14,17-19] O mecanismo de ação é similar àquele observado na estimulação invasiva do córtex motor, descrita adiante neste capítulo.

O procedimento pode ser realizado por meio de 3 tipos diferentes de bobinas: circular, em forma de oito ou duplo cone. As bobinas em formato de oito tem aplicação terapêutica mais frequente.[16,13] Cada sessão dura em média 15 a 30 min, sendo composta de pulsos de alta frequência (entre 5 e 20 Hz) espaçados por pausas de vários segundos. Protocolos mais recentes usando *theta bursts* podem ser mais curtos e igualmente eficazes.[20]

A EMTr pode ser usada no tratamento da dor neuropática, porém é utilizada com maior frequência no tratamento das síndromes dolorosas nociplásticas e síndrome complexa de dor regional.[21] Outros tipos de dor, como a dor visceral, lombar e a síndrome do intestino irritável, apresentam algum grau de resposta à EMTr, porém requerem estudos adicionais.[22]

Metanálises mostram efeito analgésico da EMTr do córtex motor primário (M1) sobre a dor neuropática, porém o tamanho do efeito é reduzido e requer múltiplas sessões.[23] Deste modo, existe suporte na literatura atual para o uso terapêutico a longo prazo da EMTr em M1 no tratamento da dor neuropática crônica.[4,12,24,25]

Além disso, a EMTr pode ser usada para predizer o efeito analgésico da estimulação do córtex motor.[26] A estimulação de outros alvos, como o córtex pré-frontal dorsolateral e a ínsula posterior, mostrou-se ineficaz como medida analgésica.[27]

Por se tratar de procedimento não invasivo, a técnica apresenta poucas complicações, sendo cefaleia a principal delas.[21] A presença de marca-passos, dispositivos eletrônicos implantáveis e implantes metálicos intracranianos (como clipes de aneurismas) é considerada contraindicação para a terapia.[3,28]

ESTIMULAÇÃO DE NERVO PERIFÉRICO (ENP)

Os primeiros relatos do estimulador de nervo periférico (ENP) foram publicados nos anos 1960, sendo a técnica percutânea introduzida no início dos anos 1990.[29]

O mecanismo de ação é fundamentado na teoria do portão da dor proposto por Melzack e Wall.[9] A estimulação direta dos nervos periféricos resulta em diminuição da excitabilidade, aumento do limiar elétrico e redução transitória da velocidade de condução dos aferentes periféricos. Por trazer parestesias quando utilizada, a ENP deve compartilhar mecanismos de ação similares aqueles propostos para a estimulação medular.[30]

A ENP está indicada para o tratamento da dor neuropática clinicamente refratária e que segue distribuição nervosa única. É opção viável quando os nervos são acessíveis e possuem estrutura anatômica preservada. Apesar de alguns estudos terem apontado eficácia em curto prazo, poucos estudos controlados avaliaram a eficácia da ENP em longo prazo (acima de 12 meses).[31]

As indicações mais comuns da ENP são: lesão nervosa periférica (traumática, compressiva ou pós-cirúrgica), síndrome complexa de dor regional, dor após amputação (dor do membro fantasma), síndrome dolorosa pós-laminectomia e neuropatias dolorosas, como a neuralgia pós-herpética e a dor neuropática trigeminal.[32]

Um estudo prospectivo, randomizado, duplo-cego, avaliando o uso da ENP para dor neuropática periférica refratária de origem pós-traumática/pós-cirúrgica acometendo membros superiores, membros inferiores e tronco, observou redução de 30% na intensidade álgica em comparação aos controles. Além da redução da intensidade de dor, o estudo também mostrou melhora na qualidade de vida e redução nas doses de analgésicos.[33]

De modo similar, um estudo aberto avaliou a ENP em pacientes com dor em membro inferior pós-amputação (dor do membro fantasma), observando redução superior a 30% na intensidade álgica em 89% dos pacientes na segunda semana de estimulação e 78% após 4 semanas. Além disso, nos pacientes com amputação de origem traumática, notou-se que 100% responderam a estimulação. Novamente foi constatada redução na dose diária de analgésicos, assim como foi observado melhor resultado quando a presença da parestesia cobriu > 50% da área dolorosa. A limitação destes estudos foi a curta duração do acompanhamento (Quadro 44-1).[34]

Os pacientes devem ser orientados sobre as parestesias presentes no tratamento. O perfil neuropsicológico apropriado

Quadro 44-1 Principais Indicações da ENP

- Lesão nervosa (traumática, iatrogênica ou pós-cirúrgica)
- Síndrome complexa de dor regional
- Dor após amputação – dor do membro fantasma
- Síndrome pós-laminectomia
- Dor neuropática trigeminal
- Neuralgia pós-herpética

e a resposta ao implante teste devem ser avaliados antes do implante permanente.[10,32]

Os eletrodos podem ser implantados por via aberta ou percutânea e posteriormente conectados ao gerador de estímulo. A técnica aberta permite o posicionamento direto do eletrodo sobre o nervo, aumentando sua estabilidade. Os nervos mais comumente tratados são os nervos ulnar, mediano e ciático.[35]

As principais complicações deste procedimento estão relacionadas com o mau funcionamento do dispositivo de estimulação. Cerca de 70% das complicações decorrem de falhas em bateria, desconexão e migração do eletrodo ou do gerador. Outros possíveis eventos adversos são infecção, hematoma e formação de seroma.[36]

ESTIMULAÇÃO MEDULAR (EM)

Inicialmente utilizada por Shealy,[37] em 1967, a estimulação da medula espinhal (EM) é a técnica de neuromodulação invasiva mais bem estudada, consistindo na liberação contínua de estímulos elétricos aos tratos de fibras medulares através de um eletrodo epidural conectado a um gerador implantado.

O mecanismo de ação foi inicialmente pautado na teoria do portão da dor.[9] No entanto, o controle álgico parece originar-se de combinação de mecanismos periféricos e centrais que levam à reversão da hiperexcitabilidade do nociceptor à ação inibitória do ácido gama-aminobutírico (GABA) em neurônios medulares WDR (wide-dynamic range) presentes no corno posterior da substância cinzenta da medula espinhal e na ativação de centros suprassegmentares com aumento de atividade das vias inibitórias descendentes.[38]

A estimulação medular tradicional (pulsos tônicos e contínuos) é realizada com frequência de 35 a 80 Hz, comprimento de pulso de 210 a 450 μs e amplitude de 3,5 a 8,5 mA, gerando uma carga/pulso de 1,2 a 5,0 μCb. Nesta modalidade de estimulação é bem estabelecido que a melhora álgica dependente da presença de parestesia cobrindo a área dolorosa.[39]

Os dispositivos recentes de neuroestimulação também permitem estimulação com frequências maiores (> 1.000 Hz), estimulação em *burst*, estimulação a alta densidade de corrente, que podem fornecer controle álgico livre de parestesia.

Atualmente o uso da EM é discutido em vários consensos para o controle de dor crônica neuropática de topografia limitada, excluindo a face.[12,38,40] As principais indicações são: dor secundária à neuropatia diabética (grau B de recomendação); dor lombar crônica pós-operatória associada à dor radicular – também chamada síndrome pós-laminectomia (grau B) e síndrome complexa de dor regional (grau B).

Na neuropatia diabética, os estudos mostram redução de 40% a 65% de redução da dor após 6 meses.[41] Na síndrome complexa de dor regional, a EM associada à fisioterapia foi superior à reabilitação física isolada. A redução média na escala visual analógica (EVA) foi de 3,5 pontos.[42]

Na síndrome pós-laminectomia, estudos randomizados e controlados mostraram redução de 50% na intensidade da dor em 50% dos pacientes, sendo a EM mais eficaz que o tratamento medicamentoso isolado ou que as cirurgias espinhais repetidas.[43] Estudos com maior tempo de seguimento mostraram que 40% e 60% dos pacientes com boa resposta inicial deixaram de responder após 3 e 12 anos respectivamente.[34,44] Todos estes estudos utilizaram estimulação tônica e mostraram que a lombalgia responde menos que a dor em membro inferior.

Assim, inovações tecnológicas têm sido propostas para o tratamento da lombalgia, como eletrodos de múltiplas colunas[45] ou novas modalidades de estimulação como *burst*[46] e estimulação a alta frequência.[47]

As evidências de eficácia da EM nas dores associadas à doença vascular periférica, angina refratária e neuropatia periférica de etiologia traumática são bastante limitadas e restritas a estudos abertos com pequeno número de pacientes (Nível D de orientação) (Quadro 44-2).[12,25,33]

A EM envolve a inserção de eletrodos no espaço epidural, em posição posterior aos funículos posteriores da medula espinhal. O procedimento pode ser realizado por via percutânea (eletrodos cilíndricos – Figura 44-1) ou por via aberta (eletrodos em placa). O procedimento percutâneo tem a vantagem de ser menos invasivo, porém está associado à maior incidência de deslocamento dos eletrodos. De forma geral, é realizado um período de teste de estimulação antes do implante do gerador definitivo, sendo o teste considerado positivo se associado à redução da intensidade da dor igual ou superior a 50% na EVA.[48]

Quadro 44-2 Principais Indicação da Estimulação Medular

- Síndrome dolorosa pós-laminectomia
- Síndrome complexa de dor regional
- Neuropatia diabética

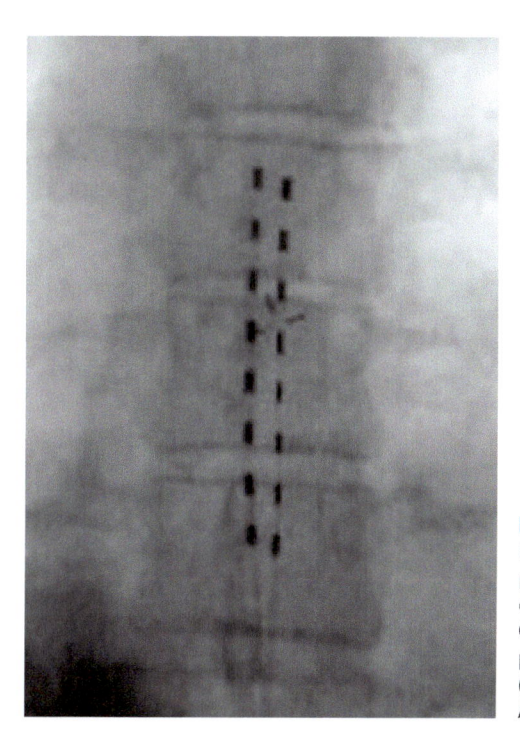

Fig. 44-1 Imagem do posicionamento do eletrodo Octrode™ – percutâneo. (Cortesia de Abbott.)

As complicações associadas à EM têm incidência de 30-40%. A migração, fratura do eletrodo e as infecções são as mais comuns. Em relação às contraindicações, devemos evitar o procedimento em pacientes com doenças psiquiátricas sem controle, incapacidade de compreender a terapia, infecção, imunossupressão e uso de anticoagulantes.[48,18]

ESTIMULAÇÃO DO GÂNGLIO DA RAIZ DORSAL (EGRD)

A estimulação do gânglio da raiz dorsal (EGRD) foi aprovada como método de analgesia na Europa em 2011 e nos Estados Unidos da América em 2016.[22,49]

A EGRD permite o tratamento de áreas dolorosas espacialmente restritas, com mínimo envolvimento de outros dermátomos.[50] Além disso, o posicionamento do eletrodo no exíguo espaço entre a dura-máter e o gânglio da raiz dorsal (GRD) permite gerar parestesia pouco variável em função da postura do paciente, constituindo uma vantagem em relação à estimulação medular.[51]

Igualmente, a EGRD tem consumo menor de energia, em comparação a EM, levando ao aumento da longevidade do gerador.[40,51] A técnica também é útil para o tratamento de áreas de difícil cobertura pela EM, como a região lombar e os pés.[40,51]

Dentre os possíveis mecanismos de ação, postula-se que a EGRD reduza a hiperexcitabilidade de fibras sensitivas C. Estudos experimentais mostraram que a perda de propriedade de "filtro passa-baixo" na junção T do nociceptor (junção entre os prolongamentos centrais e periféricos) traria aumento dos sinais elétricos nociceptivos de alta frequência em direção à medula, colaborando para a dor neuropática.[32,52] A neuroestimulação do GRD restauraria este "filtro passa-baixo" das fibras C.[50,53]

Outros estudos apontam que a EGRD reduziria a hiperexcitabilidade dos neurônios nociceptivos específicos na substância cinzenta da medula espinhal,[54] assim como dos neurônios não específicos WDR (*wide-dynamic range*).[55]

Além disso, estudos descrevem alterações fenotípicas dos nociceptores, como *down-regulation* dos canais de sódio, *up-regulation* dos canais de potássio, restauração do fluxo normal de cálcio e dos potenciais de ação de membrana. Outrossim, evidências apontam para a estabilização funcional da micróglia e da glia, trazendo diminuição dos mediadores inflamatórios e normalização da expressão gênica.[49,22]

De forma geral, o implante dos eletrodos é realizado por via percutânea no espaço epidural, similar à técnica percutânea do estimulador medular.[56,57] Ademais, o gerador de impulsos é implantado no flanco após um período teste de estimulação (Fig. 44-2).[49,22]

A indicação inclui a síndrome complexa de dor regional (melhor evidência na literatura atual), a neuropatia diabética, a neuropatia pós-cirúrgica (pós-mastectomia, toracotomia e herniorrafia) e a dor pós-amputação (Quadro 44-3).[49,22]

Neste contexto, o principal estudo prospectivo e randomizado comparou os resultados entre a estimulação do GRD e a EM em portadores de síndrome complexa de dor regional. A porcentagem de pacientes com redução da intensidade da dor maior de 50% (medida por meio de EVA), associada a ausência de déficits neurológicos pós-estimulação teste, foi significativamente maior no grupo EGRD (81,2%) que no grupo da estimulação medular (56,7%) após 3 meses de cirurgia. Estes índices se mantiveram significativamente estáveis até 12 meses de seguimento. A redução da dor ocorreu predominantemente nos membros inferiores e foi maior no grupo GRD (69,4%) comparado ao grupo EM (60,5%).[16,57]

O estudo mostra ainda maior benefício na qualidade de vida no grupo EGRD, além de altos níveis de satisfação em ambos os grupos após 12 meses de seguimento, porém sem diferença entre os grupos para esta última variável.[16,57]

Enfim, houve menor variação na distribuição de parestesia em função da posição do paciente (em pé ou deitado) no grupo EGRD. Contudo, deve-se ponderar que os mecanismos de ajustes para esta variável, presentes nos modelos atuais de EM, não foram utilizados neste estudo. Deste modo, as evidências sugerem que a estimulação do GRD é mais eficaz que a EM para os pacientes com síndrome complexa de dor regional.[16,57]

Outros estudos com menor qualidade metodológica mostraram eventuais benefícios para outros quadros dolorosos. Assim, foi demonstrado que a estimulação do GRD em 8 pacientes com dor neuropática pós-amputação resultou em redução média da intensidade de dor de 52%, com melhoria na qualidade de vida.[24,58]

Uma revisão de estudos não randomizados, com foco em dor neuropática inguinal pós-herniorrafia, evidenciou redução média de 76,8% na intensidade da dor.[59] Enfim, estudos avaliando dor neuropática de origem pós-traumática/pós-cirúrgica em membros inferiores evidenciaram redução da

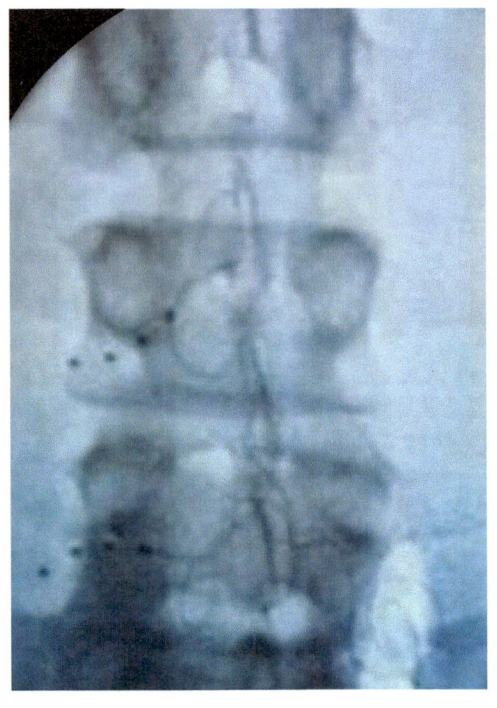

Fig. 44-2 Imagem do posicionamento do eletrodo SlimTip™ – gânglio da raiz dorsal. (Cortesia de Abbott.)

Quadro 44-3 Principais Indicações da Estimulação do GRD

- Síndrome complexa de dor regional
- Dor após amputação
- Neuropatia pós-cirúrgica
- Dor na região inguinal (lesão dos nervos ilioinguinal e genitofemoral)

intensidade álgica superior a 50% em 3 dos 5 pacientes avaliados, sendo a síndrome pós-laminectomia aquela que apresentou pior resposta.[50,56,57]

Um índice médio de complicação de 27,5% foi descrito nos diversos estudos. Os principais eventos são: lesão nervosa, fístula liquórica, migração ou quebra do eletrodo, infecção, sangramento e dor no local do gerador.[22,49,50]

ESTIMULAÇÃO CEREBRAL PROFUNDA (ECP)

As estruturas cerebrais mais frequentemente utilizadas como alvo para a estimulação cerebral profunda (ECP) no tratamento da dor crônica são os núcleos sensitivos específicos do tálamo (núcleos ventral posterolateral e medial) e a substância cinzenta periaquedutal/periventricular do mesencéfalo (PA/PV).[60]

O implante de eletrodos em ambos os alvos requer o emprego da técnica de estereotaxia. No caso dos núcleos talâmicos é necessária monitorização eletrofisiológica por meio de microrregistro intraoperatório e macroestimulação elétrica, essa última devendo trazer parestesia no hemicorpo contralateral ao núcleo-alvo.[61]

O efeito analgésico da estimulação da PA/PV é obtido à baixa frequência (10 a 25 Hz, 2-5 V) e provavelmente é mediado pela liberação de opioides endógenos, uma vez que é bloqueado pela ação do naloxone – antagonista de receptor opioidérgico.[42,62] A estimulação talâmica, por sua vez, requer frequências mais elevadas (30 a 40 Hz, 2-5 V) e provavelmente ocorre pela quebra de atividade elétrica síncrona patológica, marcada pela maior incidência de *bursts*.[23,63] Apesar de muitos estudos utilizarem dois alvos no mesmo paciente, acredita-se que a estimulação de PA/PV tenha maior efeito sobre o componente nociceptivo da dor, enquanto a estimulação talâmica tenha maior efeito sobre o componente neuropático.[17,64]

Num estudo que analisou mais de 34 pacientes com dor neuropática a estimulação cerebral profunda trouxe redução média de 54% da intensidade da dor.[65] Em relação às dores neuropáticas foi descrita redução de 40% da intensidade da dor em 12 pacientes com dor pós-acidente vascular cerebral tratados com estimulação de PA/PV e/ou tálamo.[66]

Em relação à dor no membro fantasma foi descrita redução de 60% na EVA em 8 de 11 pacientes, após um ano de seguimento.[67] Outrossim, um estudo prospectivo evidenciou melhoria de 52,7% da EVA após um ano de seguimento em portadores de dor secundária à avulsão do plexo braquial. Apesar do pequeno número de pacientes e do tempo curto de seguimento, os dados sugerem que a estimulação associada de PA/PV e núcleos talâmicos é mais eficaz que a estimulação talâmica isolada. Ademais, as dores neuropáticas centrais devem responder melhor que as dores periféricas (51% e 31% em média respectivamente).[6,61]

Por fim, dois estudos abertos, patrocinados por empresas norte-americanas de eletrodos, foram interrompidos por insuficiência de benefício analgésico. Em virtude disso a ECP não é aprovada pela Food and Drug Admnistration (FDA), órgão de regulação terapêutica nos EUA.[9,68]

As principais complicações relacionadas como procedimento são: hemorragia (1,9-4,1%), déficit neurológico permanente (2-3,4%), infecção (3,3-13,3%), deslocamento do eletrodo (18%) e dano do circuito (4,7%). Além disso, o paciente pode apresentar outras complicações transitórias, como: cefaleia (51,5%), diplopia (14,2% – associada com estimulação PA/PV), náuseas (10,6%), paralisia do olhar vertical (9,9%), visão turva (9,2%) e nistagmo (4,3%) (Quadro 44-4).[64,17]

Quadro 44-4 Principais Indicações de ECP para Tratamento da Dor Crônica

- Dor após acidente vascular cerebral
- Dor após amputação
- Dor após lesão de plexo braquial

ESTIMULAÇÃO DE CÓRTEX MOTOR (ECM)

A estimulação do córtex motor (ECM) foi proposta por Tsubokawa, em 1991, para o tratamento da dor neuropática refratária.[69] Bons resultados iniciais foram obtidos em pacientes com dor central secundária ao acidente vascular talâmico, mais tarde confirmados em outros tipos de dor neuropática.[53,70]

A ECM provavelmente atua por meio da redução da hiperexcitabilidade talâmica e ativação de regiões encefálicas como a PA/PG do mesencéfalo, ínsula, giro do cíngulo e córtex orbitofrontal.[71] Além disso, é provável que seu efeito analgésico ocorra via liberação de opioides endógenos e que a biodisponibilidade de receptores opioidérgicos em diversas regiões do encéfalo esteja positivamente correlacionada à resposta clínica.[59,60,72,73]

A ECM está indicada mais frequentemente no tratamento da dor central pós-acidente vascular cerebral e da neuropatia trigeminal. A indicação é menos frequente para a dor pós-lesão medular, após avulsão de plexo braquial e para a dor no membro fantasma.[52,55,74,75]

O benefício analgésico relatado em diversos estudos para as diversas síndromes dolorosas neuropáticas é de 50% em 50% dos pacientes, sendo maior para as neuropatias trigeminais – 75%.[2,28,69,76-78]

Em relação à dor secundária às neuropatias periféricas, um estudo randomizado e cruzado comparou o efeito da ECM em 16 pacientes portadores de neuralgia trigeminal (n = 4), avulsão do plexo braquial (n = 4), neurofibromatose do tipo I (n = 3), amputação do membro superior (n = 2), herpes-zóster oftálmico (n = 1), dor facial atípica pós-extração dentária (n = 1) e transecção traumática de troncos nervosos em membro inferior (n = 1). O estudo não mostrou diferença significativa nas variáveis de dor entre as fases *On* e *Off* durante a fase cruzada, realizada entre 1 e 3 meses após a cirurgia. Contudo, houve redução média de 48% na intensidade da dor em 12 pacientes avaliados na fase aberta após 12 meses de estimulação (variação de 0-95%). O fator preditivo de benefício analgésico após 12 meses foi a melhoria da dor após 1 mês da cirurgia. O resultado foi maior para os aspectos sensório-discriminativos, comparados aos aspectos afetivos, mensurados no questionário de dor de McGill. Enfim, o estudo mostrou que 60% dos pacientes mostraram algum grau de satisfação após 1 ano de tratamento.[70,53]

A técnica cirúrgica consiste no implante de 1 ou 2 eletrodos epidurais sobre o córtex motor, introduzidos por meio de pequena craniotomia frontoparietal. O procedimento é guiado por neuronavegação e por eletrofisiologia (inversão do N20-P20 dos potenciais evocados somatossensitivos). Esses eletrodos são conectados a um gerador subcutâneo em

Quadro 44-5 Principais Indicações de ECM
- Dor após acidente vascular encefálico
- Dor do membro fantasma
- Neuralgia pós-herpética
- Dor neuropática após lesão do plexo braquial

Quadro 44-6 Principais Indicações da Infusão IT de Morfina
- Dor oncológica – predomínio de componente nociceptivo ou o neuropático
- Síndrome pós-laminectomia
- Neuropatias periféricas
- Síndrome complexa de dor regional

região subclavicular. Os parâmetros de estimulação habituais são: frequência de 30-90 Hz e amplitude de 80% do limiar motor.[25,56,79,80]

Estudos mostram que a reposta positiva à EMTr, especialmente a 20 Hz, pode predizer boa reposta à ECM.[11,17,66,81] As complicações graves são raras, sendo as principais: sangramento, infecção, déficit neurológico e convulsões (Quadro 44-5).[17,64]

INFUSÃO DE FÁRMACOS INTRATECAL

Descrita inicialmente em 1981 por Onofrio, a terapia com infusão intratecal de fármacos (IIT) tem ganhado destaque, especialmente no tratamento de pacientes oncológicos.[71,82] Por não envolver metabolização hepática, a dose intratecal (IT) necessária para analgesia é menor que aquela utilizada por via oral. Isso potencializa o efeito analgésico, ao mesmo tempo em que reduz os efeitos adversos.[83]

O tratamento é indicado para casos de dor neuropática e dor nociceptiva que respondem aos opioides orais, porém as doses elevadas inviabilizam o seu uso. Os fármacos mais utilizados são o Ziconotide (não disponível no Brasil) e a Morfina. A morfina atua como agonista em receptores μ, principais receptores opioides associados à analgesia.[83]

Em relação à sua eficácia, um estudo prospectivo avaliando morfina IT em pacientes com dor crônica de origem não oncológica evidenciou redução de 37% da EVA após três meses de tratamento.[84]

Outro estudo prospectivo avaliou 119 pacientes com dor de origem oncológica mostrando redução de 31% da EVA após um mês de tratamento.[78,85] Revisões sistemáticas sobre o uso IT de morfina apontam maior grau de evidência para o tratamento da dor crônica associada ao câncer, comparado à dor não associada ao câncer.[83,86]

No tratamento da dor neuropática associada ao lesado medular, estudo prospectivo, duplo-cego, placebo e controlado, mostrou que a associação Morfina/Clonidina é mais eficaz que o placebo ou que as medicações isoladas. O efeito analgésico foi diretamente correlacionado à concentração liquórica de fármacos, sendo assim orientada a colocação da ponta do cateter em segmento imediatamente proximal ao nível da dor.[83,87] O uso associado da clonidina é orientado de acordo com consenso norte-americano recente, sendo necessária a monitorização de eventos adversos cardíacos.[83]

O mesmo consenso sugere a associação de bupivacaína nos casos de dor neuropática refratária ao uso isolado de morfina ou naqueles pacientes que requerem aumentos frequentes de doses. Atenção deve ser tomada em relação aos déficits motores, à retenção urinária e aos problemas de funcionamento de alguns sistemas de infusão quando medicações são associadas.[83]

Cuidado adicional também deve ser tomado com os efeitos colaterais da associação da morfina IT com as medicações orais habitualmente utilizadas na dor crônica, como antidepressivos, anticonvulsivantes e neurolépticos, sobretudo em pacientes idosos ou com fragilidade cognitiva.[88]

A infusão intratecal de morfina (e associações) apresenta maior suporte para o tratamento da dor oncológica com predominância do componente nociceptivo. O uso no tratamento da síndrome pós-laminectomia, da dor visceral, das diversas dores neuropáticas e da síndrome complexa de dor regional recebe menor suporte e deve ser avaliado caso a caso (Quadro 44-6).[86,89]

O procedimento cirúrgico é realizado com o paciente em decúbito lateral. Realiza-se uma punção lombar paramediana até o espaço subaracnóideo. O cateter é, em seguida, inserido através da agulha e seu avanço é monitorizado com radioscopia. A ponta do cateter deve ser preferencialmente locada no nível medular onde a dor predomina. A fixação do dispositivo contendo o reservatório, o motor e a bateria, é realizada em região do flanco. Para permitir programação telemétrica do equipamento e facilitar o refil, a fixação do reservatório não deve ser mais profunda que 2,5 cm da pele.[88]

As complicações podem estar associadas ao procedimento cirúrgico ou ao uso das medicações. Dentre as complicações cirúrgicas, listamos hemorragia, infecção, fístula liquórica e déficit neurológico súbito. As complicações relacionadas com as medicações incluem: náuseas, retenção urinária, constipação, depressão respiratória, sedação e déficits cognitivos. Por fim, temos as intercorrências relacionadas com o dispositivo, como fratura do cateter, desconexões, granuloma da ponta do cateter, deslocamento do reservatório, falha na bateria, falha na programação e no refil de medicação.[88,90]

CONCLUSÃO

As lesões traumáticas dos nervos periféricos podem estar associadas à dor crônica neuropática de difícil manejo clínico. A neuromodulação constitui alternativa viável para o tratamento de casos selecionados.

O sucesso analgésico das diferentes modalidades de neuromodulação requer assistência multidisciplinar. A seleção do paciente deve seguir critérios rigorosos, incluindo análise detalhada dos potenciais mecanismos de dor, avaliação psicológica, fisioterápica e psiquiátrica.

É fundamental que o paciente e cuidadores sejam orientados com relação aos objetivos, limitações, potenciais complicações e efeitos adversos. O paciente ainda deve ter condição cognitiva, social e econômica compatíveis com os cuidados necessários após a intervenção.

Os métodos terapêuticos utilizados podem ser tanto invasivos como não invasivos e estão em constante evolução no cenário científico. As principais técnicas apresentam baixo índice de complicações.

Apesar da comprovada resposta terapêutica, muitas especialidades médicas ainda não conhecem as indicações da neuromodulação no tratamento da dor, reduzindo o alcance de potenciais candidatos. O custo elevado da maioria destas modalidades também limita o acesso da população em áreas carentes. Deste modo, medidas humanitárias governamentais que permitam acesso a estas terapias são de necessidade urgente em países em desenvolvimento.

Em suma, o uso da neuromodulação como opção terapêutica das síndromes dolorosas resultantes dos traumatismos dos nervos periféricos é campo amplo e com grande potencial de desenvolvimento e aprimoramento das técnicas vigentes.

REFERÊNCIAS BIBLIOGRÁFICAS

1. Fonseca PRB, Gatto BEO, Tondato VA. Post-trauma and postoperative painful neuropathy. Revista Dor 2016;17:59-62.
2. Van Hecke O, Austin SK, Khan RA, Smith BH, Torrance N. Neuropathic pain in the general population: a systematic review of epidemiological studies. Pain 2014;155:654-62.
3. Jensen TS, Baron R, Haanpää M, et al. A new definition of neuropathic pain. Pain 2011;152:2204-5.
4. Treede RD, Jensen TS, Campbell JN, et al. Neuropathic pain: Redefinition and a grading system for clinical and research purposes. Neurology 2008;70:1630-5.
5. Girach A, Julian TH, Varrassi G, et al. Quality of life in painful peripheral neuropathies: A systematic review. Pain Research and Management 2019;2019:1-9.
6. Gybels J, Kupers R, Nuttin B. What can the neurosurgeon offer in peripheral neuropathic pain? In: Meyerson BA, Broggi G, Martin-Rodriguez J, Ostertag C, Sindou M, editors. Advances in Stereotactic and Functional Neurosurgery 10. Vienna: Springer; 1993. p. 136-40.
7. Fontaine D, Blond S, Mertens P, Lanteri-Minet M. Traitement neurochirurgical de la douleur chronique. Neurochirurgie 2015;61:22-9.
8. Stacey BR, Dworkin RH, Murphy K, et al. Pregabalin in the treatment of refractory neuropathic pain: results of a 15-month open-label trial. Pain Medicine 2008;9:1202-8.
9. Melzack R, Wall PD. Pain mechanisms: a new theory. Science 1965;150:971-9.
10. Maeda Y, Lisi TL, Vance CGT, Sluka KA. Release of GABA and activation of GABA(A) in the spinal cord mediates the effects of TENS in rats. Brain Research 2007;1136:43-50.
11. Ma YT, Sluka KA. Reduction in inflammation-induced sensitization of dorsal horn neurons by transcutaneous electrical nerve stimulation in anesthetized rats. Experimental Brain Research 2001;137:94-102.
12. Sandkuhler J, Pain IA. Long-lasting analgesia following TENS and acupuncture: Spinal Mechanisms beyond gate control. Proceedings of the 9th World Congress on Pain. In: Devor M, Rowbotham MC, Wiesenfeld-Hallin Z, editors. Seattle: IASP Press; 2000. p. 359-70.
13. Kolen AF, de Nijs RNJ, Wagemakers FM, et al. Effects of spatially targeted transcutaneous electrical nerve stimulation using an electrode array that measures skin resistance on pain and mobility in patients with osteoarthritis in the knee: A randomized controlled trial. Pain 2012;153:373-81.
14. Mathew L, Winfree C, Miller-Saultz D, Sonty N. Transcutaneous electrical nerve stimulator trial may be used as a screening tool prior to spinal cord stimulator implantation. Pain 2010;150:327-31.
15. Barker AT, Jalinous R, Freeston IL. Non-invasive magnetic stimulation of human motor cortex. The Lancet 1985;325(8437):1106-7.
16. Andrade DC, Attal N, Bouhassira D. Les perspectives thérapeutiques non médicamenteuses: place et intérêt de la stimulation magnétique transcrânienne répétitive dans le traitement des douleurs neuropathiques. Douleur et Analgésie 2010;23:105-11.
17. Cruccu G, Aziz TZ, Garcia-Larrea L, et al. EFNS guidelines on neurostimulation therapy for neuropathic pain. European Journal of Neurology 2007;14:952-70.
18. Andrade DC, Mhalla A, Adam F, et al. Neuropharmacological basis of rTMS-induced analgesia: The role of endogenous opioids. Pain 2011;152:320-6.
19. Lefaucheur JP, Drouot X, Ménard-Lefaucheur I, et al. Motor cortex rTMS restores defective intracortical inhibition in chronic neuropathic pain Neurology 2006;67:1568-74.
20. Moisset X, Goudeau S, Poindessous-Jazat F, et al. Prolonged continuous theta-burst stimulation is more analgesic than "classical" high frequency repetitive transcranial magnetic stimulation. Brain stimulation 2015;8:135-41.
21. Klein MM, Treister R, Raij T, et al. Transcranial magnetic stimulation of the brain. Pain 2015;156:1601-14.
22. Galhardoni R, Correia GS, Araujo H, et al. Repetitive transcranial magnetic stimulation in chronic pain: A review of the literature. Archives of Physical Medicine and Rehabilitation 2015;96:S156-72.
23. O'Connell NE, Marston L, Spencer S, et al. Non-invasive brain stimulation techniques for chronic pain. The Cochrane database of systematic reviews 2018;3:CD008208.
24. Baptista AF, Fernandes AMBL, Sá KN, et al. Latin American and Caribbean consensus on noninvasive central nervous system neuromodulation for chronic pain management (LAC2-NIN-CP). Pain Reports 2019;4:e692.
25. Cruccu G, Garcia-Larrea L, Hansson P, et al. EAN guidelines on central neurostimulation therapy in chronic pain conditions. European Journal of Neurology 2016;23:1489-99.
26. Pommier B, Quesada C, Fauchon C, et al. Added value of multiple versus single sessions of repetitive transcranial magnetic stimulation in predicting motor cortex stimulation efficacy for refractory neuropathic pain. Journal of Neurosurgery 2019;130:1750-61.
27. Galhardoni R, Aparecida da Silva V, García-Larrea L, et al. Insular and anterior cingulate cortex deep stimulation for central neuropathic pain: Disassembling the percept of pain. Neurology 2019;92:2165-75.
28. Araújo HA, Iglesio RF, Correia GSC, et al. Estimulação magnética transcraniana e aplicabilidade clínica: perspectivas na conduta terapêutica neuropsiquiátrica. Revista de Medicina 2011;90:3-14.
29. Stanton-Hicks M, Panourias IG, Sakas DE, Slavin KV. The future of peripheral nerve stimulation. Progress in Neurological Surgery 2011;24:210-7.
30. Goroszeniuk T, Pang D. Peripheral neuromodulation: A review. Current Pain and Headache Reports 2014;18:412.
31. Johnson S, Richey R, Holmes E, et al. A randomised, patient-assessor blinded, sham-controlled trial of external non-invasive peripheral nerve stimulation for chronic neuropathic pain following peripheral nerve injury (EN-PENS trial): study protocol for a randomised controlled trial. Trials 2016;17:574.
32. Corriveau M, Lake W, Hanna A. Nerve stimulation for pain. Neurosurgery Clinics of North America 2019;30:257-64.
33. Deer T, Pope J, Benyamin R, et al. Prospective, multicenter, randomized, double-blinded, partial crossover study to assess the safety and efficacy of the novel neuromodulation system in the treatment of patients with chronic pain of peripheral nerve origin. Neuromodulation 2016;19:91-100.
34. Rauck RL, Cohen SP, Gilmore CA, et al. Treatment of post-amputation pain with peripheral nerve stimulation. Neuromodulation 2014;17:188-97.

35. Pope JE, Carlson JD, Rosenberg WS, Slavin KV, Deer TR. Peripheral nerve stimulation for pain in extremities: An update. Progress in Neurological Surgery 2015;29:139-57.
36. Chakravarthy K, Nava A, Christo PJ, Williams K. Review of recent advances in peripheral nerve stimulation (PNS). Current Pain and Headache Reports 2016; 20:60.
37. Shealy CN, Mortimer JT, Reswick JB. Electrical inhibition of pain by stimulation of the dorsal columns: Preliminary clinical report. Anesthesia and analgesia 1967;46:489-91.
38. Meyerson BA, Linderoth B. Mode of action of spinal cord stimulation in neuropathic pain. Journal of Pain and Symptom Management 2006;31(4 Suppl):S6-12.
39. Miller JP, Eldabe S, Buchser E, et al. Parameters of spinal cord stimulation and their role in electrical charge delivery: A review. Neuromodulation 2016;19:373-84.
40. Gybels J, Erdine S, Maeyaert J, et al. Neuromodulation of pain. European Journal of Pain 1998;2:203-9.
41. Geurts JW, Joosten EA, van Kleef M. Current status and future perspectives of spinal cord stimulation in treatment of chronic pain. Pain 2017;158:771-4.
42. Kemler MA, Barendse GAM, van Kleef M, et al. Spinal cord stimulation in patients with chronic reflex sympathetic dystrophy. New England Journal of Medicine 2000;343:618-24.
43. Kumar K, Taylor RS, Jacques L, et al. Spinal cord stimulation versus conventional medical management for neuropathic pain: A multicentre randomised controlled trial in patients with failed back surgery syndrome. Pain 2007;132:179-88.
44. Geurts JW, Smits H, Kemler MA, et al. Spinal cord stimulation for complex regional pain syndrome type I: A prospective co-hort study with long-term follow-up. Neuromodulation 2013;16:523-9.
45. Buvanendran A, Lubenow TJ. Efficacy of transverse tripolar spinal cord stimulator for the relief of chronic low back pain from failed back surgery. Pain Physician 2008;11:333-8.
46. de Ridder D, Vanneste S, Plazier M, van der Loo E, Menovsky T. Burst spinal cord stimulation: toward paresthesia-free pain suppression. Neurosurgery 2010;66:986-90.
47. Kapural L, Yu C, Doust MW, et al. Comparison of 10-kHz high-frequency and traditional low-frequency spinal cord stimulation for the treatment of chronic back and leg pain: 24-month results from a multicenter, randomized, controlled pivotal trial. Neurosurgery 2016;79:667-77.
48. Deer TR, Mekhail N, Provenzano D, Pope J, Krames E, Leong M, et al. The appropriate use of neurostimulation of the spinal cord and peripheral nervous system for the treatment of chronic pain and ischemic diseases: The neuromodulation appropriateness consensus committee. Neuromodulation 2014;17:515-50.
49. Deer TR, Pope JE, Lamer TJ, et al. The neuromodulation appropriateness consensus committee on best practices for dorsal root ganglion stimulation. Neuromodulation 2019;22:1-35.
50. Morgalla MH, de Barros Filho MF, Chander BS, et al. Neurophysiological effects of dorsal root ganglion stimulation (DRGS) in pain processing at the cortical level. Neuromodulation 2019;22:36-43.
51. Harrison C, Epton S, Bojanic S, Green AL, Fitzgerald JJ. The efficacy and safety of dorsal root ganglion stimulation as a treatment for neuropathic pain: A literature review. Neuromodulation 2018;21:225-33.
52. Gemes G, Koopmeiners A, Rigaud M, et al. Failure of action potential propagation in sensory neurons: mechanisms and loss of afferent filtering in C-type units after painful nerve injury. The Journal of Physiology 2013;591:1111-31.
53. Koopmeiners AS, Mueller S, Kramer J, Hogan QH. Effect of electrical field stimulation on dorsal root ganglion neuronal function. Neuromodulation 2013;16:304-11.
54. Guan Y, Wacnik PW, Yang F, et al. Spinal cord stimulation-induced analgesia. Anesthesiology 2010;113:1392-405.
55. Yang F, Zhang C, Xu Q, et al. Electrical stimulation of dorsal root entry zone attenuates wide-dynamic-range neuronal activity in rats. Neuromodulation 2015;18:33-40.
56. Liem L, van Dongen E, Huygen FJ, Staats P, Kramer J. The dorsal root ganglion as a therapeutic target for chronic pain. Regional Anesthesia and Pain Medicine 2016;41:511-9.
57. Deer TR, Levy RM, Kramer J, et al. Dorsal root ganglion stimulation yielded higher treatment success rate for complex regional pain syndrome and causalgia at 3 and 12 months: A randomized comparative trial. Pain 2017;158:669-81.
58. Eldabe S, Burger K, Moser H, et al. Dorsal root ganglion (DRG) stimulation in the treatment of phantom limb pain (PLP). Neuromodulation 2015;18:610-7.
59. Schu S, Gulve A, ElDabe S, et al. Spinal cord stimulation of the dorsal root ganglion for groin pain - a retrospective review. Pain Practice 2015;15:293-9.
60. Frizon LA, Yamamoto EA, Nagel SJ, et al. Deep brain stimulation for pain in the modern era: A systematic review. Neurosurgery 2019;86:191-202.
61. Bittar RG, Otero S, Carter H, Aziz TZ. Deep brain stimulation for phantom limb pain. Journal of Clinical Neuroscience 2005;12:399-404.
62. Hosobuchi Y, Adams J, Linchitz R. Pain relief by electrical stimulation of the central gray matter in humans and its reversal by naloxone. Science 1977;197:183-6.
63. Dostrovsky JO. Role of thalamus in pain. Progress in Brain Research 2000;129:245-57.
64. Deer TR, Mekhail N, Petersen E, et al. The appropriate use of neurostimulation: Stimulation of the intracranial and extracranial space and head for chronic pain. Neuromodulation 2014;17:551-70.
65. Owen SLF, Green AL, Nandi D, et al. Deep brain stimulation for neuropathic pain. Neuromodulation 2006;9:100-6.
66. Owen SLF, Green AL, Stein JF, Aziz TZ. Deep brain stimulation for the alleviation of post-stroke neuropathic pain. Pain 2006;120:202-6.
67. Yamamoto T, Katayama Y, Obuchi T, et al. Thalamic sensory relay nucleus stimulation for the treatment of peripheral deafferentation pain. Stereotactic and Functional Neurosurgery 2006;84:180-3.
68. Coffey RJ. Deep brain stimulation for chronic pain: Results of two multicenter trials and a structured review. Pain Medicine 2001;2:183-92.
69. Tsubokawa T, Katayama Y, Yamamoto T, et al. Chronic motor cortex stimulation for the treatment of central pain. Acta Neurochirurgica 1991;2:137-9.
70. Lefaucheur JP, Drouot X, Cunin P, et al. Motor cortex stimulation for the treatment of refractory peripheral neuropathic pain. Brain 2009;132:1463-71.
71. Peyron R, Faillenot I, Mertens P, et al. Motor cortex stimulation in neuropathic pain. Correlations between analgesic effect and hemodynamic changes in the brain. A PET study. NeuroImage 2007;34:310-21.
72. Maarrawi J, Peyron R, Mertens P, et al. Motor cortex stimulation for pain control induces changes in the endogenous opioid system. Neurology 2007;69:827-34.
73. Maarrawi J, Peyron R, Mertens P, et al. Brain opioid receptor density predicts motor cortex stimulation efficacy for chronic pain. Pain 2013;154:2563-8.
74. Kurt E, Henssen DJHA, Steegers M, et al. Motor cortex stimulation in patients suffering from chronic neuropathic pain: Summary of expert meeting and premeeting questionnaire, combined with literature review. World Neurosurgery 2017;108:254-63.
75. Levy R, Deer TR, Henderson J. Intracranial neurostimulation for pain control: a review. Pain Physician 2010;13:157-65.
76. Fontaine D, Hamani C, Lozano A. Efficacy and safety of motor cortex stimulation for chronic neuropathic pain:

critical review of the literature. Journal of Neurosurgery 2009;110:251-6.
77. Andre-Obadia N, Mertens P, Lelekov-Boissard T, et al. rTMS prediction of quality of life after long-term motor cortex stimulation. Neurophysiologie Clinique 2013;43:315.
78. Nguyen J-P, Nizard J, Keravel Y, Lefaucheur J-P. Invasive brain stimulation for the treatment of neuropathic pain. Nature Reviews – Neurology 2011;7:699-709.
79. Fagundes-Pereyra WJ, Teixeira MJ, Reyns N, et al. Motor cortex electric stimulation for the treatment of neuropathic pain. Arquivos de NeuroPsiquiatria 2010;68:923-9.
80. Levy RM. Motor cortex stimulation for chronic pain: panacea or placebo? Neuromodulation 2014;17:295-9.
81. Mo J-J, Hu W-H, Zhang C, et al. Motor cortex stimulation: A systematic literature-based analysis of effectiveness and case series experience. BMC Neurology 2019;19:48.
82. Onofrio BM, Yaksh TL, Arnold PG. Continuous low-dose intrathecal morphine administration in the treatment of chronic pain of malignant origin. Mayo Clinic Proceedings 1981;56:516-20.
83. The Polyanalgesic Consensus Conference (PACC): Recommendations on intrathecal drug infusion systems best practices and guidelines. Neuromodulation 2017;20:405-6.
84. Anderson VC, Burchiel KJ. A prospective study of long-term intrathecal morphine in the management of chronic nonmalignant pain. Neurosurgery 1999;44:289-300.
85. Rauck RL, Cherry D, Boyer MF, et al. Long-term intrathecal opioid therapy with a patient-activated, implanted delivery system for the treatment of refractory cancer pain. The Journal of Pain 2003;4:441-7.
86. Hayek SM, Deer TR, Pope JE, et al. Intrathecal therapy for cancer and non-cancer pain. Pain Physician 2011;14:219-48.
87. Siddall PJ, Molloy AR, Walker S. The efficacy of intrathecal morphine and clonidine in the treatment of pain after spinal cord injury. Anesthesia and Analgesia 2000;91:1493-8.
88. Deer TR, Pope JE, Hayek SM, et al. The Polyanalgesic Consensus Conference (PACC): Recommendations for intrathecal drug delivery: Guidance for improving safety and mitigating risks. Neuromodulation 2017;20:155-76.
89. Sukul VV. Intrathecal pain therapy for the management of chronic noncancer pain. Neurosurgery Clinics of North America 2019;30:195-201.
90. Kleinmann B, Wolter T. Intrathecal opioid therapy for non-malignant chronic pain: A long-term perspective. Neuromodulation 2017;20:719-26.

TRATAMENTO CIRÚRGICO DO NEUROMA DOLOROSO: QUANDO E COMO?

Roberto S. Martins

INTRODUÇÃO

Neuroma é um termo comum na literatura relacionada com a cirurgia de nervos periféricos. Quando um nervo é lesionado, inicia-se o processo de regeneração axonal que inclui o brotamento axonal. Os axônios em regeneração progridem distalmente e, na falta de reversão do fator desencadeante ou na ausência de reparo, esse processo se mantém de forma desorganizada em associação à proliferação de fibroblastos, células inflamatórias, células de Schwann e vasos sanguíneos, constituindo uma formação bulbosa denominada neuroma.[1]

Diversos mecanismos estão envolvidos na gênese dos neuromas. Sob essa denominação estão incluídos os neuromas formados por compressão crônica, reparo inadequado de lesões de nervos e lesões propriamente ditas do nervo, como lacerações, contusões, esmagamentos e, finalmente, amputações.[2]

Os neuromas podem ser assintomáticos. Os neuromas são sintomáticos em 3% a 5% das lesões de nervos, mas, dependendo do tipo de lesão (como numa cirurgia de amputação), essa incidência pode chegar a 30%.[3-6] Quando sintomáticas, essas lesões provocam enormes custos diretos e indiretos para os pacientes e suas famílias em termos de dor e sofrimento, qualidade de vida e gastos com assistência médica, além de custos para a sociedade em reivindicações de seguro de saúde, perda de produtividade e incapacidade ocupacional.[7] Neuromas dolorosos resultam em grande incapacidade, especialmente quando o lado dominante é o comprometido.[2] O tamanho do neuroma depende de fatores como a magnitude do crescimento axonal em seu interior e o número de fibroblastos, células de Schwann e vasos sanguíneos. Os neuromas geralmente são maiores perto do núcleo celular porque o fluxo axoplasmático é mais intenso nessa região.

A manifestação clínica característica dos neuromas é dor importante associada à cicatriz e alteração de sensibilidade no território do nervo envolvido.[8] A dor secundária pode ser desencadeada por dois processos: irritação mecânica ou química persistente de axônios no interior do neuroma e desenvolvimento de sintomas sensitivos espontâneos causados por estimulação persistente de axônios, em associação ao desenvolvimento de atividade espontânea de neurônios no gânglio da raiz dorsal, no corno posterior da medula espinhal e até mesmo em níveis mais proximais do sistema nervoso central.[2,9]

Dor estímulo-dependente pode resultar da ativação de nervos menores (*nervi nervorum*) presentes no tecido conjuntivo ao redor dos nervos, enquanto dor neuropática estímulo-independente pode resultar de dano a fibras sensitivas aferentes no sistema nervoso periférico ou central.[2] O dano tecidual por neuromas resulta numa resposta inflamatória local com sensibilização de nociceptores, resultando numa transdução alterada e condução aumentada de impulsos nociceptivos em direção ao sistema nervoso central (SNC).[10] Vasodilatação e extravasamento de proteínas plasmáticas são acompanhados de liberação de serotonina, bradicinina, histamina, substância P e produtos do metabolismo do ácido araquidônico. O resultado desses eventos é a sensibilização química de nociceptores de alto limiar para transmitir estímulos dolorosos de baixa intensidade. Na sua formação, constituintes celulares que são transportados pelo fluxo axoplasmático anterógrado até a periferia da célula acumulam-se no neuroma, havendo aumento de receptores e mediadores químicos.[11]

Lesões dos nervos periféricos também resultam em mudanças no sistema nervoso neurovegetativo simpático, levando a resposta tecidual anormal nas fibras nociceptivas primárias. Desenvolve-se então hiperalgesia secundária, caracterizada por área de tecido normal ao redor da lesão onde a sensibilidade aumentada pode produzir dor ao toque leve.[2] Algumas mudanças no SNC também estão envolvidas no processo de dor secundária aos neuromas: aumento do campo receptivo, aumento na magnitude e na duração da resposta ao estímulo e redução no limiar, de tal forma que estímulos mecânicos que normalmente não causam dor ativam neurônios que transmitem informação nociceptiva (alodinia).

QUANDO?

O tratamento dos neuromas dolorosos pode ser clínico ou cirúrgico. O tratamento clínico inclui a utilização de medicamentos, a injeção de fármacos e o bloqueio com a utilização de anestésicos locais, este último com eficácia temporária na resolução dos sintomas.[12]

O tratamento inicial geralmente inclui o uso de medicamentos. Os dois principais medicamentos usados no tratamento de dor neuropática relacionada com neuromas periféricos são gabapentina e pregabalina, utilizados ou não em associação com antidepressivos tricíclicos. São drogas classificadas como anticonvulsivantes, ambas exercendo seus efeitos por meio de ligação com a subunidade $\alpha 2\delta$ de canais de cálcio voltagem-dependente, reduzindo o influxo de cálcio nas terminações nervosas.[13] O influxo reduzido de cálcio leva a diminuição da liberação de neurotransmissores, incluindo glutamato, noradrenalina e substância P.[13]

Alguns autores utilizaram injeção de substâncias químicas no coto do nervo na expectativa de inibir a regeneração axonal. Agentes químicos que foram testados incluem anestésicos locais, álcool, formalina, fenol, doxorrubicina e fosfato crômico radioativo.[14]

A cirurgia é indicada na falha do tratamento conservador e um teste terapêutico com bloqueio anestésico é útil para que o paciente avalie a possível resposta ao tratamento.

COMO?

De forma geral há três opções de tratamento cirúrgico em pacientes com neuromas dolorosos:

1. Reconstrução direta com uso de enxerto se há nervo distal apropriado e os receptores sensitivos forem viáveis, o que possibilita direcionar as fibras do coto proximal em direção ao distal.
2. Uso de transferências de tecido livre inervados que podem ser utilizados como receptores dos axônios em regeneração do nervo sensitivo lesado se não houver disponibilidade de nervo distal e exista necessidade de restauração da função.
3. Ressecção do neuroma e manejo do coto proximal do nervo se o leito cirúrgico não for adequado para reconstrução com enxerto de nervo ou há impossibilidade de reconstrução cirúrgica, ou se o paciente foi submetido a várias operações malsucedidas para o controle da dor.[2]

Dois princípios orientam o tratamento dos neuromas dolorosos quando não há possibilidade de reconstrução: o coto proximal deve ser removido do tecido fibrocicatricial adjacente e a regeneração axonal deve ser reduzida ou inibida.

As modalidades de tratamento cirúrgico mais utilizadas no tratamento do neuroma doloroso, quando não há possibilidade de reconstrução do nervo, são a ligadura do coto, a transposição do coto no músculo, veia ou osso, a cobertura do coto e a neurorrafia centro-central. É importante ressaltar que a ausência de estudos bem controlados tornam as comparações dessas técnicas inconclusivas.

Ligadura com ou sem Ressecção do Coto

A ligadura simples ou com ressecção do coto é uma das mais antigas técnicas utilizadas no tratamento cirúrgico dos neuromas dolorosos e apresenta altas taxas de recorrência.[15] Mesmo nos pacientes que não são submetidos à reoperação, os sintomas são importantes e, por esse motivo, a técnica é atualmente pouco utilizada.

Ressecção do Neuroma com Cobertura do Coto

A cobertura do coto é utilizada na tentativa de evitar a regeneração axonal. Vários materiais, orgânicos ou não, foram utilizados para revestir e proteger a extremidade do nervo após a ressecção do neuroma: artérias, veias, tubos de diversas procedências, cola sintética e epineuro (Fig. 45-1). Embora alguns estudos tenham relatado altos índices de bons resultados, comparáveis com o sepultamento muscular ou ósseo, diversos trabalhos utilizando a técnica da cobertura do coto não mostraram resultados satisfatórios.[1,16]

Ressecção do Coto com Transposição e Sepultamento em Tecido Adjacente

A ressecção do coto com transposição e sepultamento em diferentes tecidos é técnica amplamente utilizada. O sepultamento é geralmente realizado no músculo, veia ou osso. A aplicação adequada dessa técnica requer alguns cuidados: o coto seccionado deve ser posicionado longe da área que está sujeita a trauma repetido, movimento, ou estimulação mecânica; deve-se evitar tensão no nervo; o coto do nervo deve ser alojado num local de forma a impedir que haja regeneração até a pele e deve-se minimizar a formação de tecido cicatricial ao redor da terminação nervosa.[12] Em geral, a técnica tem resultados satisfatórios, mesmo quando há recorrência da formação do neuroma, já que o coto é posicionado distante de local onde a estimulação mecânica é frequente.[12,17]

Ressecção do Coto com Transposição e Sepultamento no Músculo

A transposição do coto após ressecção do neuroma com sepultamento no interior do músculo é frequentemente utilizada com resultados satisfatórios e estudos demonstram que biópsias de nervos implantados dentro de músculos não mostram nenhuma regeneração nervosa através do músculo em direção ao tecido sobrejacente. Dellon descreve 82% de bons a excelentes resultados no alívio da dor utilizando esta técnica.[12] No trabalho desses autores, a avaliação histológica mostrou que o nervo implantado no músculo forma um neuroma de características distintas em relação ao neuroma retirado: não há interação com as fibras musculares, as fibras em regeneração são menores e imaturas e situam-se dispersas num meio pobre em tecido conectivo, diferentemente dos neuromas clássicos caracterizados por um emaranhado desorganizado e aleatório de fascículos grandes e pequenos com fibras bem mielinizadas situadas num estroma de tecido conectivo denso. São fatores associados a maus resultados: acometimento dos nervos digitais ou do nervo radial sensitivo, ocorrência de compensação ou ganho secundário, realização de três ou mais cirurgias prévias para tratamento da dor e implantação em pequenos músculos superficiais com ampla excursão do nervo.

Um dos músculos mais comumente utilizados para transposição de neuromas na mão é o músculo pronador quadrado. Nesses casos, a transposição dentro dos músculos intrínsecos da mão deixaria o neuroma susceptível a traumatismos durante a utilização da mão, e a transposição proximal na região média do antebraço, no interior dos músculos flexores dos dedos, resultaria em estimulação do neuroma durante as excursões desses músculos.[18] O procedimento consiste em dissecar e ressecar o neuroma proximalmente, deixando extensão de nervo suficiente para possibilitar ampla e confortável passagem do nervo pelos tendões dos flexores para, então, implantar o neuroma no músculo pronador quadrado, evitando que haja tensão no nervo em qualquer posição do punho e do antebraço.[12,18,19]

Ressecção do Coto com Transposição e Sepultamento em Veia

Além de ser implantado no interior do músculo após a ressecção do neuroma, o coto do nervo pode ser posicionado no lúmen de uma veia. A base teórica que justifica esse procedimento é o efeito adverso do sangue sobre os axônios em regeneração por meio da sua interação com o endotélio do vaso.[5]

Nessa técnica o nervo acometido é identificado e dissecado proximalmente para que se obtenha ampla mobilidade. A seguir, o neuroma é identificado e ressecado e o coto do nervo é implantado, sem tensão, no interior de veia adjacente.[20,21]

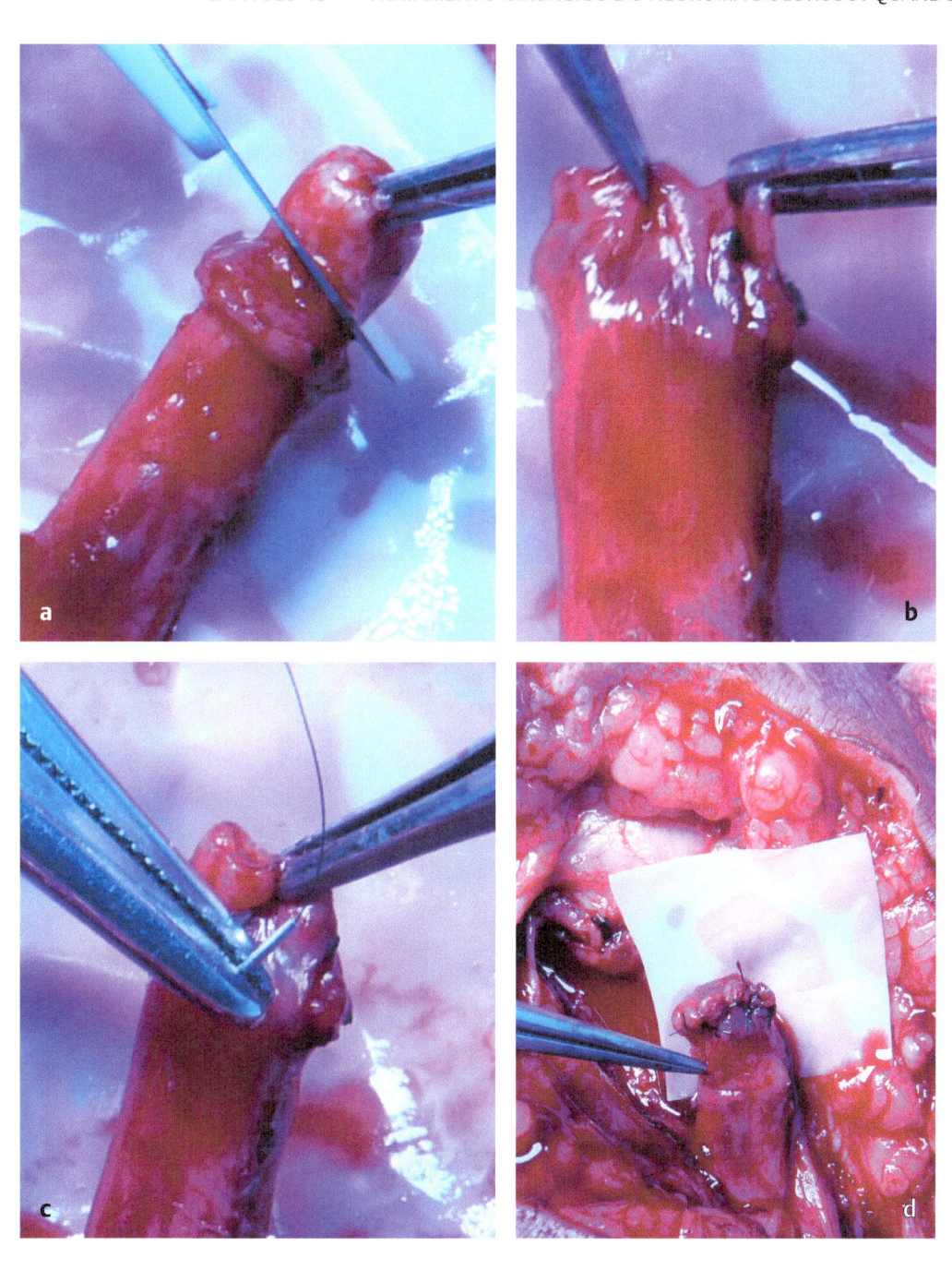

Fig. 45-1 Paciente com amputação traumática do antebraço proximal com neuroma doloroso do nervo ulnar. O neuroma foi ressecado; o epineuro da extremidade do nervo foi dissecado circunferencialmente em sentido proximal e nova secção dos fascículos foi realizada (**a**); o epineuro excedente possibilitou a cobertura do coto de nervo seccionado (**b**), permitindo sua oclusão com pontos de sutura (**c**). Aspecto final em (**d**).

O nervo é inserido na luz da veia e é realizada sutura entre o epineuro e a parede do vaso.

Herbert mostrou que pacientes submetidos a essa técnica apresentaram alívio da dor importante e imediato, com 86% e 100% de êxito após a cirurgia inicial e após reoperação, respectivamente.[20] Koch *et al.* demonstraram histologicamente que o coto do nervo implantado na luz da veia apresentava arquitetura endoneural mais organizada, fascículos de reduzido calibre orientados na mesma direção e alta taxa de axônios mielinizados.[21] A técnica apresenta algumas vantagens: as veias subcutâneas estão amplamente distribuídas e, portanto, são disponíveis por todo o corpo. Geralmente há veias apropriadas na proximidade, sendo necessária pouca mobilização do nervo. O coto fica posicionado dentro do lúmen venoso, prevenindo que os axônios em regeneração entrem em contato com tecidos fora do vaso.[21]

Ressecção do Coto com Transposição e Sepultamento no Osso

A transposição do coto com sepultamento ósseo é uma das mais antigas técnicas de tratamento do neuroma doloroso, sendo praticada há mais de 60 anos.[2] Na mão, a técnica tem sido usada para tratamento de neuromas dos nervos digitais. Geralmente o sepultamento é realizado na falange ou no metacarpo proximal ao ponto de amputação ou lesão para que o coto fique longe do final do dedo e dos pontos de maior traumatismo. Mesmo com essa recomendação, Hazari e Eliot identificaram que a ponta do dedo ou a área adjacente ao coto mantinha-se inervada e dolorosa, pois pequenos ramos que inervam a falange são emitidos pelo tronco do nervo digital proximalmente àquele seguimento.[22] Com esses resultados, os autores passaram a recomendar a relocação do coto dois segmentos proximais, obtendo melhores resultados.

Reinervação Muscular Direcionada (Target Muscle Reinnervation)

A reinervação muscular direcionada (RMD) é técnica cirúrgica recente que vem apresentando resultados promissores no tratamento do neuroma doloroso.[23] A técnica envolve isolar e coaptar a extremidade distal dos nervos sensitivos seccionados em nervos motores próximos que inervam músculos ou parte de músculos redundantes (Fig. 45-2).[24,25] Em vários estudos, incluindo um ensaio clínico randomizado, tem sido demonstrado que a RMD reduz o desenvolvimento de neuroma do coto de amputação melhorando a qualidade de vida desses pacientes.[23,24,26]

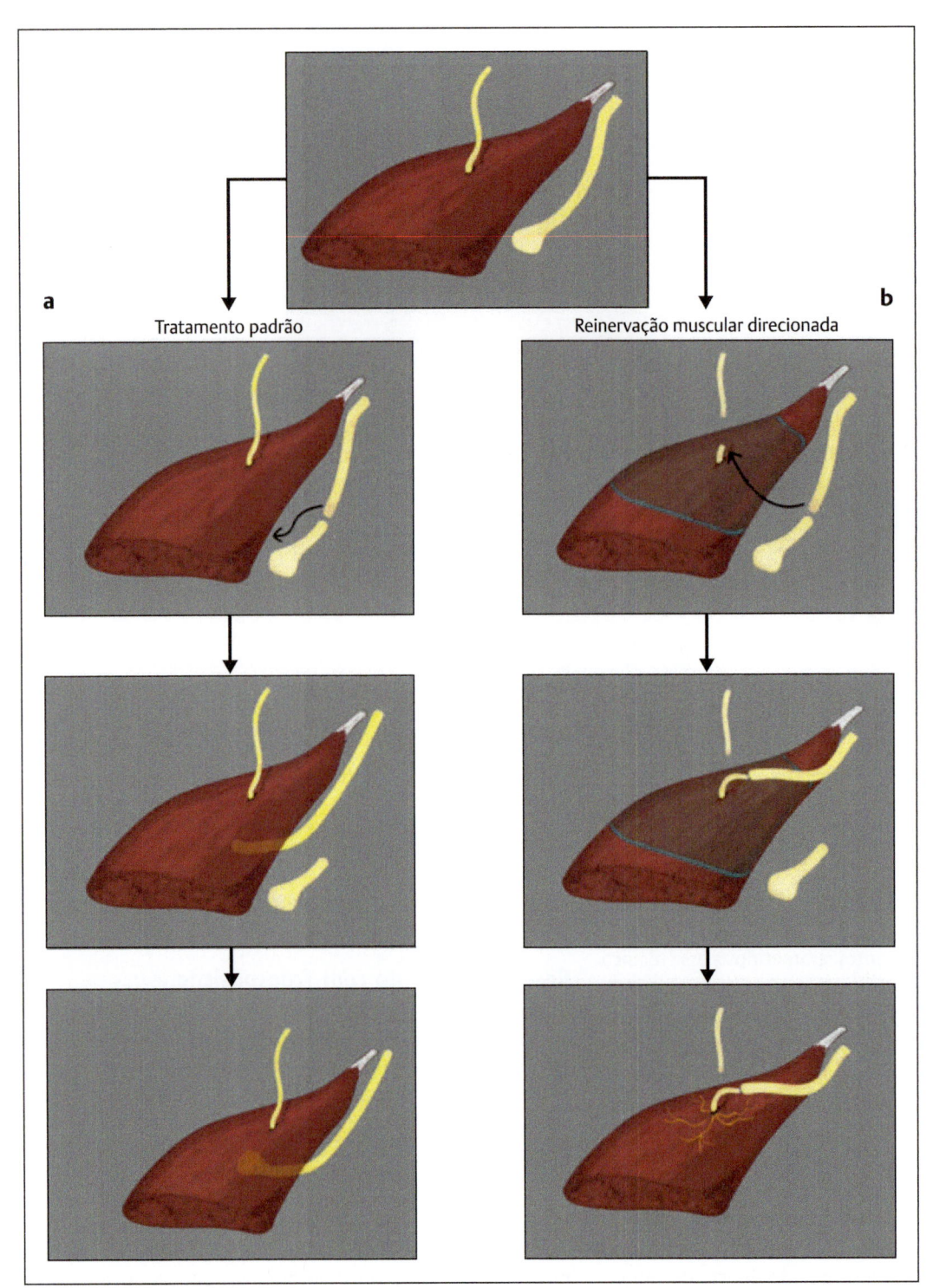

Fig. 45-2 Desenho esquemático da técnica de reinervação muscular direcionada (*target muscle reinnervation*) recentemente proposta para tratamento do neuroma doloroso. No tratamento padrão (**a**), o neuroma é ressecado e sepultado no interior do músculo. O sepultamento muscular não impede a formação de novo neuroma (última imagem em (**a**)), mas posiciona o novo neuroma em região mais profunda. Na reinervação muscular direcionada (**b**), os axônios em regeneração se direcionam ao coto distal de ramo muscular seccionado impedindo a formação de novo neuroma. (Desenho modificado de Dumanian *et al.*)[26]

Centro-Centralização

A técnica de centro-centralização foi descrita por Gorkisch, em 1984, para prevenção de neuromas de amputação e consiste na coaptação da extremidade de dois nervos terminais.[27] No caso de um nervo isolado, a técnica consiste na divisão longitudinal do nervo em dois fascículos (ou grupos de fascículos) cujas extremidades são coaptadas (Fig. 45-3). Um dos nervos ou fascículos coaptados pode ser lesado proximalmente de forma que os axônios em regeneração trafeguem em sentido único, do segmento não lesado para o lesado, impedindo que os axônios em regeneração oriundos das duas extremidades se encontrem na área de coaptação.[28] O objetivo da técnica é inibir o crescimento axonal e impedir a migração axonal e reinervação cutânea. Resultados satisfatórios têm sido descritos.[9,30]

CONCLUSÃO

Em conclusão, não há técnica cirúrgica definitiva em termos de resultados indicada para tratamento do neuroma doloroso. Os estudos são limitados por serem retrospectivos, direcionados geralmente à análise de tratamento único sem comparação, incluindo número reduzido de pacientes. É de opinião deste autor que o princípio a ser adotado, independente da técnica, deve incluir o isolamento da extremidade do nervo, longe de área cutânea e em região protegida de trauma e manipulação. A reinervação muscular direcionada, apesar de descrita recentemente, mostra resultados animadores no tratamento do neuroma doloroso e deve ser considerada no tratamento desses doentes.

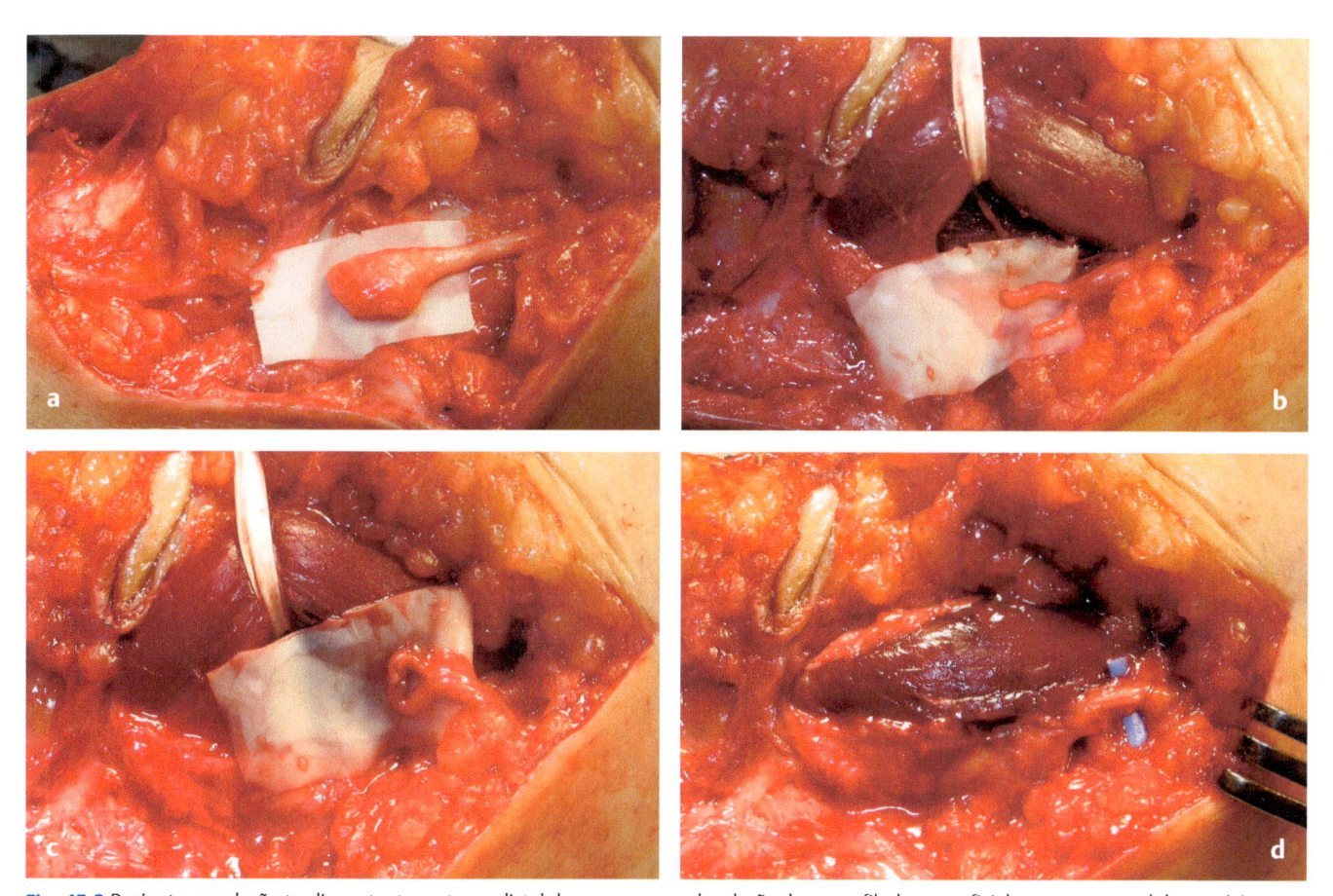

Fig. 45-3 Paciente com lesão tardia cortante no terço distal da perna esquerda e lesão do nervo fibular superficial com neuroma doloroso (**a**). A paciente recusava a retirada de enxerto autólogo para reconstrução do nervo. Nesse caso foram realizadas duas técnicas para tratamento do neuroma doloroso. O nervo fibular superficial foi dividido em dois grupos de fascículos (**b**); os dois grupos de fascículos foram coaptados por meio de neurorrafia (**c**) e a extremidade coaptada foi posicionada e fixada sob a musculatura adjacente (**d**).

REFERÊNCIAS BIBLIOGRÁFICAS

1. Wu J, Chiu DT. Painful neuromas: a review of treatment modalities. Annals Plast Surg 1999;43:661-7.
2. Watson J, Gonzalez M, Romero A, Kerns J. Neuromas of the hand and upper extremity. J Hand Surg 2010;35:499-510.
3. Buch NS, Qerama E, Brix Finnerup N, Nikolajsen L. Neuromas and postamputation pain. Pain 2020;161:147-55.
4. Fisher GT, Boswick JAJ. Neuroma formation following digital amputations. J Trauma 1983;23:136-42.
5. Koch H, Haas F, Hubmer M, Rappl T, Scharnagl E. Treatment of painful neuroma by resection and nerve stump transplantation into a vein. Annals of Plastic Surgery 2003;51:45-50.
6. List EB, Krijgh DD, Martin E, Coert JH. Prevalence of residual limb pain and symptomatic neuromas after lower extremity amputation: a systematic review and meta-analysis. Pain 2021;162:1906-13.
7. McAllister RM, Gilbert SE, Calder JS, Smith PJ. The epidemiology and management of upper limb peripheral nerve injuries in modern practice. J Hand Surg 1996;21:4-13.
8. Vernadakis AJ, Koch H, Mackinnon SE. Management of neuromas. Clinics in Plastic Surgery 2003;30:247-68.
9. Birch R. The peripheral neuroma. In: Green DP, Hotchkiss RN, Pederson WC, Wolfe S, editors. Green's operative hand surgery. New York: Churchill Livingstone; 2005. p. 1101-2.
10. Dahl JB, Mathiesen O, Møiniche S. "Protective premedication": an option with gabapentin and related drugs? A review of gabapentin and pregabalin in in the treatment of post-operative pain. Acta Anaesthesiologica Scandinavica 2004;48:1130-6.
11. Neumeister MW, Winters JN. Neuroma. Clinics in Plastic Surgery 2020;47:279-83.
12. Dellon AL, Mackinnon SE. Treatment of the painful neuroma by neuroma resection and muscle implantation. Plast Reconstruct Surg 1986;77:427-38.
13. Gidal BE. New and emerging treatment options for neuropathic pain. Am J Managed Care 2006;12:S269-78.
14. Kirvelä O, Nieminen S. Treatment of painful neuromas with neurolytic blockade. Pain 1990;41:161-5.
15. Laborde KJ, Kalisman M, Tsai TM. Results of surgical treatment of painful neuromas of the hand. J Hand Surg 1982;7:190-3.
16. Yüksel F, Kişlaoğlu E, Durak N, Uçar C, Karacaoğlu E. Prevention of painful neuromas by epineural ligatures, flaps and grafts. Brit J Plast Surg 1997;50:182-5.
17. Evans GR, Dellon AL. Implantation of the palmar cutaneous branch of the median nerve into the pronator quadratus for treatment of painful neuroma. J Hand Surg 1994;19:203-6.
18. Sood MK, Elliot D. Treatment of painful neuromas of the hand and wrist by relocation into the pronator quadratus muscle. J Hand Surg 1998;23:214-9.
19. Atherton DD, Leong JCS, Anand P, Elliot D. Relocation of painful end neuromas and scarred nerves from the zone II territory of the hand. J Hand Surg (European Volume) 2007;32:38-44.
20. Herbert TJ, Filan SL. Vein implantation for treatment of painful cutaneous neuromas. A preliminary report. J Hand Surg 1998;23:220-4.
21. Koch H, Herbert TJ, Kleinert R, et al. Influence of nerve stump transplantation into a vein on neuroma formation. Ann Plast Surg 2003;50:354-60.
22. Hazari A, Elliot D. Treatment of end-neuromas, neuromas-in-continuity and scarred nerves of the digits by proximal relocation. J Hand Surg 2004;29:338-50.
23. Bowen JB, Wee CE, Kalik J, Valerio IL. Targeted muscle reinnervation to improve pain, prosthetic tolerance, and bioprosthetic outcomes in the amputee. Advances in Wound Care 2017;6:261-7.
24. Alexander JH, Jordan SW, West JM, Compston A, Fugitt J, Bowen JB et al. Targeted muscle reinnervation in oncologic amputees: Early experience of a novel institutional protocol. J Surg Oncol 2019;120:348-58.
25. Lanier ST, Jordan SW, Ko JH, Dumanian GA. Targeted muscle reinnervation as a solution for nerve pain. Plastic and Reconstructive Surgery 2020;146:651e-63e.
26. Dumanian GA, Potter BK, Mioton LM, Ko JH, Cheesborough JE, Souza JM, et al. Targeted muscle reinnervation treats neuroma and phantom pain in major limb amputees: A randomized clinical trial. Annals of Surgery 2019;270:238-46.
27. Gorkisch K, Boese-Landgraf J, Vaubel E. Treatment and prevention of amputation neuromas in hand surgery. Plastic and Reconstructive Surgery 1984;73:293-9.
28. Kon M, Bloem JJ. The treatment of amputation neuromas in fingers with a centrocentral nerve union. Annals of Plastic Surgery 1987;18:506-10.
29. Barberá J, Albert-Pampló R. Centrocentral anastomosis of the proximal nerve stump in the treatment of painful amputation neuromas of major nerves. J Neurosurg 1993;79:331-4.
30. Martins RS, Siqueira MG, Heise CO, Yeng LT, de Andrade DC, Teixeira MJ. Interdigital direct neurorrhaphy for treatment of painful neuroma due to finger amputation. Acta Neurochirurgica 2015;157:667-71.

DIAGNÓSTICO E TRATAMENTO DA SÍNDROME DE DOR REGIONAL COMPLEXA

CAPÍTULO 46

Diego Toledo R. M. Fernandes ▪ Irina Raicher ▪ Telma Regina Mariotto Zakka ▪ Ricardo Boccato

DEFINIÇÃO

A Síndrome de Dor Regional Complexa (SDRC) é uma síndrome de dor crônica que pode ocorrer após traumatismo, imobilização, desuso, lesão nervosa ou sem causa determinada[1] e caracteriza-se pela ocorrência de dor, edema, alterações do sistema sensitivo, motor e neurovegetativo, acometimento do trofismo da pele e do subcutâneo e, às vezes, até de estruturas profundas que comprometem algum segmento do corpo, mais comumente a extremidade dos membros. Mudanças do padrão de movimentação ativa, aumento do tremor fisiológico, distonia, comprometimento de percepção do segmento acometido, como diminuição da percepção espacial e até fenômeno fantasma do segmento comprometido podem ser observados em casos mais graves e incapacitados.[2] A SDRC é considerada uma síndrome de dor mista, sendo diferente das outras síndromes de dor neuropática pela presença de edema, disfunções vasomotoras, sensitivas e motoras.[3]

A International Association for the Study of Pain (IASP) definiu SDRC do tipo I como uma síndrome pós-traumática, que apresenta dor espontânea não relacionada com o território de uma única raiz nervosa e é desproporcional ao evento desencadeante.[4,5] SDRC do tipo II é uma síndrome que se inicia após lesão do nervo e não é necessariamente limitada à distribuição do nervo lesado.[6,7]

EPIDEMIOLOGIA, INCIDÊNCIA E PREVALÊNCIA

Como havia diferentes critérios diagnósticos até recentemente, a incidência e a prevalência podem variar de diferentes autores e diferentes regiões de estudos.

Os membros superiores são duas vezes mais acometidos que os membros inferiores, ocorrendo de maneira semelhante nos dois lados do corpo e bilateralmente em 2% dos casos. Os fumantes têm prevalência maior que os não fumantes.

Pode ocorrer de 1% a 2% após fratura de membros, 7% após fraturas de Colles e de 2% a 5% após lesões traumáticas de nervos periféricos.

Na SDRC tipo I, a incidência é de 5,5 em 100 mil e a prevalência é de 21 em 100 mil pessoas por ano. Na SDRC tipo II, a incidência é de 0,8 em 100 mil e a prevalência é de 4 em 100 mil pessoas por ano.

O sexo feminino é mais acometido (3:1 a 4:1), mas, na população pediátrica, a incidência é maior nos meninos. Acomete qualquer faixa etária, principalmente entre 20 a 49 anos.

FISIOPATOLOGIA (FIG. 46-1)

Inflamação

A apresentação clínica da fase aguda da SDRC é corroborada pela hipótese de que o desenvolvimento desta condição decorre de resposta inflamatória exagerada ao trauma. Dor, edema, eritema, aumento da temperatura e prejuízo de função são achados clínicos encontrados no membro afetado pela SDRC - os cinco sinais cardinais da inflamação.[8] Traumatismo tecidual desencadeia a liberação de citocinas pró-inflamatórias, como as interleucinas (IL)-1β, IL-2, IL-6 e o fator de necrose tumoral-α (TNF-α) juntamente com neuropeptídeos, incluindo o peptídeo relacionado com o gene da calcitonina, bradicinina e substância P. Estas substâncias aumentam o extravasamento de plasma e a vasodilatação, produzindo as características da SDRC aguda.[9,10]

Descobertas de experimentos *in vivo* no homem mostram que mesmo um trauma tecidual leve é suficiente para amplificar a sinalização de citocinas no tecido traumatizado.[11,12] Citocinas e o fator de crescimento nervoso podem excitar nociceptores e induzir a sensibilização periférica de longo prazo.[13,14] Além disso, os achados de experimentos *in vitro* sugerem que as citocinas[15] e o fator de crescimento nervoso[16] aumentam a liberação de neuropeptídeos inflamatórios em neurônios aferentes primários. A ativação de nociceptores cutâneos pode induzir despolarização retrógrada de aferentes primários de pequeno diâmetro (reflexo axonal), causando a liberação de neuropeptídeos, como substância P, e peptídeo relacionado com o gene da calcitonina (CGRP) de terminais sensoriais na pele. Esses neuropeptídeos evocam vasodilatação e extravasamento de proteínas no tecido e os sinais resultantes (vermelhidão, aquecimento e edema) são chamados de inflamação neurogênica.[17] A maioria das alterações inflamatórias pós-traumáticas que ocorrem em SDRC são mediadas por CGRP e substância P. Concentrações séricas de CGRP[18] e substância P[19] são mais altas em pacientes com SDRC do que em controles saudáveis.

Ao contrário do aumento da resposta de reflexo axonal, que ocorre experimentalmente em ambos os membros afetados e não afetados, em pacientes com SCDR, o aumento do extravasamento de proteínas é limitado ao membro afetado.[20]

O mecanismo mais provável subjacente à inflamação neurogênica facilitada na SDRC é a sinalização pós-junção causada pela inativação prejudicada de neuropeptídeos ou pela maior disponibilidade de receptores. Quando a substância P foi perfundida por meio de microdiálise de fibras dérmicas, ela produziu maior extravasamento tanto nos membros afetados como nos não afetados de pacientes com SDRC comparados aos indivíduos-controle.[21] A sinalização aumentada da substância P também pode explicar o aumento da expressão de citocinas observada na SDRC: a substância P estimula queratinócitos a expressar citocinas *in vitro*[22] e biópsias de pele de membros afetados por SDRC em ratos,[23] e, em seres humanos, mostraram aumento do receptor de substância P nas imunomarcações em queratinócitos. Esses achados corroboram a hipótese de que a sinalização de neuropeptídeos facilitada pela pele contribui diretamente para o extravasamento acentuado, edema de membros e aumento da expressão de citocinas que estão presentes na SDRC. Contudo, a maneira com que os sistemas imunológico e nervoso interagem - particularmente nos ossos, músculos e tecido conjuntivo - ainda não é totalmente compreendida e necessita de mais pesquisas no futuro.

Inervação Cutânea Alterada

Lesão nervosa inicial, mesmo que imperceptível, tem sido implicada como importante desencadeador da SDRC tipo I e II.[24] Isso pode ser corroborado por estudos que demonstraram redução na densidade das fibras neuronais aferentes cutâneas do tipo C e Aδ no membro afetado por SDRC em comparação com o membro não afetado, com essas alterações afetando principalmente as fibras nociceptivas.[25,26] A diminuição das fibras do tipo C e do tipo Aδ foi associada a aumento das fibras aberrantes de origem desconhecida e foi postulado que a sensação de dor exagerada pode ser decorrente da função alterada dessas fibras.[26]

Sensibilização Central e Periférica

Após o dano ao tecido e/ou lesão nervosa, as alterações nos sistemas nervosos, central e periférico, levam a aumento da inflamação e a maior capacidade de resposta à dor. Essas adaptações atuam como mecanismos de proteção para evitar atividades que causem mais lesões. No sistema nervoso central (SNC), a estimulação nociceptiva persistente e intensa dos neurônios nociceptivos periféricos resulta em sensibilização central. Consequentemente, há alteração no processamento nociceptivo no SNC e aumento da excitabilidade dos neurônios nociceptivos centrais secundários na medula espinhal. Isso é mediado pela liberação de neuropeptídeos, como substância P, bradicinina e glutamato pelos nervos periféricos, que sensibilizam e aumentam a atividade de neurônios nociceptivos periféricos locais e centrais secundários, resultando em aumento da dor por estímulos nociceptivos (hiperalgesia) e dor em resposta a estímulos não dolorosos (alodinia).[9,27,28] A pesquisa mostrou que os pacientes com SDRC apresentam maior *windup* para a estimulação repetida do membro afetado em comparação com o membro contralateral ou outros membros.[29,30]

Na fase crônica (fria) do curso clínico da SDRC, o membro afetado fica cianótico e pegajoso como resultado da vasoconstrição e sudorese. Isso sugere que a ativação excessiva do sistema nervoso simpático é fator determinante na progressão da condição e na manutenção da dor.[31] Estudos em animais observaram a expressão de receptores adrenérgicos em fibras nociceptivas após trauma nervoso, o que pode fornecer um possível mecanismo da dor induzida pelo sistema simpático. Além disso, a expressão de receptores adrenérgicos nas fibras nociceptivas após a lesão pode contribuir para o acoplamento simpático-aferente aumentando a intensidade da dor.[32] Isso foi demonstrado em pacientes com dor mediada pelo sistema simpático, onde o aumento da atividade deste sistema intensificou a dor espontânea em 22% e aumentou a extensão espacial da hiperalgesia dinâmica e estática em 42% e 27%, respectivamente.[33]

Catecolaminas Circulantes

A variação nas características clínicas da SDRC conforme a condição progride da fase aguda (quente) para a fase crônica pode ser atribuída a alterações nos mecanismos catecolaminérgicos.[34] Durante a fase aguda, o membro afetado por SDRC demonstra redução nos níveis de norepinefrina plasmática em comparação com o membro não afetado.[35] Como resultado, há suprarregulação compensatória dos receptores adrenérgicos periféricos causando hipersensibilidade às catecolaminas circulantes.[36] Consequentemente, vasoconstrição excessiva e suor ocorrem após a exposição às catecolaminas, dando origem ao frio característico e extremidade azulada vistos durante a fase crônica.

Autoimunidade

A presença de autoanticorpos de imunoglobulina G (IgG) contra antígenos de superfície em neurônios autonômicos no soro de pacientes com SDRC sugere que a autoimunidade pode desempenhar um papel no desenvolvimento desta condição.[33,35] Isso é corroborado pelos resultados de um pequeno ensaio piloto, em que pacientes com SDRC que receberam tratamento com imunoglobulina intravenosa demonstraram redução significativa nos sintomas de dor em comparação com aqueles que receberam placebo.[37]

Mecanismos autoimunes podem estar envolvidos na fisiopatologia da SDRC. Aproximadamente 35% dos pacientes com SDRC têm autoanticorpos de superfície-ligantes contra plexos nervosos simpáticos e mesentéricos e linhas celulares de neuroblastoma do tipo colinérgico diferenciadas.[33,38] Achados de estudo recente sugerem que os antígenos para estes autoanticorpos podem ser alfa-adrenorreceptores e receptores muscarinérgicos de acetilcolina.[39] No entanto, a importância desses achados não é clara porque a maioria dos pacientes não têm evidência clínica de falha autonômica generalizada que possa ser atribuída ao envolvimento de anticorpos séricos autoimunes. Claramente, mais estudos serão necessários no futuro.

Plasticidade Cerebral e o Papel do SNC

O SNC é submetido a mudanças funcionais e estruturais em pessoas com dor persistente e estas mudanças são particularmente importantes na SDRC.[40]

Estudos de neuroimagem em pacientes com SDRC demonstraram diminuição na área que representa o membro afetado por SDRC no córtex somatossensorial em comparação com o membro não afetado.[41,42] A representação sensorial do membro afetado, como parte do homúnculo de Penfield, é distorcida, com encolhimento e deslocamento da área.[41] A extensão da reorganização tem correlação significativa com a intensidade da dor e o grau de hiperalgesia experimentada pelo paciente, e essas alterações voltam ao normal após o tratamento bem-sucedido de SDRC.[41,43,44]

Outra manifestação da disfunção do SNC na SDRC é o prejuízo da função motora. O prejuízo da função motora é comum após a maioria das lesões, mas geralmente se resolve à medida que o paciente se recupera. No entanto, em pacientes suscetíveis a SDRC podem ser desenvolvidos distúrbios de movimento acentuados. A distonia, o distúrbio de movimento mais prevalente na SDRC, é caracterizada no braço por posturas persistentes de flexão dos dedos e punho e, na perna, por flexão plantar e inversão do pé, com ou sem garra dos dedos dos pés.[45] O início da distonia ocorre após o estágio agudo, o que sugere que ela não é causada por mecanismos inflamatórios agudos.[46,47] O risco da distonia acometer membros adicionais em pacientes com SDRC aumenta com o número de membros que já são distônicos.[47] A natureza desses mecanismos não é bem compreendida, mas o aumento da inibição espinhal por administração intratecal do baclofeno agonista do receptor GABA tipo B (GABAB), mas não da glicina, melhorou a distonia em pacientes com SDRC. Assim, os mecanismos GABAérgicos mediados pela medula espinhal provavelmente desempenham um papel específico na distonia associada com SDRC.[48,49] Há evidências de que os mecanismos supraespinhais também estão envolvidos na fisiopatologia da SDRC.[41] Por exemplo, em um participante saudável, a estimulação elétrica nociceptiva repetitiva no dorso da mão induzirá adaptação aos estímulos, de modo que a dor evocada pelos estímulos é reduzida, indicativo de inibição descendente, e eles desenvolverão uma área de pele com hiperalgesia, indicativa de facilitação descendente. No entanto, os pacientes com SDRC adaptam-se menos a tais estímulos, independentemente de serem estimulados na mão afetada ou na mão não afetada, e desenvolvem área maior de hiperalgesia.[50] Esses dados sugerem que a inibição descendente é reduzida e a facilitação descendente aumentada em pacientes com SDRC.

Disfunções adaptativas também foram observadas em representações cognitivas de ordem superior em pacientes com SDRC. Pessoas com SDRC de longa data tendem a perceber que seu membro afetado é maior do que realmente é.[51] Eles também relatam distorções da imagem mental de seu membro – por exemplo, componentes ausentes ou alterações na forma, postura e temperatura de todo o membro ou de partes distintas do membro.[52] Eles podem relatar sentimentos de hostilidade ou repulsa em relação ao membro afetado ou sentir como se fosse uma entidade separada, um corpo estranho que eles gostariam de ter amputado.[52] Embora o papel exato de mudanças corticais generalizadas observadas em pessoas com SDRC não tenha sido elucidado, elas provavelmente contribuem para as deficiências motoras e sensoriais comumente vistas na SDRC.

Fatores Genéticos

Embora não haja consenso sobre a influência de fatores genéticos na SDRC, estudos familiares sugerem preponderância genética para o desenvolvimento dessa condição. Irmãos de pacientes com SDRC com menos de 50 anos apresentavam risco três vezes maior de desenvolver a doença, com padrão de herança mitocondrial.[53,54] Além disso, os genes do complexo principal de histocompatibilidade que codificam as moléculas de antígeno leucocitário humano (HLA), os alelos HLA-B62 e HLA-DQ8, foram encontrados com forte correlação para o desenvolvimento de SDRC.[55]

Fatores Psicológicos

Por causa da prevalência de ansiedade e depressão em pacientes com SDRC e da natureza incomum dos sintomas, há a hipótese de que fatores psicológicos desempenham um papel no desenvolvimento ou propagação da SDRC. Puchalski *et al.* observaram maior ocorrência de SDRC após fraturas do rádio distal em pacientes idosos com doenças psicológicas e/ou psiquiátricas, implicando assim o papel de fatores psicológicos.[56] No entanto, as evidências a respeito disso permanecem inconclusivas, pois outros estudos não conseguiram confirmar essa associação e uma causa definitiva ainda não foi identificada.[24]

CLASSIFICAÇÃO E DIAGNÓSTICO DE SDRC

O diagnóstico da SDRC é feito por critérios clínicos,[57] mas a especificidade desses critérios é limitada. Em particular, se o critério 4 for omitido ("exclusão de outras razões"), pode ocorrer um excesso de diagnósticos de SDRC. Apenas a persistência da dor e o não uso do membro não são suficientes para o diagnóstico. Em casos pouco claros, relatórios médicos detalhados ou fotografias devem ser solicitados. Normalmente os sintomas são precedidos por um trauma. Existem relatos de SDRC espontânea; no entanto, isso é raro e requer investigação diagnóstica diferencial abrangente, particularmente para doenças reumáticas, inflamatórias ou neuropáticas.

A SDRC pode ser diferenciada pela ausência (SDRC I) e presença (SDRC II) de lesões nervosas evidentes ou pela temperatura da pele no início (com frequência, apenas retrospectivamente); 70% apresentam SDRC morna e 30%, SDRC fria,[58] esta última com pior prognóstico[59] (Fig. 46-2).

Critérios Diagnósticos para SDRC (Fig. 46-2)

Os critérios não consideram a topografia do quadro, ou seja, que os sintomas ocorrem distalmente e afetam as extremidades; os critérios também não levam em consideração que esses sintomas correspondam a um território de inervação nervosa. No caso de dor proximal isolada em articulações específicas (ombro, quadril) ou sintomas na cabeça ou tronco, o diagnóstico de SDRC não deve ser feito. A existência de SDRC de joelho continua a ser um tópico de discussão.[60]

Os seguintes exames não invasivos podem melhorar a confiabilidade do diagnóstico:

- A temperatura da pele deve ser medida em vários momentos e em diferentes temperaturas ambientais. As diferenças dinâmicas de temperatura (lado afetado *vs.* não afetado) de > 1°C são significativas.[61] A dinâmica da diferença de temperatura surge do lado afetado, mas também da regulação termorregulatória normal do lado não afetado. Também quantificamos o edema em banho-maria e registramos as diferenças da sudorese.
- A ressonância magnética (RM) é útil para eliminar diagnósticos diferenciais, mas não para diagnosticar a SDRC. Radiografias simples podem demonstrar osteoporose irregular em menos que 30% dos casos. Os raios-X só são úteis se as duas mãos estiverem no mesmo radiograma. Provavelmente, a ferramenta de diagnóstico mais útil é a análise quantitativa da região de interesse com densitometria óssea trifásica. Um achado típico é a captação aumentada (ipsilateral > 1,32 contralateral) do radiotraçador na fase

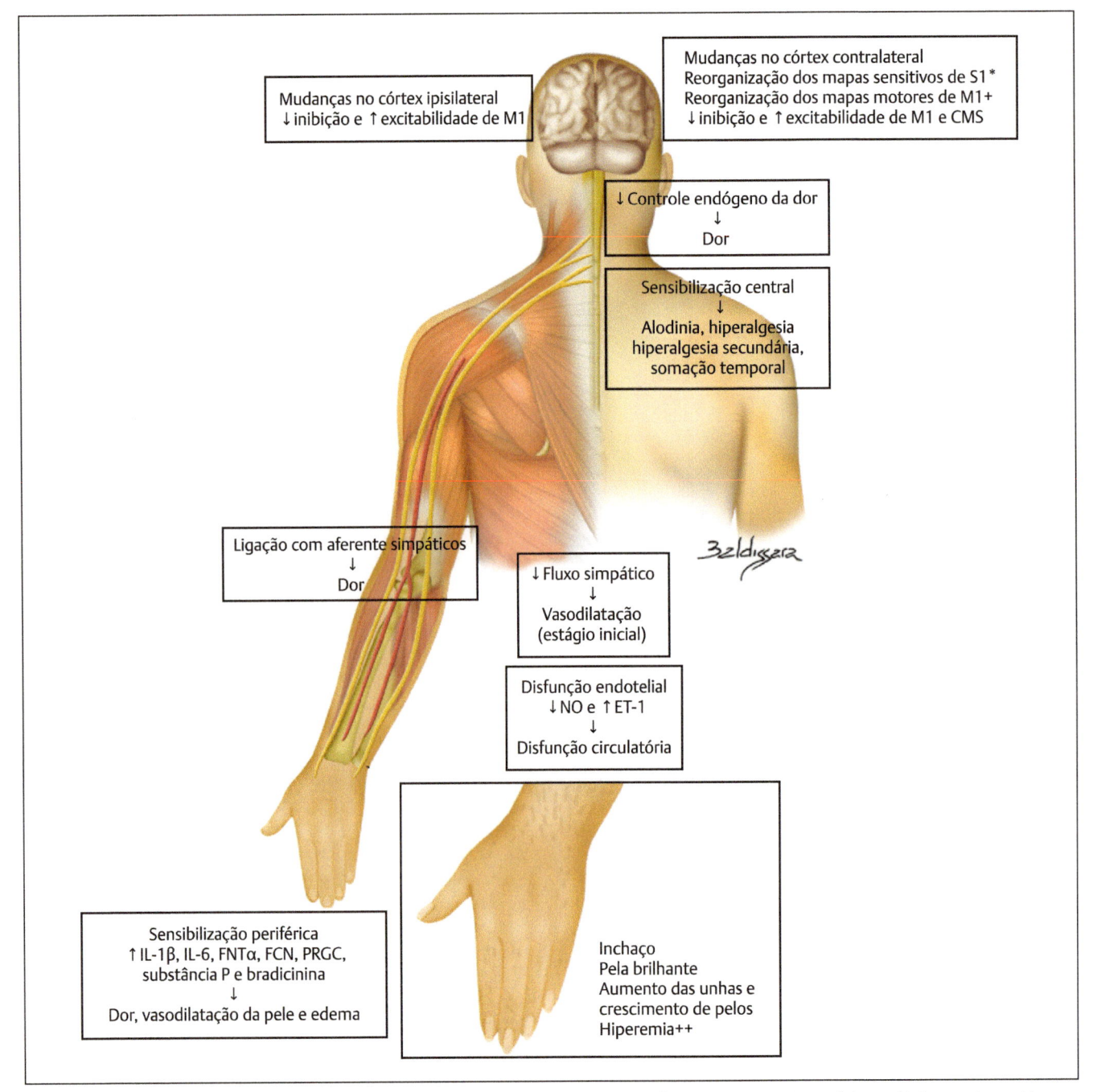

Fig. 46-1 Características clínicas e mecanismos fisiopatológicos propostos para SDRC. Embora esses mecanismos fisiopatológicos tenham sido todos identificados na SDRC, podem ocorrer independentes uns dos outros. A ausência dessa relação fixa explica a heterogeneidade clínica encontrada nessa doença. CMS, córtex motor suplementar; IL, interleucinas; FCN, fator de crescimento nervoso; FNT, fator de necrose tumoral; M1, córtex motor primário; PRGC, peptídeo relacionado com o gene da calcitonina; S1, córtex somatossensitivo primário; SDCR, síndrome de dor complexa regional. (Adaptada de Birklein F.)[10]

CAPÍTULO 46 • DIAGNÓSTICO E TRATAMENTO DA SÍNDROME DE DOR REGIONAL COMPLEXA

1 ──────────▶ 2 ◀────────▶ 3

Suspeita de SDCR:
1) O desenvolvimento de sintomas em relação a um trauma de membro (geralmente dentro de 4-6 semanas)
2) Sintomas não podem mais ser explicados pelo trauma
3) Sintomas afetam:
a) extremidade distal,
b) vai além do território do trauma
c) além do território inervado por nervo/raiz nervosa
4) Outras doenças foram completamente excluídas

Os critérios diagnósticos (adaptados dos critérios de Budapeste da IASP) para SDCR foram preenchidos?

Categoria dos sintomas:

1) Hiperalgesia, "hiperestesia", alodinia
2) Assimetria na cor e temperatura da pele
3) Assimetria do edema e do suor
4) Redução da ADM além do trauma articular. distonia, tremor, fraqueza, mudança no crescimento de pelos e unhas

O Diagnóstico da SDCR pode ser positivo se 3 critérios forem preenchidos:

1) Dor contínua
2) Relato de 1 ou mais sintomas de pelo menos 3 das categorias de sintomas acima
3) Apresentar 1 ou mais sinais de pelo menos 2 das categorias de sintomas acima durante o exame físico

Uso de ferramentas adicionais se o diagnóstico clínico é duvidoso
1) Medidas da temperatura da pele a longo prazo ou repetidas vezes: diferença entre os membros de > 1-2°C
2) Cintilografia óssea trifásica com 99m Tc-DPD: acúmulo de tragador em forma de fita distante do local do trauma.
3) Raio-X dos membros, um ao lado do outro: pontos de descalcificação

Diagnóstico de SDCR

Diferenciação
SDCR tipo I: sem identificação de lesão de nervo
SDCR tipo II: com identificação de lesão de nervo

Diferenças possíveis
"Calor primário": aumento da temperatura da pele no início ("tipo inflamatório")
"Frio primário": diminuição da temperatura da pele no início (possível pior prognóstico)

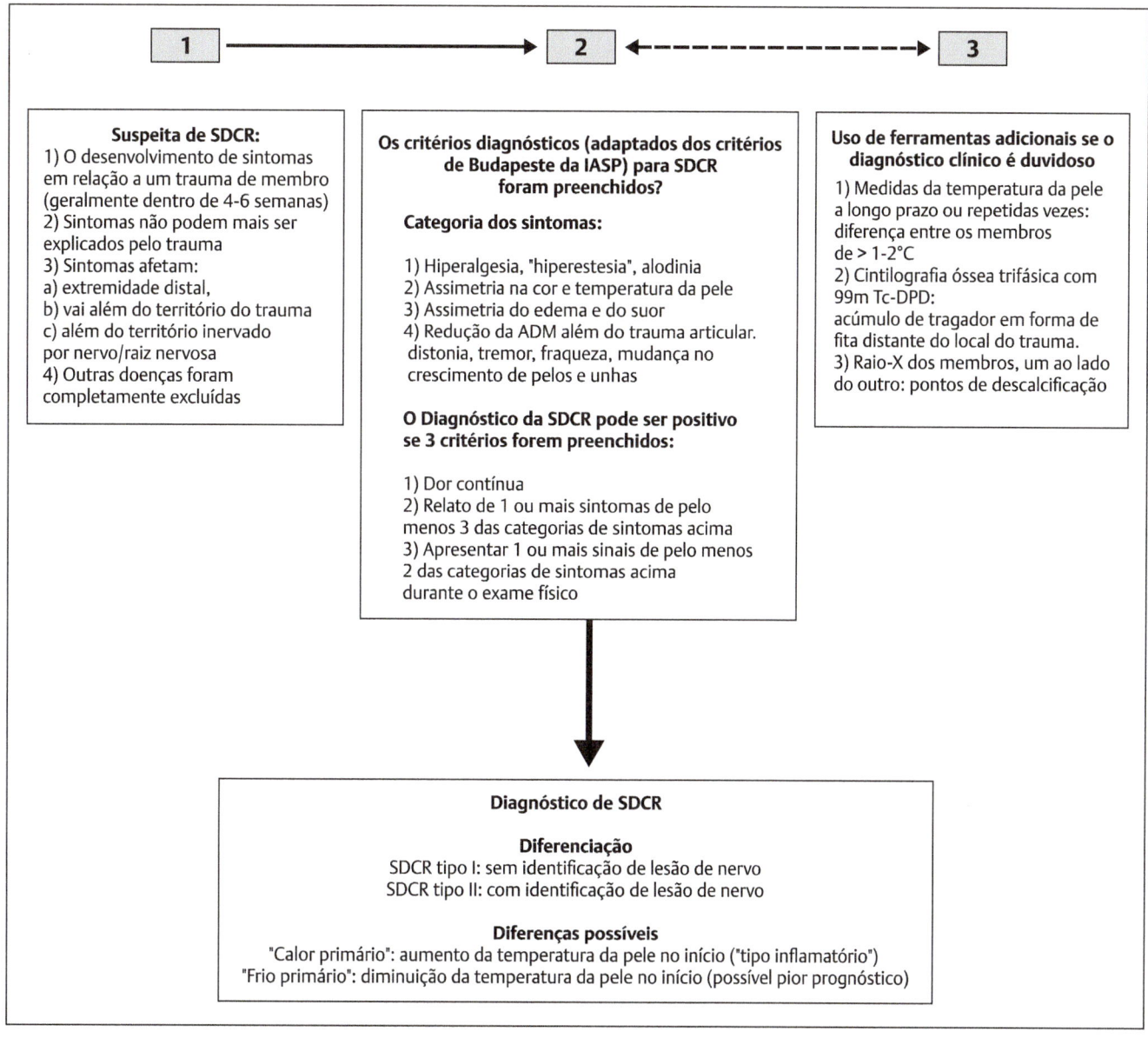

Fig. 46-2 Racional para o diagnóstico de Síndrome de Dor Complexa Regional. O padrão diagnóstico apresenta uma abordagem neurológica universalmente válida (suspeita clínica, diagnóstico clínico, confirmação, se necessária) e é baseada nos critérios internacionais da International Association for the Study of Pain (IASP). As etapas 1 e 2 são mandatórias, as etapas 2 e 3 são facultativas. ADM, amplitude de movimento. (Adaptada de Birklein F.)[10]

de mineralização nas articulações que não foram afetadas pelo trauma inicial. Tal achado apoia fortemente o diagnóstico;[62] uma indicação negativa não exclui SDRC. Em casos duvidosos recomendamos a realização de cintigrafia. O teste quantitativo sensitivo (TQS) não é adequado para fazer o diagnóstico, mas a dor por pressão sobre os ossos e articulações apoia a SDRC.

Embora sua validação não tenha sido feita em português, o CRPS Severity Score[63] pode auxiliar no monitoramento do curso da doença e na comunicação entre os médicos. O escore correlaciona-se bem com os sintomas clínicos, com valores pequenos, indicando que o diagnóstico possivelmente deve ser reavaliado (Quadro 46-1).

Quadro 46-1 Escore de Gravidade da Síndrome de Dor Complexa Regional com pontuação máxima de 17 pontos

Sintomas (relacionados)	Sinais (observados)
▪ Alodinia, hiperpatia	▪ Hiperpatia a picada de agulha
▪ Temperatura assimétrica	▪ Alodinia
▪ Cor da pele assimétrica	▪ Temperatura assimétrica à palpação
▪ Sudorese assimétrica	▪ Cor da pele assimétrica
▪ Edema assimétrico	▪ Sudorese assimétrica
▪ Alterações tróficas	▪ Edema assimétrico
▪ Alterações motoras	▪ Alterações tróficas
▪ Diminuição de amplitude ativa de movimento	▪ Alterações motoras
	▪ Diminuição da amplitude ativa de movimento

Adaptado de Birklein F.[10]

Sintomas Clínicos de SDRC

Os sintomas clínicos incluem dor, alteração da sensibilidade, sintomas motores, sintomas autonômicos e alterações tróficas das extremidades afetadas.

Dor e Sensibilidade

A dor da SDRC é frequentemente profunda no membro. Com frequência é exacerbada por movimentos, mudanças de temperatura, contato ou estresse. Além disso, frequentemente estão presentes alodinia (dor ao toque) ou hiperalgesia mecânica. Existem também déficits sensitivos em padrão do tipo luva ou meia (avaliado por potenciais evocados por *laser*[64]) ou distúrbios na percepção corporal como sensação de estranheza[65] ou tamanho excessivo da extremidade afetada.[51]

Alterações Motoras

Todos os pacientes apresentam redução funcional da força muscular relacionada com a dor. Nos estágios agudos, o movimento é limitado por edema e dor, e, no estágio crônico, por contraturas fibróticas ou sintomas motores centrais. Os sintomas motores centrais incluem tremores, mioclonia irregular e posturas parecidas com distonia fixa.[66] Alguns desses distúrbios motores podem ser atribuídos a processos de reorganização central (ver a seguir) e podem espalhar-se para as extremidades contralaterais ou distantes.[67]

Sintomas Autonômicos

O edema é considerado um sintoma autônomo, embora resulte da inflamação (ver a seguir). É exacerbado pelo estiramento dos tecidos. A hiperidrose é relativamente específica para SDRC em 50% dos casos. Todos os pacientes relatam alteração da cor da pele (avermelhada ou azulada) e a temperatura da pele é diferente entre os membros.[68]

Mudanças Tróficas

As mudanças tróficas afetam o tecido conjuntivo. O crescimento dos pelos aumenta e o crescimento das unhas pode aumentar ou diminuir. Em estágios muito iniciais, ocorrem contração e fibrose das articulações e fáscia e, na SDRC crônica, a atrofia da pele é observada.

A gravidade da SDRC pode ser avaliada por meio de um Escore de Gravidade (Quadro 46-1).[10]

EXAMES COMPLEMENTARES

Apesar de não haver nenhum teste específico para o diagnóstico de SDRC, alguns exames auxiliam no diagnóstico e excluem outras condições clínicas. Estudos da função vascular como US Doppler servem para descartar etiologia vascular e estão indicados quando os sinais e sintomas vasomotores são proeminentes. Estudos eletrodiagnósticos podem avaliar condições neuropáticas específicas, tais como neuropatia periférica e neuropatias compressivas. Exames de sangue e de imagem são importantes para afastar doenças inflamatórias, infecciosas, metabólicas e neoplásicas.

Radiografias Simples

A radiografia osteoarticular simples da área acometida pode revelar osteopenia, desmineralização óssea subcondral e, menos frequentemente, destruição das articulações, proliferações ósseas e alterações degenerativas.[3]

Tomografia Computadorizada

A TC apresenta sensibilidade e especificidade comparáveis às da radiografia osteoarticular simples e as da cintilografia óssea na segunda e terceira fases da SDRC. Sambrook *et al.*[69] referem que a TC é particularmente útil para demonstrar alterações ósseas no terceiro estágio da doença, quando assumem aspecto de "queijo suíço".

Ressonância Magnética

Schweitzer *et al.*[70] relataram que as imagens da RM podem demonstrar alterações em todos os tecidos (especialmente nos tecidos moles) em todas as fases da doença, sendo especialmente útil para identificar o primeiro e terceiro estágios da doença. Na metanálise sobre técnicas de imagem no diagnóstico de SDRC de Cappello,[42] três estudos que avaliaram as imagens de RM demonstraram que os melhores critérios encontrados foram: edema pontilhado na medula óssea, edema da pele, captação da pele, efusão das articulações e captação intra-articular. Esse estudo mostrou que a sensibilidade variou de 75% a 100% e a especificidade, de 6% a 87%. Mas não é um teste necessário para diagnóstico e nem é utilizado rotineiramente.

Cintilografia Óssea

A cintilografia com Tc99m, realizada na fase precoce da doença, demonstra diminuição da perfusão tecidual na área afetada imediatamente após a injeção do radiotraçador e demonstra aumento da captação de isótopo no local envolvido e nas articulações próximas, da 6ª a 26ª semanas. A cintilografia óssea no primeiro estágio da doença, especialmente após a fratura, apresenta melhor sensibilidade e especificidade em relação à radiografia simples ou à tomografia computadorizada. Tem valor diagnóstico limitado no terceiro estágio da SDRC, pois, nesta fase, predomina a atrofia.[62] Em relação aos demais métodos de imagem, a cintilografia óssea apresentou o maior valor preditivo negativo (média de 88%) e revelou-se muito útil e indicada quando se quer demonstrar a ausência da doença.[62]

Termometria por Imagem Infravermelha

É um método de imagem funcional que documenta a SDRC pela avaliação da termorregulação. A SDRC é caracterizada por instabilidade vasomotora simpática que pode ser documentada em fases bem iniciais pela termografia. Um dos principais achados é a assimetria térmica "em luva" ou "em bota" das extremidades. O *cold stress test* permite documentar a integridade vasomotora ao estímulo frio, que é perdida nos pacientes com SDRC, isto é, respondem com vasodilatação em vez de vasoconstrição. A termografia com o *cold stress test* tem sensibilidade de 93% e especificidade de 89%.[6]

Biópsia de Pele

A perda de fibras nervosas intraepidérmicas foi relatada em pacientes com síndrome de dor regional complexa.[25,26] Por isto, a biópsia de pele com objetivo de quantificar as fibras nervosas intraepidérmicas deve ser considerada para diagnóstico em pacientes com sintomas que sugerem neuropatia de fibras finas e em muitos casos em que a dor neuropática prevalece. Como a degeneração de fibras finas nervosas não pode ser detectada por testes eletrofisiológicos de rotina, este diagnóstico é, muitas vezes, difícil de estabelecer na prática clínica. A biópsia de pele não pode revelar a etiologia da neuropatia de fibras finas, mas, muitas vezes, o diagnóstico de neuropatia de fibras finas contribui para a realização da investigação clínica.

TRATAMENTO

Existem poucos estudos controlados randomizados (ECR) com medicações no tratamento da SDRC. Portanto, a grande maioria das afirmações a seguir será baseada em opiniões de especialistas ou então proveniente de estudos controlados em outros tipos de dores crônicas. Dentre os arsenais terapêuticos farmacológicos destacam-se os antidepressivos tricíclicos e duais, os anticonvulsivantes e os opioides.[71]

A dor e a incapacidade funcional dos membros são os problemas clínicos mais importantes e, assim, a reabilitação física e o controle adequado da dor são os principais objetivos. Em muitos casos a simples movimentação ativa precoce pode prevenir a instalação dos mecanismos reflexos que induzem à SDRC. Tratamentos de disfunção do sono e de alterações do humor, assim como o suporte psicológico, são fundamentais para que haja evolução favorável.

Uso de fármacos, fisioterapia, terapia ocupacional, acupuntura, tratamentos psicológicos, bloqueios anestésicos e, quando necessário, procedimentos mais invasivos como implante de eletrodo epidural medular ou estimulação cortical e estimulação magnética transcraniana, são terapias com resultados satisfatórios e tem sido descritas como opções terapêuticas.

Profilaxia

A utilização da vitamina C é recomendada no American Academy of Orthopaedic Surgeons Clinical Guideline.[72] A dose recomendada é de 500 mg de vitamina C via oral por dia, por um período de 50 dias, a partir do trauma. Esta profilaxia demonstrou redução da prevalência de SDRC após fraturas de punho independentemente do tipo de tratamento realizado, conservador ou cirúrgico. Também mostrou ser eficaz em fraturas de pé e tornozelo. O efeito antioxidante da vitamina C provavelmente seria responsável pelo efeito "protetor".

Tratamento Medicamentoso

Há poucos estudos controlados randomizados de medicações no tratamento da SDRC. Deve-se utilizar associação de fármacos, como antidepressivos (tricíclicos e duais), anticonvulsivantes, neurolépticos e opioides.[73]

Analgésicos Simples

O paracetamol e a dipirona podem auxiliar na analgesia da dor, mas não existem trabalhos sobre seu uso em SDRC.

Glicocorticoide

Os corticosteroides podem ser úteis em fases precoces da doença, quando há substancial componente inflamatório. Na revisão sistemática de Dirckx et al.[74] sobre o uso de imunomoduladores no tratamento de SDRC, o uso de glicocorticoide causou melhora dos sintomas da doença. Apenas um estudo descreveu dois eventos adversos graves (oclusão arterial femoral e psicose maníaca). De acordo com a revisão sistemática de O'Connell et al.,[75] existe evidência de muito baixa qualidade (um único estudo controlado com amostras aleatórias, pequena amostra, baixa qualidade metodológica) que corticoides orais não reduzem efetivamente a dor comparados ao placebo. Seu uso prolongado deve ser evitado por não ser eficaz em dores crônicas e por causa dos efeitos colaterais indesejáveis.

Opioides

Opioides fracos (tramadol e codeína) auxiliam na analgesia; o tramadol tem a vantagem de possuir ação dual, ou seja, analgésica e antidepressiva. Opioides fortes (oxicodona, metadona e buprenorfina) podem ajudar doentes com dores mais intensas, pois, controlando a dor, podem facilitar a reabilitação; contudo, não há estudos controlados em SDRC. O uso de morfina oral não demonstrou eficácia no tratamento da dor em SDRC. É importante associar aumento de ingesta hídrica e de fibras, além de prescrição de laxativos (lactulose, bisacodil), pois os opioides lentificam o trânsito intestinal e aumentam reabsorção de água no tubo intestinal, contribuindo para obstipação crônica nesses indivíduos.

Antidepressivos

Os antidepressivos tricíclicos (amitriptilina, nortriptilina, imipramina) e os duais (venlafaxina e duloxetina) são eficazes no tratamento dos doentes com dor crônica, apesar de não haver nenhum trabalho prospectivo controlado randomizado em SDRC.[76]

Anticonvulsivantes

Gabapentina e pregabalina são utilizadas no tratamento das dores neuropáticas e melhoram, particularmente, o componente da alodínia. A carbamazepina é útil em casos de dor paroxística, em choque ou pontadas.[77] De acordo com a revisão sistemática de O'Connell et al.,[75] há evidência de muito baixa qualidade (único estudo com amostra aleatória controlada, baixo tamanho da amostra e dados de resultado incompleto) de que a gabapentina não é eficaz para tratar a SDRC I e há evidência de alta qualidade (vários estudos controlados com amostra aleatória) que o medicamento desencadeia mais efeitos adversos que o placebo, apesar de eventos graves não serem frequentes.

Medicamentos Tópicos

Capsaicina em dose elevada (5-10%) demonstrou redução da dor em pacientes com SDRC do tipo I. Mas como é um procedimento muito doloroso, requer monitorização e uso de opioide forte e anestésico concomitantemente. Há apenas um trabalho com casuística pequena. Lidocaína em adesivo é utilizada em dores neuropáticas localizadas e pode auxiliar no tratamento em casos de alodinia focal. Não há trabalhos com seu uso em SDRC.

Cetamina

É um antagonista de receptor de N-Metil-D-Aspartato (NMDA) na medula espinhal envolvido na sensibilização central, existindo três estudos randomizados controlados com placebo, sete estudos retrospectivos e nove relatos de casos relacionados. Os estudos demonstraram que há nível de evidência com qualidade moderada e fraca recomendação para o uso da cetamina no tratamento da SDRC. Houve evidência limitada sobre a dose, as vias foram a tópica e a intravenosa, e a duração da administração variou de horas a dias. Os efeitos colaterais mais comuns do tratamento com cetamina são náusea, reações simpaticomiméticas, cefaleia, hipertensão arterial e elevação das enzimas hepáticas.[75]

Memantina

Gustin et al.[78] avaliaram de forma duplamente encoberta amostras de 20 pacientes com SDRC, com duração de mais de seis meses de doença e selecionados aleatoriamente: 10 foram tratados com morfina (10 mg, três vezes ao dia) e memantina via oral (antagonista do receptor NMDA, 20 mg duas vezes ao dia) e 10, com morfina e placebo. O grupo que usou memantina associada à morfina teve maior redução da dor, além de melhor desempenho funcional e melhor avaliação de humor.

Calcitonina

Bickerstaff et al.[79] realizaram estudo controlado e com amostras aleatórias envolvendo 38 doentes com SDRC de membro superior tratados durante quatro semanas com calcitonina por via intranasal ou com placebo. Não houve diferenças entre os dois grupos. Gobelet et al.[80,81] trataram 66 doentes com SCDR dos pés ou das mãos combinando fisioterapia intensa durante oito semanas com três semanas de calcitonina por via nasal ou placebo nasal. Após oito semanas houve diminuição da pontuação na escala de dor (uso de escala de quatro pontos) nos doentes tratados em relação ao do grupo placebo (0,45 ± 0,68 vs. 0,69 ± 0,93; P < 0,007 e 0,77 ± 0,76 vs. 1,22 ± 0,91; P < 0,04, respectivamente). A amplitude de movimento foi maior no grupo calcitonina (p < 0,04). Não houve diferenças quanto ao edema e capacidade para o trabalho. Sahin et al.[82] trataram 35 doentes com SDRC do membro superior submetidos à fisioterapia e selecionados aleatoriamente para tratamento durante dois meses com calcitonina ou paracetamol administrado por via oral. Não foi observada nenhuma diferença em dois meses de acompanhamento. Na revisão sistemática de O'Connell et al.,[75] existe evidência de baixa qualidade (limitações metodológicas e tamanho da amostra) de que a calcitonina administrada em várias vias é mais efetiva em reduzir dor em pacientes com SDRC comparado com placebo. Há evidência de muito baixa qualidade (estudo único e amostra pequena) de que a calcitonina intranasal não é superior ao paracetamol oral. Há evidência de muito baixa qualidade (estudo único com pequena amostra e baixa qualidade) de que a calcitonina foi tão eficaz quanto a griseofulvina ou os betabloqueadores para o tratamento de SDRC e também existe evidência de muito baixa qualidade (limitações metodológicas e pequena amostra) de que a calcitonina intranasal é tão eficaz quanto a dose única de pamidronato por via intravenosa.

Dimetilsulfóxido (DMSO)

A revisão sistemática de O'Connell et al.[75] concluiu que existe evidência de muito baixa qualidade (estudo único e pequeno tamanho da amostra) de que DMSO tópico não reduz efetivamente a dor em SDRC comparado ao placebo.

Toxina Botulínica

Cordivari et al.[83] avaliaram retrospectivamente 37 pacientes com SDRC I tratados com toxina botulínica A para aliviar o espasmo e a distonia e observaram que 97% deles apresentaram melhora de 43% na dor de acordo com a Escala Visual Analógica (EVA) durante as quatro semanas de acompanhamento.

Antagonista TNF-α

Em dois relatos de caso com três pacientes que receberam infliximabe (antagonista do TNF-α) houve melhora de dor, temperatura e função motora. Os dois pacientes que tinham sintomas com duração de dois a três meses tiveram melhora de maior magnitude que um paciente com cinco anos de SDRC. Não foram observados eventos adversos.[74]

Bifosfonados

Dirckx et al.[74] encontraram dois relatos de caso, quatro estudos retrospectivos e quatro estudos aleatórios controlados e duplamente encobertos relacionados com o uso de bifosfonados, em que dois pacientes tiveram alívio da dor. Nos estudos retrospectivos foram utilizados pamidronato e ibandronato e ambas as drogas tiveram efeito positivo sobre a intensidade da dor. Pacientes que participaram dos estudos aleatórios controlados com placebo receberam alendronato (oral ou venoso), clonadrato ou pamidronato. Em dois estudos os pacientes tinham menos que seis meses de doença. Nos outros dois estudos tinham sete meses a seis anos de duração de SDRC. Em todos os estudos randomizados controlados houve significativa redução da dor. Todos evidenciaram melhora do resultado primário. Efeitos adversos foram mínimos e apenas um paciente abandonou o estudo por intolerância gástrica. A revisão sistemática de O'Connell et al.[75] concluiu que existe evidência de baixa qualidade (pequeno tamanho das amostras, subótimo em múltiplos critérios de qualidade e registro inadequado) de que bifosfonados podem ser efetivos para tratar dor em SDRC I.

TRATAMENTO NÃO MEDICAMENTOSO

Fisioterapia

Tendo em vista a melhora das incapacidades com as terapias físicas, recomenda-se o início em um estágio inicial, de preferência imediatamente após o diagnóstico clínico. Dentre os tratamentos fisioterapêuticos mais utilizados atualmente estão a Dessensibilização, a Imagem Motora Graduada e a Terapia do Espelho.

Dessensibilização

Um dos primeiros passos no tratamento da SDRC é a dessensibilização (técnicas de escovação, estímulos com diferentes tipos de materiais e texturas, etc.) e a terapia de exposição. Um programa de dessensibilização visa normalizar a sensação proporcionando um estímulo consistente para a área afetada, por curtos períodos de tempo, com frequência ao longo do dia. O cérebro responde a esta entrada sensorial amenizando a sensação e, assim, diminuindo gradualmente a dor em resposta aos estímulos específicos. Uma das tarefas que está focalizada em um programa de recuperação funcional é diminuir o uso de protetores ou envoltórios aumentando a tolerância do paciente ao vestuário, isto é, expor a extremidade afetada para texturas variáveis.

Imagem Motora Graduada (IMG)

A IMG consiste em protocolo composto por três etapas sequenciais que envolvem: reconhecimento de lateralidade (também chamada de imagética implícita, em que o indivíduo deve reconhecer os lados direito/esquerdo por meio da apresentação de três imagens), imagética motora explícita (em que é orientado ao indivíduo pensar na execução de determinado movimento, assim como nas sensações que ele desperta) e, por fim, exercícios de terapia com espelho. Com essas etapas, têm-se como objetivos a exposição gradual ao exercício, a redução da dor, o auxílio na reabilitação e o restabelecimento funcional.[84]

Seguir os estágios sequenciais de IMG (estágios 1, 2 e 3) apresenta melhor resultado na redução de dor e aumento de funcionalidade comparando-se ao fazer os estágios aleatoriamente.[84]

Terapia de Espelho

A terapia de espelho na SDRC envolve ocultar o membro afetado atrás do espelho enquanto o membro não afetado está posicionado de modo que o seu reflexo seja visto como se o membro afetado fosse saudável. O cérebro demonstrou priorizar a entrada visual sobre a entrada proprioceptiva,[85] então, quando o membro não afetado se move parece que o membro afetado está funcionando normalmente. Os mecanismos de ação para terapia do espelho ainda não são totalmente entendidos. Há uma série de teorias descritas na literatura, incluindo maior atenção ao membro,[86] ativação do sistema neuronal,[87,88] e redução da incongruência sensório-motora.[89] A terapia de espelho parece ter efeitos diferentes nas três fases da SDRC. McCabe et al.[90] realizaram estudo com pacientes com SDCR-1 praticando terapia de espelho por seis semanas. O feedback visual do espelho diminuiu significativamente a intensidade da dor nos casos agudos. Nos estádios intermediários da doença a terapia de espelho reduziu a rigidez. Infelizmente não houve resultados benéficos para os casos crônicos.

Terapia de Exposição

Está bem documentado que a ansiedade e o medo relacionados com a dor são fortes preditores de incapacidade e de dor em pessoas com várias condições musculoesqueléticas crônicas,[91] o que pode levar a um ciclo vicioso de dor, medo e incapacidade. Em alguns casos, as pessoas que vivem com dor podem desenvolver o imobilismo e/ou hipervigilância. Na fase aguda da lesão tecidual esses comportamentos podem ser úteis para a cura, mas, à medida que a dor persiste, tornam-se prejudiciais. Para pessoas com SDRC esses comportamentos podem levar ao medo e a evitar o uso de seus membros, guardando e protegendo-os e desenvolvendo estratégias de enfrentamento inadaptativas. Isso pode levar a mudanças secundárias associadas ao imobilismo, o que pode resultar em novo declínio na função. De Jong et al.[91] exploraram o conceito de evitação e do medo do movimento em termos de limitação funcional em pessoas com SDRC-1. Uma forma de enfrentar o medo é realizar exposição ao estímulo temido. Terapia de exposição graduada segue um processo estruturado envolvendo triagem, educação e exposição graduada.[92] Em geral, o processo visa a estimular o medo e, então, desconfiar do medo, fornecendo novas informações sobre as atividades temidas que geram para dissipar os pensamentos equivocados sobre atividades que causam danos.[93] Uma alternativa mais direta é a terapia física de exposição à dor (TFED).[94,95] A TFED não é semelhante a exposição graduada uma vez que, na TFED, os pacientes estão diretamente expostos a estímulos dolorosos (ou seja, atividades). Eles são estimulados sobre pressão a recuperar suas atividades diárias habituais o mais rápido possível, sem o uso de medicação, e são instruídos a ignorar a dor. Explica-se a eles que a dor em si se tornou um "falso" sinal de alerta "em razão de distúrbios funcionais duradouros no membro afetado. Com a função melhorada, a dor acabará por diminuir. O uso de muletas, os auxiliares para andar, as talas e as ataduras são desencorajados. Os pacientes aprendem a diminuir a sensibilidade da pele ao toque e pressão exercendo automassagem e uso "forçado" da extremidade afetada nas atividades diárias. Os exercícios com carga progressiva concentram-se em atividades diárias específicas, usando treinamento de força muscular e mobilidade articular com exercícios passivos e ativos. Os pacientes realizam os exercícios em casa e os incorporam na sua vida diária. Os fisioterapeutas agem principalmente como instrutores e treinadores, confirmando a progressão de recompensa com feedback positivo. Eles instruem os parceiros para mudar seu papel protetor e curativo em um papel facilitador, motivador e de coaching, removendo barreiras, sem assumir o controle. Os parceiros têm que ignorar o comportamento da dor dos pacientes durante a sessões de tratamento e exercícios em casa. A chave para o sucesso é a motivação interna e a adesão.[95]

BLOQUEIOS

Doentes com dor moderada a intensa são candidatos aos bloqueios regionais anestésicos. O objetivo é a promoção de analgesia para possibilitar a reabilitação. Os dois principais tipos de técnicas de bloqueios regionais são o bloqueio simpático e o bloqueio somático.

Bloqueio Simpático

Rocha et al.[96] demonstraram que o bloqueio simpático torácico, com anestésico e corticosteroide, associado a tratamento farmacológico e fisioterapia, alivia a dor, melhora a qualidade de vida e diminui os distúrbios de humor dos pacientes com SDRC crônica do membro, tanto em curto prazo (1 a 2 meses) como em longo prazo (1 ano).

Bloqueios Somáticos

As opções são: bloqueio epidural, bloqueio dos troncos nervosos somáticos ou do plexo braquial ou lombossacro. Podem ser utilizados com cateter implantado, conectado a uma bomba de infusão externa para que sejam infundidos analgésicos a fim de melhorar a dor e facilitar a reabilitação.

PROCEDIMENTOS INVASIVOS

São citados na literatura tratamentos mais invasivos para alguns casos de SDRC como: simpatectomia, infusão de medicação intratecal e peridural, estimulação elétrica da medula espinhal, estimulação do córtex motor e estimulação magnética transcraniana. A simpatectomia demonstrou resultados desastrosos em dores por desaferentação, levando a piora do quadro inicial. Picarelli *et al.*[97] demonstraram em trabalho controlado randomizado e duplamente encoberto que a Estimulação Magnética Transcraniana proporcionou melhora significativa da dor e depressão que persistiu por uma semana após o término de estímulos, sugerindo que esses indivíduos podem se beneficiar com estimulação do SNC.

PROGNÓSTICO

Apenas 1 a cada 5 doentes retornam às atividades habituais e a maioria mantém os sintomas após 1 ano do início da doença. Os resultados dos tratamentos costumam ser melhores se o diagnóstico e os tratamentos específicos forem instituídos precocemente. A completa eliminação de dor e incapacidade muitas vezes não é possível, principalmente naqueles indivíduos com dor crônica e alterações já estruturadas. Portanto, o tratamento deve objetivar não apenas o controle da dor, mas também explorar ao máximo os potenciais remanescentes, o que torna necessário o enfoque interdisciplinar no tratamento.

REFERÊNCIAS BIBLIOGRÁFICAS

1. de Mos M, Huygen FJPM, Stricker ChBH, et al. The association between ACE inhibitors and the complex regional pain syndrome: Suggestions for a neuro-inflammatory pathogenesis of CRPS. Pain 2009;142:218-24.
2. Naleschinski D, Baron R. Complex regional pain syndrome: A neuropathic disorder? Curr Pain Headache Rep 2010;14:196-202.
3. Lin TY. Distrofia simpático-reflexa e causalgia dos membros superiores: estudo clínico e terapêutico. Tese. Universidade de São Paulo, 1995.
4. Patterson RW, Li Z, Smith BP, et al. Complex regional pain syndrome of the upper extremity. Journal of Hand Surgery 2011;36:1553-62.
5. Choi E, Lee P-B, Nahm FS. Interexaminer reliability of infrared thermography for the diagnosis of complex regional pain syndrome. Skin Research and Technology 2013;19:189-93.
6. Niehof SP, Huygen FJ, van der Weerd RW, Westra M, Zijlstra FJ. Thermography imaging during static and controlled thermoregulation in complex regional pain syndrome type 1: Diagnostic value and involvement of the central sympathetic system. BioMedical Engineering OnLine 2006;5:30.
7. Gulevich SJ, Conwell TD, Lane J, et al. Stress infrared telethermography is useful in the diagnosis of complex regional pain syndrome, Type I (Formerly reflex sympathetic dystrophy). Clin J Pain 1997;13:50-9.
8. Marinus J, Moseley GL, Birklein F, et al. Clinical features and pathophysiology of complex regional pain syndrome. Lancet Neurology 2011;10:637-48.
9. Cheng J-K, Ji R-R. Intracellular signaling in primary sensory neurons and persistent pain. Neurochemical Research 2008;33:1970-8.
10. Birklein F, Schmelz M. Neuropeptides, neurogenic inflammation and complex regional pain syndrome (CRPS). Neuroscience Letters 2008;437:199-202.
11. Langberg H, Olesen JL, Gemmer C, Kjær M. Substantial elevation of interleukin-6 concentration in peritendinous tissue, in contrast to muscle, following prolonged exercise in humans. J Physiol 2002;542:985-90.
12. Eberle T, Doganci B, Krämer H, et al. Mechanical but not painful electrical stimuli trigger TNF alpha release in human skin. Experimental Neurology 2010;221:246-50.
13. Sommer C, Kress M. Recent findings on how proinflammatory cytokines cause pain: Peripheral mechanisms in inflammatory and neuropathic hyperalgesia. Neuroscience Letters 2004;361:184-7.
14. Pezet S, McMahon SB. Neurotrophins: Mediators and modulators of pain. Annual Review of Neuroscience 2006;29:507-38.
15. Oprée A, Kress M. Involvement of the proinflammatory cytokines tumor necrosis Factor-α, IL-1β, and IL-6 but not IL-8 in the development of heat hyperalgesia: Effects on heat-evoked calcitonin gene-related peptide release from rat skin. J Neurosc 2000;20:6289-93.
16. Vedder H, Affolter H-U, Otten U. Nerve growth factor (NGF) regulates tachykinin gene expression and biosynthesis in rat sensory neurons during early postnatal development. Neuropeptides 1993;24:351-7.
17. Holzer P. Neurogenic vasodilatation and plasma leakage in the skin. General Pharmacology: The Vascular System 1998;30:5-11.
18. Birklein F, Schmelz M, Schifter S, Weber M. The important role of neuropeptides in complex regional pain syndrome. Neurology 2001;57:2179-84.
19. Schinkel C, Gaertner A, Zaspel J, Zedler S, Faist E, Schuermann M. Inflammatory mediators are altered in the acute phase of posttraumatic complex regional pain syndrome. Clin J Pain 2006;22:235-9.
20. Weber M, Birklein F, Neundörfer B, Schmelz M. Facilitated neurogenic inflammation in complex regional pain syndrome. Pain 2001;91:251-7.
21. Leis S, Weber M, Isselmann A, Schmelz M, Birklein F. Substance-P-induced protein extravasation is bilaterally increased in complex regional pain syndrome. Experimental Neurology 2003;183:197-204.
22. Dallos A, Kiss M, Polyánka H, et al. Effects of the neuropeptides substance P, calcitonin gene-related peptide, vasoactive intestinal polypeptide and galanin on the production of nerve growth factor and inflammatory cytokines in cultured human keratinocytes. Neuropeptides 2006;40:251-63.
23. Kingery WS. Role of neuropeptide, cytokine, and growth factor signaling in complex regional pain syndrome. Pain Medicine 2010;11:1239-50.
24. Bruehl S. An update on the pathophysiology of complex regional pain syndrome. Anesthesiology 2010;113:713-25.
25. Oaklander AL, Rissmiller JG, Gelman LB, et al. Evidence of focal small-fiber axonal degeneration in complex regional pain syndrome-I (reflex sympathetic dystrophy). Pain 2006;120:235-43.
26. Albrecht PJ, Hines S, Eisenberg E, et al. Pathologic alterations of cutaneous innervation and vasculature in affected limbs from patients with complex regional pain syndrome. Pain 2006;120:244-66.

27. Ji RR, Woolf CJ. Neuronal plasticity and signal transduction in nociceptive neurons: Implications for the initiation and maintenance of pathological pain. Neurobiology of Disease 2001;8:1-10.
28. Wang H, Kohno T, Amaya F, et al. Bradykinin produces pain hypersensitivity by potentiating spinal cord glutamatergic synaptic transmission. J Neuroscience 2005;25:7986-92.
29. Eisenberg E, Chistyakov AV, Yudashkin M, et al. Evidence for cortical hyperexcitability of the affected limb representation area in CRPS: A psychophysical and transcranial magnetic stimulation study. Pain 2005;113:99-105.
30. Sieweke N, Birklein F, Riedl B, et al. Patterns of hyperalgesia in complex regional pain syndrome. Pain 1999;80:171-7.
31. Roberts WJ. A hypothesis on the physiological basis for causalgia and related pains. Pain 1986;24:297-311.
32. Baron R, Schattschneider J, Binder A, et al. Relation between sympathetic vasoconstrictor activity and pain and hyperalgesia in complex regional pain syndromes: A case-control study. Lancet 2002;359:1655-60.
33. Kohr D, Tschernatsch M, Schmitz K, et al. Autoantibodies in complex regional pain syndrome bind to a differentiation-dependent neuronal surface autoantigen. Pain 2009;143:246-51.
34. Harden RN, Duc TA, Williams TR, et al. Norepinephrine and epinephrine levels in affected versus unaffected limbs in sympathetically maintained pain. Clin J Pain 1994;10:324-30.
35. Dubuis E, Thompson V, Leite MI, et al. Longstanding complex regional pain syndrome is associated with activating autoantibodies against alpha-1a adrenoceptors. Pain 2014;155:2408-17.
36. Kurvers H, Daemen M, Slaaf D, et al. Partial peripheral neuropathy and denervation induced adrenoceptor supersensitivity: Functional studies in an experimental model. Acta Orthopaedica Belgica 1998;64:64-70.
37. Goebel A, Baranowski A, Maurer K, et al. Intravenous immunoglobulin treatment of the complex regional pain syndrome: A randomized trial. Ann Intern Med 2010;152:152-8.
38. Blaes F, Schmitz K, Tschernatsch M, et al. Autoimmune etiology of complex regional pain syndrome (M. Sudeck). Neurology 2004;63:1734-6.
39. Kohr D, Singh P, Tschernatsch M, et al. Autoimmunity against the β2 adrenergic receptor and muscarinic-2 receptor in complex regional pain syndrome. Pain 2011;152:2690-700.
40. del Valle L, Schwartzman RJ, Alexander G. Spinal cord histopathological alterations in a patient with longstanding complex regional pain syndrome. Brain, Behavior and Immunity 2009;23:85-91.
41. Maihöfner C, Handwerker HO, Neundörfer B, Birklein F. Patterns of cortical reorganization in complex regional pain syndrome. Neurology 2003;61:1707-15.
42. Cappello ZJ, Kasdan ML, Louis DS. Meta-analysis of imaging techniques for the diagnosis of complex regional pain syndrome type I. J Hand Surg 2012;37:288-96.
43. Maihöfner C, Handwerker HO, Neundörfer B, Birklein F. Cortical reorganization during recovery from complex regional pain syndrome. Neurology 2004;63:693-701.
44. Pleger B, Tegenthoff M, Ragert P, et al. Sensorimotor retuning [corrected] in complex regional pain syndrome parallels pain reduction. Ann Neurol 2005;57:425-9.
45. van Hilten JJ, van de Beek WJ, Vein AA, van Dijk JG, Middelkoop HA. Clinical aspects of multifocal or generalized tonic dystonia in reflex sympathetic dystrophy. Neurology 2001;56:1762-5.
46. Veldman PH, Reynen HM, Arntz IE, Goris RJ. Signs and symptoms of reflex sympathetic dystrophy: Prospective study of 829 patients. Lancet 1993;342:1012-6.
47. van Rijn MA, Marinus J, Putter H, van Hilten JJ. Onset and progression of dystonia in complex regional pain syndrome. Pain 2007;130:287-93.
48. Munts AG, van der Plas AA, Voormolen JH, et al. Intrathecal glycine for pain and dystonia in complex regional pain syndrome. Pain 2009;146:199-204.
49. van Rijn MA, Munts AG, Marinus J, et al. Intrathecal baclofen for dystonia of complex regional pain syndrome. Pain 2009;143:41-7.
50. Seifert F, Kiefer G, DeCol R, Schmelz M, Maihöfner C. Differential endogenous pain modulation in complex-regional pain syndrome. Brain 2009;132:788-800.
51. Moseley GL. Distorted body image in complex regional pain syndrome. Neurology 2005;65:773.
52. Lewis JS, Kersten P, McCabe CS, et al. Body perception disturbance: a contribution to pain in complex regional pain syndrome (CRPS). Pain 2007;133:111-9.
53. de Rooij AM, de Mos M, van Hilten JJ, et al. Increased risk of complex regional pain syndrome in siblings of patients? J Pain 2009;10:1250-5.
54. Higashimoto T, Baldwin EE, Gold JI, Boles RG. Reflex sympathetic dystrophy: Complex regional pain syndrome type I in children with mitochondrial disease and maternal inheritance. Arch Dis Childhood 2008;93:390-7.
55. de Rooij AM, Florencia Gosso M, Haasnoot GW, et al. HLA-B62 and HLA-DQ8 are associated with complex regional pain syndrome with fixed dystonia. Pain 2009;145:82-5.
56. Puchalski P, Zyluk A. Complex regional pain syndrome type 1 after fractures of the distal radius: A prospective study of the role of psychological factors. J Hand Surg 2005;30:574-80.
57. Harden NR, Bruehl S, Perez RSGM, Birklein F, Marinus J, Maihofner C, et al. Validation of proposed diagnostic criteria (the "Budapest Criteria") for complex regional pain syndrome. Pain 2010;150:268-74.
58. Eberle T, Doganci B, Krämer HH, et al. Warm and cold complex regional pain syndromes: Differences beyond skin temperature? Neurology 2009;72:505-12.
59. Vaneker M, Wilder-Smith OHG, Schrombges P, Oerlemans HM. Impairments as measured by ISS do not greatly change between one and eight years after CRPS 1 diagnosis. Eur J Pain 2006;10:639-44.
60. van Bussel CM, Stronks DL, Huygen FJPM. Complex regional pain syndrome type I of the knee: A systematic literature review. European Journal of Pain 2014;18:766-73.
61. Krumova EK, Frettlöh J, Klauenberg S, et al. Long-term skin temperature measurements: A practical diagnostic tool in complex regional pain syndrome. Pain 2008;140:8-22.
62. Wüppenhorst N, Maier C, Frettlöh J, et al. Sensitivity and specificity of 3-phase bone scintigraphy in the diagnosis of complex regional pain syndrome of the upper extremity. Clin J Pain 2010;26:182-9.
63. Harden NR, Bruehl S, Perez RSGM, et al. Development of a severity score for CRPS. Pain 2010;151:870-6.
64. Caty G, Hu L, Legrain V, Plaghki L, Mouraux A. Psychophysical and electrophysiological evidence for nociceptive dysfunction in complex regional pain syndrome. Pain 2013;154:2521-8.
65. Frettlöh J, Hüppe M, Maier C. Severity and specificity of neglect-like symptoms in patients with complex regional pain syndrome (CRPS) compared to chronic limb pain of other origins. Pain 2006;124:184-9.
66. Bank PJM, Peper CLE, Marinus J, et al. Motor dysfunction of complex regional pain syndrome is related to impaired central processing of proprioceptive information. J Pain 2013;14:1460-74.

67. van Rijn MA, Marinus J, Putter H, et al. Spreading of complex regional pain syndrome: Not a random process. Journal of Neural Transmission 2011;118:1301-9.
68. Birklein F, Riedl B, Sieweke N, Weber M, Neundörfer B. Neurological findings in complex regional pain syndromes: Analysis of 145 cases. Acta Neurologica Scandinavica 2000;101:262-9.
69. Sambrook P, Champion GD. Reflex sympathetic dystrophy: Characteristic changes in bone on CT scan. J Rheumatol 1990;17:1425-6.
70. Schweitzer ME, Mandel S, Schwartzman RJ, et al. Reflex sympathetic dystrophy revisited: MR imaging findings before and after infusion of contrast material. Radiology 1995;195:211-4.
71. Moseley GL. Rehabilitation of people with chronic complex regional pain syndrome. In: Mogil JS, editor. Pain - An updated review: Refresher syllabus. Seattle: IASP Press; 2010. p. 125-33.
72. Evaniew N, McCarthy C, Kleinlugtenbelt YV, et al. Vitamin C to prevent complex regional pain syndrome in patients with distal radius fractures: A meta-analysis of randomized controlled trials. J Orthop Trauma 2015;29:e235-41.
73. Tran DQH, Duong S, Bertini P, Finlayson RJ. Treatment of complex regional pain syndrome: A review of the evidence. Canad J Anaest 2010;57:149-66.
74. Dirckx M, Stronks DL, Groeneweg G, Huygen FJPM. Effect of immunomodulating medications in complex regional pain syndrome: A systematic review. Clin J Pain 2012;28:355-63.
75. O'Connell NE, Wand BM. When "strong" might be wrong: Evaluating the evidence in CRPS management. Eur J Pain 2013;17:143-4.
76. Perez RS, Zollinger PE, Dijkstra PU, Thomassen-Hilgersom IL, Zuurmond WW, Rosenbrand KC, et al. Evidence based guidelines for complex regional pain syndrome type 1. BMC Neurology 2010;10:20.
77. Serpell MG. Gabapentin in neuropathic pain syndromes: A randomised, double-blind, placebo-controlled trial. Pain 2002;99:557-66.
78. Gustin SM, Schwarz A, Birbaumer N, et al. NMDA-receptor antagonist and morphine decrease CRPS-pain and cerebral pain representation. Pain 2010;151:69-76.
79. Bickerstaff DR. The natural history of post-traumatic algodystrophy. Department of Human Metabolism and Clinical Biochemistry. University of Sheffield, Sheffield,1990.
80. Gobelet C, Meier JL, Schaffner W, et al. Calcitonin and reflex sympathetic dystrophy syndrome. Clinical Rheumatology 1986;5:382-8.
81. Gobelet C, Waldburger M, Meier JL. The effect of adding calcitonin to physical treatment on reflex sympathetic dystrophy. Pain 1992;48:171-5.
82. Sahin F, Yilmaz F, Kotevoglu N, Kuran B. Efficacy of salmon calcitonin in complex regional pain syndrome (type 1) in addition to physical therapy. Clinical Rheumatology 2006;25:143-8.
83. Cordivari C, Misra VP, Catania S, Lees AJ. Treatment of dystonic clenched fist with botulinum toxin. Movement Disorders 2001;16:907-13.
84. Alves MR. A imagética motora graduada como intervenção terapêutica no tratamento da dor crônica: Uma revisão de literatura.Trabalho de conclusão de curso (graduação em fisioterapia) – Universidade Federal de Uberlândia, Uberlândia, 2019.
85. Rock I, Victor J. Vision and touch: An experimentally created conflict between the two senses. Science 1964;143:594-6
86. McCabe C. Mirror visual feedback therapy. A practical approach. J Hand Ther 2011;24:170-8.
87. Matthys K, Smits M, van der Geest JN, et al. Mirror-induced visual illusion of hand movements: A functional magnetic resonance imaging study. Arch Phys Med Rehabilit 2009;90:675-81.
88. Rothgangel AS, Braun SM, Beurskens AJ, et al. The clinical aspects of mirror therapy in rehabilitation: A systematic review of the literature. Int J Rehabilit Res 2011;34:1-13.
89. Ramachandran VS, Rogers-Ramachandran D, Cobb S. Touching the phantom limb. Nature 1995;377:489-90.
90. McCabe CS, Haigh RC, Halligan PW, Blake DR. Referred sensations in patients with complex regional pain syndrome type 1. Rheumatology 2003;42:1067-73.
91. de Jong JR, Vlaeyen JWS, de Gelder JM, Patijn J. Pain-related fear, perceived harmfulness of activities, and functional limitations in complex regional pain syndrome type I. J Pain 2011;12:1209-18.
92. Vlaeyen JWS, Linton SJ. Fear-avoidance and its consequences in chronic musculoskeletal pain: A state of the art. Pain 2000;85:317-32.
93. Philips HC. Avoidance behaviour and its role in sustaining chronic pain. Behaviour Research and Therapy 1987;25:273-9.
94. Lichtman DM, Bindra RR, Boyer MI, et al. Treatment of distal radius fractures. J Am Acad Orthopaedic Surgeons 2010;18:180-9.
95. Zollinger PE, Tuinebreijer WE, Breederveld RS, Kreis RW. Can vitamin C prevent complex regional pain syndrome in patients with wrist fractures? A randomized, controlled, multicenter dose-response study. J Bone Joint Surg (American Volume) 2007;89:1424-31.
96. Rocha R de O, Teixeira MJ, Yeng LT, et al. Thoracic sympathetic block for the treatment of complex regional pain syndrome type I: A double-blind randomized controlled study. Pain 2014;155:2274-81.
97. Picarelli H, Teixeira MJ, de Andrade DC, Myczkowski ML, Luvisotto TB, Yeng LT, et al. Repetitive transcranial magnetic stimulation is efficacious as an add-on to pharmacological therapy in complex regional pain syndrome (CRPS) type I. J Pain 2010;11:1203-10.

ÍNDICE REMISSIVO

A
Abordagem
   fisioterapêutica, 361
   funcional, 363
   positiva, 362
Acesso de cirurgias abdominais e pélvicas, 304
Ácido poliglicólico, 199
Adequação dos enxertos, 177
Adesivos teciduais, 207
   outras aplicações, 209
   tipos e caracterização, 207
   utilizados na coaptação de nervos, 207
   versus sutura no reparo de nervos periféricos, 208
Alodinia, 61
Aloenxertos, 179
Alongamentos, 362
Alterações
   axonais, 52
   centrais após lesão do sistema nervoso periférico, 363
   mielínicas, 54
Analgesia, 61
Analgésicos simples, 413
Anatomia e fisiologia do nervo periférico, 27
Anestesia, 61
Ankle foot orthose (AFO), 379
   articulada, 380
   rígida, 380
   tipo férula de Harris ou tira *anti-equinostus*, 380
   tipo mola de Codeville, 380
Antagonista TNF-α, 414
Antebraço, 76, 232
Anticonvulsivantes, 413
Antidepressivos, 413
Arco e flecha, 340
Área de inervação provável do nervo radial superficial, 62
Autoenxertos, 170
Autoimunidade, 408
Avaliação
   da força muscular em lesões de nervos periféricos, 69
   da sensibilidade em lesões de nervos periféricos, 61
   diagnóstica, 59
   instrumentalizada, 61
Axila, 232
Axônio
   estrutura e fisiologia do, 29
Axonotmese, 47

B
Bainha de mielina, 54
Bandas espirais de Fontana, 126
Baseball, 340
Basquete, 340
Bifosfonados, 414
Biópsia de pele, 413
Bloqueio(s), 415
   genitofemoral, 326
   ilioinguinal/ílio-hipogástrico, 326
   simpático, 415
   somáticos, 416
Boliche, 340
Braço, 73, 232

C
Calcitonina, 414
Capacidade de regeneração do nervo periférico, 31
Caprolactona, 200
Capsaicina, 414
Catecolaminas circulantes, 408
Células de Schwann, 28
Centro-centralização, 405
Cetamina, 414
Chitosan, 200
Cicatrização retardada, 346
Ciclismo, 340
Cinesioterapia, 361
Cintilografia óssea, 412
Cirurgia(s)
   de nervos periféricos, complicações, 345
      específicas, 347
      gerais, 346
      infecciosas, 346
   do quadril, 304
   ginecológicas, 304
   vascular, 304
Classificação
   das complicações, 345
   das lesões de nervo periférico, 141
   de Seddon, 142
   dos mecanismos de lesão, 142
   Internacional de Funcionalidade, Incapacidade e Saúde (CIF), 359
Coaptação
   de nervos, 207
   dos enxertos, 177
Colágeno, 199
Compressão dos nervos por hematoma após lesão vascular, 354
Conceito Maitland, 361
Condutores arteriais, 198
Corpo celular, 57
Corrida, 339
Coto
   distal, 57
   proximal, 57
Coxa, 84
Cronologia das alterações neurofisiológicas, 119

D
Dedos, 81, 89
Degeneração
   axonal, 52
   do sistema nervoso periférico, 57
   walleriana, 52
Descompressão, 240
Desmielinização, 54
Dessensibilização, 415
Dimetilsulfóxido, 414
Dissecção do nervo lesionado, 171
Dor, 148, 383
   e sensibilidade na síndrome de dor regional complexa, 412
   inguinal crônica pós-operatória, 327
   neuropática, 347, 385
      crônica, 391
         neuromodulação no tratamento da, 391
      identificando a, 385
Dormência, 61

E
Eletromiografia com agulha, 117
Eletroneuromiografia
   de nervo fibular, 288
   de nervos inguinais, 325
   para o diagnóstico das lesões traumáticas de nervos, 115
Eletroterapia, 364
Entorses de tornozelo, 285
Enxerto(s)
   de cabos, 171
   de nervos, 169
      aplicações clínicas, 179
      aspectos históricos, 169
      autólogos, 170
      bases anatomofisiológicas, 170
      pós-operatório, 179
      resultados, 179
      técnica cirúrgica, 171
      tipos de, 169

de troncos, 170
  interfasciculares, 171, 291
  vascularizados, 170
Epineuro, 27
Esqui, 340
Estimulação
  cerebral profunda, 395
  de córtex motor, 395
  de nervo periférico, 392
  do gânglio da raiz dorsal, 394
  elétrica
    funcional, 364
    nervosa transcutânea, 364, 391
  magnética transcraniana, 38
    repetitiva, 392
  medular, 393
Estudo de condução nervosa, 115
Exame periférico do membro superior, 70
Exercício como intervenção terapêutica, 361
Extensor(es) do carpo
  radiais (curto e longo), 78
  ulnar, 79

F

Facilitação neuromuscular proprioceptiva, 362
Faixa elástica para rotação de quadril, 380
Fascículos nervosos, 27
Fatores
  de risco das complicações, 345
  psicológicos, 409
Fibrose cicatricial, 346
Fisiopatologia da lesão nervosa, 332
Fisioterapia na síndrome de dor regional complexa, 414
Fortalecimento muscular progressivo, 362
Fraturas
  da diáfise umeral, 237
  ósseas, 331, 335
Frequência em hertz, 106
Funcionalidade, 359
Futebol, 340
  americano, 340

G

Gabapentinoides, 386
Glicocorticoide, 413
Golfe, 340
Grau de lesão, 47
  I, 47
  II, 47
  III, 47
  IV, 47
  V, 47
Gravidade das lesões nervosas, 120

H

Hálux, 89
Hemostasia, 147
Herniorrafias inguinais, 304
Hipoalgesia, 61
Hipoestesia, 61
História da cirurgia de nervos periféricos, 3
  anos 1960 e 1970, 20
  final do século XX, 21
  I Guerra Mundial, 14
  Idade Média, 5

II Guerra Mundial, 18
início do século XX, 13
início do século XXI, 21
período greco-romano, 3
pós I Guerra Mundial, 16
pós II Guerra Mundial, 20
renascença, 5
século XIX, 9
século XVIII, 5
tempos bíblicos, 3
Hockey, 340

I

Imagem motora graduada, 415
Imobilização, 148
Incisão
  de McBurney, 324
  inguinal oblíqua, 324
  lombar oblíqua de Bergman-Israel, 324
  medial inferior de Pfannenstiel, 324
  paramediana direita de Battle, 324
  pararretal, 324
Inervação cutânea alterada, 408
Inflamação, 407
Infusão de fármacos intratecal, 396

K

Knee
  ankle foot orthose (KAFO), 379
    com articulação livre do joelho, 379
    com trava na articulação do joelho, 379
  orthose, 379

L

Laceração, 48
Laserterapia de baixa intensidade, 365
Lesão(ões)
  abertas, 332
    cortantes limpas, 143
    cortocontusas, 143
    do nervo
      femoral, 306
      fibular, 286
      radial, 239
    alta (braço), 249
    associada ao posicionamento cirúrgico, 353
    baixa (antebraço), 250
    biodinâmica (desbalanço da homeostase), 331
    bioquímica, 331
    cerebral traumática, 331
      avaliação inicial e conduta, 333
      epidemiologia, 333
    de alta energia, 332
    de aplicação
      direta, 332
      indireta, 332
    de baixa energia, 332
    de nervo(s)
      periférico, 339
      radial, 376
      associadas a práticas esportivas, 339
        diagnóstico, 340
        prevenção, 341
        tratamento, 341

associadas a traumatismos, 331
femoral
  etiologia das, 304
  manejo das, 305
fibular, 288
  comum, 216
  etiologia das, 285
inguinais, 321
moles, 331
  e viscerais, 336
mediano no antebraço, 232
musculocutâneo, 265
  aspectos anatômicos, 265
  diagnóstico diferencial, 269
  exames complementares, 269
  mecanismos de lesão, 267
  quadro clínico, 269
  tratamento, 270
periféricos, 331
  e plasticidade cortical, 43
  em crianças, 133
radial, 237
  manejo das, 239
fechadas, 143, 332
  do nervo femoral, 306
  do nervo radial, 240
física, 331
físico-química, 331
iatrogênicas de nervos, 351
  não relacionadas com procedimentos cirúrgicos, 353
  relacionadas com procedimentos cirúrgicos, 352
mecânica, 331
mista, 331
  de nervo mediano e ulnar, 375
nervosa(s), 332
  fisiopatologia da, 332
  gravidade das, 120
  periférica, 359
    funcionalidade no indivíduo com, 359
  topografia das, 120
neural, 347
no braço, 232
parciais de nervos periféricos, 221
  avaliação pré-operatória, 222
  classificação, 222
  estratégia cirúrgica nas, 221
  neurorrafia laterolateral, 226
  reparo do nervo, 223
  transferência(s)
    de nervos, 224
    tendinosas, 225
  tratamento, 222
por aprisionamento, 55
por arma branca, 216, 238
por compressão aguda, 55
por contusão, 125
por eletricidade, 49
por injeção(ões), 353
  intramuscular, 49
por laceração, 125
por microtrauma, 267
por pressão ou compressão, 49
por projétil de arma de fogo, 49, 129, 143, 216, 238

ÍNDICE REMISSIVO

por tração, 126
por trauma direto do NMC, 268
proximais na região da axila, 232
química, 331
térmica, 49
traumáticas de nervos periféricos, 125, 145
   anestesia, 146
   antibióticos, 146
   diagnóstico, 145
   dissecção, 146
   dor, 148
   estimulação e potenciais de ação, 147
   fechadas do nervo fibular, 285
   hemostasia, 147
   imobilização, 148
   incisão cirúrgica, 146
   indicações cirúrgicas, 141
   informação, 146
   magnificação, 146
   mecanismos e graus, 47
   patologia, 51
   posicionamento, 146
   programação, 146
   reabilitação, 148
   suporte psicológico, 148
   técnicas cirúrgicas, 147
   tratamento, 145
   ultrassonografia para o diagnóstico, 105
ulnares no punho, 250
vascular, 331, 337
visceral, 331
Levantamento de peso, 339
Ligadura com ou sem ressecção do coto, 402
Lutas e artes marciais, 340

M

Magnificação, 146
Mão, 233
Mapas de inervação autônoma dos nervos, 62
Mecanismos
  da plasticidade central
    após lesão de nervos periféricos, 38
    em transferência de nervos, 40
    limitações dos, 45
  de lesão, 47, 339
Medicamentos tópicos, 414
Memantina, 414
Membros
  inferiores, 136
  superiores, 134
Métodos de estudo da neuroplasticidade em humanos, 37
Mielinização, 28
Mobilização(ões)
  de reservas, 363
  passivas, 361
Modificações presentes
  no corpo celular, 31
  no local da lesão, 32
  no nervo
    distal à lesão, 33
    proximal à lesão, 31
Momento operatório, 141
Mudanças tróficas, 412
Musculatura flexora dos dedos e intrínsecos, 89

Músculo(s), 199
  1º interósseos dorsais e abdutor do dedo mínimo, 82
  2º e 4º interósseos dorsais, 82
  3º interósseo dorsal, 82
  abdutor
    curto do polegar, 79
    longo do polegar, 79
  adutor(es)
    do polegar, 79
    mínimo, curto, longo e magno, 85
  bíceps
    braquial, 76
    femoral, 86
  braquial, 76
  braquiorradial, 76
  deltoide, 73
  extensor
    curto do hálux e dedos, 89
    curto do polegar, 80
    dos dedos, 81
    longo do hálux e dedos, 89
    longo do polegar, 80
  fibulares longo e curto, 88
  flexor
    longo do polegar, 80
    profundo do II dedo, 81
    profundo do IV dedo, 81
    radial do carpo, 78
    superficial dos dedos, 81
    ulnar do carpo, 78
  gastrocnêmio, 87
  gêmeos (superior e inferior), 84
  glúteo(s)
    máximo, 84
    médio e mínimo, 85
  grande dorsal, 74
  iliopsoas, 84
  infraespinhal, 75
  interósseos palmares, 83
  lumbricais, 83
  obturadores (interno e externo), 84
  oponente do polegar, 80
  palmar longo, 78
  peitoral maior, 74
  piriforme, 84
  pronador
    quadrado, 77
    redondo, 77
  quadrado femoral, 84
  quadríceps, 86
  redondo maior, 74
  romboides, 72
  sartório, 85
  semimembranoso, 86
  semitendíneo, 86
  serrátil anterior, 72
  sóleo, 87
  subescapular, 75
  supinador, 77
  supraespinhal, 73
  tibial
    anterior, 87
    posterior, 88
  trapézio, 72
  tríceps, 76

N

Natação, 340
Nervo(s)
  acelulares, 202
  acessório, 352
  axilar, 136, 255
    anatomia, 255
    clínica, 257
    diagnóstico, 257
    estudos
      de imagem, 258
      eletrodiagnósticos, 259
    etiologia, 256
    função, 255
    incidência, 256
    manejo
      cirúrgico, 261
      conservador, 261
    mecanismos de lesão, 256
    prognóstico, 262
    resultados, 262
    tratamento, 261
  ciático, 65, 136, 275, 341, 348, 352, 378
    anatomia, 275
    exames complementares, 277
    principais causas de lesão, 275
    quadro clínico, 276
    tratamento, 277
  cutâneo
    lateral
      da coxa, 64, 352
      do antebraço, 63, 175
      superior do braço, 62
    medial do antebraço, 175
  digitais, 136
  femoral, 65, 191, 303, 352, 378
    algoritmo de tratamento, 310
    anatomia, 303
    apresentação clínica, 304
    etiologia das lesões, 304
    manejo das lesões, 305
    neurólise, 307
    opções de tratamento cirúrgico, 307
    reconstrução com enxertos, 307
    reparo direto, 307
    transferências de nervos, 307
  fibular, 136, 192, 283, 341, 348
    anatomia, 283
    apresentação clínica, 287
    causas não traumáticas, 286
    comum, 352, 379
    etiologia das lesões, 285
    exames de imagem, 289
    função, 283
    lesões fechadas × lesões abertas, 289
    manejo das lesões, 288
    opções cirúrgicas, 290
    profundo, 66
    profundo e superficial, 66
    reconstrução com enxertos, 291
    reparo direto (sutura terminoterminal), 291
    transferência
      miotendinosa, 294
      de nervos, 294
  genitofemoral, 322
  glúteo superior e inferior, 378

ílio-hipogástrico, 321
ilioinguinal, 322
inguinais, 321
   anatomia, 321
   diagnóstico diferencial, 325
   etiologia, 323
   exames complementares, 325
   incidência, 323
   mecanismos de lesão, 323
   quadro clínico, 324
   resultado do tratamento, 327
   riscos e complicações da
      neurectomia, 327
   tratamento, 325
      cirúrgico, 326
      conservador, 325
interósseo
   anterior, 136, 176
   posterior, 176
isquiático, 378
mediano, 64, 135, 189, 231, 341, 348, 352
   anatomia, 231
   diagnóstico, 231
      complementar, 233
   experiência da Rede Sarah, 235
   exposição, 234
   quadro clínico, 231
   resultados, 235
   técnicas de reparo, 233
   transferência nervosa, 235
musculocutâneo, 136
obturatório, 65, 191, 313, 378
   anatomia, 313
   clínica, 316
   diagnóstico diferencial, 317
   etiologia, 315
   exames complementares, 316
   incidência, 315
   mecanismos de lesão, 315
   técnica cirúrgica, 318
   tratamento, 317
radial, 62, 134, 187, 237, 341, 348, 352
   algoritmo de tratamento, 245
   anatomia, 237
   apresentação clínica, 238
   etiologia das lesões, 237
   lesões fechadas, 240
   manejo das lesões, 239
   opções cirúrgicas, 240
   reparo primário e reconstrução com
      enxertos, 240
   superficial, 176
   transferência
      distal de nervos, 242
      miotendinosas, 243
supraescapular, 341
sural, 66, 136, 175, 348
tibial, 67, 136, 192, 279, 341, 348, 352, 379
   anatomia, 279
      cirúrgica e exposição do nervo, 280
   conduta, 281
   etiologia, 280
   exames diagnósticos, 280
   quadro clínico, 280
   resultados, 281
   técnicas de reparo, 281

ulnar, 63, 135, 186, 249, 340, 348
   anatomia, 249
   aspectos clínicos, 249
   resultados, 253
   técnicas de reparo, 251
   terminal, 64
Neurectomia, 327
Neurólise, 240
   de nervo
      femoral, 307
      fibular, 290
   externa, 149
   interna, 150
Neuroma
   em continuidade, 178, 213
      avaliação pré-cirúrgica, 213
      definição, 213
      e dor incapacitante, 216
      etiologia, 213
      fisiopatologia, 213
      lesões
         completas, 214
         parciais, 214
      manejo, 214
         da dor, 217
   traumático, 55
Neuromodulação
   e neuropatia dolorosa pós-traumática, 391
   no tratamento da dor neuropática
      crônica, 391
Neuropatia
   após radioterapia, 354
   compressiva por hematoma, 306
   dolorosa pós-traumática, 385
      e neuromodulação, 391
Neuroplasticidade de nervos periféricos, 35
Neuropraxia, 47
Neurorrafia
   laterolateral, 226
   terminolateral, 163
      pontos vulneráveis da técnica, 166
      resultados de estudos
         clínicos, 164
         experimentais, 163
   terminoterminal, 155
      de grupo de fascículos, 155
      epineural, 155
      perineural, 155
Neurotmese, 47

O

Ombro, 72
Opioides, 413
Organização anatômica geral do nervo
   periférico, 27
Órtese(s), 369
   antebraquiopalmar, 370
   classificação, 370
   cruropodálica, 379
   de apoio dorsal, 370
   de joelho, 379
      articulada, 379
      flexível, 379
      rígida, 379
   de quadril, joelho, tornozelo e pé, 379
   de tenodese, 376
   de tornozelo e pé, 379

   definição, 369
   dinâmica, 370, 377
   educação ao paciente, 370
   estática de posicionamento de punho, 377
   mais indicadas para lesões traumáticas
      de nervos periféricos dos membros
      inferiores, 379
   materiais, 369
   no tratamento pós-operatório, 372
   para extensão de articulações
      metacarpofalangianas, 370
   para lesão(ões)
      do nervo mediano, 372
      do nervo radial, 377
      do nervo ulnar, 373
      traumáticas de nervos motores do
         membro inferior, 378
   pélvico-podálica, 379
   pós-operatório de lesões em membros
      inferiores, 372
      superiores, 372
   pós-reconstrução do nervo
      mediano, 373
      radial, 378
      ulnar, 374
   suropodálica, 379
   terminologia, 370

P

Paralisia braquial obstétrica, 216
Parestesias, 61
Patologia das lesões traumáticas, 51
Pé, 87
Perineuro, 27
Perna, 86
Plasticidade
   central, 38, 40, 45
   cerebral, 408
Plexopatia braquial, 269
Polegar, 79
Politetrafluoretileno expandido, 199
Posicionamento dos enxertos, 177
Preparação dos cotos, 171
Princípios de transferências
   distais
      motoras, 186
      sensoriais, 186
   na região fascicular, 186
Propedêutica, 69
Punção
   durante bloqueios anestésicos, 304
   para acesso vascular, 304
Punho, 78, 250

R

Radiculopatia C5-C6, 269
Radiografias simples
   síndrome de dor regional complexa, 412
Ramo
   anterior ou superficial do nervo
      obturatório, 314
   cutâneo
      dorsal do nervo ulnar, 176
      medial do antebraço, 63
   posterior ou profundo do nervo
      obturatório, 314

ÍNDICE REMISSIVO

Reabilitação, 148
   funcional, 357
Reações às lesões traumáticas do nervo periférico, 31
Reconstrução
   cirúrgica de nervos periféricos, 359
   com enxertos do nervo femoral, 307
Recuperação da sensibilidade protetora da região plantar, 192
Reflexo H, 115
Regeneração
   axonal, 52
   do sistema nervoso periférico, 57
Região plantar, 68
Regra dos três, 143
Reinervação muscular direcionada, 404
Remielinização, 54
Reparo
   com interposição de enxertos, 224
   de grupos de fascículos, 159
   de nervos periféricos, 35
   direto do nervo femoral, 307
   epineural, 156
   perineural, 159
   terminoterminal, 223
Ressecção
   do coto com transposição e sepultamento
     em tecido adjacente, 402
     em veia, 402
     no músculo, 402
     no osso, 403
   do neuroma com cobertura do coto, 402
Ressonância magnética
   na síndrome de dor regional complexa, 412
   nervos inguinais, 325
   nuclear
     estrutural, 37
     funcional, 38
   para o diagnóstico das lesões traumáticas de nervos, 91
Retirada do enxerto, 174
Rigidez, 347
   articular18, 371
Rotura do tendão do músculo bíceps, 269

S

Sangramento, 347
Semiologia, 69
Semiotécnica, 69
Sensibilidade superficial, 61
Sensibilização central e periférica, 408
Silicone, 199
Sinal de Tinel, 61
Síndrome(s)
   de dor regional complexa, 407
     classificação e diagnóstico, 409
     critérios diagnósticos, 409
     definição, 407
     epidemiologia, incidência e prevalência, 407
     exames complementares, 412
     fatores genéticos, 409
     fisiopatologia, 407
     procedimentos invasivos, 416
     profilaxia, 413
     prognóstico, 416
     radiografias simples, 412
     sintomas clínicos, 412
     tratamento, 413
        medicamentoso, 413
        não medicamentoso, 414
   do túnel do NMC, 267
   dolorosas no doente com neuropatia traumática, 385
Sintomas autonômicos, 412
Sling para rotação de quadril, 380
Suporte psicológico, 148
Suprimento vascular dos nervos periféricos, 28
Sutura
   epineural, 156
   terminoterminal, 163, 291

T

Técnica(s)
   de bloqueio, 326
   de centro-centralização, 405
   de coloração histoquímica, 160
   de estimulação elétrica neuromuscular, 364
   de implante dos tubos condutores, 202
   de reparo, 139
   utilizadas na coaptação de nervos, 207
Tendinopatia da cabeça longa do músculo bíceps, 269
Tendões, 198
Tênis, 339
Terapia
   de espelho, 363, 415
   de exposição, 415
Termometria por imagem infravermelha, 412
Teste do cone, 145
Tomografia computadorizada na síndrome de dor regional complexa, 412
Topografia
   das lesões nervosas, 120
   fascicular intraneural, 160
Toxina botulínica, 414
Tração, 47
Transferência(s)
   distais de nervos, 183
     contraindicações, 185
     motoras, 186
     indicações, 184
     justificativas biológicas, 183
     princípios da técnica, 185
     sensoriais, 186
     técnicas de transferências distais para lesões de nervos do membro
        superior, 186
        inferior, 191
     vantagens, 184
   nervosa(s), 224
     nervo femoral, 307
     mediano-radial, 243
     nervo mediano, 235
     superpoderosas terminolaterais, 253
     versus reconstrução com enxerto, 216
   miotendinosas, 243
   na região fascicular, 186
   tendinosas, 225
Tratamento
   cirúrgico, 141
     do neuroma doloroso, 401
   da dor neuropática, 386
   de complicações nas cirurgias de nervos periféricos, 349
   de lesões traumáticas de nervos periféricos, 145
Trauma indireto, 268
Traumatismo, 331
   cranioencefálico, 335
Tubos condutores
   de ácido poliglicólico, 199
   de caprolactona, 200
   de nervos, 195
     características, 197
     desenvolvimento, 195
     regeneração através de tubos, 197
     técnica de implante, 202
     tipos, 198
   de chitosan, 200
   de silicone, 199
   mesoteliais, 198

U

Ultrassom, 105
   dos nervos inguinais, 325
   fisioterapia, 365
   no trauma de nervos periféricos, 107

V

Veias, 198
Via de acesso
   aberta ao(s) nervo(s)
     genitofemoral, 326
     ilioinguinal e ílio-hipogástrico, 326
     laparoscópica retroperitoneal, 327
Voleibol, 340